U0232964

新版国家药典中药识别图谱

（手绘版）

主　编　蒋红涛　马　华　周　芳

山西出版传媒集团
山西科学技术出版社

图书在版编目（CIP）数据

新版国家药典中药识别图谱：手绘版／蒋红涛，马华，周芳主编．
——太原：山西科学技术出版社，2016.8

ISBN 978－7－5377－5350－0

Ⅰ．①新… Ⅱ．①蒋…②马…③周… Ⅲ．①中药材－图谱
Ⅳ．①R282－64

中国版本图书馆 CIP 数据核字（2016）第 150982 号

新版国家药典中药识别图谱：手绘版

出 版 人：张金柱
主　　编：蒋红涛　马　华　周　芳
责任编辑：宋　伟
责任发行：阎文凯
封面设计：杨宇光

出版发行：山西出版传媒集团・山西科学技术出版社
地址：太原市建设南路 21 号　邮编：030012
编辑部电话：0351－4922134　0351－4922063
发行电话：0351－4922121
经　　销：各地新华书店
印　　刷：山西嘉祥印刷包装有限公司
网　　址：www.sxkxjscbs.com
微　　信：sxkjcbs

开　　本：889mm×1194mm　1/32　印张：29.5
字　　数：878 千字
版　　次：2016 年 8 月第 1 版　2016 年 8 月山西第 1 次印刷
印　　数：1－2500 册

书　　号：978－7－5377－5350－0
定　　价：128.00 元

本社常年法律顾问：王葆柯

编委会名单

内容提要

本书从我国中草药宝库中精选了现今临床常用的456种中草药（包含了《中华人民共和国药典》2015年版一部的绝大多数品种），全书按各种中草药的入药部位进行分类，分为六大类：全草及干燥地上部分类；根、茎、叶类；花、果实及种子类；皮类；动物类；其他类。并分别介绍了每种中草药的别名、来源、识别特征、生境分布、采收加工、性味归经、功效主治、用量用法、精选验方等知识。文字通俗易懂，易于理解；图片清晰，易于识别；并收有使用注意，以提醒广大读者注意各种中草药的使用事项。书中为每种中草药一一配备了精美的彩色手绘图片，还增加了一些药物主要识别特征的局部放大图，以方便读者朋友们进行对照识别。

本书集识药、用药于一体，适合广大中医药专业学生、医生、药厂、药农、药材销售从业人员、中医药爱好者及医务工作者收藏和阅读。

前　言

中草药历史悠久、源远流长，中草药是中医治疗疾病、预防疾病的重要手段，为中华民族的繁荣昌盛和保障人民的身体健康作出了巨大的贡献。中医所使用的中草药具有疗效确切、副作用小等特点，不仅对防治常见病、多发病有较好的疗效，而且还能治疗一些疑难病症，历来深受人民群众喜爱。同时，由于中草药具有药物易找、使用简便和花钱少等优点，所以，很多人应用中草药进行治疗和美容、保健。

然而，作为天然药物，准确识别中草药是合理使用的前提，由于中草药种类繁多、分布广泛、资源丰富、应用历史非常悠久，一般群众往往只能认识几种到几十种中草药，这就极大制约了中草药的广泛应用。为了更好的普及中草药知识、推广应用，更好地继承和发掘中国医药文化遗产，使中草药在防治疾病中更好地为人类健康服务，我们本着安全、有效、简便、经济和药物易找、实用的原则，选择了民间常用而且疗效确切的中草药品种，撰写了这本《新版国家药典中药识别图谱》（手绘版）一书。

本书从我国丰富的中草药宝库中精选了全国各地临床常用的456种中草药（包含了《中华人民共和国药典》2015年版一部的绝大多数品种），全书按各种中草药的入药部位进行分类，分为六大类：全草类及干燥地上部分；根、茎、叶类；花、果实及种子类；皮类；动物类；其他类。并分别介绍了每种中草药的别名、来源、识别特征、生境分布、采收加工、性味归经、功效主治、用量用法、灵验偏方等知识。文字通俗易懂，易于理解；图片清晰，易于识别；并收有使用注意，以提醒广大读者注意各种中草药的使用事项。书中为每种中草药一一配备了精美的彩色手绘图片（对于多来源的品种，原则上按第一种来源配图，特此说明），还增加了一些药物主要识别特征的局部放大图，以方便读者朋友们进行对照识别。

本书文字简练、图片清晰、内容丰富、版本袖珍、便于携带，具有很强的普及性和实用性。集识药、用药于一体，适合广大中医药专业学生、医生、药厂、药农、药材销售从业人员、中医药爱好者及医务工作者收藏和阅读。

我们希望本书的出版能够起到抛砖引玉的作用，希望有更多的有识之士加入我们的行列，为我国中医药文化的传承和传播、为保障人们的健康出谋划策，读者交流邮箱：xywenhua@aliyun.com。

编　者

2016年4月　北京·阅园

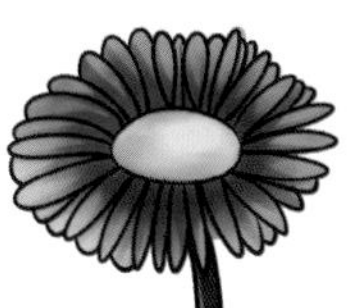
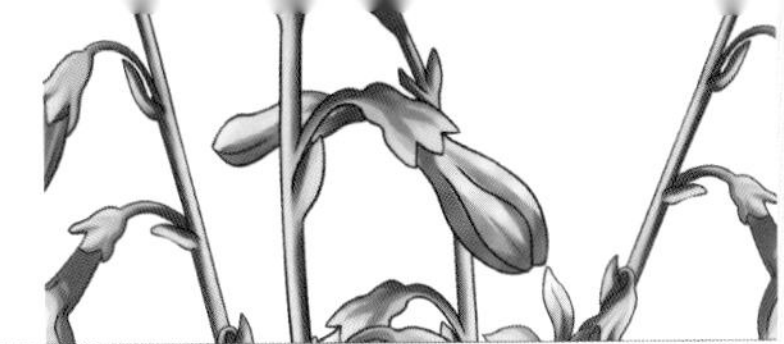

目录 Contents

1 全草及干燥地上部分类

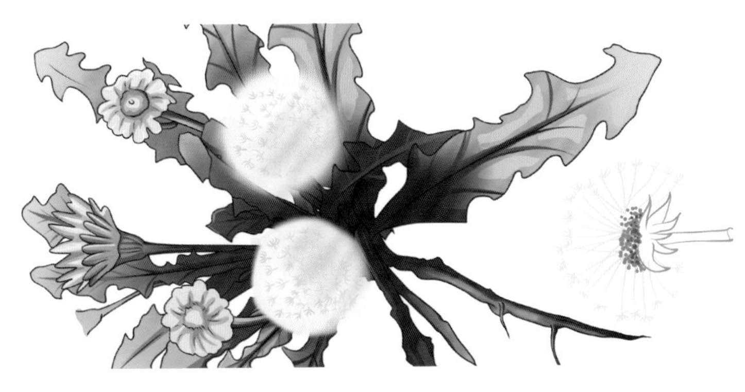

2 根、茎、叶类

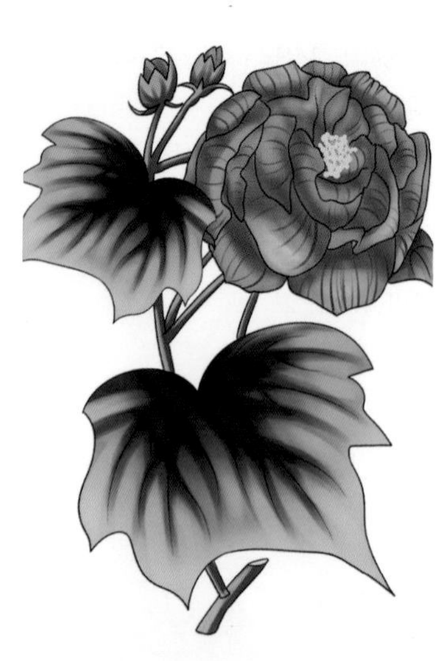

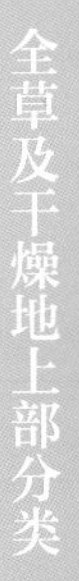

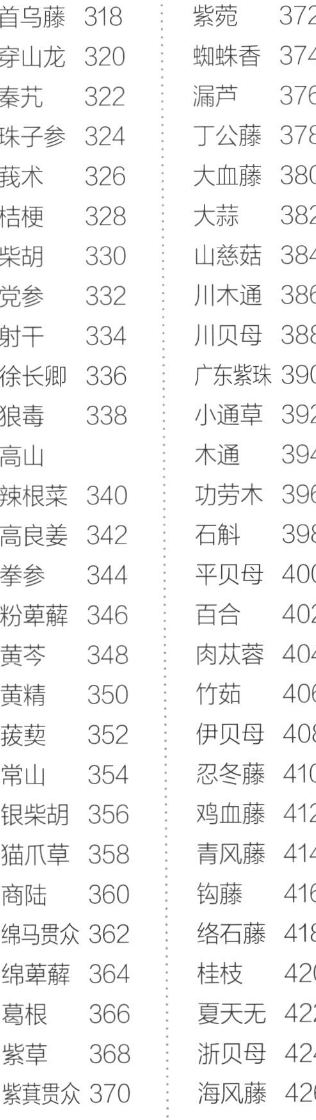

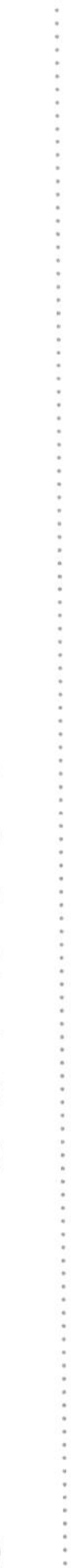

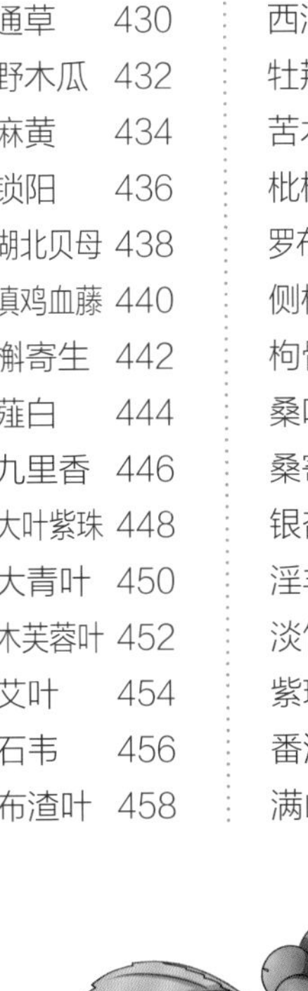

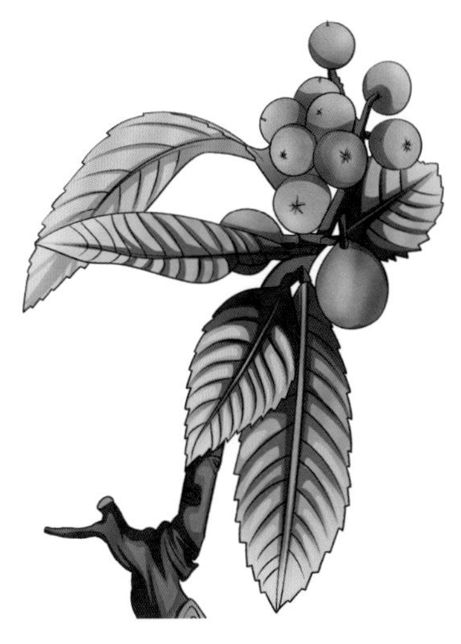

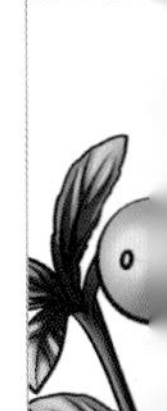

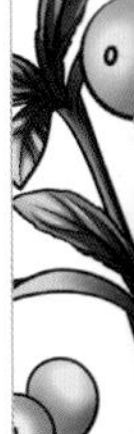

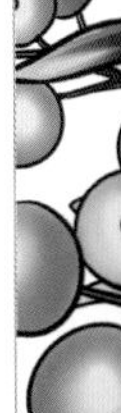

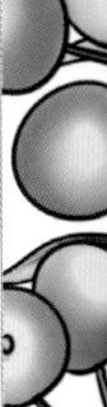

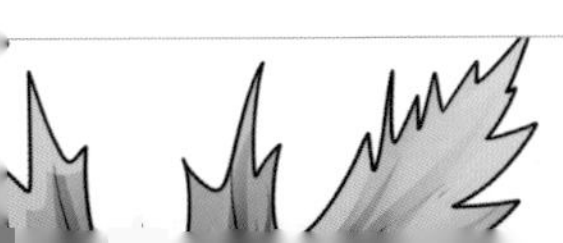

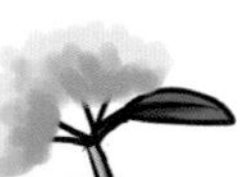

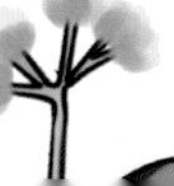

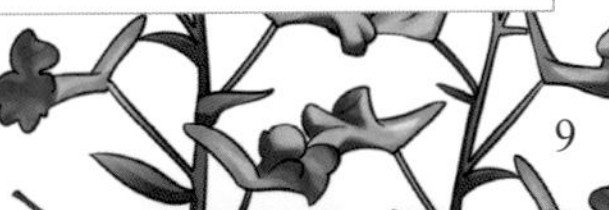

3 花、果实及种子类

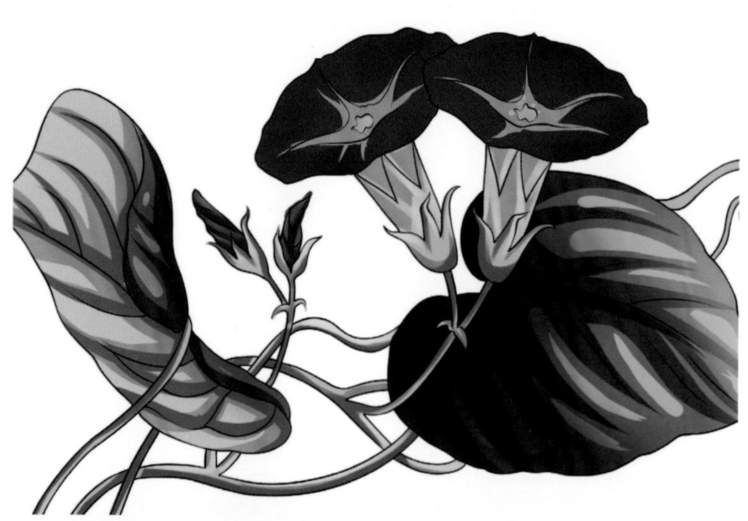

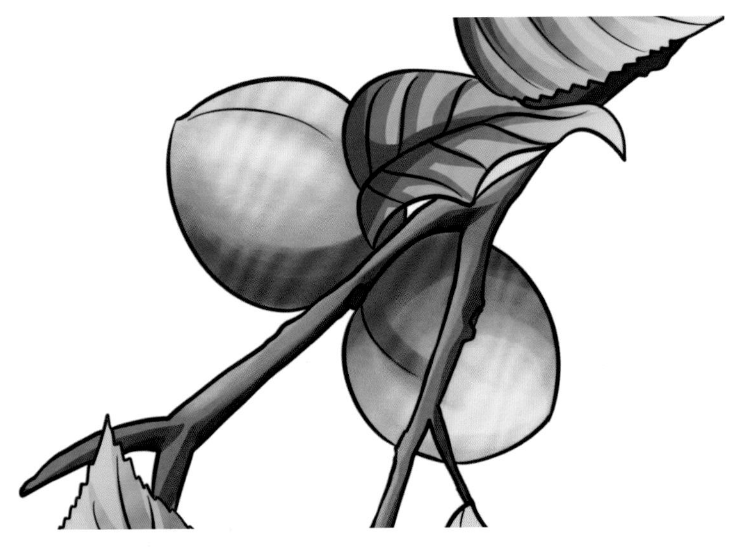

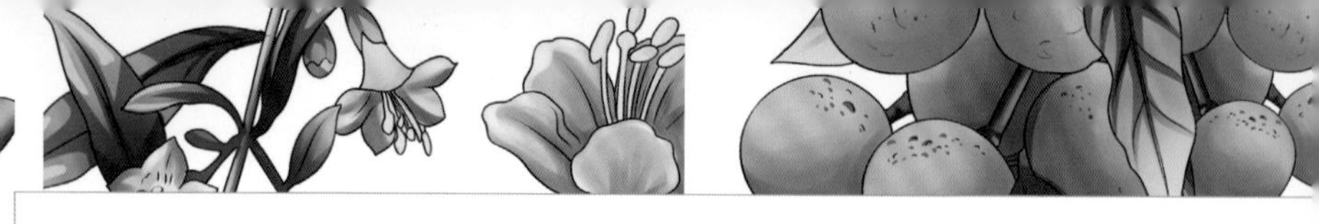

4 皮类

5 动物药

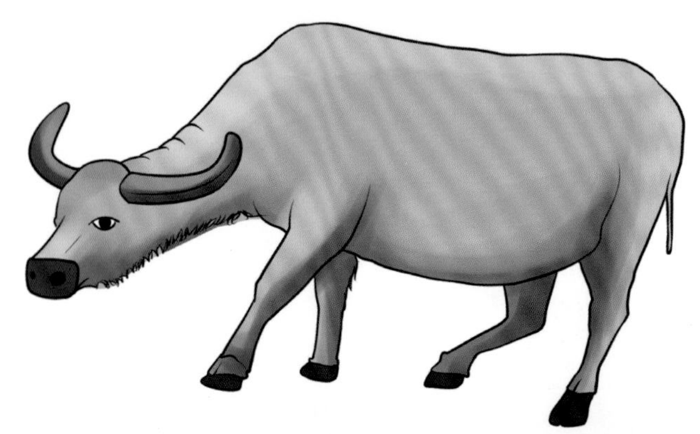

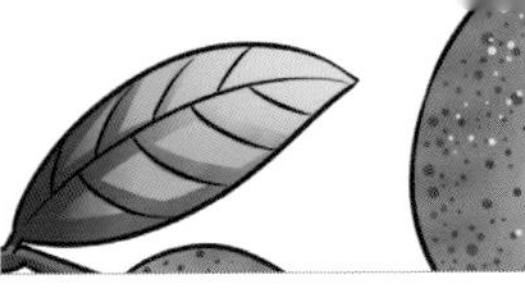

6 其他类

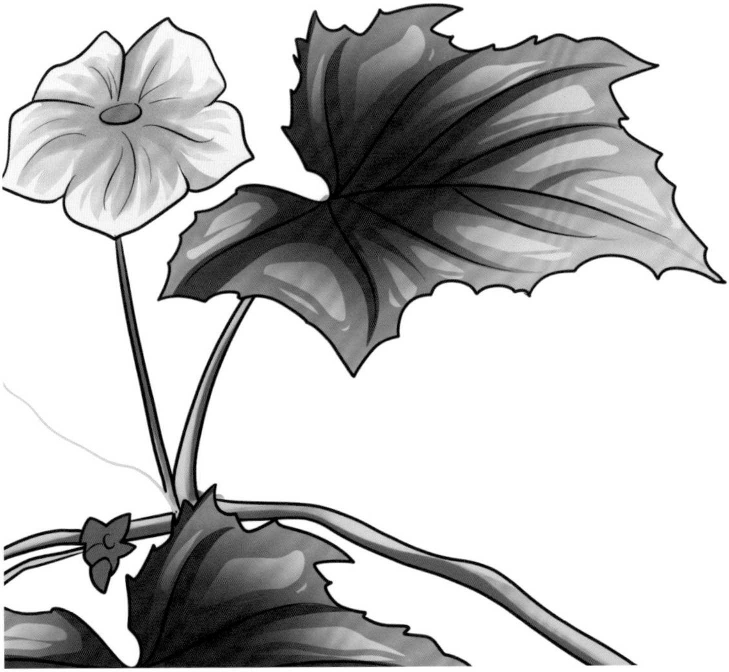

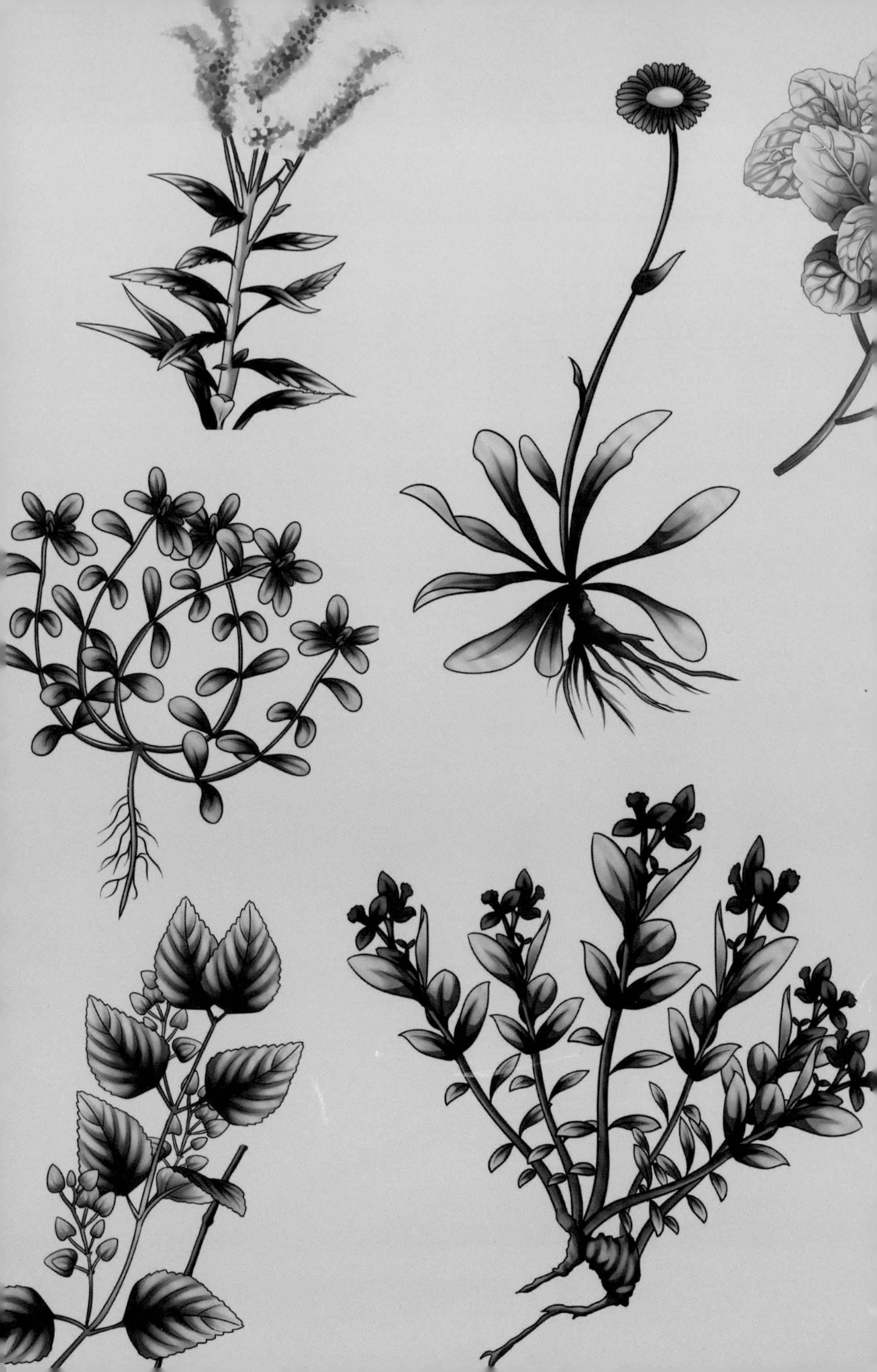

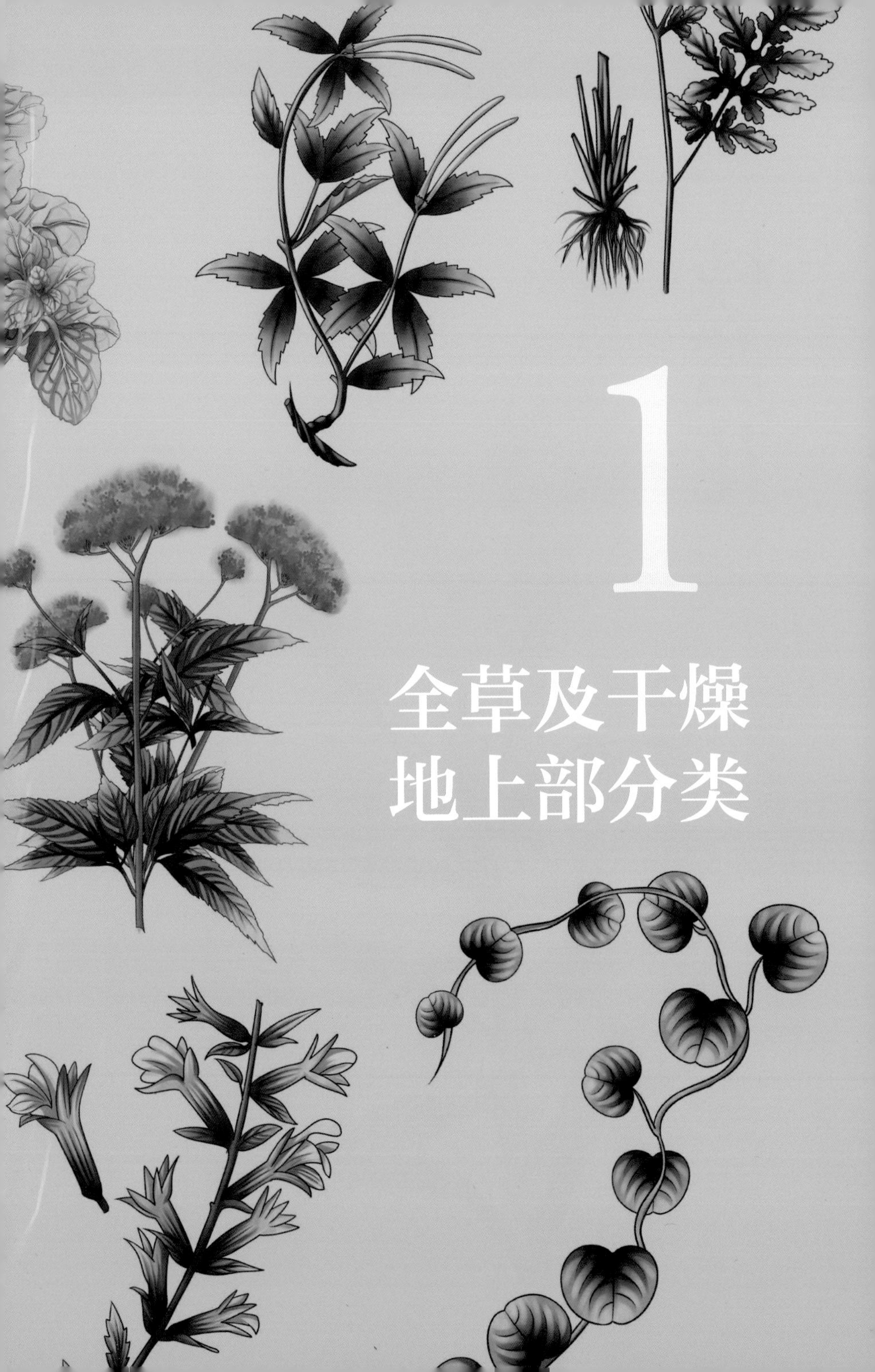

1

全草及干燥地上部分类

一枝黄花

别名 黄花草、蛇头王、粘糊菜、破布叶、一枝箭、小柴胡、金边菊。

来源 本品为菊科草本植物一枝黄花*Solidago decurrens* Lour.的干燥全草。

生境分布 生长于阔叶林缘、林下、灌木丛中、山坡草地上及路边。全国大部分地区均产。

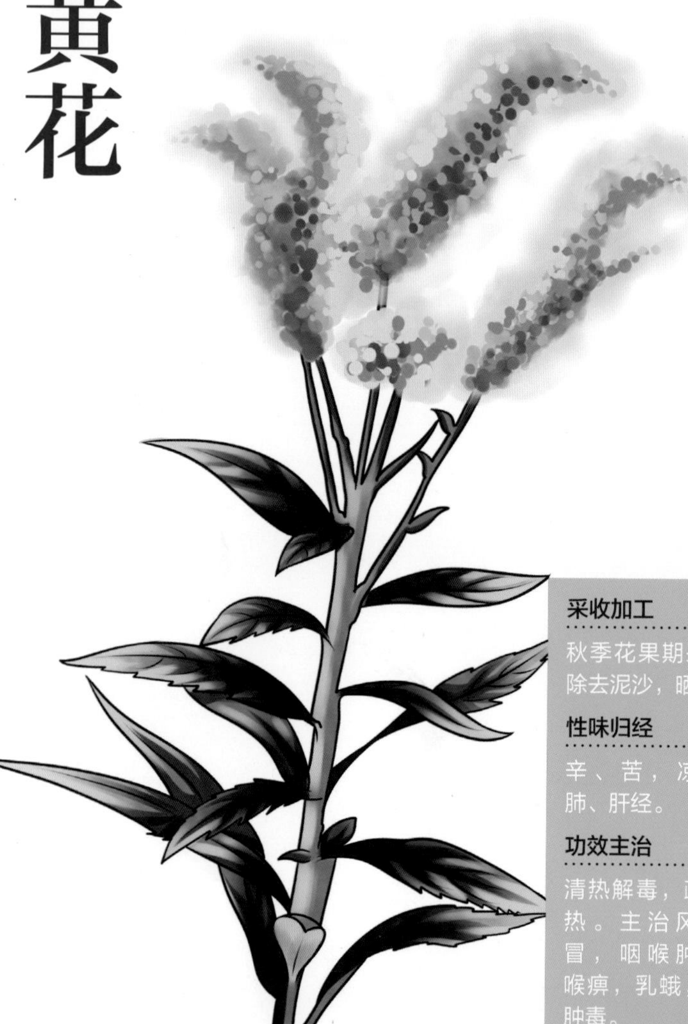

采收加工

秋季花果期采挖，除去泥沙，晒干。

性味归经

辛、苦，凉。归肺、肝经。

功效主治

清热解毒，疏散风热。主治风热感冒，咽喉肿痛，喉痹，乳蛾，疮疖肿毒。

识别特征 多年生草本，高35～100厘米。茎直立，通常细弱，单生或少数簇生，不分枝或中部以上有分枝。中部茎叶椭圆形、长椭圆形、卵形或宽披针形，长2～5厘米，宽1～1.5厘米，下部楔形、渐窄，有具翅的柄，仅中部以上边缘有细齿或全缘；向上叶渐小；下部叶与中部茎叶同形，有长2～4厘米或更长的翅柄。全部叶质地较厚，叶两面、沿脉及叶缘有短柔毛或下面无毛。头状花序较小，多数在茎上部排列成紧密或疏松的总状花序或伞房形圆锥花序，少有排列成复头状花序的。总苞片4～6层，披针形或狭披针形，顶端急尖或渐尖。舌状花舌片椭圆形，长6毫米。瘦果长3毫米，无毛，极少有在顶端被稀疏柔毛的。花、果期4～11月。

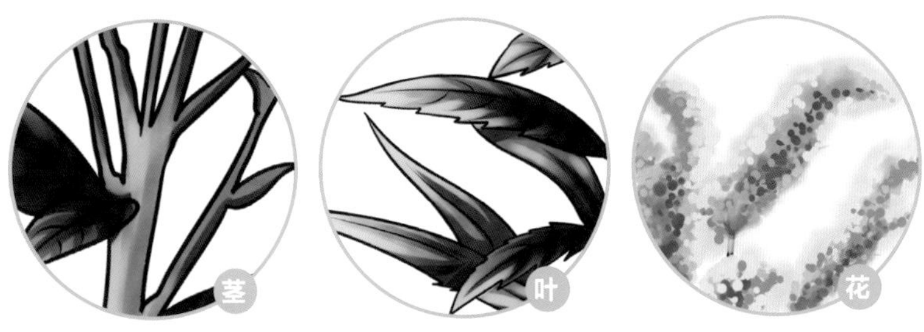

用量用法 9～15克。

精选验方 ①上呼吸道感染、肺炎：一枝黄花15克，一点红10克。水煎服。②扁桃体炎：一枝黄花、白毛鹿茸草各50克。水煎服。③小儿喘息性支气管炎：一枝黄花、酢浆草各25～50克，干地龙、枇杷叶各10克。水煎服。④肺结核咳血：一枝黄花100克，冰糖适量。水煎服，每日1剂，分2次服。⑤百日咳：一枝黄花、大肺经草、兔儿风各15克，地龙6克。水煎服。⑥头风：一枝黄花9克。水煎服。⑦乳腺炎：一枝黄花、马兰各15克，鲜香附30克，葱头7个。捣烂外敷。⑧盆腔炎：一枝黄花、白英、白花蛇舌草各30克，贯众15克。水煎服。

使用注意 孕妇忌服。

飞扬草

别名 乳籽草、飞相草、大飞扬、节节花、大乳汁草。

来源 本品为大戟科植物飞扬草*Euphorbia hirta* L.的干燥全草。

生境分布 生长于向阳山坡、山谷、路旁和灌木丛下，多见于沙质土上或村边。分布于广西、云南、湖南、江西、福建、台湾等省区。

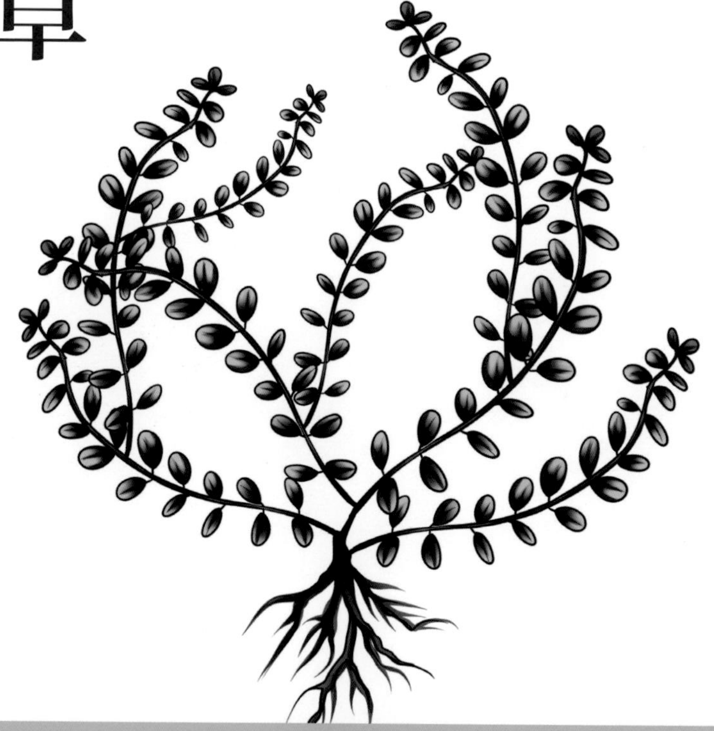

采收加工

夏、秋两季采挖，洗净，晒干。

性味归经

辛、酸，凉；有小毒。归肺、膀胱、大肠经。

功效主治

清热解毒，利湿止痒，通乳。主治肺痈，乳痈，痈疮肿毒，牙疳，痢疾，泄泻，热淋，血淋，湿疹湿疮，脚癣，皮肤瘙痒，产后少乳。

识别特征 一年生草本，高20～50厘米，全体有乳汁。茎基部曲膝状向上斜升，单一或基部丛生，被粗毛，上部的毛更密，不分枝或下部稍有分枝。单叶对生，具短柄；叶片披针状长圆形或长椭圆状卵形，长1～3厘米，宽0.5～1.3厘米，先端急尖或钝，基部偏斜不对称，边缘有细锯齿，稀全缘，两面被毛，下面及沿脉上的毛较密；托叶膜质，披针形或条状披针形，边缘刚毛状撕裂早落。淡绿色或紫色小花，杯状聚伞花序多数排成紧密的腋生头状花序；总苞宽钟形，外面被密生短柔毛，顶端4裂；腺体4，漏斗状，有短柄及花瓣状附属物。蒴果卵状三棱形，被贴伏的短柔毛。花期夏季。

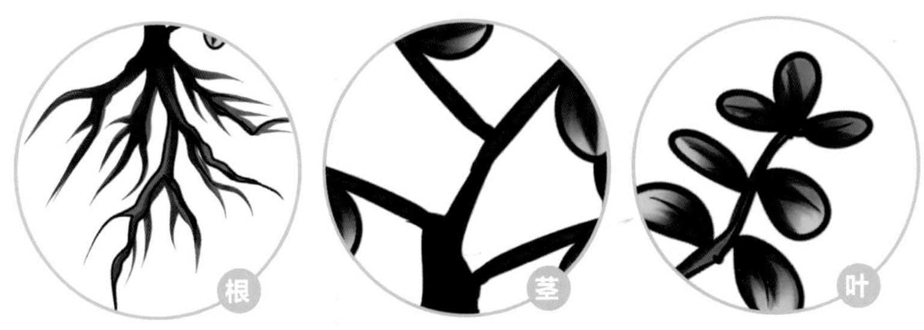

用量用法 6～9克。外用：适量，煎水洗。

精选验方 ①痢疾：飞扬草30克。水煎，冲蜜糖服。②疟疾：飞扬草适量。研细粉，每服6克，冰糖水煎服，连服3日。③小儿脓疱疮、皮肤湿疹：飞扬草适量。水煎洗患处。④痈疮、体癣：鲜飞扬草适量。捣烂敷（或搽）患处。⑤带状疱疹：鲜飞扬草适量。捣烂取汁，加雄黄粉末2克，调匀涂患处。⑥痢疾：飞扬草30克，穿心莲10克，桃金娘20克。水煎服。⑦湿热黄疸：飞扬草100克。水煎服。

使用注意 孕妇慎用。

北刘寄奴

别名 风吹草、随风草、刘寄奴、除毒草、山茵陈、山天芝麻。

来源 本品为玄参科植物阴行草*Siphonostegia chinensis* Benth.的干燥全草。

生境分布 生长于山坡及草地上。遍布全国各地。

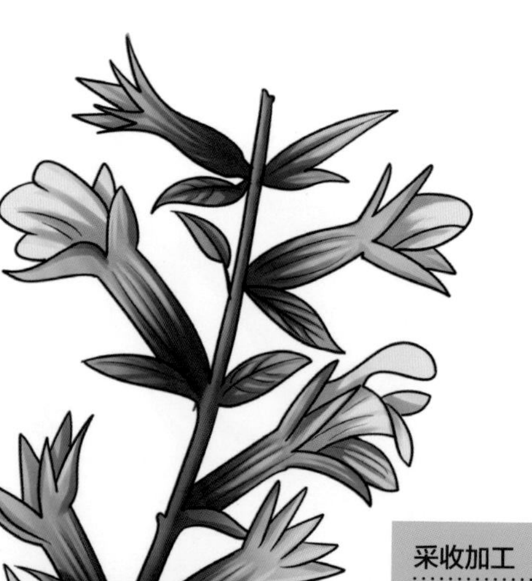

采收加工

秋季采收，除去杂质，晒干。

性味归经

苦，寒。归脾、胃、肝、胆经。

功效主治

活血祛瘀，通经止痛，凉血，止血，清热利湿。主治跌打损伤，外伤出血，水火烫伤，瘀血经闭，月经不调，产后瘀血，癥瘕积聚，血痢，血淋，湿热黄疸，水肿腹胀，白带过多。

识别特征 一年生草本，高30～70厘米。全株密被锈色短毛。根有分枝。茎单一，直立，上部多分枝，稍具棱角，茎上部带淡红色。叶对生；无柄或具短柄；叶片二回羽状全裂，条形或条状披针形，长约8毫米，宽1～2毫米。花对生于茎枝上部，成疏总状花序；花梗极短，有1对小苞片，线形；萼筒长1～1.5厘米，有10条显著的主脉，萼齿5，长为筒部的1/4～1/3；花冠上唇红紫色，下唇黄色，长2～2.5厘米，筒部伸直，上唇镰状弯曲，额稍圆，背部被长纤毛，下唇先端3裂，褶襞高拢成瓣状，外被短柔毛；雄蕊4，二强，花丝基部被毛，下部与花冠筒合生；花柱长，先端稍粗而弯曲。蒴果宽卵圆形，先端稍扁斜，包于宿存萼内。种子黑色。花期7～8月，果期8～10月。

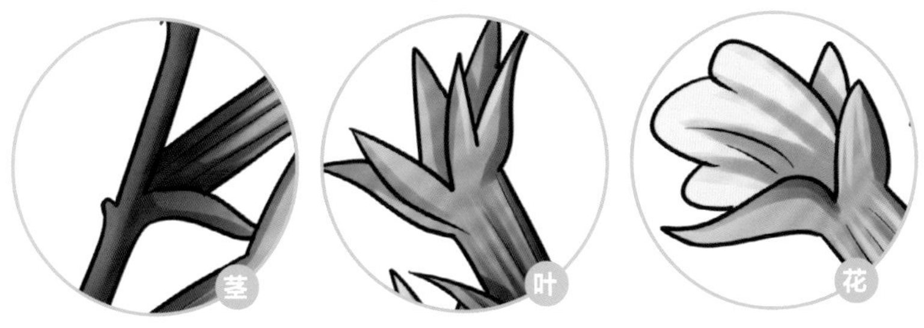

用量用法 6～9克。

精选验方 ①跌打损伤、瘀滞肿痛：北刘寄奴、骨碎补、延胡索各适量。水煎服。②血瘀经闭：北刘寄奴、当归、桃仁、川芎各适量。水煎服。③食积不化，腹痛泻痢：北刘寄奴适量。水煎服。或北刘寄奴、白术、鸡内金、麦芽、山楂各适量。水煎服。

使用注意 孕妇慎用。

白屈菜

别名 地黄连、土黄连、断肠草、山西瓜、山黄连、假黄连。

来源 本品为罂粟科植物白屈菜*Chelidonium majus* L.的干燥全草。

生境分布 生长于山坡或山谷林边草地。产于东北、内蒙古、河北、河南、山东、山西、江苏、江西、浙江等地。

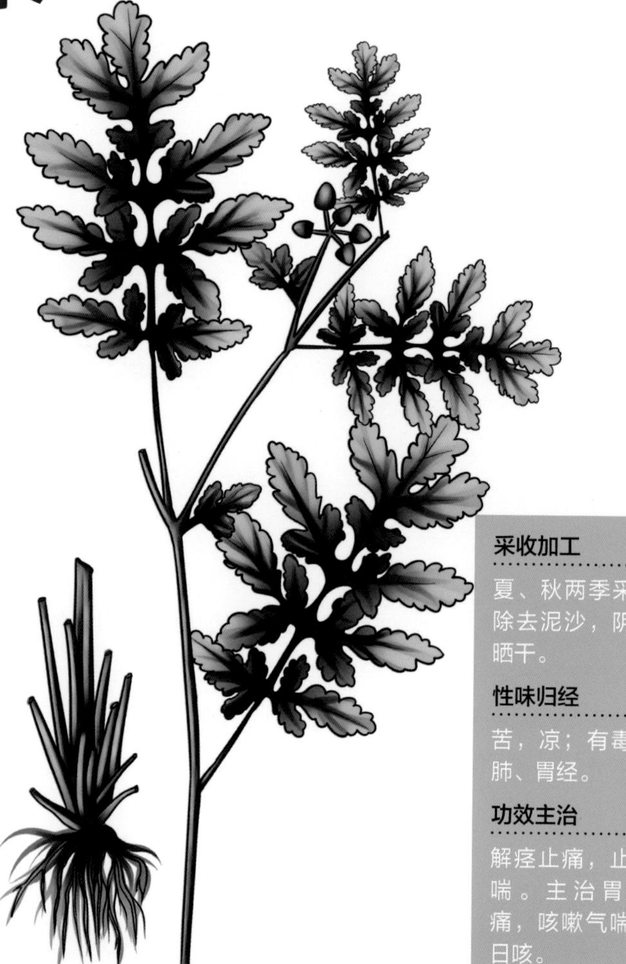

采收加工

夏、秋两季采挖，除去泥沙，阴干或晒干。

性味归经

苦，凉；有毒。归肺、胃经。

功效主治

解痉止痛，止咳平喘。主治胃脘挛痛，咳嗽气喘，百日咳。

识别特征 多年生草本。主根圆锥状，土黄色。茎直立，高30～100厘米，多分枝，有白粉，疏生白色细长柔毛，断之有黄色乳汁。叶互生，1～2回单数羽状全裂；基生叶长10～15厘米，全裂片2～5对，不规则深裂，深裂片边缘具不规则缺刻，顶端裂片广倒卵形，基部楔形而下延，上面近无毛，下面疏生短柔毛，有白粉；茎生叶与基生叶形相同。花数朵，近伞状排列，苞片小，卵形，长约1.5毫米，花柄丝状，有短柔毛；萼片2，早落，椭圆形，外面疏生柔毛；花瓣4，黄色，卵圆形，长约9毫米；雄蕊多数，花丝黄色；雌蕊1，无毛，花柱短。蒴果条状圆柱形，长达3.5厘米。种子多数，卵形，细小，黑褐色。有光泽及网纹。花期5～7月，果期6～8月。

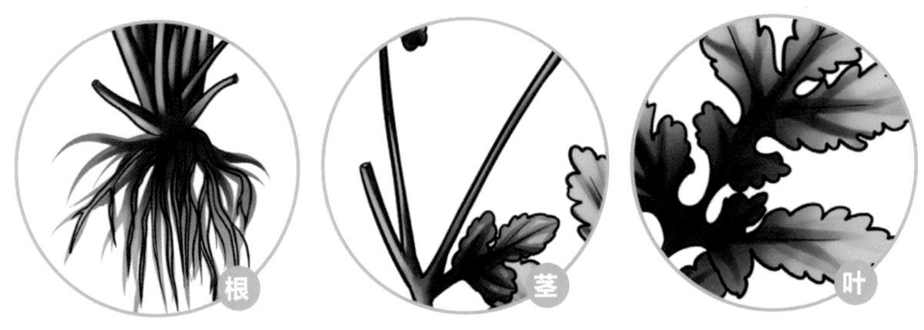

用量用法 9～18克。

精选验方 ①青年扁平疣：新鲜白屈菜全草适量。榨汁，以棉球蘸汁擦患处，每日3次，每次5～15分钟，痊愈为止。②肠胃疼痛：白屈菜、丁香、乌贼骨、浙贝母、胆南星、冬瓜仁各适量。水煎服。③顽癣：鲜白屈菜适量。用50%的酒精浸泡擦患处。④疮肿：鲜白屈菜适量。捣烂敷患处。

使用注意 无。

瓜子金

别名 辰砂草、金锁匙、瓜子草、挂米草、金牛草、竹叶地丁。

来源 本品为远志科植物瓜子金*Polygala japonica* Houtt.的干燥全草。

生境分布 生长于山坡草丛中、路边。主产安徽、浙江、江苏。

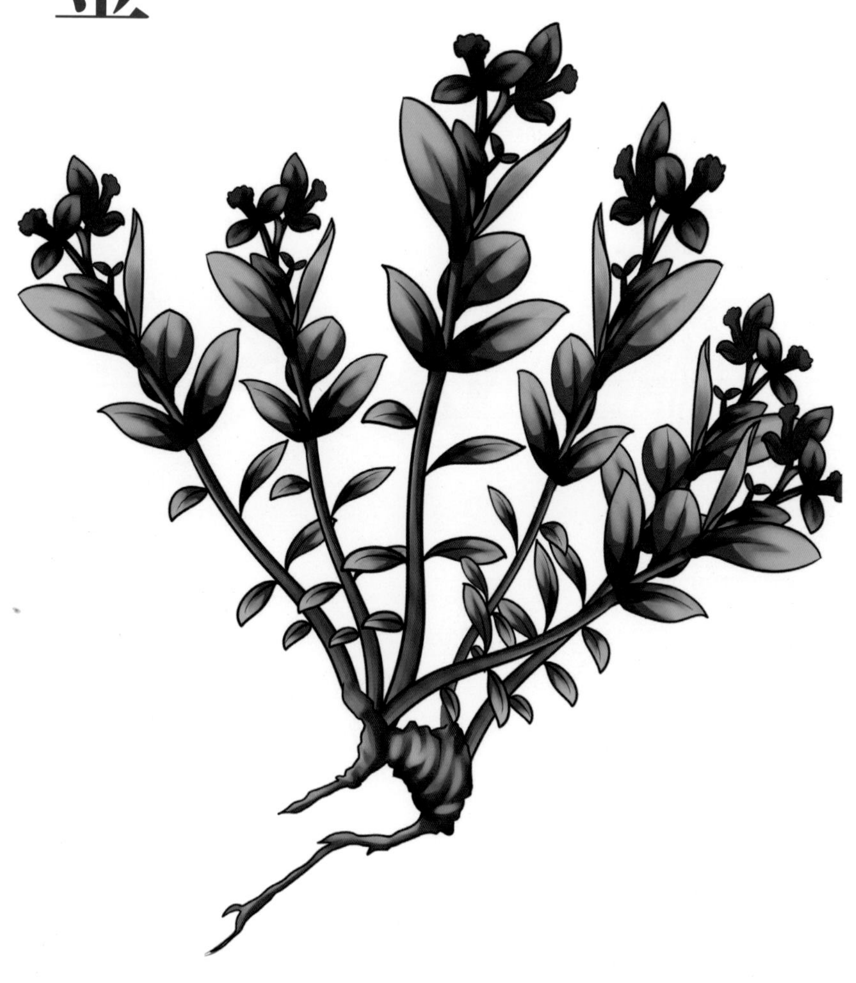

识别特征 多年生草本，高10~30厘米。根圆柱形，表面褐色，有纵皱纹和结节，支根细。茎丛生，微被灰褐色细毛。叶互生，带革质，卵状披针形，长1~2厘米，宽0.5~1厘米，侧脉明显，有细柔毛。总状花序腋生，花紫色；萼片5，不等大，内面2片较大，花瓣3，基部与雄蕊鞘相连，中间1片较大，龙骨状，背面先端有流苏状附属物；雄蕊8，花丝几乎全部连合成鞘状；子房上位，柱头2裂，不等长。蒴果广卵形，顶端凹，边缘有宽翅，具宿萼。种子卵形，密被柔毛。花期4~5月，果期5~7月。

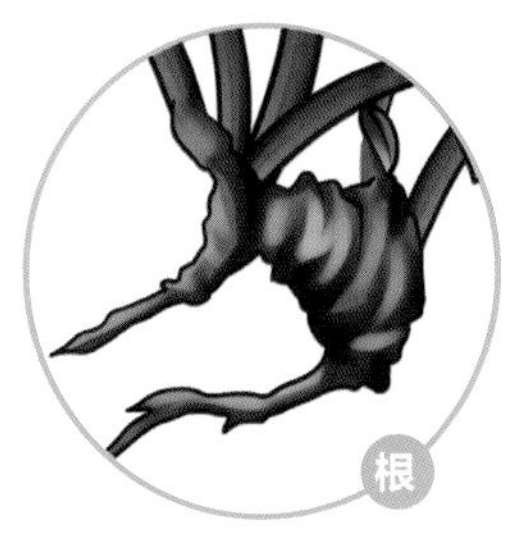

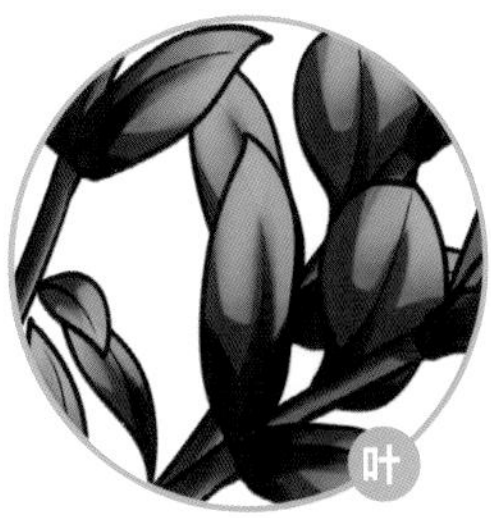

采收加工

春末花开时采挖，除去泥沙，晒干。

性味归经

辛、苦，平。归肺经。

功效主治

祛痰止咳，活血消肿，解毒止痛。主治咳嗽痰多，咽喉肿痛，喉痹；外治跌打损伤，疔疮疖肿，痈疽，蛇虫咬伤。

用量用法 15~30克。

精选验方 ①毒蛇咬伤：瓜子金鲜全草50克。加水少量捣烂或干粉末调成糊状，外敷伤处；同时，瓜子金、半边莲、犁头草干粉各等量，水泛为丸每服25克，每日3次内服；或瓜子金鲜草适量，水煎服亦可。②关节炎：瓜子金根30~120克。酌加水煎，每日1~2次。

使用注意 脾胃虚寒者慎用。

半边莲

别名 瓜仁草、急解索、长虫草、半边花、细米草、蛇舌草。

来源 本品为桔梗科植物半边莲*Lobelia chinensis* Lour的干燥全草。

生境分布 生长于肥沃、潮湿、多有机质、排水良好的土壤里。主产于安徽、江苏及浙江等地。

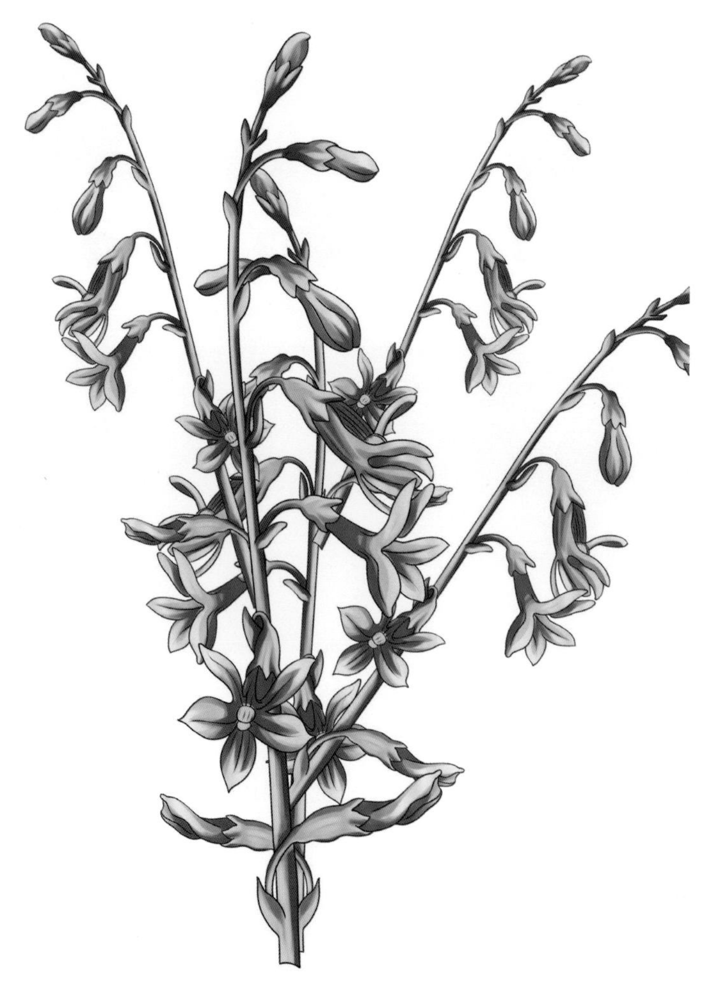

识别特征 多年生小草本，高约10厘米，有乳汁。茎纤细，稍具2条纵棱，近基部匍匐，节着地生根。叶互生，狭披针形至线形，长0.7~2厘米，宽3~7毫米，全缘或疏生细齿；具短柄或近无柄。花单生叶腋，花梗长2~3厘米；花萼筒喇叭形，先端5裂；花冠淡红色或淡紫色，裂片披针形，长8~10毫米，均偏向一侧；雄蕊5，聚药，花丝基部分离；子房下位，2室。蒴果倒圆锥形。种子多数，细小，椭圆形，褐色。花期5~8月，果期8~10月。

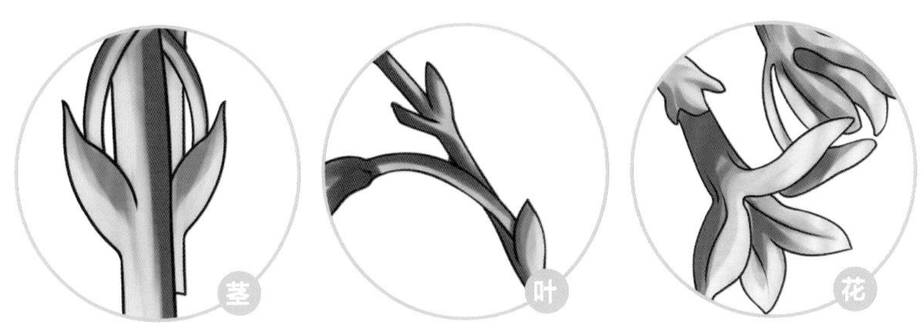

采收加工

夏季采收，除去泥沙，洗净，晒干。

性味归经

辛，平。归心、小肠、肺经。

功效主治

清热解毒，利尿消肿。主治痈肿疔疮，蛇虫咬伤，臌胀水肿，湿热黄疸，湿疹湿疮。

用量用法 9~15克。

精选验方 ①毒蛇咬伤：半边莲、天胡荽、连钱草（均用鲜品）各适量。共捣烂绞汁内服，并用药渣外敷伤口周围。②晚期血吸虫病肝硬化腹水：半边莲30克。水煎服。③小儿多发性疖肿：半边莲50克，紫花地丁25克，野菊花15克，金银花10克。水煎服，取第3次煎汁洗患处。

使用注意 虚证水肿忌用。

半枝莲

别名 半向花、半面花、偏头草、挖耳草、通经草、狭叶韩信草。

来源 本品为唇形科植物半枝莲*Scutellaria barbata* D.Don的干燥全草。

生境分布 多生于沟旁、田边及路旁潮湿处。分布于江苏、江西、福建、广东、广西等地。

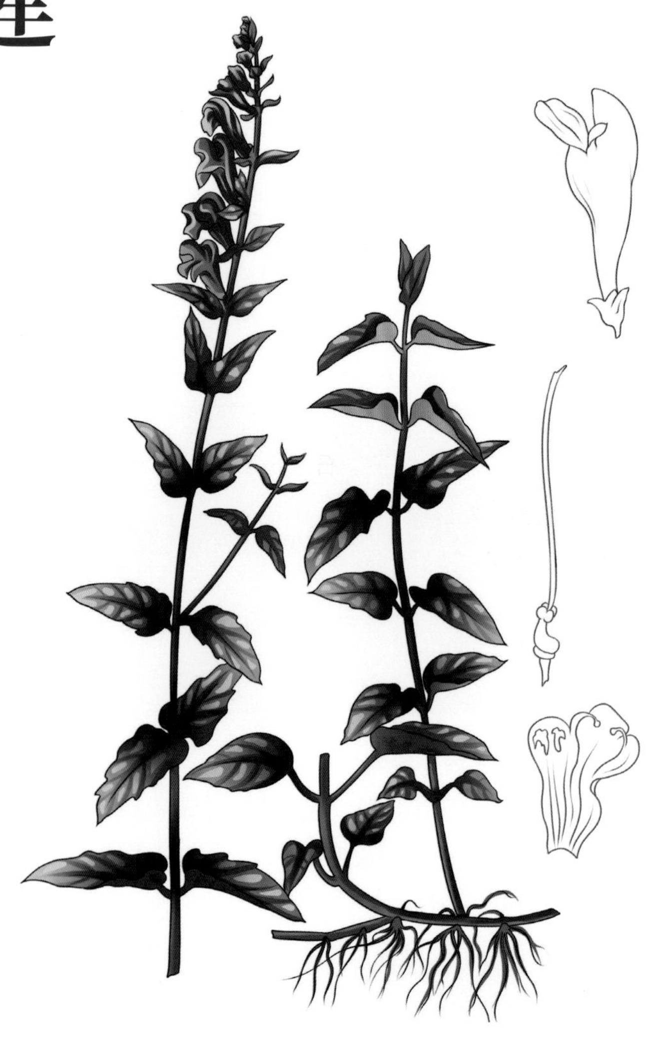

识别特征 多年生草本花卉，株高30～40厘米。茎下部匍匐生根，上部直立，茎方形，绿色。叶对生，叶片三角状卵形或卵圆形，边缘有波状钝齿，下部叶片较大，叶柄极短。花小，2朵对生，排列成偏侧的总状花序，顶生；花梗被黏性短毛；苞片叶状，向上渐变小，被毛。花萼钟状，外面有短柔毛，二唇形，上唇具盾片。花冠唇形，蓝紫色，外面密被柔毛；雄蕊4，二强；子房4裂，柱头完全着生在子房底部，顶端2裂。小坚果卵圆形，棕褐色。花期5～6月，果期6～8月。

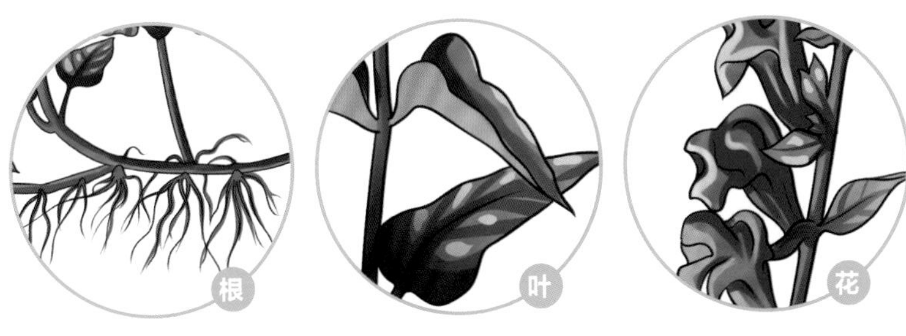

用量用法 15～30克。

精选验方 ①各种癌症：半枝莲、石见穿各50克。煎汤代茶每日1剂，长期服用。②吐血、咯血：鲜半枝莲50～100克。捣烂绞汁，调蜜少许，炖热温服，每日2次。③尿道炎、小便血尿疼痛：鲜半枝莲50克。洗净，煎汤，调冰糖服，每日2次。④热性血痢：半枝莲100克。水煎服。⑤肝炎：鲜半枝莲25克，红枣5个。水煎服。

使用注意 孕妇和血虚者慎服。

采收加工

夏、秋两季茎叶茂盛时采挖，洗净，晒干。

性味归经

辛、苦，寒。归肺、肝、肾经。

功效主治

清热解毒，化瘀利尿。主治疔疮肿毒，咽喉肿痛，跌仆伤痛，水肿，黄疸，蛇虫咬伤。

地锦草

别名 血见愁、奶汁草、莲子草、血经基、红莲草、小红筋草、铁线马齿苋。

来源 本品为大戟科植物地锦*Euphorbia humifusa* Willd.的干燥全草。

生境分布 生长于田野路旁及庭院间。全国各地均有分布，尤以长江流域及南方各省（区）为多。

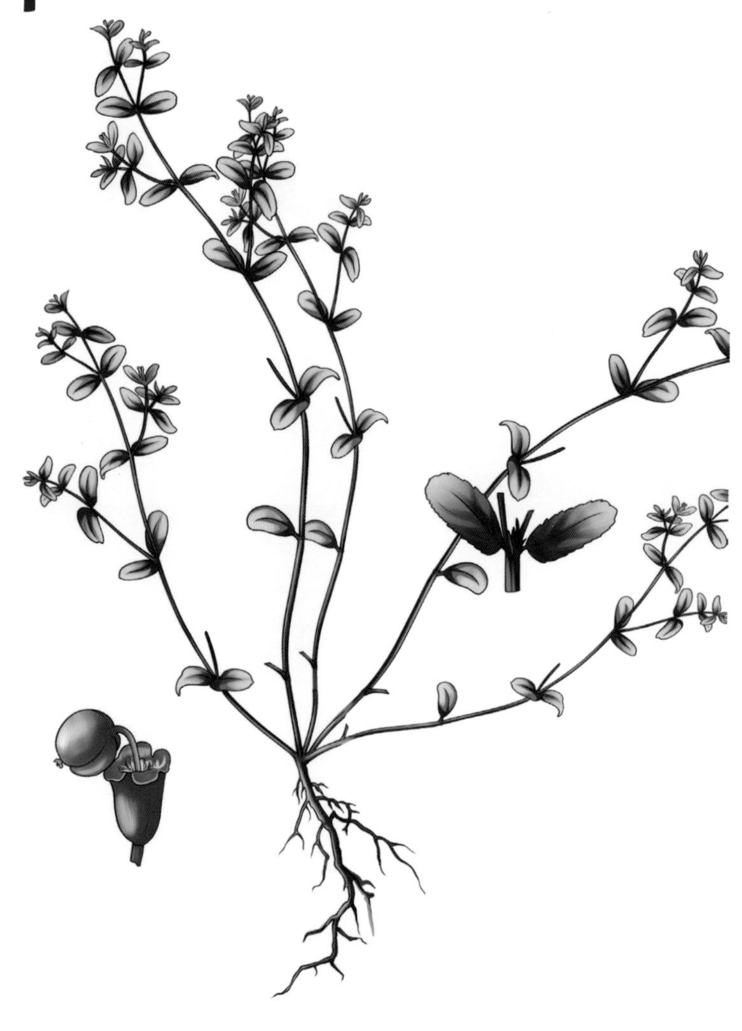

识别特征 一年生匍匐草本。茎纤细，近基部分枝，带紫红色，无毛。叶对生，叶柄极短，托叶线形，通常3裂；叶片长圆形，长4～10毫米，宽4～6毫米，先端钝圆，基部偏狭，边缘有细齿，两面无毛或疏生柔毛，绿色或淡红色。杯状花序单生于叶腋；总苞倒圆锥形，浅红色，顶端4裂，裂片长三角形；腺体4，长圆形，有白色花瓣状附属物；子房3室；花柱3，2裂。蒴果三棱状球形，光滑无毛；种子卵形，黑褐色，外被白色蜡粉，长约1.2毫米，宽约0.7毫米。花期6～10月，果实7月渐次成熟。

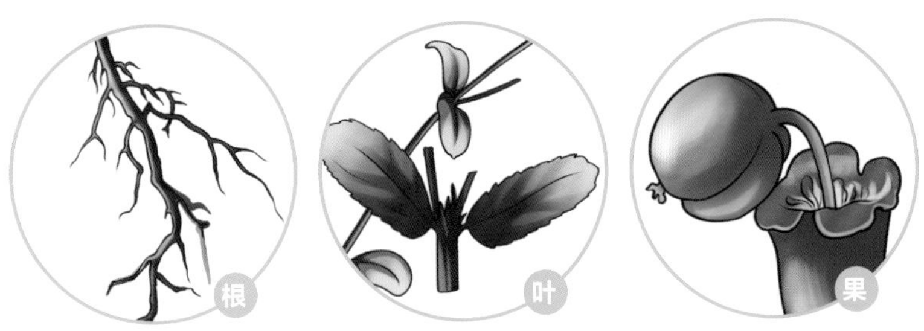

采收加工

夏、秋两季采收，除去杂质，晒干。

性味归经

辛，平。归肝、大肠经。

功效主治

清热解毒，凉血止血，利湿退黄。主治痢疾，泄泻，咯血，尿血，便血，崩漏，疮疖痈肿，湿热黄疸。

用量用法 9～20克。外用：适量。

精选验方 ①血痢不止：地锦草适量。晒干研末，每服10克，空腹米饮下。②胃肠炎：鲜地锦草50～100克。水煎服。③感冒咳嗽：鲜地锦草50克。水煎服。

使用注意 无。

灯盏细辛

别名 灯盏花、灯盏草、短茎飞蓬、灯台细辛。

来源 本品为菊种植物短葶飞蓬*Erigeron breviscapus*（*Vant.*）Hand.-Mazz.的干燥全草。

生境分布 生长于向阳坡地。分布于云南、广西等地。

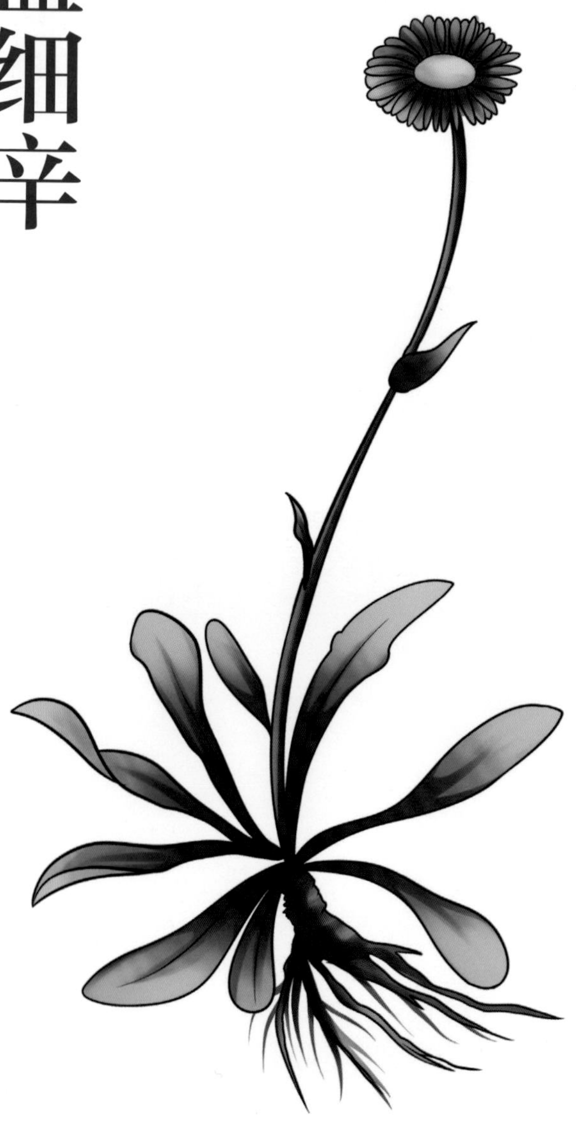

识别特征 多年生草本，高20 ~ 30厘米。根茎粗壮，其上密生纤细的须根。叶为单叶，基生叶密集，匙形，长3 ~ 5厘米，宽1.2 ~ 1.5厘米，两面有毛，边缘常皱波状，基部下延成柄，柄带红色；茎生叶长圆形，长仅2厘米，宽约0.6厘米。头状花序顶生，常单个，边缘有2列紫色舌状花，中央为黄包管状花。瘦果扁平，有柔软的冠毛。花期夏季。

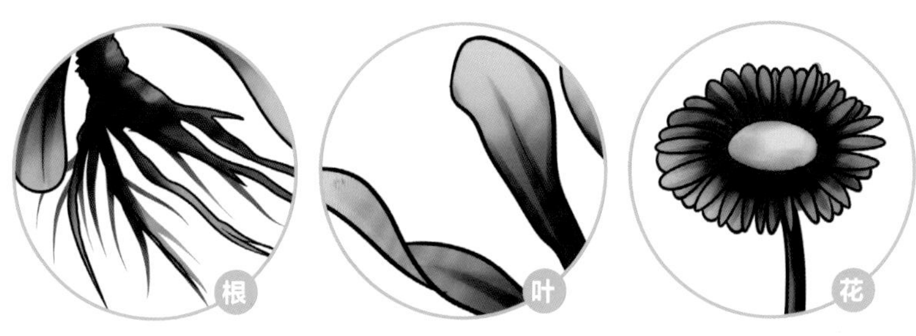

采收加工

夏、秋两季采挖，除去杂质，晒干。

性味归经

辛、微苦，温。归心、肝经。

功效主治

活血通络止痛，祛风散寒。主治中风偏瘫，胸痹心痛，风湿痹痛，头痛，牙痛。

用量用法 9 ~ 15克，煎服或研末蒸鸡蛋服。外用：适量。

精选验方 ①感冒头痛、筋骨疼痛、鼻窍不通：灯盏细辛适量。水煎服。②麻痹后遗症及脑炎后遗症瘫痪：灯盏细辛6 ~ 9克。研末，蒸鸡蛋吃。③小儿疳积、蛔虫病、感冒、肋痛：灯盏细辛9 ~ 15克。水煎服。④牙痛：鲜灯盏细辛全草适量。捣烂加红糖敷痛处。⑤疔毒、疖疮：灯盏细辛适量。捣烂外敷。

使用注意 无。

伸筋草

别名 牛尾菜、水摇竹、大伸筋、百部伸筋、大顺筋藤。

来源 本品为石松科植物石松*Lycopodium japonicum* Thunb.的干燥全草。

生境分布 生长于疏林下荫蔽处。分布于浙江、湖北、江苏等地。

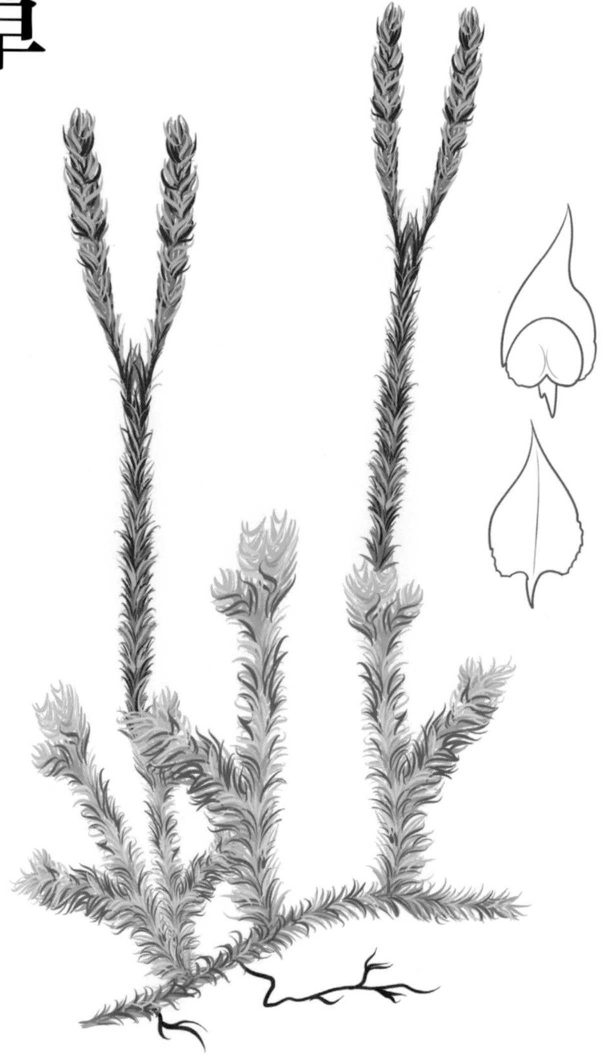

识别特征 多年生草本，高15～30厘米；匍匐茎蔓生，营养茎常为二歧分枝。叶密生，钻状线形，长3～5毫米，宽约1毫米，先端渐尖，具易落芒状长尾，全缘，中脉在叶背明显，无侧脉或小脉，孢子枝从第二第三年营养枝上长出，远高出营养枝，叶疏生。孢子囊穗长2～5厘米，单生或2～6个生于长柄上。孢子叶卵状三角形，先端急尖而具尖尾，有短柄，黄绿色，边缘膜质，具不规则锯齿，孢子囊肾形。七、八月间孢子成熟。

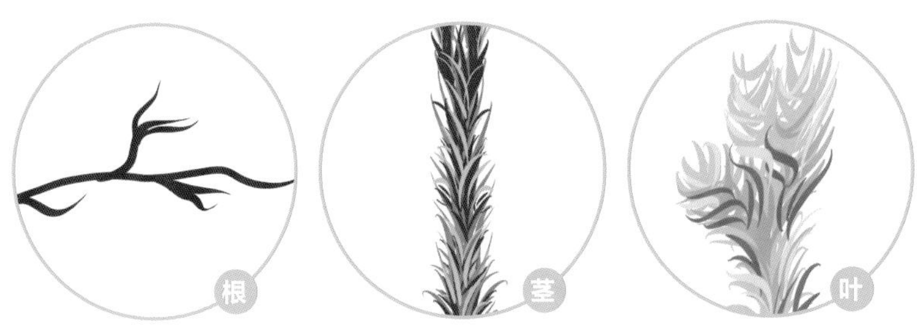

采收加工

夏、秋两季茎叶茂盛时采收，除去杂质，晒干。

性味归经

微苦、辛，温。归肝、脾、肾经。

功效主治

祛风除湿，舒筋活络。主治关节酸痛，屈伸不利。

用量用法 3～12克。

精选验方 ①关节痛：伸筋草、豨莶草各25克，路边荆、老鼠刺各50克。水煎服。②关节酸痛：伸筋草、大血藤各9克，虎杖根15克。水煎服。③带状疱疹：伸筋草（焙）研粉。青油或麻油调成糊状，涂患处，每日数次。

使用注意 孕妇及出血过多者忌服。

青叶胆

别名 肝炎草、七疸药、小青鱼胆。

来源 本品为龙胆科植物青叶胆*Swertia mileensis* T.N.Ho et W.L.Shih的干燥全草。

生境分布 生长于海拔1300～1650米的山坡草丛中。分布于四川、贵州、云南等地。

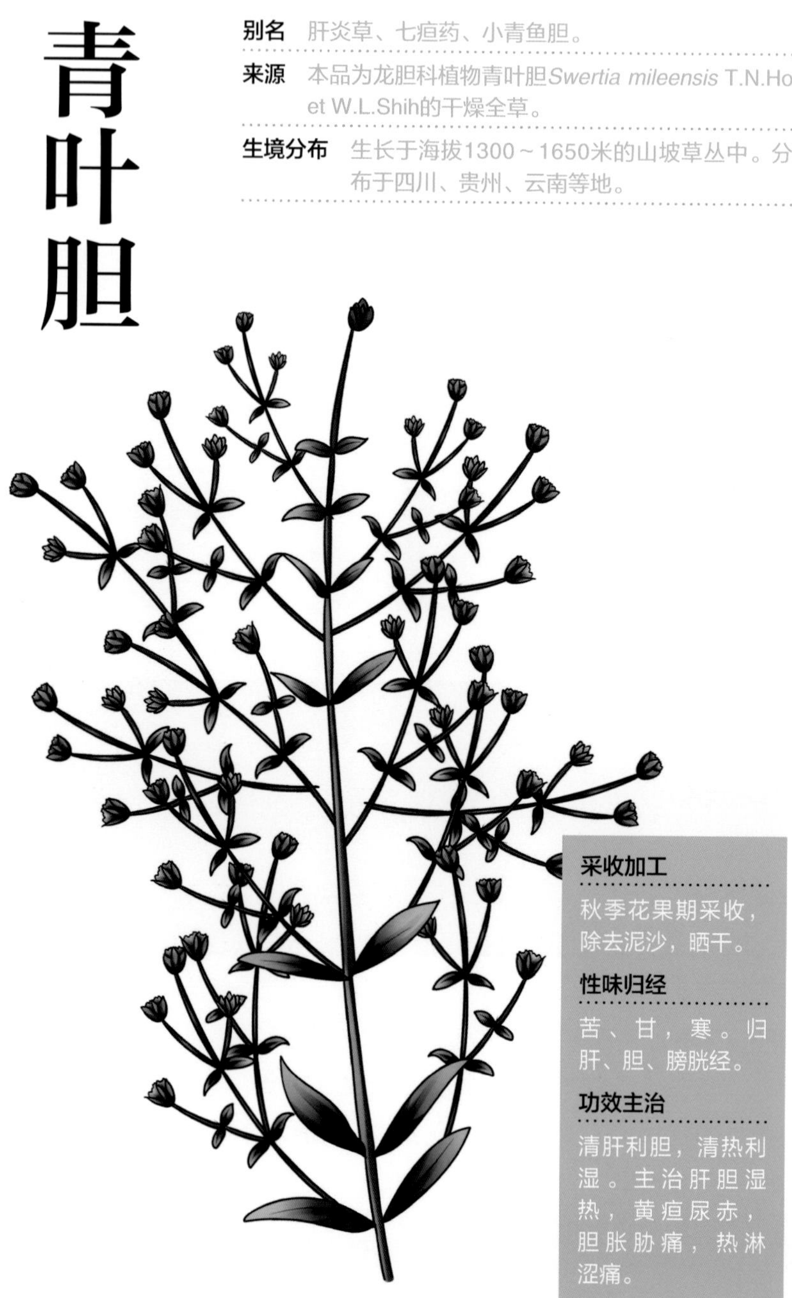

采收加工

秋季花果期采收，除去泥沙，晒干。

性味归经

苦、甘，寒。归肝、胆、膀胱经。

功效主治

清肝利胆，清热利湿。主治肝胆湿热，黄疸尿赤，胆胀胁痛，热淋涩痛。

识别特征 一年生草本，高15～45厘米。主根棕黄色，茎直立，四棱形，具窄翅。叶对生，无柄，叶片狭长圆形、披针形至线形，长2～5厘米，宽1.5～10毫米，先端急尖，基部楔形，具3脉。圆锥状聚伞花序顶生或腋生，开展，侧枝生单花，花梗细，长0.4～3厘米，基部有2个苞片；花萼绿色，叶状，4裂，裂片线状披针形；花梗直径约1厘米，淡蓝色，4裂，裂片长圆形或卵状披针形，先端急尖具小尖头，花瓣基部具2个蜜腺，蜜腺杯状，先端具柔毛状流苏；雄蕊4，着生于花冠基部，花丝扁平，花药蓝色；子房卵状长圆形，长3.5～4.5毫米，花柱明显，柱头小。蒴果椭圆状卵形或长椭圆形，长达1厘米。种子棕褐色，卵球形。花期9～10月，果期10～11月。

用量用法 10～15克。

精选验方 ①黄疸肝炎：青叶胆、苛草根、茵陈、华金腰子各适量。水煎服。②咽喉红肿疼痛：青叶胆、开口箭、马勃、石膏、黄芩各适量。水煎服。③梅毒：青叶胆、金银花、苦参、土胡连、猪胆汁各适量。水煎服。④疮肿：青叶胆、垂头菊、蒲公英、牛耳大黄各适量。捣敷患处。

使用注意 虚寒者慎服。

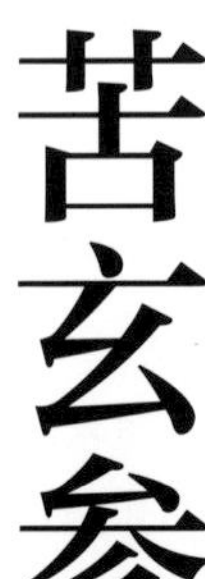

别名 鱼胆草、蛇总管、四环素草。

来源 本品为玄参科植物苦玄参*Picria fel-terrae* Lour.的干燥全草。

生境分布 生长于灌木林中、路旁、村边等。分布于广东、广西、贵州、云南南部。

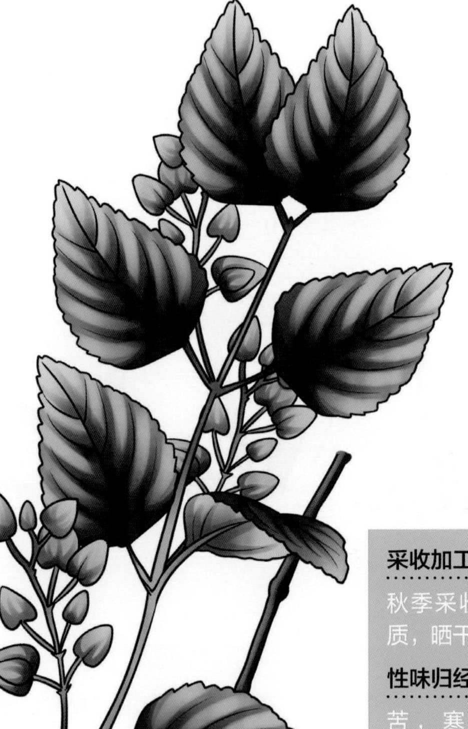

采收加工

秋季采收，除去杂质，晒干。

性味归经

苦，寒。归肺、胃、肝经。

功效主治

清热解毒，消肿止痛。主治风热感冒，咽喉肿痛，喉痹，痄腮，脘腹疼痛，痢疾，跌打损伤，疖肿，毒蛇咬伤。

识别特征 多年生草本，高15~50厘米。根明显黄色，茎四棱形，基部多分枝。单叶对生；基生叶及下部叶具柄，上部叶近于无柄；叶片线形或线状披针形至线状椭圆形，长1~4厘米，宽1~3毫米，先端尖或稍钝，边缘略反卷，两面均为绿色。圆锥状复伞形花序，长达36厘米，稀为聚伞花序，花梗纤细，长1.5~4.5厘米；花萼裂片4，线状披针形；花蓝色或淡紫色，直径1.5厘米，具蓝紫色脉纹；花瓣4裂，裂片卵形或卵状披针形，先端渐尖，花瓣内侧基部有2个腺体，具长毛状流苏；雄蕊4，着生于花冠基部；子房狭椭圆形，无柄，花柱短，不明显，柱头2裂。蒴果椭圆形。花、果期9~11月。

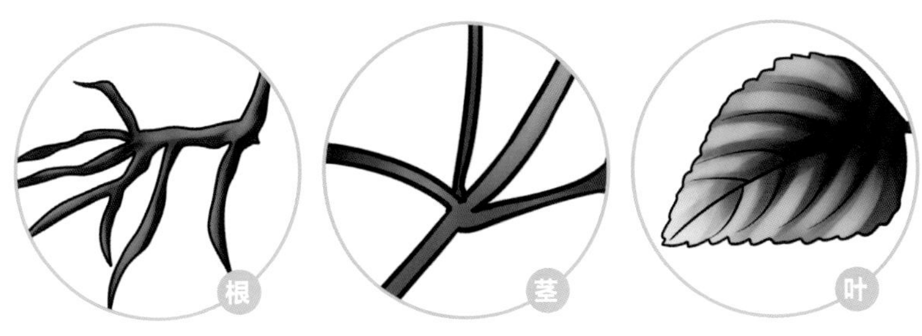

用量用法 9~15克。外用：适量。

精选验方 ①感冒风热、咽喉肿痛、胃痛、消化不良、痢疾、毒蛇咬伤：苦玄参全草15~25克。水煎服。②跌打损伤、淋巴结炎：苦玄参全草15~25克。水煎服；或用鲜全草捣烂外敷，或煎水外洗。③疖肿：苦玄参鲜全草适量。捣烂外敷。④疥疮：苦玄参全草15克。水煎服；另取适量煎水，外洗患处。⑤肝炎：苦玄参15~15克。水煎服。⑥头部湿疹：苦玄参适量。研末调茶油外涂。⑥皮肤过敏、热性痢疾：苦玄参15克。水煎服。

使用注意 无。

苦地丁

别名 地丁、地丁草、扁豆秧、小鸡菜、紫花地丁。

来源 本品为罂粟科植物紫堇*Corydalis bungeana* Turcz.的干燥全草。

生境分布 生长于山沟、溪流及平原、丘陵草地或疏林下。分布于甘肃、陕西、山西、山东、河北、辽宁、吉林、黑龙江、四川等地。

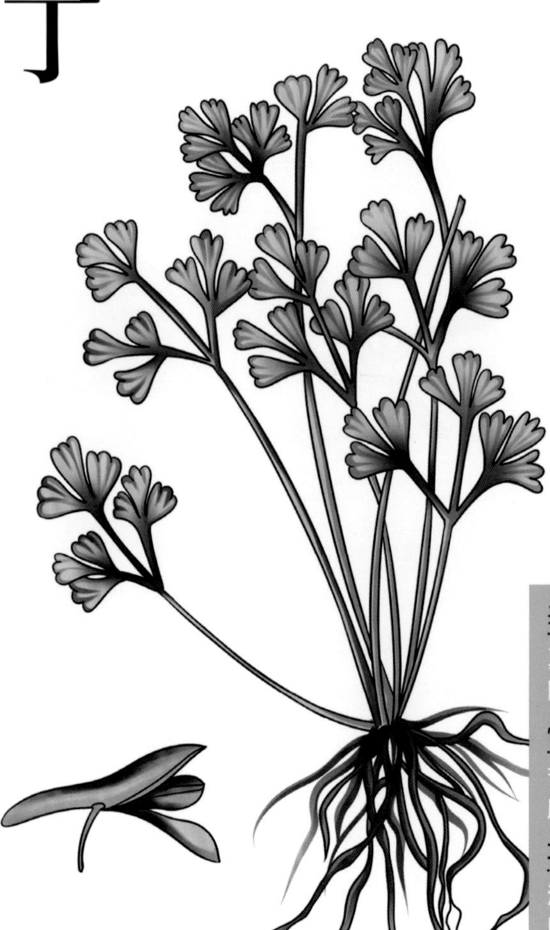

采收加工

夏季花果期采收，除去杂质，晒干。

性味归经

苦，寒。归心、肝、大肠经。

功效主治

清热解毒，散结消肿。主治时疫感冒，咽喉肿痛，疔疮肿痛，痈疽发背，痄腮丹毒。

识别特征 多年生草本，高10～30厘米，基本无毛。根细直，长3～10厘米，少分枝，淡黄棕色。茎3～4条，丛生。茎叶互生；叶柄长0.4～4厘米；叶片长1.5～3.5厘米，灰绿色，2～3回羽状全裂，末裂片倒卵形，上部常2浅裂，成3齿。总状花序顶生，长1～6.5厘米，果期可达12厘米；苞片叶状，羽状深裂；花梗长1～3毫米；萼片2枚，小，早落；花淡紫色，长10～12毫米；花瓣4，外轮2瓣，先端兜状，中下部狭细成距，距长4.5～6.5毫米，内轮2瓣形小；雄蕊6，每3枚花丝合生，形成2束；子房狭椭圆形，外被柔毛。蒴果狭扁椭圆形，长1.2～2厘米，花柱宿存，内含种子7～12枚。种子扁球形，直径1.5～2毫米，黑色，表面光滑，具白色膜质种阜。花期4～5月，果期5～6月。

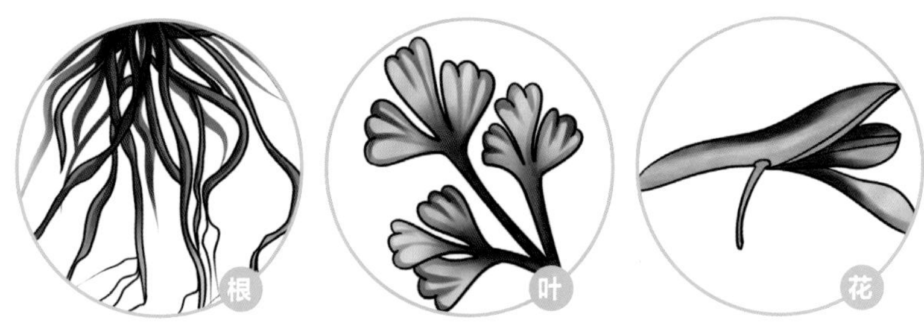

用量用法 9～15克。外用：适量，煎汤洗患处。

精选验方 ①急性传染性肝炎：苦地丁30克。水煎服。②痢疾：苦地丁、火线草、地榆各适量。煎汤服。③指头感染初起、淋巴管炎（红丝疔）红肿热痛：苦地丁、野菊花各30克。水煎服。④疔肿：鲜苦地丁、葱白、生蜂蜜各适量。捣敷。⑤湿热疮疡：苦地丁、金银花、蒲公英各30克，大青叶9克。水煎服。

使用注意 无。

垂盆草

别名 狗牙齿、狗牙菜、半枝莲、三叶佛甲草。

来源 本品为景天科植物垂盆草*Sedum sarmentosum* Bunge的干燥全草。

生境分布 生长于山坡岩石上或为栽培。全国各地均产。

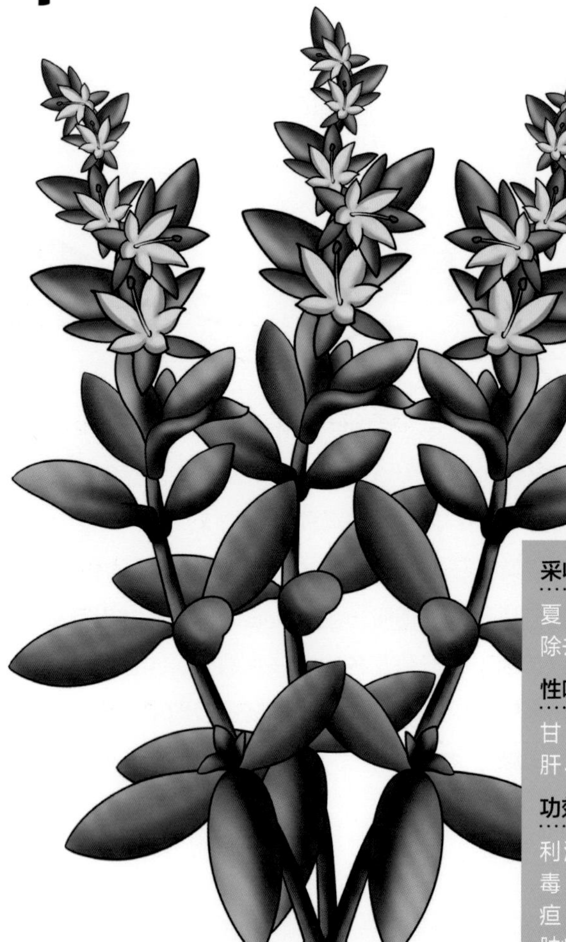

采收加工

夏、秋两季采收，除去杂质，干燥。

性味归经

甘、淡，凉。归肝、胆、小肠经。

功效主治

利湿退黄，清热解毒。主治湿热黄疸，小便不利，痈肿疮疡。

识别特征 多年生肉质草本，不育枝匍匐生根，结实枝直立，长10～20厘米。叶3片轮生，倒披针形至长圆形，长15～25毫米，宽3～5毫米，顶端尖，基部渐狭，全缘。聚伞花序疏松，常3～5分枝；花淡黄色，无梗；萼片5，阔披针形至长圆形，长3.5～5毫米，顶端稍钝；花瓣5，披针形至长圆形，长5～8毫米，顶端外侧有长尖头；雄蕊10，较花瓣短；心皮5，稍开展。种子细小，卵圆形，无翅，表面有乳头凸起。花期5～6月，果期7～8月。

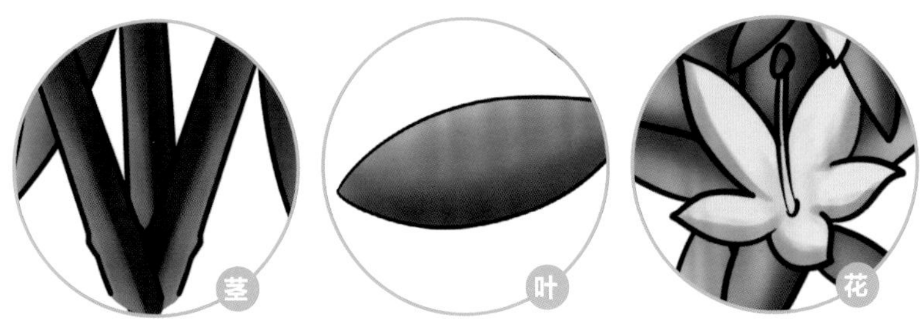

用量用法 15～30克。

精选验方 ①蜂窝组织炎、乳腺炎、阑尾炎、肺脓疡、痈疖，以及蛇、虫咬伤：鲜垂盆草全草100～200克。洗净捣烂加面粉少许调成糊状（或晒干研末加凡士林适量调成软膏）外敷患处，每日或隔日1次（如脓肿已溃，中间留一小孔排脓）。②咽喉肿痛、口腔溃疡：鲜垂盆草适量。捣烂绞汁1杯，含嗽5～10分钟，每日3～4次。③白血病：垂盆草、猪殃殃各30克，羊蹄、狗舌草、紫草、生地黄、黄精各15克，当归、丹参、赤芍各9克，川芎、甘草各6克。水煎2次分服。④汤火伤、痈肿恶疮、乳腺炎、腮腺炎、丹毒、疤疖：鲜垂盆草适量。洗净，捣烂外敷，每日2次。

使用注意 脾胃虚寒者慎服。

金钱草

别名 对座草、金钱草、过路黄、对叶金钱草、大叶金钱草。

来源 本品为报春花科植物过路黄*Lysimachia christinae* Hance的干燥全草。

生境分布 生长于山坡路旁、沟边以及林缘阴湿处。江南各省（区）均有分布。

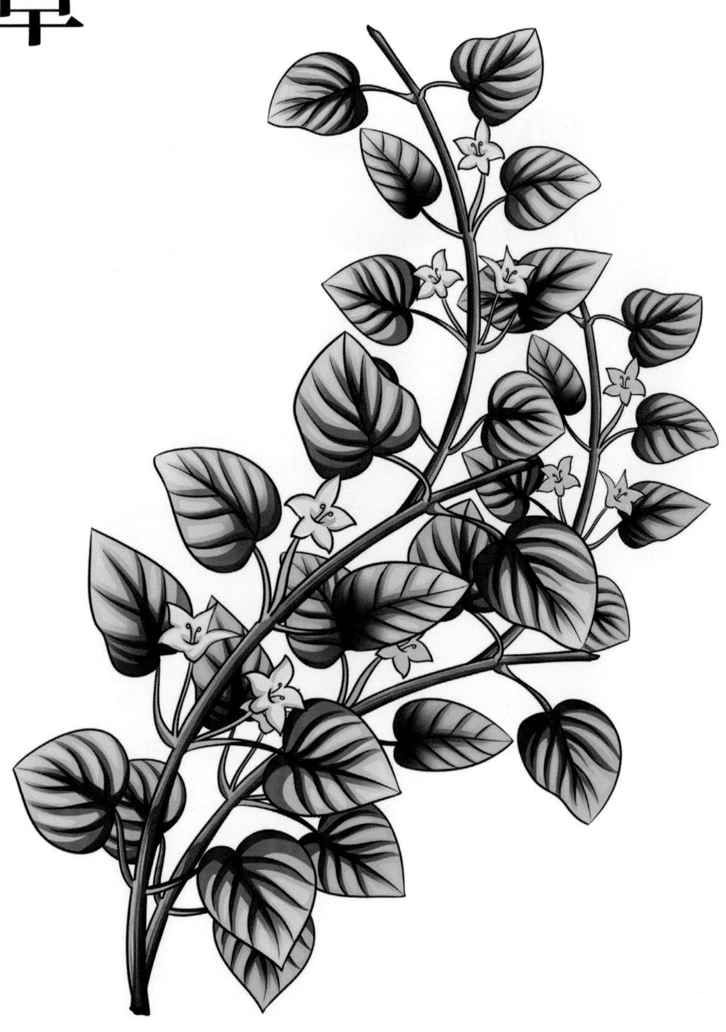

识别特征 多年生草本，无毛或微被毛；茎细长，绿色或带紫红色，匍匐地面生长。叶片、花萼、花冠及果实均具点状及条纹状的黑色腺体。单叶对生，叶片心脏形或卵形，全缘，仅主脉明显；单生于叶腋。花梗长达叶端，萼片线状披针形，花冠长约为萼片的两倍，黄色。蒴果球形，种子边缘稍具膜翅。花期5～7月，果期7～10月。

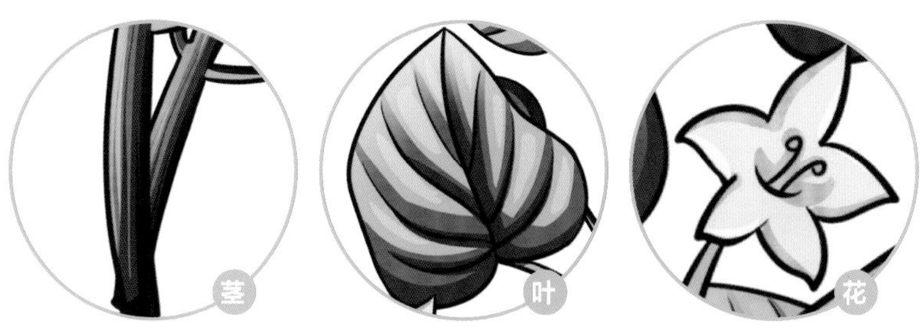

采收加工

夏、秋两季采收，除去杂质，晒干。

性味归经

甘、咸，微寒。归肝、胆、肾、膀胱经。

功效主治

除湿退黄，利尿通淋，解毒消肿。主治湿热黄疸，胆胀胁痛，石淋，热淋，小便涩痛，痈肿疔疮，蛇虫咬伤。

用量用法 15～60克。

精选验方 ①胆囊炎：金钱草45克，虎杖根15克。水煎服，如有疼痛加郁金15克。②急性黄疸肝炎：金钱草90克，茵陈45克，板蓝根15克。水煎加糖适量，每日3次，连服10～15剂。③泌尿系统结石：金钱草、车前草各9～15克。水煎服。

使用注意 凡阴疽诸毒、脾虚泄泻者，忌捣汁生服。

卷柏

别名 石柏、岩柏草、黄疸卷柏、九死还魂草。

来源 本品为卷柏科植物卷柏*Selaginella tamariscina*（*Beauv.*）Spring的干燥全草。

生境分布 生长于山地岩壁上。分布于广东、广西、福建、江西、浙江、湖南、河北、辽宁等地。

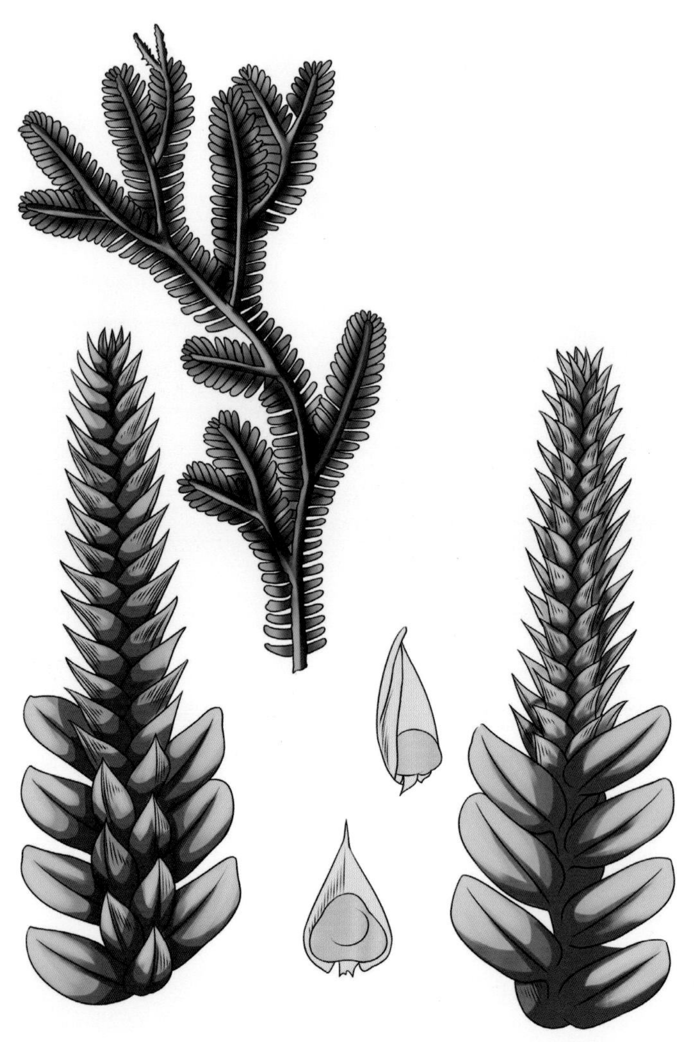

识别特征 多年生隐花植物，常绿不凋。茎高数寸至尺许，枝多，叶如鳞状，略如扁柏之叶。此物遇干燥，则枝卷如拳状，遇湿润则开展。本植物生活力甚耐久，拔取置日光下，晒至干萎后，移置阴湿处，洒以水即活，故有“九死还魂草”之名。

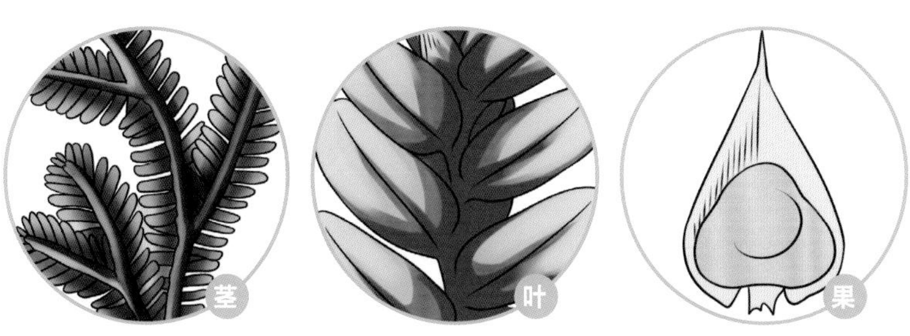

采收加工

全年均可采收，除去须根和泥沙，晒干。

性味归经

辛，平。归肝、心经。

功效主治

活血通经。主治经闭痛经，癥瘕痞块，跌仆损伤。卷柏炭化瘀止血，用于吐血，崩漏，便血，脱肛。

用量用法 5~10克。

精选验方 ①消化性溃疡：卷柏60克，猪肚1个。先将卷柏切碎，共炖猪肚，煮熟备用，1个猪肚分3次吃，每日1个，连用2~3日。②宫缩无力、产后流血：卷柏15克。开水浸泡后，去渣服，1次服完。

使用注意 孕妇慎用。

洪连

别名 藏黄连、兔耳草。

来源 本品系藏族习用药材。为玄参科植物短筒兔耳草*Lagotis brevituba* Maxim.的干燥全草。

生境分布 生长于海拔4600～5300米的高山灌木地带及高山草地上。分布于青海、四川、云南、西藏等地。

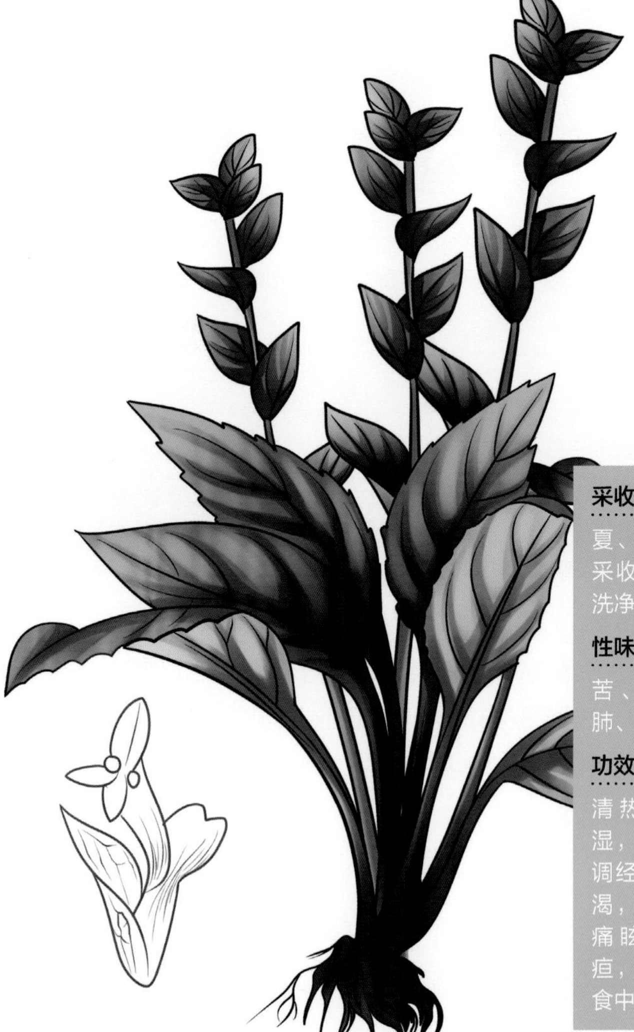

采收加工

夏、秋两季花开时采收，除去杂质，洗净，阴干。

性味归经

苦、甘，寒。归肺、心、肝经。

功效主治

清热，解毒，利湿，平肝，行血，调经。主治发热烦渴，肺热咳嗽，头痛眩晕，湿热黄疸，月经不调，药食中毒。

识别特征 多年生草本，高15～20厘米。根状茎粗壮，多横走，直径7～12毫米，根多数，条形，簇生，根茎外无残留的老柄。茎1～2条，肥壮，蜿蜒上升，长超出叶。基生叶多数，莲座状；叶柄长4～7厘米，边缘有翅，基部扩大成鞘状；叶片卵状长圆形，长4～9厘米，先端渐尖或钝，基部楔形，边缘具不整齐的锯齿；茎生叶多数，无柄，与基生叶相似而较小。穗状花序长8～10厘米，细柔，外弯，下部花稀疏，上部花稠密；苞片卵形，先端渐尖，全缘或具齿；花萼佛焰苞状，阔大，膜质，后方浅裂，裂片卵状三角形至近圆形，有短缘毛；花冠蓝紫色，被包于萼内，花冠筒稍弓曲，与唇部近等长，上唇倒卵圆形，下唇3裂，裂片反针形；花丝短，贴生于上唇基部边缘：花柱伸出花冠筒外，柱头2裂。花期8～9月。

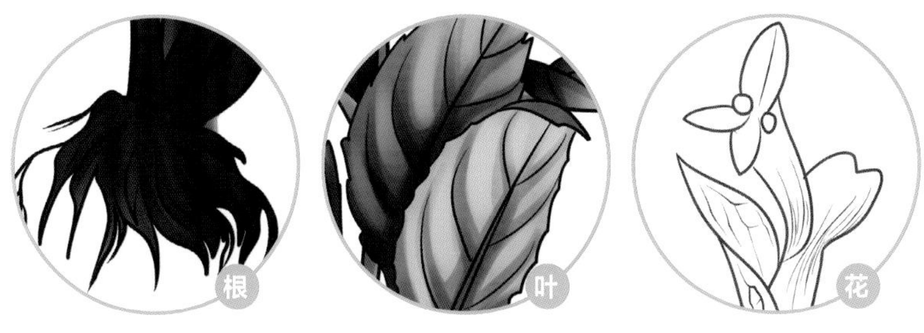

用量用法 1～6克。

精选验方 ①寒疝：洪连15克（6～10对），小果上叶、素珠果根各9克。水煎服，用红糖为引，荔枝核7个，研末送服。②肾虚腰痛、阳痿、遗精、滑精：洪连、鸡肾参各15克，淫羊藿6克。共研为末，加适量猪油、红糖蒸食。③阳痿、遗精、滑精：洪连15克，淫羊藿、仙茅各9克。泡酒服。

使用注意 脾胃虚寒者慎用。

积雪草

别名 崩大碗、马蹄草、雷公根、蚶壳草、铜钱草、落得打。

来源 本品为伞形科植物积雪草*Centella asiatica*（*L.*）Urb.的干燥全草。

生境分布 喜生长于湿润的河岸、沼泽、草地中。原产于印度，现广泛分布于世界热带、亚热带地区，在我国主要分布于长江以南各省。

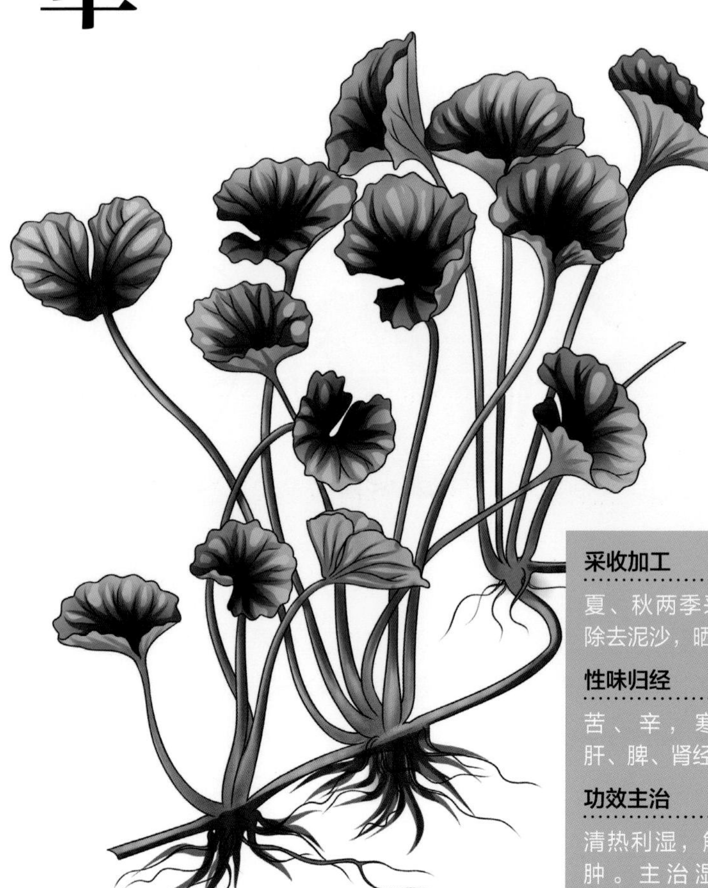

采收加工

夏、秋两季采收，除去泥沙，晒干。

性味归经

苦、辛，寒。归肝、脾、肾经。

功效主治

清热利湿，解毒消肿。主治湿热黄疸，中暑腹泻，石淋血淋，痈肿疮毒，跌仆损伤。

识别特征 多年生匍匐草本。茎光滑或稍被疏毛，节上生根。单叶互生，叶片圆形或肾形，直径2～4厘米，边缘有钝齿，上面光滑，下面有细毛；叶有长柄，长1.5～7厘米。伞形花序单生，伞梗生于叶腋，短于叶柄；每一花梗的顶端有花3～6朵，通常聚生成头状花序，花序又为2枚卵形苞片所包围；花萼截头形；花瓣5，红紫色，卵形；雄蕊5，短小，与花瓣互生；子房下位，花柱2，较短，花柱基不甚明显。双悬果扁圆形，光滑，主棱和次棱同等明显，主棱间有网状纹相连。花期夏季。

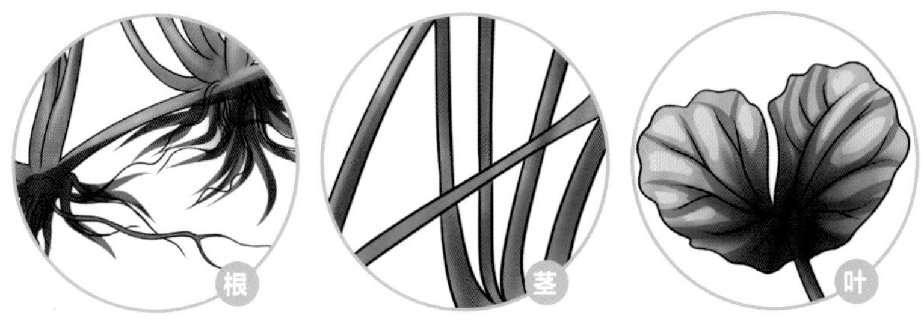

用量用法 15～30克。

精选验方 ①湿热黄疸：鲜积雪草、冰糖各30克。水煎服。②中暑腹泻：积雪草鲜叶适量。搓成小团，嚼细，开水吞服1～2团。③尿结石：鲜积雪草30克。以第二次的淘米水煎服。④尿血：积雪草草头、草根各适量。捣烂绞汁和冰糖30克，每次炖服。⑤小便不通：鲜积雪草30克。捣烂贴肚脐，小便通即去药。⑥麻疹：鲜积雪草30～60克。水煎服。

使用注意 虚寒者忌用。

浮萍

别名 水萍、水花、水苏、小萍子、萍子草、浮萍草。

来源 本品为浮萍科植物紫萍*Spirodela polyrrhiza*（*L.*）Schleid.的干燥全草。

生境分布 生长于池沼、水田、湖湾或静水中。全国各地均产。

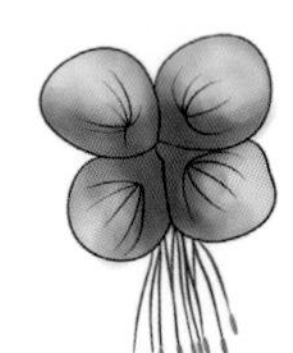

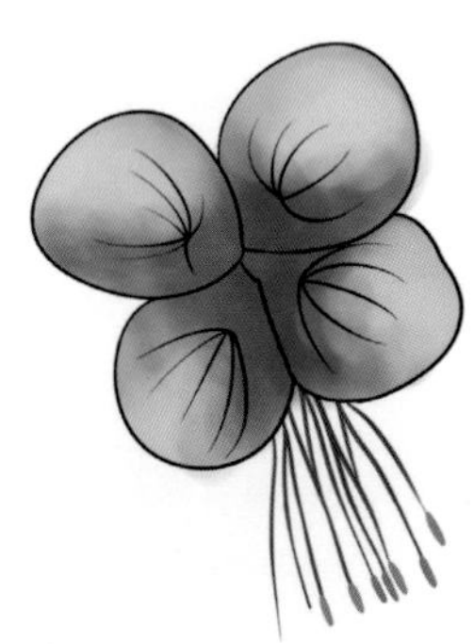

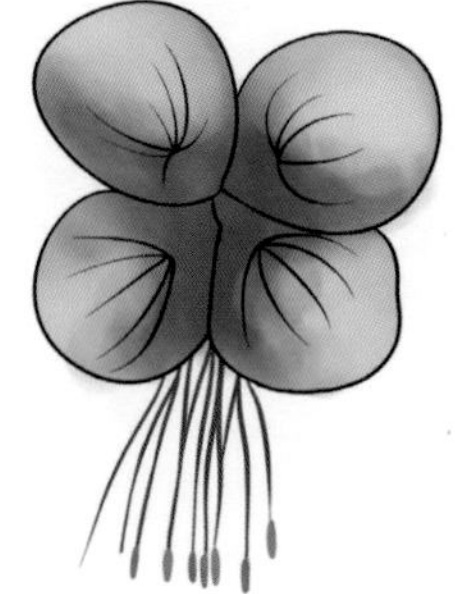

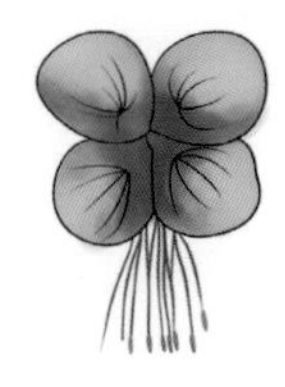

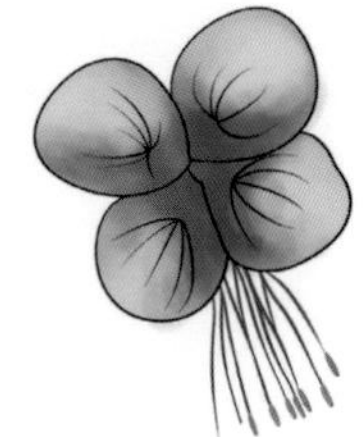

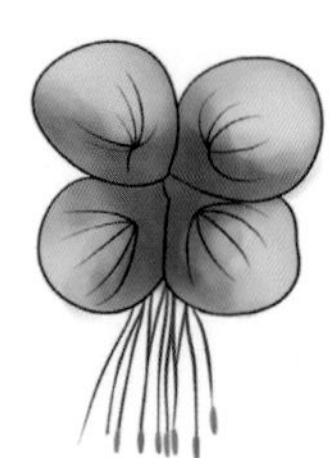

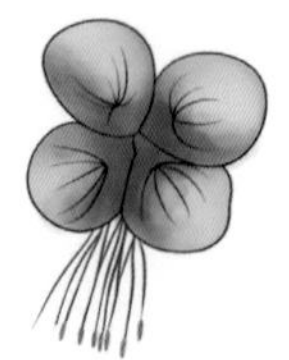

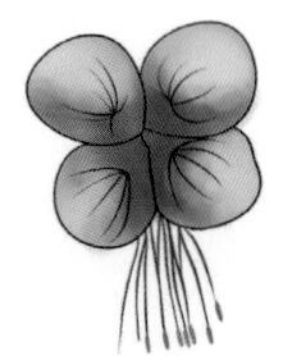

识别特征 多年生细小草本，漂浮水面。根5～11条束生，扁平，纤维状，长3～5厘米。花序生于叶状体边缘的缺刻内；花草性，雌雄同株；佛焰苞袋状，短小，2唇形，内有2雄花和1雌花，无花被；雄花有雄蕊2，花药2室，花丝纤细；雌花有雌蕊1，子房无柄，1室，具直立胚珠2，花柱短，柱头扁平或环状。果实圆形，边缘有翅。花期4～6月，果期5～7月。

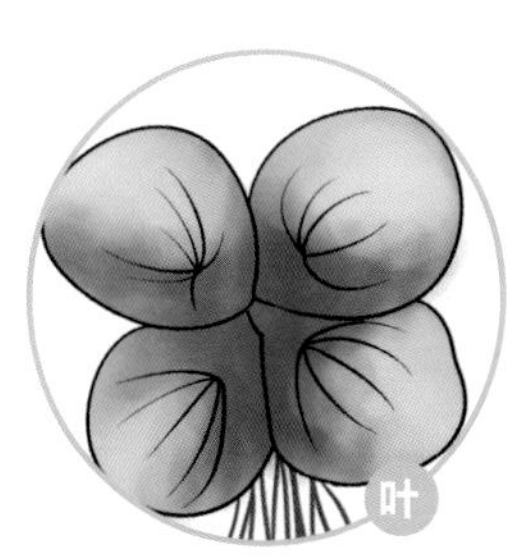

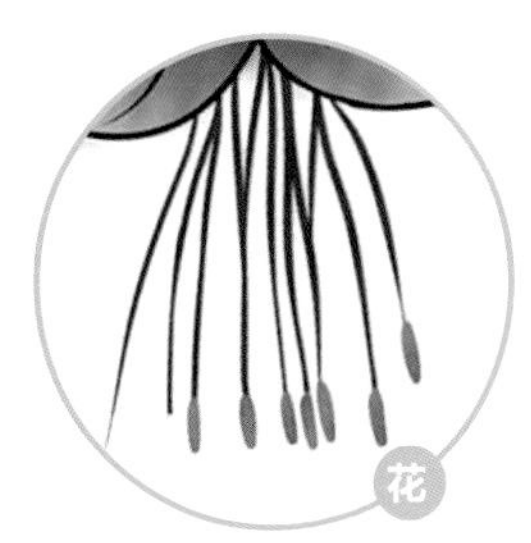

采收加工

6～9月采收，洗净，拣去杂质，晒干。

性味归经

辛，寒。归肺经。

功效主治

宣散风热，透疹，利尿。主治麻疹不透，风疹瘙痒，水肿尿少。

用量用法 3～9克。外用：适量，煎水浸洗。

精选验方 ①时行热病、发汗：浮萍草50克，麻黄（去节）、桂心、附子（炮裂，去脐、皮）各25克。捣细末筛，每服10克，以水200毫升，生姜1.5克，煎至120毫升，不计时候，和滓热服。②皮肤风热、遍身生瘾疹：浮萍、牛蒡子各适量。研为末，以薄荷汤调下10克，每日2服。③身上虚痒：浮萍末、黄萍各5克。同四物汤煎汤调下。

使用注意 表虚自汗者慎服。

鹿衔草

别名 鹿蹄草、破血丹、鹿安茶、纸背金牛草。

来源 本品为鹿蹄草科多年生常绿草本植物鹿蹄草*Pyrola calliantha* H. Andres的干燥全草。

生境分布 生长于庭院和岩石园中的潮湿地带。分布于长江流域及陕西、河北、河南等地。

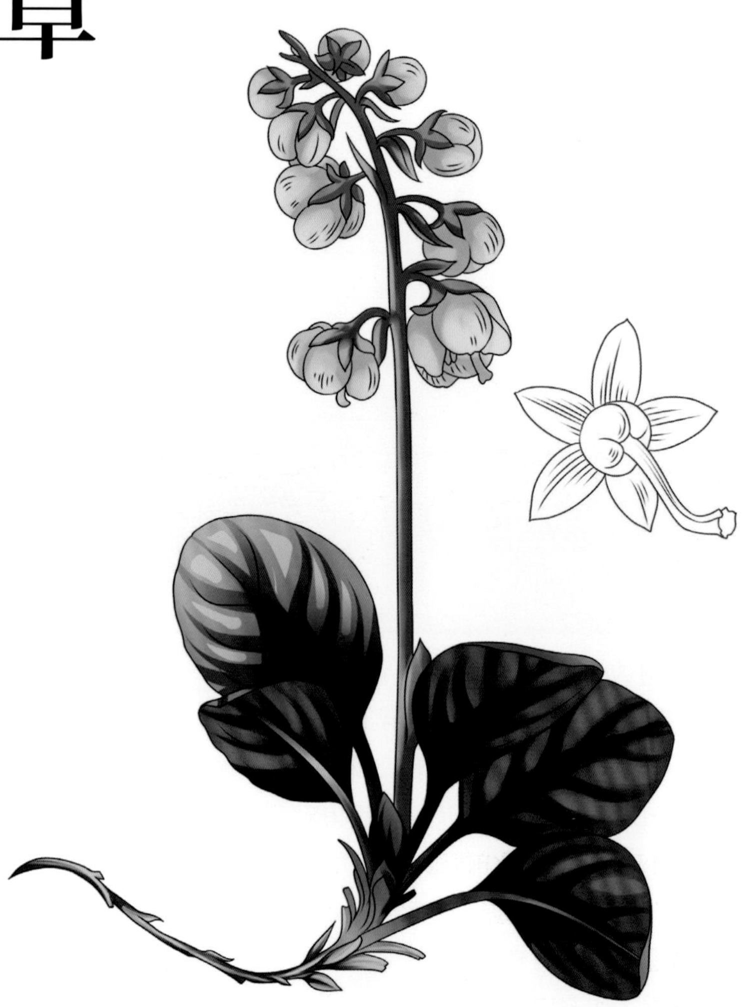

识别特征 本品根茎细长，节上常有鳞片和根的残痕。茎圆柱形或具纵棱，长10 ~ 30厘米，紫褐色，并有皱纹，微有光泽，叶基生，叶柄长4 ~ 12厘米，扁平而中央凹下，两边呈膜质状，常弯曲。叶片皱缩，上面紫红色，少有呈紫绿色的，光滑，下面紫红色，叶脉微突；纸质，易碎。有时可见花茎，上有数朵小花；萼片5，舌形或卵状长圆形；花瓣5，早落；雄蕊10；花柱外露。有时能见扁球形棕色蒴果。气无，味淡，微苦。

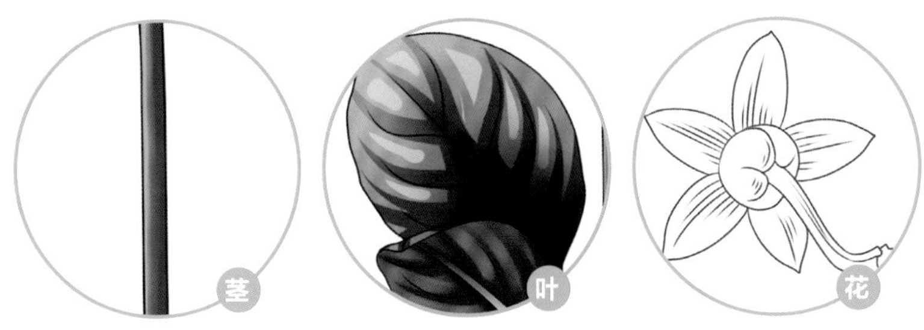

采收加工

全年均可采挖，除去杂质，晒至叶片较软时，堆置至叶片变紫褐色，晒干。

性味归经

甘、苦，温。归肝、肾经。

功效主治

祛风湿，强筋骨，止血，止咳。主治风湿痹痛，肾虚腰痛，腰膝无力，月经过多，久咳劳嗽。

用量用法 9 ~ 15克。

精选验方 ①虚劳：鹿衔草30克，猪蹄1对。炖食。②肺结核咯血：鹿衔草、白及各12克。水煎服。③慢性风湿性关节炎、类风湿性关节炎：鹿衔草、白术各12克，泽泻9克。水煎服。④慢性肠炎、痢疾：鹿衔草15克。水煎服。

使用注意 孕妇忌服。

紫花地丁

别名 地丁、紫地丁、地丁草、堇堇草。

来源 本品为堇菜科多年生草本植物紫花地丁*Viola yedoensis* Makino的干燥全草。

生境分布 生长于路旁、田埂和圃地中。分布于江苏、浙江、安徽及东北地区。

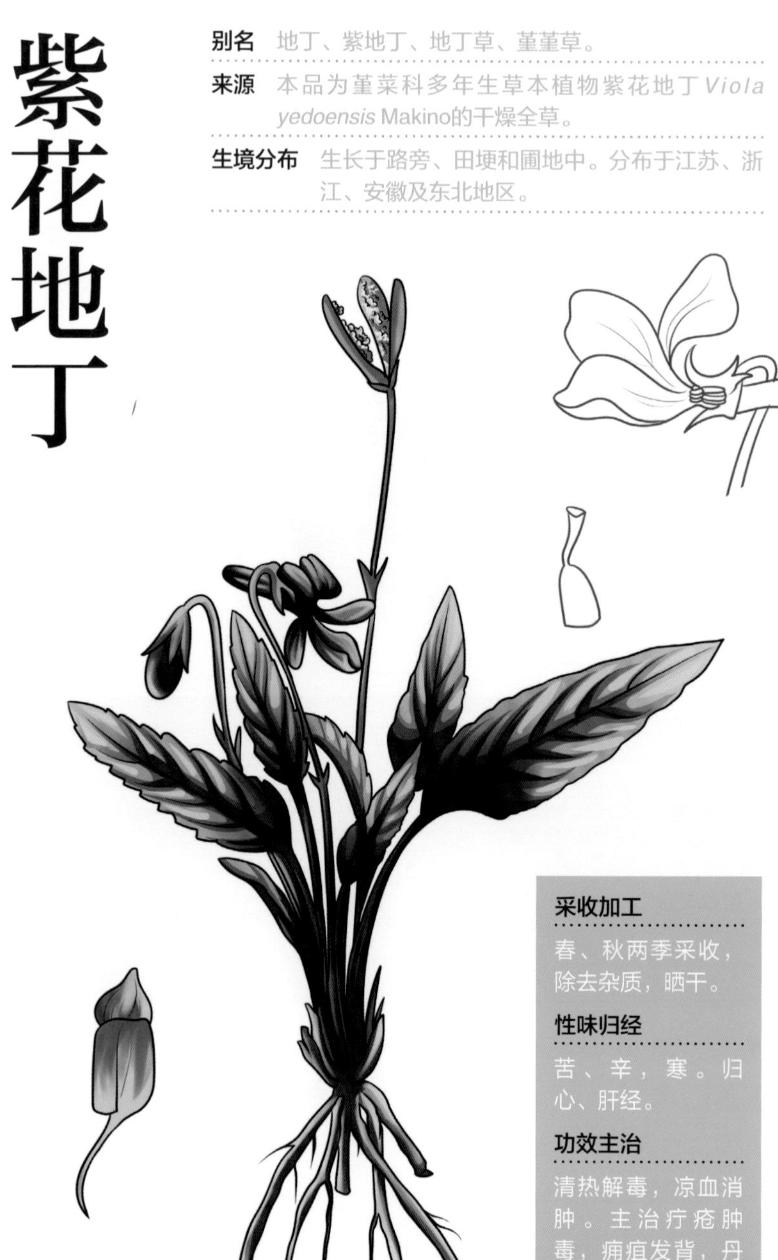

采收加工

春、秋两季采收，除去杂质，晒干。

性味归经

苦、辛，寒。归心、肝经。

功效主治

清热解毒，凉血消肿。主治疔疮肿毒，痈疽发背，丹毒，毒蛇咬伤。

识别特征 多年生草本，高4～14厘米；果期最高可达20厘米。根茎短，垂直，淡褐色，长4～13毫米，粗2～7毫米；节密生，有数条细根。叶多数，基生，莲座状；叶柄于花期长于叶片1～2倍，具狭翅，于果期长10厘米以上，上部者较长，呈长圆形、狭卵状披针形或长圆状卵形，长1.5～4厘米，宽0.5～1厘米，先端圆钝，基部截形或楔形，稀微心形，边缘较平的圆齿，两面无毛或被细短毛，果期叶片增大；托叶膜质，苍白色或淡绿色。花梗通常多数，细弱，与叶片等长或高出叶片；花紫堇色或淡紫色，稀呈白色，喉部色较淡并带有紫色条纹；萼片5，卵状披针形或披针形，基部附属物短，末端圆形或截形；花瓣5，倒卵形或长圆状倒卵形；距细管状，长4～8毫米，末端圆；雄蕊5，花药长约2毫米，药隔先端的附属物长约1.5毫米；子房卵形，花柱棍棒状，柱头三角形。蒴果长圆形，长5～12毫米，无毛。种子卵球形，长约1.8毫米，淡黄色。花、果期4月中旬至9月。

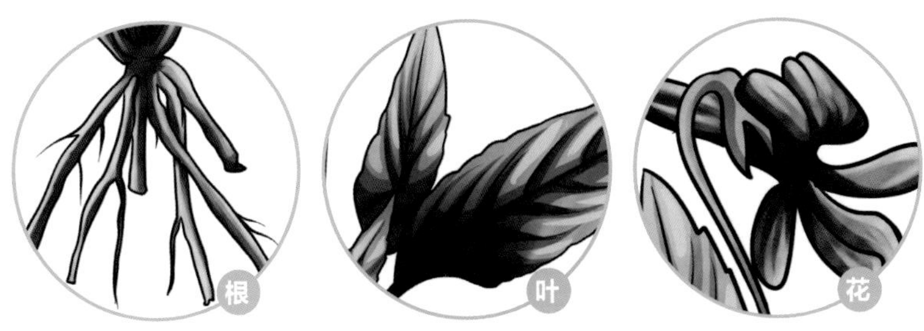

用量用法 15～30克。

精选验方 ①中耳炎：紫花地丁12克，蒲公英10克（鲜者加倍）。将上药捣烂，置于热水瓶中，用沸水冲泡大半瓶，盖闷10多分钟，于每日内分数次饮完。②丹毒：紫花地丁、半边莲各12克，蒲公英10克。把上药捣碎，置入热水瓶中，冲适量沸水闷泡15分钟，代茶频饮，每日1剂。③前列腺炎：紫花地丁16克，海金沙10克，车前草12克。水煎服，每日1剂，早、晚2次分服，6日为1个疗程。

使用注意 体质虚寒者忌服。

筋骨草

别名 苦草、散血草、苦地胆、金疮小草、青鱼胆草、白毛夏枯草。

来源 本品为唇形科筋骨草属植物筋骨草*Ajuga decumbens* Thunb.的干燥全草。

生境分布 生长于路旁、溪边、草坡和丘陵山地的阴湿处。主产于江苏、安徽、浙江、上海、四川、福建、湖北、湖南、广东、广西、贵州、云南等地。

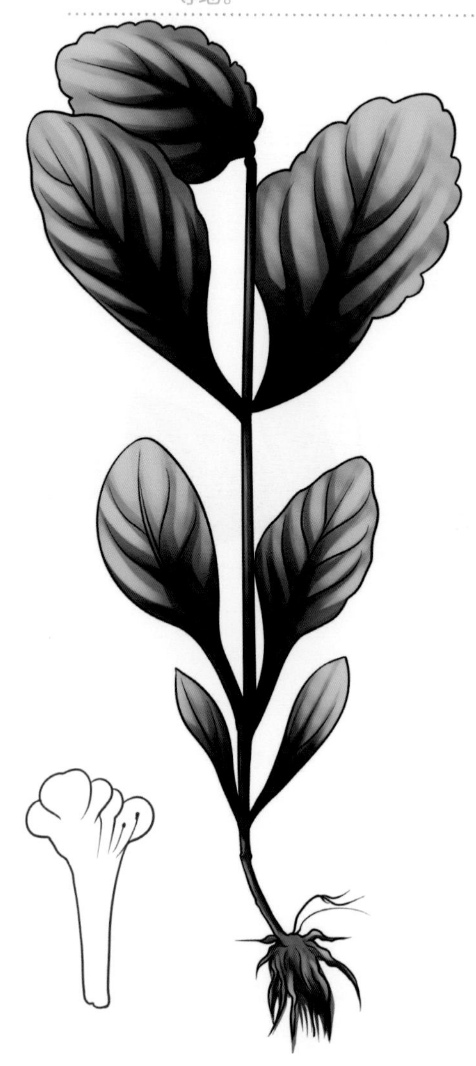

识别特征 一年或两年生草本，高10 ~ 30厘米，全株被白色长柔毛。茎方形，基部匍匐。叶对生，匙形或倒卵状披针形，长3 ~ 11厘米，宽0.8 ~ 3厘米，边缘有不规则波状粗齿；叶柄具狭翅。轮伞花序有6 ~ 10朵花，排成间断的假穗状花序；苞片叶状，花萼钟形，5齿裂；花冠唇形，淡蓝色、淡紫红色或白色，基部膨大，内有毛环，上唇短，直立，顶端微凹，下唇3裂，中裂片倒心形，灰黄色，具网状皱纹。花期3 ~ 7月，果期5 ~ 11月。

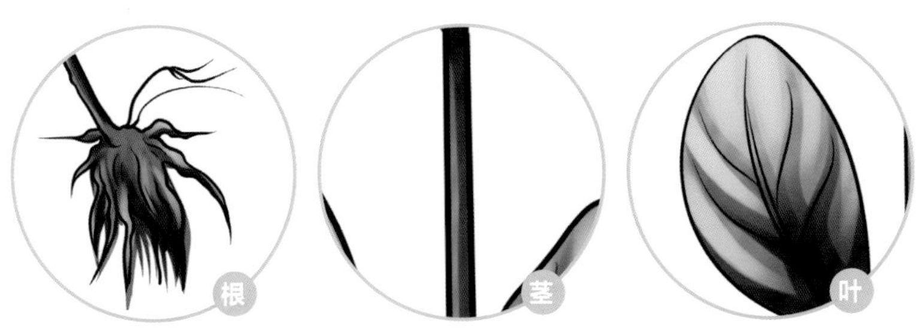

采收加工

春季花开时采收，除去泥沙，晒干。

性味归经

苦，寒。归肺经。

功效主治

清热解毒，凉血消肿。主治咽喉肿痛，肺热咯血，跌打肿痛。

用量用法 15 ~ 30克。外用：适量，捣烂敷患处。

精选验方 ①肺热咯血：筋骨草15克，白茅根、冰糖各30克。水煎服。②扁桃体炎、咽炎、喉炎：筋骨草15 ~ 30克。水煎服。③扁桃体炎、咽炎、喉炎：鲜筋骨草4 ~ 5株。加豆腐共煮，吃豆腐并饮汤。④跌打伤、扭伤：鲜筋骨草适量。加少量生姜、大葱，捣烂敷患处。

使用注意 孕妇忌服。

鹅不食草

别名 石胡荽、鸡肠草、野园荽、食胡荽。

来源 本品为菊科植物鹅不食草*Centipeda minima*（*L.*）A. Br. et Aschers.的干燥全草。

生境分布 生长于稻田或阴湿处、路旁。分布于浙江、湖北、江苏、广东等地。

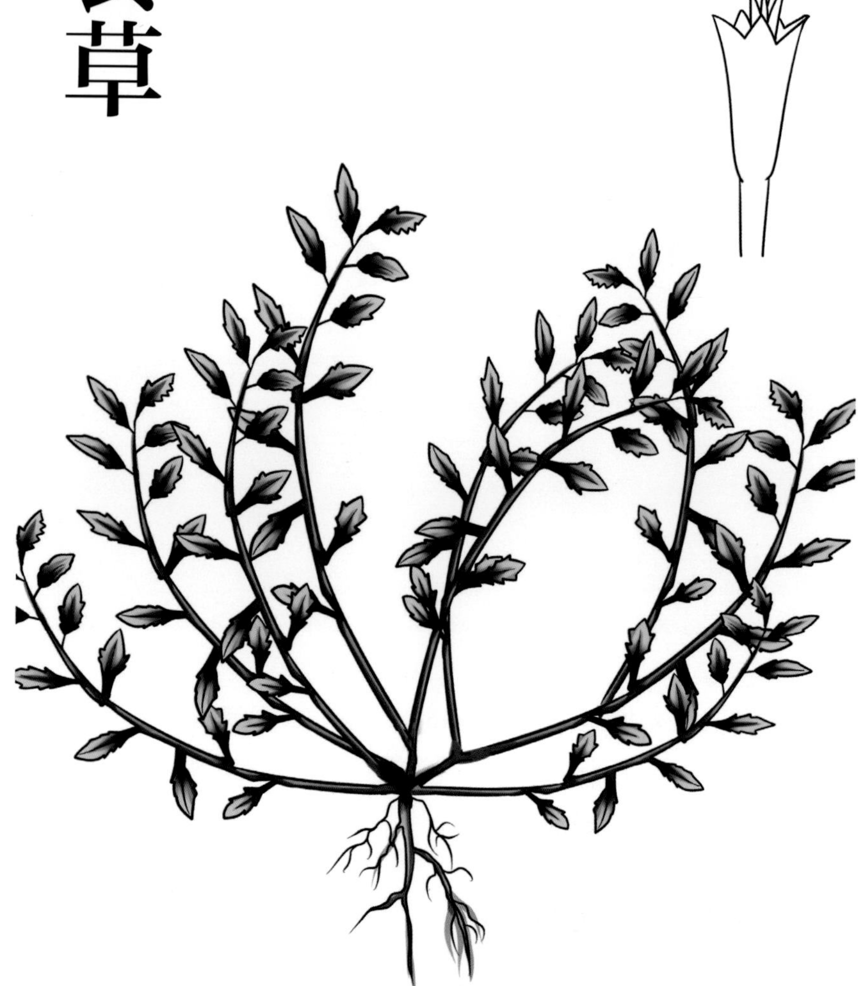

识别特征 一年生匍匐状柔软草本，枝多广展，高8～20厘米，近秃净或稍被绵毛。叶互生，叶片小，匙形，长7～20毫米，宽3～5毫米，先端钝，基部楔形，边缘有疏齿。头状花序无柄，直径3～4毫米，腋生，花杂性，淡黄色或黄绿色，管状，花冠钟状，花柱裂片短，钝或截头形。瘦果四棱形，棱上有毛，无冠毛。花期9～11月。

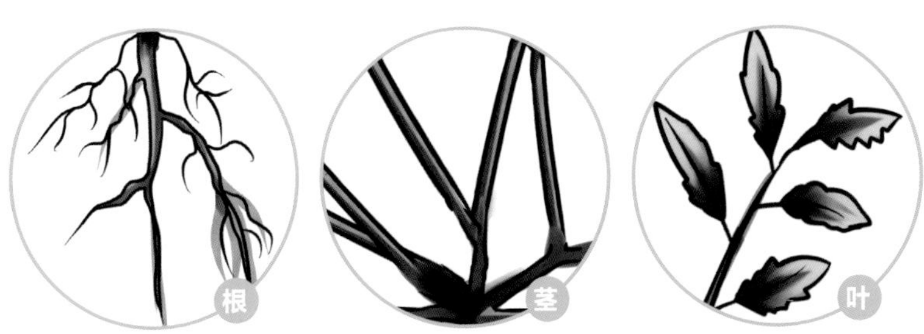

采收加工

夏、秋两季花开时采收，洗去泥沙，晒干。

性味归经

辛，温。归肺经。

功效主治

发散风寒，通鼻窍，止咳。主治风寒头痛，咳嗽痰多，鼻塞不通，鼻渊流涕。

用量用法 6～9克。外用：适量。

精选验方 ①伤风头痛、鼻塞、目翳：鹅不食草（鲜或干均可）适量。搓揉嗅其气，即打喷嚏，每日2次。②寒痰咳喘：鹅不食草适量。研汁和酒服。③脑漏：鲜鹅不食草适量。捣烂塞鼻孔内。④单双喉蛾：鹅不食草、糯米各30克。将鹅不食草捣烂，取汁浸糯米磨浆，徐徐含咽。

使用注意 内服本品对胃有刺激。

蓝布正

别名 追风七、红心草、水杨梅、头晕药、路边黄、五气朝阳草。

来源 本品为蔷薇科植物路边青*Geum aleppicum* Jacq.等的干燥全草。

生境分布 生长于山坡阴湿处、岩脚沟边。分布于陕西、江西、四川、云南等地。

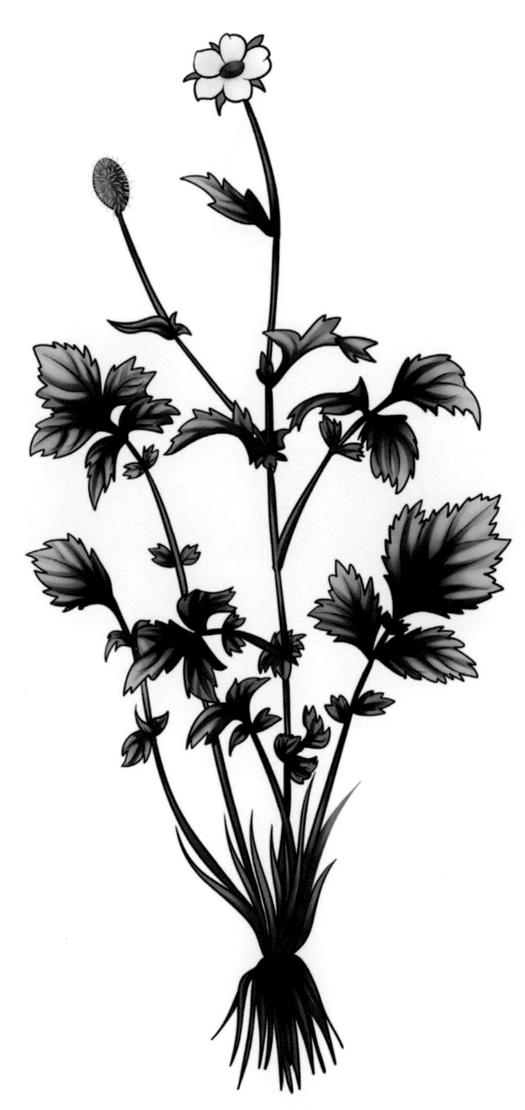

识别特征 多年生草本，高40～70厘米，通体密生白色长毛。根状茎粗短，根多条，纤细。基生叶丛生，为不整齐的羽状复叶，具长柄和明显的叶托，两侧小叶7～13片，大小不等，顶端裂片最大，常再3～5深裂，基部宽楔形，边缘有粗锯齿，茎生叶互生，具短柄，向上渐小。夏季开黄花，单生茎顶或侧枝先端，花梗长，花萼5裂，裂片卵状三角形，裂片之间各有卵状披针形小裂片1枚，密被长毛，花瓣5，宽椭圆形，先端钝或平截或凹入，雄蕊及雌蕊均为多数。聚合果近球形，径约1.5厘米，瘦果窄长，密被长毛，花柱宿存，先端钩状。

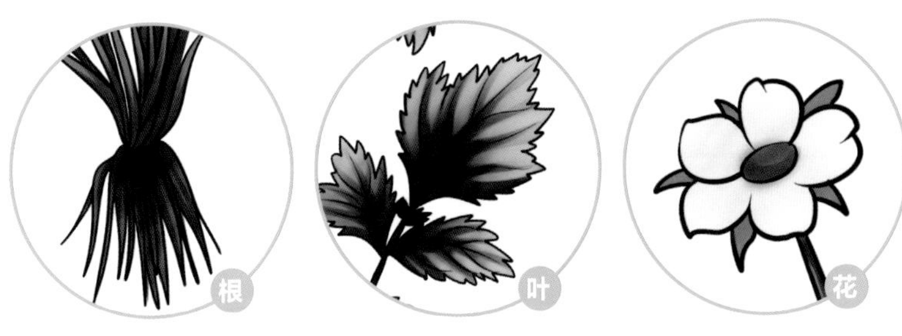

采收加工

夏、秋两季采收，洗净，晒干。

性味归经

甘、微苦，凉。归肝、脾、肺经。

功效主治

益气健脾，补血养阴，润肺化痰。主治气血不足，虚痨咳嗽，脾虚带下。

用量用法 9～30克。

精选验方 ①高血压、高脂血、高血糖、肥胖等导致的头痛头晕：鲜蓝布正20克。洗净加入1000克生鸡肉中小火炖熟，汤肉一起服用，每月1次。②腰椎病：鲜蓝布正10克。捣烂擦腰痛处，纱布隔敷，每日1次，每次敷2小时。

使用注意 无。

蒲公英

别名 婆婆丁、奶汁草、黄花草、黄花三七、黄花地丁。

来源 本品为菊科植物蒲公英*Taraxacum mongolicum* Hand.-Mazz.或同属数种植物的干燥全草。

生境分布 生长于道旁、荒地、庭园等处。全国各地均有分布。

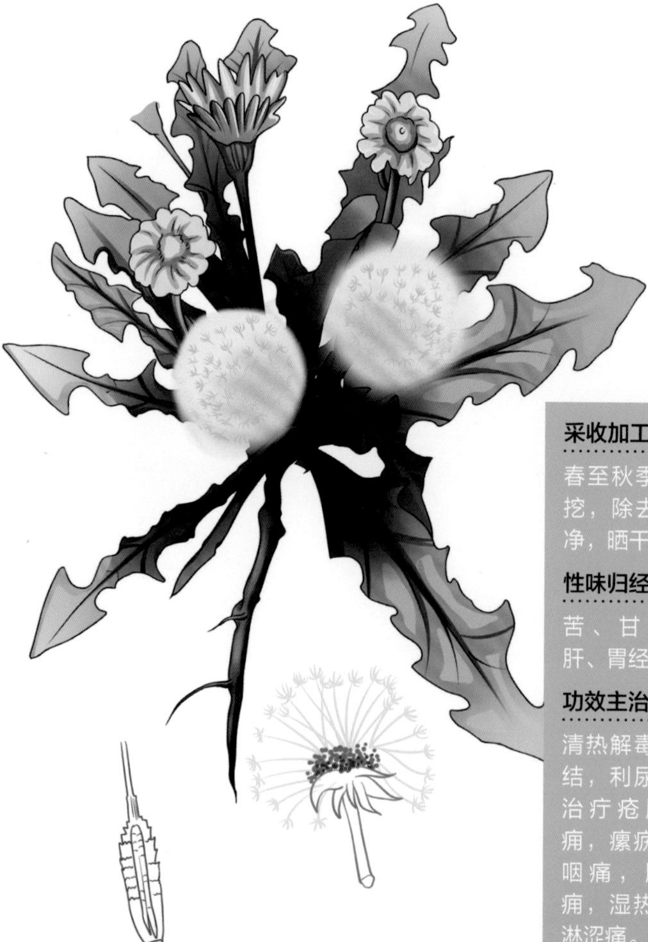

采收加工

春至秋季花开时采挖，除去杂质，洗净，晒干。

性味归经

苦、甘，寒。归肝、胃经。

功效主治

清热解毒，消肿散结，利尿通淋。主治疔疮肿毒，乳痈，瘰疬，目赤，咽痛，肺痈，肠痈，湿热黄疸，热淋涩痛。

识别特征 多年生草本，含白色乳汁，高10～25厘米。叶根生，排成莲座状；叶片矩圆状披针形、倒披针形或倒卵形，先端尖或钝，基部狭窄，下延成叶柄状，边缘浅裂或作不规则羽状分裂，裂片齿牙状或三角状，全缘或具疏齿，绿色，或在边缘带淡紫色斑，被白色丝状毛。花茎上部密被白色丝状毛；头状花序单一，顶生，全部为舌状花，花冠黄色，着生于花冠管上，雌蕊1，子房下位，长椭圆形，花柱细长，柱头2裂，有短毛。瘦果倒披针形，外具纵棱，有多数刺状凸起，顶端具喙，着生白色冠毛。花期4～5月，果期6～7月。

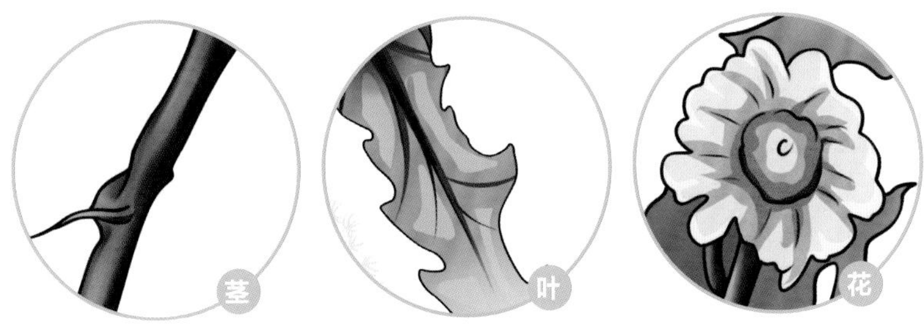

用量用法 10～15克。

精选验方 ①感冒伤风：蒲公英30克，防风、荆芥各10克，大青叶15克。水煎服。②眼结膜炎：蒲公英15克，黄连3克，夏枯草12克。水煎服。③腮腺炎：蒲公英30～60克。水煎服或捣烂外敷。④小便淋沥涩痛：蒲公英、白茅根、金钱草各15克。水煎服。⑤淋病：蒲公英、白头翁各30克，车前子、滑石、小蓟、知母各15克。水煎服。⑥肝胆热所致的肾阴虚耳鸣、耳聋：蒲公英30克，龙胆草、黄芩、赤芍、栀子各15克。水煎服。⑦猩红热：蒲公英16克，黄芩6克，生甘草3克。水煎取药汁，每日1剂，分2次服用。⑧慢性胃炎、胃溃疡：蒲公英干根、地榆根各适量。研末，每服10克，每日3次，生姜汤送服。⑨胆囊炎：蒲公英50克。煎水服。

使用注意 用量过大，可致缓泻。

矮地茶

别名 平地木、老勿大、不出林、叶底珠。

来源 本品为紫金牛科植物紫金牛*Ardisia Japonica*（*Thumb*）Blume的干燥全草。

生境分布 生长于谷地、林下、溪旁阴湿处。分布于长江流域以南各省。

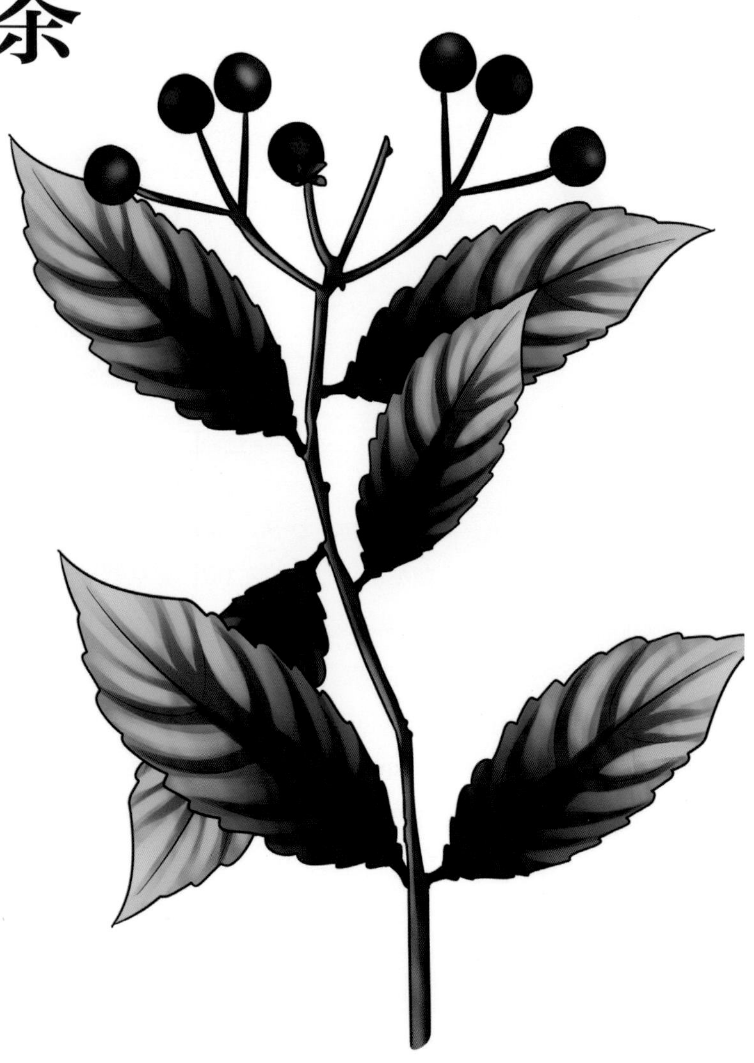

识别特征 常绿小灌木，高10～30厘米。地下茎作匍匐状，具有纤细的不定根。茎单一，圆柱形，径约2毫米，表面紫褐色，有细条纹，具有短腺毛。叶互生，通常3～4叶集生于茎梢，呈轮生状；叶柄长5～10毫米，密被短腺毛，无托叶，叶片椭圆形。花着生于茎梢或顶端叶腋，2～6朵集成伞形，花两性，花冠白色或淡红色。核果球形，径5～10毫米，熟时红色。花期6～9月，果期8～12月。

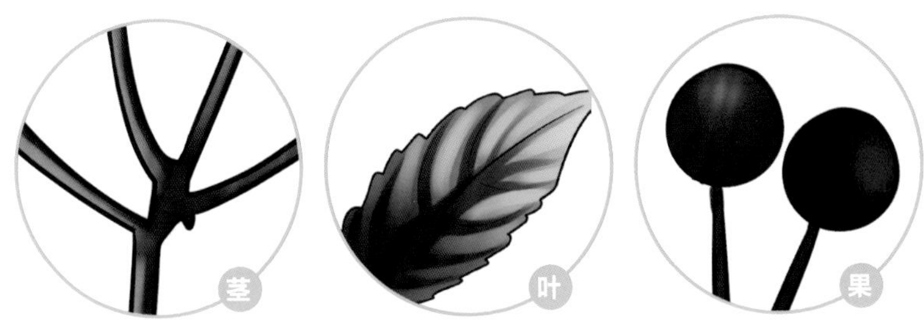

采收加工

夏、秋两季茎叶茂盛时采挖，除去泥沙，干燥。

性味归经

辛、微苦，平。归肺、肝经。

功效主治

止咳平喘，清利湿热，活血化瘀。主治新久咳嗽，喘满痰多，湿热黄疸，经闭瘀阻，风湿痹痛，跌打损伤。

用量用法 10～30克。

精选验方 ①慢性气管炎：矮地茶35克。水煎分3次服。②肺结核、结核性胸膜炎：矮地茶、夏枯草各12克，百部、白及、天冬、功劳叶、桑白皮各9克。水煎服。③急性黄疸型肝炎：矮地茶30克，红枣10枚，红糖适量。水煎服。

使用注意 服用本品或矮地茶素片，少数患者会引起胃脘部不适等消化道反应。

颠茄草

别名 美女草、别拉多娜草。

来源 本品为茄科植物颠茄*Atropa belladonna* L.的干燥全草。

生境分布 原产欧洲中部、西部和南部。我国南北药物种植场有引种栽培。

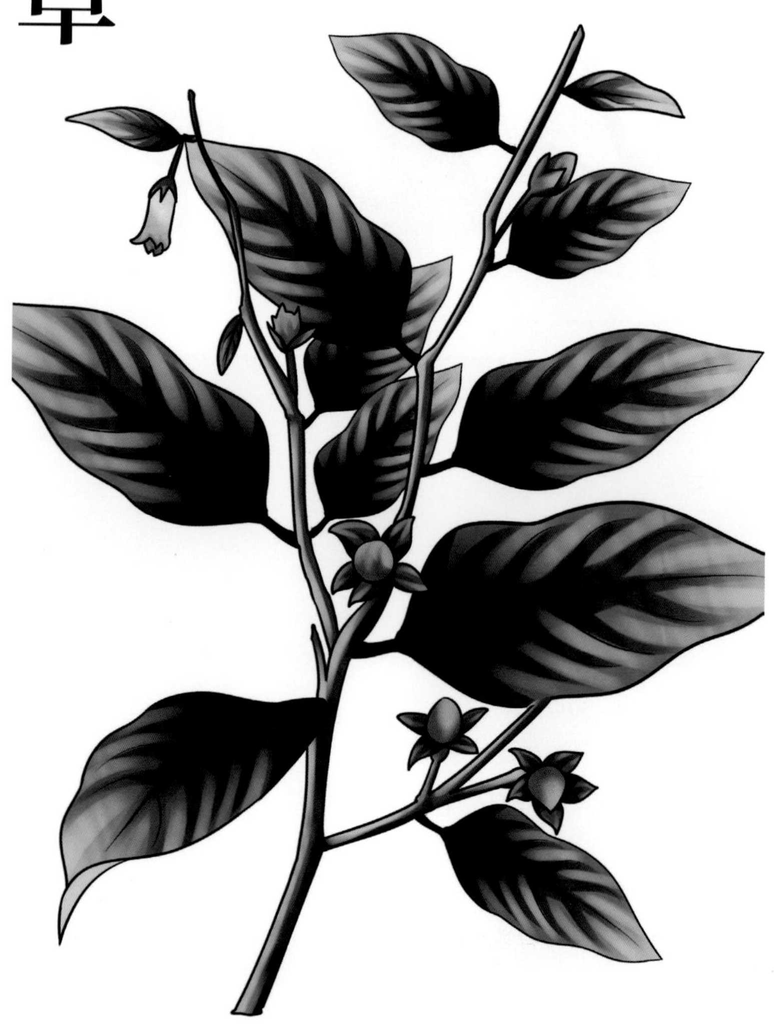

识别特征 多年生草本，或因栽培为1年生，高0.5 ~ 2米。根粗壮，圆柱形。茎直立，上部叉状分枝。叶互生，或在茎上部一大一小成叉生；叶柄长约4厘米，幼时生腺毛；叶片卵形、卵状椭圆形或椭圆形，长7 ~ 25厘米，宽3 ~ 12厘米，先端渐尖或急尖，基部楔形并下延至叶柄，上面暗绿色或绿色，下面淡绿色，两面沿叶脉有柔毛。花单生于叶腋，俯垂，密生白色腺毛；花萼钟状，长约为花冠之半，5裂，裂片三角形，果时稍增大成星芒状而向外展开；花冠筒状钟形，下部黄绿色，上部淡紫色，长2.5 ~ 3厘米，直径约1.5厘米，筒中部稍膨大，5浅裂，裂片卵状三角形；雄蕊5，等长，较花冠略短；花盘绕生于子房基部；子房2室，花柱丝状，柱头带绿色，2裂。浆果球状，直径1.5 ~ 2厘米，成熟后紫黑色，光滑，汁液紫色。种子扁肾形，褐色。花、果期6 ~ 9月。

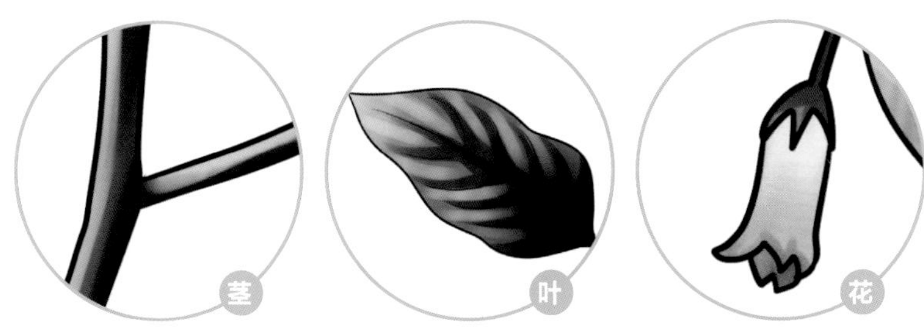

采收加工

在开花至结果期内采挖，除去粗茎和泥沙，切段干燥。

性味归经

味微苦、辛。

功效主治

抗胆碱药。一般制成颠茄膏、颠茄酊等制剂服用。有毒。

用量用法 多制成酊剂或片剂内服。

使用注意 青光眼患者禁服。

翼首草

别名 棒子头、狮子草。

来源 本品系藏族习用药材。为川续断科翼首花属植物匙叶翼首花*Pterocephalus hookeri*（*C.B.Clarke*）Hoeck的干燥全草。

生境分布 生长于高山草地、路边及石隙等处。分布于云南、四川、西藏等地。

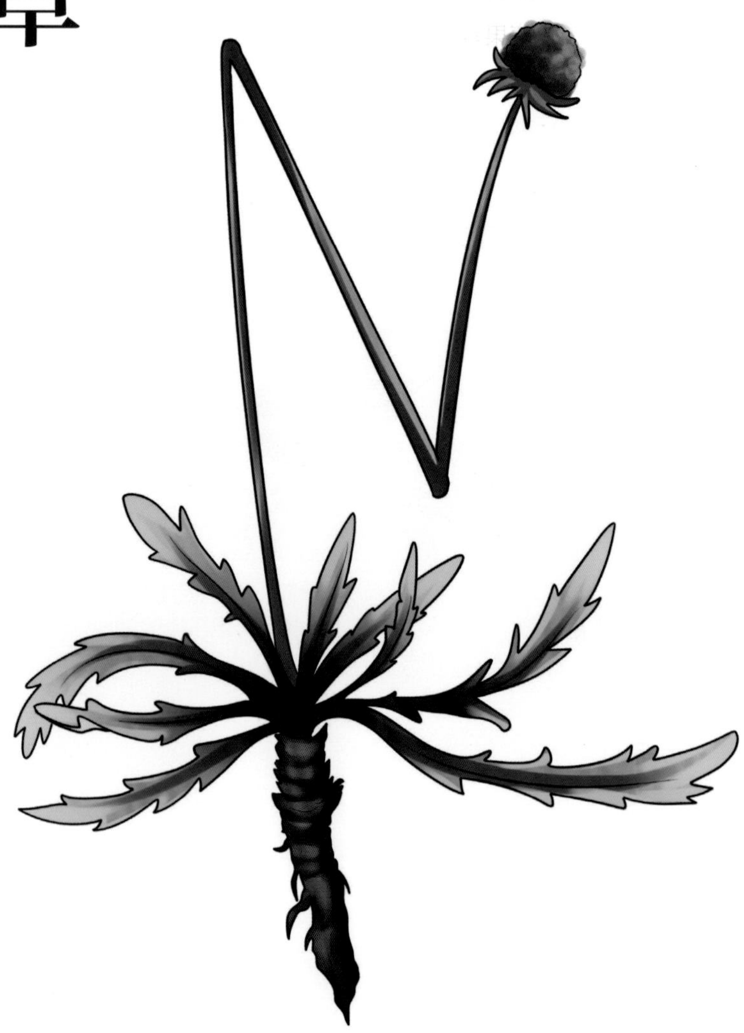

识别特征 多年生草本，高约50厘米，全株被毛。根直，圆柱形，黑褐色。叶根出，匙形或条状匙形，全缘或1回羽状深裂，长5~10厘米，宽1.5~2厘米，先端圆钝，基部渐窄成叶柄。花茎由叶丛抽出，高10~35厘米，无叶；头状花序顶生；总苞片叶状，卵状长椭圆形；花白色至粉红色；萼齿刺毛状，刺毛上密被银白色长柔毛；花冠2唇形，上唇短，2裂，下唇大，3裂。雄蕊4，稍伸出；子房下位，包于杯状具长毛的小总苞内。瘦果呈倒卵形，扁平，密被银白色的长柔毛。花、果期7~10月。

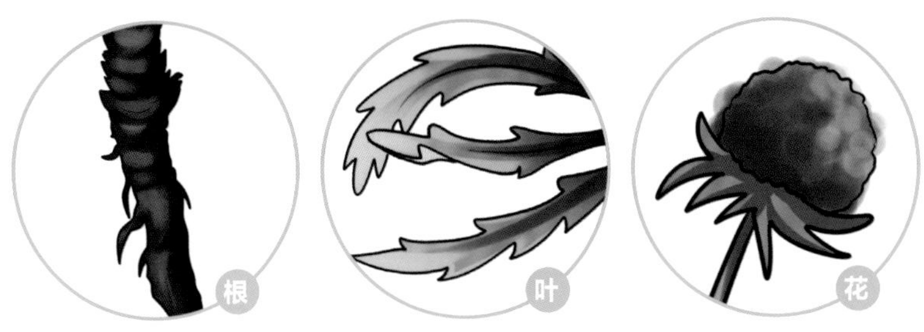

采收加工

夏末秋初采挖，除去杂质，阴干。

性味归经

苦，寒。有小毒。

功效主治

解毒除瘟，清热止痢，祛风通痹。

用量用法 1~3克。

精选验方 流行感冒引起的肺部疼痛、瘟疫病引起的发烧：翼首草20克，诃子、莪大夏、藏木香各200克，草乌、安息香各100克，高山辣根菜、力嘎都各60克，洪连40克。上药共研细末，酌量内服。

翻白草

别名 鸡腿儿、天藕儿、湖鸡腿、鸡脚草、鸡脚爪、鸡距草、独脚草。

来源 本品为蔷薇科植物翻白草*Potentilla discolor* Bge.的干燥全草。

生境分布 生长于丘陵山地、路旁和畦埂上。全国各地均产，主要分布于河北、安徽等地。

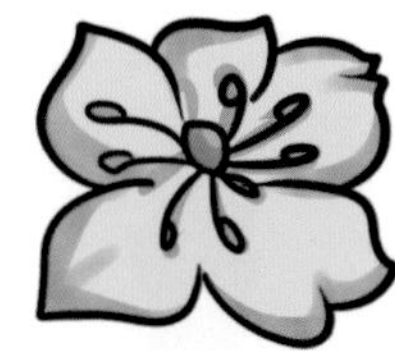

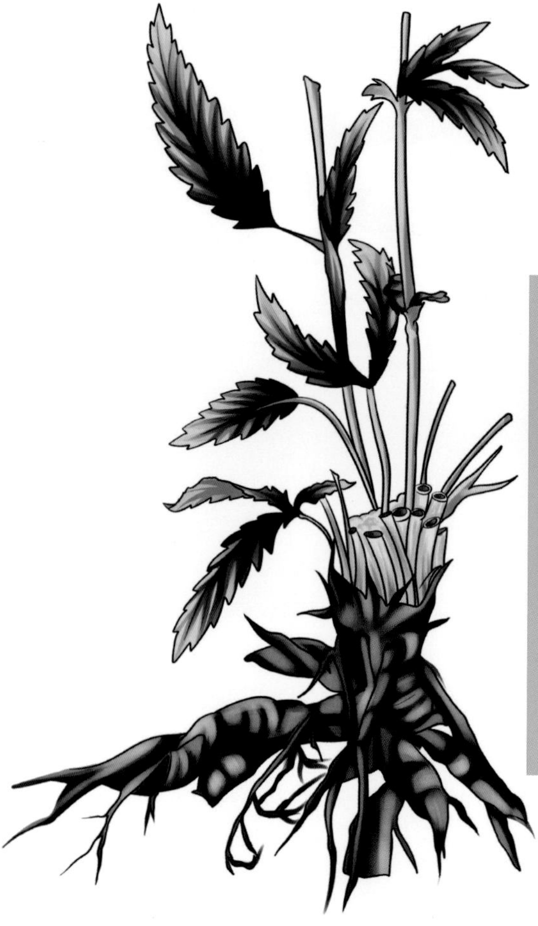

采收加工

夏、秋两季开花前采挖，除去泥沙和杂质，干燥。

性味归经

甘、微苦，平。归肝、胃、大肠经。

功效主治

清热解毒，止痢，止血。主治湿热泻痢，痈肿疮毒，血热吐衄，便血，崩漏。

识别特征 多年生草本，高15～30厘米。根多分枝，下端肥厚呈纺锤状。茎上升向外倾斜，多分枝，表面具白色卷茸毛。基生叶丛生，单数羽状复叶，小叶3～5；茎生叶小，为三出复叶，顶端叶近无柄，小叶长椭圆形或狭长椭圆形，长2～6厘米，宽0.7～2厘米，先端锐尖，基部楔形，边缘具锯齿，上面稍有柔毛，下面密被白色绵毛；托叶披针形或卵形，也被白绵毛。花黄色，聚伞状排列；萼绿色，宿存，5裂，裂片卵状三角形，副萼线形，内面光滑，外面均被白色绵毛；花瓣5，倒心形，凹头；雄蕊和雌蕊多数，子房卵形而扁，花柱侧生，乳白色，柱头小，淡紫色。瘦果卵形，淡黄色，光滑，脐部稍有薄翅凸起。花期5～8月，果期8～10月。

用量用法 9～15克。

精选验方 ①慢性鼻炎、咽炎、口疮：翻白草15克，紫花地丁12克。水煎服。②风湿痛、赤白痢疾：翻白草10克。水煎服。③痔疮出血：翻白草、委陵菜、无花果、地榆、金银花各10克。水煎服。④热毒疖肿、淋巴结炎、疥疮、湿疹：翻白草适量。捣敷患处。⑤吐血、咳血、衄血、便血等血热出血者：翻白草15克，阿胶9克。水煎服；对血热月经过多者，多与牡丹皮、侧柏叶合用。⑥皮肤或下肢溃疡：翻白草60克，苦参30克。煎汤熏洗患处，每日1次。⑦创伤：鲜翻白草全草适量。洗净晒干，研粉，撒敷伤口，每日换药1次。

使用注意 阳虚有寒、脾胃虚寒者宜少用。

三白草

别名 田三白、白黄脚、白面姑、三点白、白叶莲、水木通、白花照水莲。

来源 本品为三白草科植物三白草*Saururus chinensis*（*Lour.*）Baill.的干燥地上部分。

生境分布 生长于沟旁、沼泽等低湿处。主产江苏、浙江、安徽、广西、四川等地。

采收加工

全草全年均可采挖，洗净、晒干。

性味归经

甘、辛，寒。归肺、膀胱经。

功效主治

利尿消肿，清热解毒。主治水肿，小便不利，淋沥涩痛，带下，脚气；外治疮疡肿毒，湿疹。

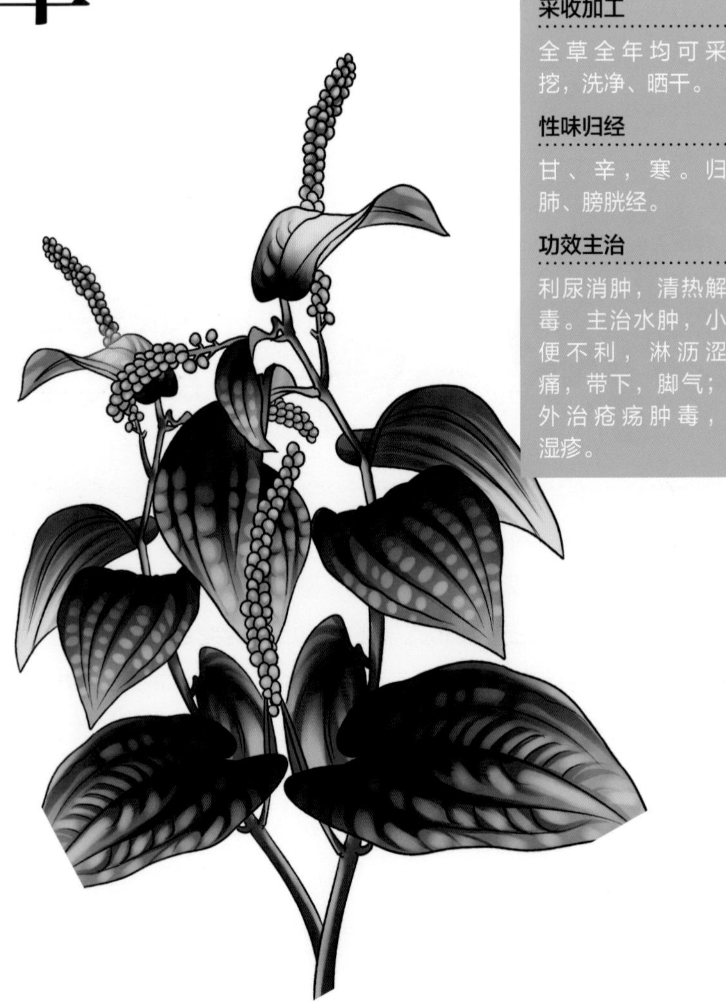

识别特征 多年生草本，高30～80厘米。根茎较粗，白色。茎直立，下部匍匐状。叶互生，纸质，叶柄长1～3厘米，基部与托叶合生为鞘状，略抱茎；叶片卵形或卵状披针形，长4～15厘米，宽3～6厘米，先端渐尖或短尖，基部心形或耳形，全缘，两面无毛，基出脉5。总状花序1～2枝顶生，花序具2～3片乳白色叶状总苞；花小，无花被，生于苞片腋内；雄蕊6，花丝与花药等长；雌蕊1，由4个合生的心皮组成，子房上位，圆形，柱头4。果实分裂为4个果瓣，分果近球形，表面具多疣状凸起，不开裂。种子球形。花期4～8月，果期8～9月。

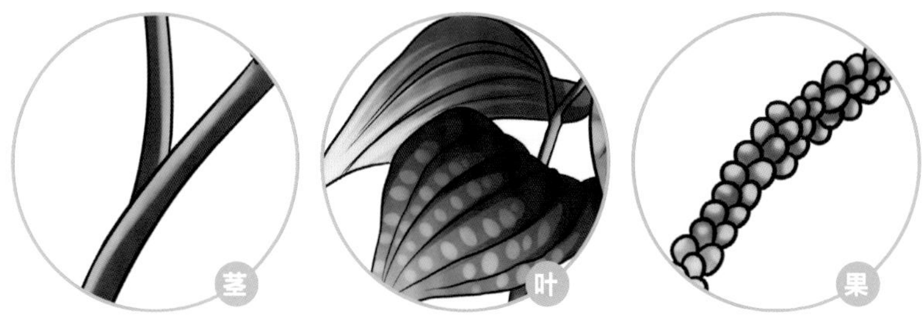

用量用法 15～30克。

精选验方 ①小儿全身瘙痒：鲜三白草叶250克，艾叶30克。水煎洗身，每日洗1次。②脾虚带下：鲜三白草根茎、鲜刺芋根各15克，猪脚1只。煲服。③乳糜尿、白浊、热淋：鲜三白草根茎60克。水煎，空腹服。④尿路感染：三白草30克，芦竹根、白花蛇舌草、车前草各15克。水煎服。⑤指疔：鲜三白草适量。加盐和白酒少许，共捣烂敷患处。⑥乳痈：鲜三白草根茎60克，豆腐适量。水煎服，渣捣烂敷患处。

使用注意 脾胃虚寒者慎服。

大蓟

别名 马蓟、刺蓟、虎蓟、鸡项草、山牛蒡、鸡脚刺、野红花。

来源 本品为菊科植物蓟*Cirsium japonicum* Fisch.ex DC.的干燥地上部分。

生境分布 生长于山野、路旁、荒地。全国大部分地区均产。

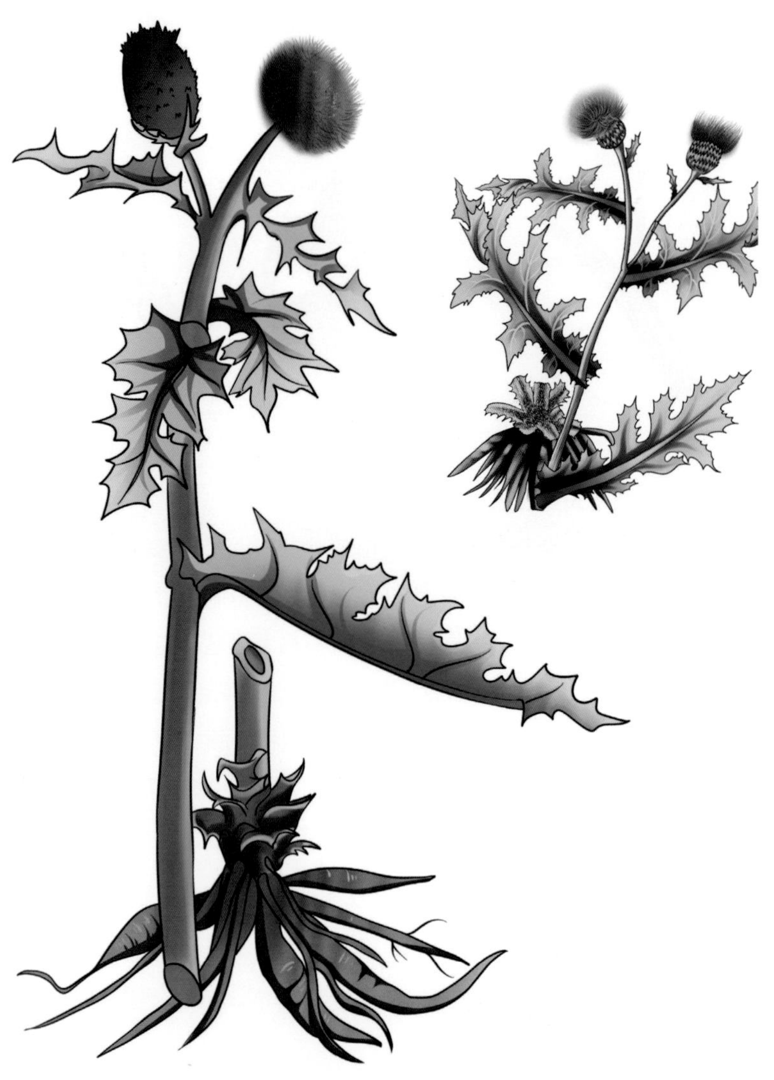

识别特征 多年生草本，高50～100厘米。根长圆锥形，丛生，肉质，鲜时折断可见橙红色油滴渗出。茎直立，基部被白色丝状毛。基生叶有柄，倒卵状披针形或披针状长椭圆形，长10～30厘米，宽5～8厘米，羽状深裂，边缘不整齐，浅裂，齿端具针刺，上面疏生丝状毛。背面脉上有毛；茎生叶无柄，基部抱茎。头状花序，顶生或腋生；总苞钟状，有蛛丝状毛，总苞片多层，条状披针形。外层顶端有刺；花两性，全部为管状花，花冠紫红色。瘦果椭圆形，略扁，冠毛暗灰色，羽毛状，顶端扩展。花期5～8月，果期6～8月。

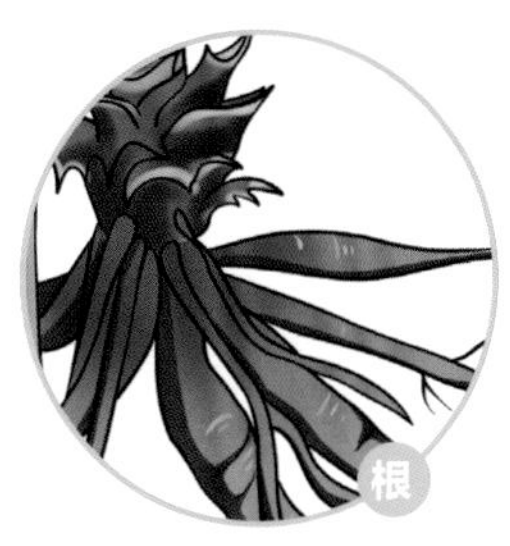

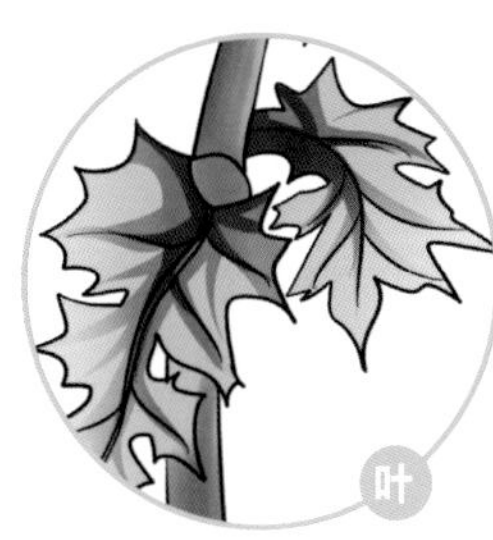

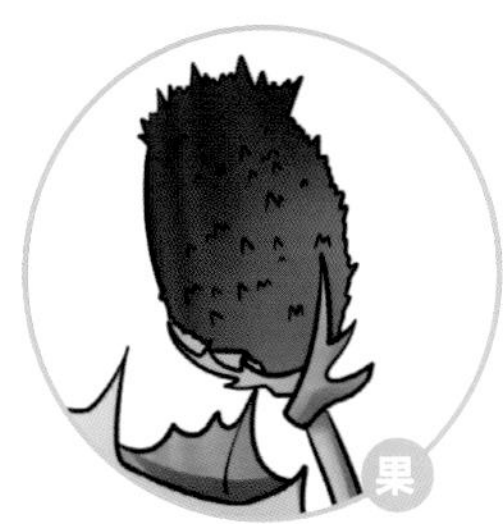

用量用法 9～15克。

精选验方 ①上消化道出血：大蓟根（研细粉）250克，白糖50克，香料适量。混匀，每服3克，每日3次。②功能性子宫出血、月经过多：大蓟、小蓟、茜草、炒蒲黄各9克，女贞子、旱莲草各12克。水煎服。③产后流血不止：大蓟、杉木炭、百草霜各25克。水煎2次分服，每日1剂。④热结血淋：大蓟鲜根50～150克。洗净捣碎，酌冲开水炖1小时，饭前服，每日3次。

使用注意 虚寒性出血不宜用。

采收加工

夏、秋两季花开时割取地上部分，除去杂质，晒干。

性味归经

甘、苦，凉。归心、肝经。

功效主治

凉血止血，散瘀解毒消痈。主治衄血，吐血，尿血，血淋，便血，肠痈，崩漏，外伤出血，痈肿疮毒。

千里光

别名 九里明、九里光、黄花母、九龙光、九岭光。

来源 本品为菊科植物千里光*Senecio scandens* Buch.-Ham.的干燥地上部分。

生境分布 生长于路旁及旷野间。分布于江苏、浙江、安徽、江西、湖南、四川、贵州、云南、广东、广西等地。

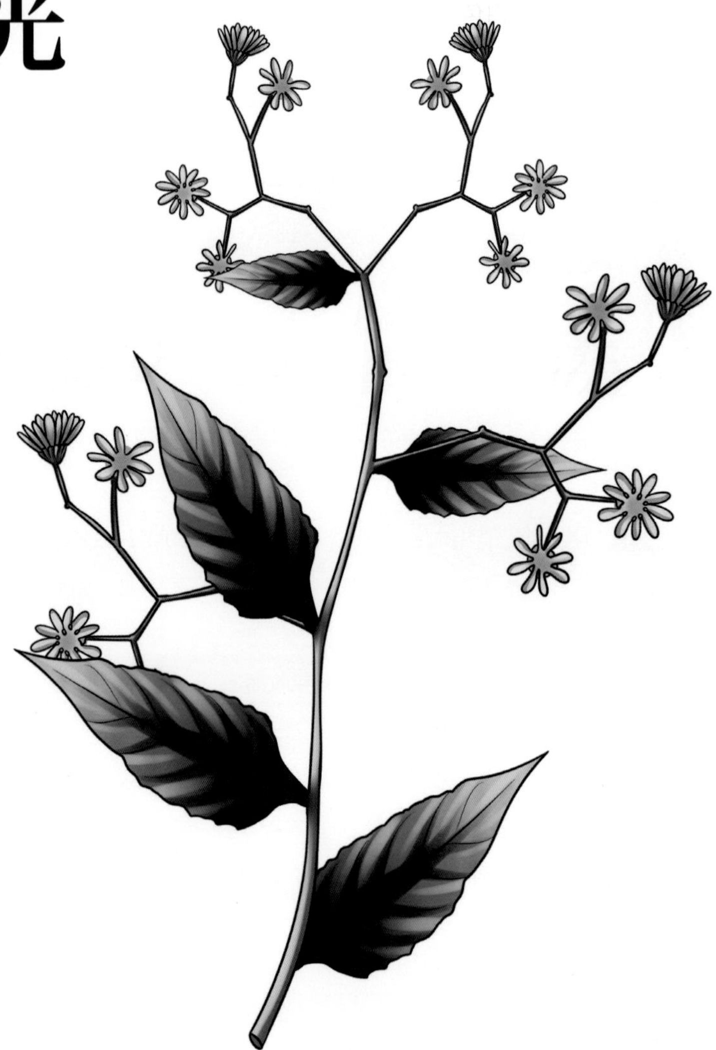

识别特征 多年生草本，有攀缘状木质茎，高1～5米，有微毛，后脱落。叶互生，卵状三角形或椭圆状披针形，长4～12厘米，宽2～6厘米，先端渐尖，基部楔形至截形，边缘有不规则缺刻状齿裂，或微波状或近全缘，两面疏被细毛。头状花序顶生，排成伞房状；总苞筒形，总苞片1层；花黄色，舌状花雌性，管状花两性。瘦果圆柱形，有纵沟，被短毛，冠毛白色。花果期秋、冬季至次年春。

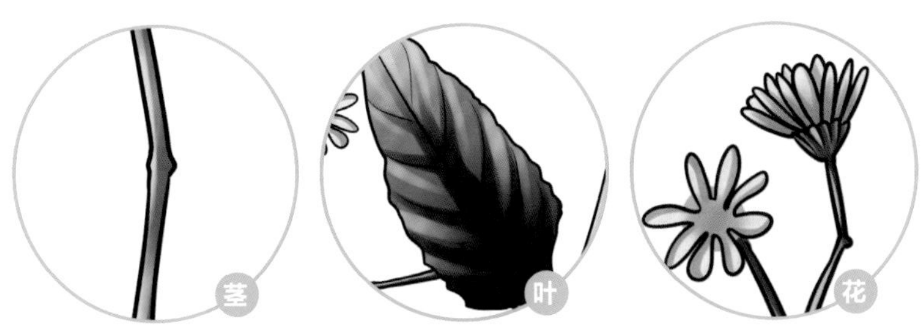

采收加工

全年均可采收，除去杂质，阴干。

性味归经

苦，寒。归肺、肝经。

功效主治

清热解毒，明目，利湿。主治感冒发热，痈肿疮毒，目赤肿痛，泄泻痢疾，皮肤湿疹。

用量用法 15～30克。外用：适量，煎水熏洗。

精选验方 ①风热感冒：千里光、爵床、野菊鲜草各30克。水煎，分3次服，每日1剂。②疮痈溃烂：千里光、半边莲、犁头草各适量。共捣烂，敷患处。③目赤肿痛：千里光60克，路边菊30克。水煎，熏洗患处。

使用注意 脾胃虚寒者慎服。

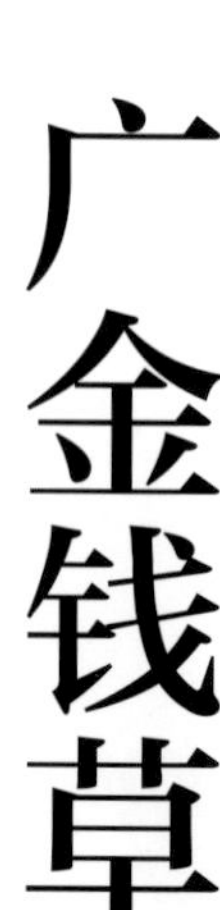

广金钱草

别名 假花生、山地豆、落地金钱草。

来源 本品为豆科植物广金钱草*Desmodium styracifolium*（*Osb.*）Merr.的干燥地上部分。

生境分布 生长于荒地草丛中，或经冲刷过的山坡上。分布于福建、广东、广西、湖南等地。主产广东、福建等地。

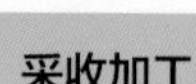

采收加工

夏、秋两季采割，除去杂质，晒干。

性味归经

甘、淡，凉。归肝、肾、膀胱经。

功效主治

利湿退黄，利尿通淋。主治热淋，石淋，沙淋，黄疸尿赤，小便涩痛，水肿尿少。

识别特征 灌木状草本，高30～90厘米。茎直立，枝圆柱形，密被伸展的黄色短柔毛。通常有小叶1片，有时3小叶；顶端小叶圆形，革质，先端微凹，基部心形，长1.8～3.4厘米，宽2.1～3.5厘米，上面无毛，下面密被贴伏的茸毛，脉上最密；托叶小披针状钻形，具条纹。总状花序顶生或腋生，极稠密，长约2.5厘米；苞片卵形，被毛；花梗长2～3毫米；花小，紫色，有香气；花萼被粗毛，萼齿披针形，长为萼筒的2倍；花冠蝶形，长约4毫米，旗瓣圆形或长圆形，基部渐狭成爪，翼瓣贴生于龙骨瓣上；雄蕊10，子房线形；荚果线状长圆形，被短毛，腹缝线直，背缝线浅波状，4～5个节，每节近方形。花期6～9月。

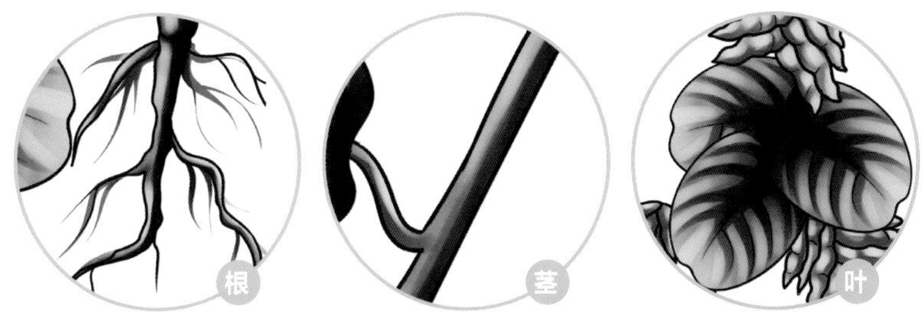

用量用法 15～30克。

精选验方 ①泌尿系统感染：广金钱草24克，车前草、海金沙、金银花各15克。水煎服，每日1剂。②泌尿系结石：广金钱草、石韦、穿破石、冬葵子各18克，萹蓄、海金沙各12克，瞿麦、泽泻、茯苓各9克，木通4.5克。腰痛加牛膝，体虚加党参，每日1剂，水煎服。

使用注意 孕妇忌服。

广藿香

别名 土藿香、山茴香、水排香草、兜娄婆香、大叶薄荷、猫尾巴香。

来源 本品为唇形科植物广藿香*Pogostemon cablin*（*Blanco*）Benth.的干燥地上部分。

生境分布 我国福建、台湾、广东、海南与广西有栽培。

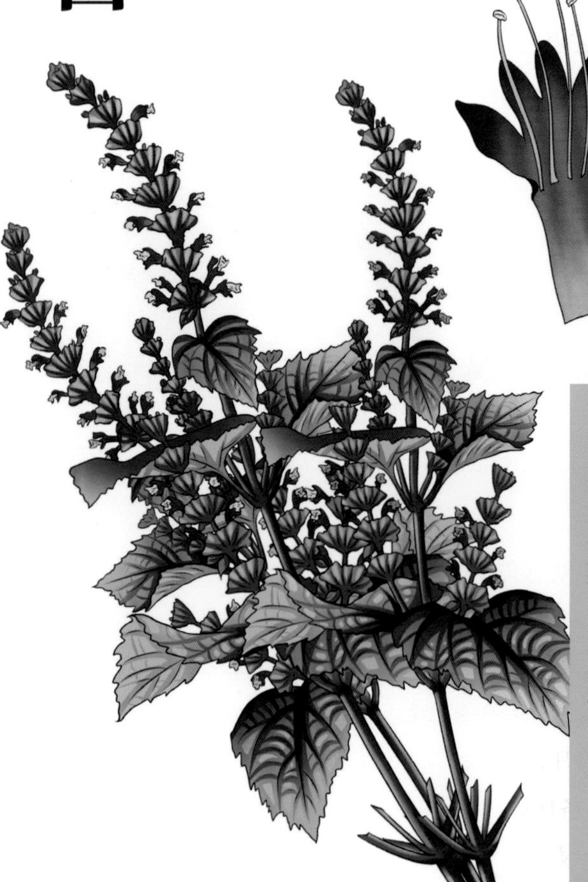

采收加工

枝叶茂盛时采割，日晒夜闷，反复至干。

性味归经

辛，微温。归脾、胃、肺经。

功效主治

芳香化浊，和中止呕，发表解暑。主治湿浊中阻，脘痞呕吐，呃逆吐泻，湿温初起，发热倦怠，胸闷不舒，寒湿闭暑，腹痛，鼻渊头痛。

识别特征 一年生草本，高30～60厘米。直立，分枝，被毛，老茎外表木栓化。叶对生，叶柄长2～4厘米，揉之有清淡的特异香气；叶片卵圆形或长椭圆形，长5.7～10厘米，宽4.5～7.5厘米，先端短尖或钝圆，基部阔而钝或楔形而稍不对称，叶缘具不整齐的粗钝齿，两面皆被毛茸，下面较密，叶脉于下面凸起，下面稍凹下，有的呈紫红色；没有叶脉通走的叶肉部分则于上面稍隆起，故叶面不平坦。轮伞花序密集，基部有时间断，组成顶生和腋生的穗状花序式，长2～6厘米，直径1～1.5厘米，具总花梗；苞片长约13毫米；花萼筒状；花冠筒伸出萼外，冠檐近二唇形，上唇3裂，下唇全缘；雄蕊4，外伸，花丝被染色。花期4月。我国产者绝少开花。

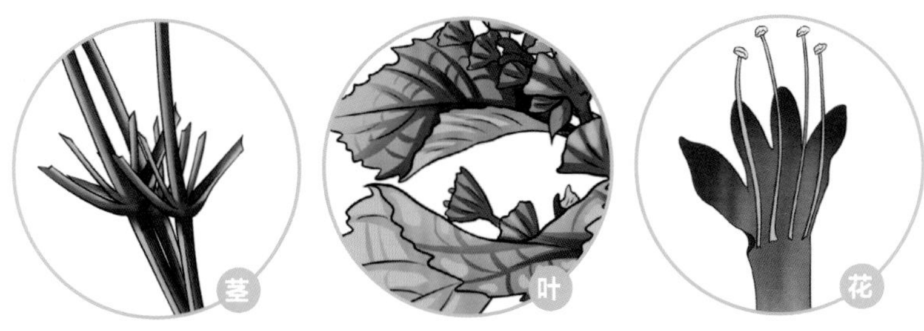

用量用法 3～10克。

精选验方 ①胎气不安：广藿香、香附、甘草各10克。研末，每次10克，入盐少许，沸汤服。②口臭：广藿香洗净。煎汤，漱口。③冷露疮烂：广藿香叶、细茶各适量。烧灰，油调涂贴之。④过敏性鼻炎：广藿香、苍耳子、辛夷、连翘各10克，升麻6克。将药材浸泡于水中，约半小时，用大火煮开，每日1～2次。⑤预防感冒：广藿香、生甘草各6克，射干、桑叶各10克，板蓝根30克，金银花、贯众、桔梗各12克，连翘15克。水煎服。

使用注意 阴虚者禁服。

小驳骨

别名 接骨草、小还魂、驳骨消、驳骨草、骨碎草、小接骨草、小叶金不换。

来源 本品为爵床科植物小驳骨*Gendarussa vulgaris* Nees的干燥地上部分。

生境分布 生长于村旁或路边的灌木丛中，亦有栽培。分布于台湾、广东、海南、广西、云南等地。

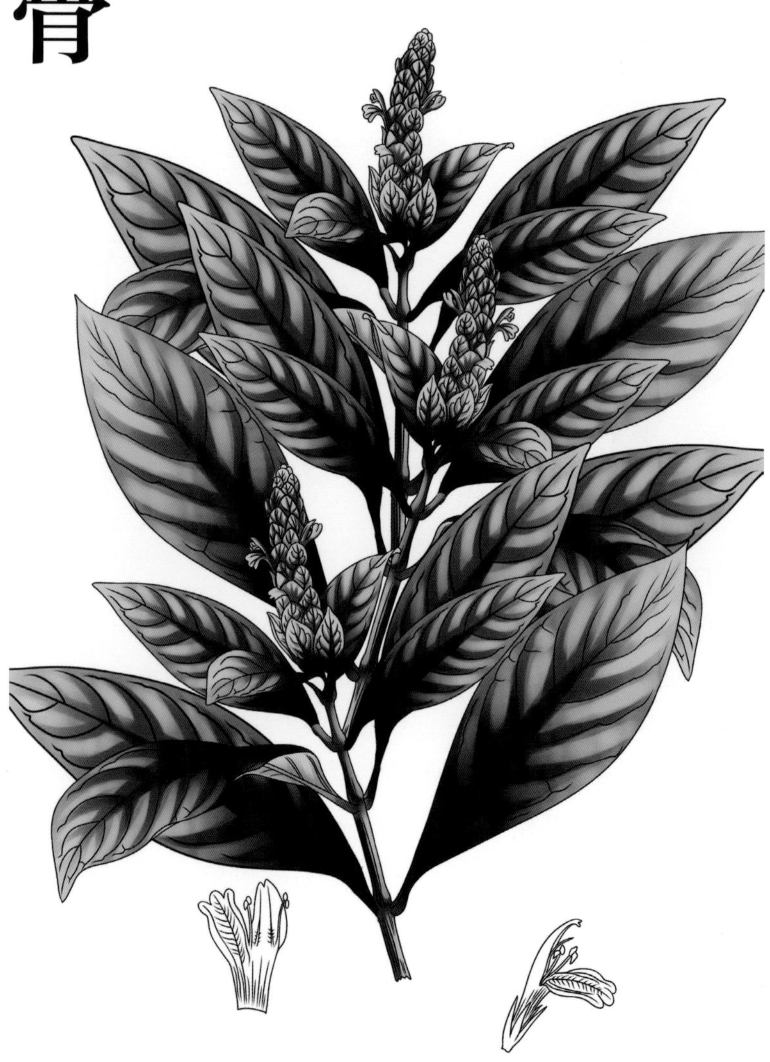

识别特征 常绿小灌木，高1～2厘米。茎直立，茎节膨大，青褐色或紫绿色。枝条对生，无毛。单叶，叶片披针形，长6～11厘米，宽1～2厘米。先端尖，基部狭，边缘全缘，两面均无毛。叶柄短。春夏开花，花白色带淡紫色斑点。排成花序生于枝顶或上部叶腋，长2～5厘米，粗1～2厘米。苞片钻状，披针形，长约2毫米。花萼五裂，裂片条状披针形，与苞片同生有黏毛。花冠二唇形，长15～17厘米。雄蕊2。果实棒状，长约12毫米。花期春季，果期夏季。

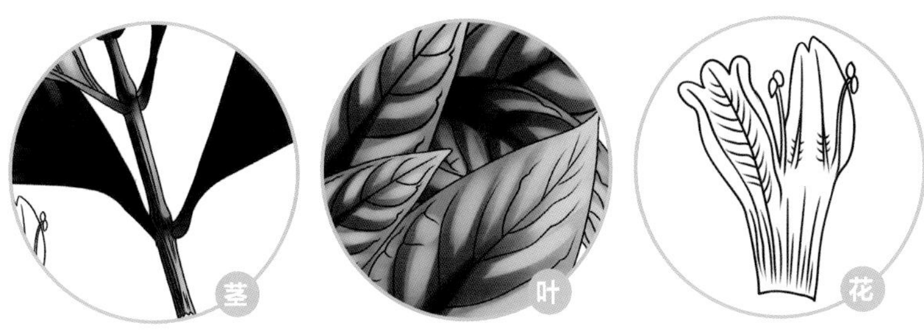

采收加工

全年均可采收，除去杂质，晒干。

性味归经

辛，温。归肝、肾经。

功效主治

祛瘀止痛，续筋接骨。主治跌打损伤，筋伤骨折，风湿痹痛，血瘀经闭，月经不调，产后腹痛。

用量用法 内服：9～15克。外用：适量。

精选验方 ①跌打扭伤，风湿性关节炎：小驳骨15～30克（鲜者30～60克）。水煎服。②腰扭伤：小驳骨25克，猪肾1个。煎水冲酒服。③胸部打伤：小驳骨根、猪肺各50克。水3碗，煎至2碗，早、晚分服。

使用注意 孕妇慎用。

小蓟

别名 刺菜、野红花、小刺盖、青刺蓟、千针草、刺蓟菜、刺儿菜。

来源 本品为菊科植物刺儿菜*Cirsium setosum*（*Willd.*）MB. 的干燥地上部分。

生境分布 生长于山坡、河旁或荒地、田间。全国大部分地区均产。

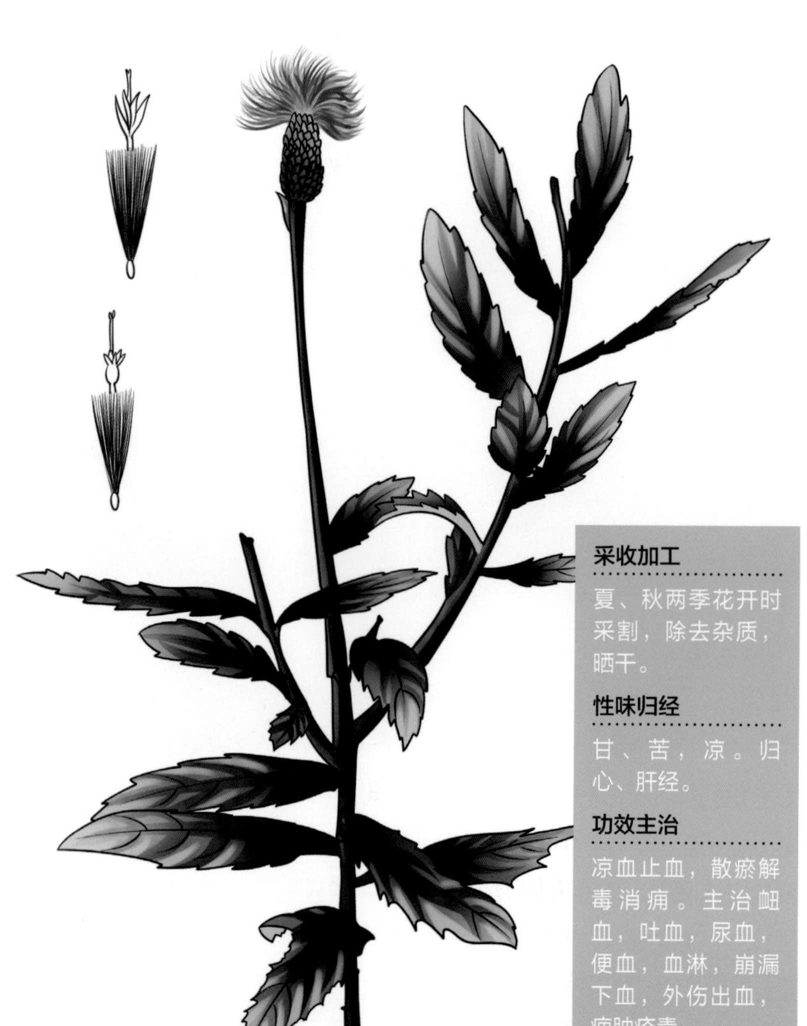

采收加工

夏、秋两季花开时采割，除去杂质，晒干。

性味归经

甘、苦，凉。归心、肝经。

功效主治

凉血止血，散瘀解毒消痈。主治衄血，吐血，尿血，便血，血淋，崩漏下血，外伤出血，痈肿疮毒。

识别特征 多年生草本，具长匍匐根。茎直立，高约50厘米，稍被蛛丝状绵毛。基生叶花期枯萎；茎生叶互生，长椭圆形或长圆状披针形，长5～10厘米，宽1～2.5厘米，两面均被蛛丝状绵毛，全缘或有波状疏锯齿，齿端钝而有刺，边缘具黄褐色伏生倒刺状牙齿，先端尖或钝，基部狭窄或钝圆，无柄。雌雄异株，头状花序单生于茎顶或枝端；总苞钟状，苞片5裂，疏被绵毛，外列苞片极短，卵圆形或长圆状披针形，顶端有刺，内列的呈披针状线形，较长，先端稍宽大，干膜质；花冠紫红色；雄花冠细管状，长达2.5厘米，5裂，花冠管部较上部管檐长约2倍，雄蕊5，聚药，雌蕊不育，花柱不伸出花冠外；雌花花冠细管状，长达2.8厘米，花冠管部较上部管檐长约4倍，子房下位，花柱细长，伸出花冠管之外。瘦果长椭圆形，无毛。花期5～7月，果期8～9月。

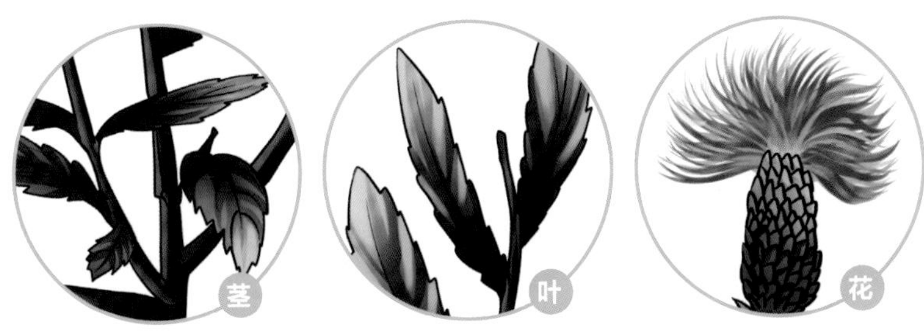

用量用法 5～12克。

精选验方 ①传染性肝炎：鲜小蓟根状茎60克。水煎服。②吐血、衄血、尿血：鲜小蓟60克。捣烂取汁，调蜜或冰糖冲水服。③高血压：鲜小蓟60克。榨汁，加冰糖炖服。④肠炎、腹泻：小蓟、番石榴叶各12克。水煎服。⑤吐血、便血：小蓟20克，赭石、生地黄各25克，白茅根50克。水煎服。⑥肺结核：小蓟、地蚕各50克。水煎服，1剂3日分服。⑦传染性肝炎：鲜小蓟根状茎100克。水煎服。⑧功能性子宫出血：鲜小蓟100克。煎水，2次分服。

使用注意 脾胃虚寒而无瘀滞者忌服。

马齿苋

别名 酸苋、马齿草、长命菜、马齿菜、马齿龙芽。

来源 本品为马齿苋科植物马齿苋*Portulaca oleracea* L.的干燥地上部分。

生境分布 生长于田野、荒芜地及路旁。南北各地均产。

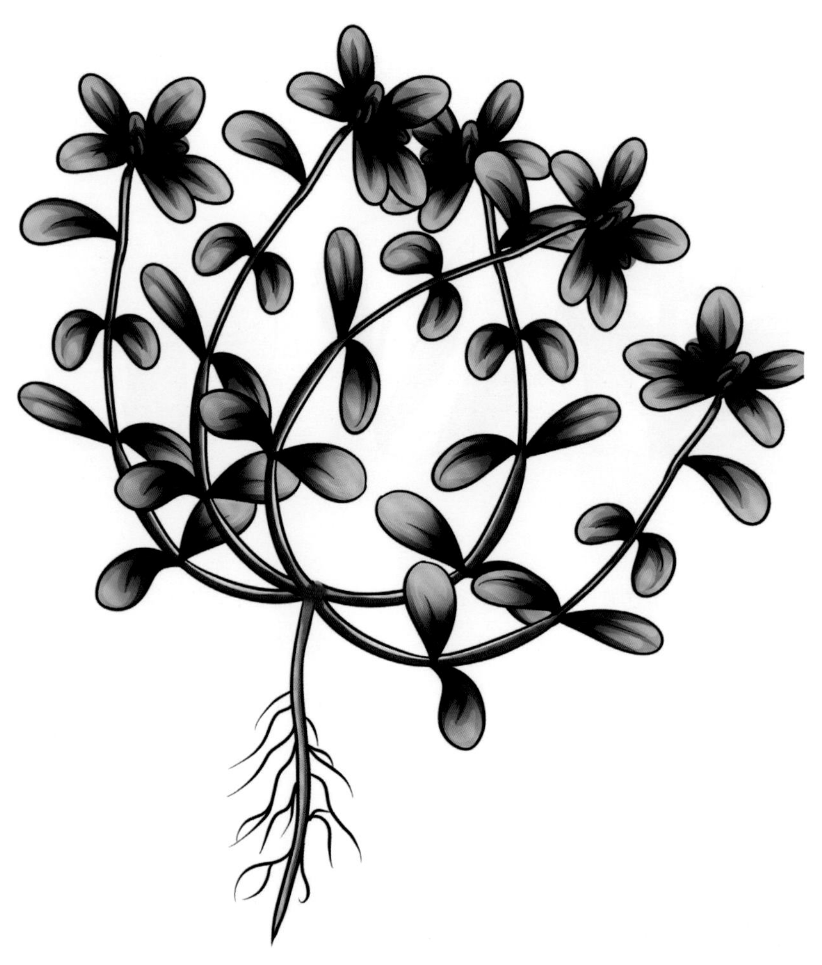

识别特征 一年生草本，长可达35厘米。茎下部匍匐，四散分枝，上部略能直立或斜上，肥厚多汁，绿色或淡紫色，全体光滑无毛。单叶互生或近对生；叶片肉质肥厚，长方形或匙形，或倒卵形，先端圆，稍凹下或平截，基部宽楔形，形似马齿，故名“马齿苋”。小花黄色。蒴果圆锥形，自腰部横裂为帽盖状，内有多数黑色扁圆形细小种子。花期5~8月，果期6~9月。

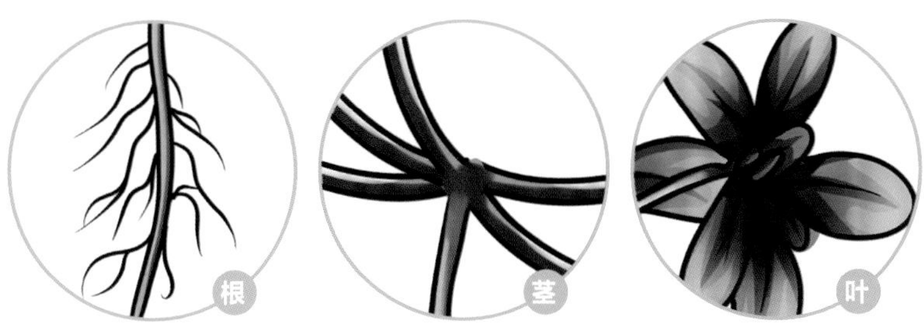

采收加工

夏、秋两季采收，除去残根及杂质，洗净，略蒸或烫后晒干。

性味归经

酸，寒。归肝、大肠经。

功效主治

清热解毒，凉血止血，止痢。主治热毒血痢，痈肿疔疮，湿疹湿疮，丹毒，蛇虫咬伤，便血，痔血，妇人崩漏。

用量用法 9~15克。外用：适量，捣敷患处。

精选验方 ①痢疾便血、湿热腹泻：马齿苋250克，粳米60克。粳米加水适量，煮成稀粥，马齿苋切碎后下，煮熟，空腹食。②赤白带：鲜马齿苋适量。洗净捣烂绞汁约60克，生鸡蛋2个，去黄，用蛋白和入马齿苋汁中搅和。开水冲服，每日1次。③痈肿疮疡、丹毒红肿：马齿苋120克。水煎内服；并以鲜品适量捣烂，外敷患处。

使用注意 脾胃虚寒、肠滑作泄者忌服。

马鞭草

别名 野荆芥、蜻蜓草、龙芽草、退血草、燕尾草、紫顶龙芽草。

来源 本品为马鞭草科植物马鞭草*Verbena officinalis* L.的干燥地上部分。

生境分布 全国各地均产。均为野生。

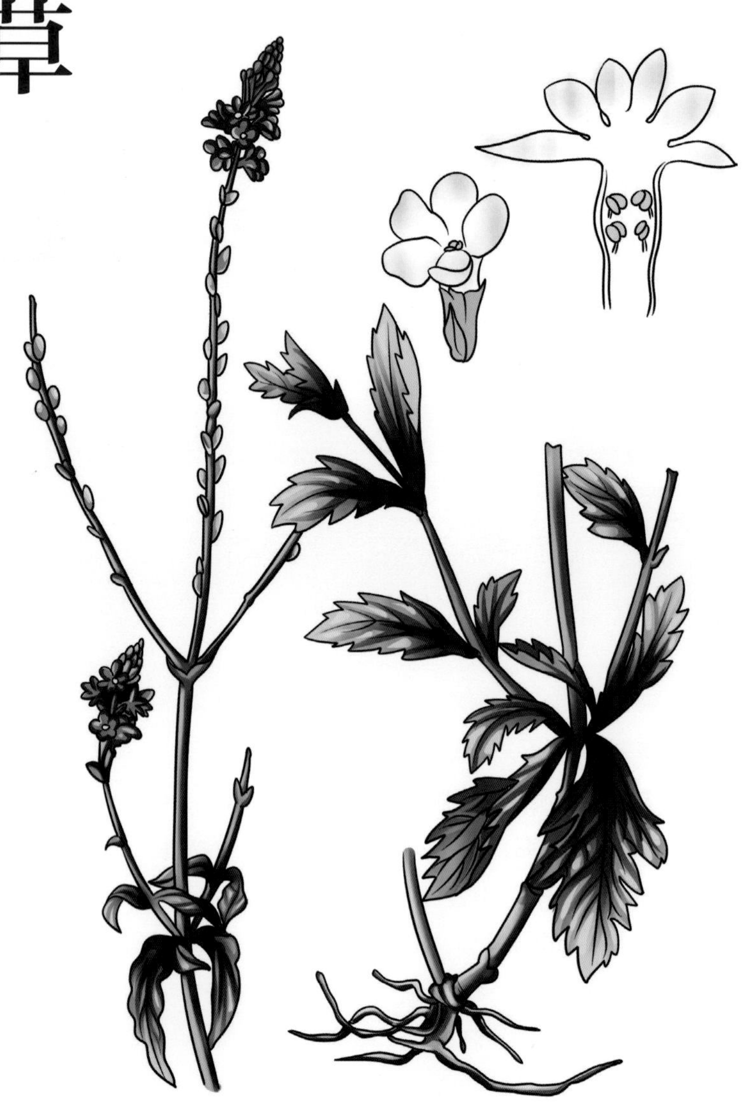

识别特征 多年生草本，高30～120厘米；茎四方形，上部方形，老后下部近圆形，棱和节上被短硬毛。单叶对生，卵形至长卵形，长2～8厘米，宽1.5～5厘米，3～5深裂，裂片不规则的羽状分裂或不分裂而具粗齿，两面被硬毛，下面脉上的毛尤密。花夏、秋开放，蓝紫色，无柄，排成细长、顶生或腋生的穗状花序；花萼膜质，筒状，顶端5裂；花冠长约4 毫米，微呈二唇形，5裂；雄蕊4枚，着生于冠筒中部，花丝极短；子房无毛，花柱短，顶端浅2裂。果包藏于萼内，长约2毫米，成熟时裂开成4个小坚果。花、果期6～10月。

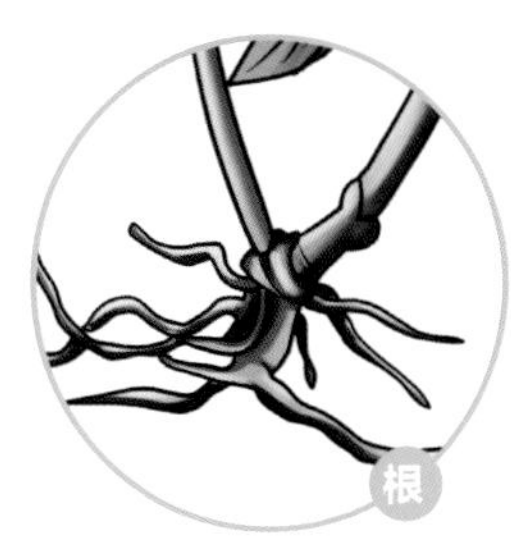

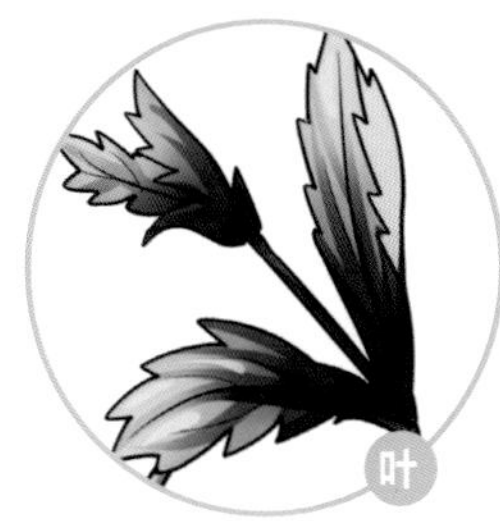

用量用法 5～10克。

精选验方 ①疟疾：鲜马鞭草100～200克（干草减半）。水煎浓缩至300毫升，于疟发前4小时、2小时各服1次，连服5～7日。②疟疾：马鞭草1份，黄荆条2份。上药晒干，研成粉末，每日2次，每次15～25克，可连服1周。③痢疾：鲜马鞭草100克，土牛膝25克。水煎服，每日1剂。

使用注意 孕妇慎服。

采收加工

6～8月花开时采割，除去杂质，晒干。

性味归经

苦，凉。归肝、脾经。

功效主治

活血散瘀，解毒，利水，退黄，截疟。主治癥瘕积聚，妇人疝痛，痛经经闭，喉痹，痈肿，水肿，黄疸，疟疾寒热。

天山雪莲

别名 寒雪草、天山雪莲花、新疆雪莲花。

来源 本品系维吾尔族习用药材。为菊科植物天山雪莲 *Saussurea involucrata*（*Kar.et Kir.*）Sch.-Bip.的干燥地上部分。

生境分布 生长于高山石缝、砾石和沙质河滩中。分布于新疆、青海、甘肃等地。

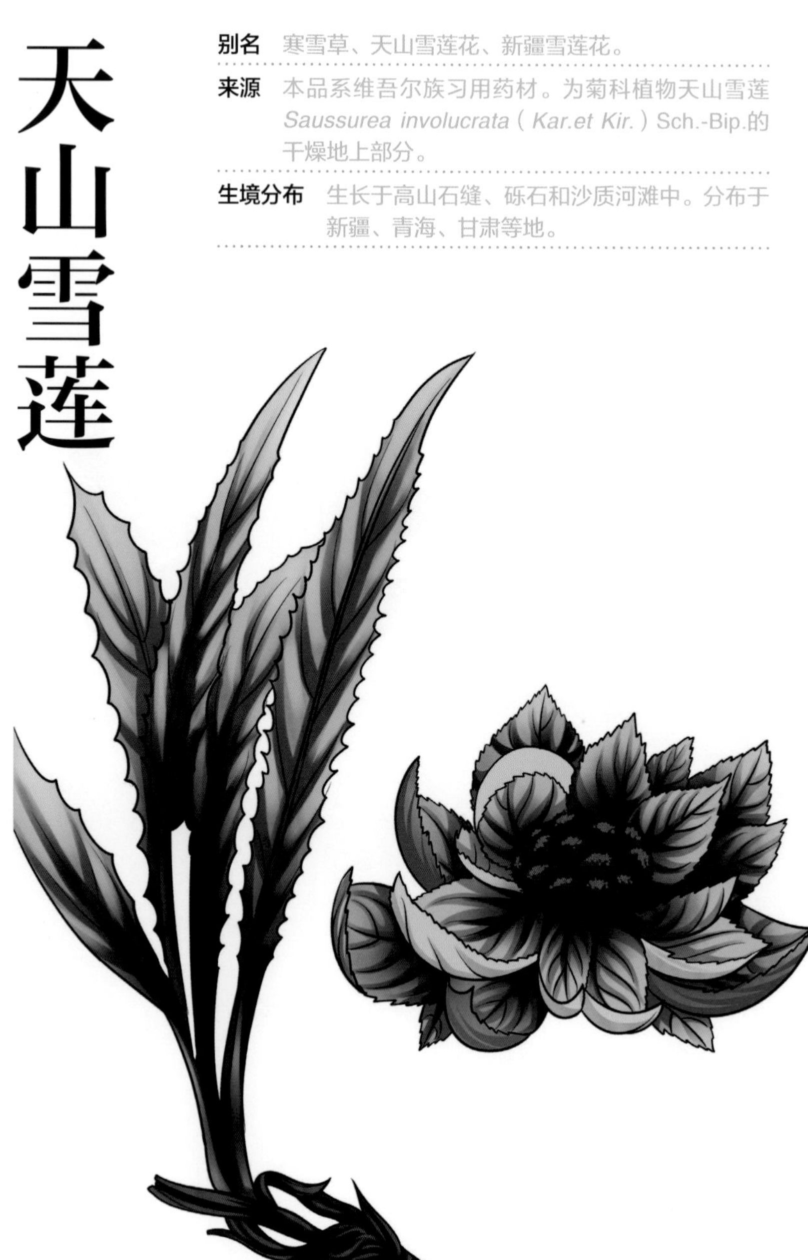

识别特征 多年生草本，高10 ~ 30厘米。茎粗壮，基部有许多棕褐色丝状残存叶片。叶密集，无柄，叶片倒披针形，长10 ~ 13厘米，宽2.5 ~ 4.5厘米，先端渐尖，基部抱茎，边缘有锯齿。头状花序顶生，密集；总苞片叶状，卵形，多层，近似膜质，白色或淡绿黄色；花棕紫色，全为管状花。瘦果，冠毛白色，刺毛状。花期7月。

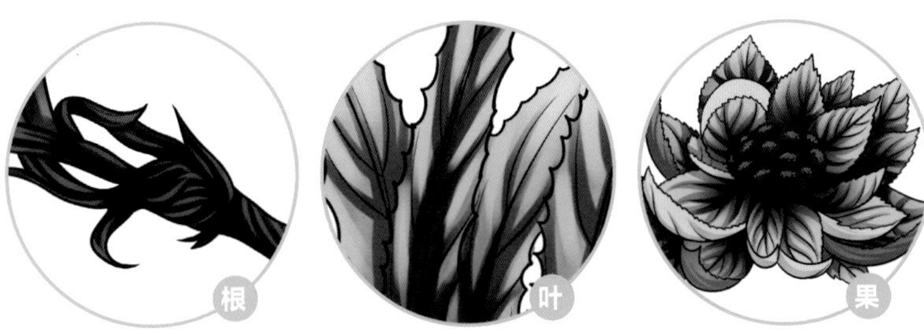

采收加工

夏、秋两季花开时采收，阴干。

性味归经

维吾尔医：性质，二级湿热。中医：微苦，温。

功效主治

维吾尔医：补肾活血，强筋骨，营养神经，调节异常体液。主治风湿性关节炎，关节疼痛，肺寒咳嗽，肾与小腹冷痛，白带过多等。中医：温肾助阳，祛风胜湿，通经活血。主治风寒湿痹痛、类风湿性关节炎，小腹冷痛，月经不调。

用量用法 3 ~ 6克，水煎或酒浸服。外用：适量。

精选验方 ①风湿及类风湿性关节炎：天山雪莲15克，枸杞、红花各10克，白酒2500毫升。将以上原料密封于酒瓶内，浸泡15日即可饮用；每日早晚各服1次，每次10 ~ 20毫升。②刀伤出血：天山雪莲适量。碾碎为细粉，外敷患处。

使用注意 孕妇忌用。

天仙藤

别名 香藤、都淋藤、兜铃苗、长痧藤、马兜铃藤、青木香藤、三百两银。

来源 本品为马兜铃科植物马兜铃*Aristolochia debilis* Sieb. et Zucc等的干燥地上部分。

生境分布 生长于山野林缘、溪流两岸、沟边阴湿处、路旁及山坡灌木丛中。分布于东北、华北及陕西、甘肃、宁夏、山东、河南、江西、湖北等地。

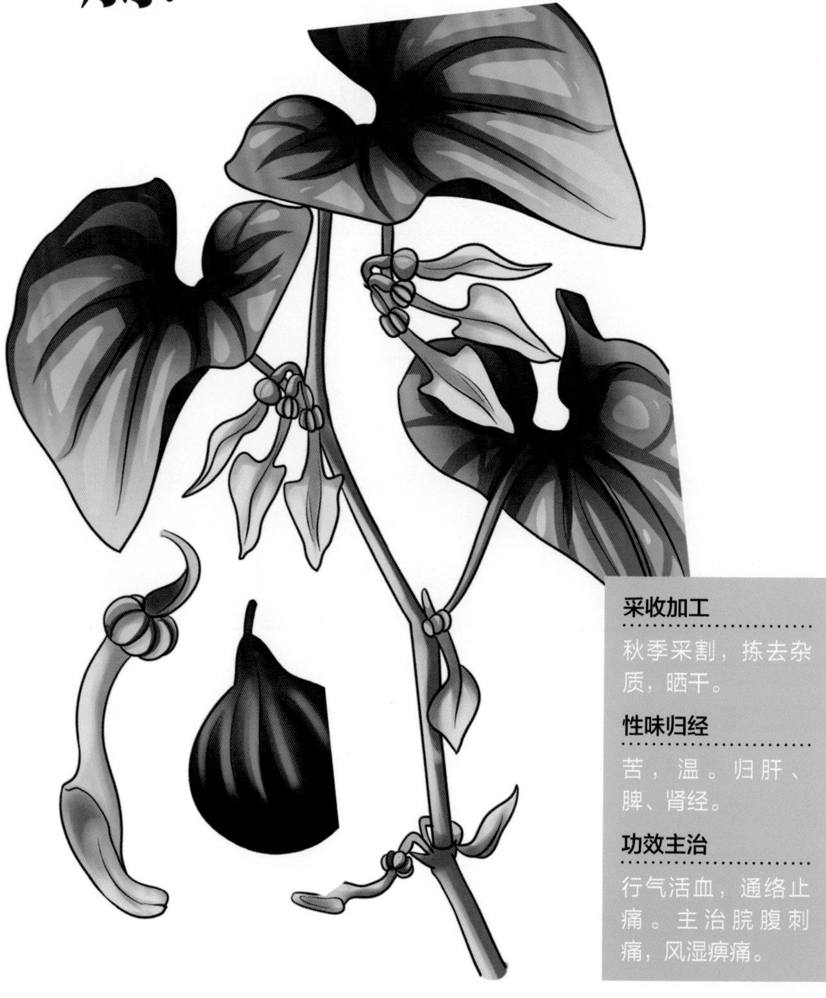

采收加工

秋季采割，拣去杂质，晒干。

性味归经

苦，温。归肝、脾、肾经。

功效主治

行气活血，通络止痛。主治脘腹刺痛，风湿痹痛。

识别特征 草质藤本。根圆柱形。茎柔弱，无毛。叶互生，叶柄长1～2厘米，柔弱；叶片卵状三角形、长圆状卵形或戟形，长3～6厘米，基部宽1.5～3.5厘米，先端钝圆或短渐尖，基部心形，两侧裂片圆形，下垂或稍扩展；基出脉5～7条，各级叶脉在两面均明显。花单生或2朵聚生于叶腋；花梗长1～1.5厘米；小苞片三角形，易脱落；子房圆柱形，6棱；合蕊柱先端6裂，稍具乳头状凸起，裂片先端钝，向下延伸形成波状圆环。蒴果近球形，先端圆形而微凹，具6棱，成熟时由基部向上沿空间6瓣开裂；果梗长2.5～5厘米，常撕裂成6条。种子扁平，钝三角形，边线具白色膜质宽翅。花期7～8月，果期9～10月。

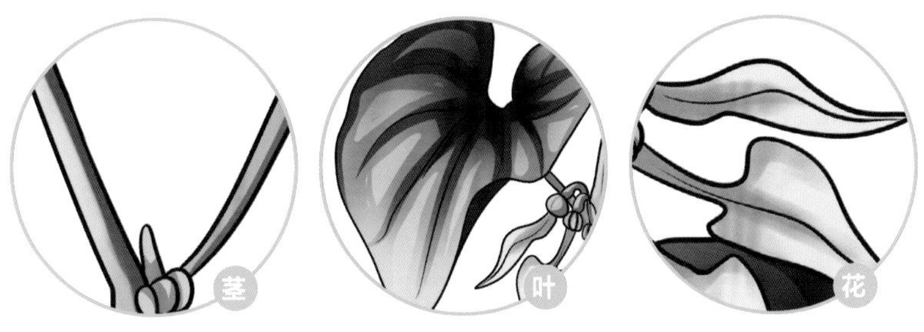

用量用法 3～6克。

精选验方 ①疝气作痛：天仙藤50克。好酒1碗煮至半碗，即可服用。②产后腹痛不止及一切血气腹痛：天仙藤250克。炒焦并研为细末，每服10克。③癥瘕积聚及奔豚疝气：天仙藤（炒）50克，玄胡索（醋炒）、吴茱萸、没药、乳香、干姜各10克，小茴香15克。共研为末，每服15克，好酒调下。④乳腺炎：鲜天仙藤适量。揉软外敷，每日换药1次。⑤毒蛇毒虫咬伤、痔疮肿痛：天仙藤鲜品适量。捣烂敷于患处。

使用注意 本品含马兜铃酸，可引起肾脏损害等不良反应；儿童及老年人慎用；孕妇、婴幼儿及肾功能不全者禁用。

木贼

别名 擦草、锉草、木贼草、无心草、节骨草、节节草、擦桌草。

来源 本品为木贼科植物木贼*Equisetum hyemale* L.的干燥地上部分。

生境分布 生长于河岸湿地、山坡树林下阴湿处、溪边等阴湿的环境。产于东北、华北和长江流域各省。

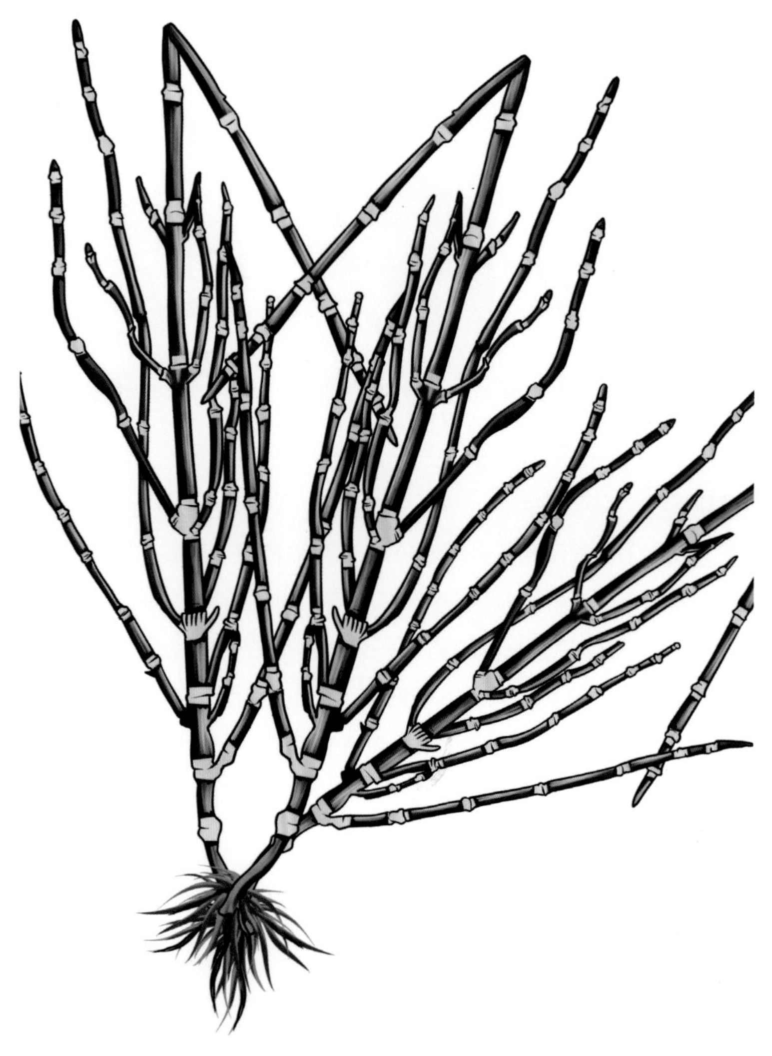

识别特征 一年或多年生草本蕨类植物，根茎短，棕黑色，匍匐丛生；植株高达100厘米。枝端产生孢子叶球，矩形，顶端尖，形如毛笔头。地上茎单一不分枝，中空，有纵列的脊，脊上有疣状凸起2行，极粗糙。叶成鞘状，紧包节上，顶部及基部各有一黑圈，鞘上的齿极易脱落。孢子囊生于茎顶，长圆形，无柄，具小尖头。孢子囊穗6～8月间抽出。

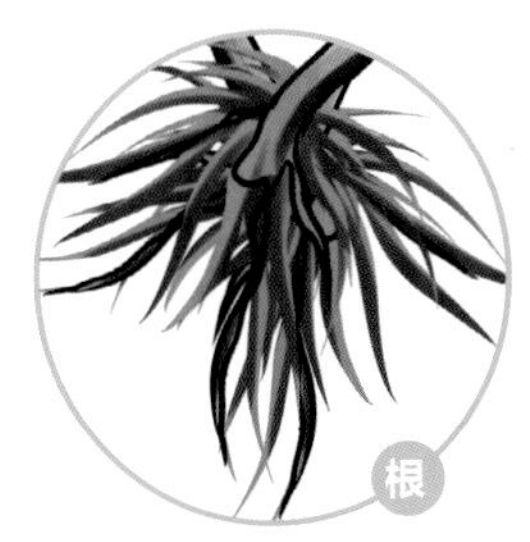

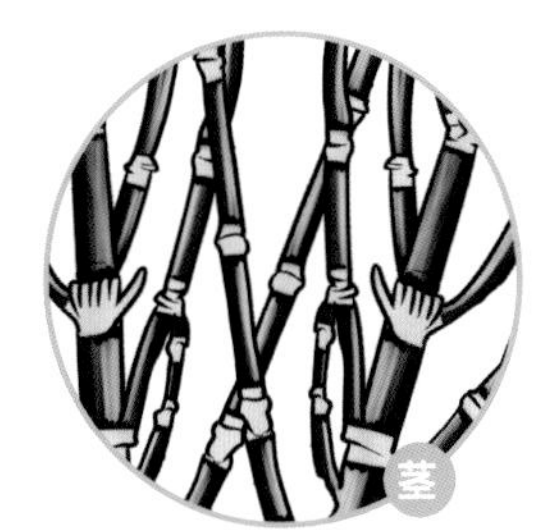

用量用法 3～9克。

精选验方 ①目障多泪：木贼草（去节）30克。为末，和羊肝捣为丸，早晚食后各服6克，白汤下。②目昏多泪：木贼（去节）、苍术（泔浸）各30克。为末，每服6克，茶调下，或蜜丸亦可。③风寒湿邪，欲发汗者：木贼草（去节）30克，生姜、葱白各15克。水煎热饮，即汗。④肠风下血：木贼（去节，炒）30克，木馒头（炒）、枳壳（制）、槐角（炒）、茯苓、荆芥各15克。上为末，每服6克，浓煎枣汤调下。⑤血痢不止：木贼15克，水煎温服。每日1次。

使用注意 气血虚者慎服。

采收加工

夏、秋两季采割，除去杂质，晒干或阴干。

性味归经

甘、苦，平。归肺、肝经。

功效主治

疏散风热，明目退翳。主治风热目赤，迎风流泪，目生云翳。

瓦松

别名 瓦花、瓦玉、屋松、岩笋、塔松、瓦霜、向天草、昨叶荷草。

来源 本品为景天科植物瓦松*Orostachys fimbriata*（*Turcz.*）Berg.的干燥地上部分。

生境分布 生长于屋顶、墙头及石上。全国各地均有分布。

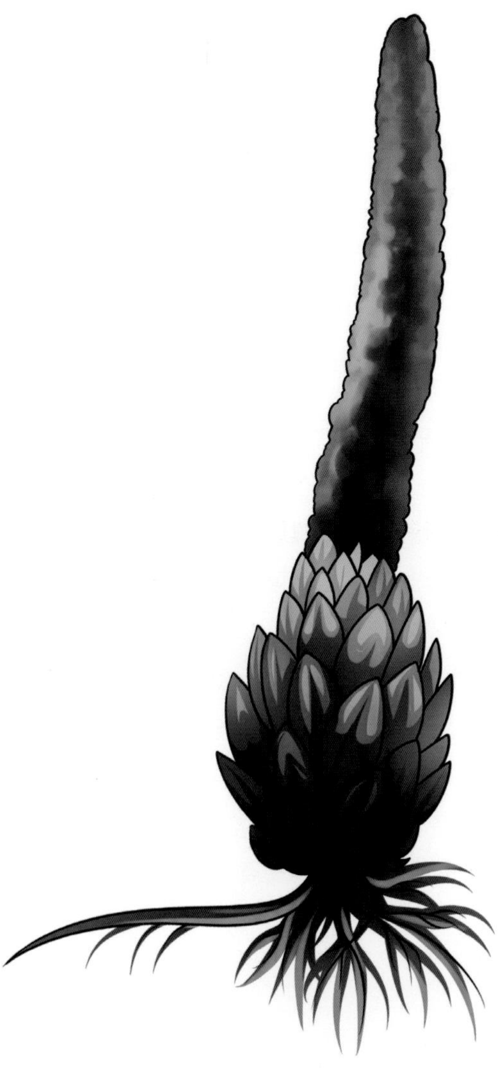

采收加工

夏、秋两季花开时采收，除去根及杂质，晒干。

性味归经

酸、苦，凉。归肝、肺、脾经。

功效主治

凉血止血，解毒，敛疮。主治血痢，便血，痔血，疮口久不愈合。

识别特征 多年生肉质草本，高10～40厘米。茎略斜伸，全体粉绿色。基部叶成紧密的莲座状，线形至倒披针形，长2～3厘米，绿色带紫，或具白粉，边缘有流苏状的软骨片和1针状尖刺。茎上叶线形至倒卵形，长尖。花梗分枝，侧生于茎上，密被线形或为长倒披针形苞叶，花呈顶生肥大穗状的圆锥花序，幼嫩植株上则排列疏散，呈伞房状圆锥花序；花萼与花瓣通常均为5片，罕为4片；萼片卵圆形或长圆形，基部稍合生；花瓣淡红色，膜质，长卵状披针形或长椭圆形；雄蕊10，几与花瓣等长；雌蕊为离生的5心皮组成，花柱与雄蕊等长。蓇葖果。花期7～9月，果期8～10月。

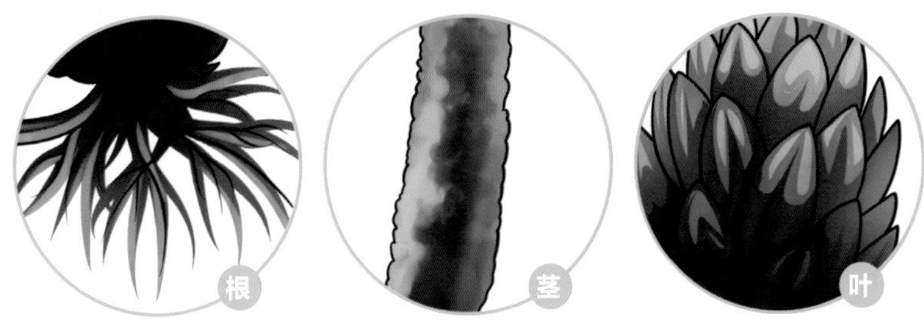

用量用法 3～9克。外用：适量，研末涂敷患处。

精选验方 ①吐血：瓦松适量。与猪杀口肉同炖，内服。②热毒酒积、肠风血痢：瓦松400克（捣汁，和酒200毫升），白芍药、炮姜末各25克。煎至一半，空腹饮。③疟疾：鲜瓦松25克，烧酒50毫升。隔水炖汁，于早晨空腹时服，连服1～3剂。④火淋、白浊：瓦松适量。熬水兑白糖服。⑤湿疹：瓦松（晒干）适量。烧灰研末，合茶油调抹，止痛止痒。⑥宫颈癌腹痛：瓦松、大黄、五倍子、苦参、芒硝各9克，白茄根、川椒、马兰花、委陵菜各15克，生枳壳、大戟各30克。加水煎煮，去渣备用熏洗阴道，每日1次。

使用注意 脾胃虚寒者忌用。

石吊兰

别名 黑乌骨、石豇豆、石泽兰、小泽兰、岩泽兰、肺红草、接骨生。

来源 本品为苦苣苔科植物吊石苣苔*Lysionotus pauciflorus* Maxim.的干燥地上部分。

生境分布 生长于山坡岩石阴湿处。分布于江苏、浙江、安徽、江西、湖南、湖北、陕西、四川、云南、贵州、广西等地。

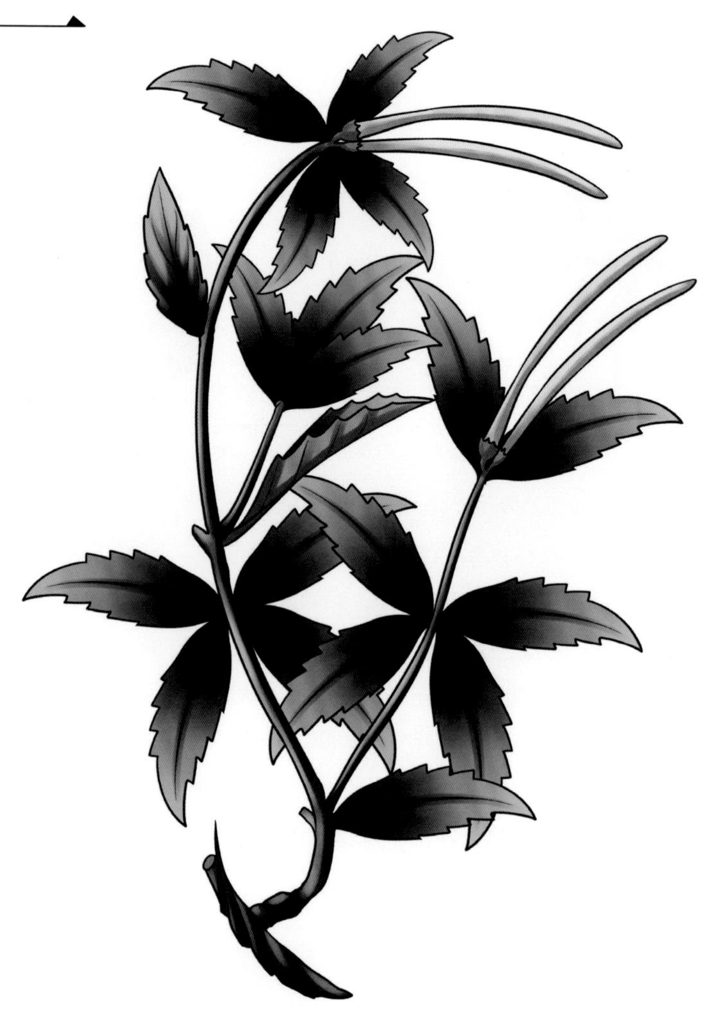

识别特征 常绿小灌木，高达25厘米，攀附石上或树上。叶对生或3叶轮生；革质，长椭圆状披针形，长2.5 ~ 5厘米，宽0.8 ~ 1.2厘米，先端钝形或尖，边缘具钝状稀锯齿，基部楔形或钝圆，主脉下面凸出；叶柄紫红绿色。聚伞花序腋生及顶生，花梗长约1厘米；萼深5裂，裂片狭披针形；花冠筒状，白色至淡红色，长约5厘米，中部以上膨胀，2唇形，5裂；发育雄蕊2，退化雄蕊2；雄蕊1，子房上位。蒴果线形，长约7 ~ 10厘米，直径3毫米。种子细微，纺锤形，褐色，两端有褐色毛。花期8月。

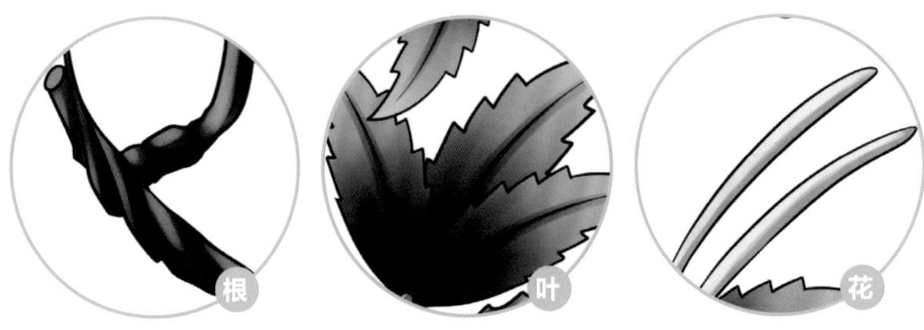

采收加工

夏、秋两季叶茂盛时采割，除去杂质，晒干。

性味归经

苦，温。归肺经。

功效主治

化痰止咳，软坚散结。主治咳嗽痰多，瘰疬痰核。

用量用法 9 ~ 15克。外用：适量，捣敷或煎水外洗。

精选验方 ①腰痛、四肢痛：石吊兰、杜仲各15克。水煎服。②热咳：石吊兰、青鱼胆草、岩白菜各15克。水煎服。③跌打损伤：石吊兰15克。水煎，兑酒服；外用捣烂敷伤处。

使用注意 孕妇慎服。

仙鹤草

别名 狼牙草、龙牙草、脱力草。

来源 本品为蔷薇科植物龙芽草*Agrimonia pilosa* Ledeb.的干燥地上部分。

生境分布 生长于路旁、山坡或水边，也有栽培。全国大部分地区均有。

采收加工

夏、秋两季茎叶茂盛时采割，除去杂质，干燥。

性味归经

苦、涩，平。归心、肝经。

功效主治

收敛止血，截疟，止痢，解毒，补虚。主治咯血，吐血，尿血，便血，崩漏下血，疟疾，血痢，痈肿疮毒，阴痒带下，脱力劳伤。

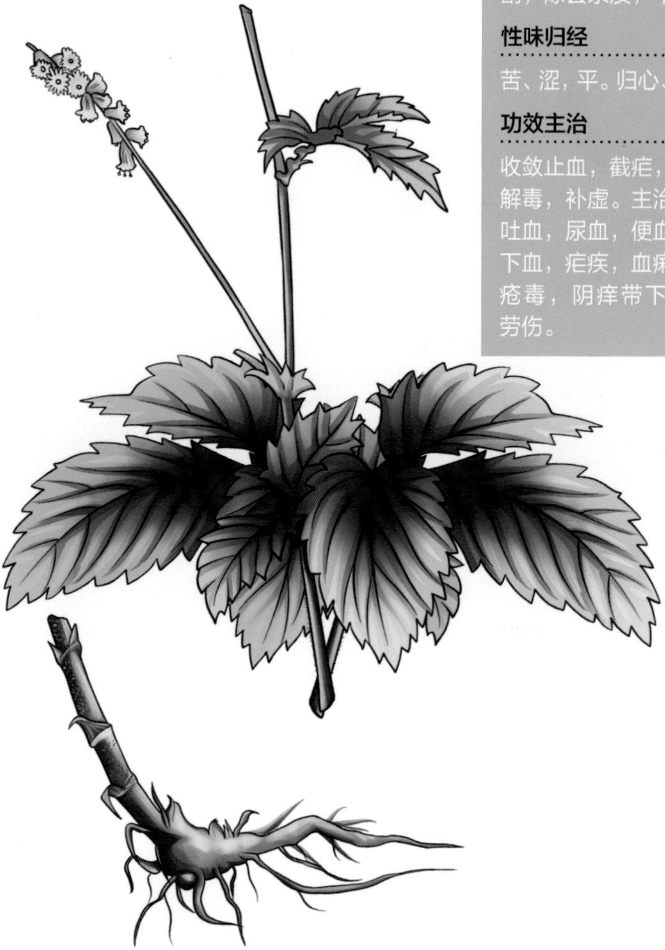

识别特征 多年生草本，高30～90厘米，全株具白色长毛。根茎横走，圆柱形，秋末自先端生一圆锥形向上弯曲的白色冬芽。茎直立。单数羽状复叶互生，小叶大小不等，间隔排列，卵圆形至倒卵形，托叶卵形，叶缘齿裂，可制取黄色染料。穗状花序顶生或腋生，花小，黄色，萼筒外面有槽并有毛，顶端生一圈钩状刺毛。瘦果倒圆锥形，萼裂片宿存。花、果期7～9月。

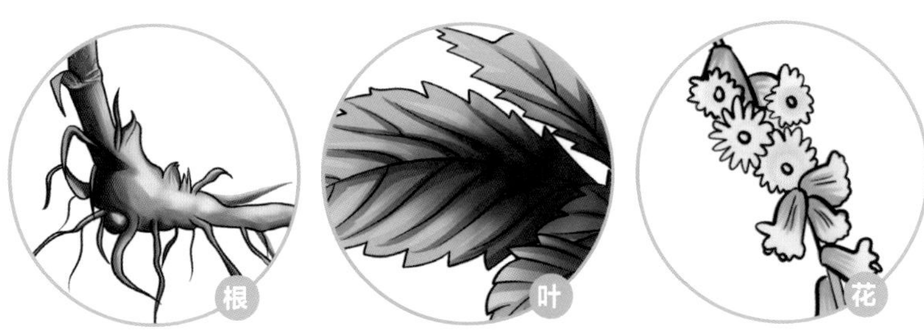

用量用法 6～12克。外用：适量。

精选验方 ①肺痨咯血：鲜仙鹤草（干者18克）30克，白糖50克。将仙鹤草捣烂，加冷开水入碗，搅拌，榨取液汁，再加入白糖，1次服用。②吐血：仙鹤草、鹿衔草、麦瓶草各适量。熬水服。③鼻血及大便下血：仙鹤草、蒲黄、茅草根、大蓟各适量。水煎服。④赤白痢及咯血、吐血：仙鹤草9～18克。水煎服。⑤妇人月经或前或后，有时腰痛、发热、气胀：鲜仙鹤草6克，杭白芍9克，川芎4.5克，香附3克，红花0.06克。水煎，点酒服。如经血紫黑，加苏木、黄芩；腹痛加延胡索、小茴香。⑥赤白带或白浊：仙鹤草9克，马鞭草根3克，黑锁梅根6克。点水酒服。

使用注意 仙鹤草偶可引起心悸、颜面充血、潮红等现象。

冬凌草

别名 冰凌花、冰凌草、六月令、彩花草、山香草、雪花草。

来源 本品为唇形科植物碎米桠*Rabdosia rubescens*（*Hemsl.*）*Hara*的干燥地上部分。

生境分布 生长于山坡、灌木丛、林地及路边向阳处。分布于河北、山西、陕西、甘肃、安徽、浙江、江西、河南、湖北、湖南、广西、四川、贵州等地。

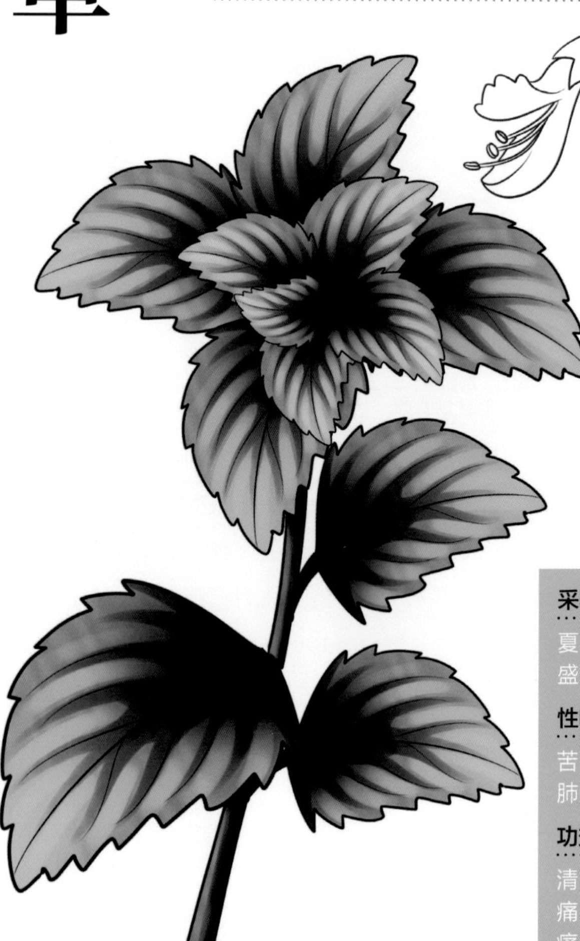

采收加工

夏、秋两季茎叶茂盛时采割，晒干。

性味归经

苦、甘，微寒。归肺、胃、肝经。

功效主治

清热解毒，活血止痛。主治咽喉肿痛，癥瘕腹痛，蛇虫咬伤。

识别特征 多年生草本植物或亚灌木，一般高30～130厘米。叶对生，有柄，叶片皱缩，展平后呈卵形或棱状卵圆形，长2～6厘米，宽1.5～3厘米，先端锐尖或渐尖，基部楔形，骤然下延成假翅，边缘具粗锯齿，齿尖具胼胝体，上表面为棕绿色，有腺点，疏被柔毛，下表面淡绿色。茎直立，茎高30～100厘米，最高达150厘米，地上茎部分木质化，中空，基部浅褐色，上部浅绿色至浅紫色；无毛纵向剥落，茎上部表面红紫色，有柔毛；质硬脆，断面淡黄色。聚伞花序3～5花。花冠淡蓝色或淡紫红色，二唇形，上唇外反，先端具4圆裂，下唇全缘，通常较上唇长，常呈舟状，花冠基部上方常呈浅囊状；雄蕊4，2强，伸出花冠外，花柱先端相等，2浅裂，花盘杯状。小坚果倒卵状三棱形，褐色无毛。花期8～10月，果期9～11月。

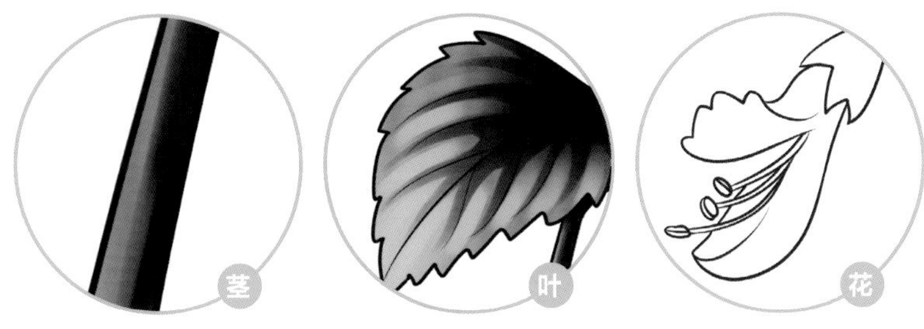

用量用法 30～60克。外用：适量。

精选验方 ①感冒、头痛：冬凌草全株250克。水煎洗患处。②咽喉炎：口服冬凌草糖浆。每次20毫升，每日3次，饭后半小时服用。③风湿骨痛，关节炎：冬凌草全株150克，泡酒500毫升。早、晚各服50毫升。

使用注意 无。

亚乎奴（锡生藤）

别名 锡生藤。

来源 本品系傣族习用药材。为防己科植物锡生藤 *Cissampelos pareira* L. var. hirsuta （Buch. ex DC.）Forman 的干燥全株。

生境分布 生长于海拔200～1300米的河谷、小溪旁及河边、沙滩或荒地。分布于云南、广西、贵州等地。

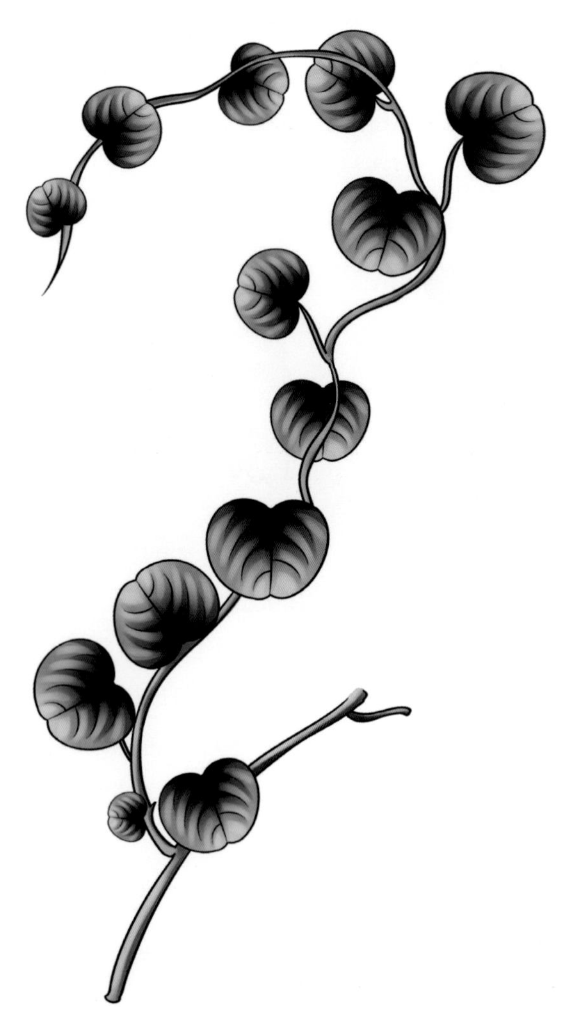

识别特征 藤本，长可达3米。根粗壮，长达30厘米，直径4~15毫米，表面灰棕色，多弯曲。老茎圆柱形，具扭旋的纵沟纹，枝纤细，常密被黄棕色柔毛。单叶互生；叶片纸质，心状近圆形或心状圆形，长宽均为2~5厘米，先端微凹陷，具小突尖，基部心形，有时近截平，全缘或波状，两面被黄棕色柔毛，下面被毛较密；叶柄长1~2厘米，被黄棕色柔毛。花小，淡黄色，雌雄异株；雄花序为伞房状聚伞花序，腋生，花序轴和分枝均纤细，密被柔毛；雌花序总状；花瓣很小，附着在萼片的基部；雌蕊1，柱头3裂。核果卵形，被毛，成熟时红色。种子扁平，马蹄形，背有小瘤体。花期4~5月，果期5~7月。

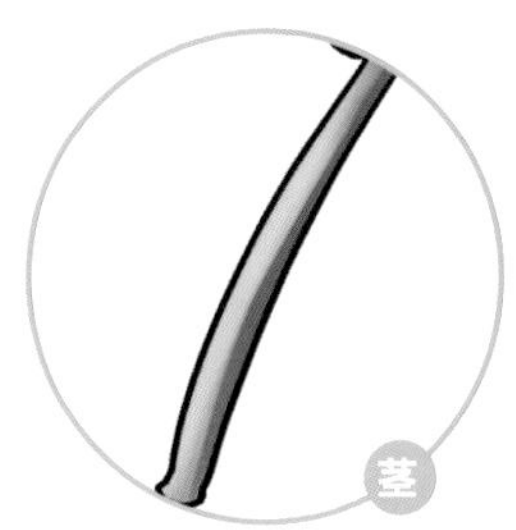

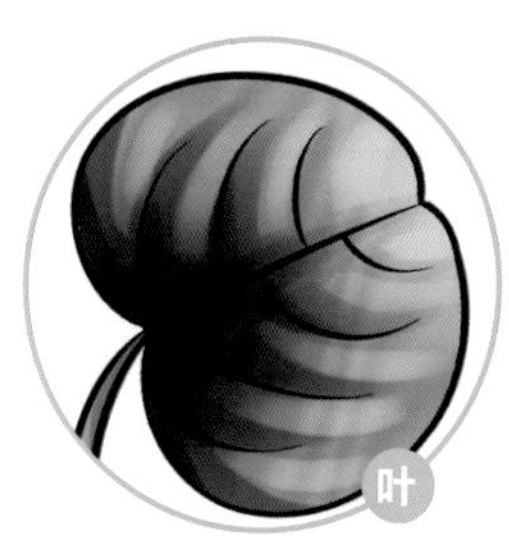

采收加工

春、夏两季采挖，除去泥沙，晒干。

性味归经

甘、苦，温。归肝、脾经。

功效主治

消肿止痛，止血，生肌。主治外伤肿痛，创伤出血。

用量用法 外伤肿痛，干粉适量加酒或蛋清调敷患处。创伤出血，干粉适量外敷，每日1次。

精选验方 跌打损伤、创伤出血：亚乎奴适量。鲜品捣敷或干粉撒敷患处，每日1~2次，每次适量。

使用注意 重症肌无力患者禁服。

杠板归

别名 河白草、蛇倒退、梨头刺、蛇不过。

来源 本品为蓼科植物杠板归*Polygonum perfoliatum* L.的干燥地上部分。

生境分布 生长于山谷、灌木丛中或水沟旁。主产江苏、浙江、福建、江西、广东、广西、四川、湖南、贵州等地。

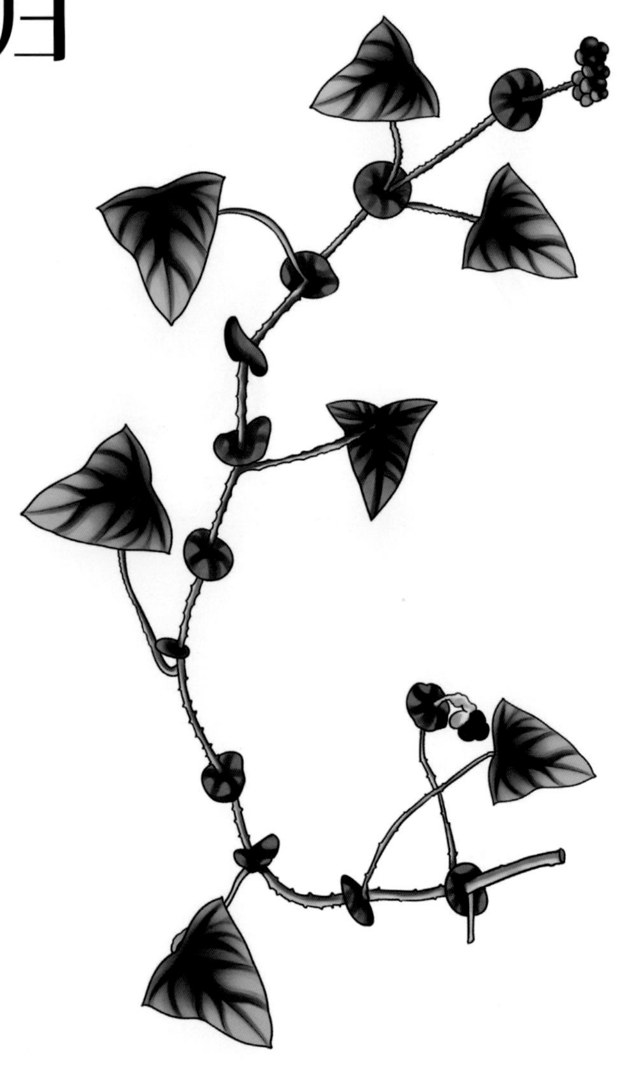

识别特征 多年生草本。茎有棱，红褐色，有倒生钩刺。叶互生，盾状着生；叶片近三角形，长4~6厘米，宽5~8厘米，先端尖，基部近心形或截形，下面沿脉疏生钩刺；托叶鞘近圆形，抱茎；叶柄长，疏生倒钩刺。花序短穗状，苞片圆形，花被5深裂，淡红色或白色，结果时增大，肉质，变为深蓝色；雄蕊8；花柱3裂。瘦果球形，包于蓝色多汁的花被内。花期6~8月，果期9~10月。

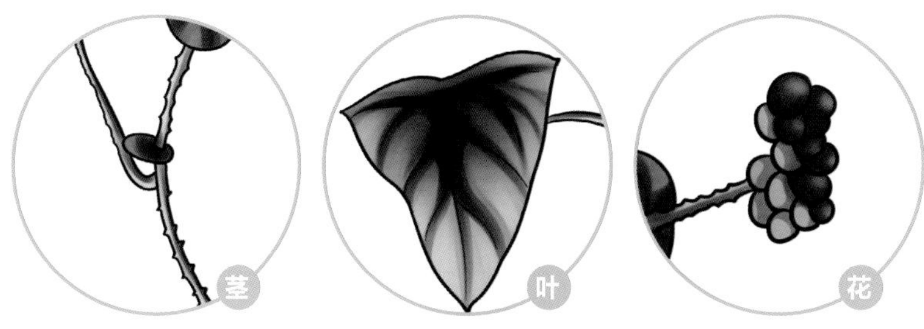

用量用法 15~30克。外用：适量，煎汤熏洗。

精选验方 ①咳嗽：杠板归30克，一枝黄花10克。水煎服。②带状疱疹、湿疹：杠板归适量，盐少许。捣烂外敷或绞汁涂搽患处。③蛇咬伤：杠板归鲜品适量。捣烂敷于咬伤处。④上呼吸道感染：杠板归、一枝黄花、大蓟、火炭母各50克，桔梗18克。加水200毫升小火煎成100毫升，早、晚分服，小儿酌减。⑤百日咳：杠板归50克。炒后加糖适量，水煎代茶饮，每日1剂。⑥慢性气管炎：杠板归25克，车前子、陈皮15克，薄荷2.5克（后下），鲜小叶榕树叶50克。水煎浓缩至100毫升，分3次服，10日为1个疗程。

使用注意 勿过量久服。

采收加工

夏季开花时采割，晒干。

性味归经

酸，微寒。归肺、膀胱经。

功效主治

清热解毒，利水消肿，止咳。主治咽喉肿痛，肺热咳嗽，小儿顿咳，水肿尿少，湿热泻痢，湿疹，疖肿，蛇虫咬伤。

连钱草

别名 地蜈蚣、铜钱草、蜈蚣草、野花生、仙人对坐草、神仙对坐草。

来源 本品为唇形科植物活血丹*Glechoma longituba*（*Nakai*）Kupr.的干燥地上部分。

生境分布 生长于田野、林缘、路边、林间草地、溪边河畔或村旁阴湿草丛中。除西北、内蒙古外，全国各地均产。

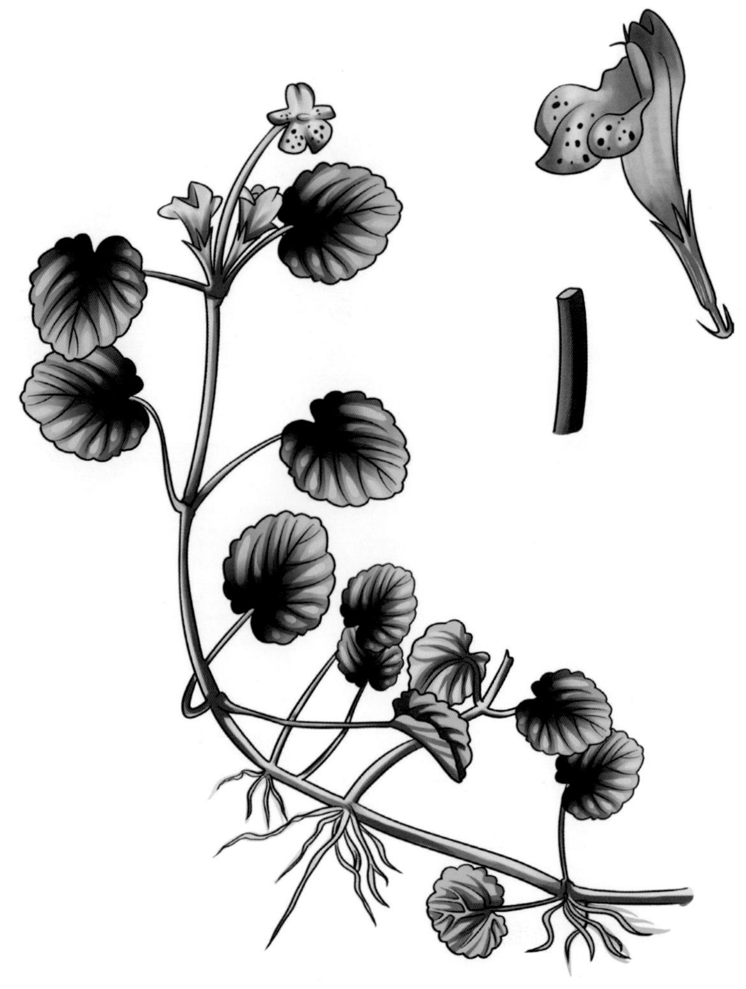

识别特征 多年生草本。茎细，方形，被细柔毛，下部匍匐，上部直立。叶对生，肾形至圆心形，长1.5～3厘米，宽1.5～5.5厘米，边缘有圆锯齿，两面有毛或近无毛，下面有腺点；叶柄长为叶片的1～2倍。轮伞花序腋生，每轮2～6花；苞片刺芒状；花萼钟状，长7～10毫米，萼齿狭三角状披针形，顶端芒状，外面有毛和腺点；花冠2唇形，淡蓝色至紫色，长1.7～2.2厘米，下唇具深色斑点，中裂片肾形；雄蕊4，药室叉开。小坚果长圆形，褐色。花期3～4月，果期4～6月。

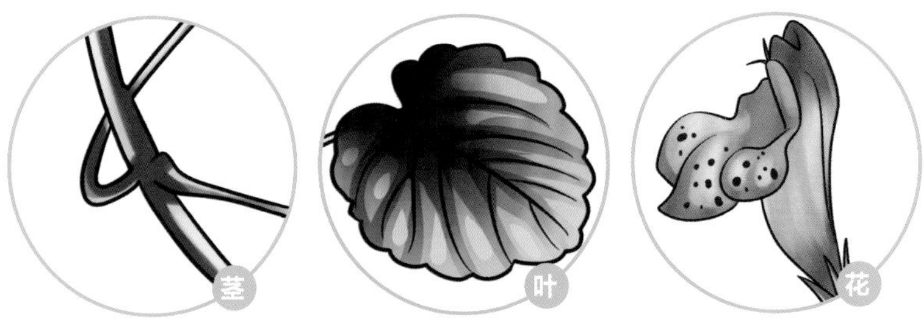

采收加工

春至秋季采收，除去杂质，晒干。

性味归经

辛、微苦，微寒。归肝、肾、膀胱经。

功效主治

利湿通淋，清热解毒，散瘀消肿。主治热淋，石淋，湿热黄疸，疮痈肿痛，跌打损伤。

用量用法 15～30克。外用：适量，煎汤洗。

精选验方 ①黄疸、臌胀：连钱草21～24克，白茅根、车前草各12～15克，荷包草15克。水煎服。②肾炎水肿：连钱草、萹蓄草各30克，荠菜花15克。水煎服。③膀胱结石：连钱草、龙须草、车前草各15克。水煎服。

使用注意 阴疽、血虚及孕妇忌服。忌捣汁生服。

鸡骨草

别名 大黄草、石门坎、黄食草、红母鸡草、细叶龙鳞草。

来源 本品为豆科植物广州相思子*Abrus cantoniensis* Hance的干燥全株。

生境分布 生长于山地或旷野灌木林边。分布于广东、广西等地。

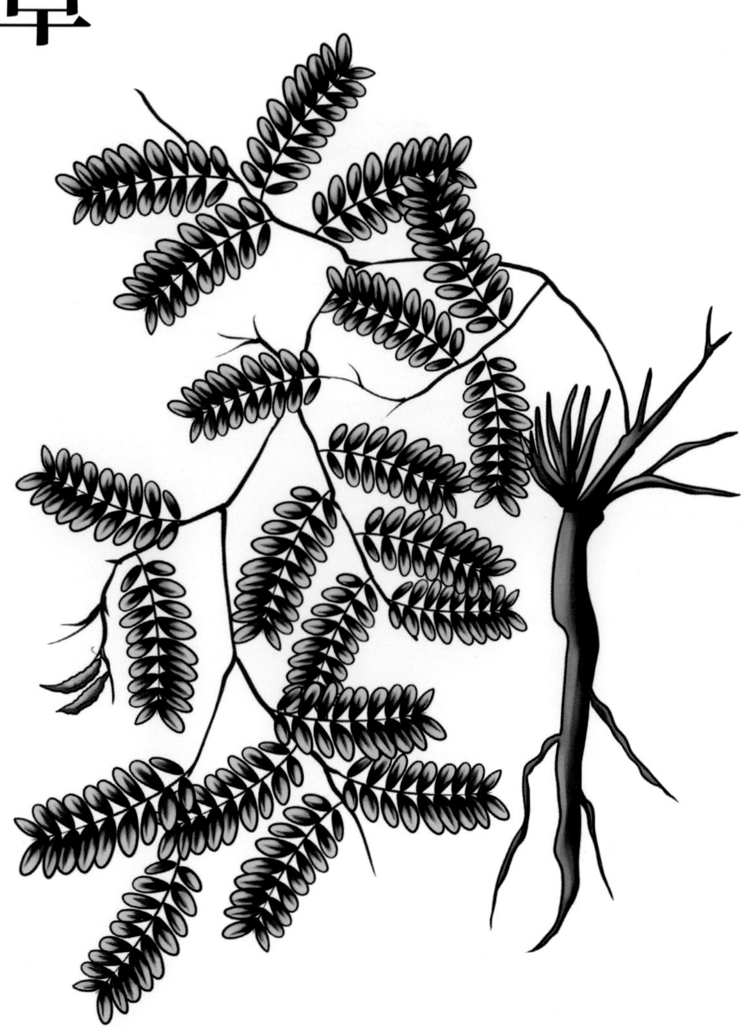

识别特征 木质藤本，长达1米，常披散地上或缠绕其他植物上。主根粗壮，长达60厘米。茎细，深红紫色，幼嫩部分密被黄褐色毛。双数羽状复叶，小叶7～12对，倒卵状矩圆形或矩圆形，长5～12毫米，宽3～5毫米，膜质，几无柄，先端截形而有小锐尖，基部浅心形，上面疏生粗毛，下面被紧贴的粗毛，叶脉向两面凸起；托叶成对着生，线状披针形；小托叶呈锥尖状。总状花序腋生，花长约6毫米；萼钟状；花冠突出，淡紫红色；雄蕊9，合生成管状，与旗瓣贴连，上部分离；子房近于无柄，花柱短。荚果矩圆形，扁平，疏生淡黄色毛，先端有尾状凸尖；种子4～5粒，矩圆形，扁平，光滑，成熟时黑褐色或淡黄色，有明显的种阜。花期春、夏两季。

用量用法 15～30克。

精选验方 ①黄疸：鸡骨草60克，红枣7～8枚。水煎服。②瘰疬：鸡骨草18克，豨莶草12克。研末，蜜为丸，每丸重3克，每日3次，每次2丸，连服2～4周。

使用注意 本品种子有毒，不能入药，用时必须把豆荚全部摘除。

采收加工

全年均可采挖，除去泥沙，干燥。

性味归经

甘、微苦，凉。归肝、胃经。

功效主治

利湿退黄，清热解毒，疏肝止痛。主治湿热型黄疸，胁肋不舒，胃脘胀痛，乳痈肿痛。

青蒿

别名 草蒿、廪蒿、邪蒿、香蒿、苹蒿、黑蒿、茵陈蒿。

来源 本品为菊科植物黄花蒿*Artemisia annua* L.的干燥地上部分。

生境分布 生长于林缘、山坡、荒地。产于全国各地。

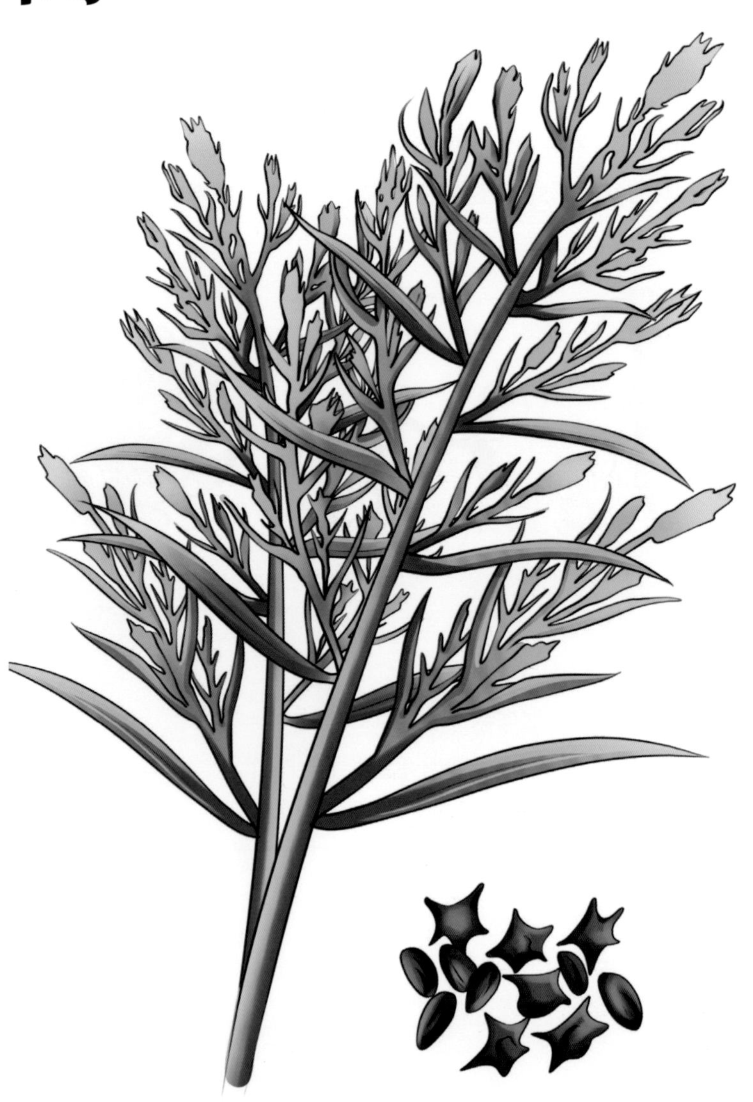

识别特征 一年生草本，茎直立，多分枝。叶对生，基生及茎下部的叶于花期枯萎，上部叶逐渐变小，呈线形，叶片通常3回羽状深裂，上面无毛或微被稀疏细毛，下面被细柔毛及丁字毛，基部略扩大而抱茎。头状花序小，球形，极多，排列成大的圆锥花序，总苞球形，苞片2～3层，无毛，小花均为管状、黄色，边缘小花雌性，中央为两性花，瘦果椭圆形。花期6～7月，果期9～10月。

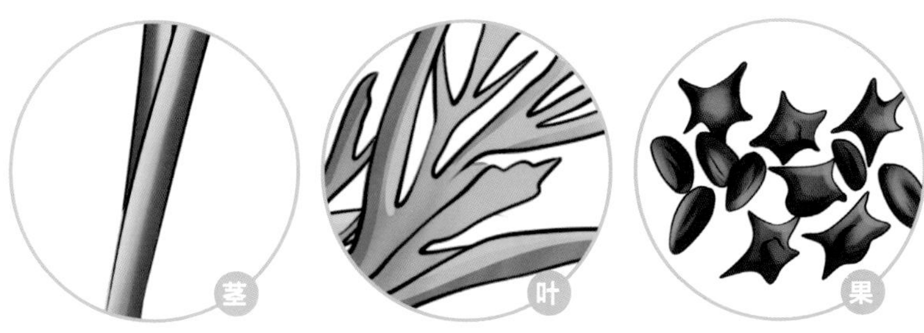

用量用法 6～12克，后下。

精选验方 ①疥疮：青蒿、苦参各50克，夜交藤100克。水煎外洗，每日2次。②头痛：青蒿、白萝卜叶各30克，山楂10克。水煎服，每日2～3次。③低热不退、肺结核潮热：青蒿、牡丹皮各10克，鳖甲、生地黄、知母各15克。水煎服。④鼻出血：鲜青蒿30克。捣汁饮，药渣纱布包塞鼻中。⑤皮肤瘙痒：青蒿120克。煎汤外洗。⑥暑热烦渴：青蒿15克。开水泡服；或鲜青蒿60克，捣汁，凉开水冲饮。⑦小儿夏季热：青蒿、荷叶各10克，金银花6克。水煎代茶饮。

使用注意 不宜久煎。脾胃虚弱、肠滑泄泻者忌服。

采收加工

秋季花盛开时采割，除去老茎，阴干。

性味归经

苦、辛，寒。归肝、胆经。

功效主治

清虚热，除骨蒸，解暑热，截疟，退黄。主治温邪伤阴，夜热早凉，阴虚发热，骨蒸劳热，暑邪发热，疟疾寒热，湿热黄疸。

佩兰

别名 兰草、水香、大泽兰、燕尾香、都梁香、针尾凤。

来源 本品为菊科植物佩兰*Eupatorium fortunei* Turcz.的干燥地上部分。

生境分布 生长于路边灌木丛或溪边。分布于江苏、河北、山东等地。

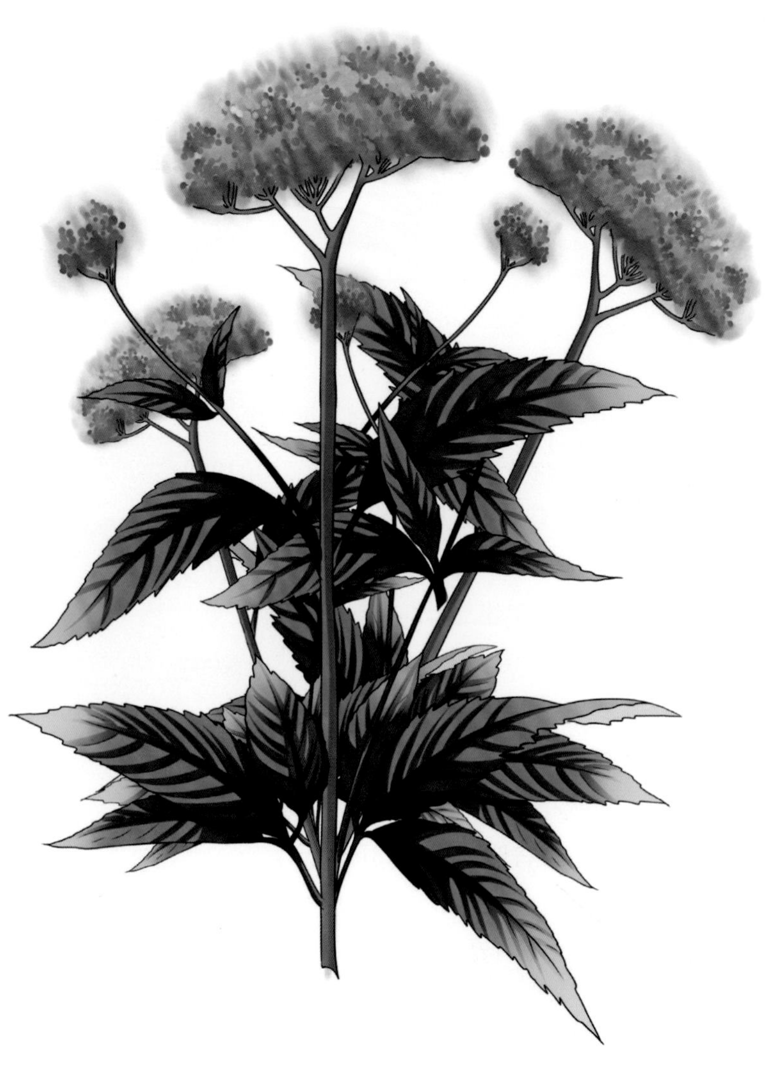

识别特征 多年生草本，高70～120厘米，根茎横走，茎直立，上部及花序枝上的毛较密，中下部少毛。叶对生，通常3深裂，中裂片较大，长圆形或长圆状披针形，边缘有锯齿，背面沿脉有疏毛，无腺点，揉之有香气。头状花序排列成聚伞状，苞片长圆形至倒披针形，常带紫红色；每个头状花序有花4～6朵；花两性，全为管状花，白色。瘦果圆柱形。花期8～11月，果期9～12月。

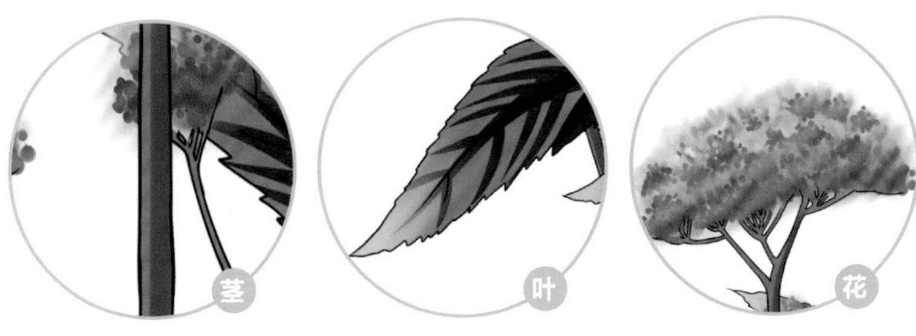

采收加工

夏、秋两季分2次采割，除去杂质，晒干。

性味归经

辛，平。归脾、胃、肺经。

功效主治

芳香化湿，醒脾开胃，发表解暑。主治湿浊中阻，脘痞呕恶，口中甜腻，口臭，多涎，暑湿表证，湿温初起，发热倦怠，胸闷不舒。

用量用法 3～10克。

精选验方 ①夏季伤暑：佩兰10克，鲜莲叶15克，滑石18克，甘草3克。水煎服。②消化不良、口中甜腻：佩兰12克，淡竹叶、地豆草各10克。水煎服。③流行性感冒：佩兰10克，大青叶15克。水煎服，连服3～5日。

使用注意 阴虚血燥、气虚者慎服。

金龙胆草

别名 苦蒿、熊胆草、鱼胆草、细苦蒿、毛苦蒿、苦龙胆草。

来源 本品为菊科植物苦蒿*Conyza blinii* Levl.的干燥地上部分。

生境分布 生长于荒地、路旁。分布于云南、四川等地。

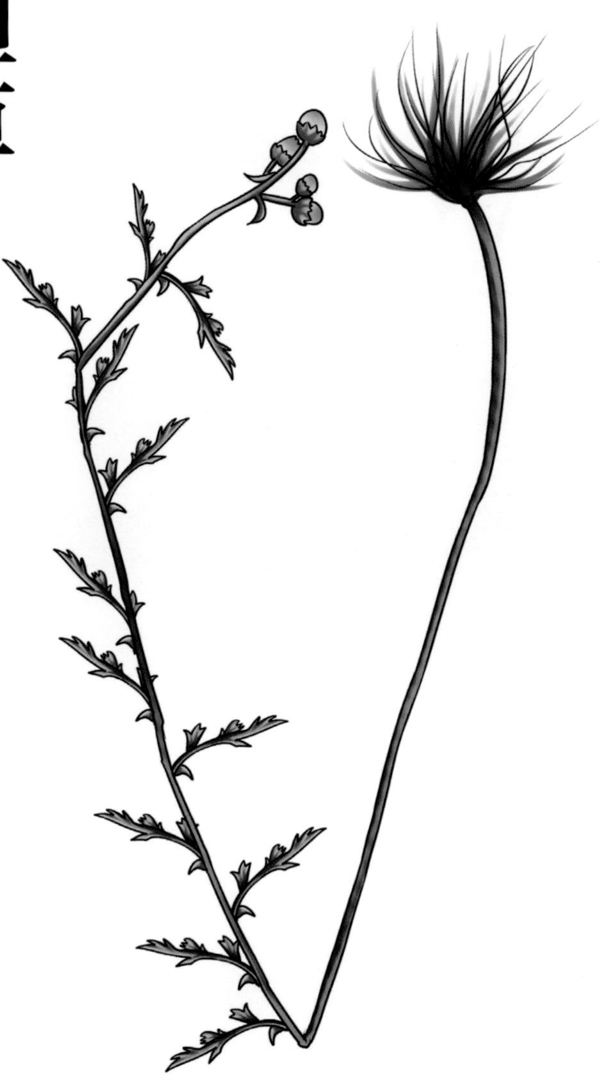

识别特征 一年生草本，高约60厘米，全体密被柔毛。直根长柱形，黄褐色，其上有纤细须根。茎直立，圆柱形，密被柔毛，上部多分枝。单叶互生，长圆形，长4～6厘米，宽2.5～3厘米，羽状深裂，裂片宽3～4毫米，两面密被柔毛。头状花序径约6毫米，排成圆锥花序，花黄色，外围的花雌性，丝状，内面的花两性，管状，瘦果极小，有1列冠毛。花期夏季。

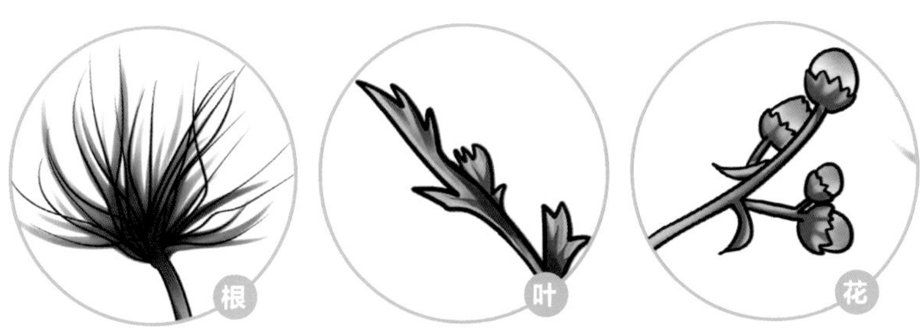

采收加工

夏、秋两季采割，除去杂质，晒干。

性味归经

苦，寒。归肺、肝经。

功效主治

清热化痰，止咳平喘，解毒利湿，凉血止血。主治肺热咳嗽，痰多气喘，咽痛，口疮，湿热黄疸，衄血，便血，崩漏，外伤出血。

用量用法 6～9克。

精选验方 ①中耳炎：金龙胆草鲜汁适量。加青鱼胆适量滴耳内。②外伤出血：金龙胆草9克，乌贼骨、见血飞各6克。共研末外用。

使用注意 无。

鱼腥草

别名 臭菜、折耳根、侧耳根、臭根草、臭灵丹、朱鼻拱。

来源 本品为三白草科植物蕺菜*Houttuynia cordata* Thunb.的新鲜全草或干燥地上部分。

生境分布 生长于沟边、溪边及潮湿的疏林下。分布于长江流域以南各省（区）。全国其他地区也产。

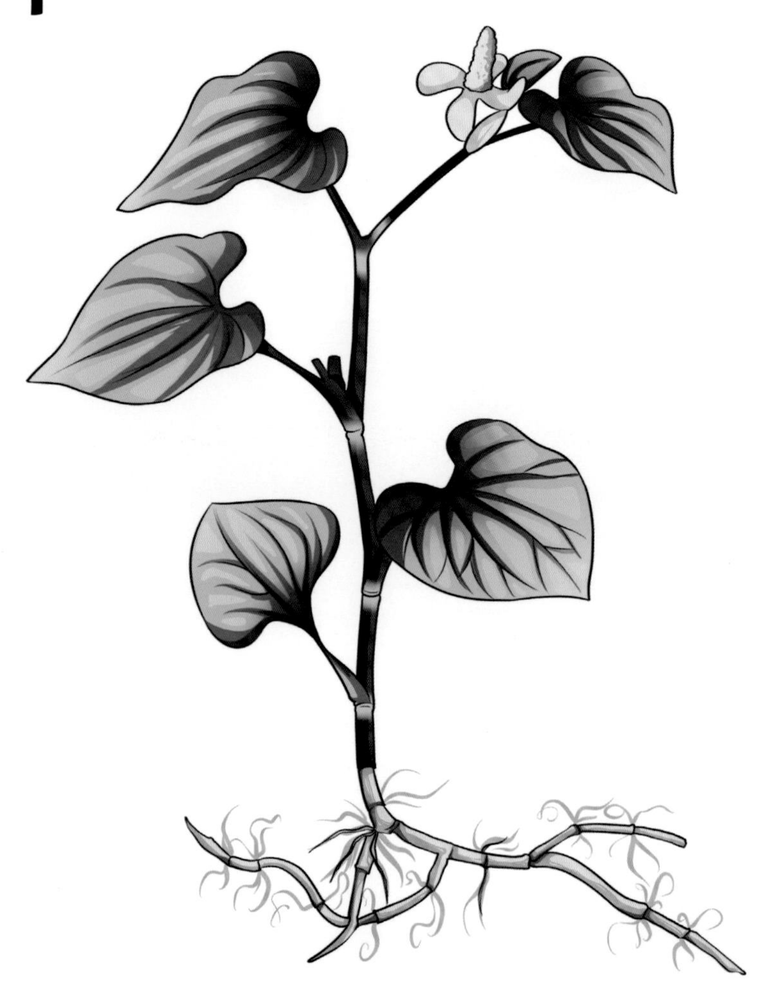

识别特征 多年生草本，高15～60厘米，具腥臭气。茎下部伏地，节上生根，上部直立，无毛或被疏毛。单叶互生，叶片心脏形，全缘，暗绿色，上面密生腺点，背面带紫色，叶柄长1～3厘米；托叶膜质条形，下部与叶柄合生成鞘状。穗状花序生于茎上端，与叶对生；基部有白色花瓣状总苞片4枚；花小而密集，无花被。蒴果卵圆形，顶端开裂，种子多数。花期5～6月，果期10～11月。

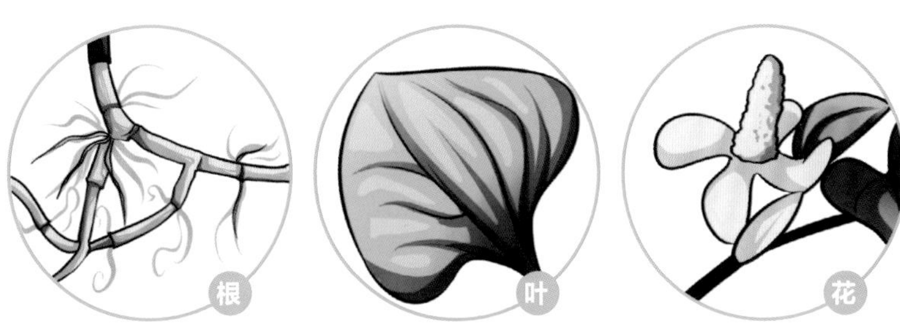

用量用法 15～25克，不宜久煎；鲜品用量加倍，水煎或捣汁服。外用：适量，捣敷或煎汤熏洗患处。

精选验方 ①肺痈吐脓、吐血：鱼腥草、天花粉、侧柏叶各适量。煎汤服。②肺痈：鱼腥草适量。捣汁，入年久芥菜卤饮服。③病毒性肺炎、支气管炎、感冒：鱼腥草、厚朴、连翘各9克，桑枝30克。研末，煎水冲服药末。④肺病咳嗽盗汗：鱼腥草叶60克，猪肚子1个。将鱼腥草叶置猪肚内炖汤服，每日1剂，连用3剂。

使用注意 本品含挥发油，不宜久煎。

采收加工

鲜品全年均可采割，除去杂质，晒干。

性味归经

辛，微寒。归肺经。

功效主治

清热解毒，消痈排脓，利尿通淋。主治肺痈吐脓，痰热喘咳，热痢，热淋，痈肿疮毒。

贯叶金丝桃

别名 胡法里浑、胡帕日混。

来源 本品为藤黄科植物贯叶金丝桃*Hypericum perforatum* L.的干燥地上部分。

生境分布 喜生于山坡、林下或草丛中。分布于江苏、山东、四川、江西、新疆等地。

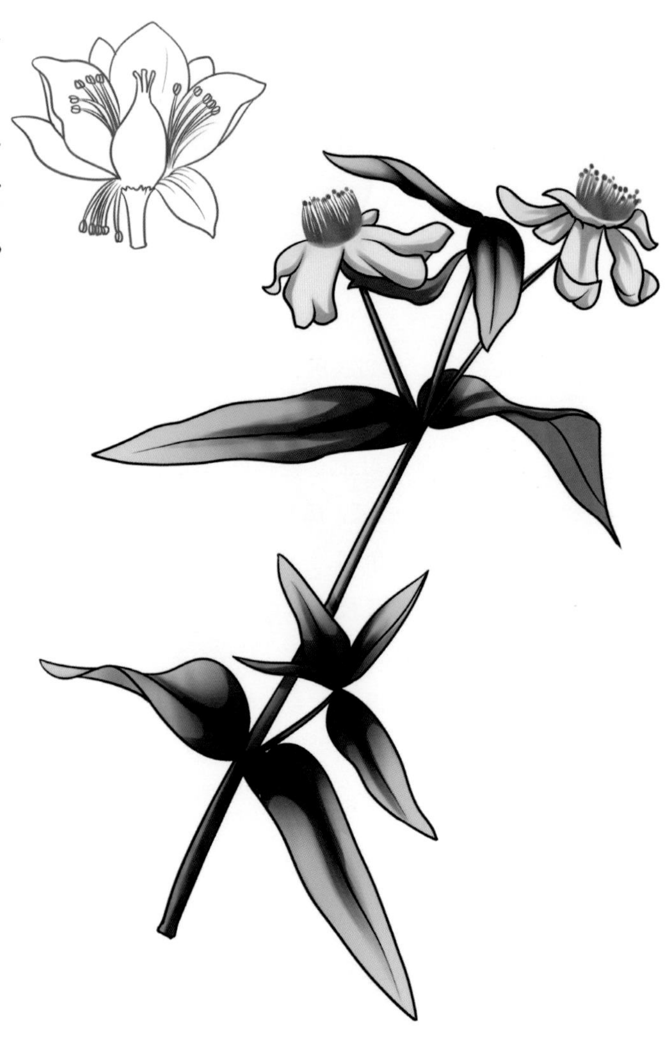

识别特征 多年生草本，高50～100厘米。茎直立，多分枝，枝皆腋生。叶较密，对生，椭圆形至椭圆状线形，长1～3厘米，宽3～12毫米，先端钝，基部抱茎，全缘，叶面散布有透明腺点，叶脉有黑色腺点。花着生于茎顶或枝端，集成聚伞花序；萼片5枚，披针形，边缘有黑色腺点；花瓣5片，长于萼片，黄色；花瓣和花药都有黑色腺点；雄蕊多数，组成3束；子房卵状，1室，花柱3裂。蒴果长圆形，成熟时开裂；种子多数，碎小，圆筒形。花期6～8月，果期9～10月。

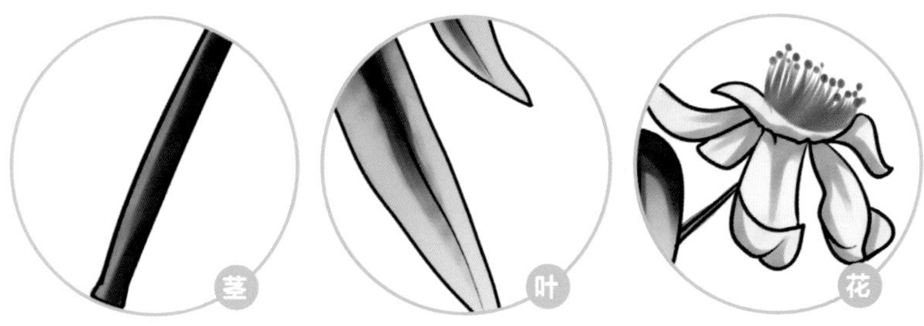

采收加工

夏、秋两季开花时采割，阴干或低温烘干。

性味归经

辛，寒。归肝经。

功效主治

疏肝解郁，清热利湿，消肿通乳。主治肝气郁结，情志不畅，心胸郁闷，关节肿痛，乳痈，乳少。

用量用法 2～3克。

使用注意 对热性气质者有害，矫正药为湿寒性药物。

荆芥

别名 线荠、假苏、姜芥、稳齿菜、香荆荠、四棱杆蒿、猫薄荷假苏。

来源 本品为唇形科植物荆芥*Schizonepeta tenuifolia* Briq.的干燥地上部分。

生境分布 多为栽培。全国各地均有出产，其中以江苏、浙江、江西、湖北、河北为主要产区。

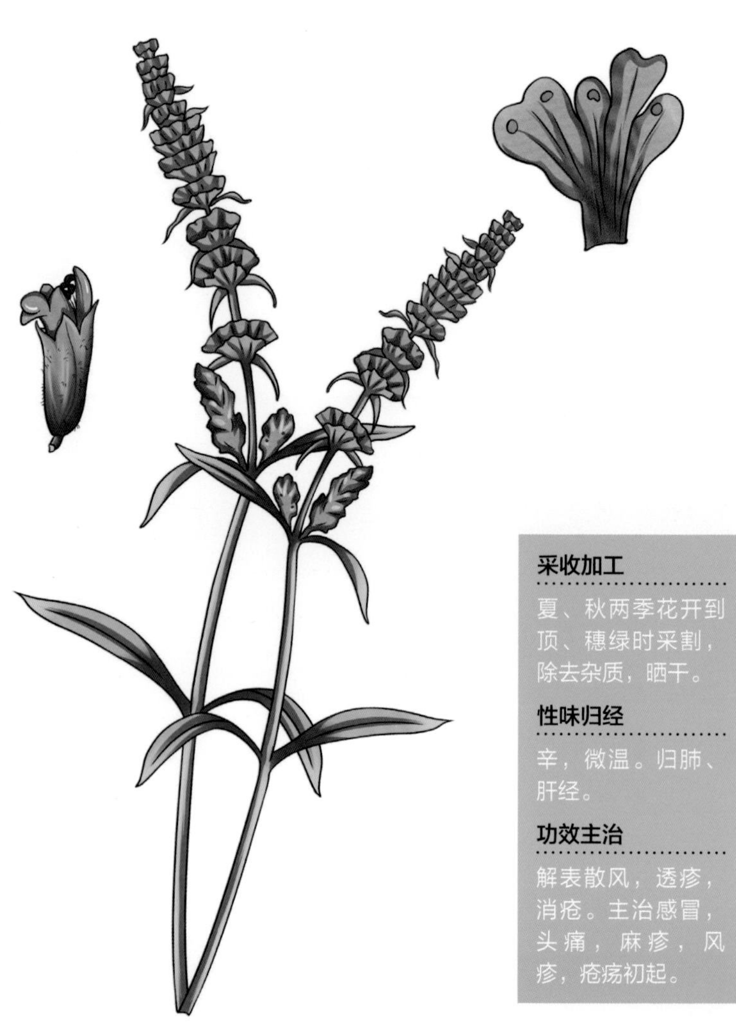

采收加工

夏、秋两季花开到顶、穗绿时采割，除去杂质，晒干。

性味归经

辛，微温。归肺、肝经。

功效主治

解表散风，透疹，消疮。主治感冒，头痛，麻疹，风疹，疮疡初起。

识别特征 一年生草本，有香气。茎直立，方形有短毛。基部带紫红色。叶对生，羽状分裂，裂片3~5，线形或披针形，全缘，两面被柔毛。轮伞花序集呈穗状顶生。花冠唇形，淡紫红色，小坚果三棱形。茎方柱形，淡紫红色，被短柔毛。断面纤维性，中心有白色髓部。叶片大多脱落或仅有少数残留。枝的顶端着生穗状轮伞花序，花冠多已脱落，宿萼钟形，顶端5齿裂，淡棕色或黄绿色，被短柔毛，内藏棕黑色小坚果。花期7~9月，果期9~10月。

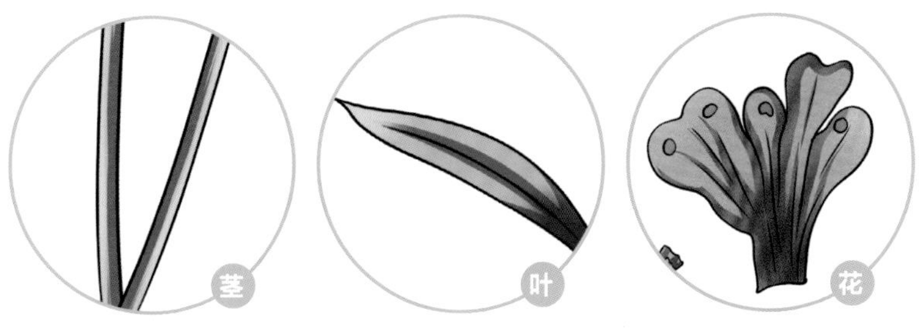

用量用法 5~10克。

精选验方 ①疮疡时毒、肿痛发热：荆芥、防风、人参、羌活、独活、前胡、柴胡、桔梗、枳壳、茯苓、川芎、甘草各3克。水煎服。②风寒感冒：荆芥、防风、紫苏叶、白芷、陈皮、杏仁各6克，赤苓、神曲各9克，生姜2片，葱白2段。水煎，每日1剂。③痔漏肿痛：荆芥适量。煮汤，每日洗浴。④鼻渊：荆芥、柴胡、川芎、当归、生地黄、赤芍药、白芷、防风、薄荷叶、栀子仁、黄芩、桔梗、连翘各1.5克，甘草1克。水煎服。

使用注意 本品性主升散，凡表虚自汗、阴虚头痛者忌服。

茵陈

别名 因尘、马先、茵陈、因陈蒿、绵茵陈。

来源 本品为菊科多年生草本植物茵陈蒿*Artemisia capillaris* Thunb.的干燥地上部分。

生境分布 生长于路边或山坡。分布于陕西、山西、安徽等地。

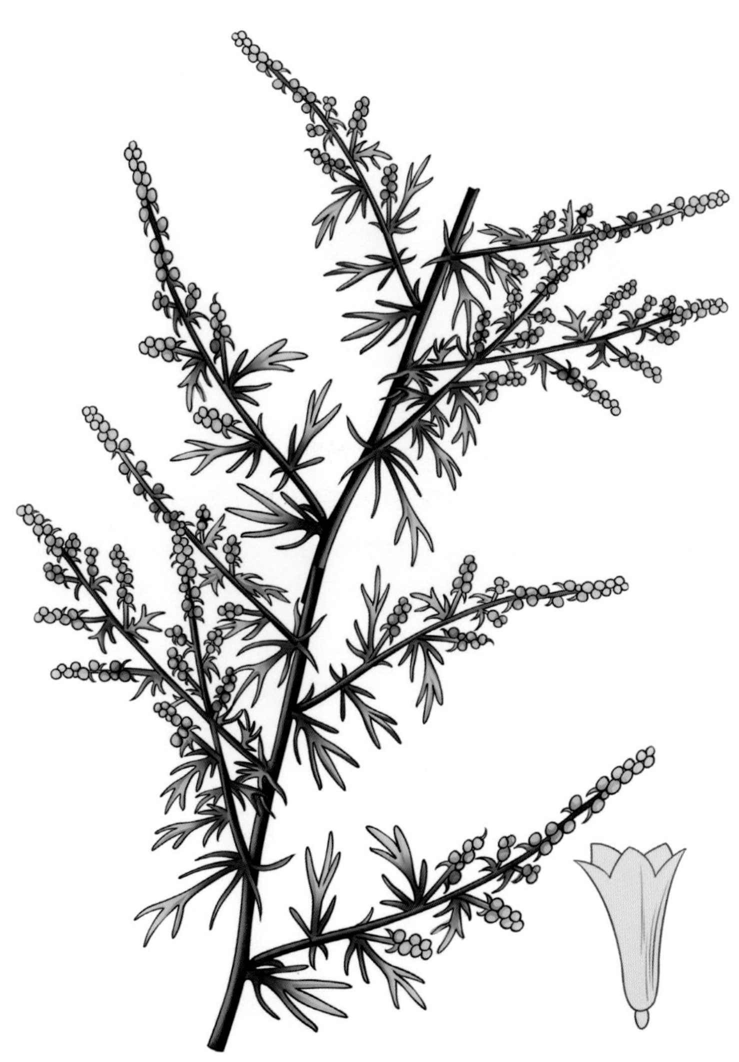

识别特征 多年生草本，幼苗密被灰白色细柔毛，成长后全株光滑无毛。基生叶有柄，2~3回羽状全裂或掌状分裂，最终裂片线形；花枝的叶无柄，羽状全裂成丝状。头状花序圆锥状，花序直径1.5~2毫米；总苞球形，总苞片3~4层；花杂性，每一花托上着生两性花和雌花各约5朵，均为淡紫色管状花；雌花较两性花稍长，中央仅有一雌蕊，伸出花冠外，两性花聚药，雌蕊1枚，不伸出，柱头头状，不分裂。瘦果长圆形，无毛。花期9~10月，果期10~12月。

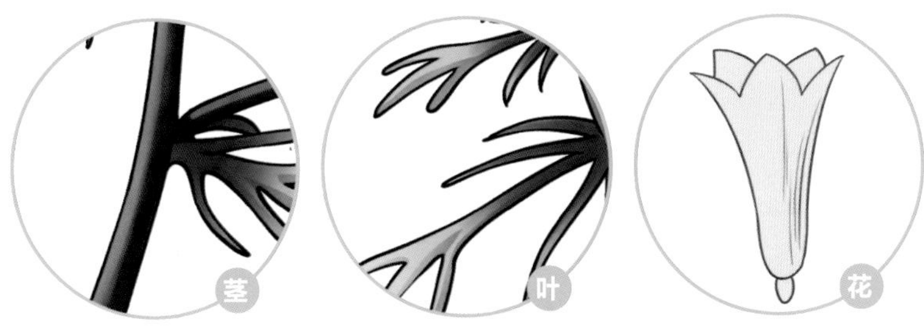

用量用法 6~15克。外用：适量，煎汤熏洗。

精选验方 ①黄疸型传染性肝炎：茵陈蒿、白茅根各30克。水煎服。②病毒性肝炎：茵陈蒿30克，丹参60克，水煎加红糖15克。浓缩至200毫升，分2次服。③预防和治疗感冒、流感：茵陈蒿6~10克。煎水服，每日1次，连服3~5日；或用醇浸剂。④高脂血症：茵陈蒿适量。水煎代茶饮，每日15克。⑤胆囊炎：茵陈蒿、郁金、蒲公英各30克，姜黄12克。水煎服。

使用注意 蓄血发黄及血虚萎黄者慎用。

采收加工

春季幼苗高6~10厘米时采收或秋季花蕾长成至花初开时采割，除去杂质及老茎，晒干。春季采收的习称“绵茵陈”，秋季采割的称“花茵陈”。

性味归经

苦、辛，微寒。归脾、胃、肝、胆经。

功效主治

清利湿热，利胆退黄。主治黄疸尿少，湿温暑湿，湿疮瘙痒。

香薷

别名 香菜、香茹、香薷、香草、石香薷、石香薷。

来源 本品为唇形科植物石香薷*Mosla chinensis* Maxim.的干燥地上部分。

生境分布 生长于山野。分布于江西、河南、河北、安徽等地。

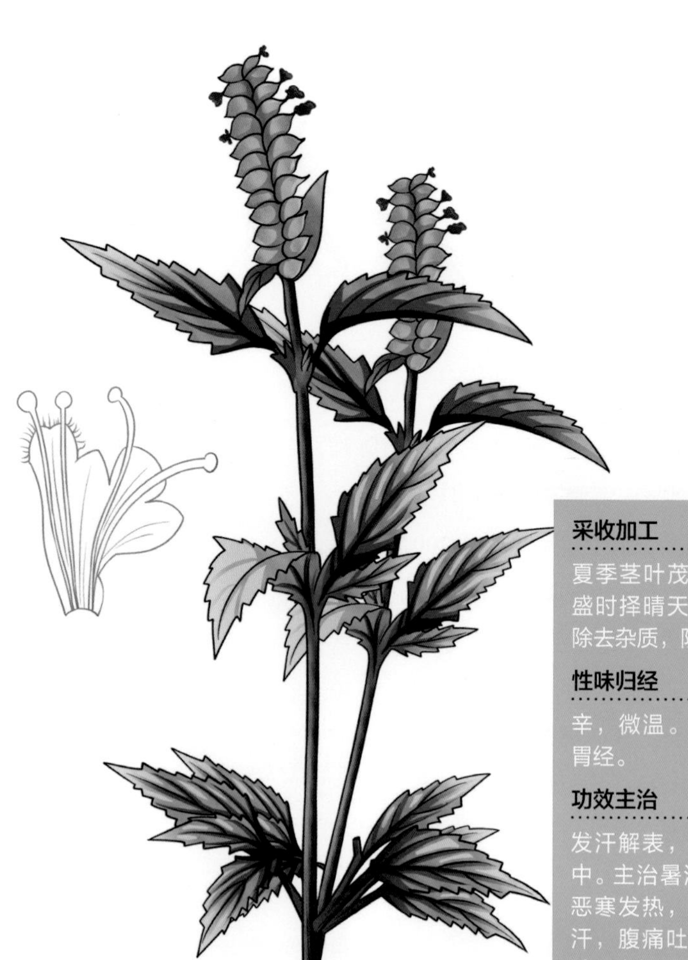

采收加工

夏季茎叶茂盛、花盛时择晴天采割，除去杂质，阴干。

性味归经

辛，微温。归肺、胃经。

功效主治

发汗解表，化湿和中。主治暑湿感冒，恶寒发热，头痛无汗，腹痛吐泻，水肿，小便不利。

识别特征 一年生草本，高15～45厘米。茎多分杈，稍呈四棱形，略带紫红色，被逆生长柔毛。叶对生，叶片线状长圆形至线状披针形，长1.3～2.8厘米，宽2～4厘米，边缘具疏锯齿或近全缘，两面密生白色柔毛及腺点。轮伞花序聚成顶生短穗状或头状，苞片圆倒卵形，长4～7毫米；萼钟状，外被白色柔毛及腺点；花冠2唇形，淡紫色，外被短柔毛，能育雄蕊2，花柱2裂。小坚果4，球形，褐色。花期7～10月，果期10月至翌年1月。

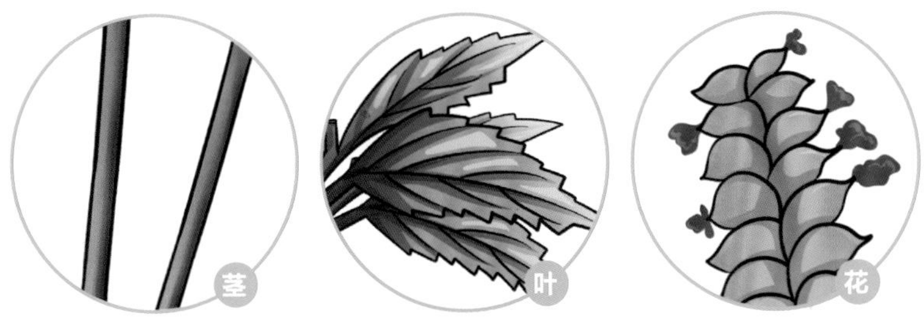

用量用法 3～10克。

精选验方 ①小便不利、头面浮肿：香薷、白术各等份。研粉，炼蜜为丸，每服9克，每日2～3次。②水肿：香薷25克。锉入锅中加水久煮，去渣再浓煎，浓到可以捏丸时做丸如梧桐子大，每服5丸，每日3次，药量可以逐日加一点以小便能畅为愈。③心烦胁痛：香薷适量。捣汁10～20毫升服。④鼻血不止：香薷适量。研细，水冲服，每次5克。

使用注意 表虚有汗及阳暑者忌用。

独一味

别名 大巴、打布巴、供金包。

来源 本品系藏族习用药材。为唇形种植物独一味*Lamiophlomis rotata*（*Benth.*）Kudo.的干燥地上部分。

生境分布 生长于高山强度风化的碎石滩中或高山草地。分布于西藏、四川、甘肃等高原地区。

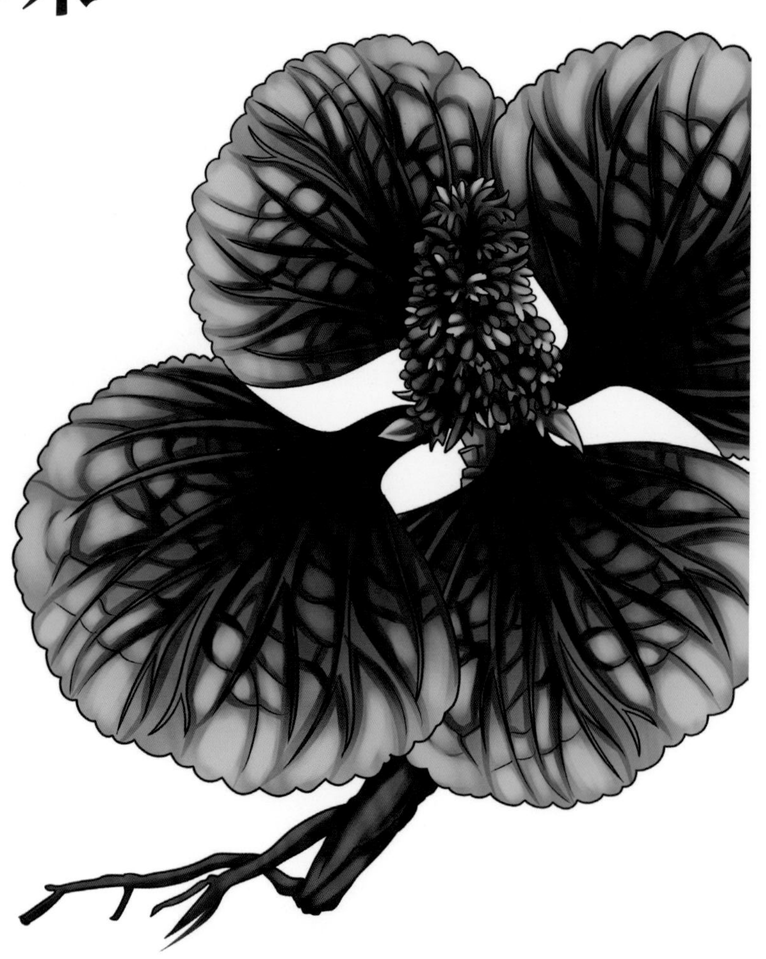

识别特征 多年生矮小草本。根及根茎直立，较粗，横径可达2厘米左右，表面有棱起皱纹。无茎，单叶基生，4枚，辐状两两相对，平展；菱状圆形或肾形，质厚，径6～12厘米，边缘具圆齿，下面网脉多凹陷，密被茸毛，叶柄宽。轮伞花序组成头状或短穗状，长3.5～7厘米；苞片丝状，先端针形；花萼紫绿色，漏斗状，长约8毫米，疏被粗硬毛，具短裂齿，齿端刺状；花冠小，淡红紫色，唇形，上唇盔被短毛；雄蕊4；花柱着生于子房基底，顶端2裂。小坚果卵圆形。花期5～7月。

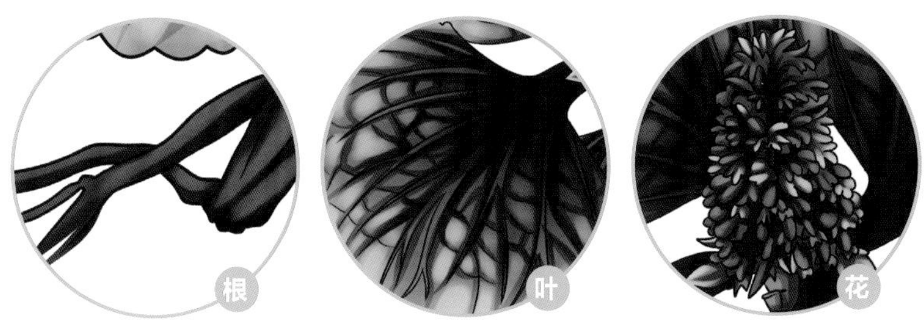

用量用法 2～3克。

精选验方 ①多种外科手术之后的刀口疼痛、筋骨扭伤、风湿痹痛、出血、外伤骨折以及崩漏、牙龈肿痛、痛经、出血等：独一味1000克。粉碎，加水煎1小时，重复操作3次。合并以上煎液，滤过，将滤液浓缩为清膏，干燥，加适量淀粉，制成颗粒，干燥后装入胶囊，制成1000粒即可。每次2粒，每日3次。②风湿痹痛：独一味5克，雷公藤20克，牛膝10克，丹参15克。水煎服。

使用注意 无瘀滞者及孕妇勿服。

采收加工

秋季花果期采割，洗净，晒干。

性味归经

甘、苦，平。归肝经。

功效主治

活血止血，祛风止痛。主治跌打损伤，外伤出血，风湿痹痛，黄水病。

穿心莲

别名　一见喜、榄核莲、苦胆草、四方莲、斩蛇剑、日行千里、圆锥须药草。

来源　本品为爵床科植物穿心莲*Andrographis paniculata*（*Burm. f.*）Nees的干燥地上部分。

生境分布　生长于湿热的丘陵、平原地区。华南、华东、西南地区均有栽培。

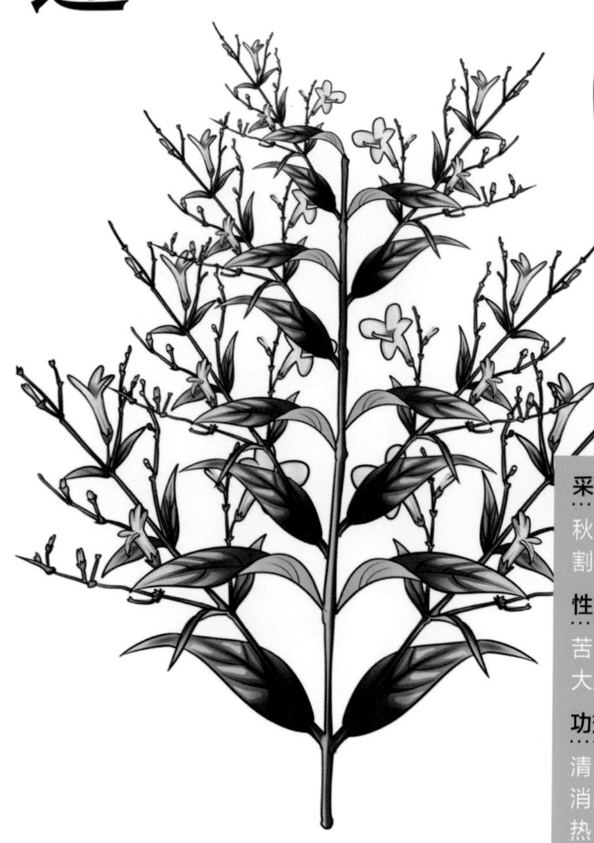

采收加工

秋初茎叶茂盛时采割，晒干。

性味归经

苦，寒。归心、肺、大肠、膀胱经。

功效主治

清热解毒，凉血，消肿。主治感冒发热，咽喉肿痛，口舌生疮，顿咳劳嗽，泄泻痢疾，热淋涩痛，痈肿疮疡，蛇虫咬伤。

识别特征 一年生草本，高40～80厘米。茎方形，多分枝，节呈膝状膨大，茎叶具有苦味。叶对生，纸质，叶片长圆状卵形至披针形，长2～8厘米，宽1～3厘米，先端渐尖，基部楔形，全缘或有浅齿，叶柄短或近于无柄。疏散圆锥花序生于枝顶或叶腋；花冠白色，近唇形，常有淡紫色条纹。蒴果长椭圆形，长约1.5厘米，宽约0.5厘米，成熟时2瓣开裂。种子细小，红色。花期9～10月，果期10～11月。

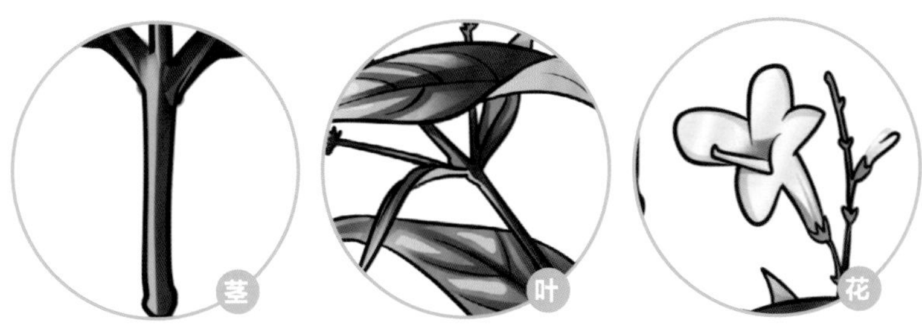

用量用法 6～9克。外用：适量。

精选验方 ①痈疖疔疮：穿心莲15～20克。水煎服。②多种炎症及感染：穿心莲9～15克。水煎服。③上呼吸道感染：穿心莲、车前草各15克。水煎浓缩至30毫升，稍加冰糖，分3次服，每日1剂。④支气管肺炎：穿心莲、十大功劳各15克，陈皮10克。水煎取汁100毫升，分早、晚各服1次，每日1剂。⑤阴囊湿疹：穿心莲干粉20克，纯甘油100毫升。调匀擦患处，每日3～4次。⑥感冒发热、咽喉肿痛：穿心莲400克。水煎取浓汁浓缩成浸膏；另用穿心莲100克，研为极细粉末，与浸膏混匀，制成500粒药丸，每次温开水送服2～4粒，每日3次。⑦肺结核、颈淋巴结核、结核性胸膜炎：穿心莲10克，夏枯草20克。加水600毫升浸泡20分钟后，煎煮25分钟左右，滤渣再煎，混合两次药液，早、晚分服，每日1剂。

使用注意 脾胃虚寒者不宜用。

鸭跖草

别名 鸡舌草、竹叶草、鸭脚草、竹节草。

来源 本品为鸭跖草科植物鸭跖草*Commelina communis* L.的干燥地上部分。

生境分布 生长于田野间。全国各地均有分布。

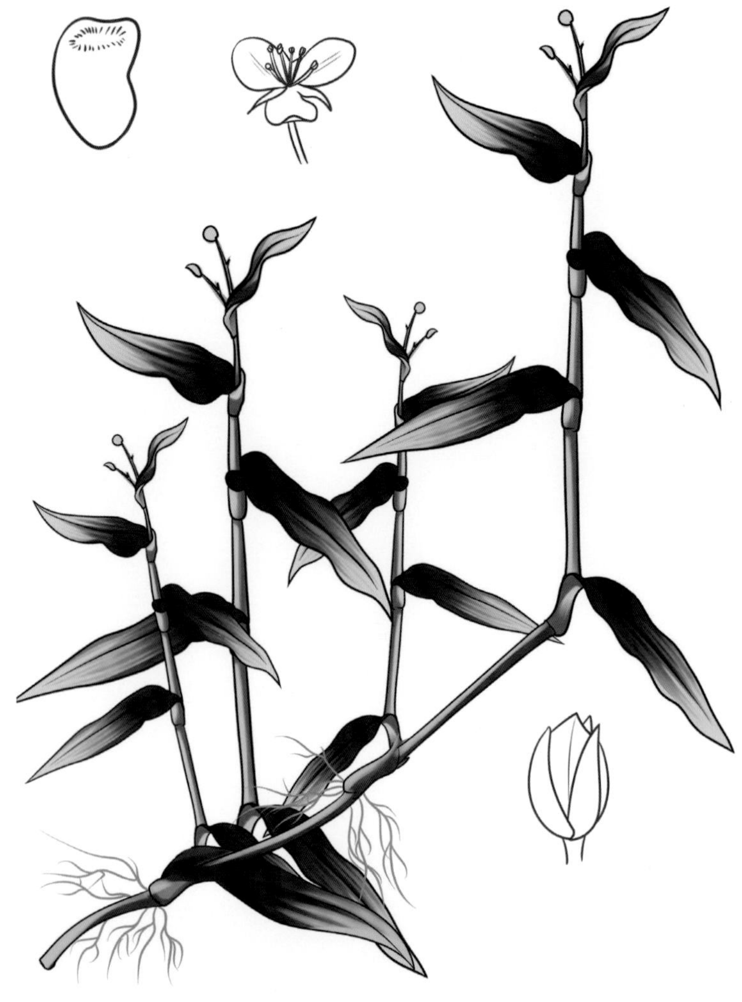

识别特征 一年生草本，高20～60厘米。茎基部匍匐，上部直立，微被毛，下部光滑，节稍膨大，其上生根。单叶互生，披针形或卵状披针形，基部下延成膜质鞘，抱茎，有缘毛；无柄或几无柄。聚伞花序有花1～4朵；总苞心状卵形，长1.2～2厘米，边缘对合折叠，基部不相连，有柄；花瓣深蓝色，有长爪。蒴果椭圆形。种子呈三棱状半圆形，暗褐色，长2～3毫米。花期夏季。

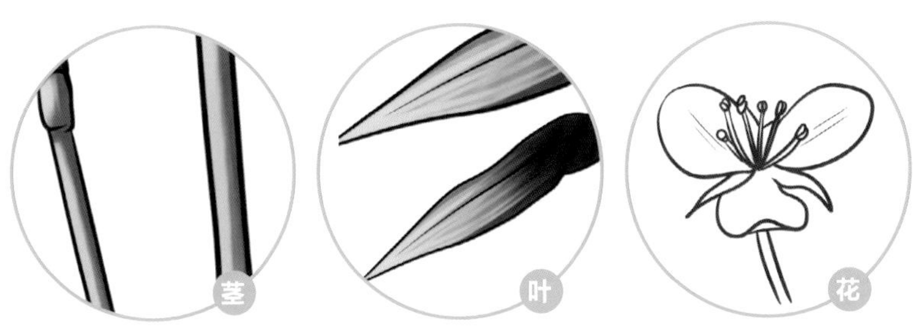

采收加工

夏、秋两季采收，晒干。

性味归经

甘、淡，寒。归肺、胃、小肠经。

功效主治

清热泻火，解毒，利水消肿。主治感冒发热，热病烦渴，咽喉肿痛，水肿尿少，热淋涩痛，痈肿疔毒。

用量用法 15～30克。外用：适量。

精选验方 ①流感性腮腺炎并发脑膜炎：鸭跖草适量。每日60克，水煎服。②感冒：鸭跖草30～60克（鲜草60～120克）。水煎2次分服。③膀胱炎：鸭跖草60克，天胡荽15克，车前草50克。加水煎2次，混合两次煎液，每日1剂，分2次服用，服时加少许白糖。

使用注意 脾胃虚弱者，用量宜少。

益母草

别名 坤草、益母蒿、益母艾、红花艾。

来源 本品为唇形科植物益母草*Leonurus japonicus* Houtt.的新鲜或干燥地上部分。

生境分布 生长于山野荒地、田埂、草地等。全国大部分地区均有分布。

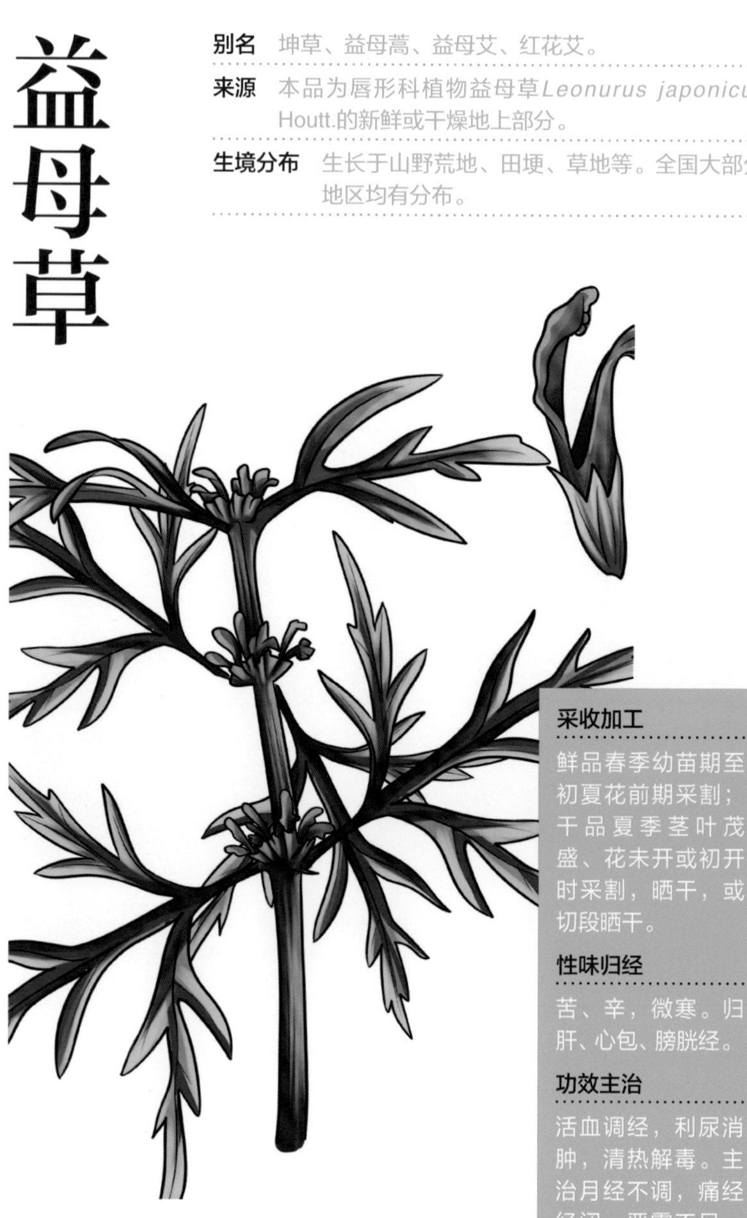

采收加工

鲜品春季幼苗期至初夏花前期采割；干品夏季茎叶茂盛、花未开或初开时采割，晒干，或切段晒干。

性味归经

苦、辛，微寒。归肝、心包、膀胱经。

功效主治

活血调经，利尿消肿，清热解毒。主治月经不调，痛经经闭，恶露不尽，水肿尿少，疮疡肿毒。

识别特征 一年或两年生草本。茎直立，方形，单一或分枝，高60～100厘米，被微毛。叶对生，叶形多种，一年根生叶有长柄，叶片略呈圆形，基部心形；茎中部的叶有短柄，3全裂，裂片近披针形，两侧裂片常再1～2裂，最终裂片近线形，先端渐尖，边缘疏生锯齿或近全缘；最上部的叶不分裂，线形，近无柄，上面绿色，下面浅绿色，两面均被短柔毛。花多数，生于叶腋，呈轮伞状；花萼钟形，花冠唇形，淡红色或紫红色，长9～12毫米，上下唇几等长，上唇长圆形，全缘，下唇3裂，中央裂片较大，倒心脏形，花冠外被长茸毛，尤以上唇为甚；雄蕊4，2强，着生于花冠内面近裂口的下方；子房4裂，花柱与花冠上唇几等长，柱头2裂。小坚果褐色，三棱状，长约2毫米。花期6～8月，果期7～9月。

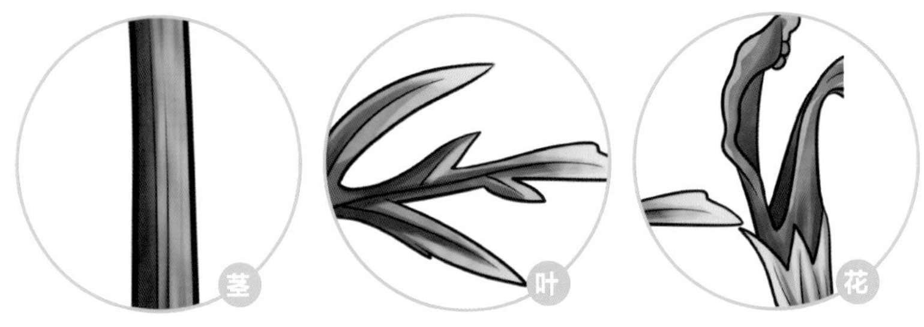

用量用法 9～30克；鲜品12～40克。

精选验方 ①痛经：益母草30克，香附9克。水煎，冲酒服。②闭经：益母草90克，橙子30克，红糖50克。水煎服。③功能失调性子宫出血：益母草50克，香附15克，鸡蛋2个。加水煮熟，再去壳煮10分钟，去药渣，吃蛋饮汤，每日1次。④产后腹痛：益母草50克，生姜30克，大枣20克，红糖15克。水煎服。⑤闭经：益母草、乌豆、红糖、老酒各50克。炖服，连服一周。⑥瘀血块结：益母草50克。水、酒各半煎服。⑦产后血晕、心气绝：益母草适量。研绞汁服。

使用注意 孕妇慎用。

菥蓂

别名 大荠、蔑菥、大蕺、析目、老荠、遏蓝菜、花叶荠。

来源 本品为十字花科植物菥蓂*Thlaspi arvense* L.的干燥地上部分。

生境分布 生长于平地路旁、沟边或村落附近。分布几遍全国，亚洲、欧洲、非洲北部也有分布。

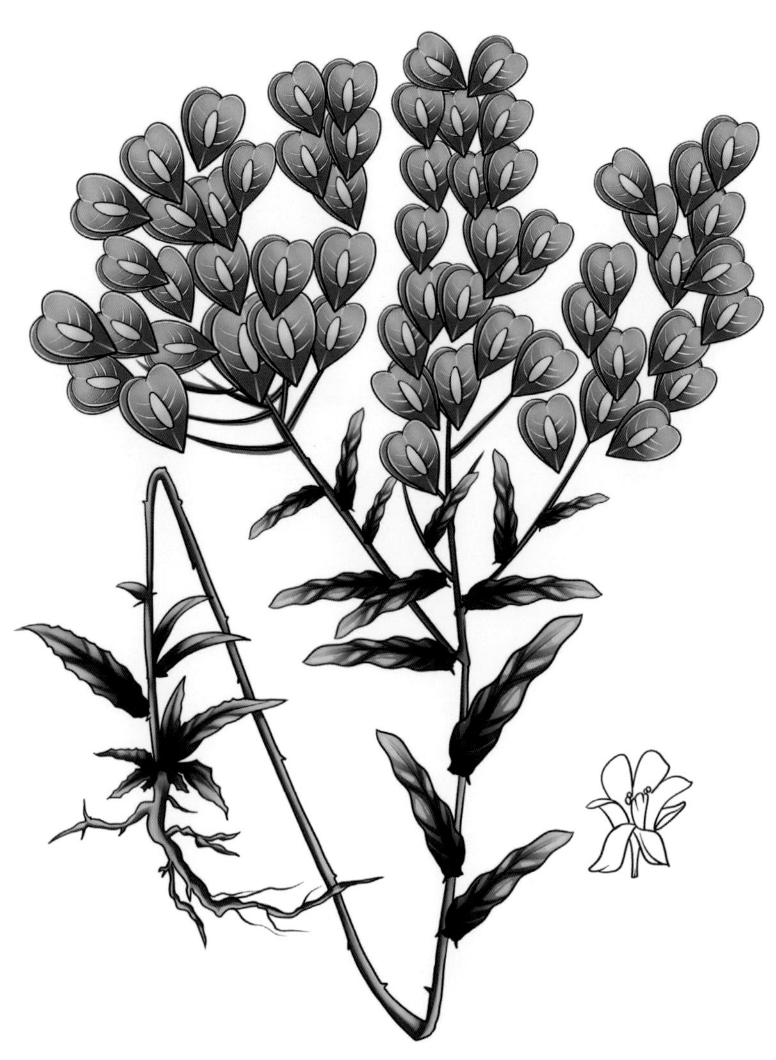

识别特征 一年生草本，高9～60厘米，无毛。茎直立，不分枝或分枝，具棱。基生叶叶柄长1～3厘米，叶片倒卵状长圆形，长3～5厘米，宽1～1.5厘米，先端圆钝或急尖，基部抱茎，两侧箭形，边缘具疏齿。总状花序顶生，花白色，萼片4，直立，卵形，先端圆钝；花瓣长圆状倒卵形，长2～4毫米，先端圆钝或微凹；雄蕊6，分离；雌蕊1，子房2室，柱头头状，近2裂，花柱短或长。短角果近圆形或倒宽卵形，长8～16毫米，扁平，周围有宽翅，先端有深凹缺。种子5～10颗，卵形，长约1.5毫米，稍扁平，棕褐色，表面有颗粒状环纹。花、果期5～7月。

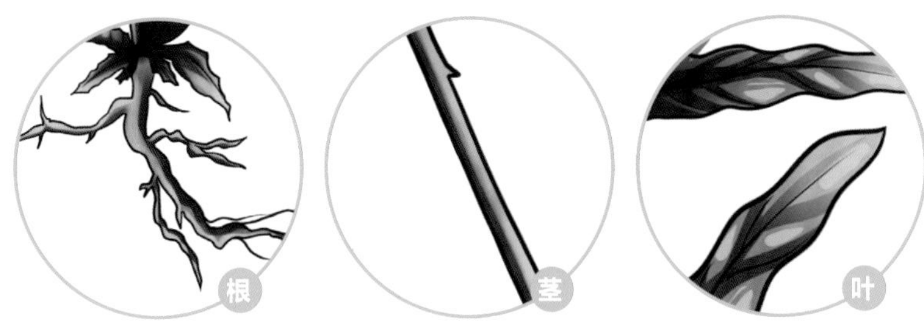

采收加工

夏季果实成熟时采割，除去杂质，干燥。

性味归经

辛，微寒。归肝、胃、大肠经。

功效主治

清肝明目，和中利湿，解毒消肿。主治目赤肿痛，脘腹胀痛，胁痛，肠痈，水肿，带下，疮疖痈肿。

用量用法 9～15克。

精选验方 ①肾炎：菥蓂鲜草30～60克。水煎服。②产后子宫内膜炎：菥蓂干全草15克。水煎调红糖服。③阑尾炎（肠痈）见附（原文）③胬肉：菥蓂适量。捣汁点服。④产后瘀血痛：菥蓂15克。水煎汁冲失笑散（五灵脂、蒲黄）10克服。

使用注意 无。

菊苣

别名 苦苣、苦菜、卡斯尼、明目菜、咖啡草、咖啡萝卜、皱叶苦苣。

来源 本品系维吾尔族习用药材。为菊科植物菊苣*Cichorium intybus* L.等的干燥地上部分或根。

生境分布 生长于滨海荒地、河边、水沟边或山坡。分布于北京、黑龙江、辽宁、山西、陕西、新疆、江西等地。

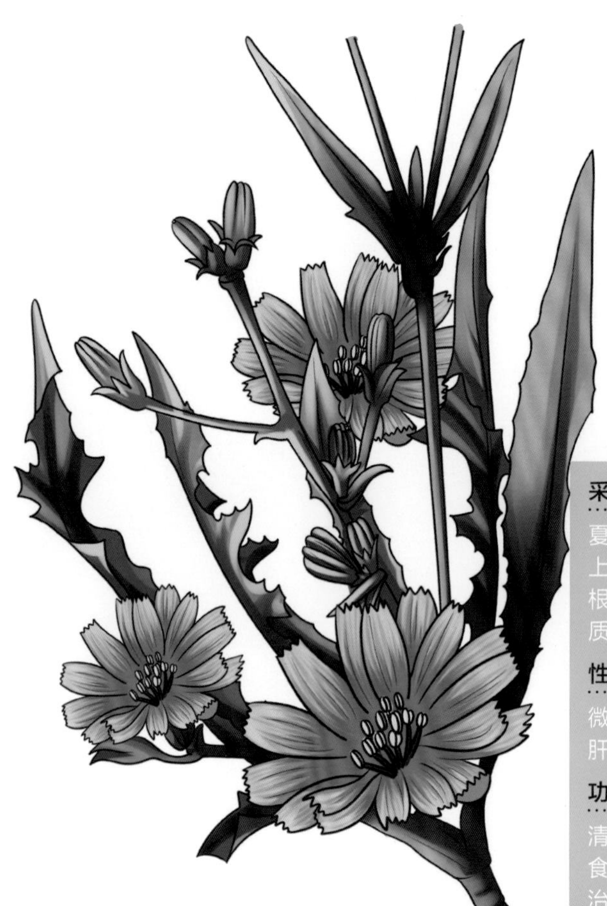

采收加工

夏、秋两季采割地上部分或秋末挖根，除去泥沙和杂质，晒干。

性味归经

微苦、咸，凉。归肝、胆、胃经。

功效主治

清肝利胆，健胃消食，利尿消肿。主治湿热黄疸，胃痛食少，水肿尿少。

识别特征 多年生草本，高40 ~ 100厘米。茎直立，单生，分枝开展或极开展，全部茎枝绿色，有条棱，被极稀疏的长而弯曲的糙毛、刚毛或几无毛。基生叶莲座状，花期生存，倒披针状长椭圆形，包括基部渐狭的叶柄，全长15 ~ 34厘米，宽2 ~ 4厘米，基部渐狭有翼柄，大头状倒向羽状深裂或羽状深裂或不分裂而边缘有稀疏的尖锯齿，侧裂片3 ~ 6对或更多，顶侧裂片较大，向下侧裂片渐小，全部侧裂片镰刀形或不规则镰刀形或三角形。茎生叶少数，较小，卵状倒披针形至披针形，无柄，基部圆形或戟形扩大半抱茎。全部叶质地薄，两面被稀疏的多细胞长节毛，但叶脉及边缘的毛较多。头状花序多数，单生或数个集生于茎顶或枝端，或2 ~ 8个为一组沿花枝排列呈穗状花序。舌状小花蓝色，长约14毫米，有色斑。瘦果倒卵状、椭圆状或倒楔形，外层瘦果压扁，紧贴内层总苞片。花、果期5 ~ 10月。

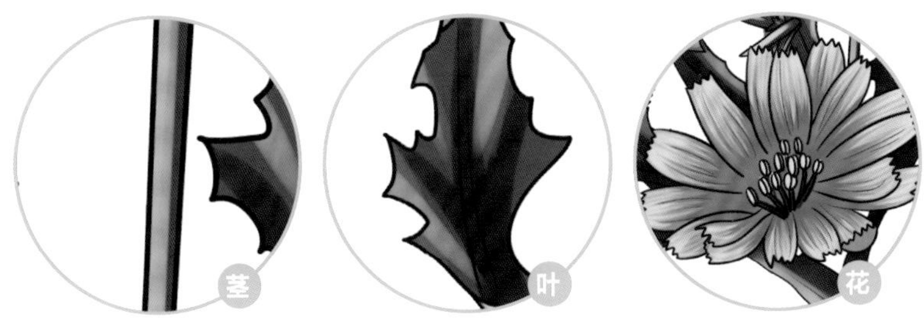

用量用法 9 ~ 18克。

精选验方 ①黄疸型肝炎：菊苣9克。水煎服，并用适量煎水洗身体。②急性肾炎：菊苣、索索葡萄、车前草各9克。水煎服。

使用注意 无。

野马追

别名 白鼓钉、化食草、毛泽兰。

来源 本品为菊科植物轮叶泽兰*Eupatorium lindleyanum* DC.的干燥地上部分。

生境分布 生长于湿润山坡、草地或溪旁。除新疆外中国各地均有分布。

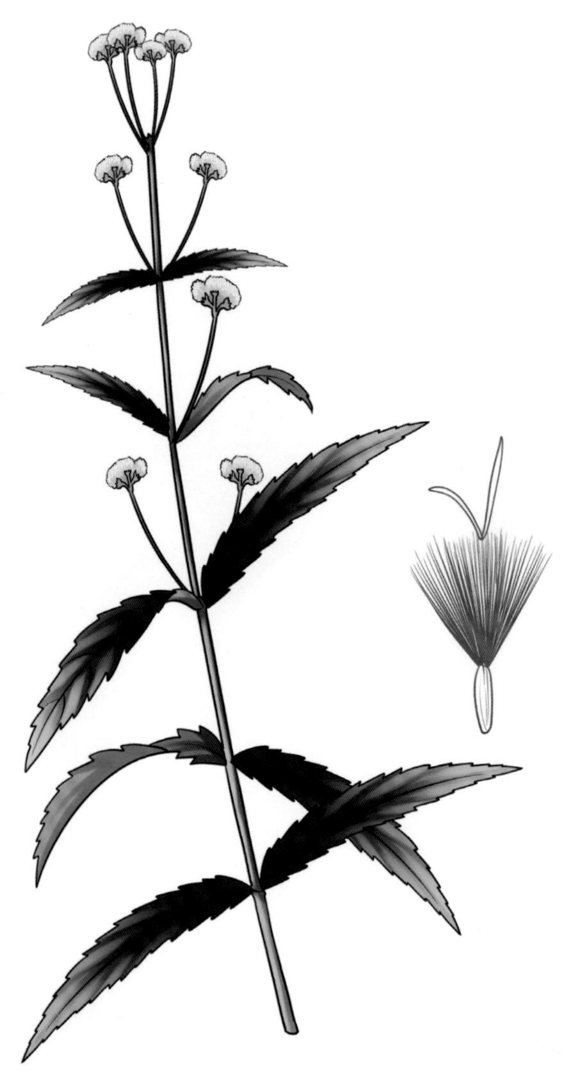

识别特征 多年生草本，高30～150厘米。地下具短根茎，四周丛生须状根，支根纤细，淡黄白色。茎直立，上部分枝，淡褐色或带紫色，散生紫色斑点，被粗毛，幼时尤密。叶对生，无柄或几无柄，叶片条状披针形，长5～12厘米，宽1～2厘米，不裂或基部3裂，边缘有疏锯齿，两面粗糙，无毛，或下面或仅沿脉有细柔毛，但下面有黄色腺点，基出3脉，脉在下面隆起，总苞钟状，总苞片淡绿色或带紫红色，先端急尖；头状花序含5个筒状两性花。瘦果长2～3毫米，有腺点，无毛；冠毛污白色，比花冠筒短。花、果期5～12月。

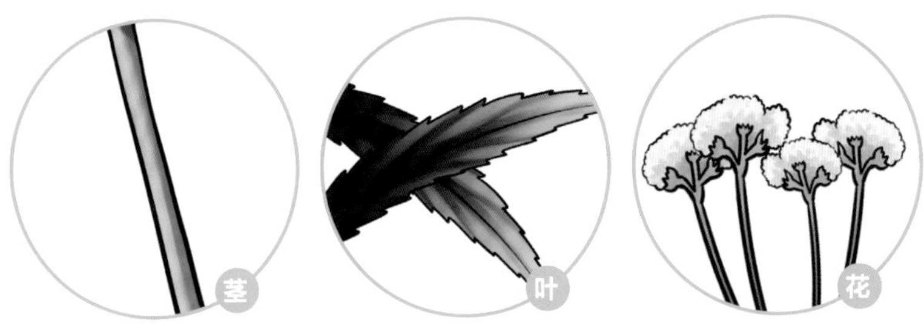

采收加工

秋季花初开时采割，晒干。

性味归经

苦，平。归肺经。

功效主治

化痰止咳平喘。主治痰多咳嗽气喘。

用量用法 30～60克。

精选验方 慢性气管炎：野马追30～60克。水煎服；或配紫苏子、旋覆花及射干、半夏等制成各种制剂，10～14日为1个疗程；或用提取物黄酮类、生物碱类化合物分别压片（每片相当于原药10克），每服2～3片，每日3次。

使用注意 无。

萹蓄

别名 萹竹、竹节草、地萹蓄、萹蓄蓼、大蓄片。

来源 本品为蓼科植物萹蓄*Polygonum aviculare* L.的干燥地上部分。

生境分布 生长于路旁、田野，野生或栽培。全国大部分地区均产，主产于河南、四川、浙江、山东、吉林、河北等地。

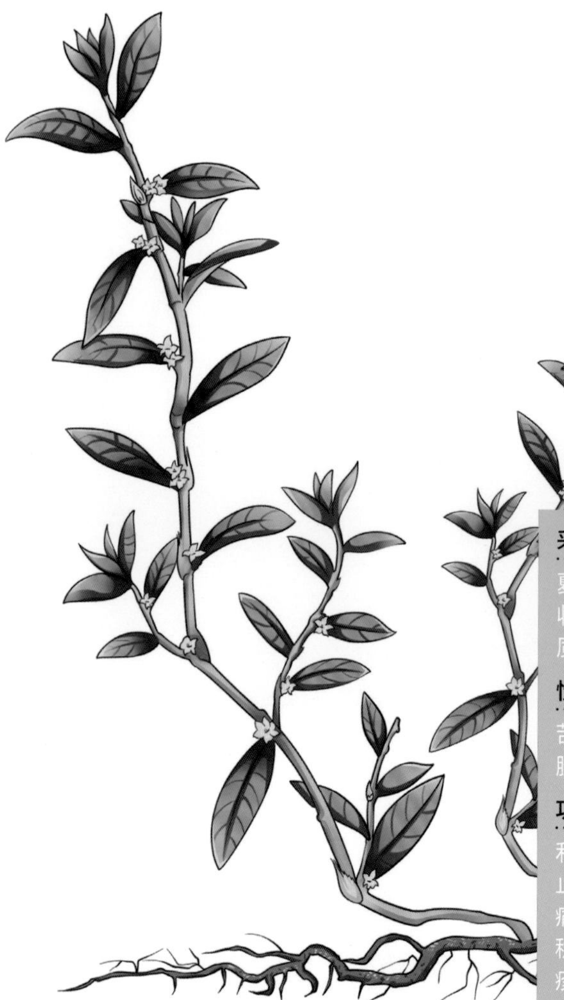

采收加工

夏季叶茂盛时采收，除去根和杂质，晒干。

性味归经

苦，微寒。归膀胱经。

功效主治

利尿通淋，杀虫，止痒。主治热淋涩痛，小便短赤，虫积腹痛，皮肤湿疹，阴痒带下。

识别特征 一年生草本，高15~50厘米。茎匍匐或斜上，基部分枝甚多，具明显的节及纵沟纹；幼枝上微有棱角。叶互生，叶柄短，约2~3毫米，也有近于无柄者；叶片披针形至椭圆形，长5~16毫米，宽1.5~5毫米，先端钝或尖，基部楔形，全缘，绿色，两面无毛；托鞘膜质，抱茎，下部绿色，上部透明无色，具明显脉纹，其上之多数平行脉常伸出成丝状裂片。花6~10朵簇生于叶腋，花梗短，苞片及小苞片均为白色透明膜质；花被绿色，5深裂，具白色边缘，结果后，边缘变为粉红色；雄蕊通常8枚，花丝短；子房长方形，花柱短，柱头3枚。瘦果包围于宿存花被内，仅顶端小部分外露，卵形，具3棱，长2~3毫米，黑褐色，具细纹及小点。花期6~8月，果期9~10月。

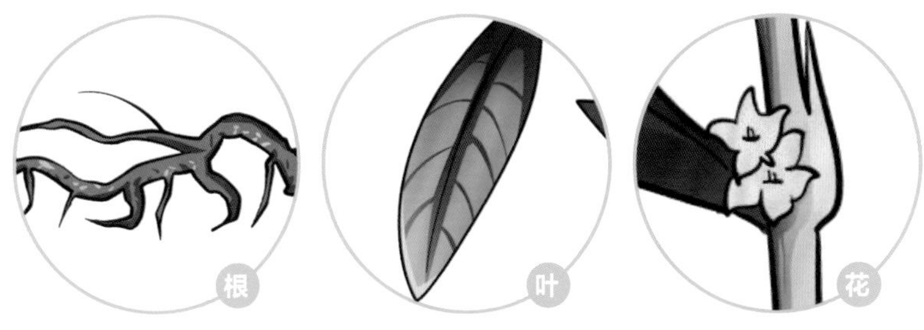

用量用法 9~15克。外用：适量，煎洗患处。

精选验方 ①泌尿系统感染、尿频、尿急：萹蓄、瞿麦各25克，大黄20克，滑石50克，木通、山栀子、车前子、甘草各15克，灯心草5克。水煎服，孕妇忌服。②输尿管结石伴肾盂积水：萹蓄、生地黄各25克，补骨脂、杜仲、川续断、泽泻、丹参、海金沙各15克，滑石50克。水煎服；如有感染另加金银花、虎杖各25克。③热黄：萹蓄适量。取汁顿服1000毫升，多年者再服。④蛔虫心痛、面青、口中沫出：萹蓄300克。细锉，水煎去滓，浓煎如饴，空腹服。

使用注意 脾虚者慎用。

蓍草

别名 蓍、蜈蚣草、乱头发、羽衣草、一枝蒿、飞天蜈蚣。

来源 本品为菊科植物蓍*Achillea alpina* L.的干燥地上部分。

生境分布 生长于向阳山坡草地、林缘、路旁及灌木丛间。分布于东北、华北及宁夏、甘肃、河南等地。各地广泛栽培。

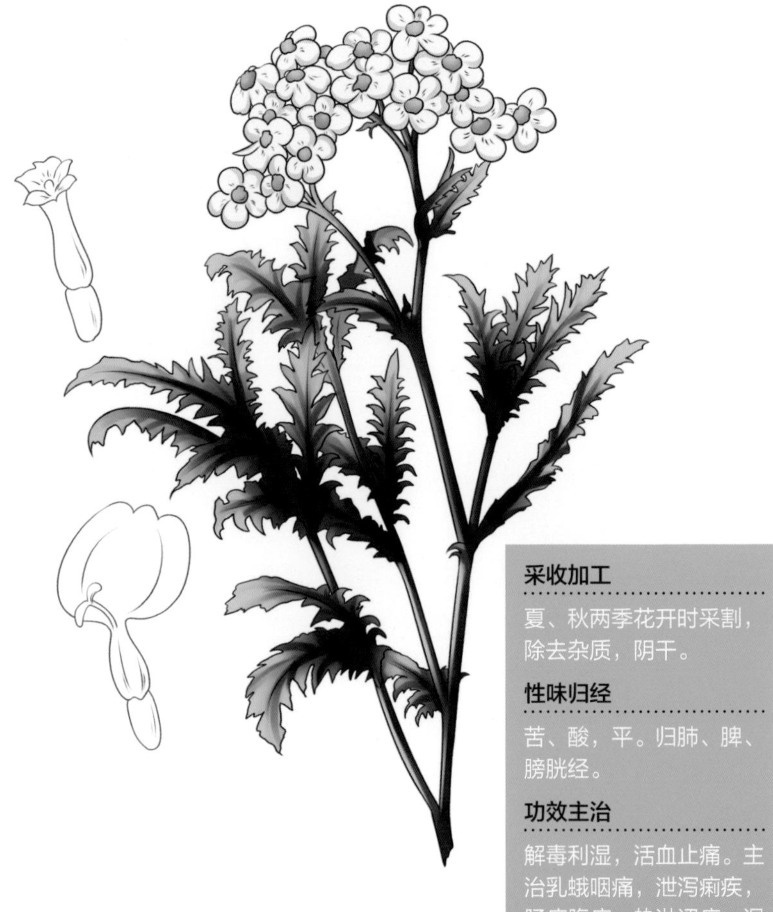

采收加工

夏、秋两季花开时采割，除去杂质，阴干。

性味归经

苦、酸，平。归肺、脾、膀胱经。

功效主治

解毒利湿，活血止痛。主治乳蛾咽痛，泄泻痢疾，肠痈腹痛，热淋涩痛，湿热带下，蛇虫咬伤。

识别特征 多年生草本，高50 ~ 100厘米。具短根状茎。茎直立，有棱条，上部有分枝。叶互生，无柄，叶片长线状披针形，长6 ~ 10厘米，宽7 ~ 15毫米，栉齿状羽状深裂或浅裂，裂片线形，排列稀疏，半抱茎，两面生长柔毛，下面毛密生，有腺点或几无腺点，下部叶花期常枯萎，上部叶渐小。头状花序多数，花径5 ~ 6毫米，集生成伞房状；总苞钟状，总苞片卵形，3层，覆瓦状排列，绿色，草质，有中肋，边缘膜质，疏生长柔毛；边缘舌状花，雌性，5 ~ 11朵，白色，花冠长圆形，先端3浅裂；中心管状花，两性，白色，花药黄色，伸出花冠外面。瘦果扁平，宽倒披针形，有淡色边肋。花期7 ~ 9月，果期9 ~ 10月。

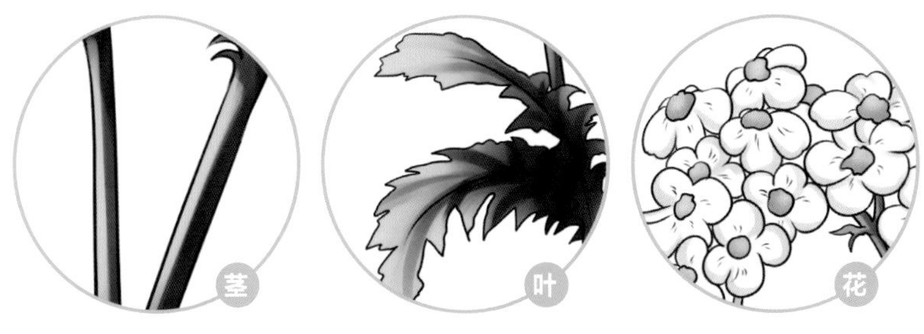

用量用法 15 ~ 45克，必要时每日服2剂。

精选验方 ①蝮蛇咬伤：鲜蓍草60 ~ 120克。捣烂药渣敷于伤口周围，分2次服；或干草30 ~ 60克煎服。捣汁冲服，重症逐日可服2剂。②外伤肿胀疼痛：蓍草、法半夏、白芷各适量。研细末，开水吞服。③跌打损伤、风湿疼痛：蓍草、红牛膝、排风藤各适量。泡酒服用。④痔疮出血、痛经、外伤出血：蓍草9克，紫参6克。水煎服。

使用注意 孕妇慎服。

墨旱莲

别名 旱莲草、黑墨草、野葵花、烂脚草。

来源 本品为菊科植物鳢肠*Eclipta prostrata* L.的干燥地上部分。

生境分布 生长于路边草丛、沟边、湿地或田间。全国大部分地区均有分布。

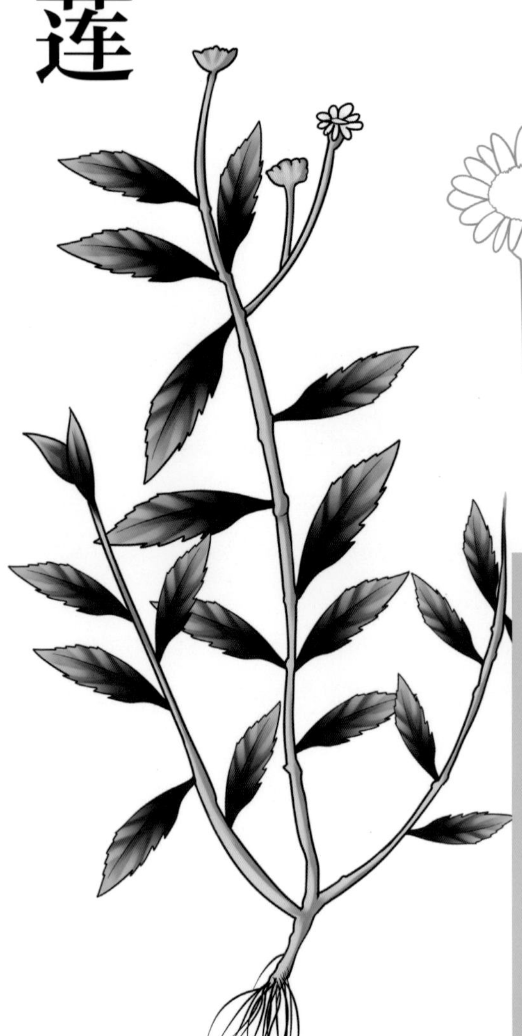

采收加工

花开时采割，晒干。

性味归经

甘、酸，寒。归肝、肾经。

功效主治

滋补肝肾，凉血止血。主治肝肾阴虚，牙齿松动，须发早白，眩晕耳鸣，腰膝酸软，阴虚血热所致的吐血、衄血、尿血，血痢，崩漏下血，外伤出血。

识别特征 一年生草本，高10～60厘米，全株被白色粗毛，折断后流出的汁液数分钟后即呈蓝黑色。茎直立或倾状，绿色或红褐色。叶互生，椭圆状披针形或线状披针形，全缘或有细齿，基部渐狭，无柄或有短柄。头状花序腋生或顶生，绿色，长椭圆形。舌状花的瘦果扁四棱形，管状花的瘦果三棱形，均为黑褐色，有瘤状凸起。花期7～9月，果期9～10月。

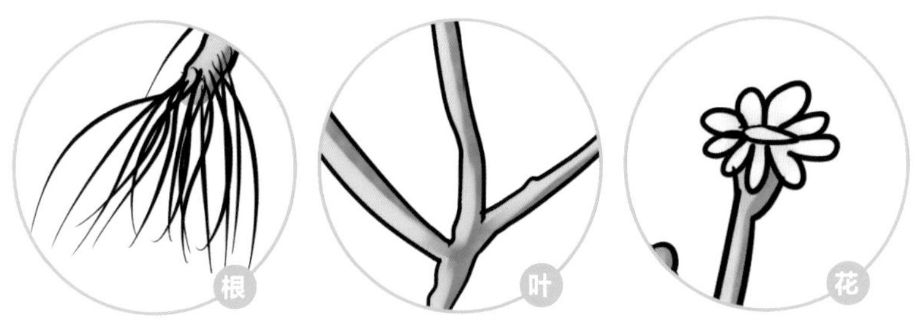

用量用法 6～12克。

精选验方 ①斑秃：鲜墨旱莲适量。捣汁，外涂患处，每日3～5次。②贫血：墨旱莲30～40克。水煎服，每日1剂；或煎汤代茶饮。③脱发：墨旱莲18克，白菊花、生地黄各30克。加水煎汤，去渣取汁，代茶饮，每日2次。④肺结核咯血：鲜墨旱莲20克，侧柏叶25克，鲜仙鹤草50克。水煎服。⑤黄褐斑：墨旱莲15～30克，豨莶草、谷精草各10～15克，夏枯草6～15克，益母草10～30克，紫草6～12克。随症加减，每日1剂。⑥头屑：墨旱莲、蔓荆子、侧柏叶、川芎、桑白皮、细辛各50克，菊花100克。水煎去渣滓后洗发。⑦阴虚之经期延长：墨旱莲、茜草各30克，大枣10枚。水煎取药汁，代茶饮。⑧尿血（非器质性疾病引起的）：墨旱莲、白茅根各30克，炒蒲黄15克。水煎服。

使用注意 脾胃虚寒、大便泄泻者不宜服；肾气虚寒者也不宜服。

薄荷

别名 苏薄荷、水薄荷、仁丹草、蕃荷菜、鱼香草。

来源 本品为唇形科植物薄荷*Mentha haplocalyx* Briq.的干燥地上部分。

生境分布 生长于河旁、山野湿地。全国各地均产，以江苏、浙江、江西为主产区，其中尤以江苏产者为佳。

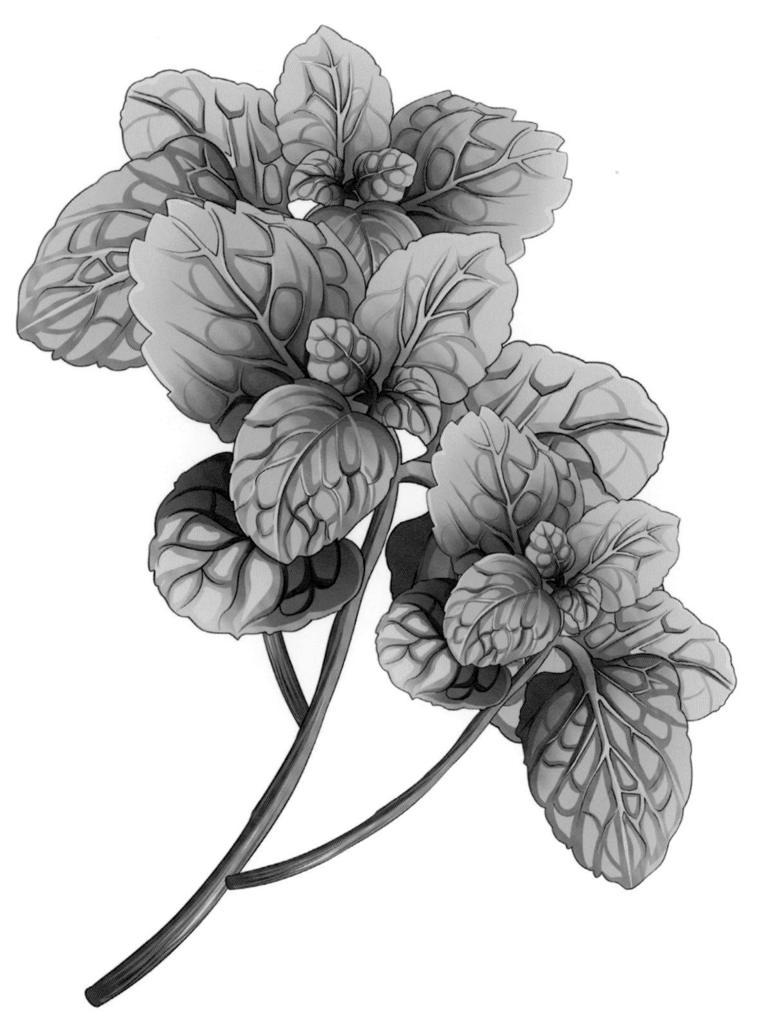

识别特征 多年生草本，高10～80厘米，茎方形，被逆生的长柔毛及腺点。单叶对生，叶片短圆状披针形，长3～7厘米，宽0.8～3厘米，两面有疏柔毛及黄色腺点，叶柄长2～15毫米。轮伞花序腋生，萼钟形，外被白色柔毛及腺点，花冠淡黄色。小坚果卵圆形，黄褐色。花期8～10月，果期9～11月。

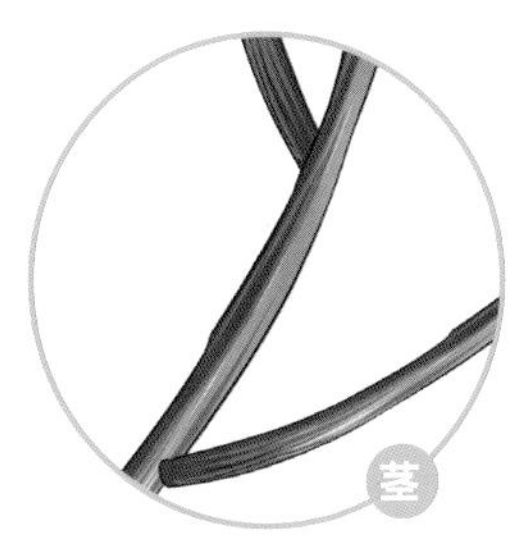

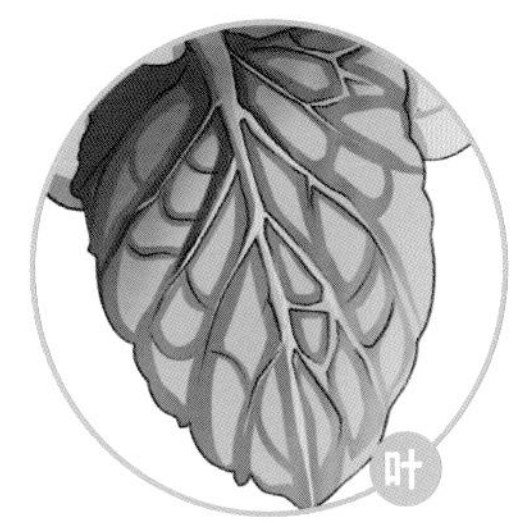

用量用法 3～6克，后下。

精选验方 ①皮肤瘙痒：薄荷、荆芥各6克，蝉蜕5克，白蒺藜10克。水煎服。②慢性鼻炎、鼻窦炎：薄荷1.25克，苍耳子20克，辛夷、白芷各15克，葱白3根，茶叶少许。水煎服。③慢性鼻炎：薄荷、辛夷各15克，炒苍耳子7.5克，白芷30克。共为细末，每次服6克，饭前用葱汤或凉开水送服。④风气瘙痒：薄荷、蝉蜕各适量。研为末，每温酒调服5克。⑤血痢：薄荷叶适量。煎汤单服。⑥衄血不止：薄荷汁适量。滴之；或以干者水煮，绵裹塞鼻。

使用注意 本品芳香辛散，发汗耗气，故体虚多汗者不宜使用。

采收加工

夏、秋两季茎叶茂盛或花开至三轮时，选晴天，分次采割，晒干或阴干。

性味归经

辛，凉。归肺、肝经。

功效主治

疏散风热，清利头目，利咽，透疹，疏肝行气。主治风热感冒，风温初起，头痛，目赤，喉痹，口疮，风疹，麻疹，胸胁胀闷。

瞿麦

别名 大兰、野麦、巨句麦、山瞿麦、石竹子花、洛阳花、十样景花。

来源 本品为石竹科植物瞿麦*Dianthus superbus* L.等的干燥地上部分。

生境分布 生长于山坡、田野、林下。主产于河北、四川、湖北、湖南、浙江、江苏等地。

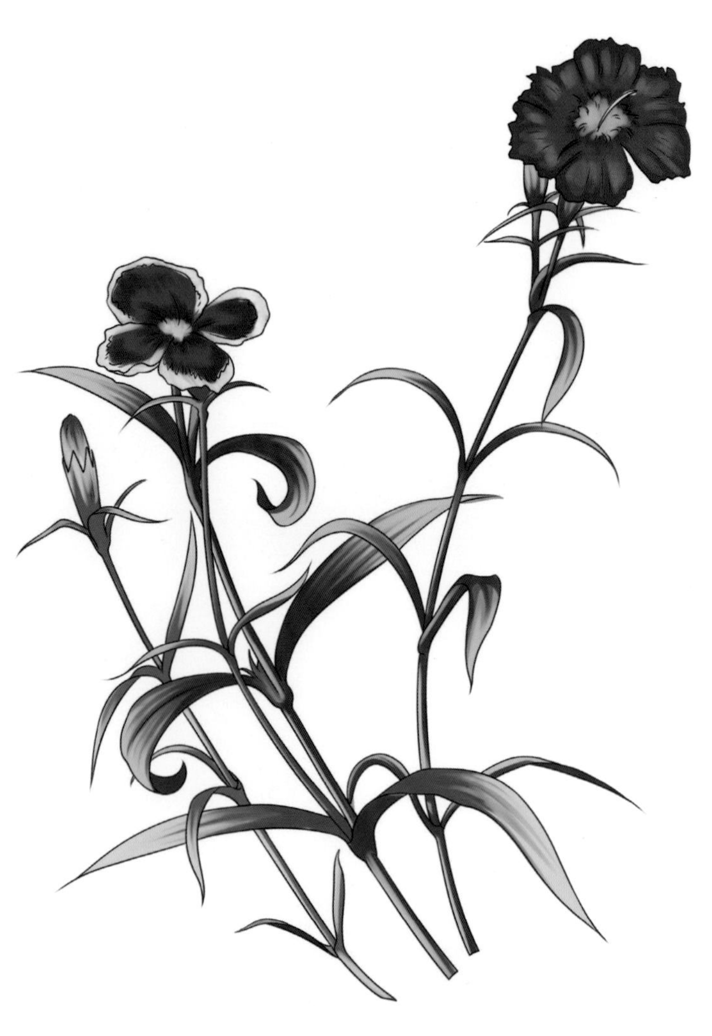

识别特征 多年生草本，最高可达1米。茎丛生，直立，无毛，上部2歧分枝，节明显。叶互生，线形或线状披针形，先端渐尖，基部成短鞘状抱茎，全缘，两面均无毛。花单生或数朵集成稀疏歧式分枝的圆锥花序；花梗长约4厘米，花瓣淡红色、白色或淡紫红色，先端深裂成细线条，基部有须毛。蒴果长圆形，与宿萼近等长。花期8～9月，果期9～11月。

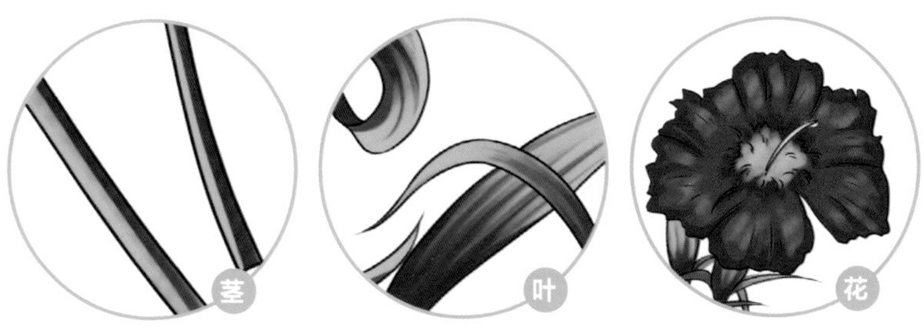

采收加工

夏、秋两季花果期采收，除去杂质，干燥。

性味归经

苦，寒。归心、小肠经。

功效主治

利尿通淋，活血通经。主治热淋，血淋，石淋，小便不通，淋沥涩痛，经闭瘀阻。

用量用法 9～15克。

精选验方 ①泌尿系感染：瞿麦、萹蓄各20克，蒲公英50克，黄柏15克，灯心草5克。水煎服。②食管癌、直肠癌：鲜瞿麦根50～100克（干根40～50克）。将鲜根用米泔水洗净，煎水分2次服。③食管癌、直肠癌：瞿麦根适量。晒干，研末，撒于直肠癌肿瘤创面。④目赤肿痛、浸淫等：瞿麦适量。炒黄为末，以鹅涎调涂眦头；或捣汁涂之。

使用注意 孕妇慎用。

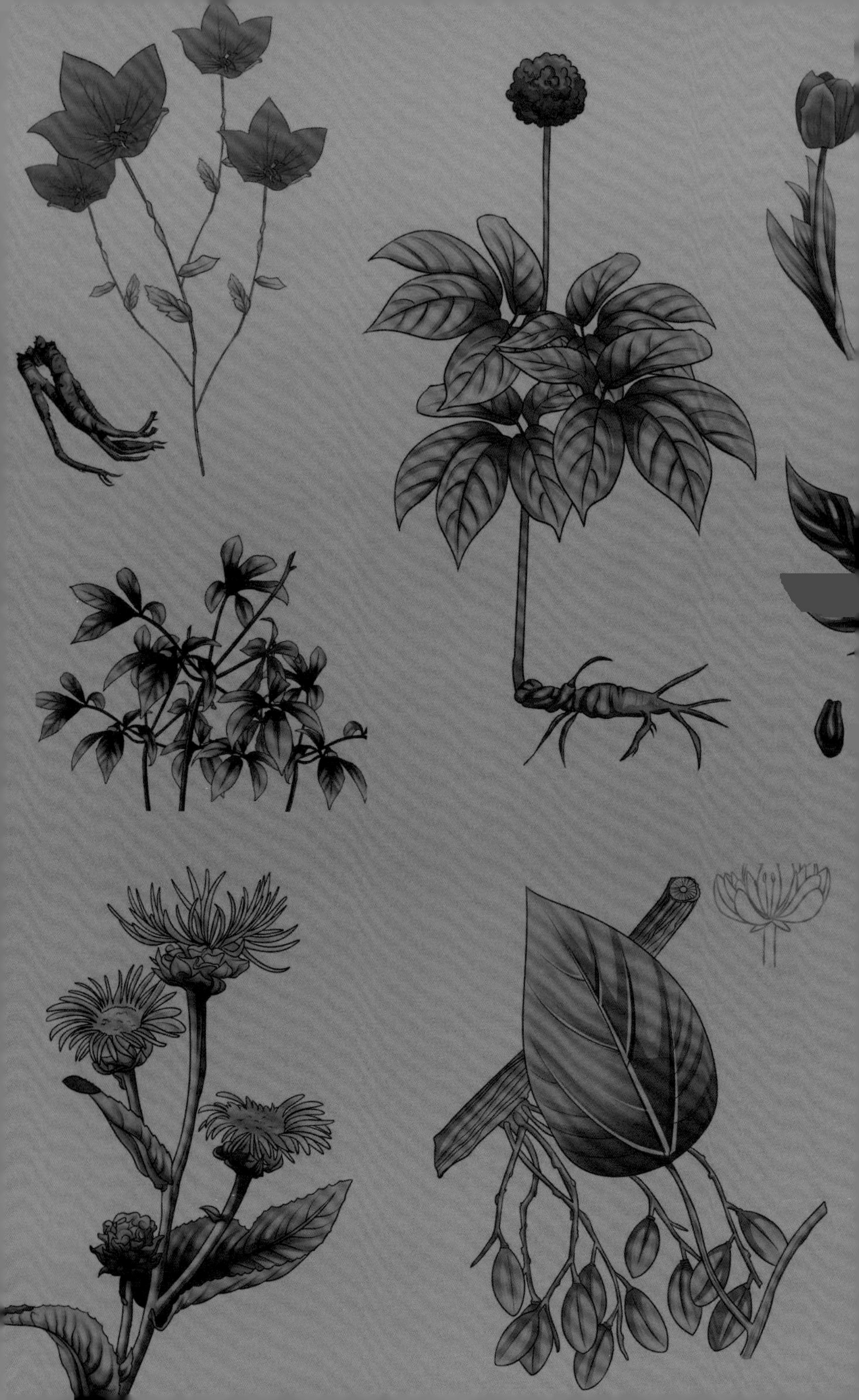

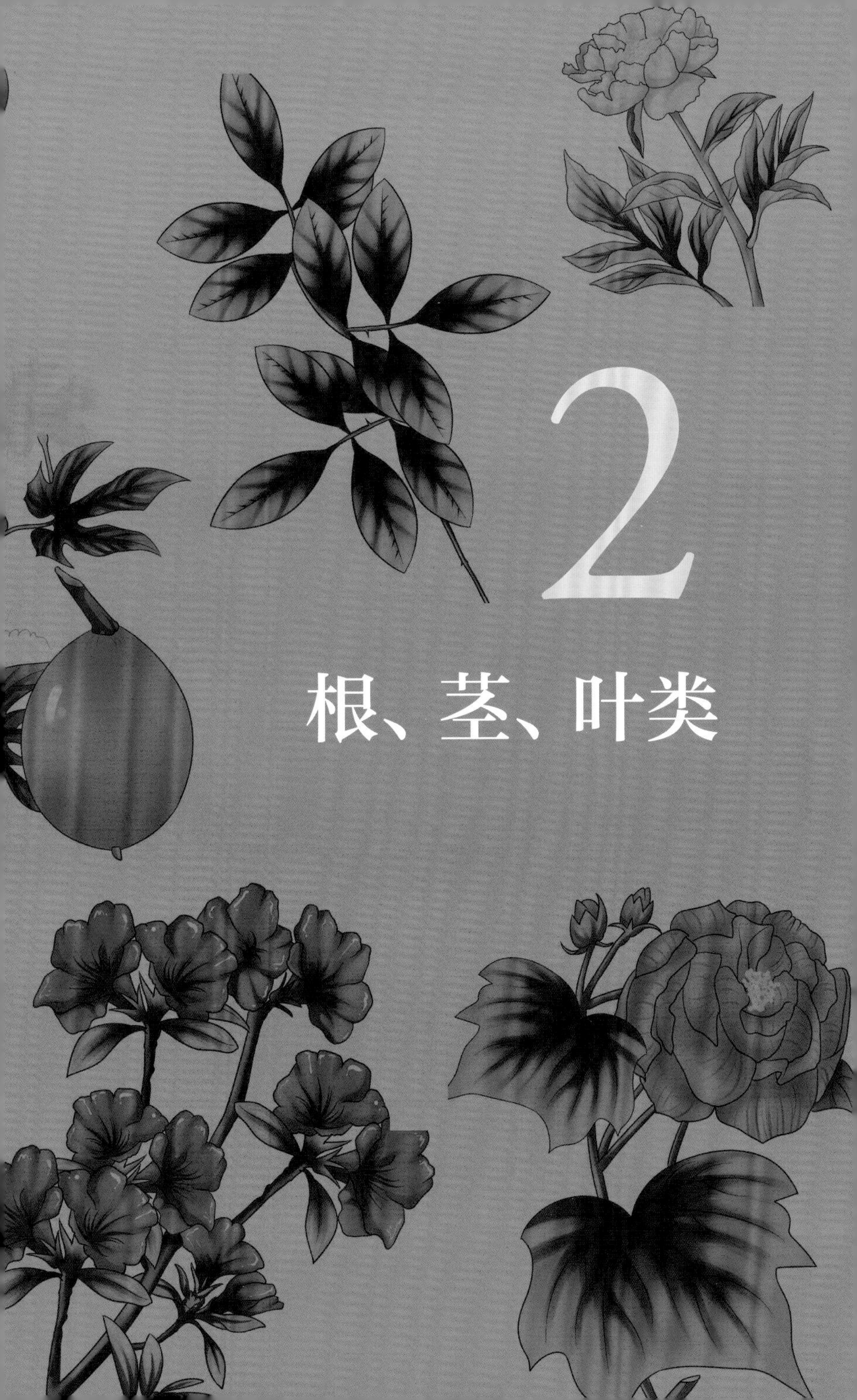

2

根、茎、叶类

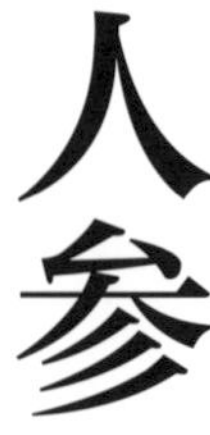

人参

别名 山参、元参、人衔、鬼盖、生晒参、别直参、白糖参。

来源 本品为五加科植物人参*Panax ginseng* C.A.Mey.的干燥根和根茎。

生境分布 生长于昼夜温差小的海拔500～1100米的山地缓坡或斜坡地的针阔混交林或杂木林中。主产于吉林、辽宁、黑龙江。以吉林抚松县产量最大，质量最好，称吉林参。野生者名“山参”；栽培者称“园参”。

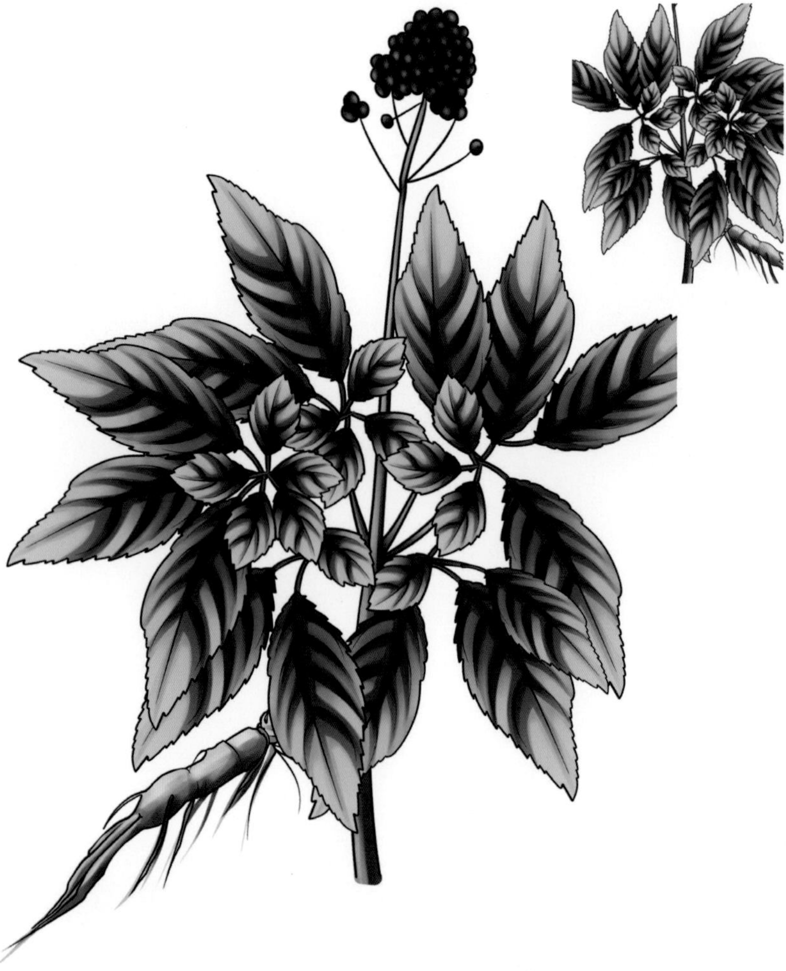

识别特征 多年生草本，根状茎（芦头）短，上有茎痕（芦碗）和芽苞；茎单生，直立，高40～60厘米。叶为掌状复叶，2～6枚轮生茎顶，小叶3～5，中部的1片最大，卵形或椭圆形，基部楔形，先端渐尖，边缘有细尖锯齿，上面沿中脉疏被刚毛。伞形花序顶生，花小，花萼钟形；花瓣淡黄绿色。浆果状核果扁球形或肾形，成熟时鲜红色，扁圆形，黄白色。通常3年开花，5～6年结果，花期5～6月，果期6～9月。

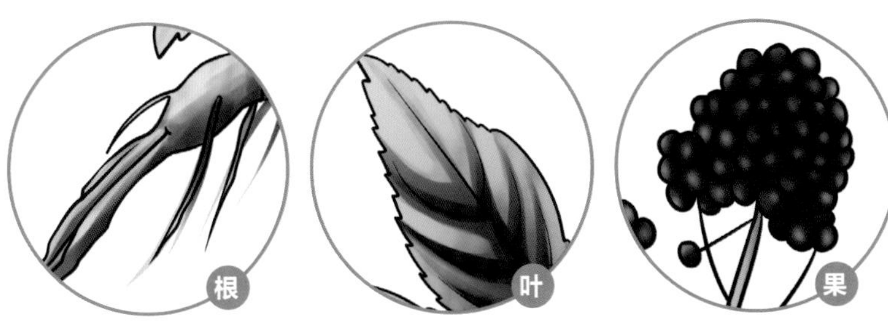

用量用法 3～9克，另煎兑服；也可研粉吞服，每次2克，每日2次。

精选验方 ①大失血或一切急慢性疾病引起的虚脱、面色苍白、大汗肢冷、呼吸微弱：人参25～50克。水煎服；或加制附子2～20克，水煎服。②气阴两伤、口渴多汗、气短喘促：人参、五味子各5克，麦冬15克。水煎服。③霍乱心烦躁：人参25克（去芦头），桂心1克（末）。水约200毫升煎至140毫升，去滓，分2次温服。

使用注意 不宜与藜芦、五灵脂同用。

采收加工

多于秋季采挖，洗净后晒干或烘干。栽培的俗称“园参”；在山林野生状态下自然生长的称“林下山参”，习称“籽海”。

性味归经

甘、微苦，微温。归脾、肺、心、肾经。

功效主治

大补元气，复脉固脱，补脾益肺，生津养血，安神益智。主治体虚欲脱，肢冷脉微，脾虚食少，肺虚喘咳，津伤口渴，内热消渴，气血亏虚，惊悸失眠，阳痿宫冷。

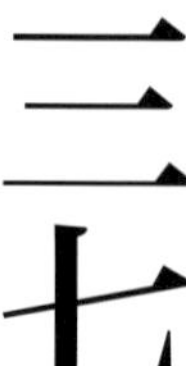

三七

别名 田七、出漆、金不换、参三七、铜皮铁骨。

来源 本品为五加科植物三七*Panax notoginseng*（*Burk.*）*F.H.Chen*的干燥根和根茎。

生境分布 生长于山坡丛林下。主产云南、广西等地。

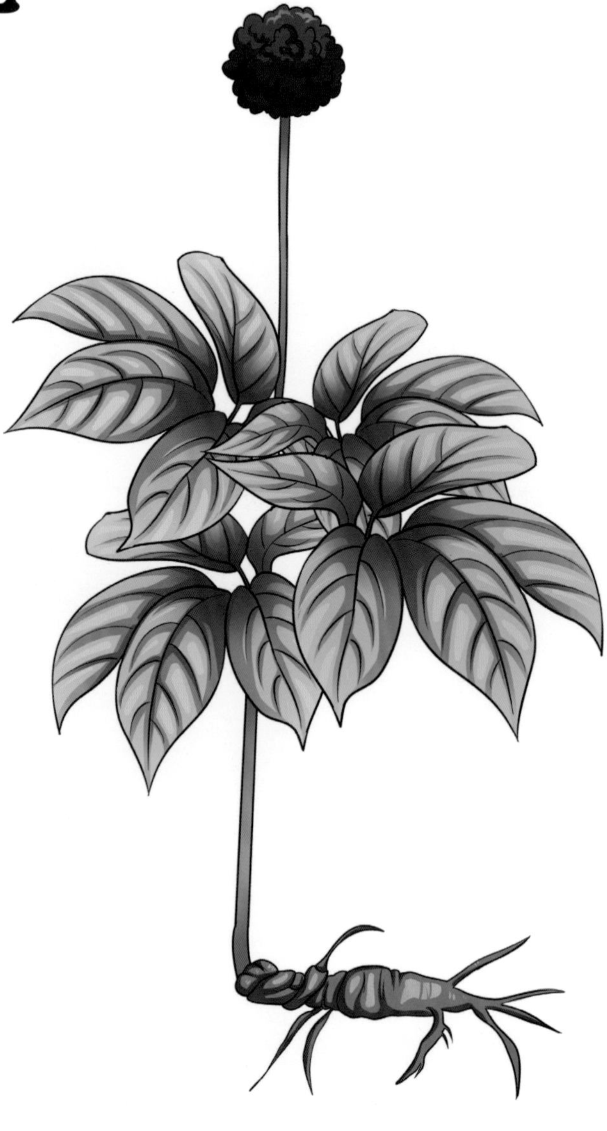

识别特征 多年生草本，高达60厘米。根茎短，茎直立，光滑无毛。掌状复叶，具长柄，3～4片轮生于茎顶；小叶3～7，椭圆形或长圆状倒卵形，边缘有细锯齿。伞形花序顶生，花序梗从茎顶中央抽出，花小，黄绿色。核果浆果状，近肾形，熟时红色。花期6～8月，果期8～10月。

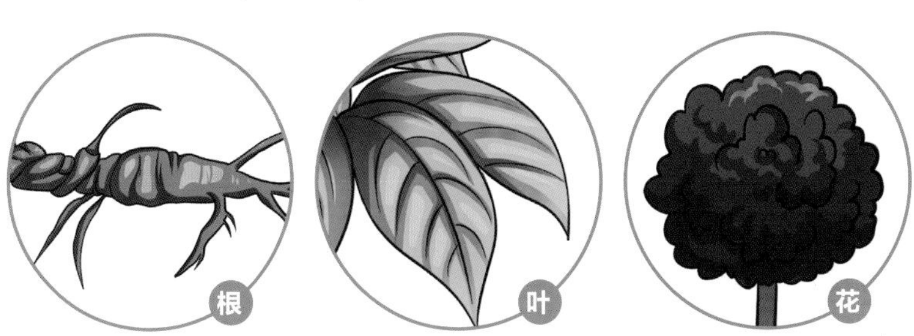

用量用法 3～9克；研粉吞服，每次1～3克。外用：适量。

精选验方 ①咯血：三七粉0.5～1克。每日2～3次。②外伤出血：三七适量。研极细末外敷，加压包扎。③胃寒胃痛：三七10克，玄胡5克，干姜3克。水煎代茶饮。④慢性前列腺炎、阴部刺痛：三七粉3克。水煎服，每日2次。⑤肺、胃出血：三七3克。研细末，淡盐汤或温开水送服。⑥吐血：三七3克。嚼烂，米汤送服。⑦大肠下血：三七适量。研末，同淡白酒调3～6克服。⑧心绞痛：三七粉适量。每次口服0.45克，每日3次，重症加倍。⑨赤痢血痢：三七9克。研末，米泔水调服。⑩跌打损伤：三七末9克，热黄酒90毫升。用温开水，热黄酒睡时吞服，重则每日2次，轻则1次。

使用注意 孕妇慎用。

采收加工

秋季开花前采挖，洗净，分开主根、支根及根茎，干燥。支根习称“筋条”，茎基习称“剪口”。

性味归经

甘、微苦，温。归肝、胃经。

功效主治

散瘀止血，消肿定痛。主治咯血，吐血，衄血，便血，妇人崩漏，胸腹刺痛，外伤出血，跌仆肿痛。

三棱

别名 芩根、芩草、京三棱、红蒲根、光三棱、黑三棱、三棱草。

来源 本品为黑三棱科植物黑三棱*Sparganium stoloniferum* Buch.-Ham.的干燥块茎。

生境分布 生长于池沼或水沟等处。主要分布于河北、辽宁、江西、江苏等地。

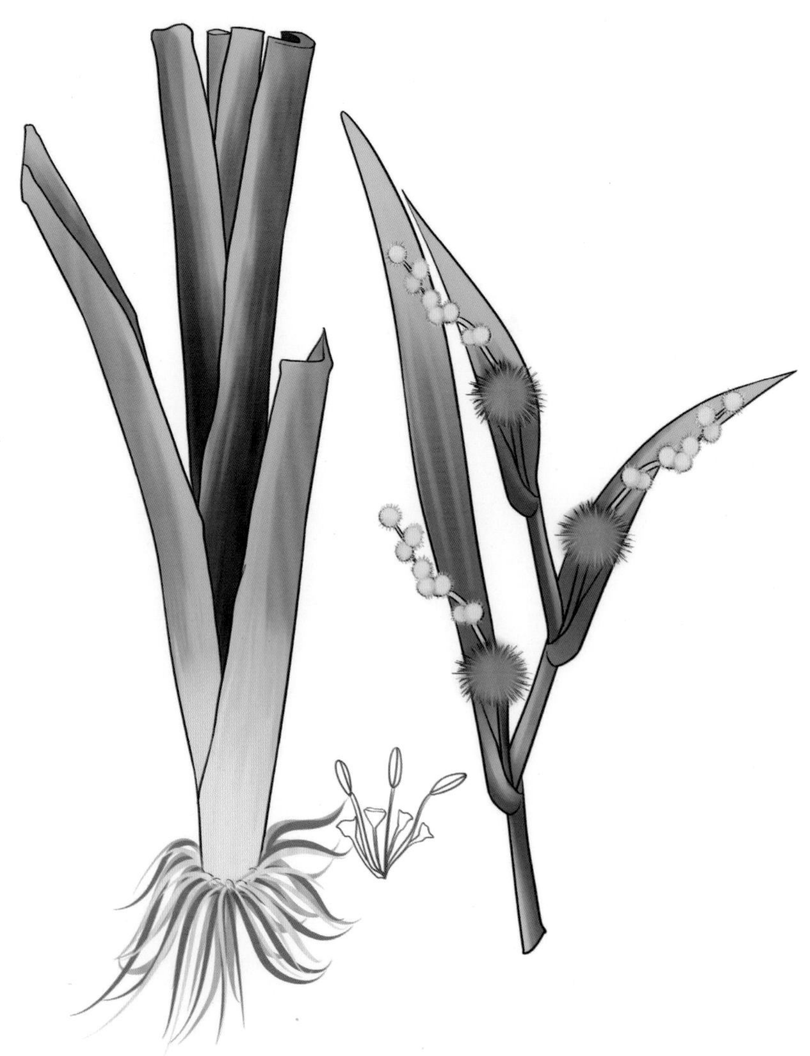

识别特征 多年生草本。根茎横走，下生粗而短的块茎。茎直立，圆柱形，光滑，高50～100厘米。叶丛生，2列；叶片线形，长60～95厘米，宽约2厘米，叶背具1条纵棱，先端钝尖，基部抱茎。花茎由叶丛抽出，单一，有时分枝；花单性，集成头状花序，有叶状苞片；雄花序位于雌花序的上部，直径约10毫米，通常2～10个；雌花序直径12毫米以上，通常1～3个；雄花花被3～4，倒披针形；雄蕊3；雌花有雌蕊1，罕为2，子房纺锤形，柱头长3～4毫米，丝状。果呈核果状，倒卵状圆锥形，长6～10毫米，径4～8毫米，先端有锐尖头，花被宿存。花期6～7月，果期7～8月。

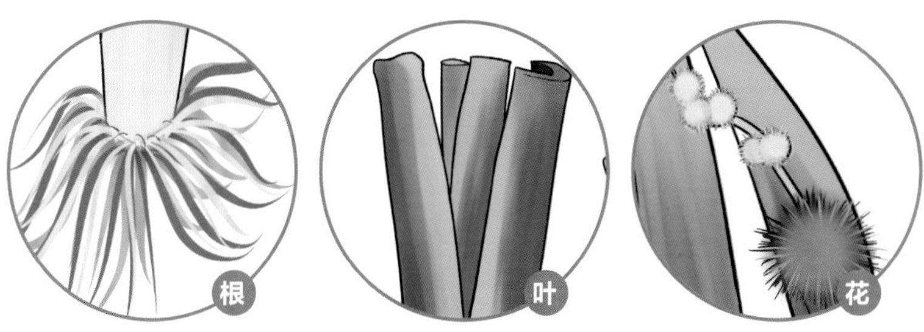

采收加工

冬季至次年春采挖，洗净泥土，削去外皮，晒干。

性味归经

辛、苦，平。归肝、脾经。

功效主治

破血行气，消积止痛。主治癥瘕痞块，胸痹心痛，痛经，瘀血经闭，食积胀痛。

用量用法 5～10克。

精选验方 ①食积腹胀：三棱、莱菔子各9克。水煎服。②反胃恶心、药食不下：三棱（炮）50克，生丁香1.5克。共研为末，每服5克，开水送下。

使用注意 孕妇禁用；不宜与芒硝、玄明粉同用。

三颗针

别名 小檗、刺黄连、土黄连。

来源 本品为小檗科植物拟獠猪刺*Berberis soulieana* Schneid.等同属数种植物的干燥根。

生境分布 生长于海拔1000～2000米的向阳山坡、荒地、路旁及山地灌木丛中。分布于湖北、四川、贵州、陕西、甘肃、宁夏、西藏等地。

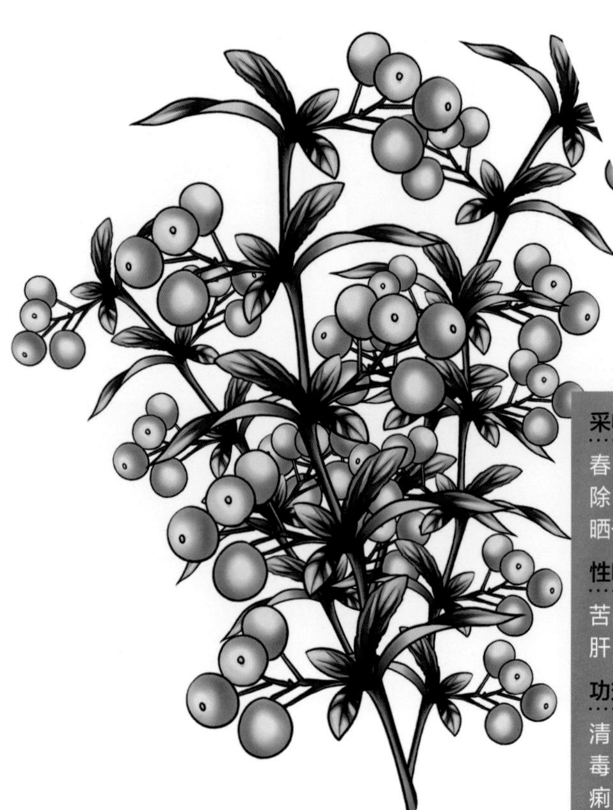

采收加工

春、秋两季采挖，除去泥沙和须根，晒干或切片晒干。

性味归经

苦，寒；有毒。归肝、胃、大肠经。

功效主治

清热燥湿，泻火解毒。主治湿热泻痢，黄疸，咽喉肿痛，目赤，聤耳流脓，湿疹湿疮，痈肿疮毒。

识别特征 常绿灌木，高1 ~ 3米，茎圆柱形，节间长3 ~ 6厘米，幼枝带红色，老枝黄灰色或棕褐色，有时具稀疏而明显的疣点。刺坚硬，3分叉，长1 ~ 3厘米。单叶互生或3片簇生，几无柄，叶革质，叶片长圆状椭圆形或长圆状披针形，长4 ~ 10厘米，宽1 ~ 3厘米，先端急尖，有小尖刺，基部楔形，上面暗绿色，下面淡绿色或黄色，边缘具15 ~ 25个刺状小锯齿，齿距2.5 ~ 4毫米，叶脉网状，密集。花3 ~ 10朵簇生，花梗长1 ~ 2厘米，小苞片披针形；萼片6，长圆形或卵形；花淡黄色，直径约1厘米，花瓣6，先端微凹，基部有2枚蜜腺；雄蕊6，长约4.5毫米，与花瓣对生；子房圆柱形，内有2 ~ 3粒胚珠，柱头头状扁平。浆果卵形至球形，蓝黑色，长6 ~ 7毫米，直径4 ~ 6毫米，柱头宿存，无花柱，无粉或微有粉。花期4 ~ 5月，果期6 ~ 7月。

用量用法 9 ~ 15克。

精选验方 ①血痢：三颗针、红糖各15克。水煎服。②黄疸：三颗针茎15克。水煎服。③火眼：三颗针根茎适量。研细，水点眼角。④刀伤：三颗针根适量。研末，敷伤口。⑤跌打损伤：三颗针根30克。泡酒，内服外擦。

使用注意 脾胃虚寒者慎用。

干姜

别名 白姜、均姜、干生姜。

来源 本品为姜科植物姜*Zingiber officinale* Rosc.的干燥根茎。

生境分布 生长于阳光充足、排水良好的沙质地。主产于四川、广东、广西、湖北、贵州、福建等地。

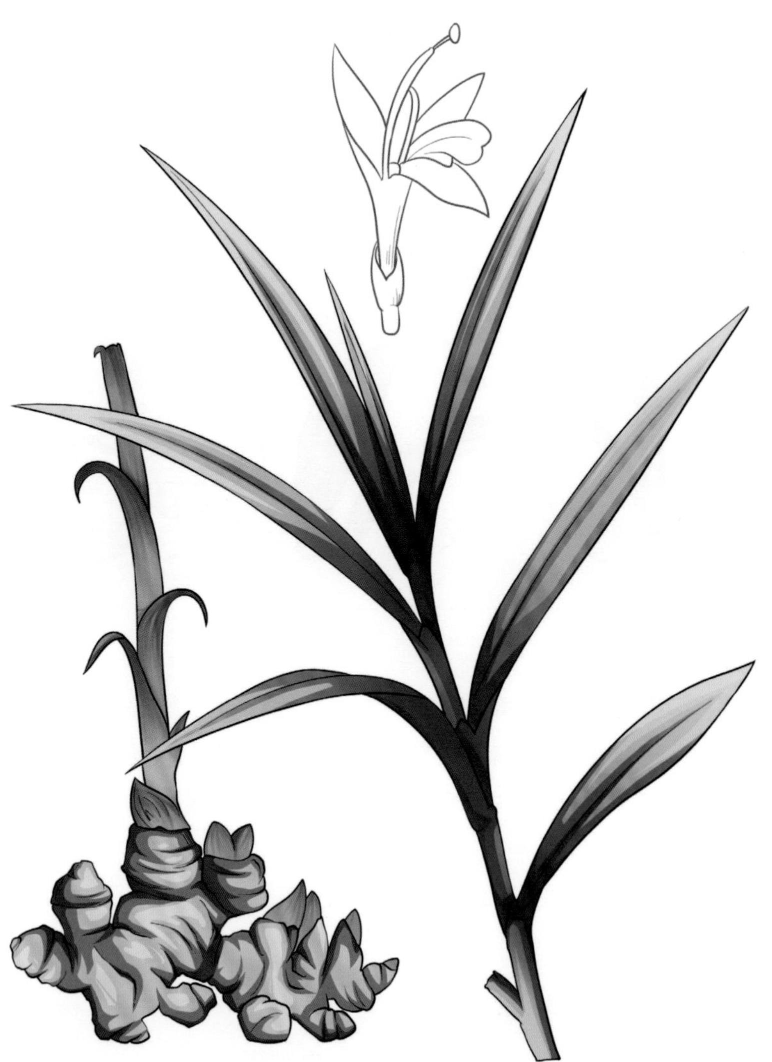

识别特征 本品呈扁平块状，长3～6厘米。表皮皱缩，灰黄色或灰棕色。质硬，断面粉性和颗粒性，白色或淡黄色，有黄色油点散在。气香，味辣。去皮干姜表面平坦，淡黄白色。

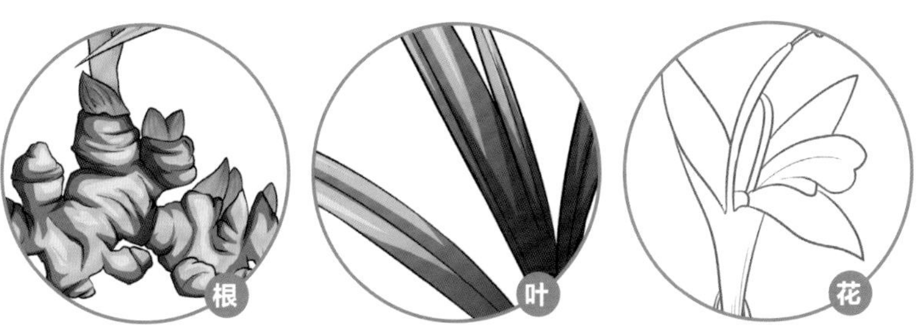

采收加工

冬季采挖，除去须根及泥沙，晒干或低温干燥。趁鲜切片晒干或低温干燥者称为“干姜片”。

性味归经

辛，热。归脾、胃、肾、心、肺经。

功效主治

温中散寒，回阳通脉，温肺化饮。主治脘腹冷痛，呕吐泄泻，肢冷脉微，寒饮喘咳。

用量用法 3～10克。

精选验方 ①中寒水泻：干姜（炮）适量。研末，饮服6克。②寒痢青色：干姜适量。干姜切豆般大小，海米饮服6～7粒，日3夜1。③妊娠呕吐不止：干姜、人参各30克，半夏60克。将人参、半夏研为末，以生姜汁糊为丸，如梧桐子大。每次服10丸，每日3次。

使用注意 阴虚内热、血热妄行者忌用。孕妇慎用。

土木香

别名 玛奴、祁木香。

来源 本品为菊科植物土木香*Inula helenium* L.的干燥根。

生境分布 各地均有栽培。

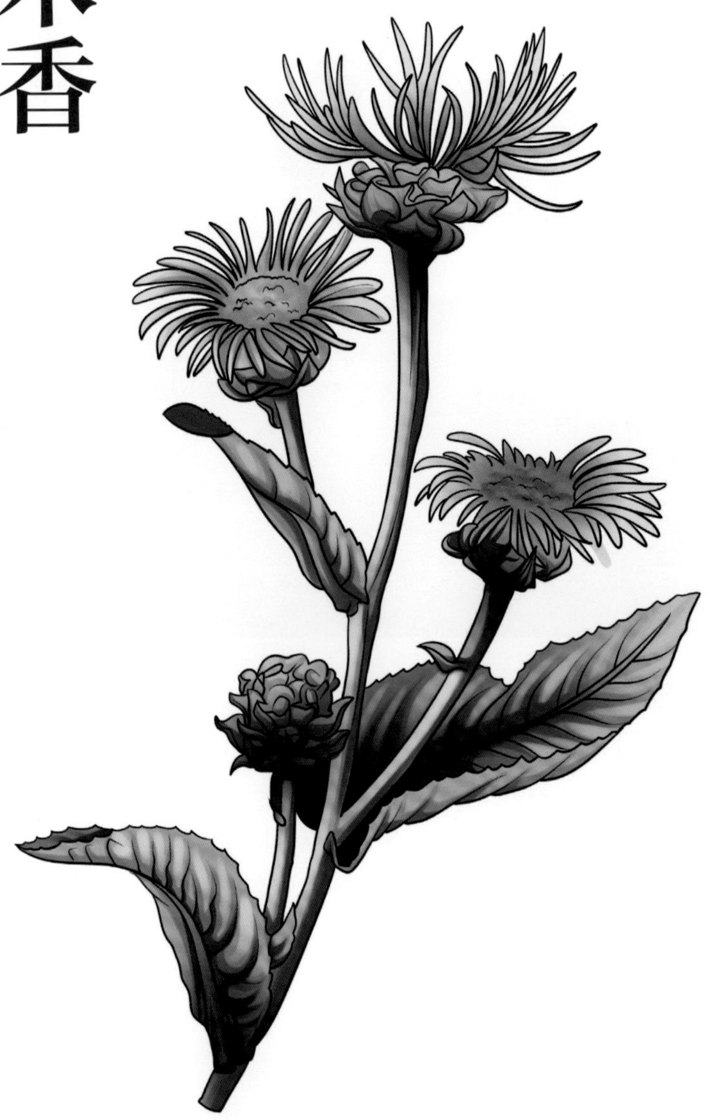

识别特征 多年生草本，高达1.8米，全株密被短柔毛。基生叶有柄，阔大，广椭圆形，长25 ~ 50厘米，先端锐尖，边缘具不整齐齿牙；茎生叶大形，无柄，半抱茎，长椭圆形，基部心脏形，先端锐尖，边缘具不整齐齿牙。头状花序腋生，黄色，直径5 ~ 10厘米；排成伞房花序，花序梗长6 ~ 12厘米；总苞半球形，直径2.5 ~ 5厘米，总苞片覆瓦状排列，约9 ~ 10层，外层苞片叶质，卵形，表面密被短毛；内层苞片干膜质，先端略尖，边缘带紫色；花托秃裸，有窠点；边缘舌状花雌性，先端3齿裂；中心管状花两性，先端5裂。瘦果长约4毫米，表面4 ~ 5棱，冠毛多。花期6 ~ 7月。

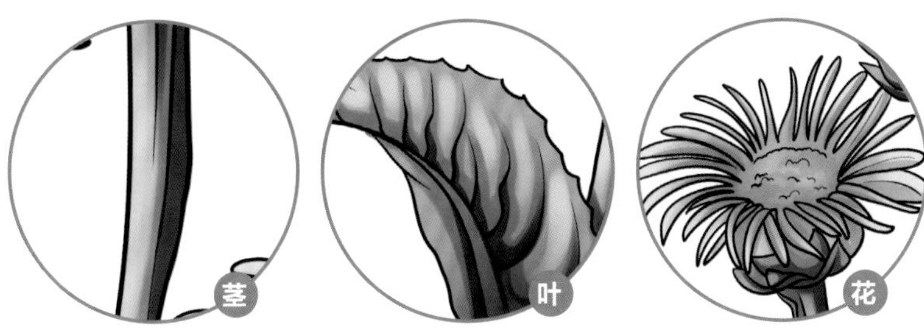

采收加工

秋季采挖，除去泥沙，晒干。

性味归经

辛、苦，温。归肝、脾经。

功效主治

健脾和胃，行气止痛，安胎。主治胸胁、脘腹胀痛，胸胁挫伤，岔气作痛，呕吐泻痢，胎动不安。

用量用法 3 ~ 9克，多入丸、散服。

精选验方 ①胃痛：土木香3克，元胡15克。共研为末，水冲服，每日2次。②腹泻肠鸣：土木香、雄黄连各适量。研为粉末，每次2 ~ 3克，开水吞服。

使用注意 内热口干、喉干舌绛者忌用。

土贝母

别名 土贝、草贝、大贝母、地苦胆。

来源 本品为葫芦科植物土贝母*Bolbostemma paniculatum*（*Maxim.*）Franquet的干燥块茎。

生境分布 生长于山坡或平地。分布于河南、河北、山东、山西、陕西、甘肃、云南等地。

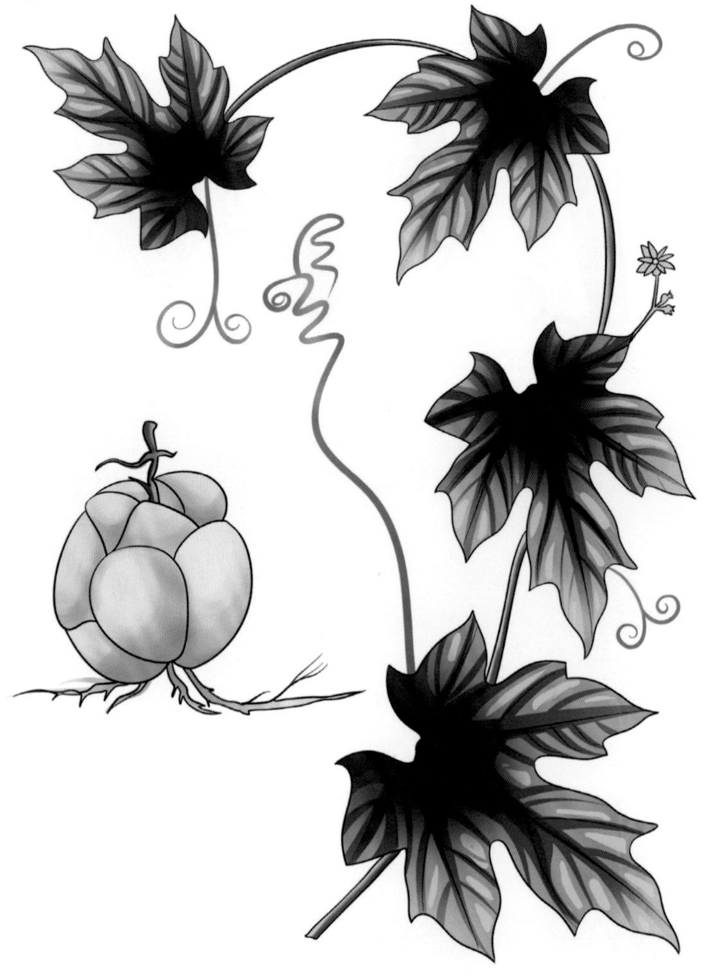

识别特征 攀缘性蔓生草本。块茎肉质，白色，扁球形，或不规则球形，直径达3厘米。茎纤弱，有单生的卷须。叶互生，具柄；叶片心形，长宽均约4～7厘米，掌状深裂，裂片先端尖，表面及背面粗糙，微有柔毛，尤以叶缘为显著。腋生疏圆锥花序；花单性，雌雄异株；花萼淡绿色，基部合生，上部5深裂，裂片窄长，先端渐尖，呈细长线状；花冠与花萼相似，但裂片较宽；雄蕊5，花丝1枚分离，其余4枚基部两两成对连合；雌花子房下位，3室，柱头6枚。蒴果圆筒状，成热后顶端盖裂。种子4枚，斜方形，表面棕黑色，先端具膜质翅。花期6～7月，果期8～9月。

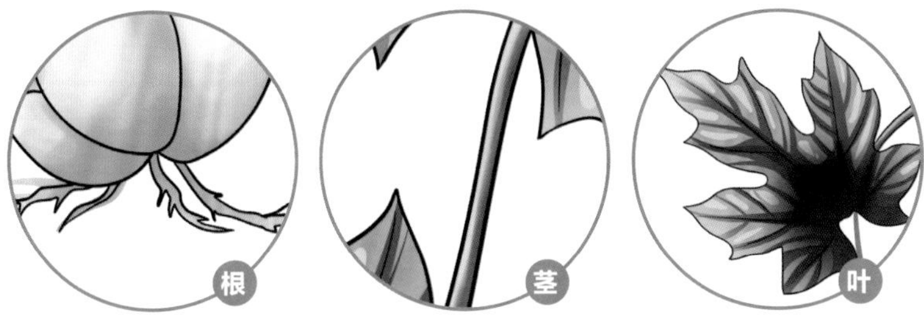

用量用法 5～10克。

精选验方 ①乳痈初起：土贝母、白芷各适量。研为细末，每服9克，陈酒热服，护暖取汗即消，重者再服。②热毒蕴结型乳腺癌：土贝母500克，香附、甲珠各250克。共研为细粉，瓶装备用，口服，每日2次，每次3克。

使用注意 无。

采收加工

秋季采挖，洗净掰开，煮至无白心，晒干。

性味归经

苦，微寒。归肺、脾经。

功效主治

解毒，散结，消肿。主治乳痈，瘰疬，痰核。

土茯苓

别名 刺猪苓、过山龙、冷饭团、山归来、久老薯、红土苓。

来源 本品为百合科植物光叶拔葜*Smilax glabra* Roxb.的干燥根茎。

生境分布 生长于林下或山坡。长江流域南部各省（区）均有分布。

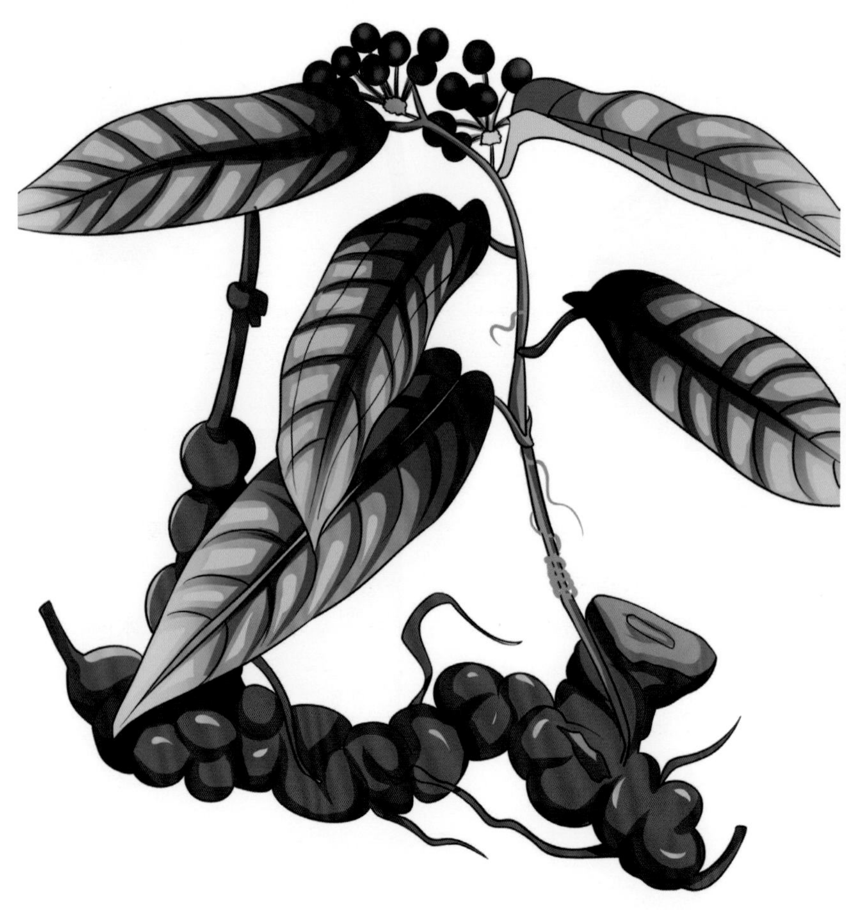

识别特征 多年生常绿攀缘状灌木，茎无刺。单叶互生，薄革质，长圆形至椭圆状披针形，先端渐尖，全缘，表面通常绿色，有时略有白粉，有卷须。花单性异株，腋生伞形花序；花被白色或黄绿色。浆果球形，红色，外被白粉。花期7~8月，果期9~10月。

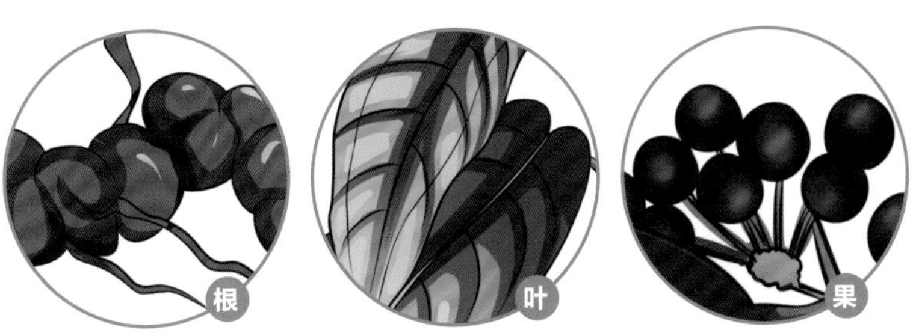

采收加工

夏、秋两季采挖，除去须根，洗净，干燥；或趁鲜切成薄片，干燥。

性味归经

甘、淡，平。归肝、胃经。

功效主治

解毒，除湿，通利关节。主治梅毒及汞中毒所致的肢体拘挛，筋骨疼痛；湿热淋浊，带下，痈肿，瘰疬，疥癣。

用量用法 15~60克。

精选验方 ①急性细菌性痢疾：土茯苓120克。水煎服。②瘰疬溃烂：土茯苓适量。将土茯苓切片，或研为末，水煎服。③颈淋巴结核：土茯苓鲜品500克。水煎分2次服。④皮炎：土茯苓60~90克。水煎，代茶饮。

使用注意 服药期间忌饮茶，否则可致脱发。

山豆根

别名 豆根、黄结、广豆根、南豆根、小黄连、山大豆根。

来源 本品为豆科植物越南槐*Sophora tonkinensis* Gagnep.的干燥根及根茎。

生境分布 生长于坡地、平原等地。分布于广西、广东、江西、贵州等地。

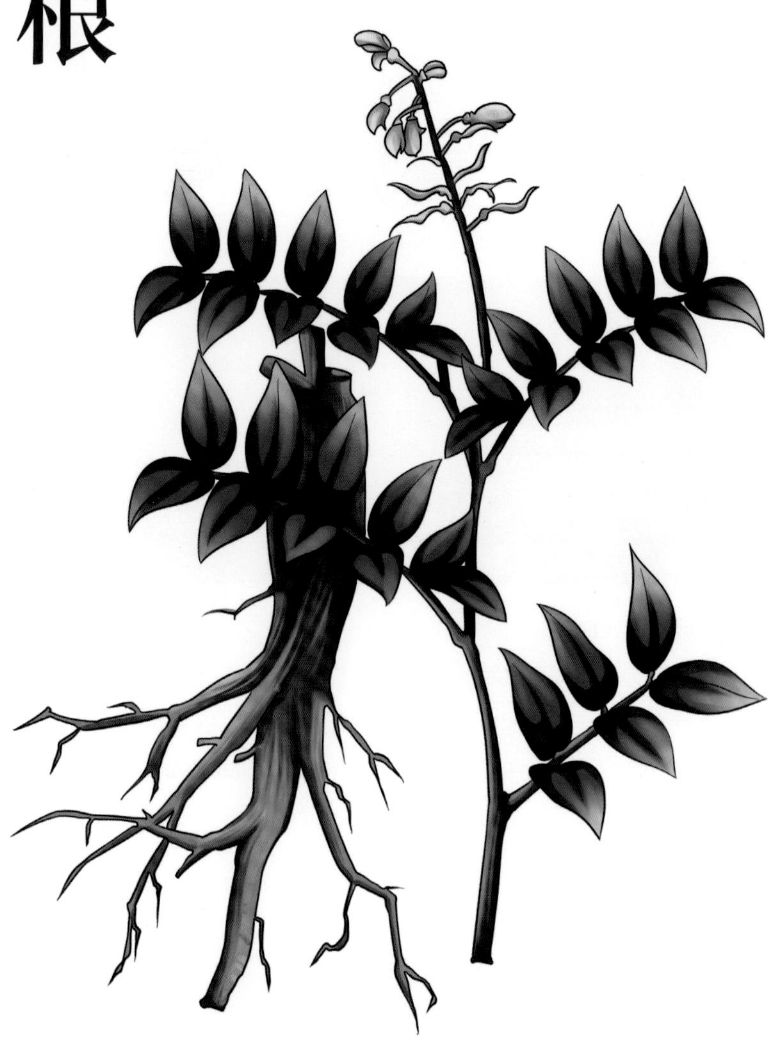

识别特征 灌木，高1～2米，几乎不分枝。羽状复叶互生，小叶11～17，卵形或长圆状卵形，长1～2.5厘米，宽0.5～1.5厘米，顶端一小叶较大，上面疏生短柔毛，下面密生灰棕色短柔毛；小叶柄短，被毛。总状花序顶生及腋生，有毛；花萼阔钟形；花冠蝶形，黄白色；雄蕊10；子房密生柔毛，花柱弯曲，柱头上簇生长柔毛。荚果连珠状，先端钝圆，具细尖，黑色，光滑无毛。花期5～6月，果期7～8月。

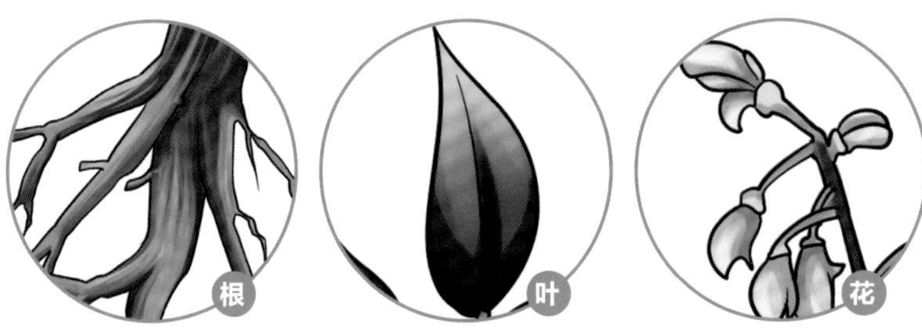

采收加工

秋季采挖，除去杂质，洗净，干燥。

性味归经

苦，寒；有毒。归肺、胃经。

功效主治

清热解毒，消肿利咽。主治火毒蕴结，喘满热咳，乳蛾喉痹，咽喉肿痛，牙龈肿痛，口舌生疮。

用量用法 3～6克。

精选验方 ①牙龈肿痛：山豆根、白头翁各12克，生石膏15克。水煎服。②赤白痢：山豆根适量。捣末，和蜜为丸，每次服20丸，空腹服，服3次即可。

使用注意 本品大苦大寒，过量服用易引起呕吐、腹泻、胸闷、心悸等副作用，故用量不宜过大。脾胃虚寒者慎用。

山药

别名 薯蓣、土薯、山薯、玉延、怀山药、淮山药。

来源 本品为薯蓣科植物薯蓣*Dioscorea opposita* Thunb.的干燥根茎。

生境分布 生长于排水良好、疏松肥沃的土壤中。全国各地均有栽培。产于河南焦作市的习称怀山药，质量最佳。

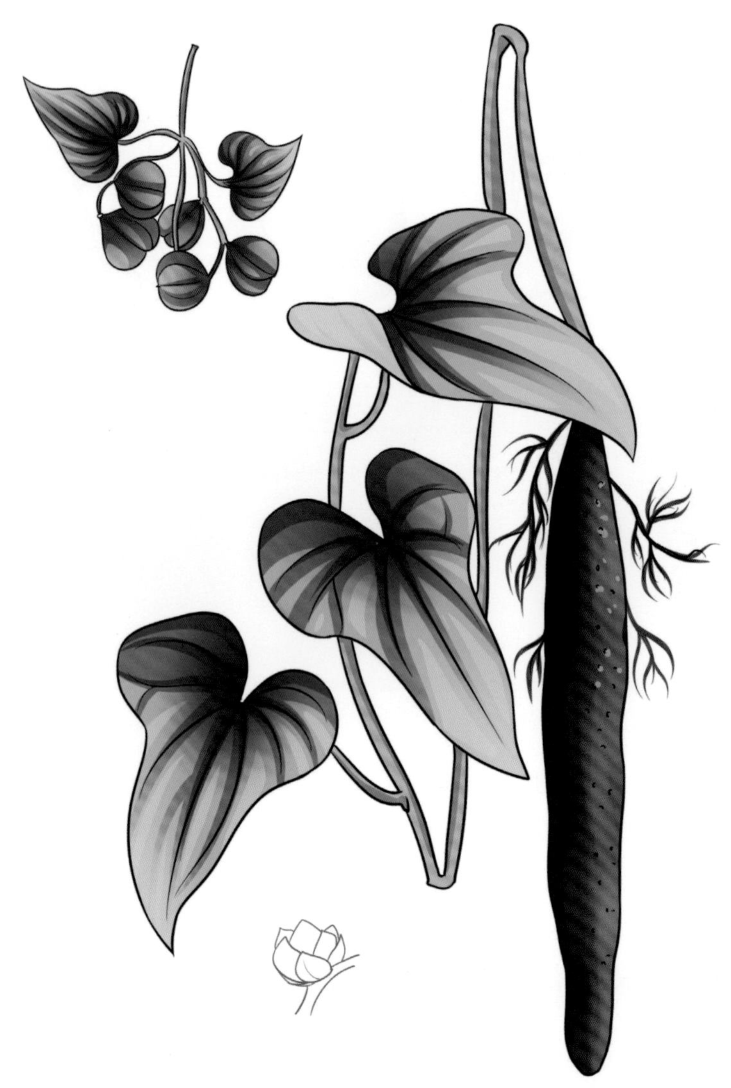

识别特征 缠绕性宿根草质藤本。块茎长而粗壮，外皮灰褐色，有须根，茎常带紫色。单叶在茎下部互生，中部以上对生。少数为三叶轮生，叶片三角形至宽卵形或戟形，变异大。花极小，单性，雌雄异株，穗状花序，雄花序直立，聚生于叶腋内。蒴果扁圆形，具三棱翅状，表面被白粉。种子扁圆形，四周有膜质宽翅。花期6～9月，果期7～11月。

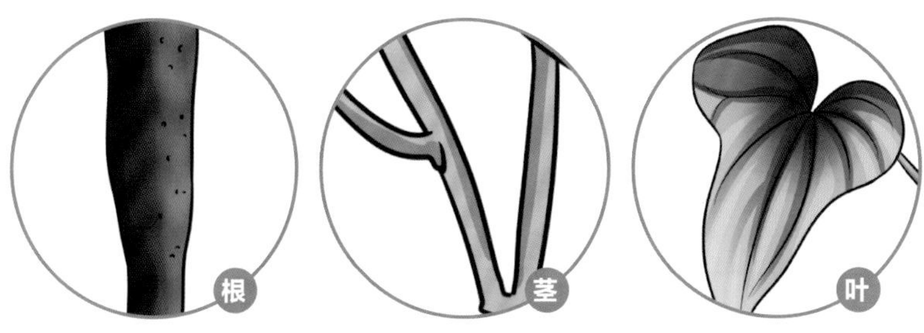

用量用法 15～30克。

精选验方 ①糖尿病、口渴、尿多：山药15克，黄连6克。水煎服。②咳嗽痰喘、慢性气管炎、老人慢性支气管炎：鲜山药适量。捣烂，与甘蔗汁和匀，炖热服，每日2次。③肺病发热咳喘、自汗、心悸、便溏：山药60～120克。煮汁饮服，或每日适量煮食之。

使用注意 本品养阴而兼涩性，能助湿，故湿盛中满或有积滞者不宜单独使用。实热邪实者忌用。

采收加工

冬季（11～12月）茎叶枯萎后采挖，切去根头，洗净，除去外皮及须根，干燥，称为“毛山药”；或除去外皮，趁鲜切厚片干燥，称为“山药片”；也有选择肥大顺直的干燥山药，置清水中，浸至无干心，闷透，切齐两端，用木板搓成圆柱状，晒干，打光，习称“光山药”。

性味归经

甘，平。归脾、肺、肾经。

功效主治

补脾养胃，生津益肺，补肾涩精。主治脾虚食少，食欲不振，倦怠无力，久泻不止，肺虚喘咳，肾虚遗精，尿频，带下，腰膝酸软，虚热消渴。

千年健

别名 一包针、千颗针、千年见、丝棱线。

来源 本品为天南星科植物千年健*Homalomena occulta*（*Lour.*）Schott的干燥根茎。

生境分布 生长于树木生长繁茂的阔叶林下、土质疏松肥沃的坡地、河谷或溪边阴湿地。主产于广西、云南等地。

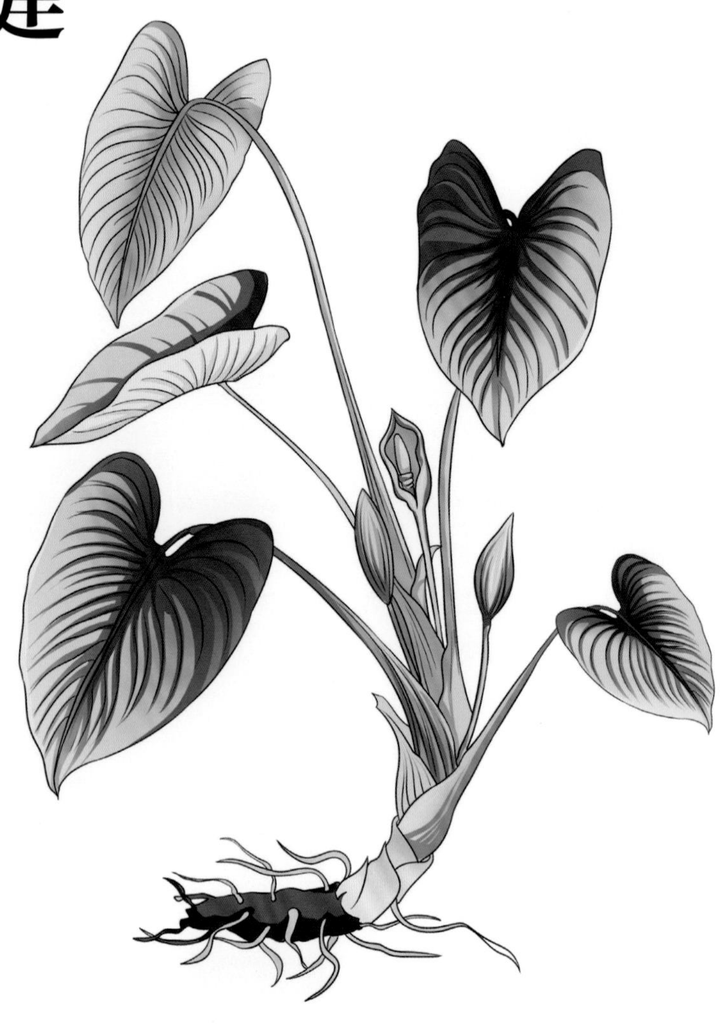

识别特征 多年生草本。根茎匍匐，细长，根肉质，密被淡褐色短茸毛，须根纤维状。叶互生，具长柄，肉质，绿色，平滑无毛，基部扩大成淡黄色叶鞘，包着根茎，叶鞘脱落或宿存；叶片卵状箭形，长11~15厘米，宽7~11厘米，先端渐尖，基部箭形而圆，开展，全缘，表面绿色，背面淡绿色，两面平滑无毛，侧脉平行向上斜升，干后呈有规则的皱缩。花为肉穗花序；佛焰苞管部宿存，片部脱落；花单性，无花被。花期3~4月。

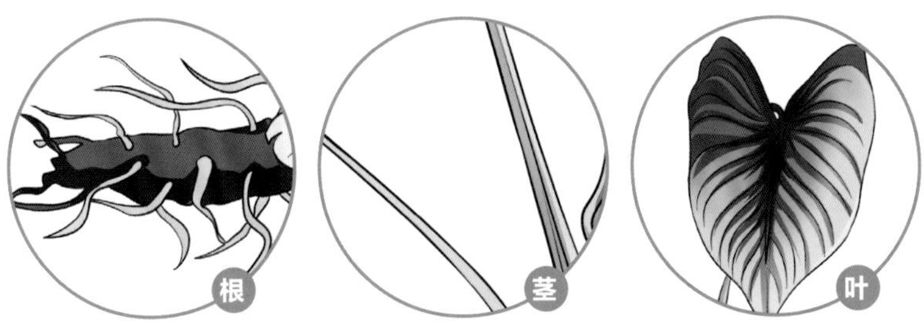

用量用法 5~10克。

精选验方 ①中风关节肿痛：千年健、当归尾、落得打、伸筋草、木瓜各20克，忍冬藤、红花、地鳖虫各15克，丝瓜络12克。煎煮取汁，放入治疗巾中敷于患处，每次20~30分钟。②风寒筋骨疼痛、拘挛麻木：千年健、钻地风各30克，老鹳草90克。共研细粉，每服3克。③胃寒疼痛：千年健适量。研末，每服3克左右。

使用注意 因本品辛温，故对阴虚内热者，不宜用。

采收加工

春、秋两季采挖，洗净，除去外皮，晒干。

性味归经

苦、辛，温。归肝、肾经。

功效主治

祛风湿，壮筋骨。主治风寒湿痹，腰膝冷痛，拘挛麻木，筋骨痿软。

川木香

别名 铁杆木香、槽子木香。

来源 本品为菊科植物川木香*Vladimiria souliei*（*Franch.*）Ling等的干燥根。

生境分布 生长于海拔3000米以上的高山草地。主产四川。

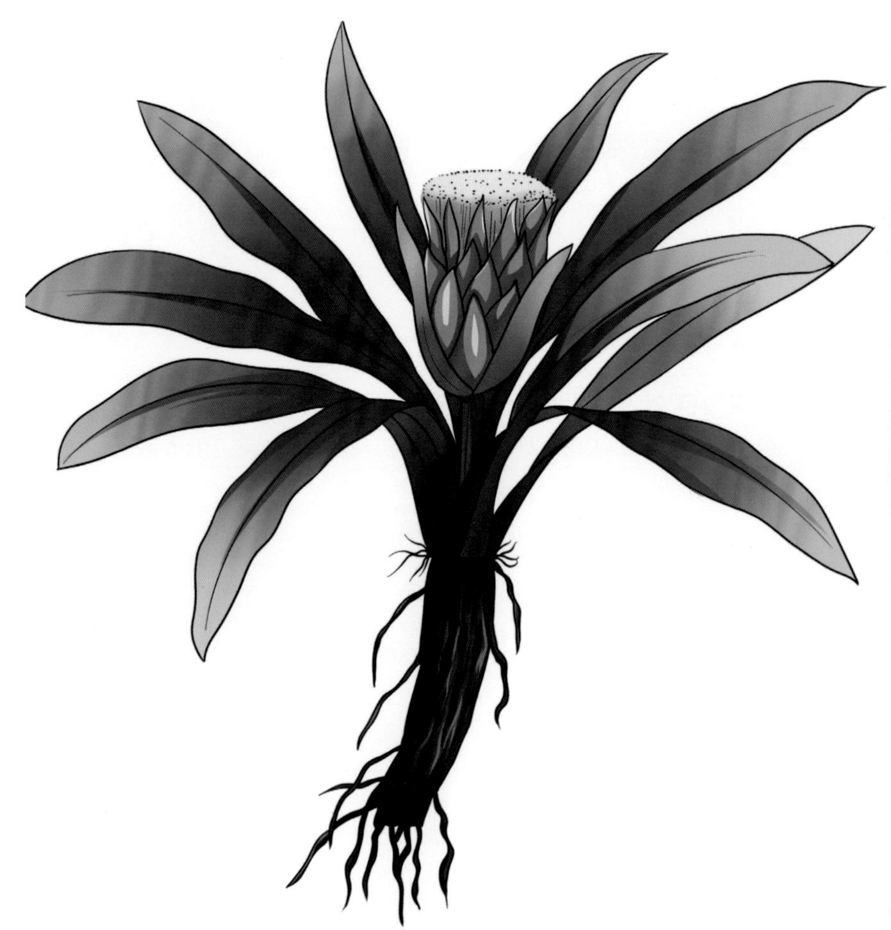

识别特征 多年生草本。主根圆柱形，直径1～2厘米，外皮褐色，少有分枝，几无茎。叶基生，叶莲座状平铺地面；叶柄长8～20厘米，被白色茸毛；叶片卵形、长圆状披针形或椭圆形，长12～30厘米，宽8～20厘米，羽状中裂或浅裂，少有不分裂，裂片5～7对，卵状披针形，边缘有锯齿，基部有小裂片。头状花序6～8密集；总苞宽钟形，直径6厘米，总苞片6层，全部苞片质地坚硬，先端尾状渐尖成针刺状，边缘有稀疏的缘毛；花筒状，花冠紫色，檐部长1厘米，5裂，花冠裂片长6毫米，细管部长3厘米；雄蕊5，花药箭形，先端有长尾，子房下位。瘦果圆柱形。花、果期7～10月。

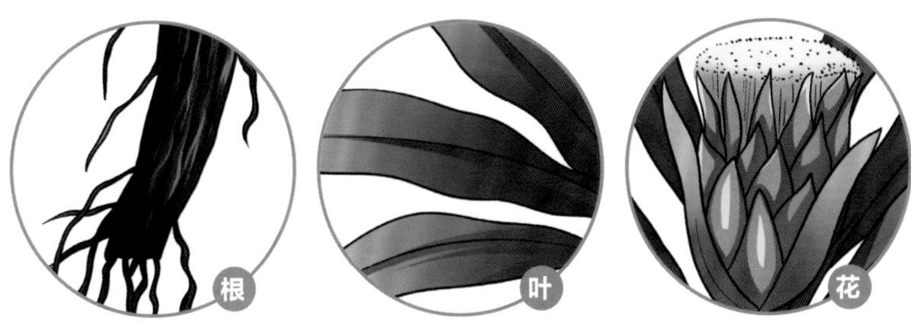

用量用法 3～9克。

精选验方 ①宿食腹胀：川木香、牵牛子（炒）、槟榔各适量。研为末滴水丸如梧桐子大，生姜、萝卜汤送服，每次服30丸。②肝炎：川木香适量。研末，每日9～18克，分3～4次服用。③痢疾腹痛：川木香6克，黄连12克。水煎服。④胆绞痛：川木香10克，生大黄10～20克。加开水300毫升浸泡10分钟，频频饮服。

使用注意 无。

采收加工

秋季采挖，除去须根、泥沙及根头上的胶状物，干燥。

性味归经

辛、苦，温。归脾、胃、大肠、胆经。

功效主治

行气止痛。主治胸胁、脘腹胀痛，肠鸣腹泻，里急后重。

川牛膝

别名 甜牛膝、大牛膝、白牛膝、拐牛膝、龙牛膝、天全牛膝。

来源 本品为苋科植物川牛膝*Cyathula officinalis* Kuan 的干燥根。

生境分布 野生于林缘、草丛中或栽培。主要分布于四川。贵州、云南等地也产。

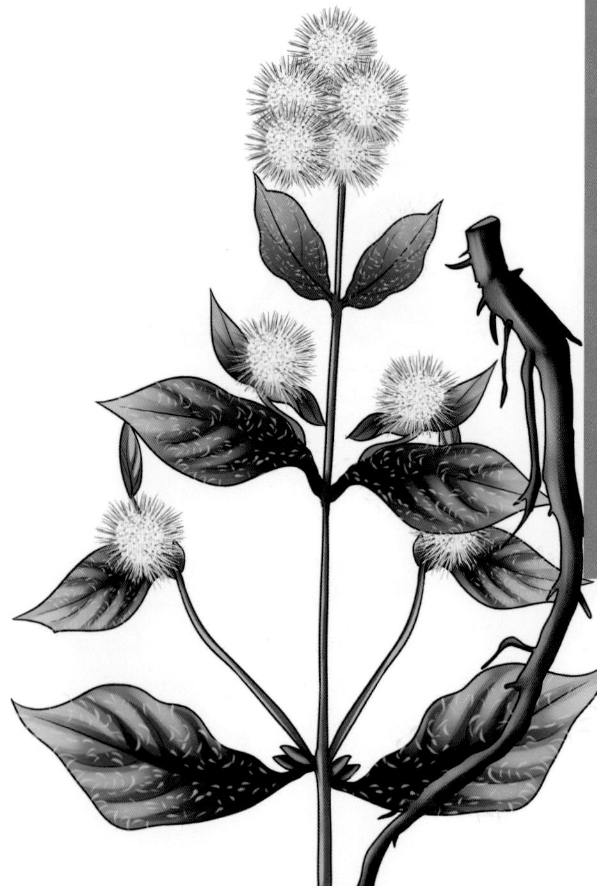

采收加工

秋、冬两季采挖，除去芦头、支根及须根，去净泥土，炕或晒至半干，堆放回润，再炕干或晒干。

性味归经

甘、微苦，平。归肝、肾经。

功效主治

逐瘀通经，通利关节，利尿通淋。主治血瘀经闭，癥瘕积聚，胞衣不下，跌仆损伤，风湿痹痛，足痿筋挛，尿血血淋。

识别特征 多年生草本，高40～100厘米。主根圆柱形，外皮棕色。茎下部近圆柱形，中部近四棱形，疏被糙毛，节处略膨隆。叶互生，椭圆形至狭椭圆形，长3～13厘米，宽1.5～5厘米，先端渐尖，基部楔形或宽楔形，全缘，上面密叠倒伏糙毛，下面密生长柔毛。花绿白色，头状花序数个于枝端排呈穗状；苞片卵形，干膜质，先端具钩状芒刺；苞腋有花纹，能育花居中，不育花居两侧；不育花的花被退化为2～5枚钩状芒刺，能育花的花被5，2长3短；雄蕊5，花丝基部密被长柔毛；退化雄蕊5，长方形，狭细，长约0.3～0.4毫米，宽0.1～0.2毫米。先端齿状浅裂；雄蕊基部外侧围绕子房丛生的长柔毛较退化雄蕊为长；雌蕊子房上位，1室，花柱细。胞果长椭圆状倒卵形，长2～5毫米。种子卵形。花期6～7月，果期8～9月。

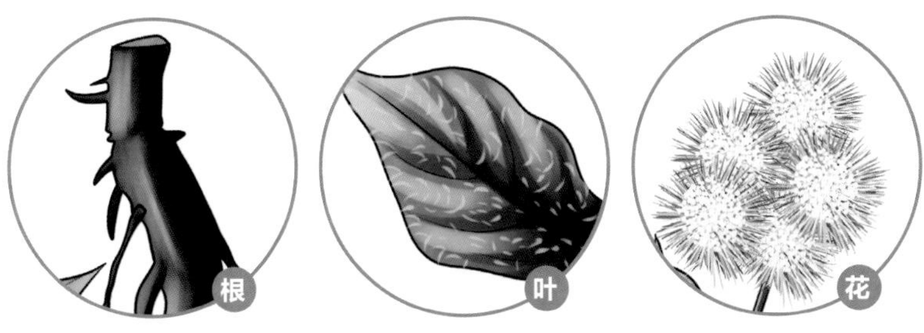

用量用法 5～10克。

精选验方 ①小儿麻痹后遗症：川牛膝15克，土鳖虫7个，马钱子（油炸黄）1.5克。共研细末，分为7包，每晚临睡前服1包，黄酒送下，用于瘫痪期及后遗症期。②痛经、闭经：川牛膝、香附各10克，当归2克，红花6克，益母草30克。水煎服。③热淋：川牛膝12克，当归、黄芩、栀子仁各9克。水煎服。

使用注意 孕妇慎用。

川乌

别名 铁花、五毒、鹅儿花。

来源 本品为毛茛科植物乌头*Aconitum carmichaelii* Debx.的干燥母根。

生境分布 生长于山地草坡或灌木丛中。主产于四川、陕西等地。

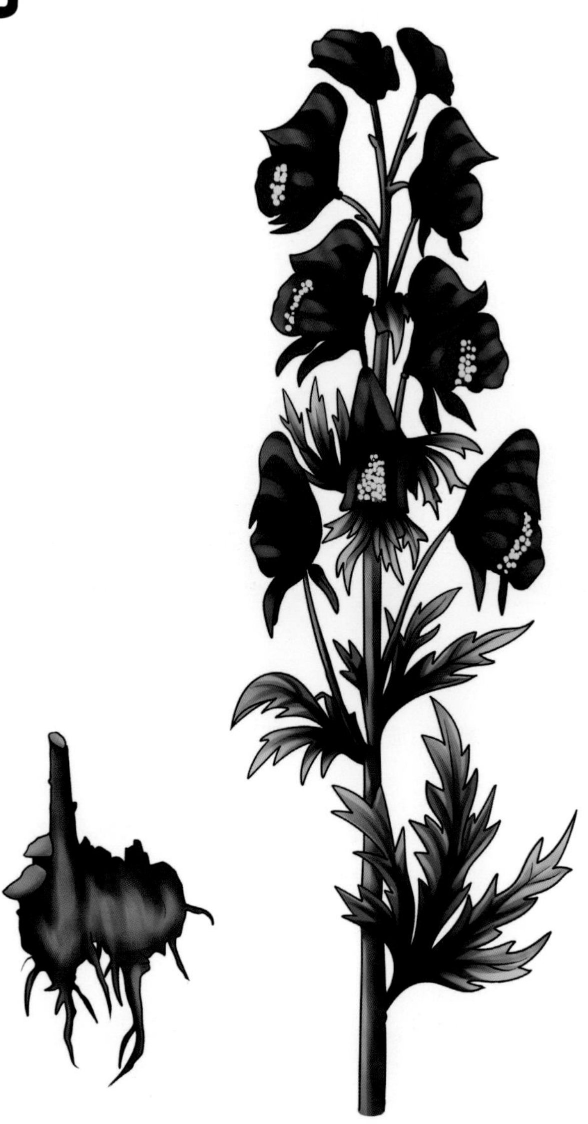

识别特征 多年生草本，高60~150厘米。主根纺锤形倒卵形，中央的为母根，周围数个根（附子）。叶片五角形，3全裂，中央裂片菱形，两侧裂片再2深裂。总状圆锥花序狭长，密生反曲的微柔毛；裂片5，蓝紫色（花瓣状），上裂片高盔形，侧萼片近圆形；花瓣退化，其中两枚变成蜜叶，紧贴盔片下有长爪，距部扭曲；雄蕊多数分离，心皮3~5，通常有微柔毛。蓇葖果，种子有膜质翅。花期6~8月，果期7~8月。

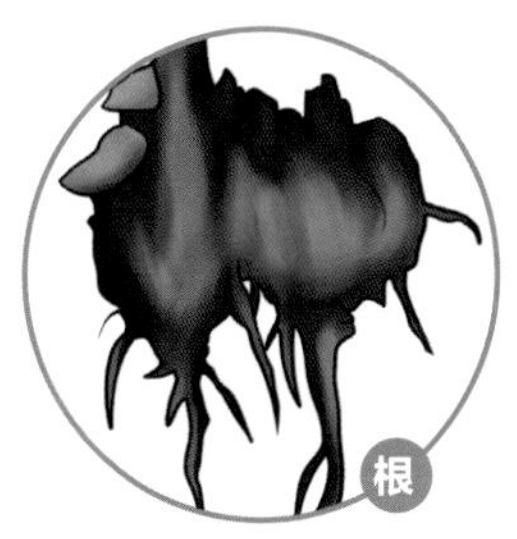
根

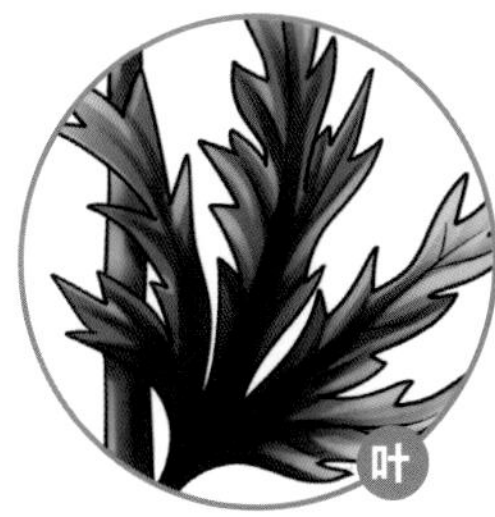
叶

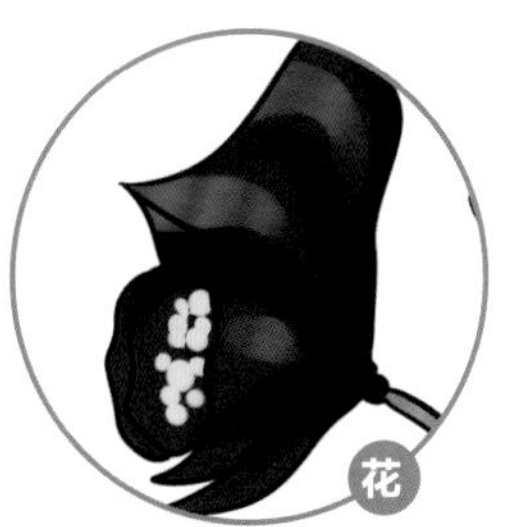
花

用量用法 一般炮制后用。

精选验方 ①年久头疼：川乌、天南星各适量。研为末，葱汁调和，涂抹太阳穴。②小儿慢惊：川乌头（生去皮、脐）50克，全蝎10个（去尾），姜7片。水煎服。③破伤风：乌头（生，去皮、脐）1枚，雄黄（研）、麝香（研）各0.5克。上为细散，每服5克，以温酒调下。

使用注意 生品内服宜慎；孕妇禁用；不宜与半夏、瓜蒌、瓜蒌子、瓜蒌皮、天花粉、川贝母、浙贝母、平贝母、伊贝母、湖北贝母、白蔹、白及同用。

采收加工

6月下旬至8月上旬采挖，除去子根、须根及泥沙，晒干。

性味归经

辛、苦，热；有大毒。归心、肝、肾、脾经。

功效主治

祛风除湿，温经止痛。主治风寒湿痹，关节疼痛，心腹冷痛，寒疝疼痛及麻醉止痛。

川芎

别名 香果、凉芎、胡芎。

来源 本品为伞形科植物川芎*Ligusticum chuanxiong* Hort.的干燥根茎。

生境分布 生长于向阳山坡或半阳山的荒地或水地，以及土质肥沃、排水良好的沙壤土。分布于四川省的灌县、崇庆、温江，栽培历史悠久，野生者较少，为道地药材。西南及北方大部地区也有栽培。

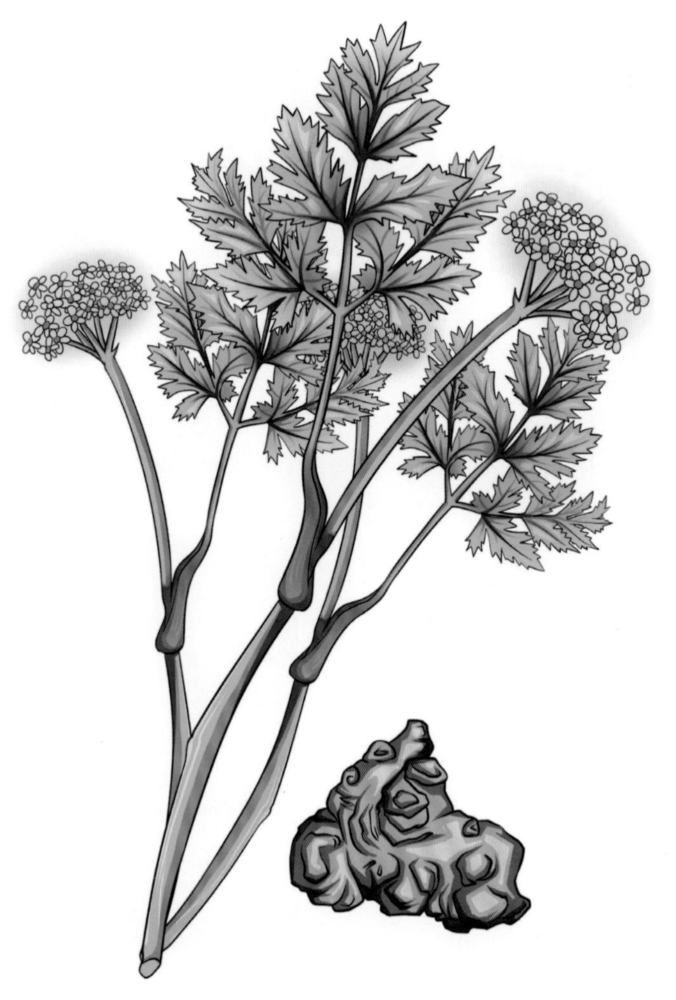

识别特征 多年生草本。根茎呈不整齐的结节状拳形团块，有明显结节状，节盘凸出；茎下部的节明显膨大成盘状。叶2~3回单数羽状复叶，小叶3~5对，边缘又作不等齐的羽状全裂或深裂，叶柄基部成鞘状抱茎。复伞形花序生于分枝顶端，伞幅细，有短柔毛；总苞和小总苞片线形；花白色。双悬果卵形，5棱。花期7~8月，果期9~10月。

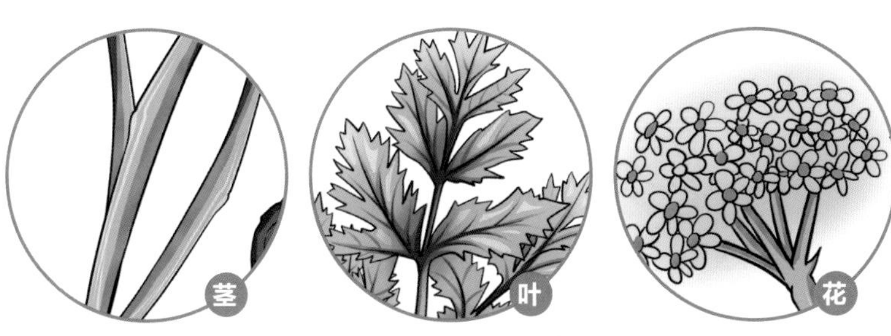

用量用法 3~10克。

精选验方 ①月经不调：川芎10克，当归、白芍各15克，熟地黄、香附、丹参各20克。水煎服。②血虚头痛：川芎、当归各15克。水煎服。③头痛眩晕：川芎10克，蔓荆子、菊花各15克，荆芥穗1.25克。水煎服。④化脓性副鼻窦炎：川芎25克，白芷、细辛、薄荷各10克，辛夷、黄连各15克，黄芩20克。水煎服，每日1剂。

使用注意 性偏温燥，且有升散作用，阴虚火旺、舌红津少口干者不宜应用，月经过多者也应慎用。

采收加工

夏季当茎上的节盘显著突出，并略带紫色时采挖，除去泥沙，晒后烘干，再去须根。

性味归经

辛，温。归肝、胆、心包经。

功效主治

活血行气，祛风止痛。主治胸痹心痛，胸胁刺痛，跌打肿痛，月经不调，经闭痛经，癥瘕肿块，脘腹疼痛，头痛眩晕，风湿痹痛。

天冬

别名 天门冬、天文冬、肥天冬、大天冬、润天冬、鲜天冬、朱天冬。

来源 本品为百合科植物天冬*Asparagus cochinchinensis*（*Lour.*）Merr.的干燥块根。

生境分布 生长于阴湿的山野林边、山坡草丛或丘陵地带灌木丛中。主要分布于贵州、四川、广西、浙江、云南等地。陕西、甘肃、湖北、安徽、河南、江西也有分布。

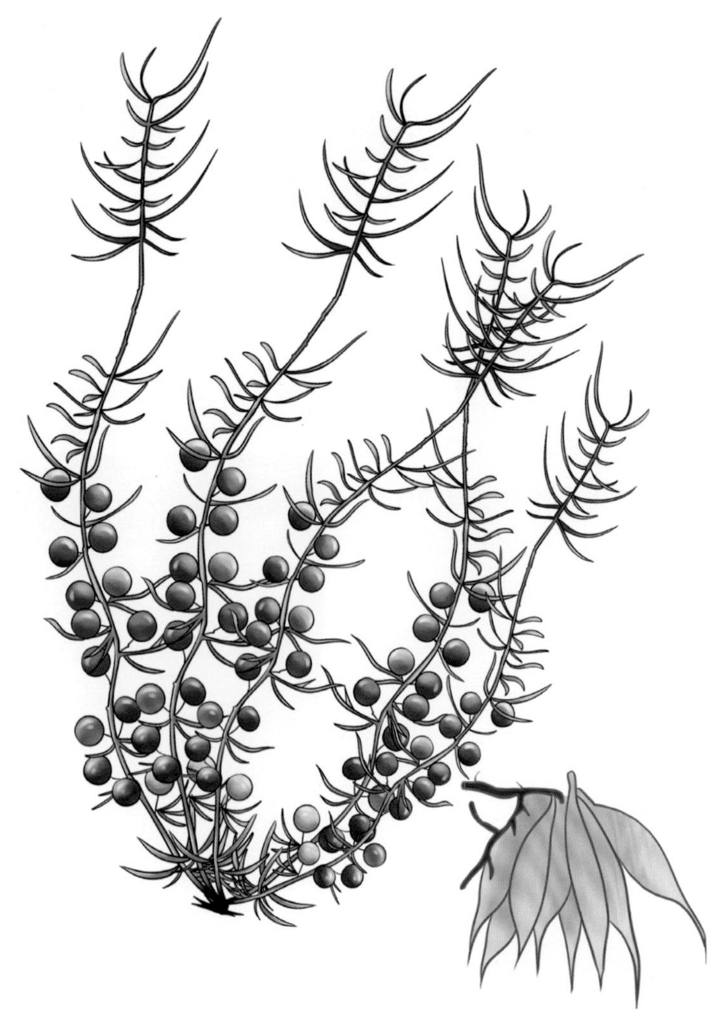

识别特征 攀缘状多年生草本。块根肉质，簇生，长椭圆形或纺锤形，灰黄色。茎细，常扭曲多分枝，有纵槽纹。主茎鳞片状叶，顶端尖长，叶基部伸长为2.5～3厘米硬刺，在分枝上的刺较短或不明显，叶状枝2～3枚簇生叶腋，扁平有棱，镰刀状。花通常2朵腋生，淡绿色，单性，雌雄异株，雄花花被6，雄蕊6枚，雌花与雄花大小相似，具6枚退化雄蕊。浆果球形，熟时红色，有种子1粒。花期5月，果期8～10月。

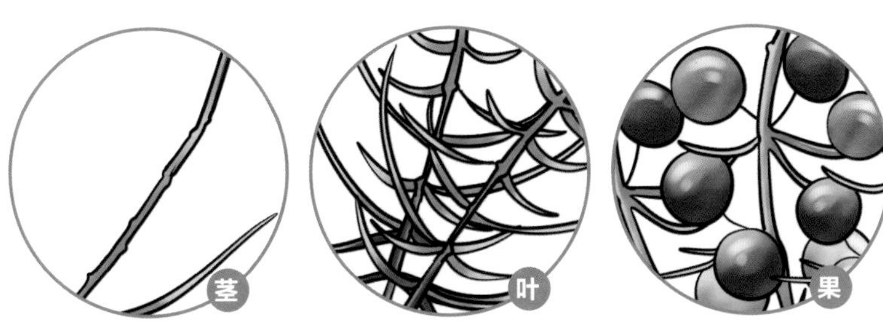

采收加工

秋、冬两季采挖，洗净，除去茎基和须根，置沸水中煮或蒸至透心，趁热除去外皮，洗净干燥。

性味归经

甘、苦，寒。归肺、肾经。

功效主治

养阴润燥，清肺生津。主治肺燥干咳，顿咳痰黏，腰膝酸痛，骨蒸潮热，内热消渴，热病津伤，咽干口渴，肠燥便秘。

用量用法 6～12克。

精选验方 ①疝气：鲜天冬25～50克（去皮）。水煎服，酒为引。②催乳：天冬100克。炖肉服。③风癫发作（耳如蝉鸣、两胁牵痛）：天冬（去心、皮）适量。晒干捣为末，酒送服，每日3次。④心烦：天冬、麦冬各15克，水杨柳9克。水煎服。

使用注意 脾胃虚寒、食少便溏者不宜；外感风寒咳嗽、虚寒泄泻忌用。

天花粉

别名 花粉、楼根、蒌粉、白药、瑞雪、瓜蒌根、天瓜粉、屎瓜根、栝蒌粉。

来源 本品为葫芦科植物栝蒌*Trichosanthes kirilowii* Maxim.等的干燥根。

生境分布 生长于向阳山坡、石缝、山脚、田野草丛中。分布于我国南北各地。

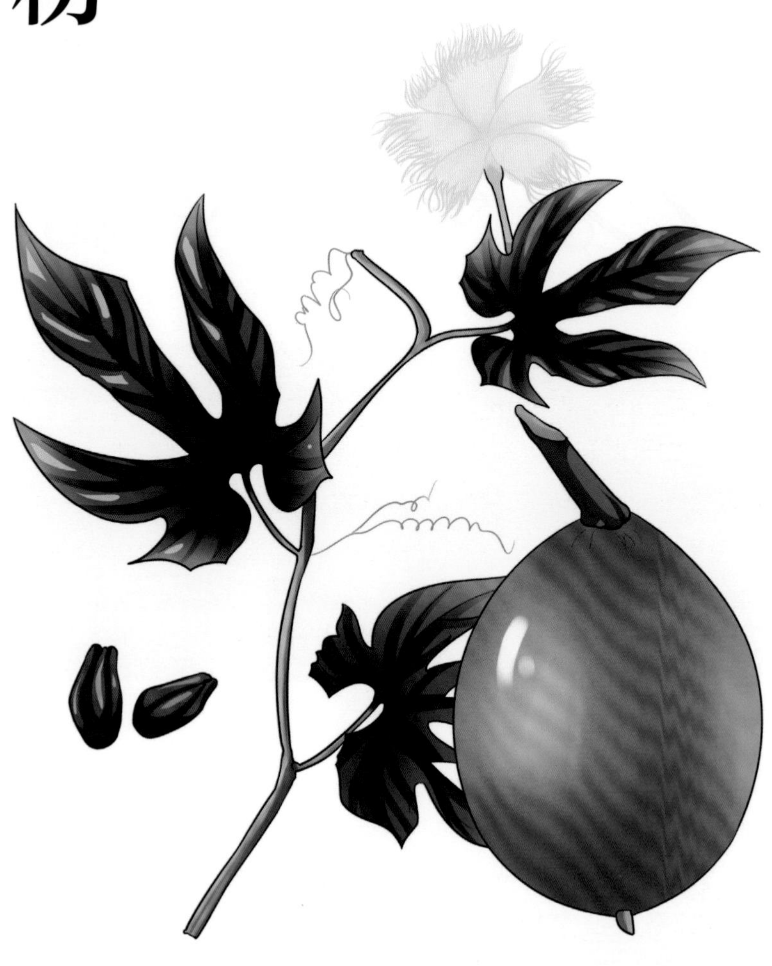

识别特征 多年生草质藤本，根肥厚。叶互生，卵状心形，常掌状3～5裂，裂片再分裂，基部心形，两面被毛，花单性雌雄异株，雄花3～8排，成总状花序，花冠白色，5深裂，裂片先端流苏状，雌花单生，子房卵形，果实圆球形，成熟时橙红色。花期5～8月，果期8～10月。

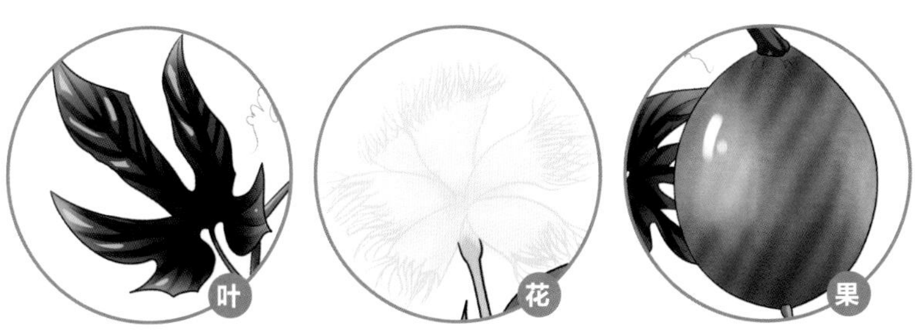

用量用法 10～15克。

精选验方 ①肺燥咳嗽、口渴：天花粉、生地黄、白芍、天冬、麦冬、秦艽各适量。水煎服。②胃及十二指肠溃疡：天花粉10克，贝母6克，鸡蛋壳5个。共研为粉，每次6克，每日3次。③天疱疮、痱子：天花粉、金银花、连翘、泽泻、滑石、车前子、赤芍、淡竹叶、甘草各适量。水煎服。④乳头溃疡：天花粉6克。研细末，鸡蛋清调敷。⑤肺热燥咳、干咳带血丝：天花粉、麦冬各15克，仙鹤草12克。水煎服。⑥中、晚期小细胞肺癌：天花粉、川贝母各15克，天冬、党参各20克，白花蛇舌草、猪苓各30克，生牡蛎60克，杏仁10克。水煎取药汁，每日1剂，分2次服用。

使用注意 孕妇慎用；不宜与川乌、制川乌、草乌、制草乌、附子同用。

采收加工

秋、冬两季采挖，洗净，除去外皮，切段或纵剖成瓣，干燥。

性味归经

甘、微苦，微寒。归肺、胃经。

功效主治

清热泻火，生津止渴，消肿排脓。主治热病烦渴，肺热燥咳，内热消渴，疔疮肿毒。

天南星

别名 南星、白南星、蛇包谷、山苞米、山棒子。

来源 本品为天南星科植物天南星*Arisaema erubescens*（*Wall.*）Schott等的干燥块茎。

生境分布 生长于丛林之下或山野阴湿处。分布于河南、河北、四川等地。

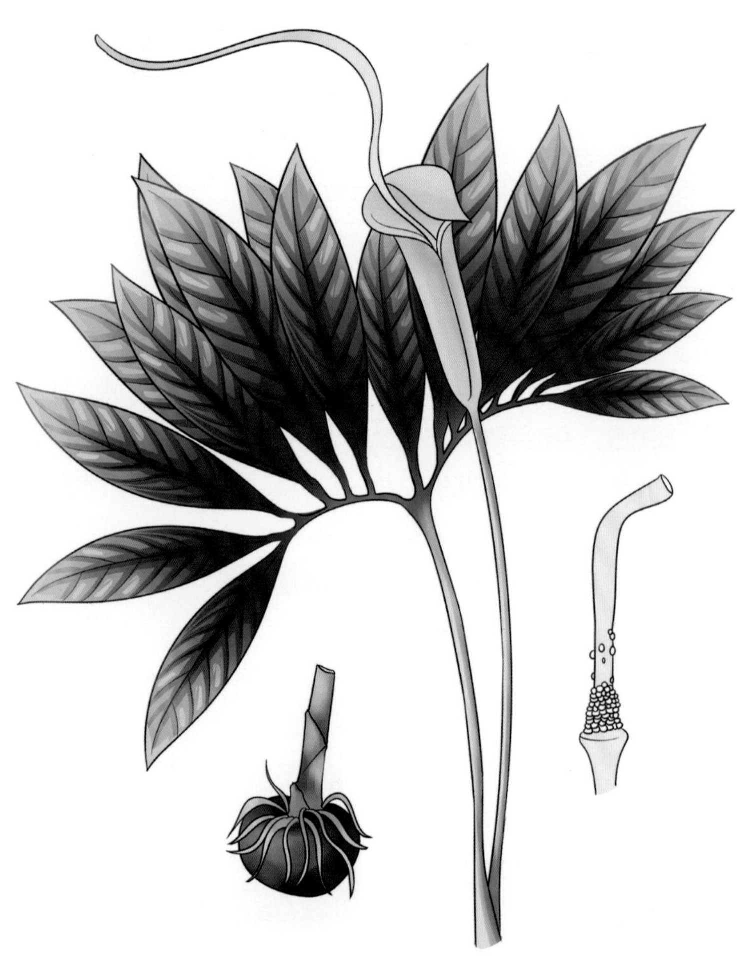

识别特征 株高40～90厘米。叶1枚基生，叶片放射状分裂，披针形至椭圆形，顶端具线形长尾尖，全缘，叶柄长，圆柱形，肉质，下部成鞘，具白色和散生紫色纹斑。总花梗比叶柄短，佛焰苞绿色和紫色，肉穗花序单性，雌雄异株，雌花序具棒状附属器，下具多数中性花，无花被，子房卵圆形雄花序的附属器下部光滑和有少数中性花。浆果红色，球形。花期5～6月，果期8月。

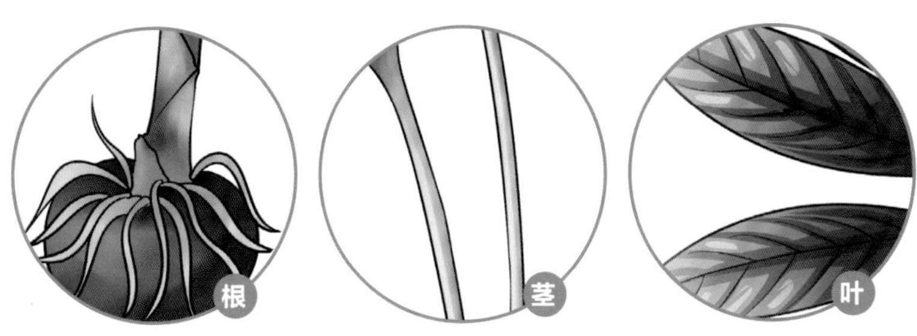

采收加工

秋、冬两季茎叶枯萎时采挖，除去须根及皮，干燥。

性味归经

苦、辛，温；有毒。归肺、肝、脾经。

功效主治

散结消肿。外用：治痈疮肿毒，蛇虫咬伤。

用量用法 外用：生品适量，研末以醋或酒调敷患处。

精选验方 ①痰湿臂痛：天南星、苍术各适量，生姜3片。水煎服。②风痫：天南星适量。九蒸九晒后研为末，姜汁糊丸如梧桐子大，煎人参、菖蒲汤或麦冬汤下20丸。③诸风口噤：天南星（炮、锉）大人15克，小儿5克，生姜5片，紫苏叶5克。水煎减半，入雄猪胆汁少许，温服。④身面疣子：天南星末适量。醋调涂患处。⑤中风：天南星3克，冰片1.5克，乌梅6克。共研细末搽牙齿。

使用注意 孕妇慎用；生品内服宜慎。

天麻

别名 神草、赤箭、离母、木浦、赤箭芝、独摇芝、鬼督邮、定风草。

来源 本品为兰科植物天麻*Gastrodia elata* Bl.的干燥块茎。

生境分布 生长于腐殖质较多而湿润的林下，向阳灌木丛及草坡也有。分布于四川、云南、贵州等地。

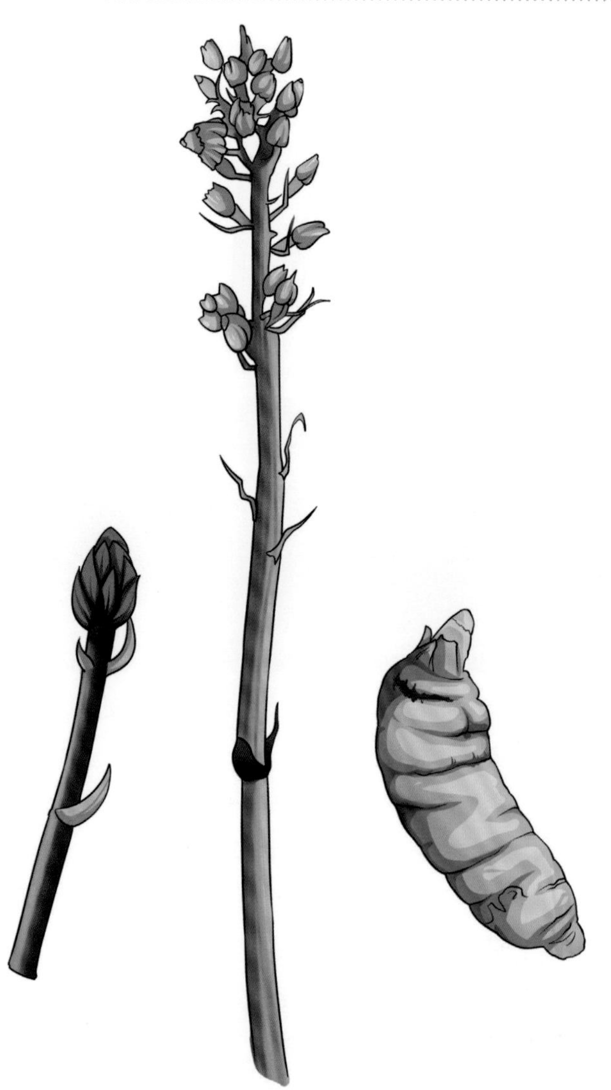

识别特征 多年生寄生植物。寄主为密环菌，以密环菌的菌丝或菌丝的分泌物为营养源。块茎横生，椭圆形或卵圆形，肉质。茎单一，直立，黄红色。叶退化成膜质鳞片状，互生，下部鞘状抱茎。总状花序顶生；苞片膜质，披针形或狭叶披针形，膜质，具细脉。花淡绿黄色或橙红色，花被下部合生成歪壶状，顶端5裂；唇瓣高于花被管2/3，能育冠状雄蕊1枚，着生于雄蕊上端子房柄扭转。蒴果长圆形或倒卵形。种子多而极小，呈粉末状。花期6～7月，果期7～8月。

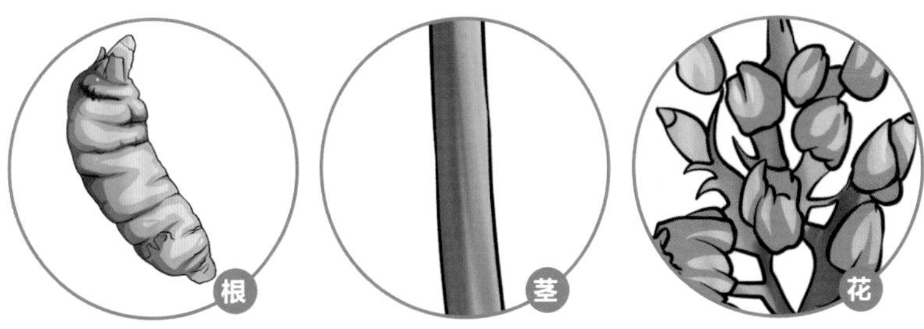

用量用法 3～10克。

精选验方 ①头晕、肢体疼痛、皮肤瘙痒、偏头痛等：天麻9克，川芎6克。水煎2次，药液混合，早、晚服用，每日1次。②风湿痹、四肢拘挛：天麻25克，川芎100克。共研为末，炼蜜做成丸子如芡子大，每次嚼服1丸，饭后茶或酒送下。③半身不遂、风湿痹痛、坐骨神经痛、慢性腰腿痛：天麻、杜仲、牛膝各30克，枸杞50克，羌活20克。切片放入烧酒中，浸泡7日，每次服1小盅，每日2～3次。

使用注意 津液衰少，血虚、阴虚者慎用天麻；不可与御风草根同用，否则有令人肠结的危险。

采收加工

立冬后至次年清明前采挖，立即洗净，蒸透，敞开低温干燥。

性味归经

甘，平。归肝经。

功效主治

息风止痉，平抑肝阳，祛风通络。主治小儿惊风，癫痫，破伤风，头痛头晕，眩晕耳鸣，手足不利，肢体麻木，风湿痹痛。

天葵子

别名 地丁子、天葵根、散血珠、天去子、紫背天葵子。

来源 本品为毛茛科植物天葵*Semiaquilegia adoxoides*（*DC.*）Makino的干燥块根。

生境分布 生长于丘陵或低山林下、草丛、沟边等阴湿处。分布于江苏、湖南、湖北等地。

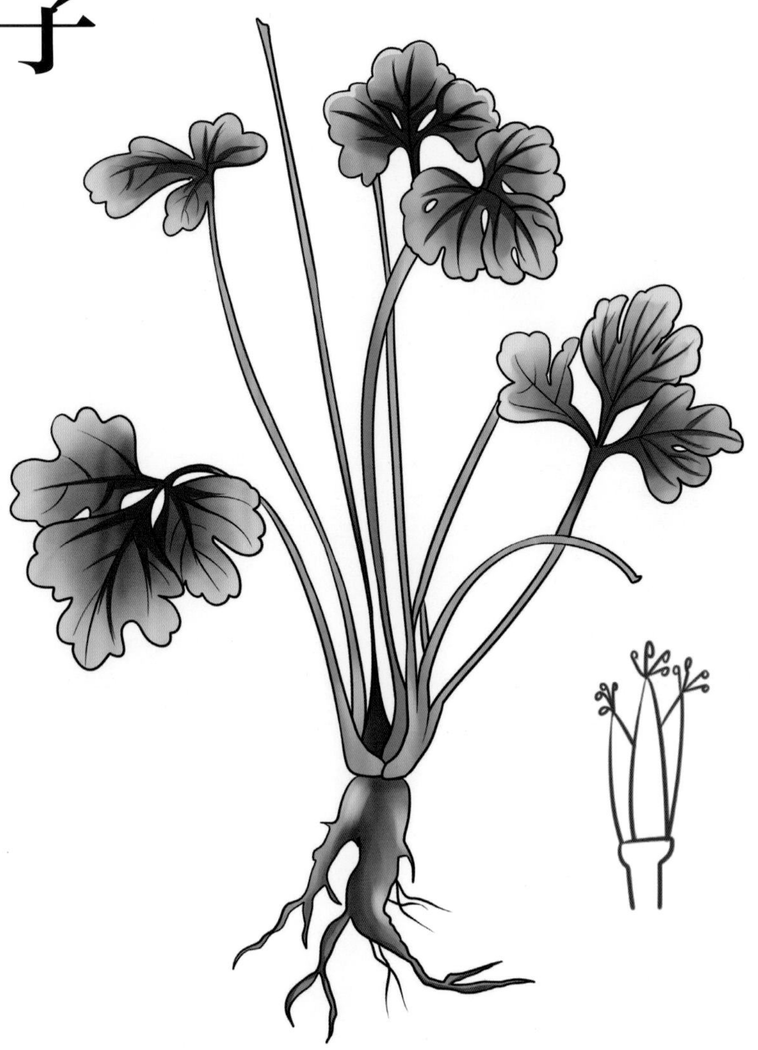

识别特征 多年生草本，高达40厘米。茎纤细，疏生短柔毛。基生叶有长柄，为三出复叶，小叶广楔形，3深裂，裂片疏生粗齿，下面带紫色；茎生叶较小，夏末茎叶枯萎。花小，单生于叶腋或茎顶，白色微带淡红，萼片5，花瓣状；花瓣5，匙形，基部囊状；雄蕊8～14；心皮3～5。种子黑色。花期3～4月，果期立夏前。

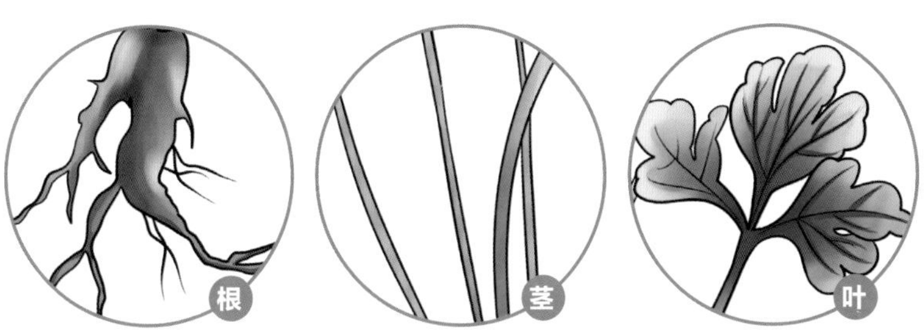

采收加工

夏初采挖，洗净，干燥，除去须根。

性味归经

甘、苦，寒。归肝、胃经。

功效主治

清热解毒，消肿散结。主治痈肿疔疮，乳痈，瘰核，瘰疬，蛇虫咬伤。

用量用法 9～15克。

精选验方 ①小儿惊风：天葵子5克。研末，开水吞服。②胃热气痛：天葵子6克。捣烂，开水吞服。③虚咳、化痰：天葵子9克。炖肉吃。④骨折：天葵子、桑白皮、水冬瓜皮、玉枇杷各50克。捣绒，正骨后包患处；另取天葵子50克，泡酒500毫升，每次服药酒15毫升。⑤热毒型急性子宫颈炎：天葵子、蒲公英、野菊花、紫花地丁、白花蛇舌草各10克，金银花、败酱草各15克。水煎取药汁，口服，每日1剂。

使用注意 脾虚便溏者忌用。

木香

别名 蜜香、五香、青木香、五木香。

来源 本品为菊科植物木香*Aucklandia lappa* Decne.的干燥根。

生境分布 生长于高山草地和灌木丛中。木香产于云南、广西者，称为云木香，产于印度、缅甸者，称为广木香。

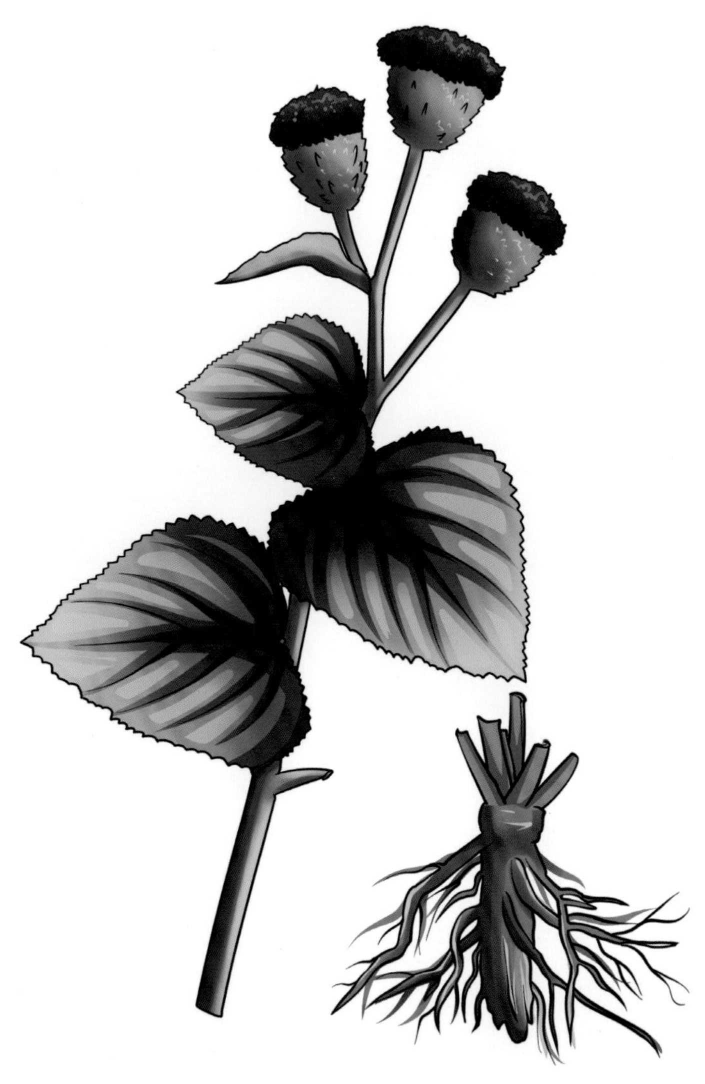

识别特征 多年生草本，高1 ~ 2米。主根粗壮，圆柱形。基生叶大型，具长柄，叶片三角状卵形或长三角形，基部心形，边缘具不规则的浅裂或呈波状，疏生短刺；基部下延成不规则分裂的翼，叶面被短柔毛；茎生叶较小，呈广椭圆形。头状花序2 ~ 3个丛生于茎顶，叶生者单一，总苞由10余层线状披针形的薄片组成，先端刺状；花全为管状花。瘦果线形，有棱，上端着生一轮黄色直立的羽状冠毛。花期5 ~ 8月，果期9 ~ 10月。

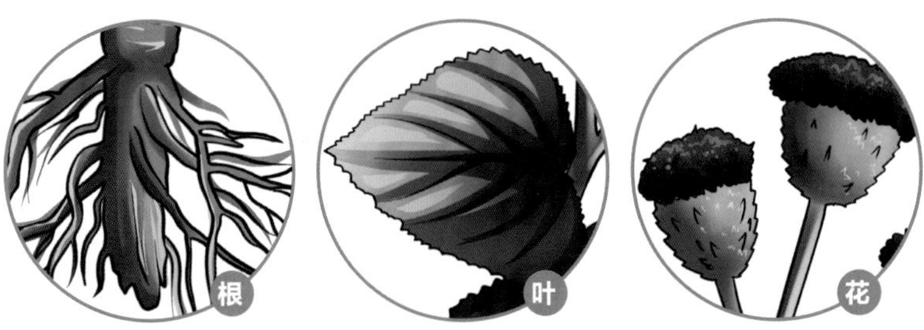

采收加工

秋、冬两季采挖，除去泥沙及须根，切段，大的再纵剖成瓣，干燥后撞去粗皮。

性味归经

辛、苦，温。归脾、胃、大肠、三焦、胆经。

功效主治

行气止痛，健脾消食。主治胸胁、脘腹胀痛，泻痢后重，食积不消，呃逆呕吐，不思饮食。煨木香实肠止泻。主治泄泻腹痛。

用量用法 3 ~ 6克。

精选验方 ①内灼腹痛：木香、没药、乳香各1.5克。水煎服。②一切气不和：木香适量。温水磨浓，热酒调下。

使用注意 阴虚、津液不足者慎用。

太子参

别名 童参、米参、孩儿参、双批七、四叶参。

来源 本品为石竹科植物孩儿参*Pseudostellaria heterophylla*（*Miq.*）Pax ex Pax et Hoffm.的干燥块根。

生境分布 生长于林下富腐殖质的深厚土壤中。分布于江苏、安徽、山东等地。

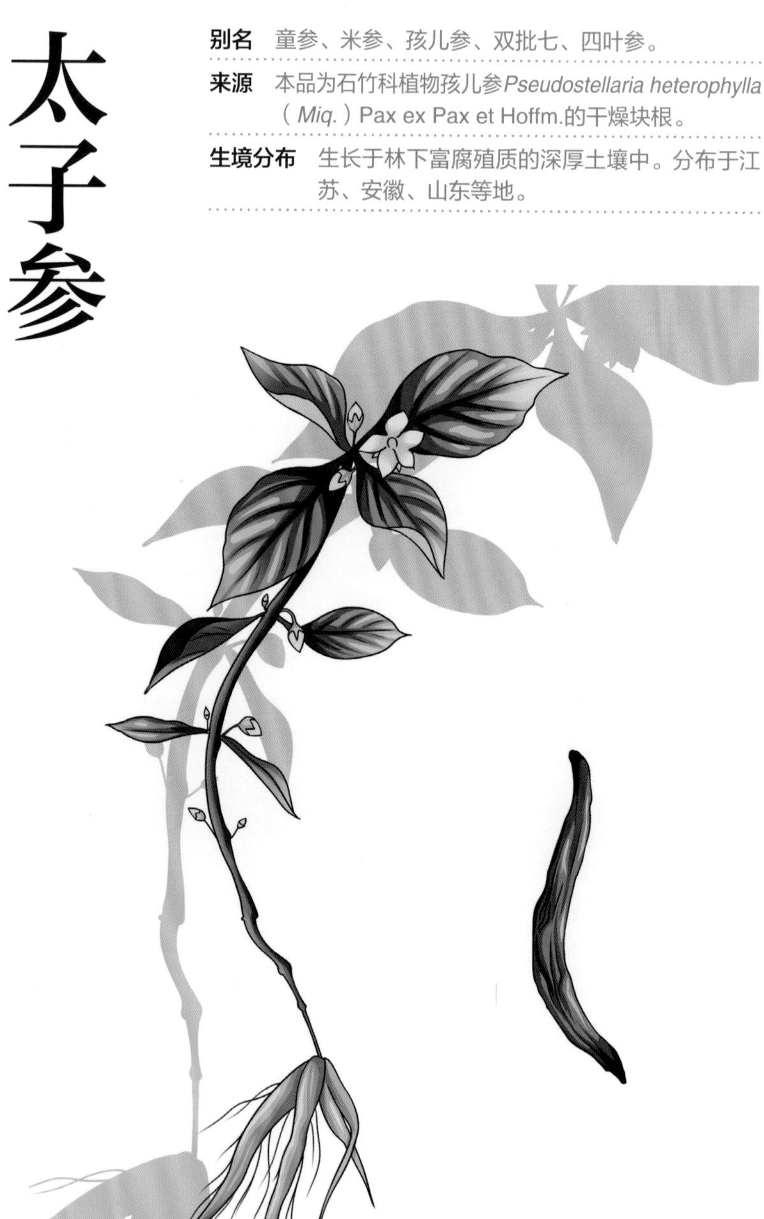

识别特征 多年生草本，块根纺锤形，茎多单生直立，节部膨大。叶对生，下部的叶片窄小，长倒披针形，叶基渐狭，叶基渐狭，全缘；上部的叶片较大，卵状披针形或菱状卵形，叶基渐狭成楔形，叶缘微波状，茎顶端两对叶稍密集，叶大，呈十字型排列。花两型，茎下部腋生小的闭锁花，五花瓣；茎端的花大型，披针形。蒴果近球形。花期4月，果期5~6月。

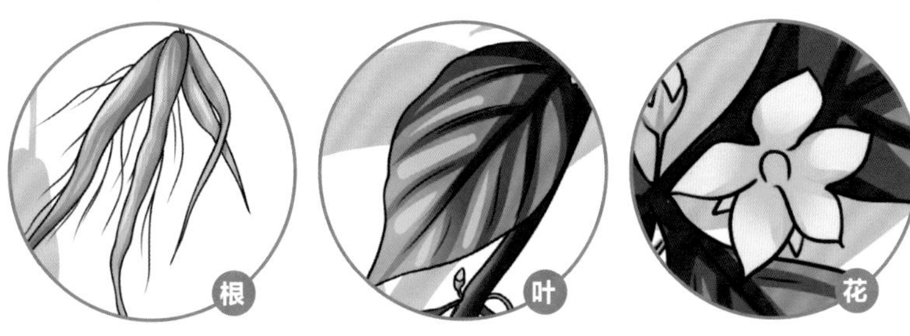

采收加工

夏季茎叶大部分枯萎时采挖，洗净，除去须根，置于沸水中略烫后晒干或直接晒干。

性味归经

甘、微苦，平。归脾、肺经。

功效主治

益气健脾，生津润肺。主治脾虚体倦，食欲不振，病后虚弱，气阴不足，自汗口渴，心悸怔忡，肺燥干咳。

用量用法 9~30克。

精选验方 ①胁痛：太子参、黄芪、绵茵陈、金钱草、茜草各15克，丹参、郁金、白术各12克，茯苓、川楝子、延胡索、神曲各10克，厚朴9克，鸡内金6克，甘草3克。水煎服。②肺癌：太子参15克，鱼腥草、白英各30克，北沙参、海藻、麦冬各12克，桔梗9克。水煎服，每日1剂。

使用注意 邪实之证慎用。

牛膝

别名 牛茎、百倍、土牛膝、怀牛膝、淮牛膝、红牛膝。

来源 本品为苋科植物牛膝 *Achyranthes bidentata* Bl.的干燥根。

生境分布 生长于海拔200～1750米的地区，常生长在山坡林下。分布于中国除东北外的全国各地。

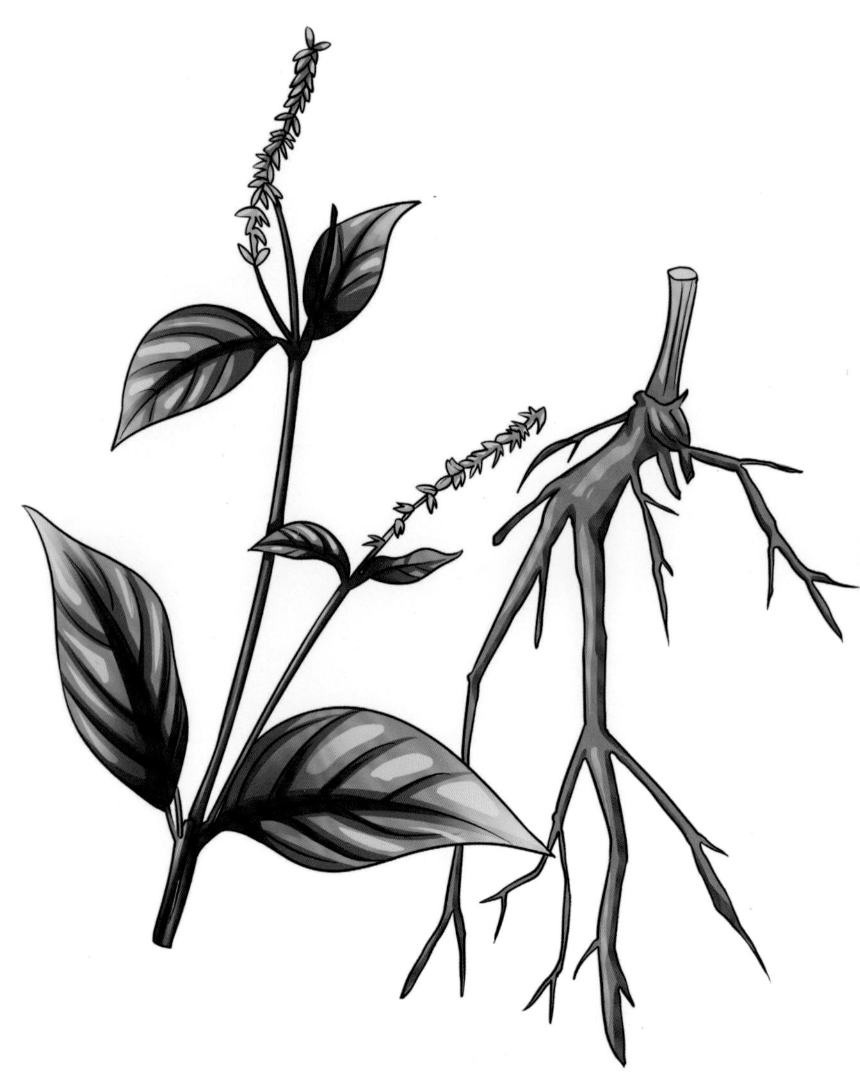

识别特征 一年生草本，高40～100厘米。根细长，淡黄白色。茎方形有棱角，节处稍膨大如牛的膝盖，节上有对生的分枝，叶为对生，叶片椭圆形或椭圆状披针形，两面有柔毛，全缘。穗状花序腋生兼顶生，花小，绿色，花下折，贴近花梗。果实长圆形，内有种子1枚，黄褐色。花期8～9月，果期10月。

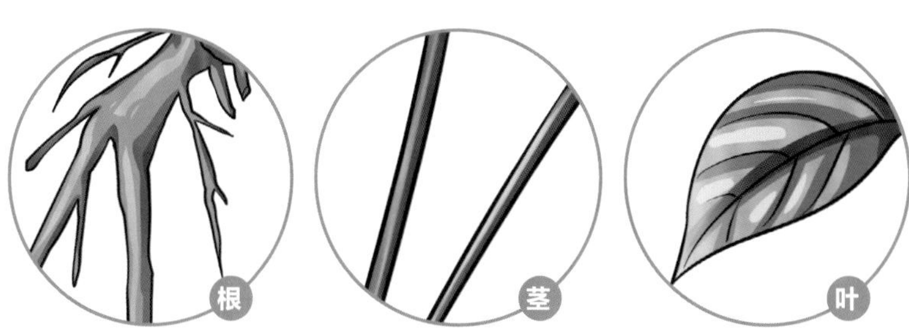

用量用法 5～12克。

精选验方 ①血瘀闭经：牛膝、红花、桃仁、香附、当归各9克。水煎服。②尿道结石：牛膝30克，乳香9克。水煎服，重症每6小时1剂，轻症每日1～2剂。③功能性子宫出血：牛膝30～45克。每日水煎顿服或分2次服。④乳糜尿：牛膝90～120克，芹菜种子45～60克。水煎2次混匀，分2～3次服，一般连用3～4剂。⑤术后肠粘连：牛膝、木瓜各50克。浸泡于500毫升白酒中，7日后饮用，每晚睡前饮用1次，以能耐受为度。⑥胎位不正：牛膝、川芎、附子各10克，党参25克，当归15克，升麻3克。水煎服。

使用注意 孕妇慎用。

采收加工

冬季茎叶枯萎时采挖，除去须根和泥沙，捆成小把，晒至干皱后，将顶端切齐，晒干。

性味归经

苦、甘、酸，平。归肝、肾经。

功效主治

逐瘀通经，补肝肾，强筋骨，利尿通淋，引血下行。主治经闭，痛经，腰膝酸痛，筋骨无力，淋证，水肿，头痛，眩晕，牙痛，口疮，吐血，衄血。

升麻

别名 龙眼根、莽牛卡架、窟窿牙根。

来源 本品为毛茛科植物升麻*Cimicifuga foetida* L.等的干燥根茎。

生境分布 生长于山坡、沙地。升麻的根茎为药材西升麻或称川升麻，分布于陕西、四川等地。

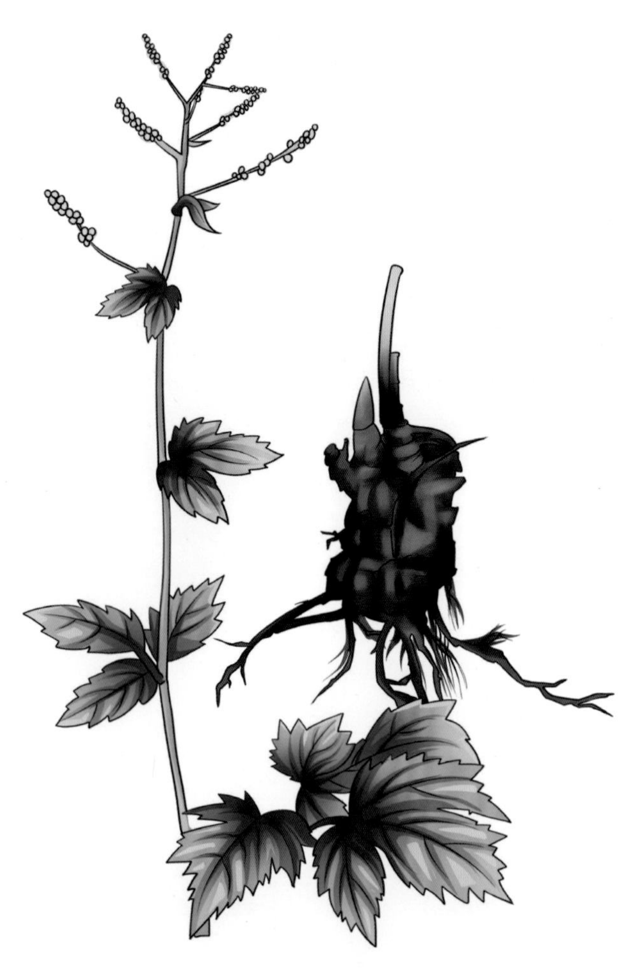

识别特征 多年生草木，根茎上生有多数内陷圆洞状的老茎残基。叶互生，2回3出复叶，小叶卵形至广卵形，上部3浅裂，边缘有锯齿。圆锥花序具分枝3～20条，花序轴和花梗密被灰色或锈色的腺毛及柔毛。花两性，退化雄蕊长卵形，先端不裂；能育雄蕊多数，花丝长短不一，心皮3～5，光滑无毛。蓇葖果无毛。种子椭圆形，四周有膜质鳞翅。花期8～9月，果期9～10月。

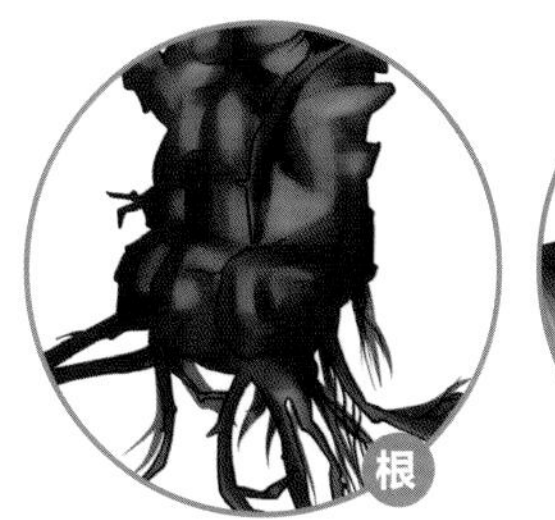

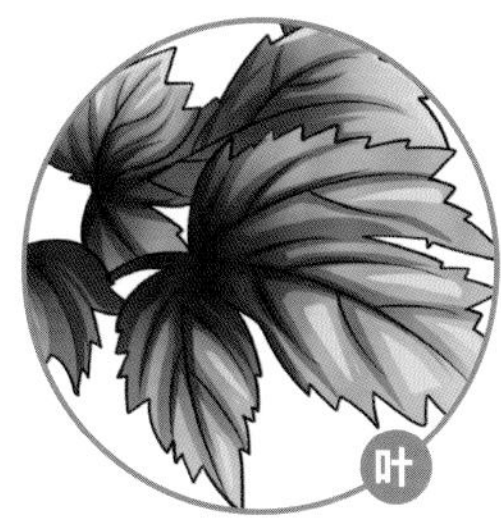

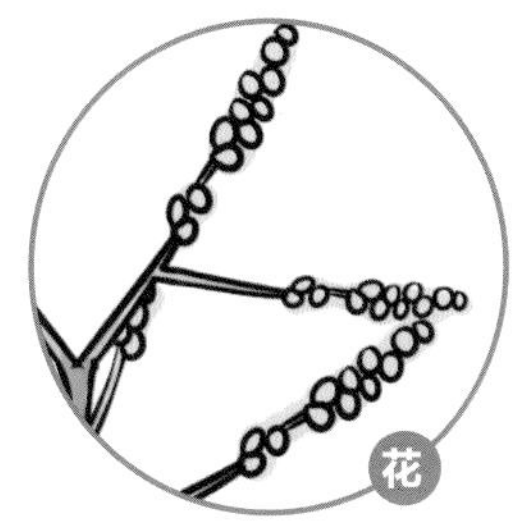

用量用法 3～10克。

精选验方 ①麻疹、斑疹不透：升麻、赤芍、甘草各5克，葛根10克。水煎服。②喉痹作痛：升麻片适量。含咽；或以15克煎服取吐。③口热生疮：升麻30株，黄连18株。研为末，绵裹含，咽汁。④雷头风、头面疙瘩肿痛、憎寒壮热、状如伤寒：升麻、苍术各25克，荷叶1枚。水煎服。⑤咽喉闭塞、津液不通：升麻25克，马蔺子、白矾、马牙消、玄参各0.5克。将上药捣罗为末，炼蜜和丸如楝子大，用薄绵裹，常含一丸咽津。

使用注意 麻疹疹出已透、阴虚火旺、肝阳上亢、上盛下虚者忌用。

采收加工

秋季采挖，除去泥沙，晒至须根干时，燎去或除去须根，晒干。

性味归经

辛、微甘，微寒。归肺、脾、胃、大肠经。

功效主治

发表透疹，清热解毒，升举阳气。主治风热感冒，头痛，齿痛，口舌生疮，咽喉肿痛，麻疹不透，阳毒发斑，脱肛，子宫脱垂。

丹参

别名 赤参、山参、红参、郄蝉草、木羊乳、奔马草、紫丹参、活血根。

来源 本品为唇形科植物丹参*Salvia miltiorrhiza* Bge.的干燥根和根茎。

生境分布 生长于海拔120～1300米的山坡、林下草地或沟边。分布于辽宁、河北、山西、陕西、宁夏、甘肃、山东、江苏、安徽、浙江、福建、江西、河南、湖北、湖南、四川、贵州等地。

采收加工

春、秋两季采挖，除去泥沙，干燥。

性味归经

苦，微寒。归心、肝经。

功效主治

活血祛瘀，通经止痛，清心除烦，凉血消痈。主治胸痹心痛，胸胁刺痛，脘腹疼痛，癥瘕积聚，热痹疼痛，心烦不眠，月经不调，痛经经闭，疮疡肿痛。

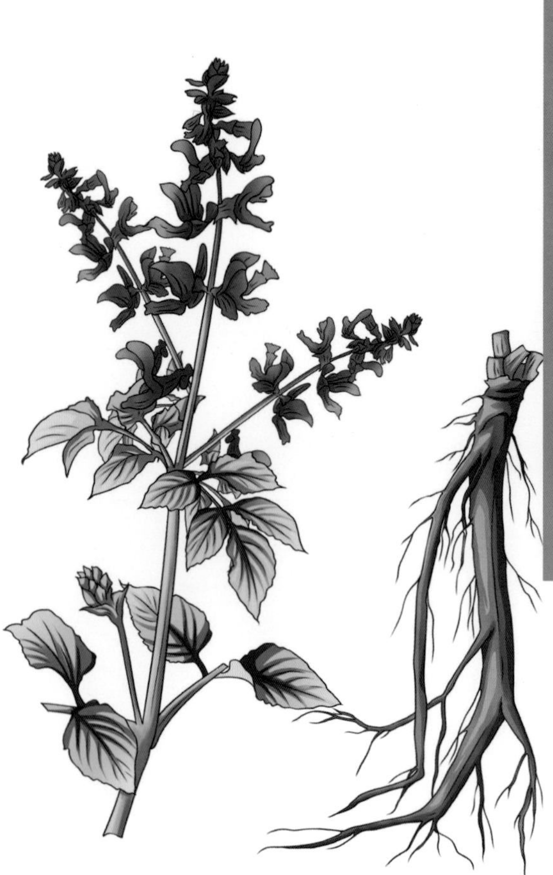

识别特征 多年生草本，高30～100厘米。全株密被淡黄色柔毛及腺毛。茎四棱形，具槽，上部分枝。叶对生，奇数羽状复叶；叶柄长1～7厘米；小叶通常5，稀3或7片，顶端小叶最大，侧生小叶较小，小叶片卵圆形至宽卵圆形，长2～7厘米，宽0.8～5厘米，先端急尖或渐尖，基部斜圆形或宽楔形，边具圆锯齿，两面密被白色柔毛。轮伞花序组成顶生或腋生的总状花序，每轮有花3～10朵，下部者疏离，上部者密集；苞片披针形，上面无毛，下面略被毛；花萼近钟状，紫色；花冠二唇形，蓝紫色，长2～2.7厘米，上唇直立，呈镰刀状，先端微裂，下唇较上唇短，先端3裂，中央裂片较两侧裂片长且大；发育雄蕊2，着生于下唇的中部，伸出花冠外，退化雄蕊2，线形，着生于上唇喉部的两侧，花药退化成花瓣状；花盘前方稍膨大；子房上位，4深裂，花柱细长，柱头2裂，裂片不等。小坚果长圆形，熟时棕色或黑色，长约3.2厘米，径1.5毫米，包于宿萼中。花期5～8月，果期8～9月。

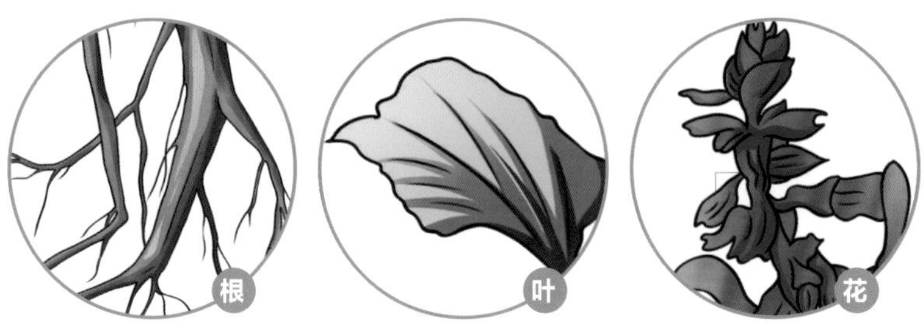

用量用法 10～15克。

精选验方 ①月经不调、腹痛、腰背痛：丹参适量。研末，每次6克，每日2次。②慢性胃炎、胃及十二指肠溃疡、胃神经官能症对于气滞血瘀、上腹疼痛者：丹参30克，檀香、砂仁各5克。水煎服。③痛经：丹参15克，郁金6克。水煎，每日1剂，分2次服。④急、慢性肝炎、两胁作痛：丹参、郁金、板蓝根各9克，茵陈15克。水煎服。

使用注意 不宜与藜芦同用。

巴戟天

别名 糠藤、黑藤钻、鸡肠风、兔仔肠、鸡眼藤、三角藤。

来源 本品为茜草科植物巴戟天*Morinda officinalis* How的干燥根。

生境分布 生长于山谷、溪边或林下。分布于广东高要、德庆，广西苍梧等地。

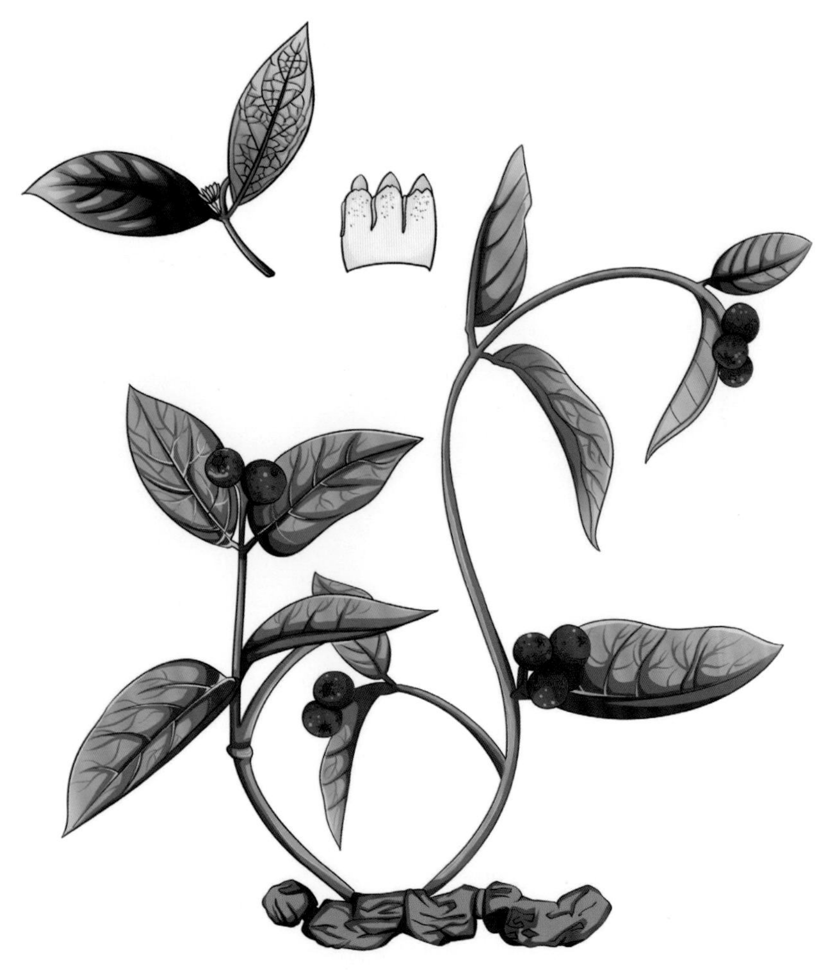

识别特征 藤状灌木。根肉质肥厚，圆柱形，呈结节状，茎有纵棱，小枝幼时有褐色粗毛。叶对生，叶片长椭圆形，全缘，叶缘常有稀疏的短睫毛，下面中脉被短粗毛，托叶鞘状。头状花序，有花2～10朵，排列于枝端，花序梗被污黄色短粗毛，花萼先端有不规则的齿裂或近平截，花冠白色，肉质；子房下位，4室，花柱纤细，2深裂，藏于花冠内。核果近球形，种子4粒。花期4～5月，果期9～10月。

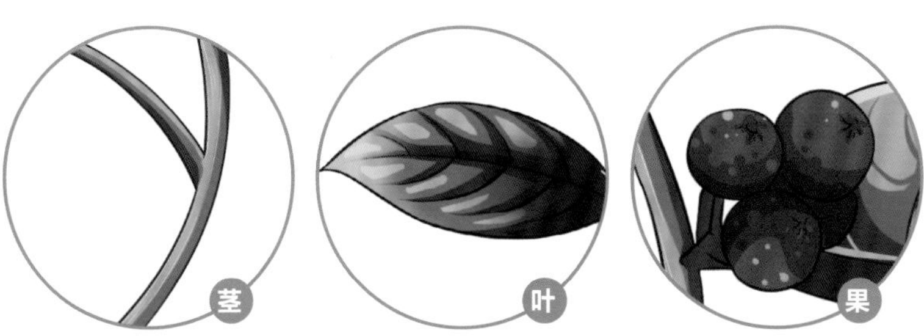

采收加工

全年均可采挖，洗净，除去须根，晒至六七成干，轻轻捶扁，晒干。

性味归经

甘、辛，微温。归肾、肝经。

功效主治

补肾阳，强筋骨，祛风湿。主治阳痿遗精，宫冷不孕，月经不调，少腹冷痛，风湿痹痛，筋骨痿软。

用量用法 3～10克。

精选验方 ①老人衰弱、足膝痿软：巴戟天、熟地黄各10克，人参4克（或党参10克），菟丝子、补骨脂各6克，小茴香2克。水煎服，每日1剂。②遗尿、小便不禁：巴戟天、覆盆子各12克，益智仁10克。水煎服，每日1剂。

使用注意 阴虚火旺者不宜单用。

玉竹

别名 玉术、委萎、女萎、葳蕤、节地、乌萎、黄芝、山玉竹。

来源 本品为百合科植物玉竹*Polygonatum odoratum*（*Mill.*）Druce的干燥根茎。

生境分布 生长于山野林下或石隙间，喜阴湿处。分布于湖南、河南、江苏、浙江。河南产量最大，浙江新昌产质最佳。

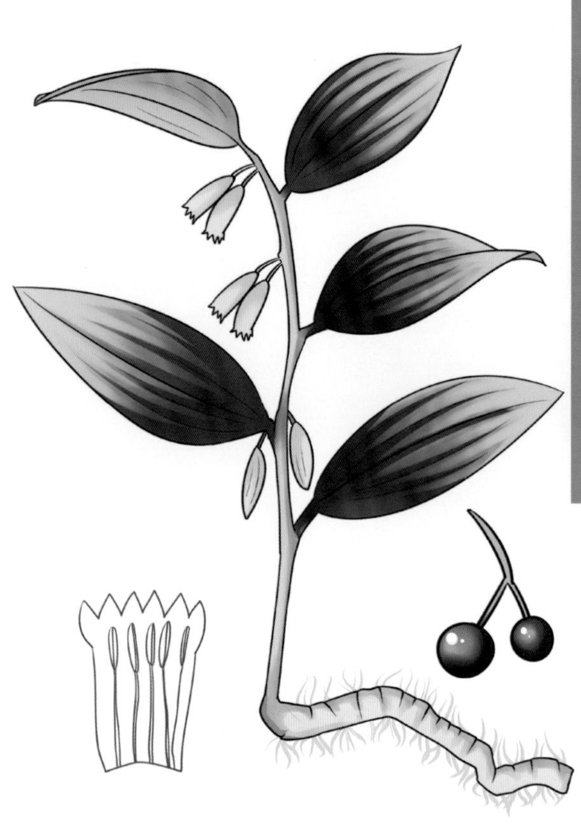

采收加工

秋季采挖，除去须根，洗净，晒至柔软后，反复揉搓、晾晒至无硬心，晒干；或蒸透后揉至半透明，晒干。

性味归经

甘，微寒。归肺、胃经。

功效主治

养阴润燥，生津止渴。主治肺胃阴伤，燥热咳嗽，咽干口渴，内热消渴。

识别特征 多年生草本，高30～60厘米。根状茎横生。肥厚，黄白色，长柱形，直径10～15毫米，多节，节间长，密生多数须根。茎单一，稍斜立，具纵棱，光滑无毛，绿色，有时稍带紫红色。单叶互生，呈两列；叶柄短或几无柄；叶片椭圆形或窄椭圆形，长6～12厘米，宽3～5厘米，先端钝尖，基部楔形，全缘，上面绿色，下面粉绿色，中脉隆起。花腋生，单一或2朵生于长梗顶端，花梗俯垂，长12～15毫米，无苞片；花被管窄钟形，绿白色，先端裂为6片；雄蕊6个，花丝白色，花药黄色，不外露；子房上位，3室，花柱单一，线形。浆果熟时紫黑色。花期夏季。

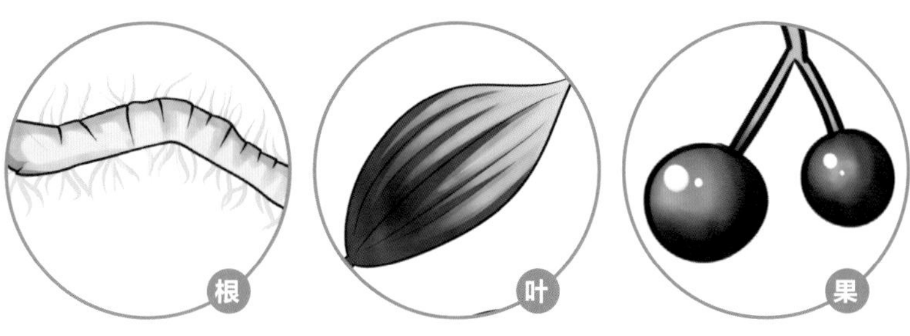

用量用法 6～12克。

精选验方 ①虚咳：玉竹25～50克。与猪肉同煮服。②发热口干、小便涩：玉竹250克。煮汁饮。③久咳、痰少、咽干、乏力：玉竹、北沙参各15克，北五味子、麦冬各10克，川贝母5克。水煎服，每日1剂。④小便不畅、小便疼痛：玉竹30克，芭蕉120克。水煎取汁，冲入滑石粉10克，分作3次于饭前服。

使用注意 脾虚及痰湿内盛者，不宜使用。

甘松

别名　香松、甘松香。

来源　本品为败酱科植物甘松*Nardostachys jatamansi* DC.的干燥根及根茎。

生境分布　生长于高山草原地带。分布于四川、甘肃、青海等地。

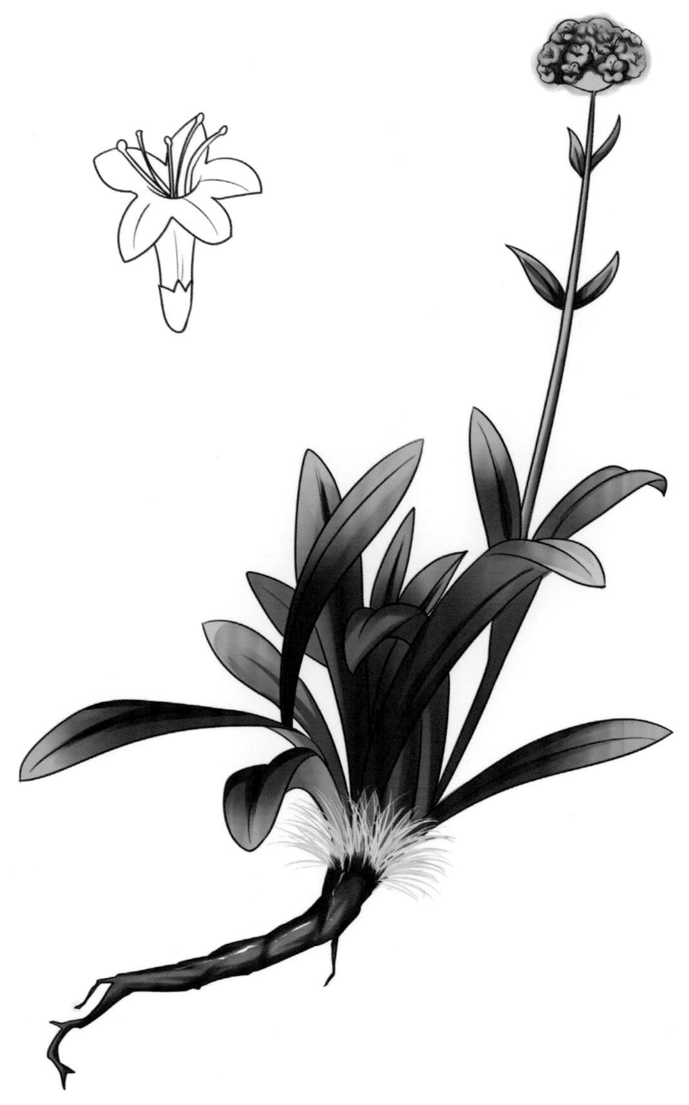

识别特征 多年生草本，高20～35厘米，全株有强烈松脂样香气。基生叶较少而疏生，通常每丛6～9片，叶片窄线状倒披针形或倒长披针形，先端钝圆，中以下渐窄略成叶柄状，基部稍扩展成鞘，全缘，上面绿色，下面淡绿色；主脉三出。聚伞花序呈紧密圆头状，花萼5裂，齿极小，花粉红色，花冠筒状，花柱细长，伸出花冠外，柱头漏斗状。瘦果倒卵形，长约3毫米。花期8月。

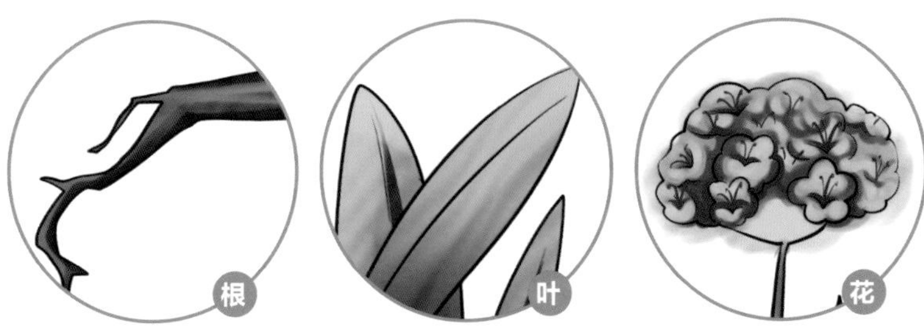

采收加工

春、秋两季采挖，除去泥沙和杂质，晒干或阴干。

性味归经

辛、甘，温。归脾、胃经。

功效主治

理气止痛，开郁醒脾；外用祛湿消肿。主治脘腹胀满，食欲不振，呕吐；外用治牙痛，脚气肿毒。

用量用法 3～6克。外用：适量，泡汤漱口或煎汤洗脚或研末敷患处。

精选验方 ①各种肠胃疼痛：甘松香、厚朴、木香各适量。水煎服。②神经性胃痛：甘松香、沉香、香附各适量。水煎服。③痰眩：甘松30克，半夏曲、天南星、陈皮各60克。捣细末，水煮面和为丸如梧桐子大，每服20丸，生姜汤下，饭后服。

使用注意 气虚血热者忌用。

甘草

别名 美草、密甘、密草、国老、粉草、甜根子、甜草根、粉甘草、红甘草。

来源 本品为豆科植物甘草*Glycyrrhiza uralensis* Fisch.等的干燥根及根茎。

生境分布 生长于干旱、半干旱的荒漠草原、沙漠边缘和黄土丘陵地带。分布于内蒙古、山西、甘肃、新疆等地，以内蒙古伊克昭盟杭锦旗所产品质最优。

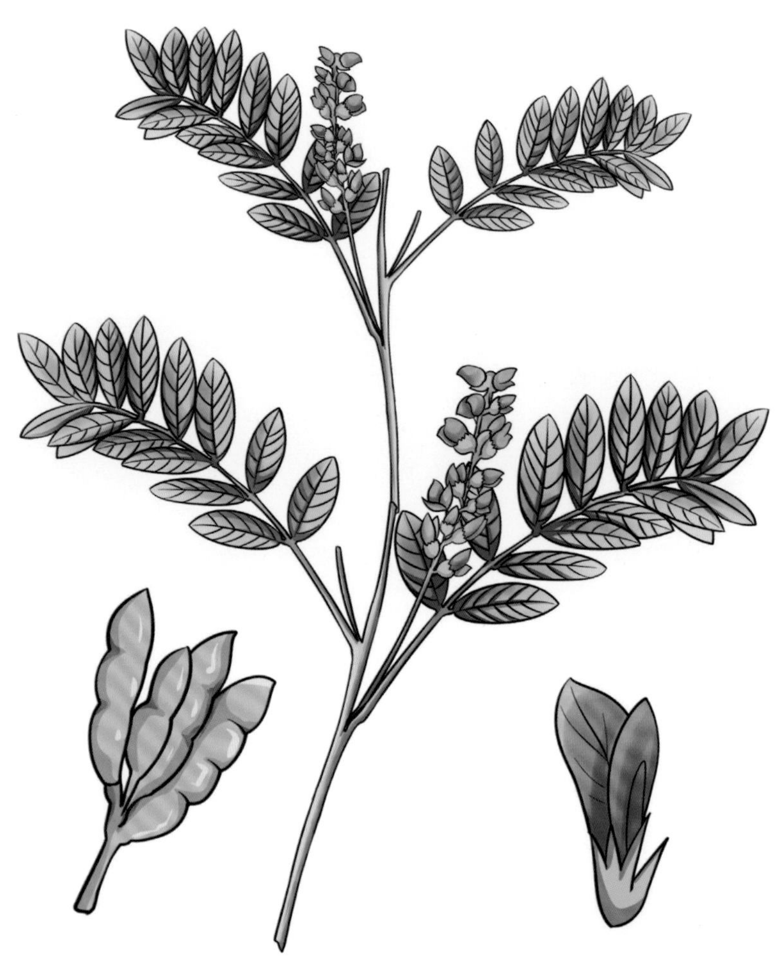

识别特征 多年生草本植物，高30～80厘米，根茎多横走，主根甚发达。外皮红棕色或暗棕色。茎直立，有白色短毛和刺毛状腺体。奇数羽状复叶互生，小叶7～17对，卵状椭圆形，全缘，两面被短毛及腺体。总状花序腋生，花密集。花萼钟状，外被短毛或刺状腺体，花冠蝶形，紫红色或蓝紫色。荚果扁平，呈镰刀形或环状弯曲，外面密被刺状腺毛，种子扁卵圆形，褐色。花期6～7月，果期7～9月。

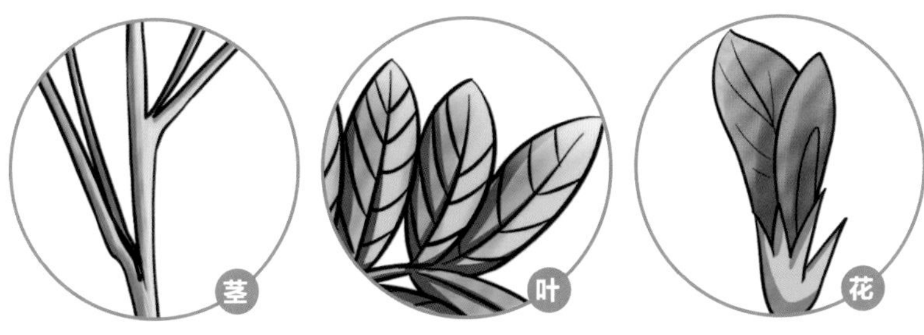

采收加工

春、秋两季采挖，除去须根，晒干。

性味归经

甘，平。归心、肺、脾、胃经。

功效主治

补脾益气，清热解毒，祛痰止咳，缓急止痛，调和诸药。主治脾胃虚弱，倦怠乏力，心悸气短，咳嗽痰多，脘腹、四肢挛急疼痛，痈肿疮毒，缓解药物毒性、烈性。

用量用法 2～10克。

精选验方 ①消化性溃疡：甘草粉适量。口服，每次3～5克，每日3次。②原发性血小板减少性紫癜：甘草12～20克。水煎早、晚分服。③室性早搏：生甘草、炙甘草、泽泻各30克。水煎服，每日2剂，早、晚分服。④肺结核：甘草50克。每日1剂，煎汁分3次服用。

使用注意 不宜与海藻、京大戟、红大戟、甘遂、芫花同用。

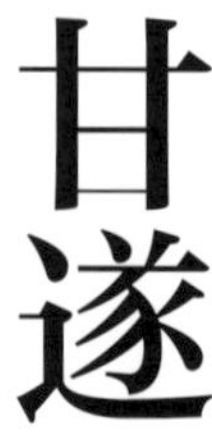

甘遂

别名 甘泽、猫儿眼、化骨丹、肿手花、萱根子。

来源 本品为大戟科植物甘遂*Euphorbia kansui* T.N.Liou ex T.P.Wang的干燥块根。

生境分布 生长于低山坡、沙地、荒坡、田边和路旁等。分布于陕西、河南、山西等地。

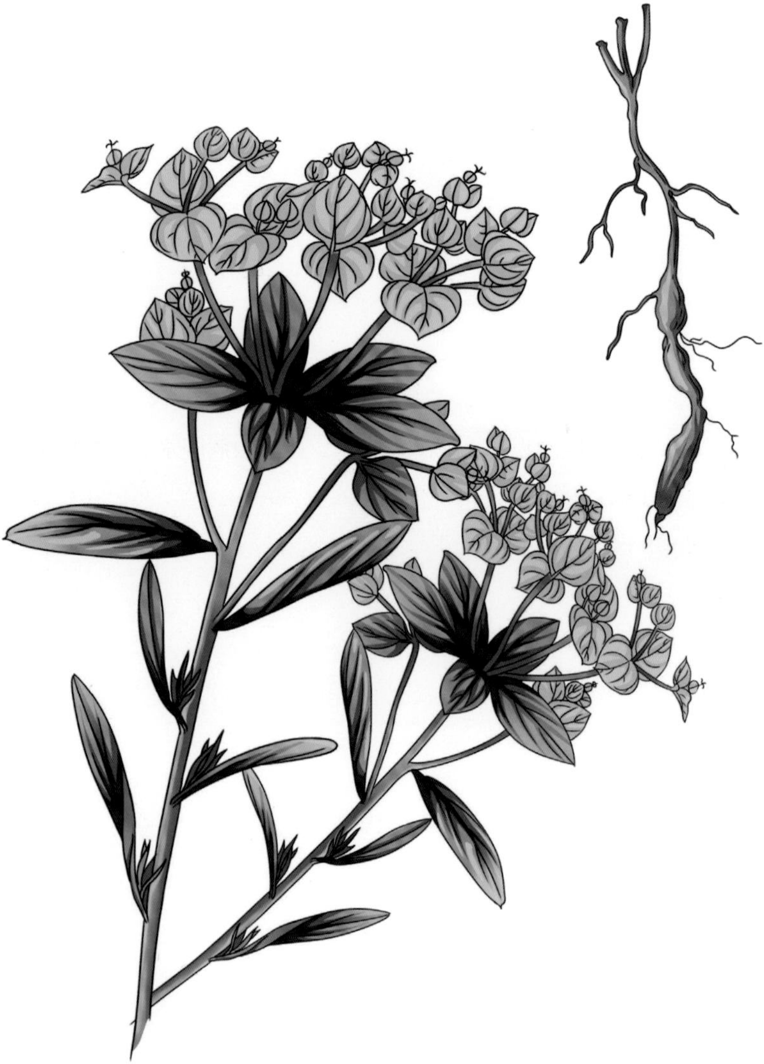

识别特征 多年生草本，高25~40厘米，全株含白色乳汁。茎直立，下部稍木质化，淡红紫色，下部绿色，叶互生，线状披针形或披针形，先端钝，基部宽楔形或近圆形，下部叶淡红紫色。杯状聚伞花序，顶生，稀腋生；总苞钟状，先端4裂，腺体4；花单性，无花被；雄花雄蕊1枚，雌花花柱3，每个柱头2裂。蒴果近球形。种子卵形，棕色。花期6~9月。

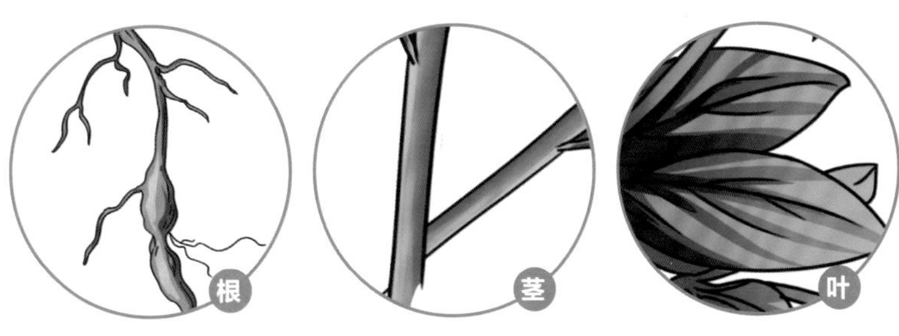

用量用法 0.5~1.5克，炮制后多入丸、散用。外用：适量，生用。

精选验方 ①渗出性胸膜炎、肝硬化腹水、血吸虫病腹水、慢性肾炎水肿、二便不通：甘遂、大戟、芫花各适量，大枣10枚。前三味混合研末，每次1~3克，大枣煎汤于清晨空腹送服。②癫痫：甘遂、朱砂各3克。将甘遂入鲜猪心中煨熟，取出药，与朱砂研粉和匀，分作4丸，每次1丸，用猪心煎汤送下。③小儿睾丸鞘膜积液：甘遂、赤芍、枳壳、昆布各10克，甘草5克。水煎服，连用3~7日。

使用注意 孕妇禁用；不宜与甘草同用。生品不宜内服。

采收加工

春季开花前或秋末茎叶枯萎后采挖，撞去外皮，晒干。

性味归经

苦，寒；有毒。归肺、肾、大肠经。

功效主治

泻水逐饮，消肿散结。主治水肿胀满，胸腹积水，痰饮积聚，气逆咳喘，二便不利，风痰癫痫，痈疮肿毒。

石菖蒲

别名 水剑草、山菖蒲、金钱蒲、药菖蒲、菖蒲叶、香菖蒲。

来源 本品为天南星科植物石菖蒲*Acorus tatarinowii Schott*的干燥根茎。

生境分布 生长于阴湿环境，在郁密度较大的树下也能生长。分布于四川、浙江、江苏等地。

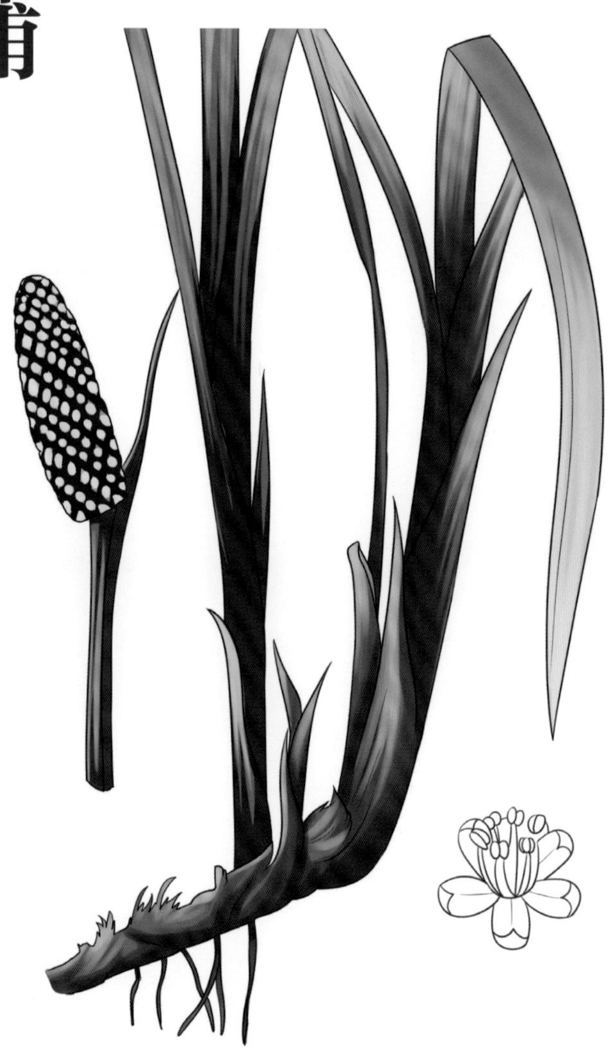

识别特征 多年生草本，根茎横卧，直径5~8毫米，外皮黄褐色。叶根生；剑状线形，长30~50厘米，宽2~6毫米，罕达1厘米，先端渐尖，暗绿色，有光泽，叶脉平行，无中脉。花茎高10~30厘米，扁三棱形；佛焰苞叶状。肉穗花序自佛焰苞中部旁侧裸露而出，无梗，斜上或稍直立，呈狭圆柱形，柔弱；花两性，淡黄绿色，密生；花被6，倒卵形，先端钝；雄蕊6，稍长于花被，花药黄色，花丝扁线形；子房长椭圆形。浆果肉质，倒卵形，长、宽均约2毫米。花期6~7月，果期8月。

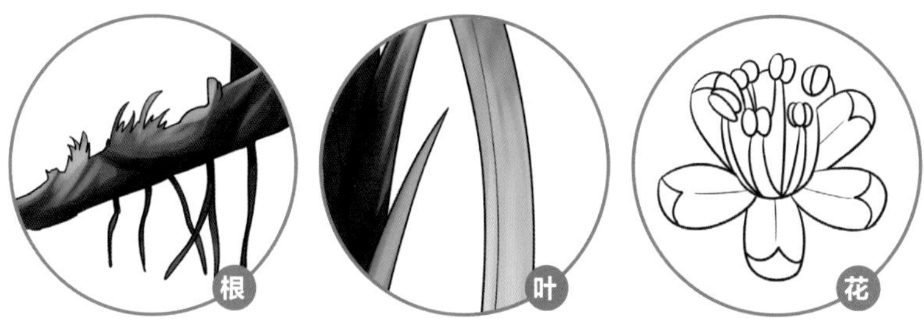

采收加工

秋、冬两季采挖，除去叶、须根及泥沙，晒干。

性味归经

辛、苦，温。归心、胃经。

功效主治

开窍豁痰，醒神益智，化湿开胃。主治脘痞不饥，噤口下痢，神昏癫痫，耳鸣耳聋，健忘失眠。

用量用法 3~10克。

精选验方 ①中暑腹痛：石菖蒲根15~25克。磨水顿服。②健忘、抑郁：石菖蒲30克，远志、人参各3克，茯苓60克。研末，口服1克，每日3次。③痰迷心窍：石菖蒲、生姜各适量。共捣汁灌下。

使用注意 凡阴亏血虚及精滑多汗者不宜用。

龙胆

别名 陵游、胆草、草龙胆、龙胆草、地胆草、苦龙胆草。

来源 本品为龙胆科植物龙胆*Gentiana scabra* Bge.等的干燥根和根茎。

生境分布 生长于山坡草丛、灌木丛中及林缘。分布于黑龙江、吉林、辽宁、内蒙古、河北、山东、江苏、安徽、浙江、福建、江西、湖南、湖北、贵州、四川、广东、广西等地。

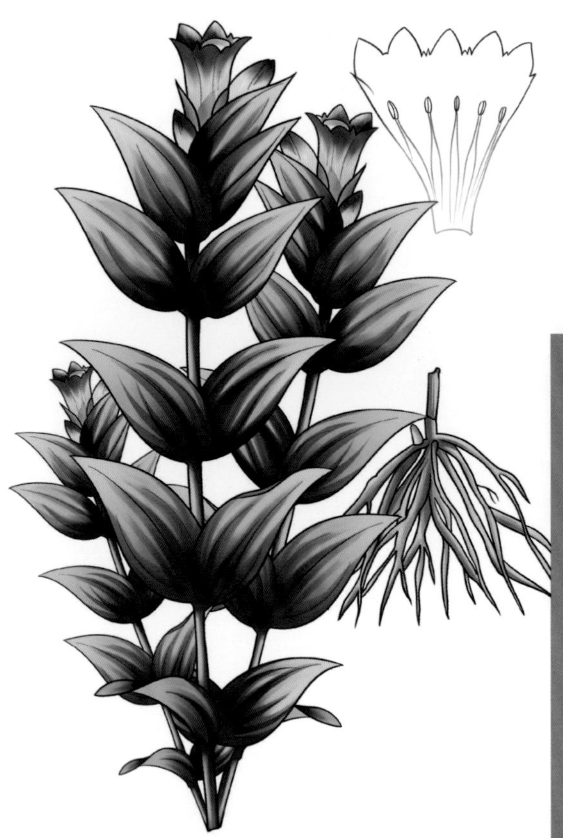

采收加工

春、秋两季采挖，洗净，干燥。

性味归经

苦，寒。归肝、胆经。

功效主治

清热燥湿，泻肝胆火。主治湿热黄疸，阴肿阴痒，带下，湿疹瘙痒，肝火目赤，耳鸣耳聋，胁痛口苦，强中，惊风抽搐。

识别特征 多年生草本，高35～60厘米。根茎短，簇生多数细长的根，根长可达25厘米，淡棕黄色。茎直立，粗壮，通常不分枝，粗糙，节间常较叶为短。叶对生，无柄，基部叶2～3对，甚小，鳞片状；中部及上部叶卵形、卵状披针形或狭披针形，长约3～8厘米，宽0.4～4厘米，先端渐尖或急尖，基部连合抱于节上，叶缘及叶脉粗糙，主脉3条基出。花无梗，数朵成束，簇生于茎顶及上部叶腋；苞片披针形；花萼绿色，钟形，膜质，长约2.5厘米，先端5裂，裂片披针形至线形；花冠深蓝色至蓝色，钟形，长约5厘米，先端5裂，裂片卵形，先端锐尖，裂片间有5褶状三角形副冠片，全缘或偶有2齿；雄蕊5，着生于花冠管中部的下方；子房长圆形，1室，花柱短，柱头2裂。蒴果长圆形，有短柄，成熟时2瓣裂。种子细小，线形而扁，褐色，四周有翅。花期9～10月，果期10月。

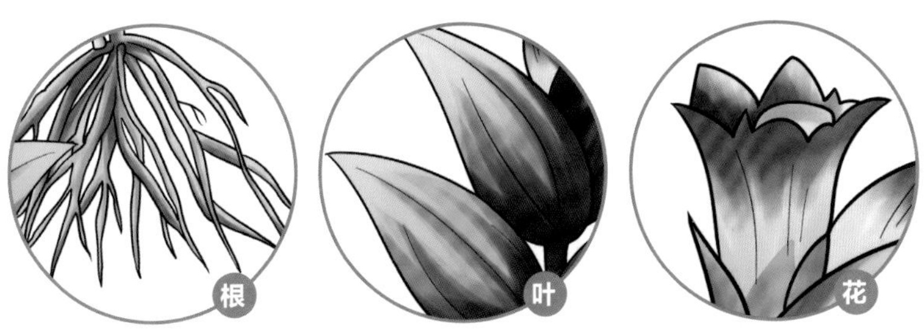

用量用法 3～6克。

精选验方 ①目赤肿痛：龙胆草15～30克。捣汁服。②急性黄疸型肝炎：龙胆、茵陈、栀子各12克，郁金、黄柏各6克，大枣6枚。水煎服。③皮肤刀伤肿痛：龙胆草适量。加茶油捣烂，贴患处。

使用注意 脾胃虚弱作泄及无湿热实火者忌服。

北豆根

别名 野豆根、黄条香、蝙蝠藤。

来源 本品为防己科植物蝙蝠葛*Menispermum dauricum* DC.的干燥根茎。

生境分布 生长于山坡林缘、灌木丛中、田边、路旁及石砾滩地，或攀缘于岩石上。分布于东北、华北、华东及陕西、宁夏、甘肃、山东等地。

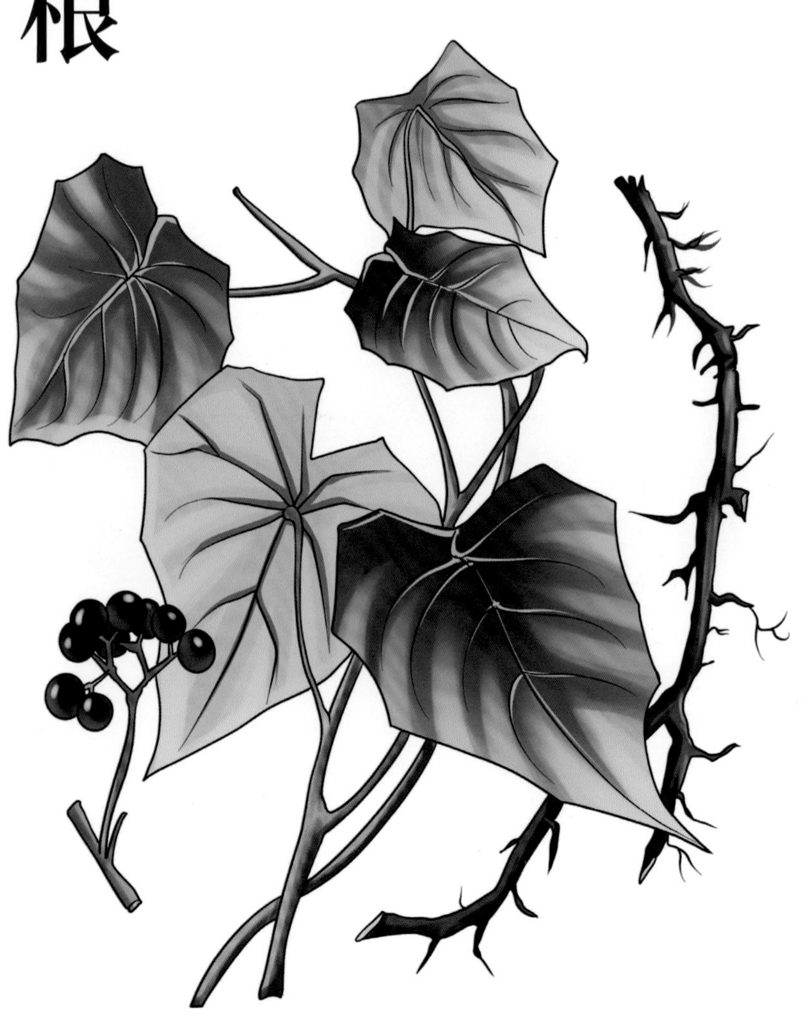

识别特征 多年生缠绕藤本，长达10米以上。根茎细长、横走，黄棕色或黑褐色，有分枝。小枝绿色，有细纵纹。叶互生，圆肾形或卵圆形，边缘3～7浅裂片近三角形，长、宽各5～15厘米，先端尖，基部心形或截形，上面绿色，下面苍白色，掌状脉5～7条；叶柄盾状着生，长6～15厘米。腋生短圆锥花序，总花梗长3～7厘米；花小，黄绿色，有小苞片；雄蕊10～20；雌花心皮3，分离。核果扁球形，直径8～10毫米，熟时黑紫色，内果皮坚硬，肾状扁圆形，有环状凸起的雕纹。花期6～7月，果期8～9月。

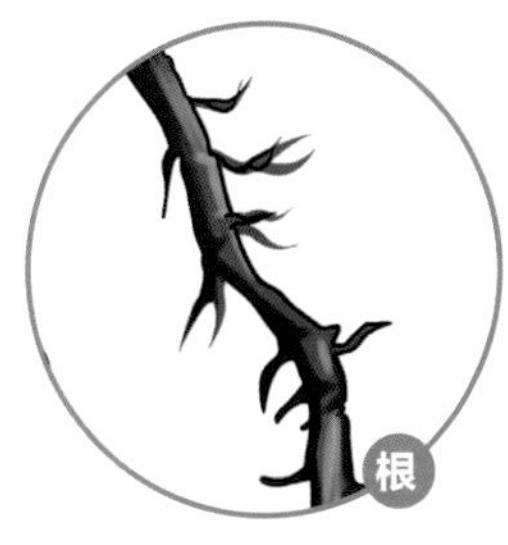

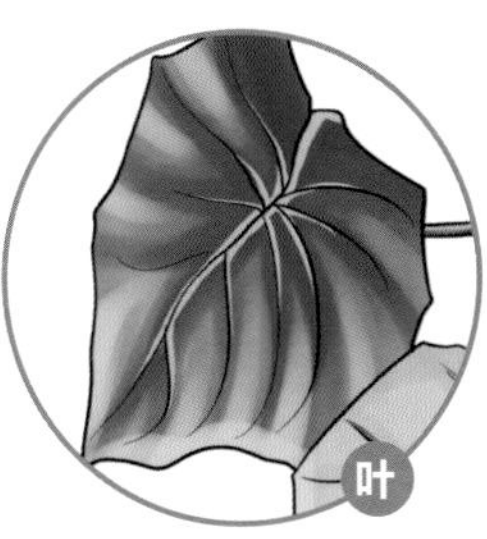

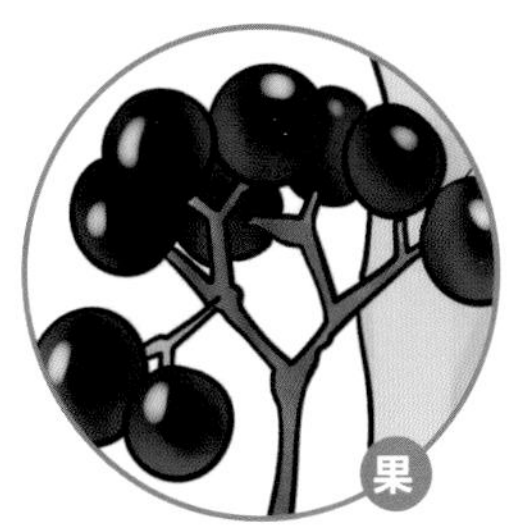

用量用法 3～9克。

精选验方 ①瘙痒伴有怕热、大便干结、小溲黄赤、舌红苔黄：北豆根、威灵仙各10克，土茯苓、草河车各30克，板蓝根、忍冬藤、白鲜皮各15克，生甘草6克。水煎服，每日1剂。②肺热咳嗽：北豆根、前胡、牛蒡子、枇杷叶各9克。水煎服。③痢疾、肠炎：北豆根、徐长卿各9克。水煎服。

使用注意 脾胃虚寒者不可用。

采收加工

春、秋两季采挖，除去须根和泥土，干燥。

性味归经

苦，寒；有小毒。归肺、胃、大肠经。

功效主治

清热解毒，祛风止痛。主治咽喉肿痛，热毒泻痢，风寒湿痹。

北沙参

别名 莱阳参、银沙参、海沙参、辽沙参。

来源 本品为伞形科植物珊瑚菜*Glehnia littoralis* Fr.Schmidt ex Miq.的干燥根。

生境分布 生长于海边沙滩，或栽培。分布于山东、江苏、河北及辽宁等地，以山东莱阳胡城村产品最为著名。

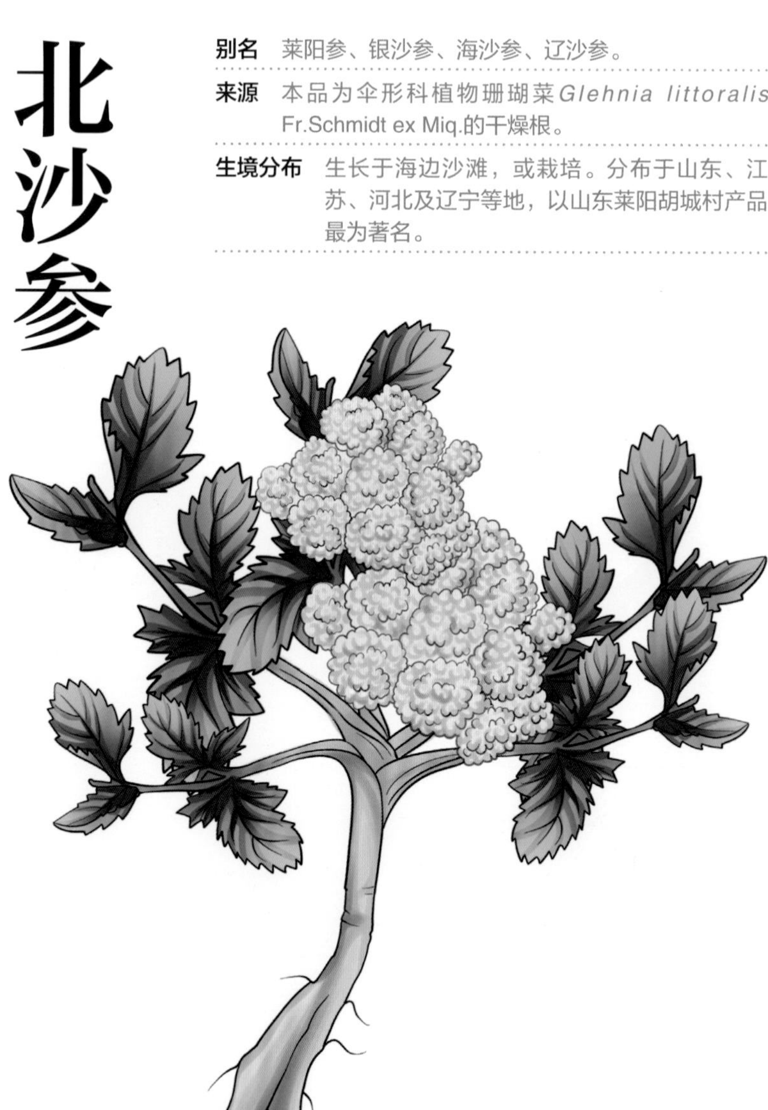

识别特征 多年生草本，高5～35厘米。主根细长圆柱形。茎大部分埋在沙中，一部分露出地面。叶基出，互生；叶柄长，基部鞘状；叶片卵圆形，3出分裂至2回羽状分裂，最后裂片圆卵形，先端圆或渐尖，基部截形，边缘刺刻，质厚。复伞形花序顶生，具粗毛；伞梗10～20条，长1～2厘米；无总苞，小总苞由数个线状披针形的小苞片组成；花白色，每1小伞形花序有花15～20朵；花萼5齿裂，狭三角状披针形，疏生粗毛；花瓣5，卵状披针形；雄蕊5，与花瓣互生；子房下位，花柱基部扁圆锥形。果实近圆球形，具茸毛，果棱有翅。花期5～7月，果期6～8月。

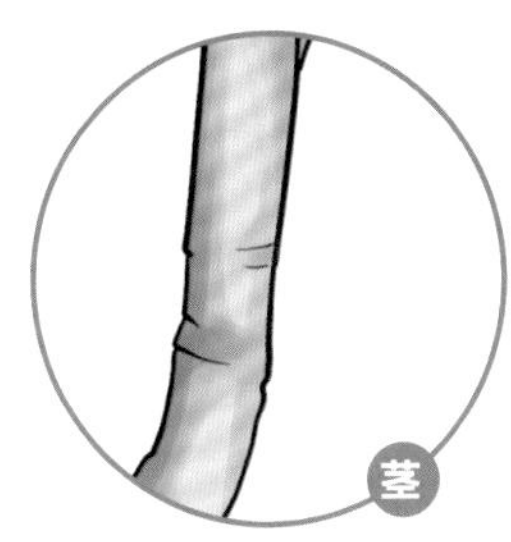

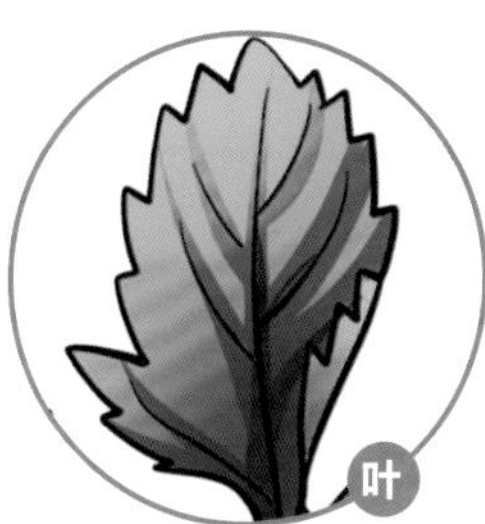

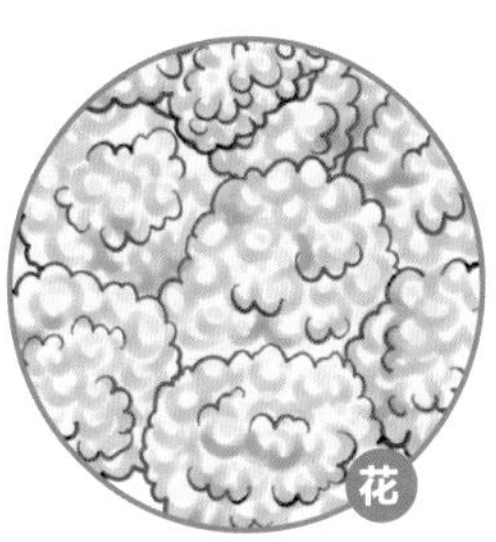

用量用法 5～12克。

精选验方 ①阴虚火炎、咳嗽无痰、骨蒸劳热、肌皮枯燥、口苦烦渴：北沙参、麦冬、怀熟地、鳖甲、知母、川贝母、地骨皮各120克。或为丸，或作膏，每早服9克，白汤下。②一切阴虚火炎、似虚似实、逆气不降、消气不升、烦渴咳嗽、胀满不食：北沙参15克。水煎服。

使用注意 不宜与藜芦同用。

采收加工

夏、秋两季采挖，除去须根，洗净，稍晾，置沸水中烫后，除去外皮，干燥。或洗净直接干燥。

性味归经

甘、微苦，微寒。归肺、胃经。

功效主治

养阴清肺，益胃生津。主治肺热燥咳，干咳少痰，劳嗽痰血，胃阴不足，热病津伤，咽干口渴。

生姜

别名 姜、姜皮、鲜姜、姜根、百辣云、炎凉小子。

来源 本品为姜科植物姜*Zingiber officinale* Rosc.的新鲜根茎。

生境分布 生长于阳光充足、排水良好的沙质地。全国各地均产，其中以四川、广东、山东、陕西为主产地。

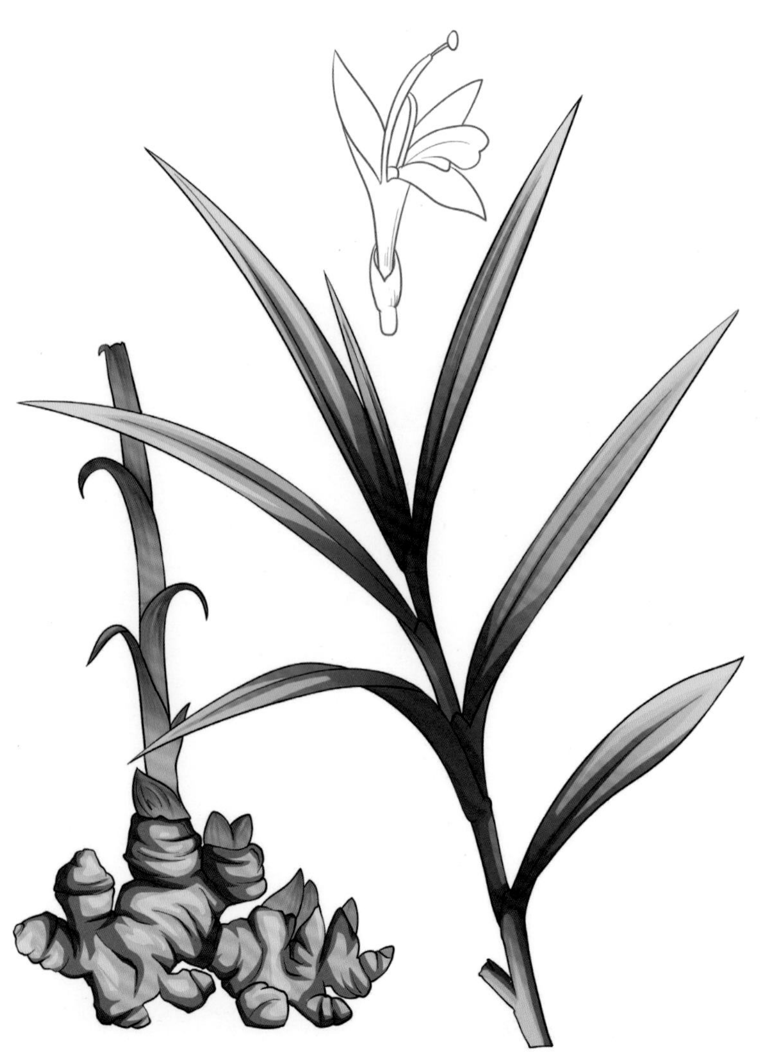

识别特征 多年生宿根草本，根茎肉质，肥厚，扁平，有芳香和辛辣味。叶披针形至条状披针形，长15~30厘米，宽约2厘米，先端渐尖，基部渐狭，平滑无毛，有抱茎的叶鞘，无柄。花茎直立，被以覆瓦状疏离的鳞片；穗状花序卵形至椭圆形，长约5厘米，宽约2.5厘米；苞片卵形，淡绿色；花稠密，长约2.5厘米，先端锐尖，萼短筒状，花冠3裂，裂片披针形，黄色，唇瓣较短，长圆状倒卵形，呈淡紫色，有黄白色斑点；雄蕊1枚，挺出，子房下位；花柱丝状，为淡紫色，柱头呈放射状。蒴果长圆形，长约2.5厘米。花期6~8月。

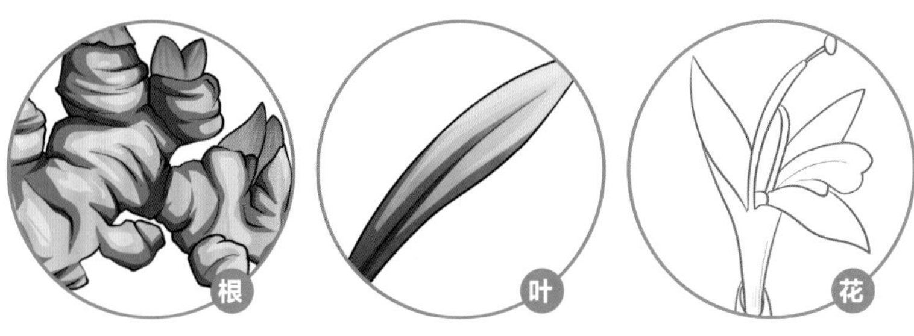

用量用法 3~10克。

精选验方 ①产后腹痛：炮姜、红花、川芎、炙甘草各10克，桃仁、蒲黄（包煎）各15克，五灵脂20克（包煎）。水煎服。②肠胃虚寒、心腹冷痛、泄泻不止：炮姜、炮附子（去皮、脐）、肉豆蔻（面裹、煨）各适量。捣为细末，米糊为丸，如梧桐子大，每服50丸，空腹米饮下。③风寒感冒：生姜15克。水煎加红糖适量趁热服；或加紫苏叶10克，葱白2根，水煎服。

使用注意 阴虚内热者忌服。

采收加工

秋、冬两季采挖，除去须根和泥沙。

性味归经

辛，微温。归肺、脾、胃经。

功效主治

解表散寒，温中止呕，化痰止咳，解鱼蟹毒。主治风寒感冒，咳嗽痰多，胃寒呕吐，鱼蟹中毒。

仙茅

别名 天棕、山棕、茅爪子、婆罗门参、独脚仙茅、蟠龙草、风苔草、冷饭草、

来源 本品为石蒜科植物仙茅*Curculigo orchioides* Gaertn.的干燥根茎。

生境分布 生长于平原荒草地阳处或混生在山坡茅草及芒萁骨丛中。主要分布于四川、云南、贵州；广东、广西、湖南、湖北也产。

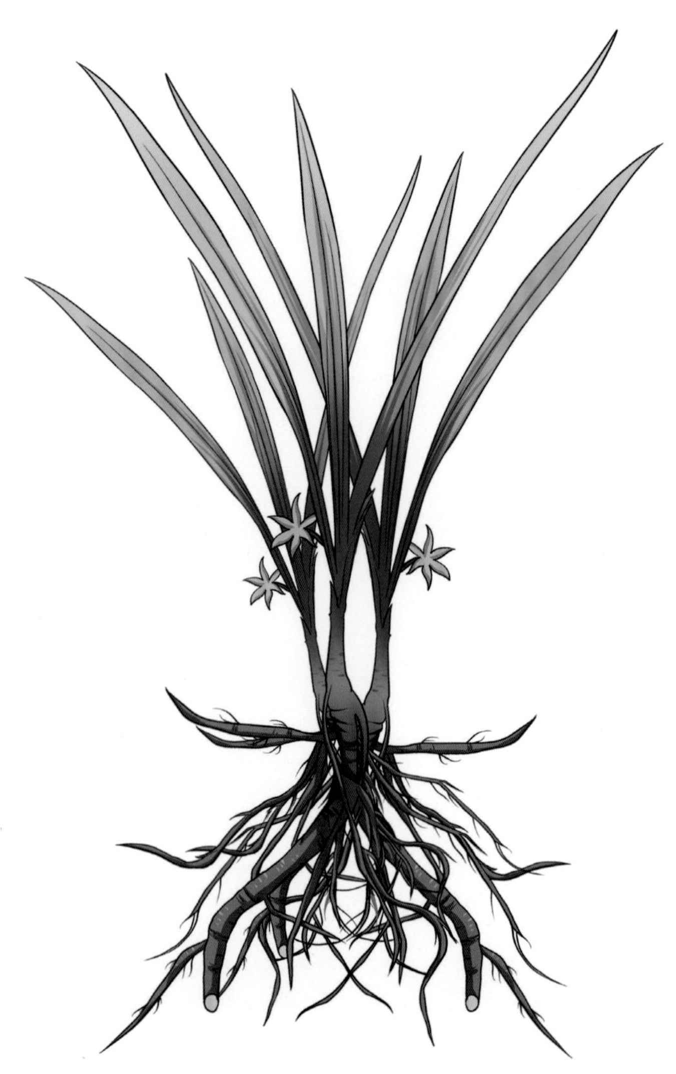

识别特征 多年生草本，根茎延长，长可达30厘米，圆柱状，肉质，外皮褐色；根粗壮，肉质，地上茎不明显。叶3 ~ 6片，狭披针形，长10 ~ 25厘米，先端渐尖，薹部下延成柄，再向下扩大呈鞘状，绿白色，边缘膜质，叶脉明显，有中脉，两面疏生长柔毛，后渐光滑。花腋生，藏在叶鞘内，花杂性，上部为雄花，下部为两性花；苞片披针形，绿色，膜质，被长柔毛。浆果椭圆形，稍肉质，长约1.2厘米，先端有喙，被长柔毛，种子稍呈球形，亮黑色，有喙，表面有波状沟纹。花期6 ~ 8月。

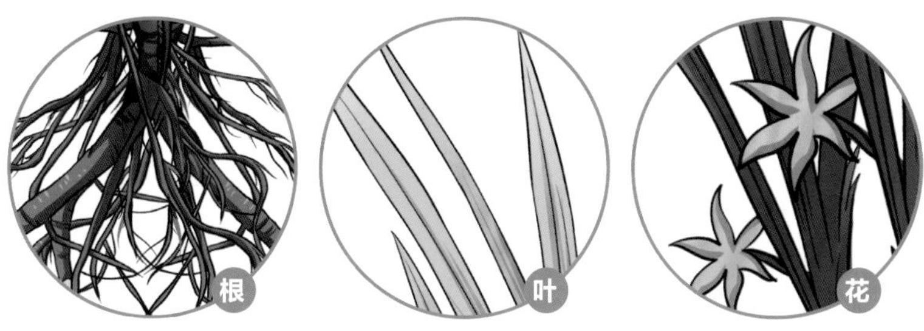

采收加工

秋、冬两季采挖，除去根头和须根，洗净，干燥。

性味归经

辛，热；有毒。归肾、肝、脾经。

功效主治

补肾阳，强筋骨，祛寒湿。主治阳痿精冷，筋骨痿软，腰膝冷痛，阳虚冷泻。

用量用法 3 ~ 10克。

精选验方 ①阳痿、耳鸣：仙茅、金樱子根及果实各25克。炖肉吃。②妇人红崩下血：仙茅（为末）15克，全当归、蛇果草各适量。将二味煎汤，点水酒将仙茅末送下。③老年遗尿：仙茅50克。泡酒服。

使用注意 本品有毒，不宜久服。燥热性强、阴虚火旺者忌服。

白及

别名 甘根、白给、白根、白芨、冰球子、羊角七、白乌儿头。

来源 本品为兰科植物白及*Bletilla striata*（*Thunb.*）Reichb. f.的干燥块茎。

生境分布 生长于林下阴湿处或山坡草丛中。分布于四川、贵州、湖南、湖北、浙江等地。

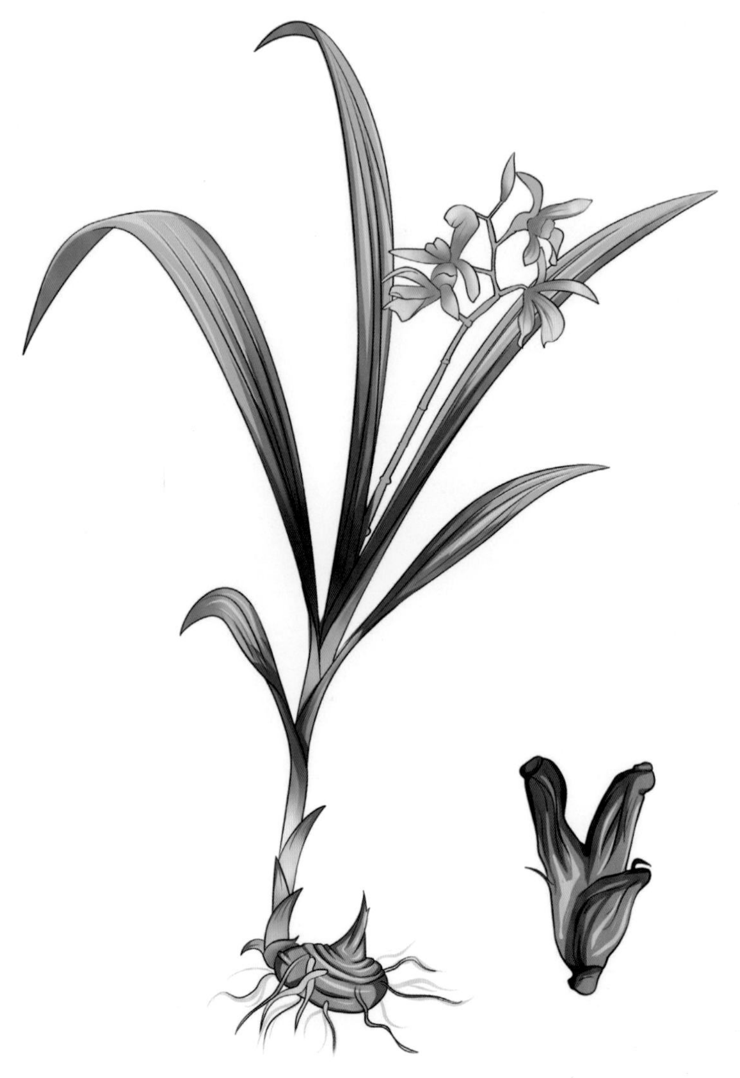

识别特征 多年生草本，高30～60厘米。地下块茎扁圆形或不规则菱形，肉质，黄白色，生有多数须根，常数个并生，其上显有多个同心环形叶痕。叶3～6片，披针形或广披针形，长15～40厘米，宽2.5～5厘米，先端渐尖，基部下延成鞘状抱茎。总状花序顶生，常有花3～8朵；苞片长圆状披针形，长2～3厘米；花淡紫红色，花瓣不整齐，其中有1较大者形如唇状，倒卵长圆形，3浅裂，中裂片有皱纹，中央有褶片5条。蒴果纺锤状，长约3.5厘米，有6条纵棱。花期夏季。

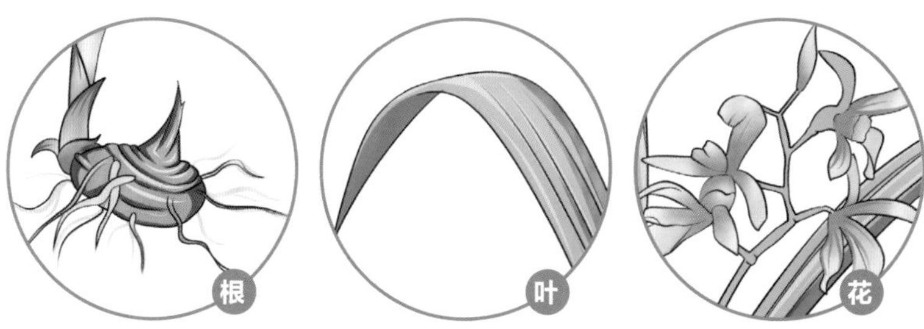

采收加工

夏、秋两季采挖，除去须根，洗净，置沸水中煮至无白心，晒至半干，除去外皮，晒干。

性味归经

苦、甘、涩，微寒。归肺、肝、胃经。

功效主治

收敛止血，消肿生肌。主治咯血，吐血，外伤出血，疮疡肿毒，皮肤皲裂。

用量用法 6～15克；研末吞服。外用：适量。

精选验方 ①肺结核咳血：白及、川贝母、百合各等量。共研细粉，每次5克，每日2～3次。②支气管扩张咯血、肺结核咯血：白及、海螵蛸、三七各180克。共研细粉，每服15克，每日3次。③胃肠道出血：白及适量。研粉，每服10克，每日3次。

使用注意 不宜与川乌、制川乌、草乌、制草乌、附子同用。

白头翁

别名 翁草、白头公、野丈人、老翁花、犄角花、胡王使者。

来源 本品为毛茛科植物白头翁*Pulsatilla chinensis*（*Bge.*）Regel.的干燥根。

生境分布 生长于平原或低山山坡草地、林缘或干旱多岩石的坡地。分布于我国北方各省。

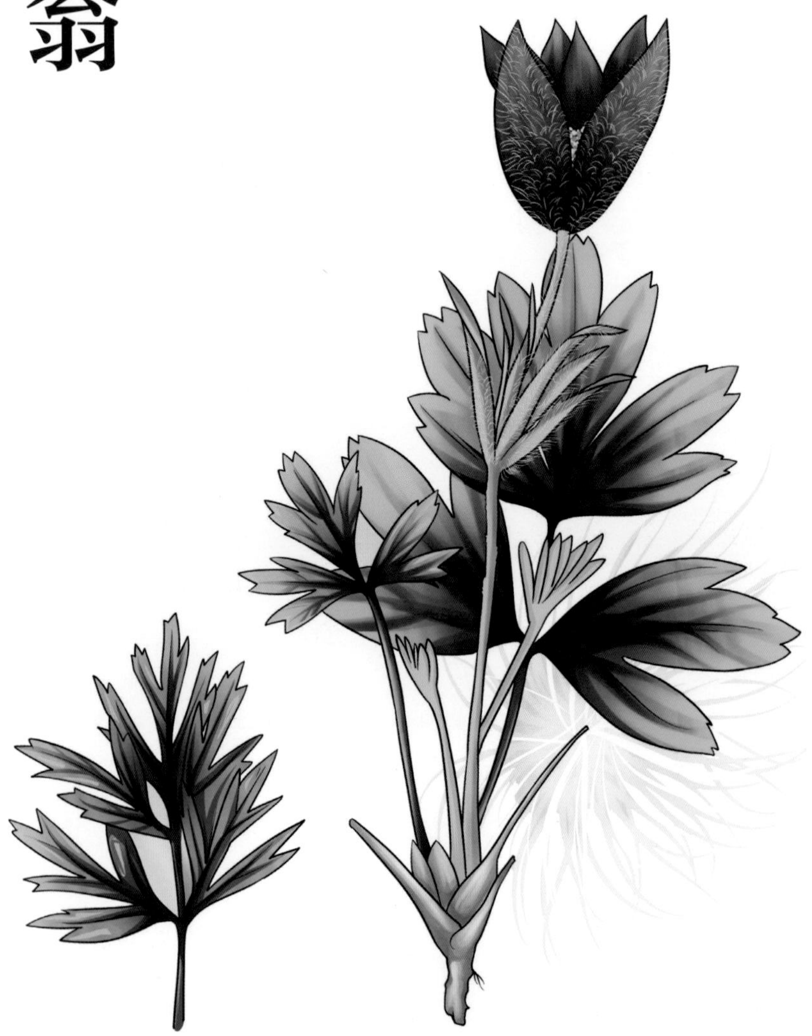

识别特征 多年生草本，高达50厘米，全株密被白色长柔毛。主根粗壮，圆锥形。叶基生，具长柄，叶3全裂，中央裂片具短柄，3深裂，侧生裂片较小，不等3裂，叶上面疏被伏毛，下面密被伏毛。花茎1～2厘米，高10厘米以上，总苞由3小苞片组成，苞片掌状深裂。花单一，顶生，花被6，紫色，2轮，外密被长绵毛。雄蕊多数，雌蕊多数，离生心皮，花柱丝状，果期延长，密被白色长毛。瘦果多数，密集成头状，宿存花柱羽毛状。花期3～5月，果期5～6月。

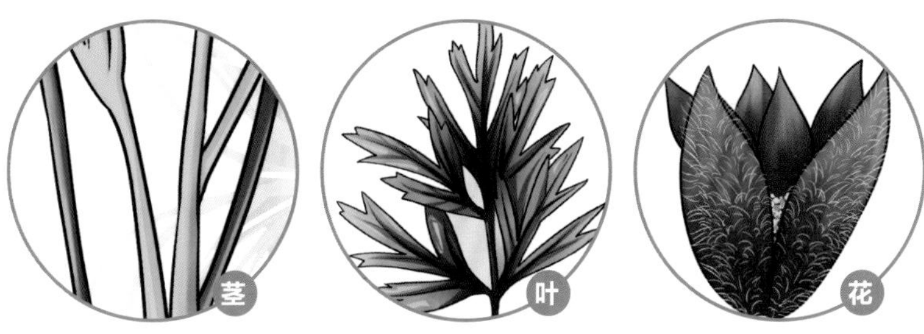

用量用法 9～15克。

精选验方 ①少小阴颓：生白头翁根适量。捣烂，敷患处。②妇人产后带下：白头翁（去芦头）25克，艾叶100克（微炒）。上二味，研为末，米醋1000毫升，入药500毫升，先熬成膏，和丸梧桐子大，每服30丸，空心食前，米汤送服。③瘰疬延生、身发寒热：白头翁100克，当归尾、牡丹皮、半夏各50克。炒为末，每服15克，白汤调服。④温疟发作、昏迷如死：白头翁50克，柴胡、半夏、黄芩、槟榔各10克，甘草3.5克。水煎服。⑤外痔肿痛：白头翁草根适量。捣烂外涂。

使用注意 虚寒泻痢忌服。

采收加工

春、秋两季采挖，除去泥沙，干燥。

性味归经

苦，寒。归胃、大肠经。

功效主治

清热解毒，凉血止痢。主治热毒血痢，阴痒带下。

白芍

别名 白芍、杭芍、生白芍、大白芍、金芍药。

来源 本品为毛茛科植物芍药*Paeonia lactiflora* Pall.的干燥根。

生境分布 生长于山坡、山谷的灌木丛或草丛中。分布于浙江、安徽、四川、山东等地，河南、湖南、陕西等地也有栽培。

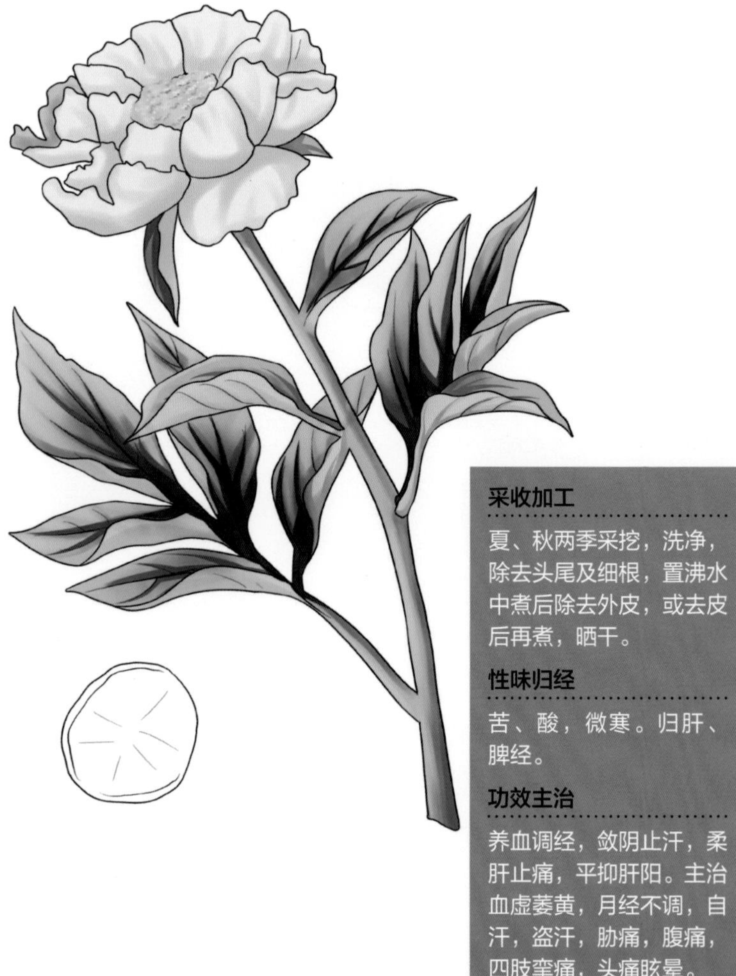

采收加工

夏、秋两季采挖，洗净，除去头尾及细根，置沸水中煮后除去外皮，或去皮后再煮，晒干。

性味归经

苦、酸，微寒。归肝、脾经。

功效主治

养血调经，敛阴止汗，柔肝止痛，平抑肝阳。主治血虚萎黄，月经不调，自汗，盗汗，胁痛，腹痛，四肢挛痛，头痛眩晕。

识别特征 多年生草本，高50～80厘米。根肥大，通常圆柱形或略呈纺锤形。茎直立，光滑无毛。叶互生，具长柄，2回3出复叶，小叶片椭圆形至披针形，长8～12厘米，宽2～4厘米，先端渐尖或锐尖，基部楔形，全缘，叶缘具极细乳突，上面深绿色，下面淡绿色，叶脉在下面隆起，叶基部常带红色。花甚大，单生于花茎的分枝顶端，每花茎有2～5朵花，花茎长9～11厘米；萼片3，叶状；花瓣10片左右或更多，倒卵形，白色、粉红色或红色；雄蕊多数，花药黄色；心皮3～5枚，分离。蓇葖果3～5枚，卵形，先端钩状向外弯。花期5～7月，果期6～7月。

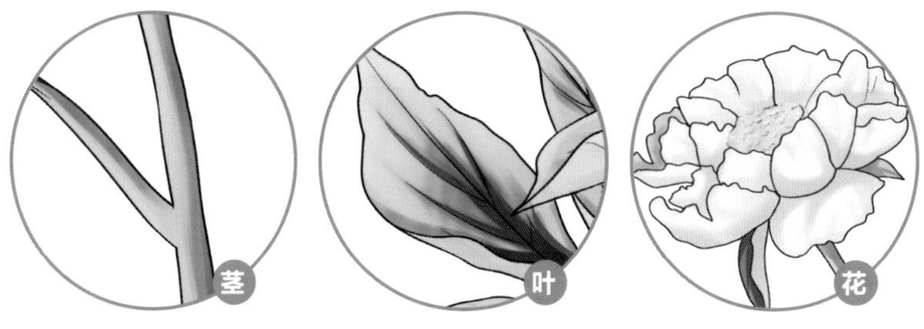

用量用法 6～15克。

精选验方 ①血流不止：白芍30克。熬令黄，杵细为散，酒或米饮下6克。②下痢便脓血、里急后重、下血调气：白芍30克，当归、黄连、黄芩各15克，槟榔、木香、甘草（炒）各6克，大黄9克，官桂7.5克。上细切，每服15克，水240毫升煎至120毫升，食后温服。③妇人怀妊腹中痛：白芍300克，白术、茯苓120克，川芎、泽泻各150克，当归90克。上六味杵为散，取梧桐子大小10粒，酒和，每日服3次。④产后血气攻心腹痛：白芍60克，桂枝（去粗皮）、甘草（炙）各30克。上三味粗捣筛，每服9克，水200毫升煎至140毫升，去滓温服，不拘时候。

使用注意 不宜与藜芦同用。

白芷

别名　芷、香棒、白臣、番白芷、杭白芷、川白芷、兴安白芷、库页白芷。

来源　本品为伞形科植物白芷*Angelica. dahurica*（*Fisch. ex Hoffm.*）Benth.et Hook.f.等的干燥根。

生境分布　生长于山地林缘。分布于四川、浙江、河南、河北、安徽等地。

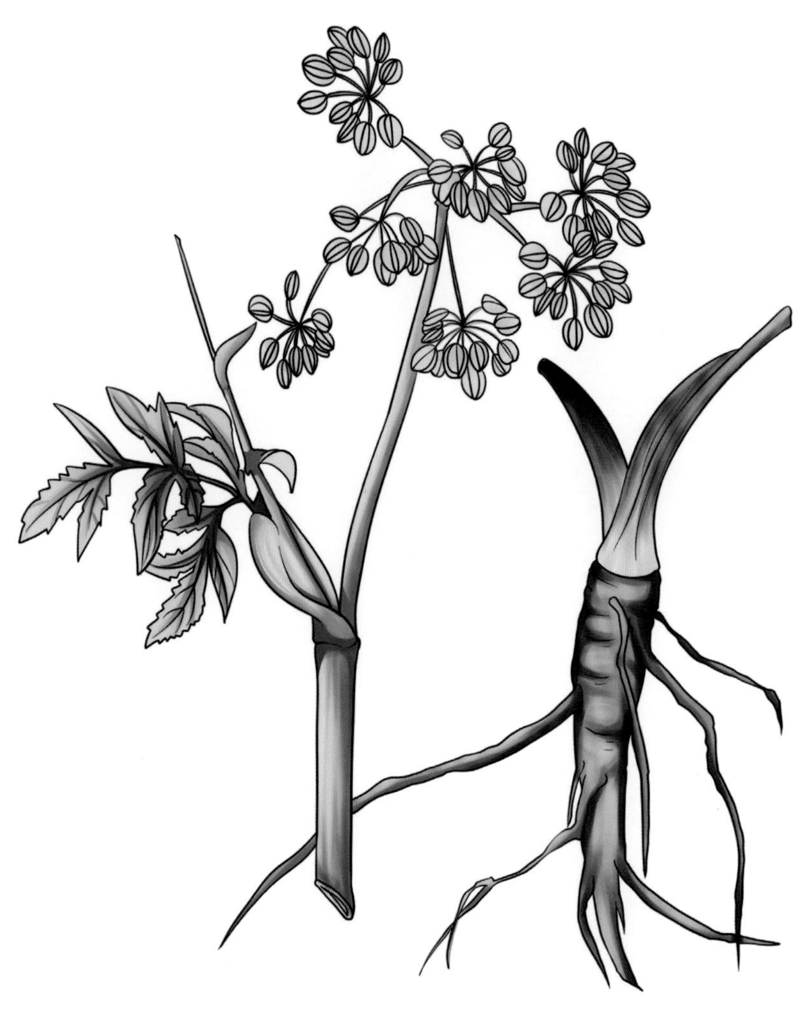

识别特征 多年生草本，高1～2米，根圆锥形；茎粗壮中空。基生叶有长柄，基部叶鞘紫色，叶片2～3回3出式羽状全裂，最终裂片长圆形或披针形，边缘有粗锯齿，基部沿叶轴下延成翅状；茎上部叶有显著膨大的囊状鞘。复伞形花序顶生或腋生，伞幅18～40～70，总苞片通常缺，或1～2，长卵形。膨大成鞘状。花白色，双悬果椭圆形，无毛或极少毛，分果侧棱成翅状，棱槽中有油管1，合生面有2。花期5～6月，果期6～7月。

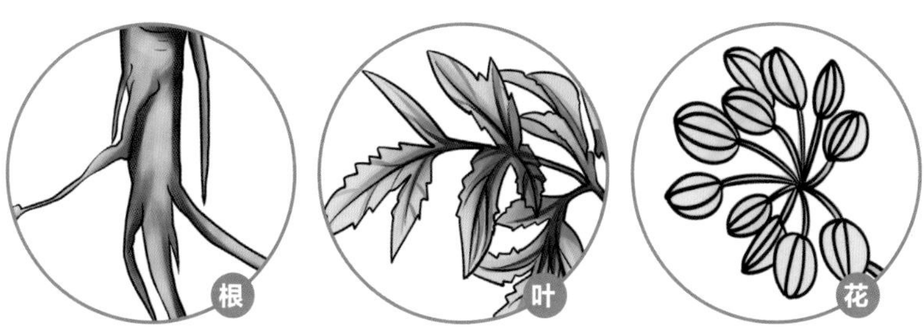

采收加工

夏、秋两季叶黄时采挖，除去须根和泥沙，晒干或低温干燥。

性味归经

辛，温。归胃、大肠、肺经。

功效主治

解表散寒，祛风止痛，宣通鼻窍，燥湿止带，消肿排脓。主治感冒头痛，眉棱骨痛，鼻塞流涕，鼻鼽，鼻渊，牙痛，带下，疮疡肿痛。

用量用法 3～10克。

精选验方 ①鼻窦炎：白芷、辛夷各15克，苍耳子10克。水煎服。②感冒及副鼻窦炎引起的头痛：白芷、菊花各15克。水煎服。③眉框痛，属风热与痰：白芷、黄芩（酒浸炒）各适量。上为末，每服6克，茶水送服。

使用注意 阴虚血热者慎服。

白附子

别名 剪刀草、野半夏、玉如意、犁头尖、野慈菇。

来源 本品为天南星科植物独角莲*Typhonium giganteum* Engl.的干燥块茎。

生境分布 生长于山野阴湿处。分布于河南、甘肃、湖北等地。河南产品称禹白附，品质最优。

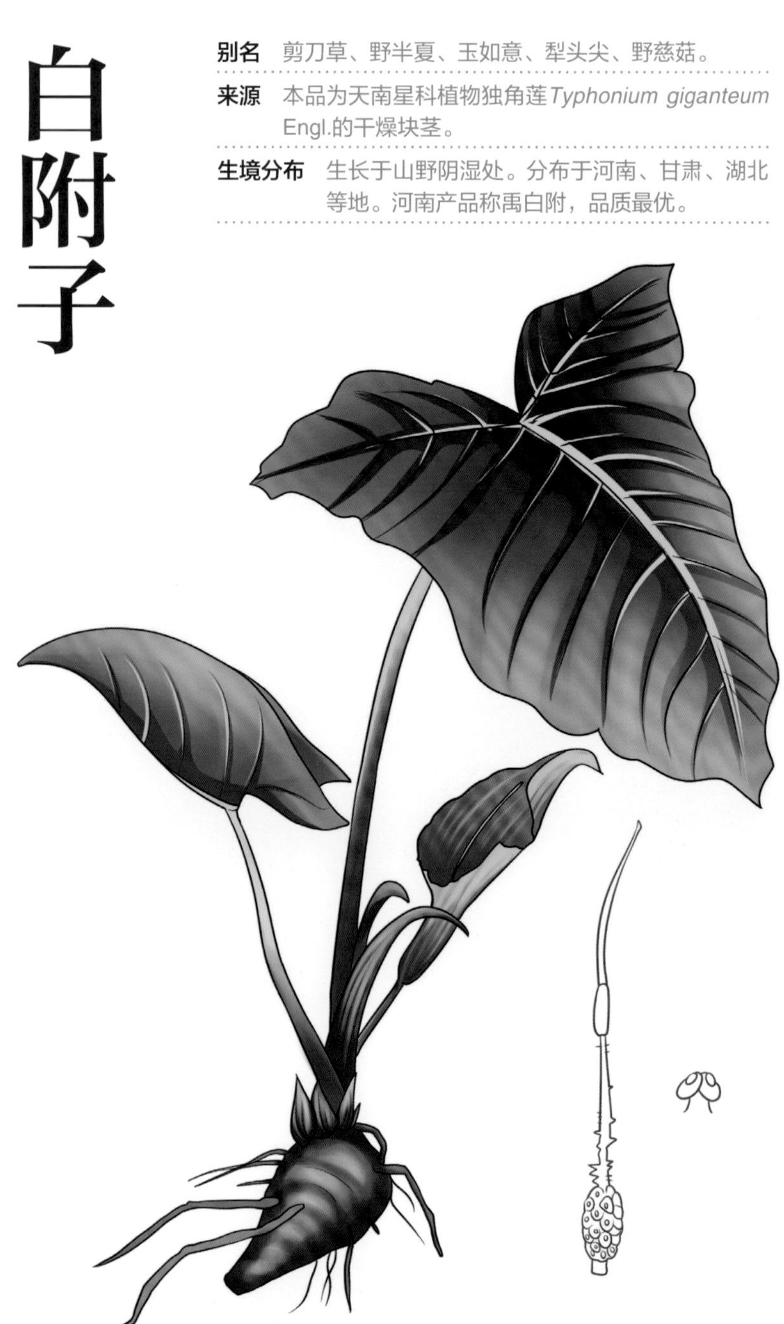

识别特征 多年生草本，块茎卵圆形或卵状椭圆形。叶根生，1～4片，戟状箭形，依生长年限大小不等，长9～45厘米，宽7～35厘米；叶柄肉质，基部鞘状。花葶7～17厘米，有紫斑，花单性，雌雄同株，肉穗花序，有佛焰苞，花单性，雌雄同株。雄花位于花序上部，雌花位于下部。浆果，熟时红色。花期6～8月，果期7～10月。

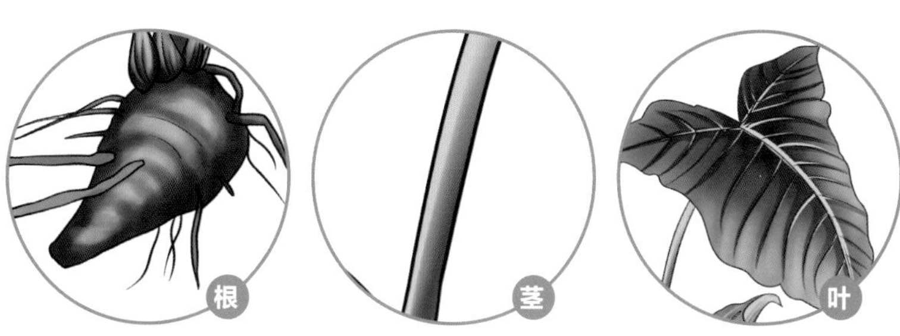

用量用法 3～6克，一般炮制后用。外用：生品适量，捣烂，熬膏或研末以酒调敷患处。

精选验方 ①雀斑、蝴蝶斑：白附子适量。研末加白蜜调匀，涂于纸上，每晚睡前洗净面，贴之。②黄褐斑：白附子、白茯苓、密陀僧、白及、白蔹各等量。研细末，睡前用人乳汁（或牛奶）和药末擦面。③腮腺炎：生白附子适量。研粉浸于食醋中，5日后涂患处，每日3～4次，症状减轻，平均3～4日肿胀逐渐消退。

使用注意 孕妇慎用；生品内服宜慎。

采收加工

秋季采挖，除去须根及外皮，晒干。

性味归经

辛，温；有毒。归胃、肝经。

功效主治

祛风痰，定惊搐，解毒散结，止痛。主治中风痰壅，口眼㖞斜，语言謇涩，惊风癫痫，破伤风，痰厥头痛，偏正头痛，瘰疬痰核，痈疽肿毒，毒蛇咬伤。

白茅根

别名 茅根、兰根、茹根、地筋、白茅菅、白花茅根。

来源 本品为禾本科植物白茅*Imperata cylindrica* Beauv. var.major（Nees）C.E.Hubb.的干燥根茎。

生境分布 生长于低山带沙质草甸、平原河岸草地、荒漠与海滨。全国大部分地区均产。

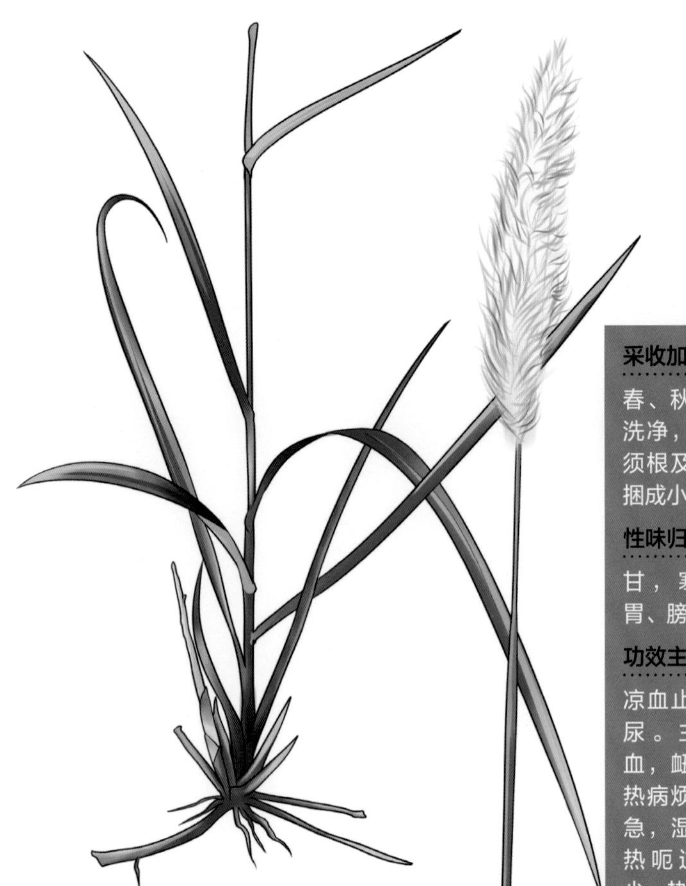

采收加工

春、秋两季采挖，洗净，晒干，除去须根及膜质叶鞘，捆成小把。

性味归经

甘，寒。归肺、胃、膀胱经。

功效主治

凉血止血，清热利尿。主治血热吐血，衄血，尿血，热病烦渴，肺热喘急，湿热黄疸，胃热呃逆，水肿尿少，热淋涩痛。

识别特征 多年生草本，根茎密生鳞片。秆丛生，直立，高30～90厘米，具2～3节，节上有长4～10毫米的柔毛。叶多丛集基部；叶鞘无毛，或上部及边缘和鞘口具纤毛，老时基部或破碎呈纤维状；叶舌干膜质，钝头，长约1毫米；叶片线形或线状披针形，先端渐尖，基部渐狭，根生叶长，几与植株相等，茎生叶较短。圆锥花序柱状，长5～20厘米，宽1.5～3厘米，分枝短缩密集；小穗披针形或长圆形，长3～4毫米，基部密生长10～15毫米之丝状柔毛，具长短不等的小穗柄；两颖相等或第一颖稍短，除背面下部略呈革质外，余均膜质，边缘具纤毛，背面疏生丝状柔毛，第一颖较狭，具3～4脉，第二颖较宽，具4～6脉；第一外稃卵状长圆形，长约1.5毫米，先端钝，内稃缺如；第二外稃披针形，长1.2毫米，先端尖，两侧略呈细齿状；内稃长约1.2毫米，宽约1.5毫米，先端截平，具尖钝划、不同的数齿；雄蕊2，花药黄色，长约3毫米；柱头2枚，深紫色。颖果。花期夏、秋季。

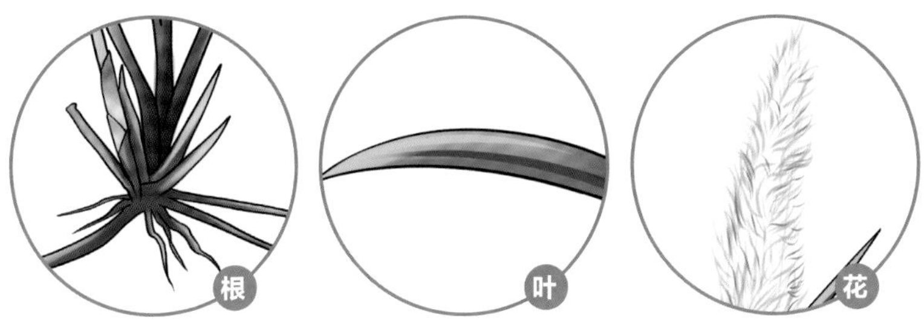

用量用法 9～30克。

精选验方 ①吐血不止：白茅根适量。水煎服。②血热鼻衄：白茅根汁60毫升。饮之。③鼻衄不止：白茅根适量。为末，米泔水服6克。

使用注意 脾胃虚寒、溲多不渴者忌服。

白前

别名 石蓝、嗽药、水杨柳、草白前、鹅白前、白马虎。

来源 本品为萝藦科植物柳叶白前*Cynanchum stauntonii*（*Decne.*）Schltr.ex Lévl.等的干燥根茎及根。

生境分布 生长于山谷中阴湿处、江边沙碛之上或溪滩。分布于浙江、安徽、江苏等省。湖北、福建、江西、湖南、贵州等地也产。

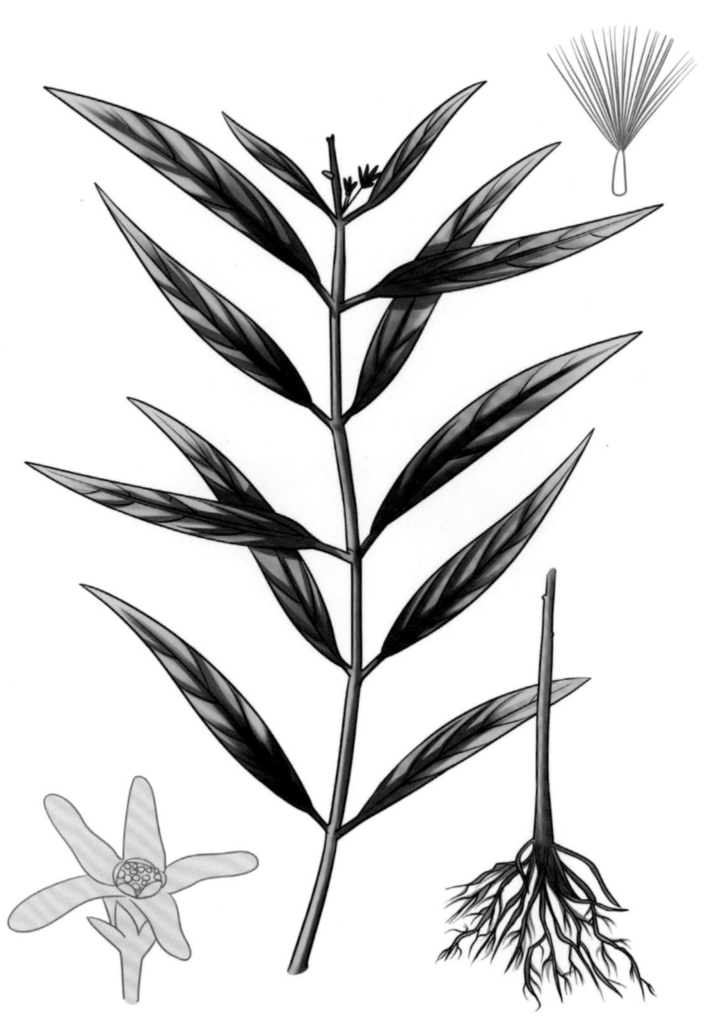

识别特征 多年生草本，高30～60厘米，根茎匍匐，茎直立，单一，下部木质化。单叶对生，具短柄；叶片披针形至线状披针形，先端渐尖，基部渐狭，边缘反卷，下部的叶较短而宽，顶端的叶渐短而狭。聚伞花序腋生，总花梗长8～15毫米，中部以上着生多数小苞片，花萼绿色，裂片卵状披针形。蓇葖果角状，长约7厘米。种子多数，顶端具白色细茸毛。花期6月，果期10月。

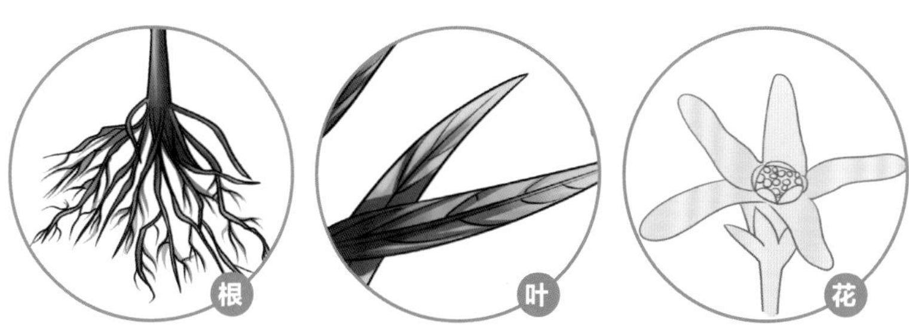

采收加工

秋季采挖，洗净，晒干。

性味归经

辛、苦，微温。归肺经。

功效主治

降气，消痰，止咳。主治肺气壅实，咳嗽痰多，胸满喘急。

用量用法 3～10克。

精选验方 ①久患咳嗽、喉中作声、不得眠：白前适量。捣为末，温酒调6克服。②久嗽兼唾血：白前90克，桑白皮、桔梗各60克，甘草30克（炙）。上四味切，以水2000毫升煮取1000毫升，空腹顿服；若重者，十数剂；忌猪肉、海藻、菘菜。③胃脘痛、虚热痛：白前、重阳木根各15克。水煎服。

使用注意 咳喘属气虚不归元者，不宜应用。

白蔹

别名 兔核、昆仑、白根、猫儿卵、见肿消、鹅抱蛋、穿山老鼠。

来源 本品为葡萄科植物白蔹*Ampelopsis japonica*（*Thunb.*）Makino的干燥块根。

生境分布 生长于荒山的灌木丛中。产于东北、华北、华东及河北、陕西、河南、湖北、四川等地。

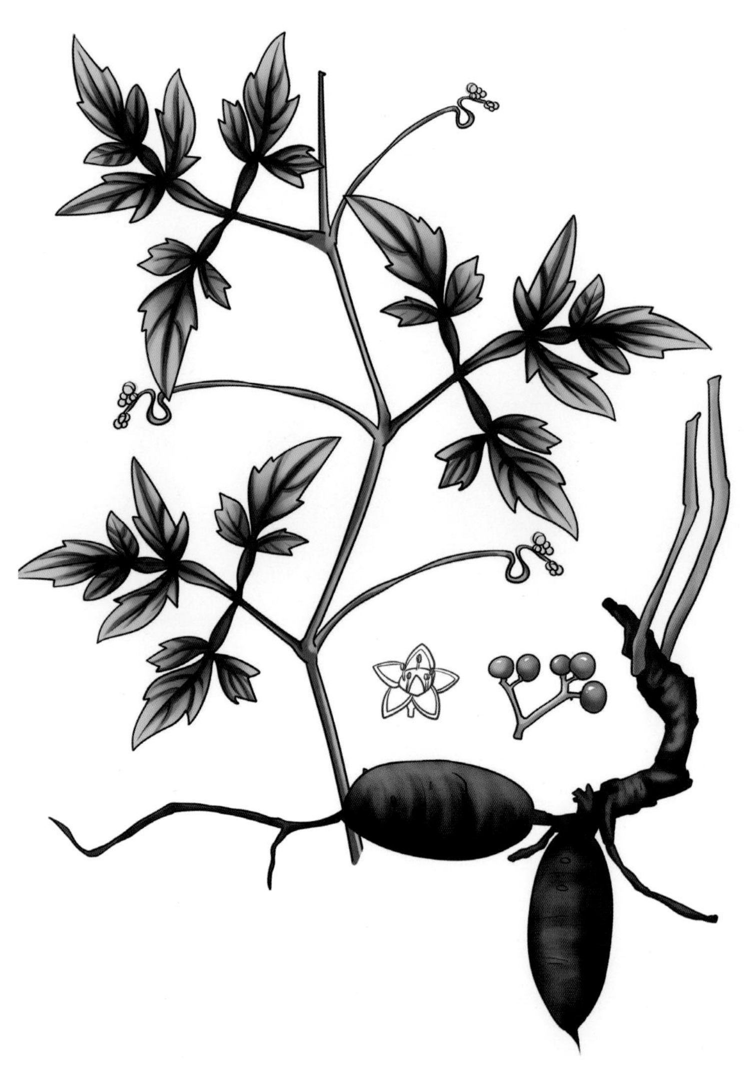

识别特征 木质藤本。块根纺锤形或块状，深棕红色，根皮栓化，易剥落。茎多分枝，带淡紫色，散生点状皮孔，卷须与叶对生。掌状复叶互生，一部分羽状分裂，一部分羽状缺刻，边缘疏生粗锯齿，叶轴有宽翅，裂片基部有关节，两面无毛。聚伞花序与叶对生，序梗细长而缠绕，花淡黄色，花盘杯状，边缘稍分裂；子房着生花盘中央，2室，花柱1枚，甚短。浆果球形或肾形，熟时蓝色或白色，有针孔状凹点。花期6~7月，果期8~9月。

采收加工

春、秋两季采挖，除去泥沙及细根，切成纵瓣或斜片，晒干。

性味归经

苦，微寒。归心、胃经。

功效主治

清热解毒，消痈散结，敛疮生肌。主治痈疽发背，疔疮，瘰疬，烧烫伤。

用量用法 5~10克。外用：适量，煎汤洗或研成极细粉敷患处。

精选验方 ①水火烫伤：白蔹、地榆各等量。共为末，适量外敷、或麻油调敷患处。②痈肿：白蔹、乌头（炮）、黄芩各等量。捣末筛，和鸡子白敷上。③汤火灼烂：白蔹适量。研末敷之。④慢性细菌性痢疾：白蔹适量。焙干研末，每次1~3克，每日3次。

使用注意 不宜与川乌、制川乌、草乌、制草乌、附子同用。

白薇

别名 春草、芒草、白微、白幕、薇草、骨美、龙胆。

来源 本品为萝藦科植物白薇*Cynanchum atratum* Bge.等的干燥根和根茎。

生境分布 生长于树林边缘或山坡。主产于山东、安徽、辽宁、四川、江苏、浙江、福建、甘肃、河北、陕西等地。

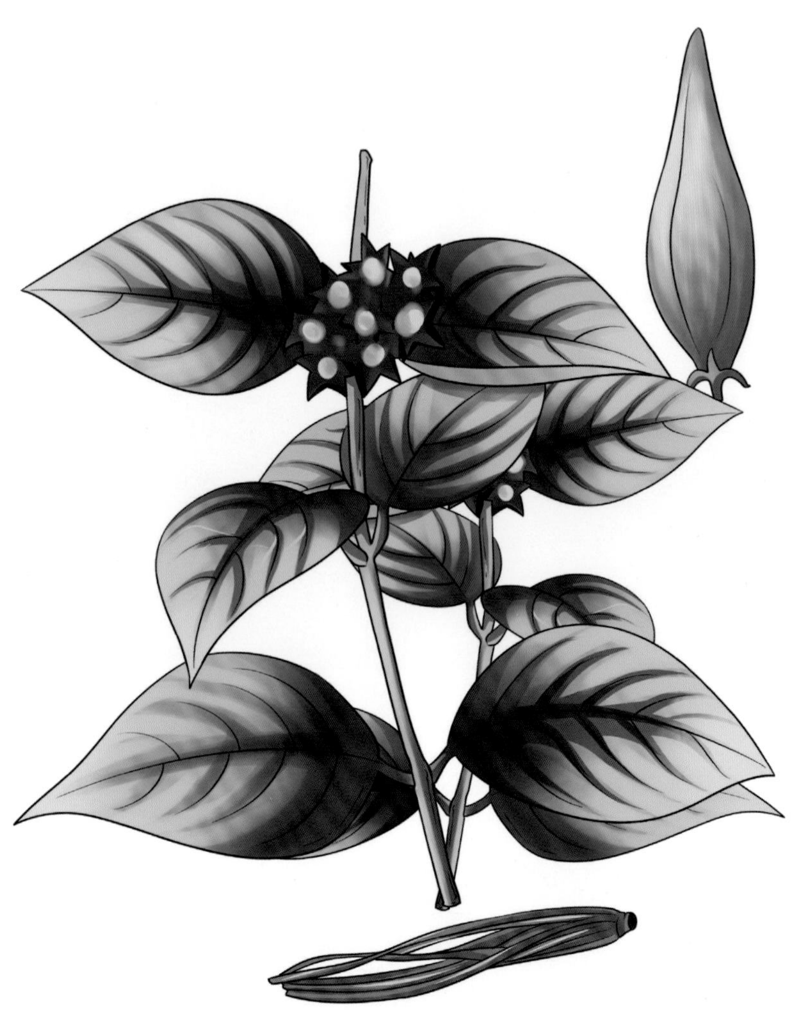

识别特征 多年生草本，高约50厘米。根茎短，簇生多数细长的条状根。茎直立，通常不分枝，密被灰白色短柔毛。叶对生，宽卵形或卵状长圆形，长5～10厘米，宽3～7厘米。两面被白色短柔毛。伞状聚伞花序，腋生，花深紫色，直径1～1.5厘米，花冠5深裂，副花冠裂片5，与蕊柱几等长。雄蕊5，花粉块每室1个，下垂。蓇葖果单生，先端尖，基部钝形。种子多数，有狭翼，有白色绢毛。花期5～7月，果期8～10月。

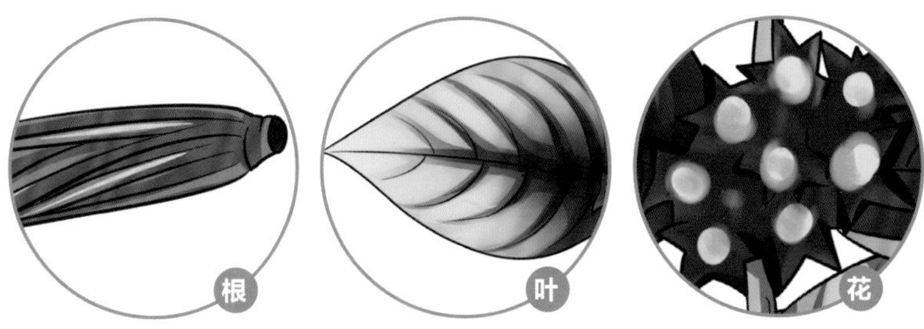

用量用法 5～10克。

精选验方 ①产后血虚发热：白薇9克，当归12克，人参5克，甘草6克。水煎服。②虚热盗汗：白薇、地骨皮各12克，鳖甲、银柴胡各9克。水煎服。③尿路感染：白薇9克，石韦12克，滑石15克，木通10克，生甘草5克。水煎服。或白薇25克，车前草50克。水煎服。④阴虚潮热：白薇、银柴胡、地骨皮各15克，生地黄25克。水煎服。⑤肺实鼻塞：白薇、款冬花、贝母（去心）各50克，百部100克。研为末，每次5克，米饮调下。

使用注意 脾胃虚寒、食少便溏者不宜服用。

采收加工

春、秋两季采挖，洗净，干燥。

性味归经

苦、咸，寒。归胃、肝、肾经。

功效主治

清热凉血，利尿通淋，解毒疗疮。主治阴虚发热，骨蒸劳热，产后血虚发热，热淋，血淋，痈疽肿毒。

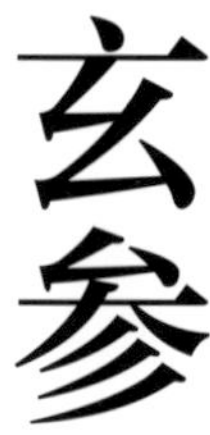

玄参

别名 元参、黑参、鹿肠、玄台、逐马、浙玄参、乌元参、野脂麻。

来源 本品为玄参科植物玄参*Scrophularia ningpoensis* Hemsl.的干燥根。

生境分布 生长于溪边、山坡林下及草丛中。产于我国长江流域及陕西、福建等省，野生、家种均有。

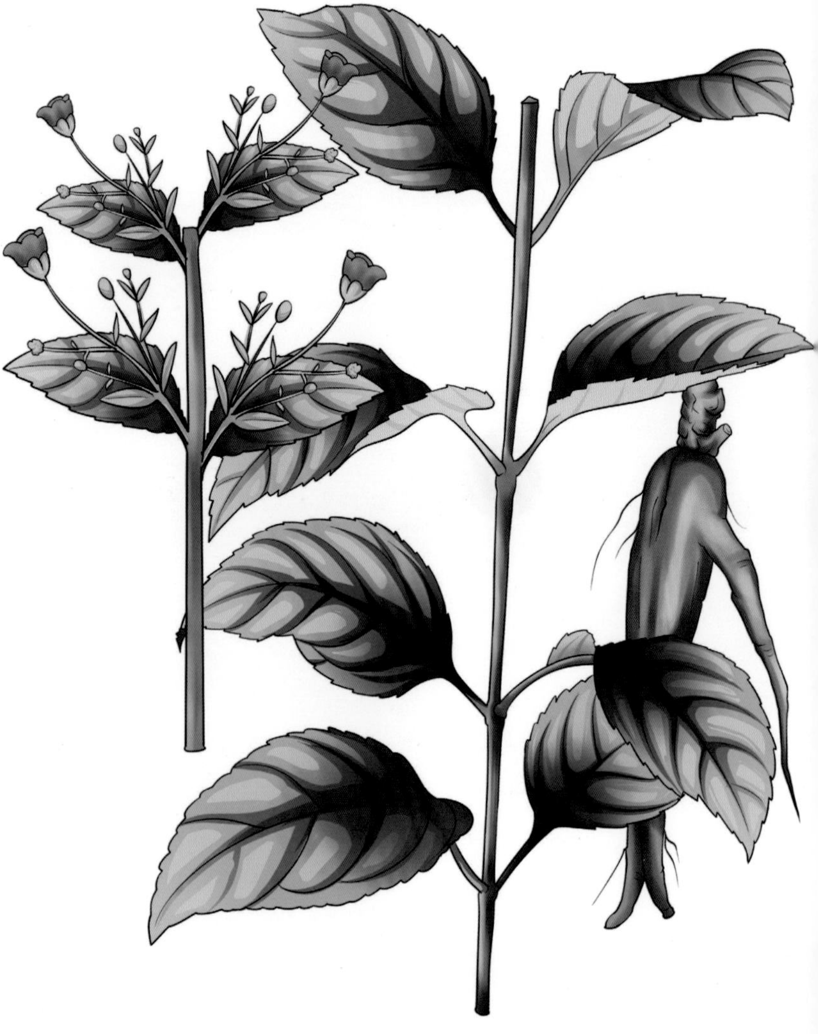

识别特征 多年生草本，根肥大。茎直立，四棱形，光滑或有腺状毛。茎下部叶对生，近茎顶互生，叶片卵形或卵状长圆形，边缘有细锯齿，下面疏生细毛。聚伞花序顶生，开展成圆锥状，花冠暗紫色，5裂，上面2裂片较长而大，侧面2裂片次之，最下1片裂片最小。蒴果卵圆形，萼宿存。花期7~8月，果期8~9月。

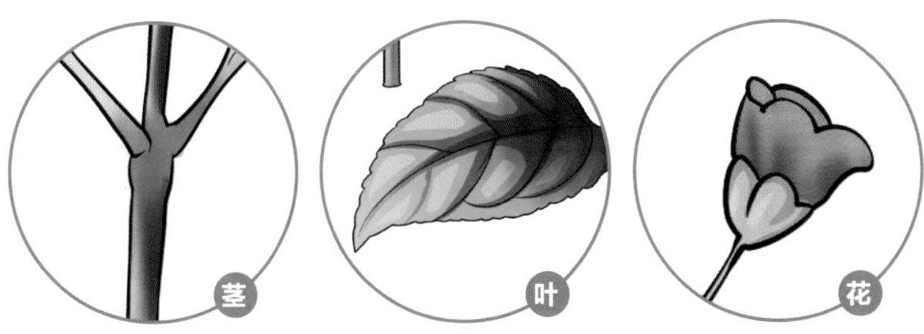

采收加工

冬季茎叶枯萎时采挖，除去根茎、幼芽、须根及泥沙，晒或烘至半干。堆放3~6天，反复数次至干燥。

性味归经

甘、苦、咸，微寒。归肺、胃、肾经。

功效主治

清热凉血，滋阴降火，解毒散结。主治温邪入营，内陷心包，温毒发斑，热病伤阴，舌绛烦渴，津伤便秘，骨蒸劳嗽，目赤，咽痛，白喉，瘰疬，痈肿疮毒。

用量用法 9~15克。

精选验方 ①慢性咽喉肿痛：玄参、生地黄各15克，连翘、麦冬各10克。水煎服。②热毒壅盛、高热神昏、发斑发疹：玄参、甘草各10克，石膏30克，知母12克，水牛角60克，粳米9克。水煎服。③瘰疬、颈部淋巴结肿大：玄参、牡蛎、贝母各等量。研粉，炼蜜为丸，每服9克，每日2次。

使用注意 不宜与藜芦同用。

半夏

别名 地文、示姑、水玉、守田、地茨菇、老黄嘴、野芋头。

来源 本品为天南星科植物半夏*Pinellia ternata*（*Thunb.*）Breit.的干燥块茎。

生境分布 生长于山坡、溪边阴湿的草丛中或林下。我国大部分地区均有。分布于四川、湖北、江苏、安徽等地。以四川、浙江产者量大、质优。

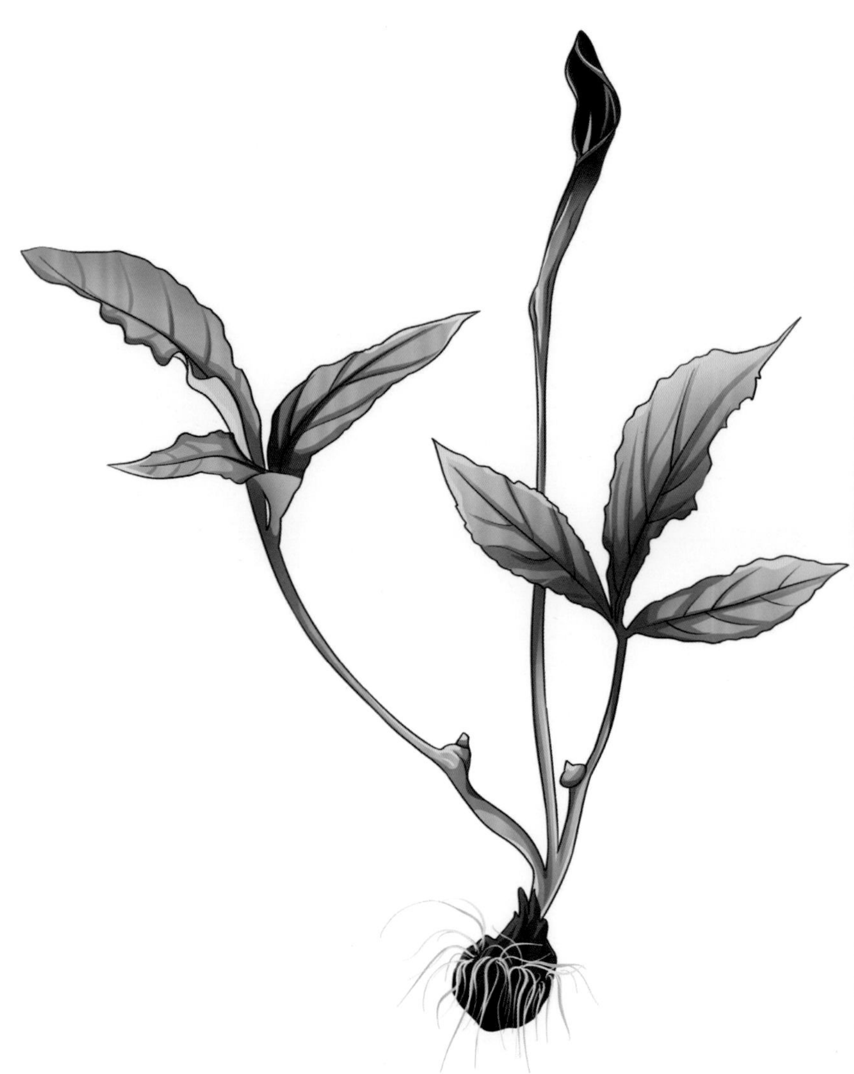

识别特征 多年生小草本，高15~30厘米。块茎近球形。叶基生，一年生的叶为单叶，卵状心形；2~3年后，叶为3小叶的复叶，小叶椭圆形至披针形，中间小叶较大，全缘，两面光滑无毛。叶柄长10~20厘米，下部有1株芽。花单性同株，肉穗花序，花序下部为雌花，贴生于佛焰苞，中部不育，上部为雄花，花序中轴先端附属物延伸呈鼠尾状，伸出在佛焰苞外。浆果卵状椭圆形，绿色，成熟时红色。花期5~7月，果期8~9月。

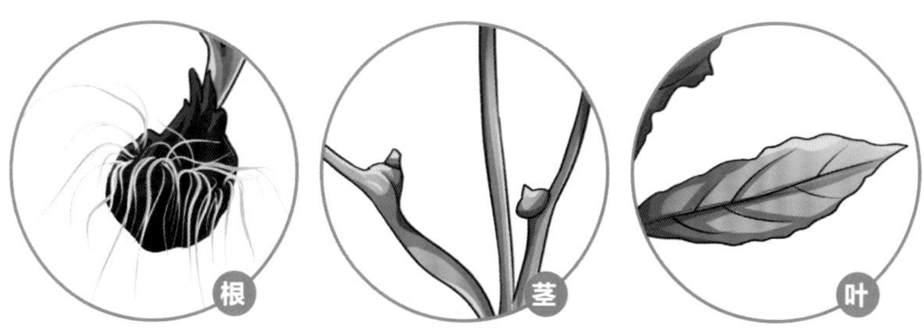

用量用法 内服：一般炮制后使用，3~9克。外用：适量，磨汁涂或研末以酒调敷患处。

精选验方 ①湿痰喘急、心痛：半夏适量。香油炒，研末，作丸梧桐子大，每次30~50丸，姜汤下。②时气呕逆不下、吐呕：半夏15克，生姜、茯苓各10克。水煎服。③癫狂痛证：半夏15克，秫米30克，蜂蜜20克。水煎服。

使用注意 不宜与川乌、制川乌、草乌、制草乌、附子同用；生品内服宜慎。

采收加工

夏、秋两季采挖，洗净，除去外皮及须根，晒干。

性味归经

辛、温；有毒。归脾、胃、肺经。

功效主治

燥湿化痰，降逆止呕，消痞散结。主治湿痰寒痰，咳喘痰多，痰饮眩晕，心悸不宁，痰厥头痛，呕吐反胃，胸脘痞闷，梅核气；外治痈肿痰核。

地榆

别名 黄瓜香、猪人参、山地瓜、血箭草。

来源 本品为蔷薇科植物地榆*Sanguisorba officinalis* L.等的根。

生境分布 生长于山地的灌木丛、山坡、草原或田岸边。全国均产，以浙江、江苏、山东、安徽、河北等地产量多。

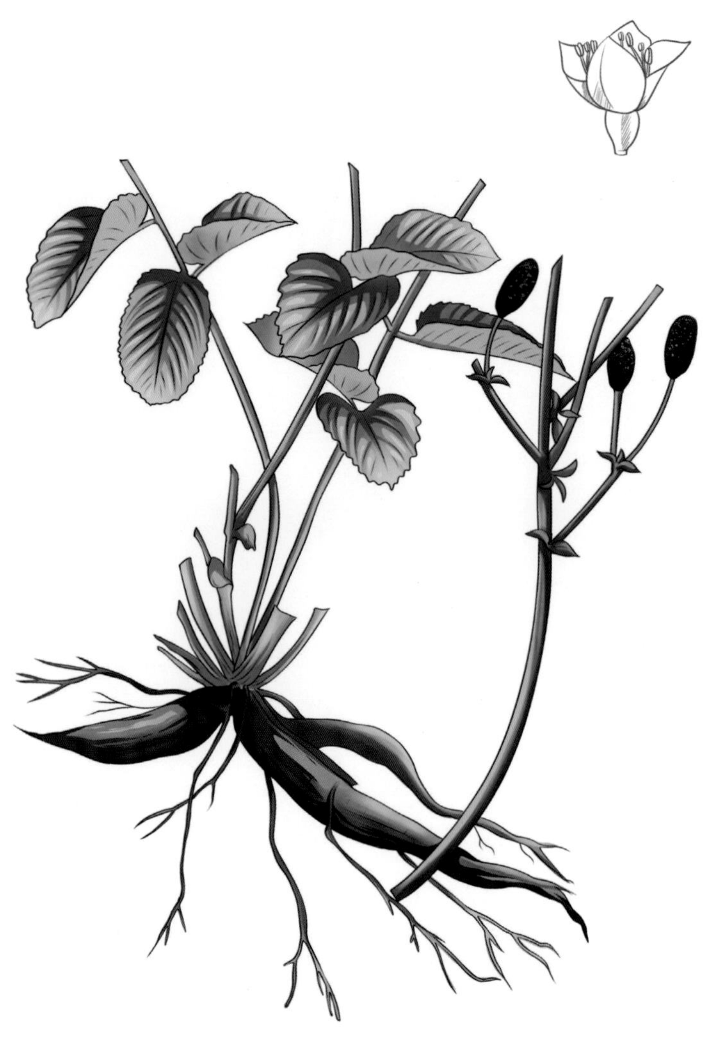

识别特征 多年生草本，高50～100厘米，茎直立，有细棱。奇数羽状复叶，基生叶丛生，具长柄，小叶通常4～9对，小叶片卵圆形或长卵圆形，边缘具尖锐的粗锯齿，小叶柄基部常有小托叶；茎生叶有短柄，托叶抱茎，镰刀状，有齿。花小，暗紫红色，密集成长椭圆形穗状花序。瘦果暗棕色，被细毛。花、果期7～10月。

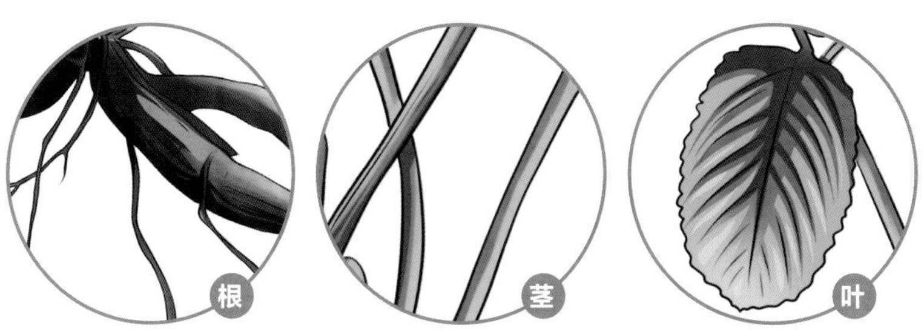

采收加工

春季将发芽时或秋季植株枯萎后采挖，除去须根，洗净，干燥，或趁鲜切片，干燥。

性味归经

苦、酸、涩，微寒。归肝、大肠经。

功效主治

凉血止血，解毒敛疮。主治便血，痔血，血痢，崩漏，水火烫伤，痈肿疮毒。

用量用法 9～15克。外用：适量，研末涂敷患处。

精选验方 ①鼻衄、功能性子宫出血、尿血：地榆、飞廉、茜草各15克。水煎服。②便血：地榆、槐花各10克，五倍子5克。水煎服。③胃肠炎：地榆15～25克，兰香草全草50克。水煎服。④胃及十二指肠球部溃疡出血：地榆75克。制成煎剂200毫升，每次10毫升，每日3次；或用本品配黄连须、侧柏叶、海螵蛸，浓煎冷服，如复方黄连汤。

使用注意 本品酸涩性凉，虚寒性出血及出血挟瘀者慎服。大面积烧、烫伤，不宜大量以地榆外涂，以免引起药物性肝炎。

西洋参

别名　洋参、花旗参、美国人参。

来源　本品为五加科植物西洋参*Panax quinquefolium* L.的干燥根。

生境分布　均系栽培品，生长于土质疏松、土层较厚、肥沃、富含腐殖质的森林沙质土壤上。分布于美国、加拿大及法国，我国也有栽培。

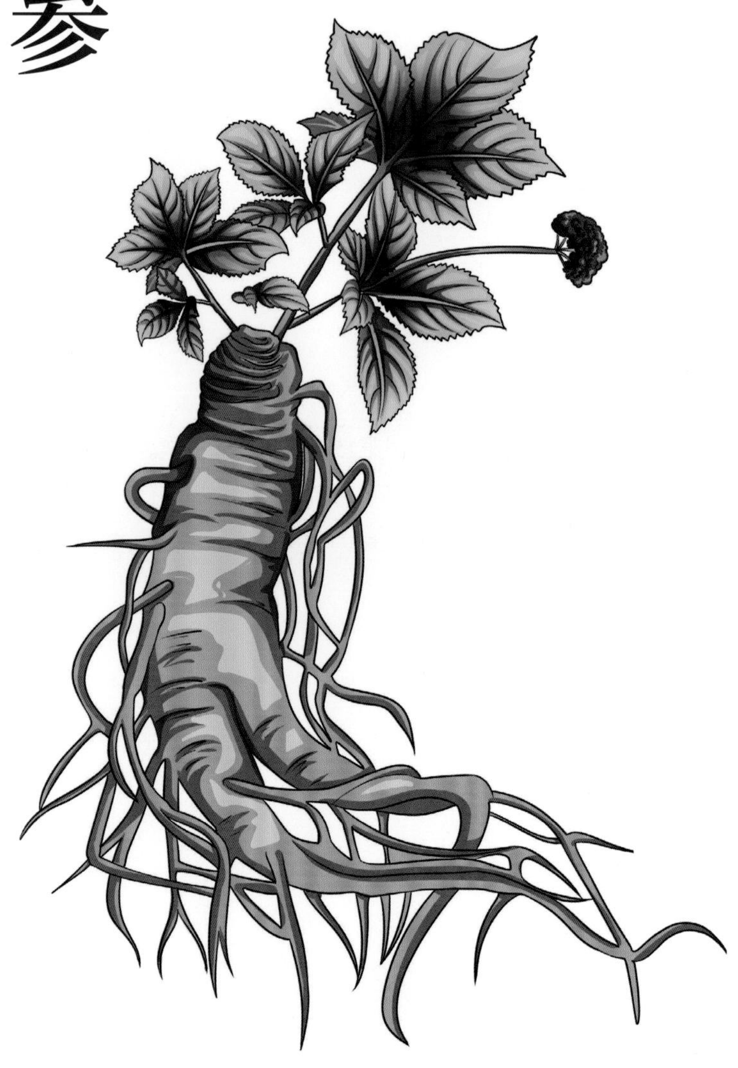

识别特征 多年生草本。茎单一，不分枝。1年生无茎，生3出复叶1枚，2年生有2枚3出或5出复叶；3至5年轮生三五枚掌状复叶，复叶中两侧小叶较小，中间一片小叶较大，小叶倒卵形，边缘具细重锯齿，但小叶下半部边缘的锯齿不明显。总叶柄长4～7厘米。伞状花序顶生，总花梗常较叶柄略长。花6～20朵，萼绿色。浆果状核果，扁圆形，熟时鲜红色，种子2枚。花期5～6月，果期6～9月。

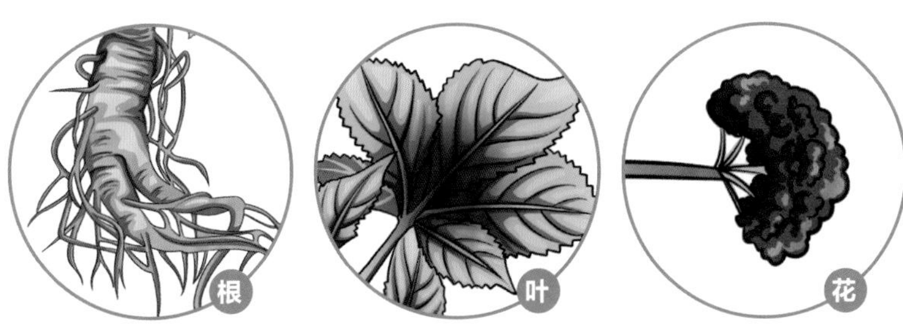

用量用法 3～6克，另煎兑服。

精选验方 ①失眠：西洋参3克，灵芝15克。水煎代茶饮。②热病气阴两伤、烦热口渴，或老人气阴虚少、咽干口燥、津液不足、舌干少苔：西洋参3克，麦冬10克。沸水浸泡，代茶饮。③气虚：西洋参、麦冬、石斛、六一散各10克。用开水冲饮，剩下的渣子也可以嚼着吃。④大便出血：西洋参适量。蒸桂圆服。

使用注意 中阳虚衰、寒湿中阻及气郁化火等一切实证、火郁之证均应忌服。反藜芦，忌铁器及火炒炮制本品。

采收加工

秋季采挖，洗净，晒干或低温干燥。

性味归经

甘、微苦，凉。归心、肺、肾经。

功效主治

补气养阴，清热生津。主治气虚阴亏，虚热烦倦，咳喘痰血，内热消渴，口燥咽干。

百部

别名 百奶、肥百部、制百部、百条根、九丛根、一窝虎、野天门冬。

来源 本品为百部科植物蔓生百部*Stemona japonica*（*Bl.*）Miq.等的干燥块根。

生境分布 生长于阳坡灌木林下或竹林下。分布于安徽、江苏、湖北、浙江、山东等地。

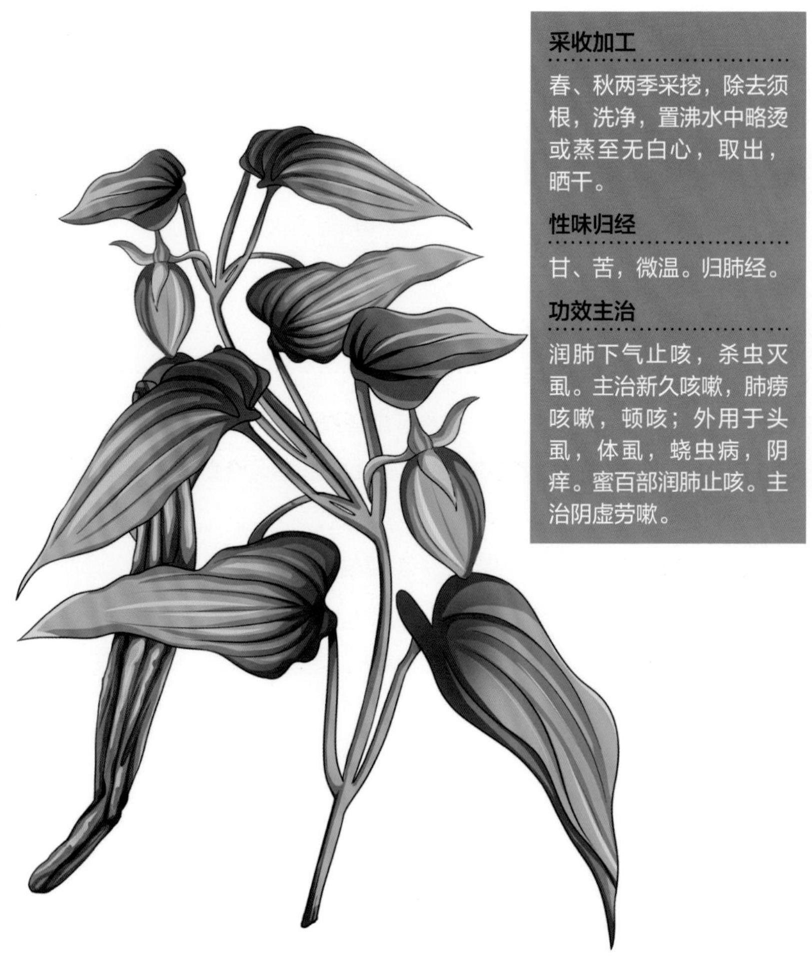

采收加工

春、秋两季采挖，除去须根，洗净，置沸水中略烫或蒸至无白心，取出，晒干。

性味归经

甘、苦，微温。归肺经。

功效主治

润肺下气止咳，杀虫灭虱。主治新久咳嗽，肺痨咳嗽，顿咳；外用于头虱，体虱，蛲虫病，阴痒。蜜百部润肺止咳。主治阴虚劳嗽。

识别特征 多年生草本，高60～90厘米，全体平滑无毛。根肉质，通常作纺锤形，数个至数十个簇生。茎上部蔓状，具纵纹。叶通常4片轮生；卵形或卵状披针形，先端锐尖或渐尖，全缘或带微波状，基部圆形或近于截形，偶为浅心形，中脉5～9条，叶柄线形。花梗丝状，长1.5～2.5厘米，其基部贴生于叶片中脉上，每梗通常单生1花，花被4片，淡绿色，卵状披针形至卵形；雄蕊4，紫色，花丝短，花药内向，线形，顶端有一线形附属体；子房卵形，甚小，无花柱。蒴果广卵形而扁，内有长椭圆形的种子数粒。花期5月，果期7月。

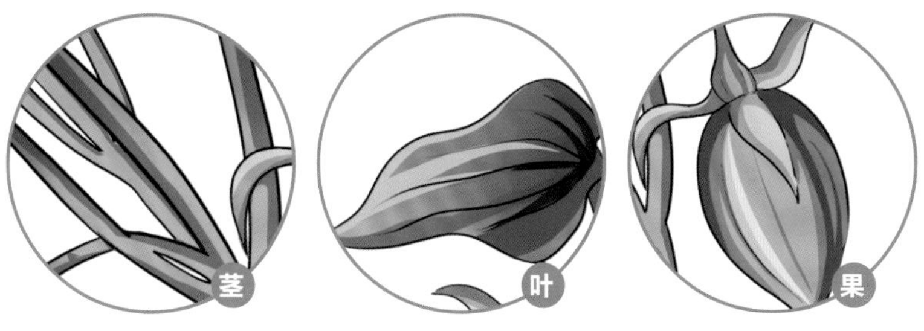

用量用法 3～9克。外用：适量，水煎或酒浸。

精选验方 ①卒得咳嗽：百部汁、生姜汁各适量。合煎服120毫升。②暴嗽：百部藤根适量。捣成汁，和蜜等量，沸汤煎成膏咽之。③喉癣：百部、款冬花各50克，麦冬150克，桔梗15克。各为细末，蜜炼为丸如芡实大，噙化，每日3丸。

使用注意 易伤胃滑肠，脾虚便溏者慎服。本品有小毒，服用过量，可引起呼吸中枢麻痹。

竹节参

别名 明七、白三七、竹根七、萝卜七、蜈蚣七、竹节人参。

来源 本品为五加科植物竹节参*Panax japonicus* C. A. Mey.的干燥根茎。

生境分布 生长于海拔1800～2600米的山谷阔叶林中。分布于西南及陕西、甘肃、安徽、浙江、江西、福建、河南、湖南、湖北、广西、西藏等地。

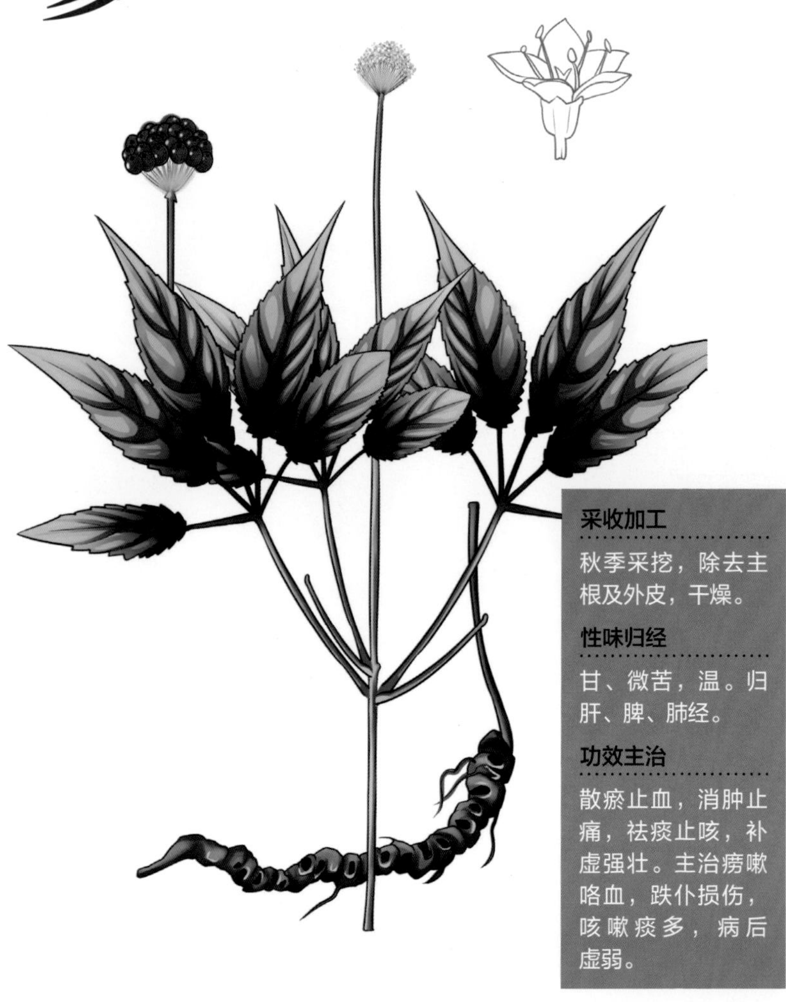

采收加工

秋季采挖，除去主根及外皮，干燥。

性味归经

甘、微苦，温。归肝、脾、肺经。

功效主治

散瘀止血，消肿止痛，祛痰止咳，补虚强壮。主治痨嗽咯血，跌仆损伤，咳嗽痰多，病后虚弱。

识别特征 多年生草本，野生高50～80厘米，栽培植株高可达150厘米。根茎横卧，呈竹鞭状，肉质肥厚，白色，结节间具凹陷茎痕，栽培品根茎可重达1千克，叶为掌状复叶，3～5枚轮生于茎顶；叶柄长8～11厘米；小叶通常5，叶片膜质，倒卵状椭圆形至长圆状椭圆形，长5～18厘米，宽2～6.5厘米，先端渐尖，稀长尖，基部楔形至近圆形，边缘具细锯齿或重锯齿，上面叶脉无毛或疏生刚毛，下面无毛或疏生密毛。伞形花序单生于茎顶，通常有花50～80朵，栽培品可达2500朵，总花梗长12～70厘米，无毛或有疏短柔毛；花小，淡绿色，小花梗长约10毫米；花萼绿色，先端5齿，齿三角状卵形；花瓣5，长卵形，覆瓦状排列；雄蕊5，花丝较花瓣短；子房下位，2～5室，花柱2～5，中部以下连合，上部分离，果时外弯。核果状浆果，球形，初熟时红色，全熟时顶部紫黑色，直径5～7毫米。种子2～5，白色，三角状长卵形，长约4.5毫米。花期5～6月，果期7～9月。

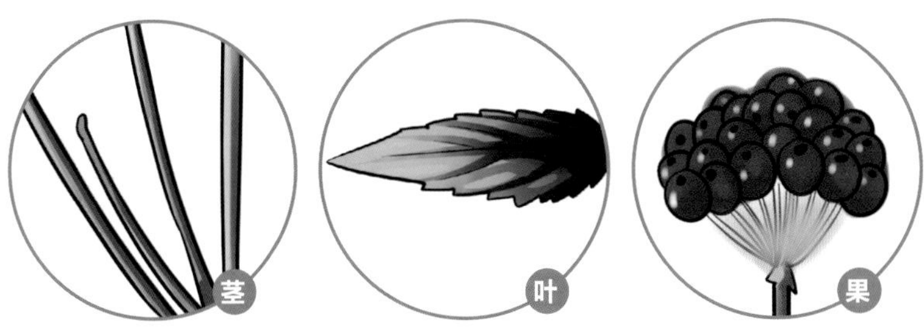

用量用法 6～9克。

精选验方 ①肺结核吐血：竹节参、白茅根、茜草根、麦冬、天冬各15克。水煎服。②跌打损伤：竹节参、当归、川芎各15克，红花、桃仁各10克。水煎服。

使用注意 孕妇忌服。无虚无瘀者不宜。

延胡索

别名 元胡、延胡、玄胡索、元胡索。

来源 本品为罂粟科植物延胡索*Corydalis yanhusuo* W. T. Wang的干燥块茎。

生境分布 生长于稀疏林、山地、树林边缘的草丛中。分布于浙江、江苏、湖北、湖南、安徽、江西等地。本品为浙江特产，尤以金华地区产品最佳。

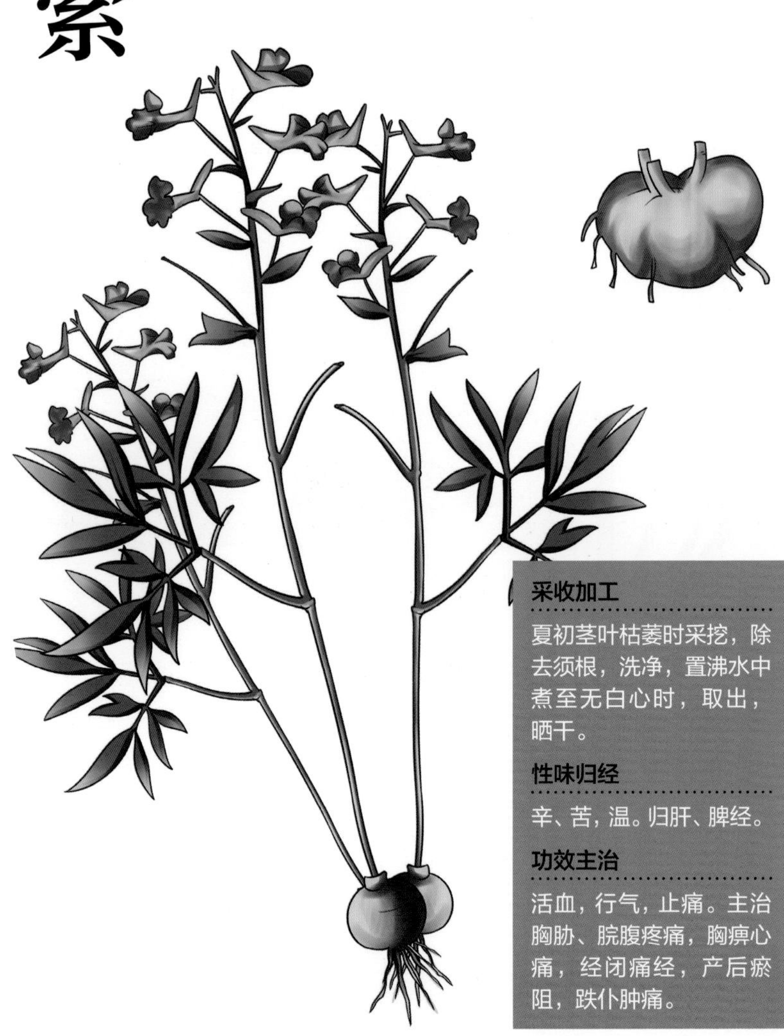

采收加工

夏初茎叶枯萎时采挖，除去须根，洗净，置沸水中煮至无白心时，取出，晒干。

性味归经

辛、苦，温。归肝、脾经。

功效主治

活血，行气，止痛。主治胸胁、脘腹疼痛，胸痹心痛，经闭痛经，产后瘀阻，跌仆肿痛。

识别特征 多年生草本，高10～20厘米。块茎球形。地上茎短，纤细，稍带肉质，在基部之上生1鳞片。基生叶和茎生叶同形，有柄；茎生叶为互生，2回3出复叶，第2回往往分裂不完全而呈深裂状，小叶片长椭圆形、长卵圆形或线形，长约2厘米，先端钝或锐尖，全缘。总状花序，顶生或对叶生；苞片阔披针形；花红紫色，横着于纤细的小花梗上，小花梗长约6毫米；花萼早落；花瓣4，外轮2片稍大，边缘粉红色，中央青紫色，上部1片，尾部延伸成长距，距长约占全长的一半，内轮2片比外轮2片狭小，上端青紫色，愈合，下部粉红色；雄蕊6，花丝连合成两束，每束具3花药；子房扁柱形，花柱细短，柱头2，似小蝴蝶状。果为蒴果。花期4月，果期5～6月。

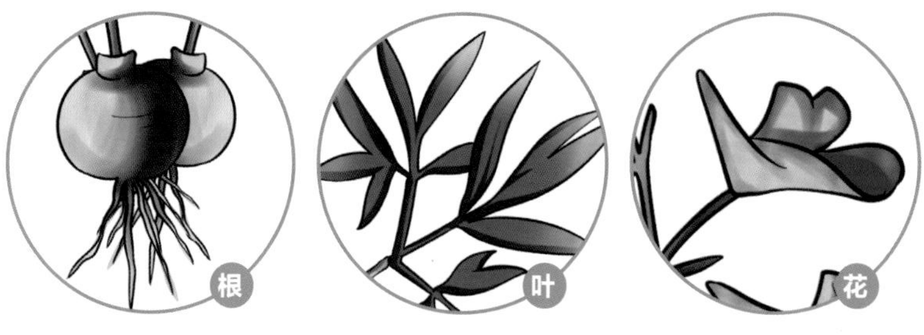

用量用法 3～10克；研末吞服，每次1.5～3克。

精选验方 ①尿血（非器质性疾病引起的）：延胡索50克，朴硝37.5克。共研为末，每次20克，水煎服。②产后恶露下不尽、腹内痛：延胡索末适量。以温酒调下5克。③跌打损伤：延胡索适量。炒黄研细，每次5～10克，开水送服，也可加黄酒同服。④疝气危急：延胡索（盐炒）、全蝎（去毒，生用）各等量。为末，每次2.5克，空腹盐酒下。⑤血瘀经闭、腹痛：延胡索、红花各15克，三棱10克，丹参25克，赤芍、香附各20克。水煎服。⑥胃病、肝区痛：延胡索、川楝子各等量。研细粉，每服5～15克，每日2～3次，水煎服。

使用注意 孕妇慎服。

防己

别名 解离、石解、石蟾蜍、粉防己、倒地拱、载君行。

来源 本品为防己科植物粉防己*Stephania tetrandra* S. Moore的干燥根。

生境分布 生长于山野丘陵地、草丛或矮林边缘。分布于安徽、浙江、江西、福建等地。

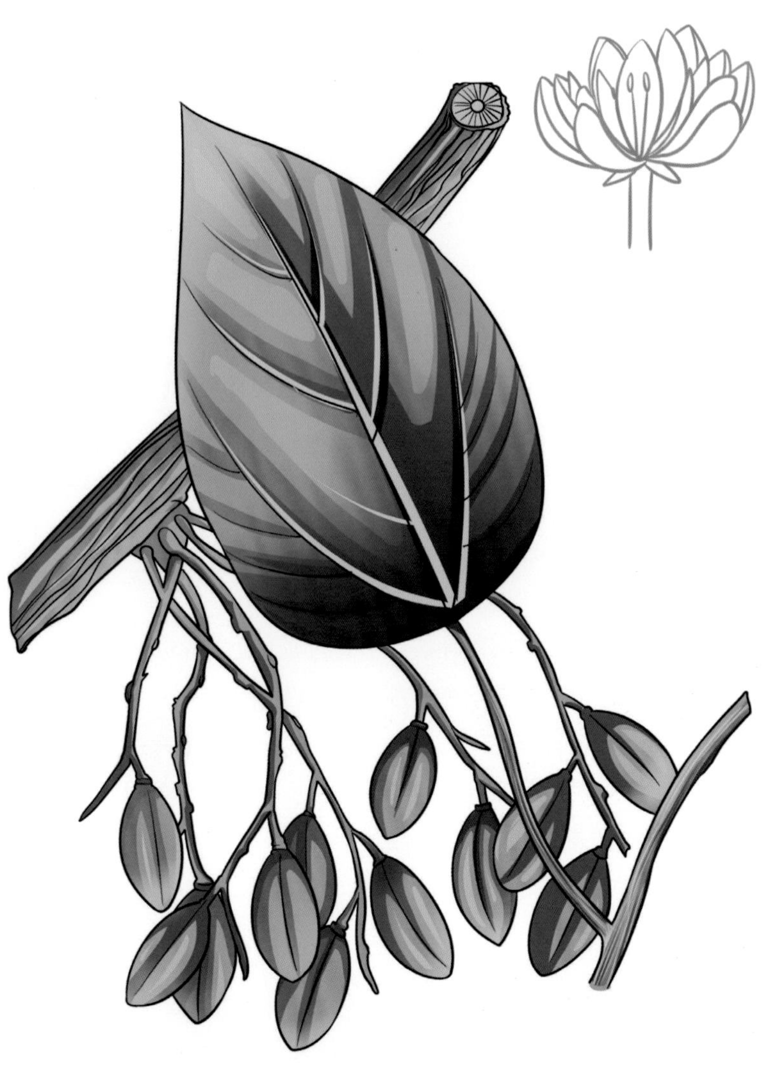

识别特征 多年生缠绕藤本。块根通常圆柱状，肉质，深入地下，外皮淡棕色或棕褐色，具横纹。茎枝纤细，有直条纹。叶互生，叶片三角状宽卵形或阔三角形，行端钝，具小突尖，基部平截或略呈心形，全缘，上面绿色，下面灰绿色或粉白色，两面均被短柔毛，下面较密。花小，单性，雌雄异株；雄株为头状聚伞花序，总状排列。雌株为缩短的聚伞花序，呈假头状，总状排列；雌花；萼片4，排成1轮；花瓣4；子房椭圆形，花柱3，乳头状。核果球形，红色，内果皮长、宽均为4～5毫米，背部有4行雕纹，中间2行呈鸡冠状隆起，每行有15～17颗，胎座迹不穿孔。花期5～6月，果期7～9月。

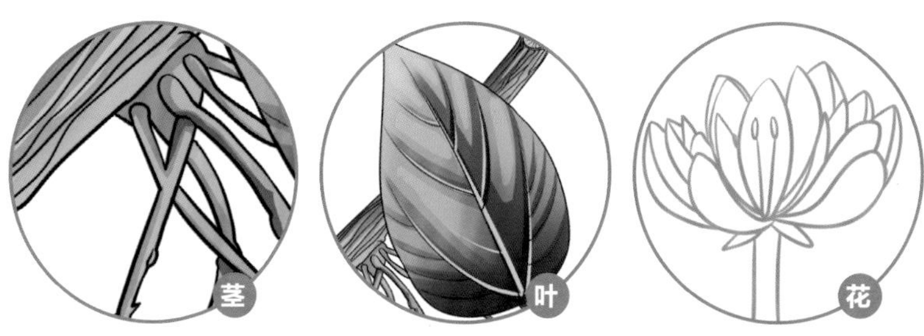

采收加工

秋季采挖，洗净，除去粗皮，晒至半干，切段，个大者再纵切，干燥。

性味归经

苦，寒。归膀胱、肺经。

功效主治

祛风止痛，利水消肿。主治风湿痹痛，水肿脚气，小便不利，湿疹疮毒。

用量用法 5～10克。

精选验方 ①肺痿咯血多痰：防己、葶苈各适量。研为末。糯米饮，每服3克。②水臌胀：防己50克，生姜25克。同炒，随入水煎服，半饥时饮服。③脚气肿痛：防己、牛膝、木瓜各15克，桂枝2.5克，枳壳5克。水煎服。④遗尿、小便涩：防己、冬葵子、防风各30克。水煎服。

使用注意 本品大苦大寒，易伤胃气，体弱阴虚、胃纳不佳者慎用。

防风

别名 屏风、铜芸、百种、回云、百枝、回草、风肉。

来源 本品为伞形科植物防风*Saposhnikovia divaricata*（*Turcz.*）Schischk的干燥根。

生境分布 生长于丘陵地带山坡草丛中或田边、路旁，高山中、下部。分布于黑龙江、吉林、辽宁、内蒙古、河北、山西、河南等地。

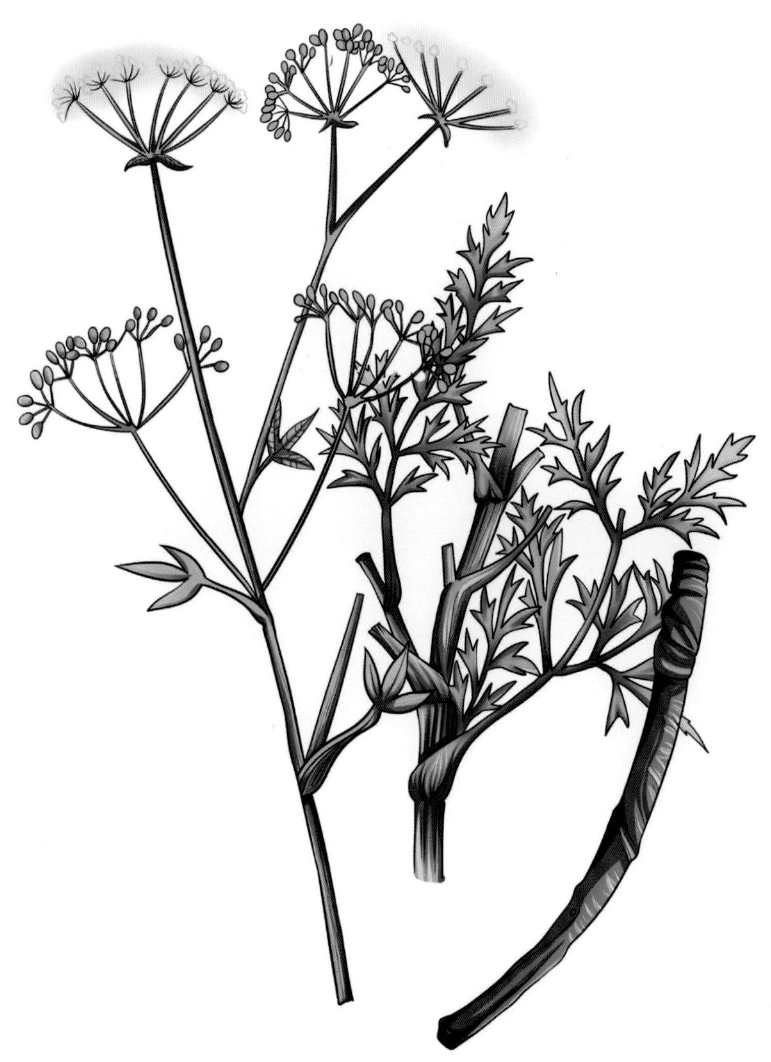

识别特征 多年生草本，高达80厘米，茎基密生褐色纤维状的叶柄残基。茎单生，二歧分枝。基生叶有长柄，2~3回羽裂，裂片楔形，有3~4缺刻，具扩展叶鞘。复伞形花序，总苞缺如，或少有1片；花小，白色。双悬果椭圆状卵形，分果有5棱，棱槽间有油管1，结合面有油管2，幼果有海绵质瘤状凸起。花期8~9月，果期9~10月。

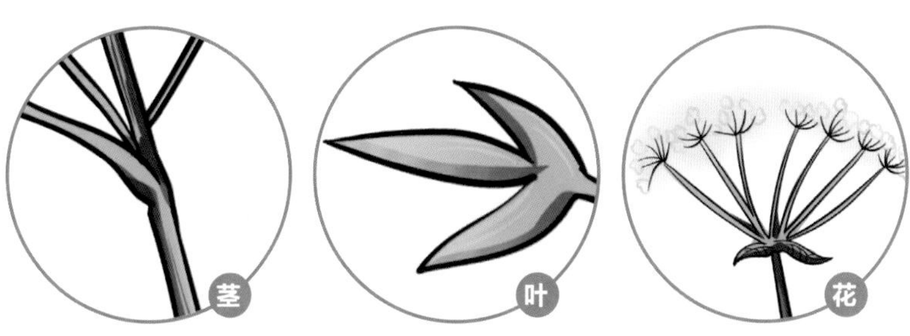

采收加工

春、秋两季采挖未抽花茎植株的根，除去须根和泥沙，晒干。

性味归经

辛、甘，微温。归膀胱、肝、脾经。

功效主治

祛风解表，胜湿止痛，止痉。主治感冒头痛，风湿痹痛，风疹瘙痒，破伤风。

用量用法 5~10克。

精选验方 ①感冒头痛：防风、白芷、川芎各15克，荆芥10克。水煎服。②风湿性关节炎：防风、茜草、苍术、老鹳草各25克，白酒1000毫升。浸泡7日，每服10~15毫升，每日3次。

使用注意 血虚发痉及阴虚火旺者禁服。

红大戟

别名 土人参、走沙黄、紫大戟、广大戟、南大戟、红芽大戟、云南大戟。

来源 本品为茜草科植物红大戟*Knoxia valerianoides* Thorel et Pitard的干燥块根。

生境分布 生长于山坡草丛中。分布于福建、台湾、广东、广西、贵州、云南及西藏等地。

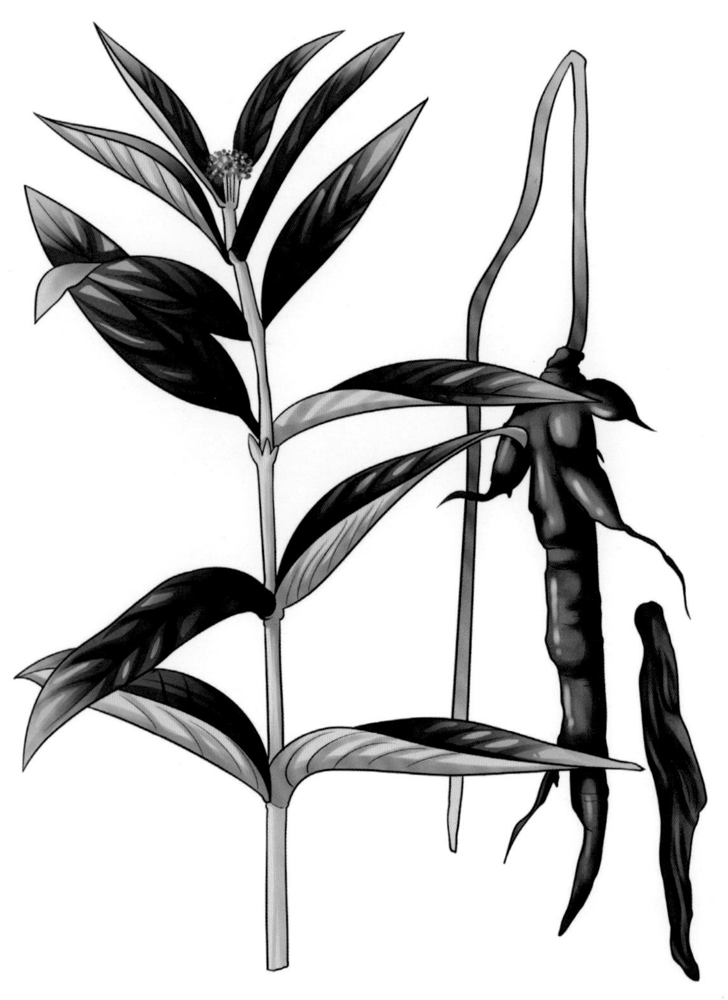

识别特征 多年生草本，高30～100厘米。块根通常2～3个，纺锤形，红褐色或棕褐色。茎直立或上部稍呈蔓状，稍具棱。叶对生，无柄；叶片长椭圆形至条状披针形，长2～10厘米，宽0.5～3厘米，先端窄或短渐尖，基部楔形，全缘，上面被白色柔毛，下面沿脉及叶脉被毛；托叶2～4裂，裂片钻形。聚伞花序，花多数，密集成球形，直径1～1.5厘米，花小，淡紫红色；花萼浅4裂，3片小，1片大；花冠管状漏斗形，先端4裂，裂片舌状，喉部密被长毛；雄蕊4，着生在花冠管中部；子房下位，2室，花柱细长，柱头2裂。果实很小，卵形或椭圆形。花期9月，果期10月。

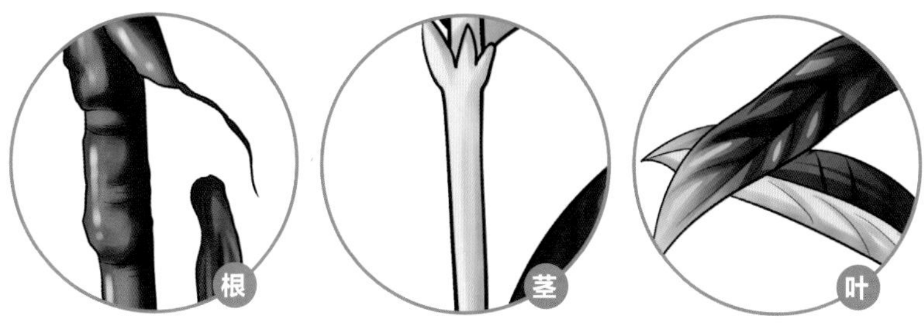

用量用法 1.5～3克，入丸、散服，每次1克；内服醋制用。外用：适量，生用。

精选验方 ①疮痈肿毒：红大戟适量。内服或外用，单用或入复方。②风火牙痛：红大戟、薄荷各10克，生地15克。水煎去渣取汁，待凉后含漱，不咽服。

使用注意 体虚者及孕妇禁用。

采收加工

秋、冬两季采挖，除去须根，洗净，置沸水中略烫，干燥。

性味归经

苦，寒；有小毒。归肺、脾、肾经。

功效主治

泻水逐饮，消肿散结。主治水肿胀满，胸腹积水，痰饮积聚，气逆咳喘，二便不利，痈肿疮毒，瘰疬痰核。

红景天

别名 蔷薇红景天、扫罗玛布尔（藏名）。

来源 本品为景天科植物大花红景天*Rhodiola crenulata*（*Hook.f.et.Thoms.*）*H.Ohba*的干燥根和根茎。

生境分布 生长于高山岩石处，野生或栽培。分布于西藏、新疆、辽宁、吉林、山西、河北等地。

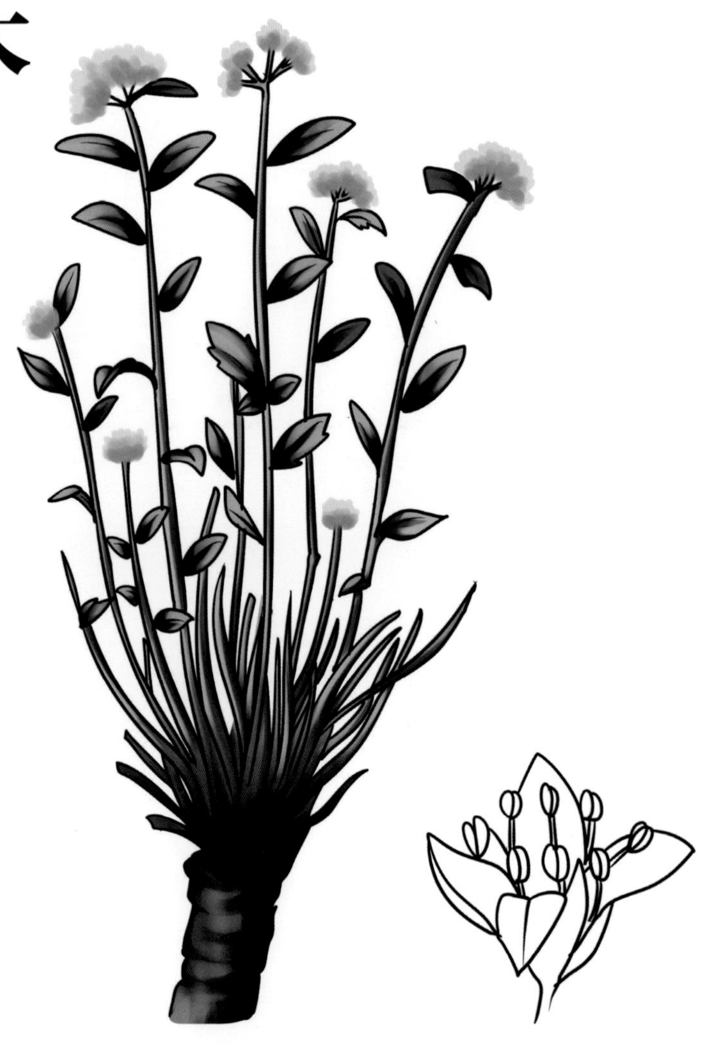

识别特征 多年生草本，高10～20厘米。根粗壮，圆锥形，肉质，褐黄色，根颈部具多数须根。根茎短，粗壮，圆柱形，被多数覆瓦状排列的鳞片状的叶。从茎顶端之叶腋抽出数条花茎，花茎上下部均有肉质叶，叶片椭圆形，边缘具粗锯齿，先端锐尖，基部楔形，几无柄。聚伞花序顶生，花红色。蓇葖果。花期8月，果期9月。

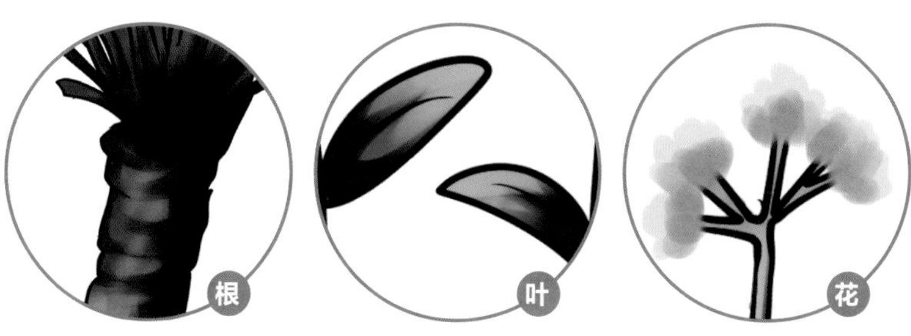

采收加工

秋季花茎凋枯后采挖，除去粗皮，洗净，晒干。

性味归经

甘、苦，平。归肺、心经。

功效主治

益气活血，通脉平喘。主治气虚血瘀，胸痹心痛，中风偏瘫，倦怠气喘。

用量用法 3～6克。

精选验方 ①烫火伤、跌打损伤瘀血作痛：鲜红景天适量。捣为糊外敷。②衰老：红景天6克，粳米50克。先使用红景天煎水去渣，再加米煮粥，粥成加适量白糖调味。③体虚、年老体衰：红景天30克。研面，装入胶囊，每粒含生药0.2克，每次2～3粒，每日3次。④老年性心衰、糖尿病、神经官能症、贫血、肝脏病：红景天5克。泡水代茶饮。

使用注意 儿童、孕妇慎用。

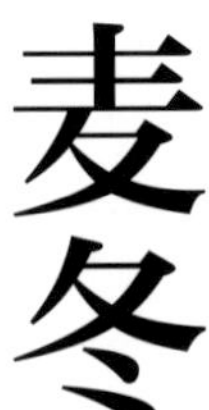

麦冬

别名 玉银、麦门冬、沿阶草。

来源 本品为百合科植物麦冬*Ophiopogon japonicus*（*L.f.*）Ker-Gawl.的干燥块根。

生境分布 生长于土质疏松、肥沃、排水良好的土壤和沙质土壤。分布于浙江、四川等地。

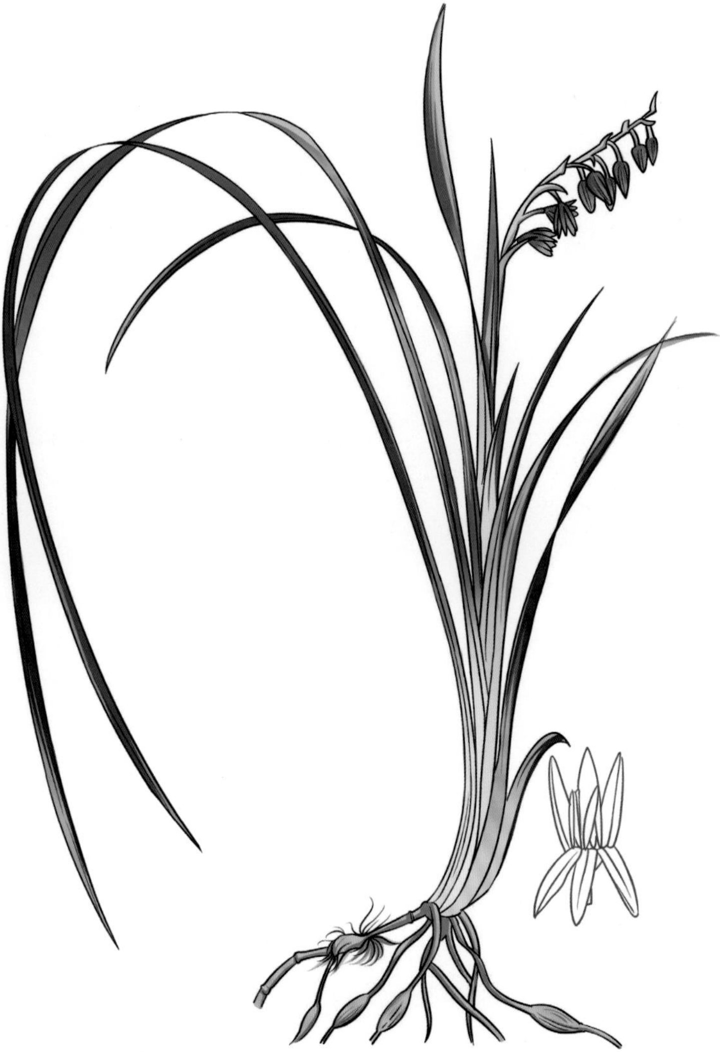

识别特征 多年生草本植物，地上匍匐茎细长。叶从生，狭线形，革质，深绿色，平行脉明显，基部绿白色并稍扩大。花葶常比叶短，总状花序轴长2～5厘米，花1～2朵，生于苞片腋内，花梗长2～4毫米，关节位于近中部或中部以上，花微下垂，花被片6枚，披针形，白色或淡紫色。浆果球形，成熟时深绿色或蓝黑色。花期5～8月，果期8～9月。

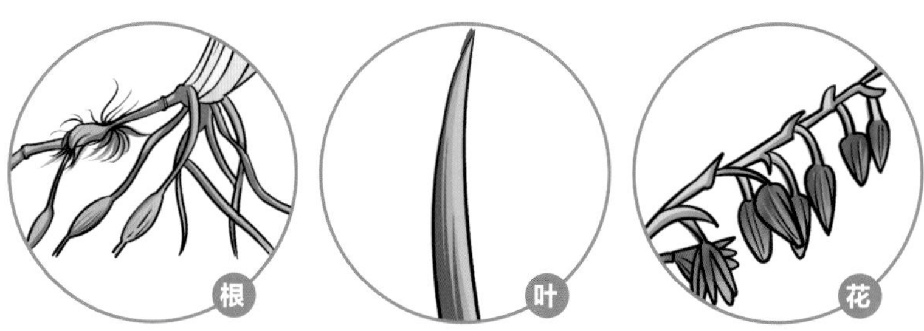

用量用法 6～12克。

精选验方 ①慢性支气管炎：麦冬、五味子各100克。泡入1000克蜂蜜中，浸泡6日后开始服用，每日早晨或中午服1次，每次1大汤匙，每次服后接着含服1小片人参，吃2瓣大蒜，3颗核桃。②百日咳：麦冬、天冬各20克，百合15克，鲜竹叶10克。水煎服。③阴虚燥咳、咯血等：麦冬、川贝母、天冬各9克，沙参、生地黄各15克。水煎服。④萎缩性胃炎：麦冬、党参、玉竹、沙参、天花粉各9克，知母、乌梅、甘草各6克。水煎服。

使用注意 脾胃虚寒、大便溏薄及感冒风寒或痰饮湿浊咳嗽忌服。

采收加工

夏季采挖，洗净，反复曝晒，堆置，至七八成干，除去须根，干燥。

性味归经

甘、微苦，微寒。归心、肺、胃经。

功效主治

养阴生津，润肺清心。主治肺燥干咳，阴虚痨嗽，喉痹咽痛，津伤口渴，内热消渴，心烦失眠，肠燥便秘。

远志

别名 棘菀、细草、小鸡腿、小鸡眼、小草根。

来源 本品为远志科植物远志*Polygala tenuifolia* Willd.等的干燥根。

生境分布 秦岭南北坡均产，生长于海拔400～1000米的山坡草地或路旁。分布于山西、陕西等地。

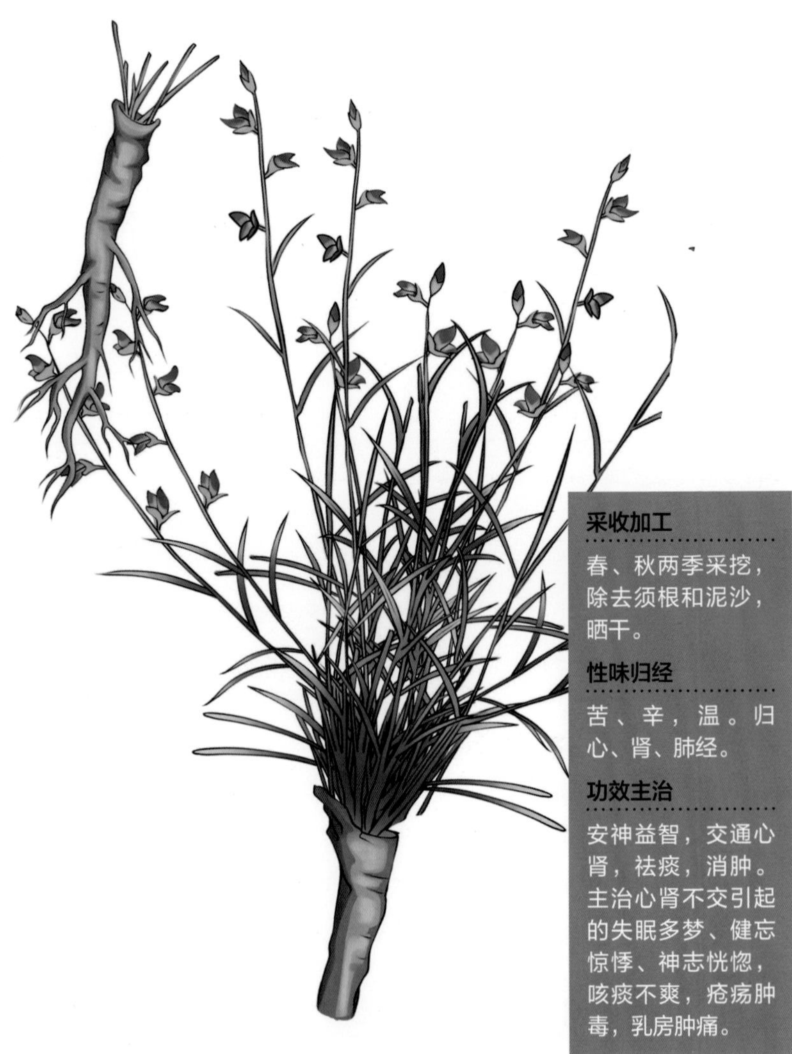

采收加工

春、秋两季采挖，除去须根和泥沙，晒干。

性味归经

苦、辛，温。归心、肾、肺经。

功效主治

安神益智，交通心肾，祛痰，消肿。主治心肾不交引起的失眠多梦、健忘惊悸、神志恍惚，咳痰不爽，疮疡肿毒，乳房肿痛。

识别特征 多年生草本，高20～40厘米。根圆柱形，长达40厘米，肥厚，淡黄白色，具少数侧根。茎直立或斜上，丛生，上部多分枝。叶互生，狭线形或线状披针形，长1～4厘米，宽1～3毫米，先端渐尖，基部渐窄，全缘，无柄或近无柄。总状花序长2～14厘米，偏侧生于小枝顶端，细弱，通常稍弯曲；花淡蓝紫色，长6毫米；花梗细弱；苞片3，极小，易脱落；萼片的外轮3片，比较小，线状披针形，长约2毫米，内轮2片，呈花瓣状，稍弯些的长圆状倒卵形；花瓣的两侧瓣倒卵形，长约4毫米，中央花瓣较大，呈龙骨瓣状，背面顶端有撕裂成条的鸡冠状附属物；雄蕊8，花丝连合成鞘状；子房倒卵形，扁平，花柱线形，弯垂，柱头二裂。蒴果扁平，卵圆形，边有狭翅。种子卵形，微扁，长约2毫米，棕黑色，密被白色细茸毛，上端有发达的种阜。花期5～7月，果期7～9月。

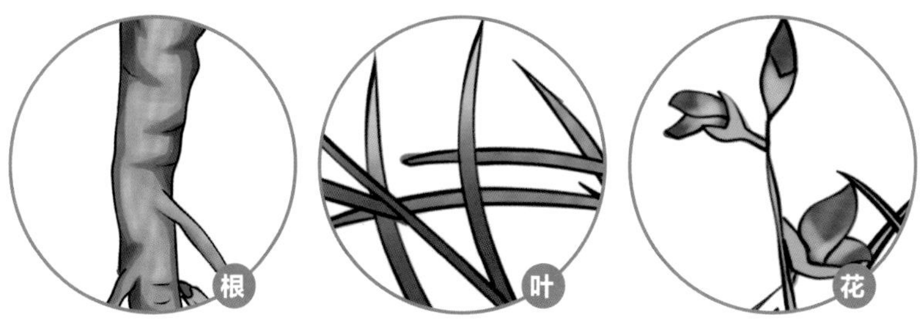

用量用法 内服：3～10克，煎服。

精选验方 ①脑风头痛：远志末适量。吸入鼻中。②喉痹作痛：远志末适量。吹喉，涎出为度。③乳腺炎：远志适量。焙干研细，酒冲服10克，药渣敷患处。④健忘：远志末适量。水冲服。⑤神经衰弱、健忘、心悸、多梦失眠：远志适量。研粉，每次5克，每日2次，米汤冲服。⑥心悸失眠：远志5克，珍珠母25克，酸枣仁15克，炙甘草1.25克。水煎服。

使用注意 有胃炎及溃疡者慎用。

赤芍

别名　赤芍、木芍药、红芍药、臭牡丹根。

来源　本品为毛茛科植物川赤芍*Paeonia veitchii* Lynch等的干燥根。

生境分布　生长于山坡林下草丛中及路旁。分布于内蒙古、四川及东北各地。

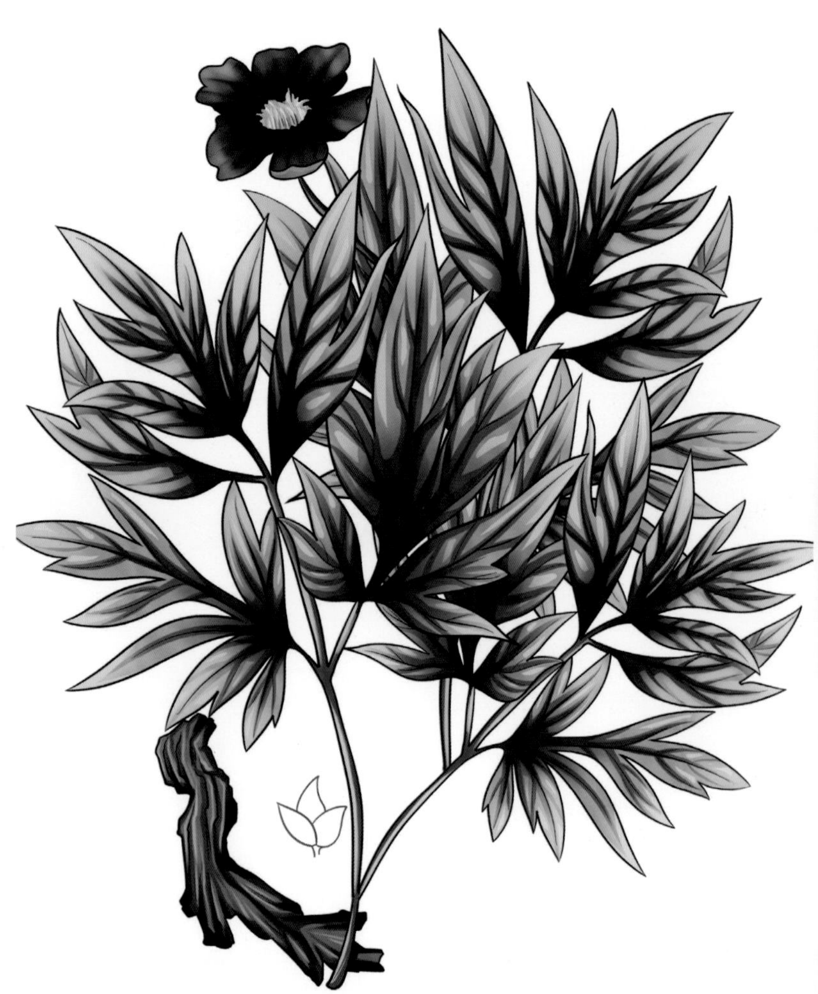

识别特征 多年生草本。茎直立。茎下部叶为2回3出复叶，小叶通常二回深裂，小裂片宽0.5~1.8厘米。花2~4朵生于茎顶端和其下的叶腋；花瓣6~9，紫红色或粉红色，雄蕊多数，心皮2~5。果密被黄色茸毛。根为圆柱形，稍弯曲。表面暗褐色或暗棕色，粗糙，有横向凸起的皮孔，手搓则外皮易破而脱落（俗称糟皮）。花期5~6月，果期7~8月。

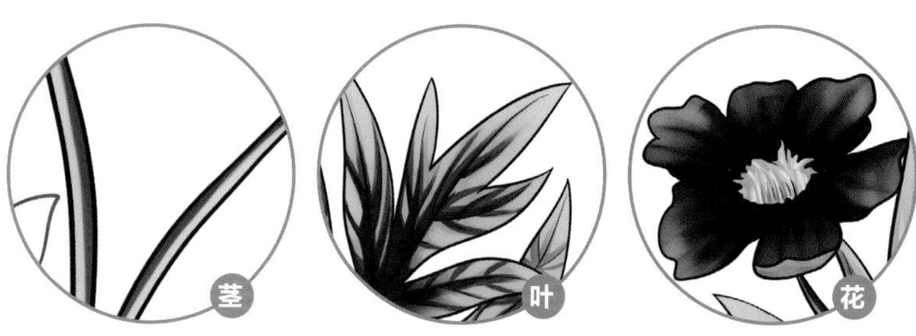

用量用法 6~12克。

精选验方 ①妇人气血不和、心胸烦闷、不思饮食、四肢少力、头目昏眩、身体疼痛：赤芍、吴白芷、牡丹皮、白茯苓、甘草各30克，柴胡90克（去芦）。上六味为末，每服9克，水200毫升，入姜、枣煎至140毫升，温服，食后临卧各服1次。②妇人血崩不止、赤白带下：赤芍、香附子各适量。取等量为末，盐适量，水400毫升煎至200毫升，去渣，食前服。③衄血不止：赤芍适量。为末，水服6克。

使用注意 不宜与藜芦同用。

采收加工

春、秋两季采挖，除去根茎、须根及泥沙，晒干。

性味归经

苦，微寒。归肝经。

功效主治

清热凉血，散瘀止痛。主治热入营血，温毒发斑，吐血衄血，目赤肿痛，肝郁胁痛，经闭痛经，癥瘕腹痛，跌仆损伤，痈肿疮疡。

芦根

别名 苇根、芦头、芦柴根、芦菇根、芦茅根、苇子根、芦芽根、甜梗子。

来源 本品为禾本科植物芦苇*Phragmites communis* Trin.的新鲜或干燥根茎。

生境分布 生长于池沼地、河溪地、湖边及河流两岸沙地及湿地等处，多为野生。全国各地均有分布。

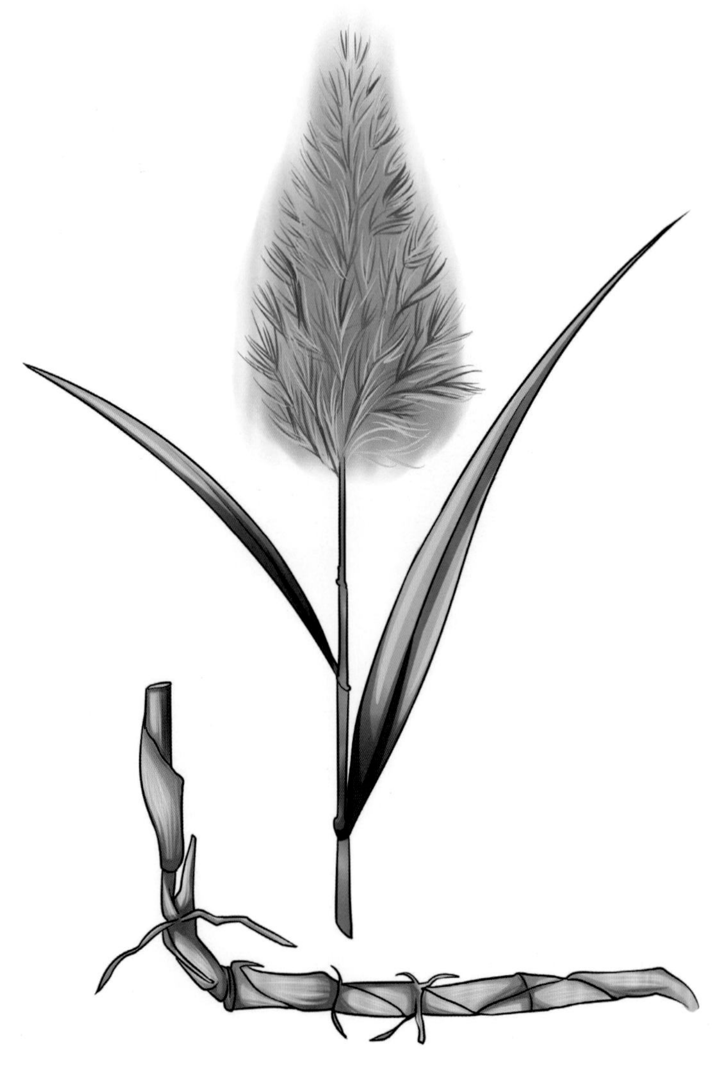

识别特征 多年生高大草本，具有匍匐状地下茎，粗壮，横走，节间中空，每节上具芽。茎高2～5米，节下通常具白粉。叶2列式排列，具叶鞘；叶鞘抱茎，无毛或具细毛；叶灰绿色或蓝绿色，较宽，线状披针形，粗糙，先端渐尖。圆锥花序大型，顶生，直立，有时稍弯曲，暗紫色或褐紫色，稀淡黄色。颖果椭圆形至长圆形。花期9～10月。

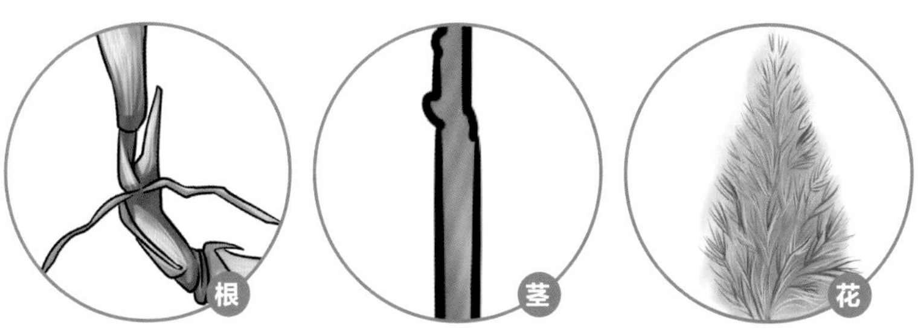

采收加工

全年均可采挖，除去芽、须根及膜状叶，鲜用或晒干。

性味归经

甘，寒。归肺、胃经。

功效主治

清热泻火，生津止渴，除烦，止呕，利尿。主治热病烦渴，肺热咳嗽，肺痈吐脓，胃热呕哕，热淋涩痛。

用量用法 15～30克；鲜品用量加倍，或捣汁用。

精选验方 ①太阴温病、口渴甚：鲜芦根汁、梨汁、荸荠汁、麦冬汁、藕汁（或用蔗浆）各适量。临时斟酌多少，和匀凉服，不甚喜凉者，炖温服。②五噎心膈气滞、烦闷吐逆、不下食：芦根150克。锉碎，以水600毫升煮取400毫升，去滓，不计时，温服。③呕哕不止厥逆者：芦根900克。切碎，水煮浓汁频饮。

使用注意 脾胃虚寒者忌服。

两头尖

别名　风花、银莲花、草乌喙、复活节花、竹节香附。

来源　本品为毛茛科植物多被银莲花*Anemone raddeana* Regel的干燥根茎。

生境分布　生长于海拔800米左右的山地林中或草地阴处。分布于东北、河北、山东、山西等地。

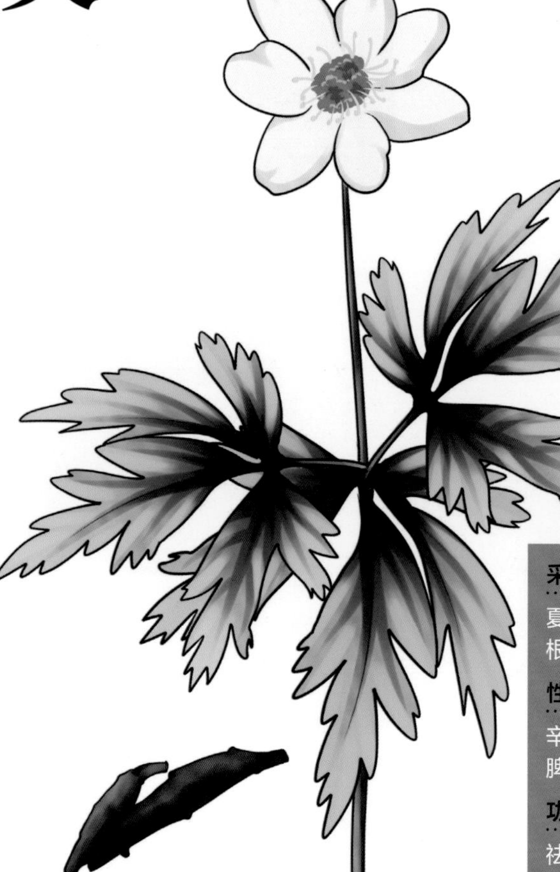

采收加工

夏季采挖，除去须根，洗净，干燥。

性味归经

辛，热；有毒。归脾经。

功效主治

祛风湿，消痈肿。主治风寒湿痹，四肢拘挛，骨节疼痛，痈肿溃烂。

识别特征 多年生草本，高10～25厘米。根茎横走或斜生，细纺锤形，长1.5～3厘米，直径3～8毫米，暗褐色，顶端具数枚黄白色大形膜质鳞片。基生叶为三出复叶，通常1枚；叶柄长10～15厘米，无毛或疏被长柔毛；小叶具柄，柄长约1厘米；小叶片通常3深裂或近全裂，裂片倒卵形，3裂或缺刻状，先端钝，基部楔形，两面无毛或仅基部疏被长柔毛。花茎单一，直立，疏被长柔毛，较基生叶高，有叶状总苞片3枚，总苞片长圆形或狭倒卵形，具数个缺刻状圆齿，长1.5～3.5厘米，宽0.5～1.5厘米；花单朵，顶生，直径2.5～3.5厘米；萼片花瓣状，长圆形，10～15片，白色，外侧略带紫晕，两面无毛；雄蕊多数，花药黄色，椭圆形，花丝细长；雌蕊多数，子房被长柔毛，花柱稍弯，无毛。瘦果具细毛。花期4～5月，果期5～6月。

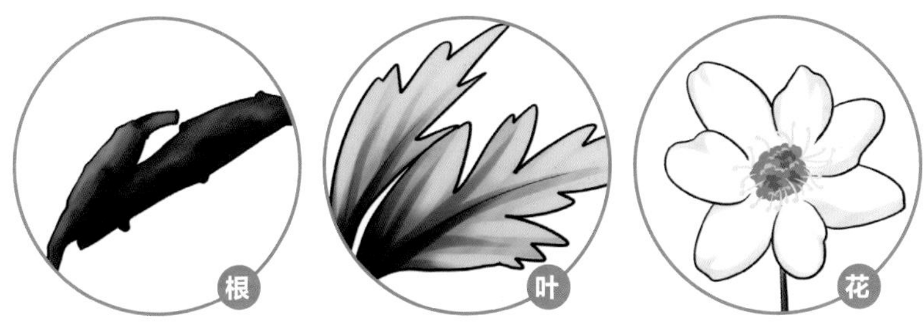

用量用法 1～3克。外用：适量。

精选验方 ①风寒所致的偏正头疼、眉骨两太阳穴痛：两头尖、川乌（去皮）、川芎、白芷、赤芍、甘松各2克，甘草（炙）24克。上药为细末，每服6克，茶清调下。②瘫痪顽疾所致百节疼痛、下元虚冷、一切风疮：两头尖、草乌头、川乌头各9颗，硫黄、麝香、丁香各3克，木鳖子五个。共研为末，再以熟艾揉软，合在一起用草纸包裹。烧熏痛处。③内痔不出：两头尖50克，巴豆4个。捣烂贴患处，疔自拔出。

使用注意 孕妇禁用。

两面针

别名 两背针、双面针、双面刺、叶下穿针、入地金牛、红心刺刁根。

来源 本品为芸香科植物两面针*Zanthoxylum nitidum*（*Roxb.*）DC.的干燥根。

生境分布 生长于山野。分布于华南各省及台湾、云南各地。

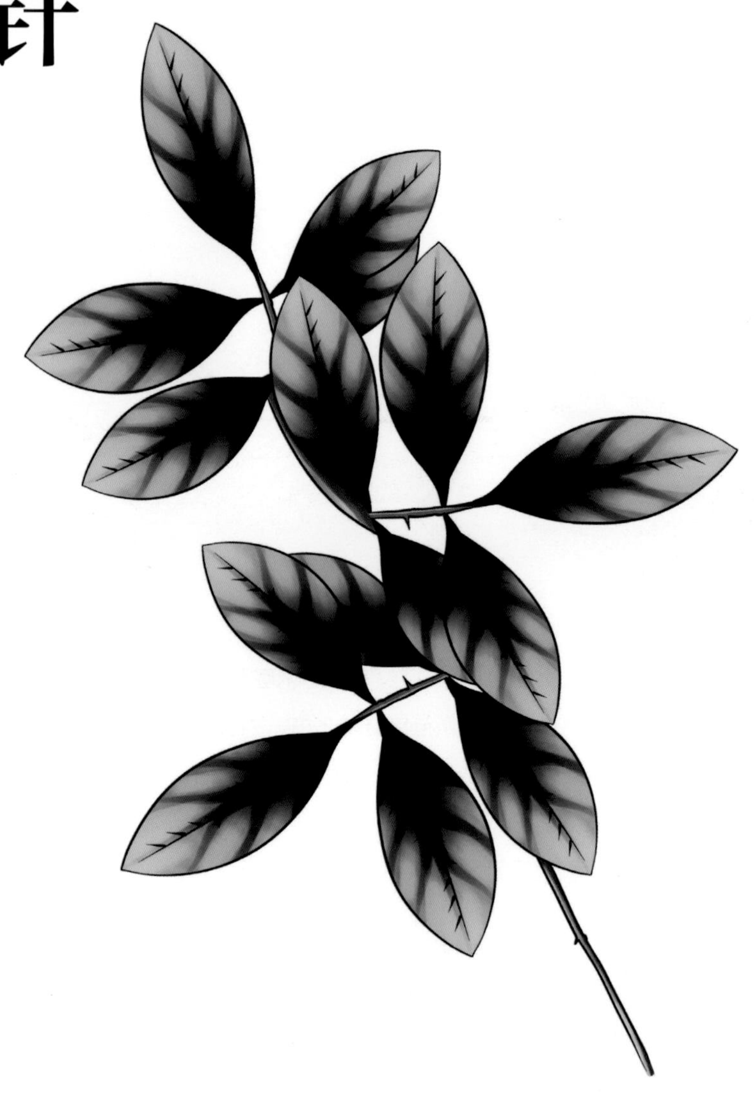

识别特征 幼龄植株为直立灌木，成龄灌木为木质藤本；茎、枝、叶轴下面和小叶中脉两面均着生钩状皮刺。单数羽状复叶，长7～15厘米；小叶3～11，对生，革质，卵形至卵状矩圆形，无毛，上面稍有光泽，伞房状圆锥花序，腋生；花4数；萼片宽卵形。果成熟时紫红色，有粗大腺点，顶端正具短喙。花期3～5月，果期9～11月。

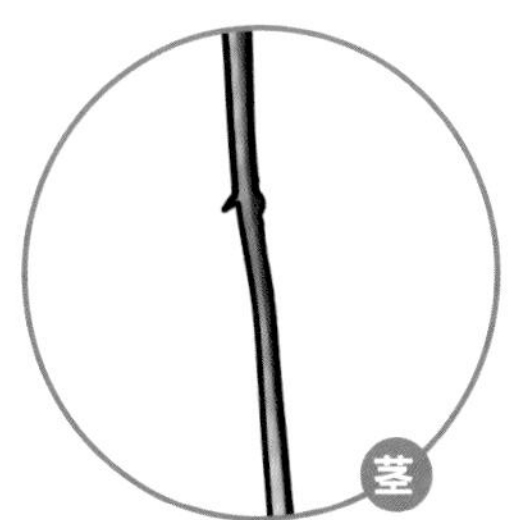

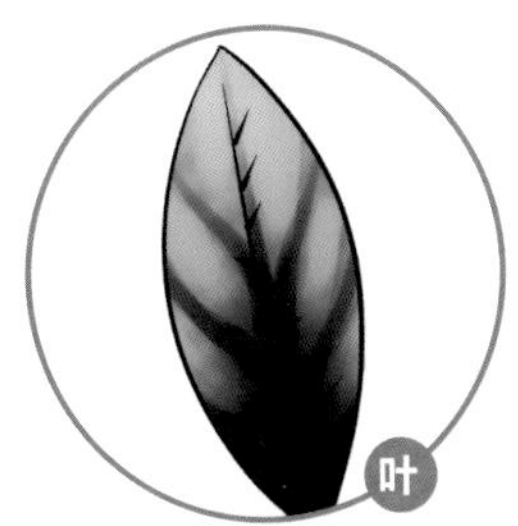

采收加工

全年可采挖，洗净，切片或段，晒干。

性味归经

苦、辛，平；有小毒。归肝、胃经。

功效主治

活血化瘀，行气止痛，祛风通络，解毒消肿。主治跌仆损伤，胃痛，牙痛，风湿痹痛，毒蛇咬伤；外治烧烫伤。

用量用法 5～10克。外用：适量，研末调敷或煎水洗患处。

精选验方 ①跌打损伤：两面针鲜品30克，鲜朱砂根15克，猪脚1只。加酒、水炖服。②胃、十二指肠溃疡：两面针15克，金豆根、石仙桃各30克。水煎服。

使用注意 不能过量服用；忌与酸味食物同服。

何首乌

别名 交茎、交藤、夜合、多花蓼、紫乌藤、桃柳藤、九真藤。

来源 本品为蓼科植物何首乌*Polygonum multiflorum* Thunb.的干燥块根。

生境分布 生长于墙垣、叠石之旁。分布于河南、湖北、广西、广东、贵州、四川、江苏等地，全国其他地区也有栽培。

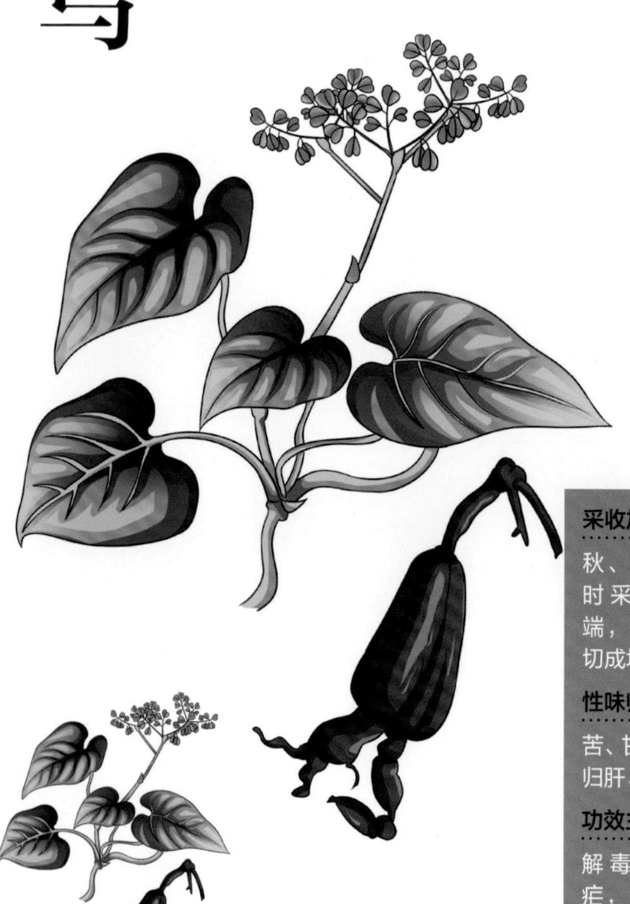

采收加工

秋、冬两季叶枯萎时采挖，削去两端，洗净、个大的切成块，干燥。

性味归经

苦、甘、涩，微温。归肝、心、肾经。

功效主治

解毒，消痈，截疟，润肠通便。主治疮痈，瘰疬，风疹瘙痒，久疟体虚，肠燥便秘。

识别特征 多年生缠绕草本。根细长，末端成肥大的块根，外表红褐色至暗褐色。茎基部略呈木质，中空。叶互生，具长柄，叶片狭卵形或心形，长4~8厘米，宽2.5~5厘米，先端渐尖，基部心形或箭形，全缘或微带波状，上面深绿色，下面浅绿色，两面均光滑无毛。托叶膜质，鞘状，褐色，抱茎，长5~7毫米。花小，直径约2毫米，多数，密聚成大型圆锥花序，小花梗具节，基部具膜质苞片；花被绿白色，花瓣状，5裂，裂片倒卵形，大小不等，外面3片的背部有翅；雄蕊8，比花被短；雌蕊1，子房三角形，花柱短，柱头3裂，头状。瘦果椭圆形，有3棱，长2~3.5毫米，黑色，有光泽，外包宿存花被，花被呈明显的3翅，成熟时褐色。花期10月，果期11月。

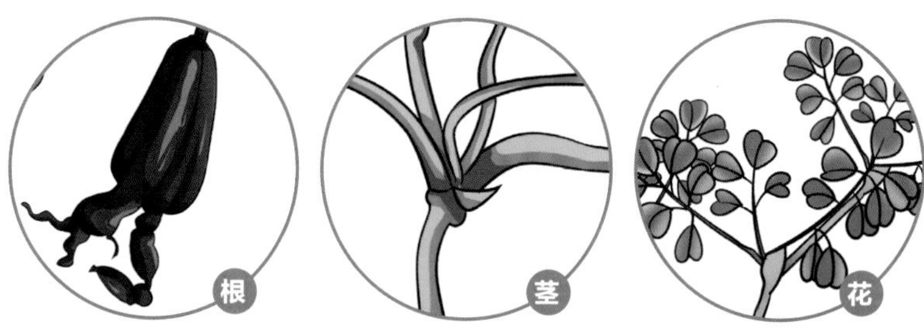

用量用法 内服：3~6克，煎服。

精选验方 ①血虚发白：何首乌、熟地黄各25克。水煎服。②腰膝酸痛、遗精：何首乌25克，牛膝、菟丝子、补骨脂、枸杞各15克。水煎服。③心肌梗塞：何首乌、沙参各25克，麦冬、玉竹、五味子各15克。水煎服（适用于阴虚型）。④破伤血出：何首乌末适量。外敷，即止血。⑤遍身疮肿痒痛：何首乌、防风、苦参、薄荷各等量。上为粗末，每次25克，水、酒各一半，共用1600毫升，煎10沸，趁热洗，于避风处睡一觉。⑥自汗不止：何首乌末适量。调水封脐中。

使用注意 大便溏泻及有痰湿者不宜用。

羌活

别名 羌青、羌滑、黑药、护羌使者、胡王使者、退风使者。

来源 本品为伞形科植物羌活*Notopterygium incisum* Ting ex H. T. Chang等的干燥根茎和根。

生境分布 生长于海拔2600～3500米的高山、高原之林下、灌木丛、林缘、草甸。分布于四川、甘肃、青海、云南等地。

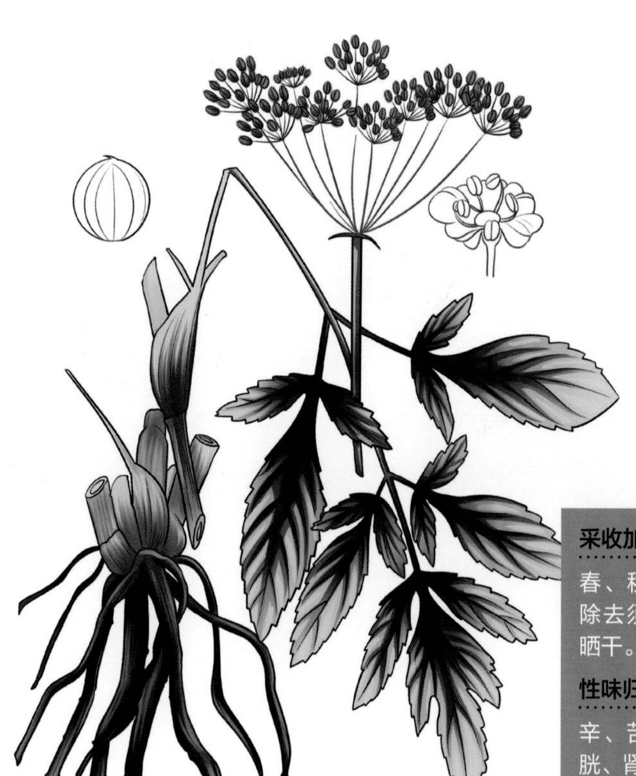

采收加工

春、秋两季采挖，除去须根及泥沙，晒干。

性味归经

辛、苦，温。归膀胱、肾经。

功效主治

解表散寒，祛风除湿，止痛。主治风寒感冒，风湿痹痛，肩背酸痛。

识别特征 多年生草本，高60～150厘米；茎直立，淡紫色，有纵沟纹。基生叶及茎下部叶具柄，基部两侧成膜质鞘状，叶为2～3回羽状复叶，小叶3～4对，卵状披针形，小叶2回羽状分裂至深裂，最下一对小叶具柄；茎上部的叶近无柄，叶片薄，无毛。复伞形花序，伞幅10～15；小伞形花序约有花20～30朵，花小，白色。双悬果长圆形。主棱均扩展成翅，每棱槽有油管3个，合生面有6个。花期8～9月，果期9～10月。

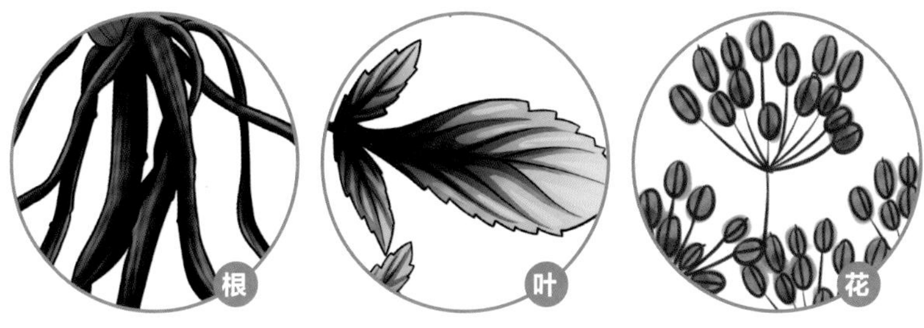

用量用法 3～10克。

精选验方 ①风寒感冒：羌活10克，绿茶3克。用300毫升开水冲泡后饮用。②感冒发热、扁桃体炎：羌活5克，板蓝根、蒲公英各6克。水煎，每日1剂，分2次服。

使用注意 本品气味浓烈，温燥性强，易耗阴血，故表虚汗出、阴虚外感、血虚痹痛者需慎用。过量应用，易致呕吐，脾胃虚弱者不宜服用。

苦参

别名 苦骨、地参、川参、牛参、地骨、凤凰爪、野槐根、山槐根。

来源 本品为豆科植物苦参*Sophora flavescens* Ait.的干燥根。

生境分布 生长于沙地或向阳山坡草丛中及溪沟边。我国各地均产。

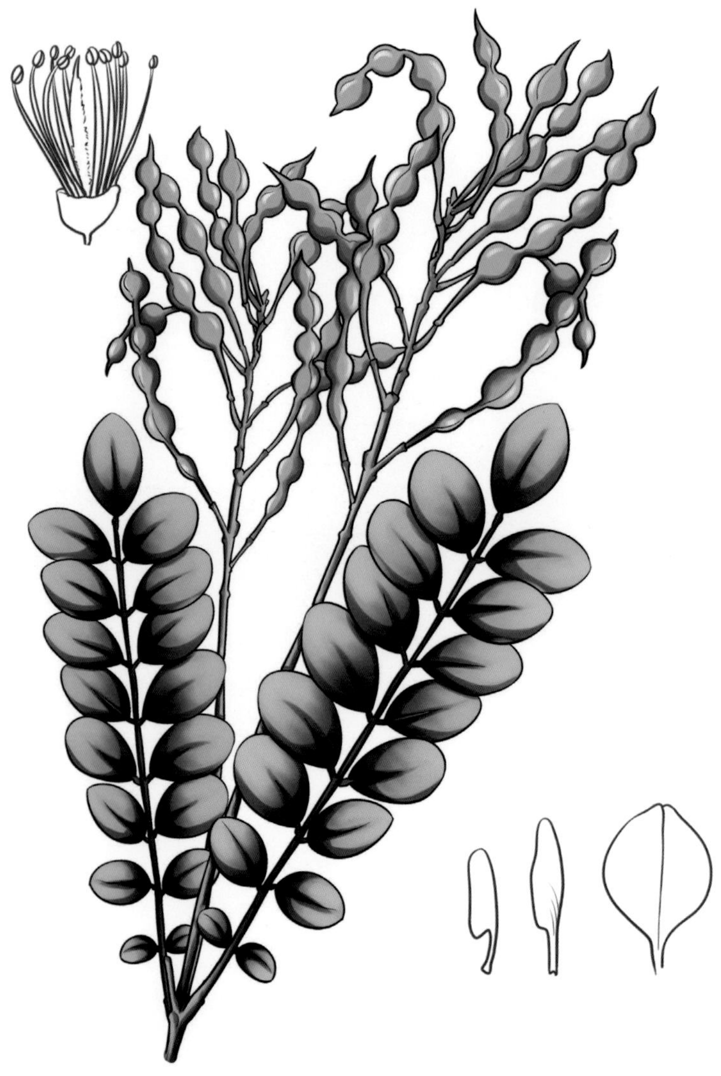

识别特征 落叶灌木，高0.5～1.5米。叶为奇数羽状复叶，托叶线形，小叶片11～25，长椭圆形或长椭圆披针形，长2～4.5毫米，宽0.8～2厘米，上面无毛，下面疏被柔毛。总状花序顶生，花冠蝶形，淡黄色，雄蕊10，离生，仅基部联合，子房被毛。荚果线形，于种子间缢缩，呈念珠状，熟后不开裂。花期6～7月，果期7～9月。

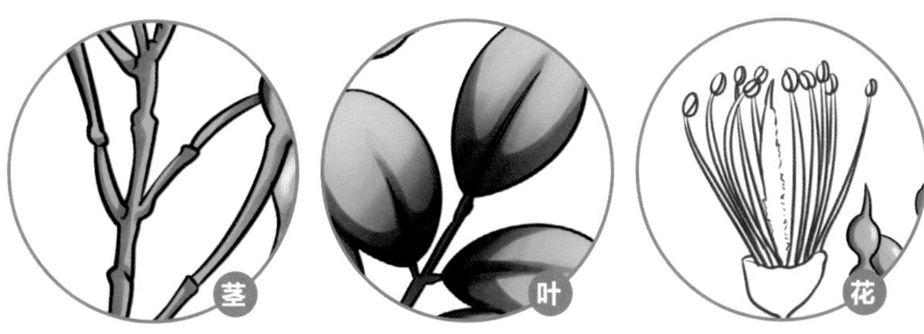

采收加工

春、秋两季采挖，除去根头和小支根，洗净，干燥，或趁鲜切片，干燥。

性味归经

苦，寒。归心、肝、胃、大肠、膀胱经。

功效主治

清热燥湿，杀虫，利尿。主治热痢，便血，黄疸尿闭，赤白带下，阴肿阴痒，湿疹，湿疮，皮肤瘙痒，疥癣麻风；外治滴虫性阴道炎。

用量用法 4.5～9克。外用：适量，煎汤洗患处。

精选验方 ①血痢不止：苦参适量。炒焦为末，水丸梧桐子大，每服15丸，米饮下。②瘰疬结核：苦参200克。捣末，牛膝汁丸如绿豆大，每暖水下20丸。③嗜睡眠：苦参150克，白术100克，大黄50克。捣末，蜜丸如梧桐子大，每饭后服30丸。④婴儿湿疹：苦参30克。浓煎取汁去渣，再将打散的1个鸡蛋及红糖30克同时加入，煮熟即可，饮汤，每日1次，连用6日。

使用注意 不宜与藜芦同用。

板蓝根

别名 大靛、菘蓝、大蓝、马蓝、靛根、靛青根、蓝靛根、马蓝根。

来源 本品为十字花科植物菘蓝*Isatis indigotica* Fort.的干燥根。

生境分布 生长于山地林缘较潮湿的地方。野生或栽培。分布于河北、江苏、安徽等地。

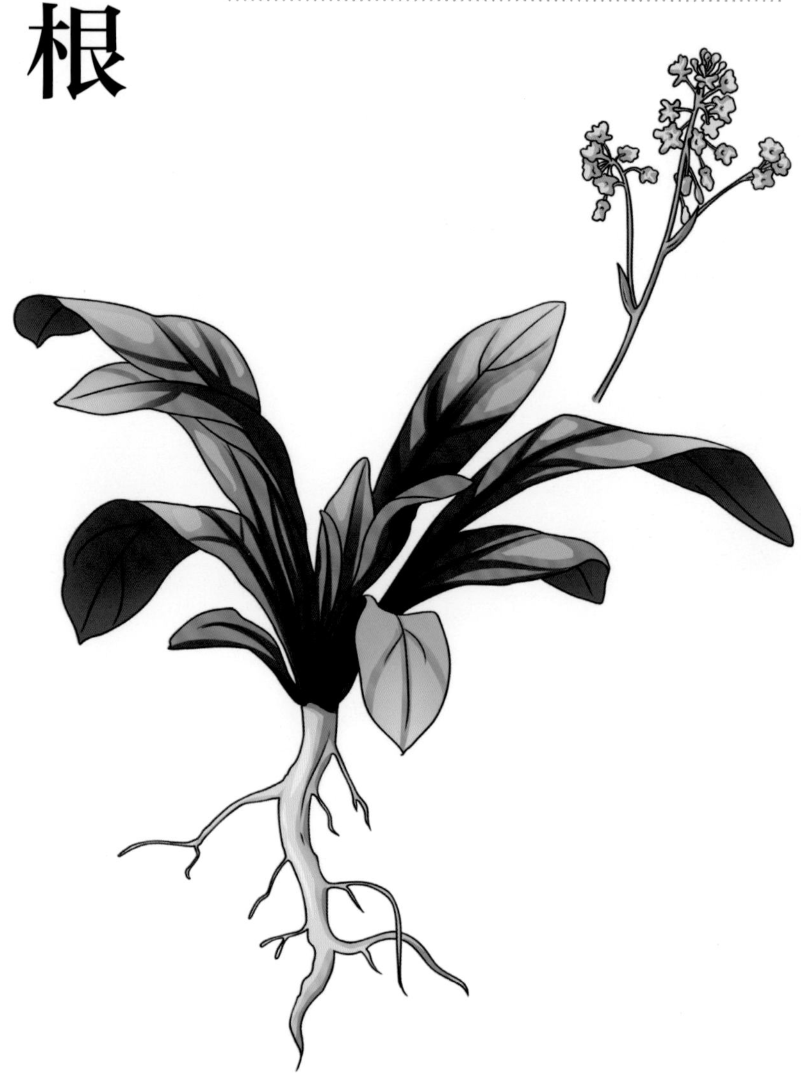

识别特征 两年生草本，茎高40～90厘米，稍带粉霜。基生叶较大，具柄，叶片长椭圆形；茎生叶披针形，互生，无柄，先端钝尖，基部箭形，半抱茎。花序阔总状；花小，黄色短角果长圆形，扁平有翅，下垂，紫色；种子1枚，椭圆形，褐色。花期5月，果期6月。

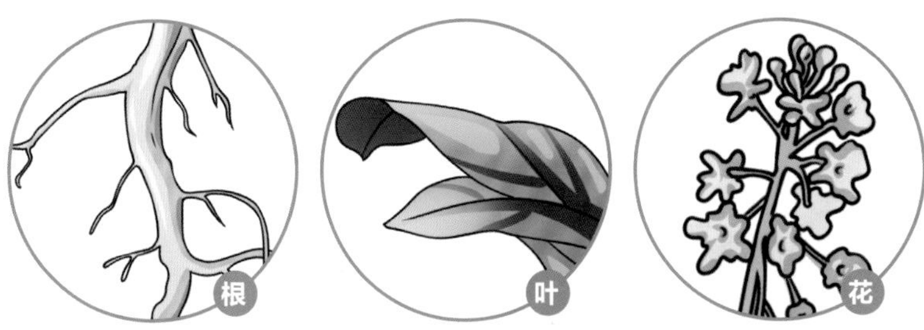

采收加工

秋季采挖，除去泥沙，晒干。

性味归经

苦，寒。归心、胃经。

功效主治

清热解毒，凉血利咽。主治温疫时毒，发热咽痛，温毒发斑，痄腮，烂喉丹痧，大头瘟疫，丹毒，痈肿。

用量用法 9～15克。

精选验方 ①流行性感冒：板蓝根30克，羌活15克。水煎汤，每日2次，连服2～3日。②肝炎：板蓝根30克。水煎服。③肝硬化：板蓝根30克，茵陈12克，郁金、薏苡仁各6克。水煎服。④流行性腮腺炎：板蓝根60～120克，小儿减半。每日1剂，水煎服。

使用注意 脾胃虚寒者忌服。

刺五加

别名 五谷皮、南五加皮、红五加皮。

来源 本品为五加科植物刺五加*Acanthopanax senticosus*（*Rupr. et Maxim.*）Harms的干燥根、根茎或茎。

生境分布 生长于山地林下及林缘。主产于东北地区及河北、北京、山西、河南等地。

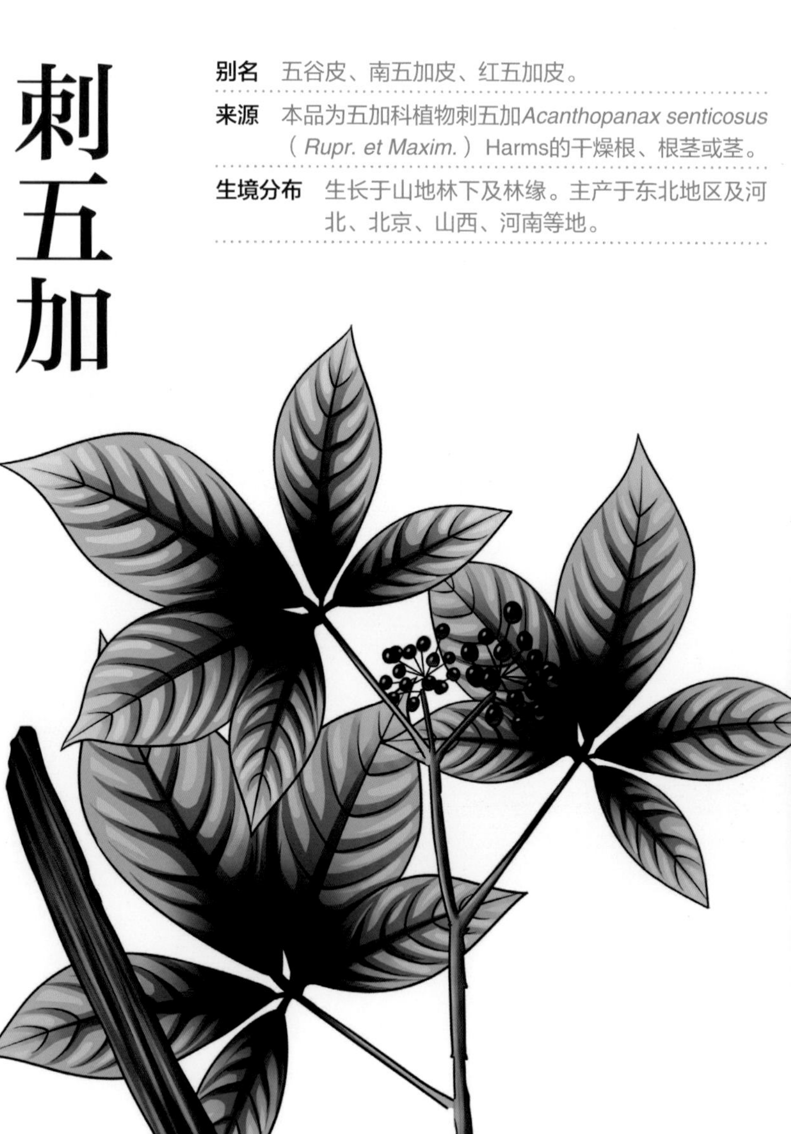

识别特征 落叶灌木，高1～6米。茎密生细长倒刺。掌状复叶互生，小叶5，稀4或3，边缘具尖锐重锯齿或锯齿。伞形花序顶生，单一或2～4个聚生，花多而密；花萼具5齿；花瓣5，卵形；雄蕊5，子房5室。浆果状核果近球形或卵形，干后具5棱，有宿存花柱。花期6～7月，果期7～9月。

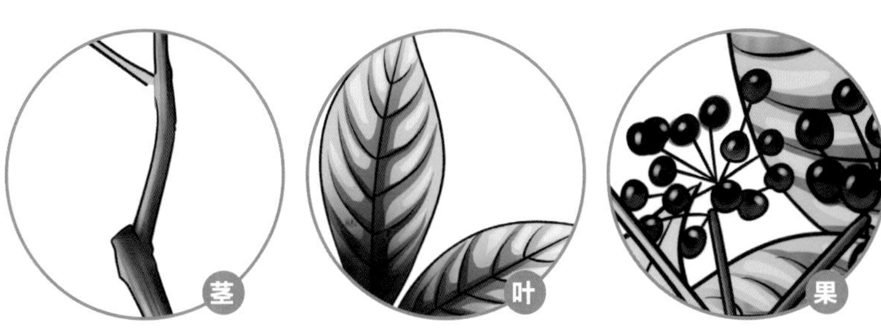

采收加工

春、秋两季采收，洗净，干燥。

性味归经

辛、微苦，温。归脾、肾、心经。

功效主治

益气健脾，补肾安神。主治脾肺气虚，体虚乏力，食欲不振，肺肾两虚，久咳虚喘，肾虚腰膝酸痛，心脾不足，失眠多梦。

用量用法 9～27克。

精选验方 ①冠心病：刺五加全草注射液。静滴；或口服刺五加片，每次1.5克，每日3次，可改善心电图及一般症状。②风湿骨痛：刺五加、狗脊、威灵仙、金樱子各15克，半枫荷20克，枸杞、四块瓦、大血藤各10克。泡酒内服，每日2次。

使用注意 阴虚火旺者慎服。

郁金

别名 黄郁、黄姜、玉金、温郁金、广郁金、白丝郁金、黄丝郁金。

来源 本品为姜科多年生草本植物温郁金*Curcuma wenyujin* Y. H. Chen et C. Ling、姜黄*Curcuma longa* L.、广西莪术*Curcuma kwangsiensis* S. G. Lee et C. F. Liang或蓬莪术*Curcuma phaeocaulis* Val.的干燥块根。前两者分别习称“温郁金”和“黄丝郁金”，其余按性状不同习称“桂郁金”或“绿丝郁金”。

生境分布 生长于林下或栽培。分布于浙江、四川、江苏、福建、广西、广东、云南等地。

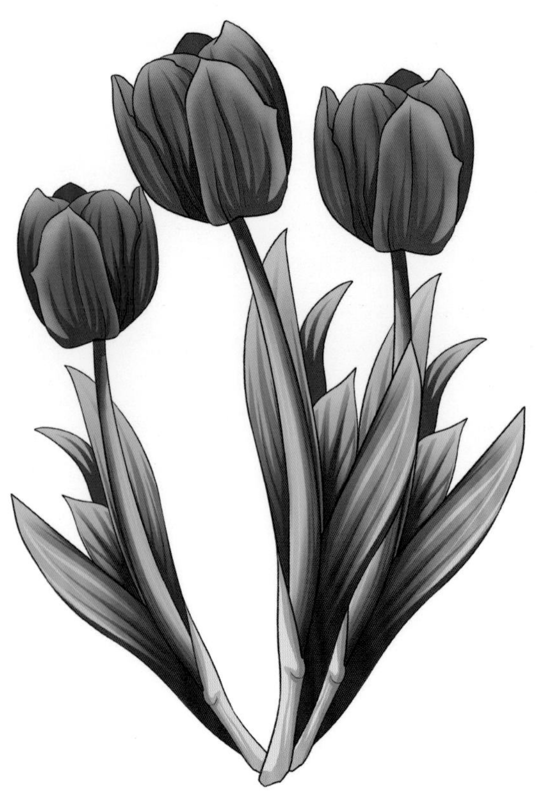

采收加工

冬季茎叶枯萎后采挖，除去泥沙和细根，蒸或煮至透心，干燥。

性味归经

辛、苦，寒。归肝、胆、心、肺经。

功效主治

活血止痛，行气解郁，清心凉血，利胆退黄。主治胸胁刺痛，胸痹心痛，经闭痛经，乳房胀痛，热病神昏，癫痫发狂，血热吐衄，黄疸尿赤。

识别特征 多年生宿根草本。根粗壮，末端膨大成长卵形块根。块茎卵圆状，侧生，根茎圆柱状，断面黄色。叶基生；叶柄长约5厘米，基部的叶柄短，或近于无柄，具叶耳；叶片长圆形，长15～37厘米，宽7～10厘米，先端尾尖，基部圆形或三角形。穗状花序，长约13厘米；总花梗长7～15厘米；具鞘状叶，基部苞片阔卵圆形，小花数朵，生于苞片内，顶端苞片较狭，腋内无花；花萼白色筒状，不规则3齿裂；花冠管呈漏斗状，裂片3，粉白色，上面1枚较大，两侧裂片长圆形；侧生退化雄蕊长圆形，药隔距形，花丝扁阔；子房被伏毛，花柱丝状，光滑或被疏毛，基部有2棒状附属物，柱头略呈2唇形，具缘毛。花期4～6月，极少秋季开花。

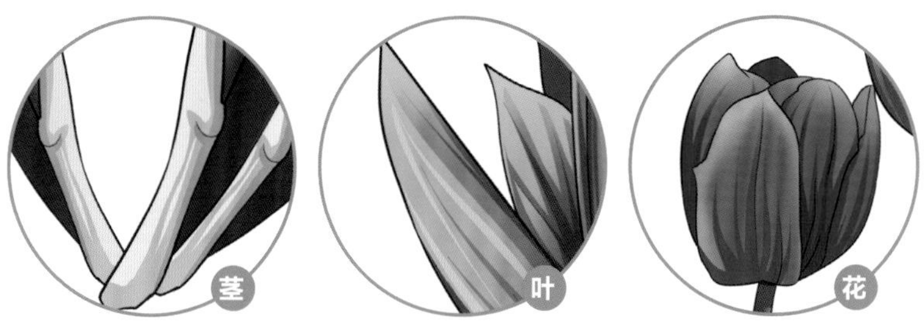

用量用法 3～10克。

精选验方 ①妇人胁肋胀满、因气逆者：郁金、莪术、木香、牡丹皮各适量。白汤磨服。②产后心痛、血气上冲欲死：郁金适量。烧存性为末10克，米醋适量，调灌。③癫狂（因忧郁而得、痰涎阻塞包络心窍者）：郁金350克，白矾150克。米糊为丸梧桐子大，每服50丸，水送下。④痫疾：郁金、防风、猪牙皂、明矾各50克，川芎100克，蜈蚣2条（黄、赤脚各一）。上为末，蒸饼丸，如桐子大，空腹茶清下15丸。

使用注意 不宜与丁香、母丁香同用。

虎杖

别名 斑庄、花斑竹、酸筒杆、酸桶笋、川筋龙、斑杖根、大叶蛇总管。

来源 本品为蓼科多年生草本植物虎杖*Polygonum cuspidatum* Sieb. et Zucc.的干燥根茎和根。

生境分布 生长于疏松肥沃的土壤，喜温和湿润气候，耐寒、耐涝。分布于江苏、江西、山东、四川等地。

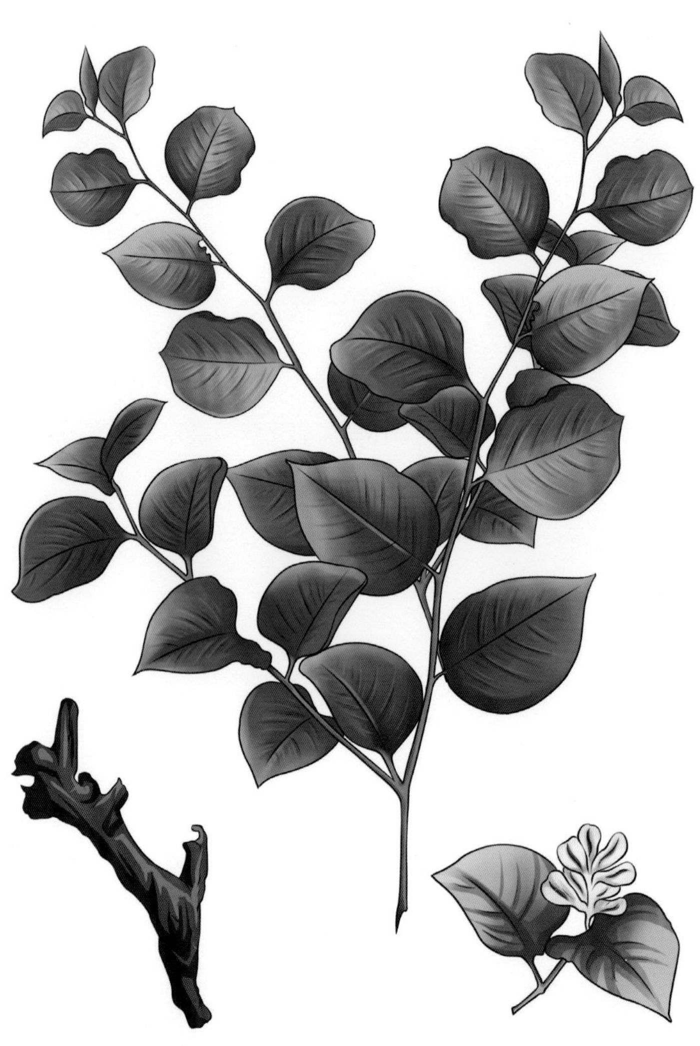

识别特征 多年生灌木状草本，无毛，高1～1.5米。根状茎横走，木质化，外皮黄褐色，茎直立，丛生，中空，表面散生红色或紫红色斑点。叶片宽卵状椭圆形或卵形，顶端急尖，基部圆形或阔楔形，托叶鞘褐色，早落。花单性，雌雄异株，圆锥花序腋生；花梗细长，中部有关节。瘦果椭圆形，有3棱，黑褐色，光亮。花期6～7月，果期9～10月。

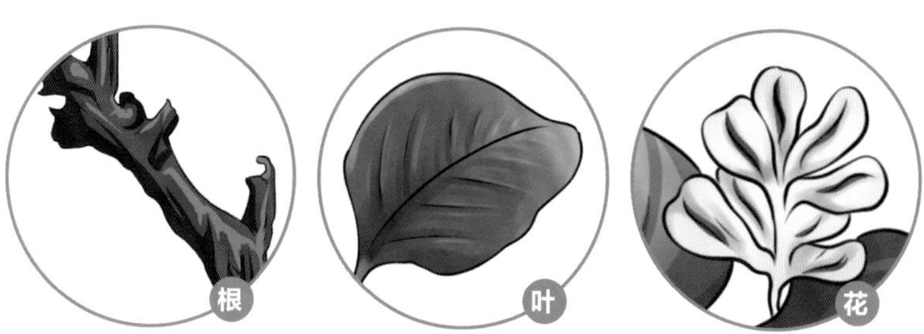

用量用法 9～15克。外用：适量，制成煎液或油膏涂敷。

精选验方 ①阴道炎：虎杖根10克。加水1500毫升，煎取1000毫升，过滤、待温，坐浴10～15分钟，每日1次，7日为1个疗程。②月水不利：虎杖90克，凌霄花、没药各30克。研为末，热酒每服3克。③肺炎：虎杖根适量。洗净切片，鲜品1000克；或干品500克，加水5000毫升，煎至1000毫升，口服；每次50～100毫升，每日2～3次，体温降至正常，症状好转即酌情减量，至肺部炎症完全消失时停药。

使用注意 孕妇忌服。

采收加工

春、秋两季采挖，除去须根，洗净，趁鲜切短段或厚片，晒干。

性味归经

微苦，微寒。归肝、胆、肺经。

功效主治

利湿退黄，清热解毒，散瘀止痛，止咳化痰。主治湿热黄疸，淋浊，带下，风湿痹痛，痈肿疮毒，水火烫伤，经闭，癥瘕，跌打损伤，肺热咳嗽。

明党参

别名 明沙参、山花根、土人参、山胡萝卜。

来源 本品为伞形科植物明党参*Changium smyrnioides* Wolff的干燥根。

生境分布 生长于山野稀疏灌木林下土壤肥厚的地方。分布于江苏、安徽、浙江、四川等地。

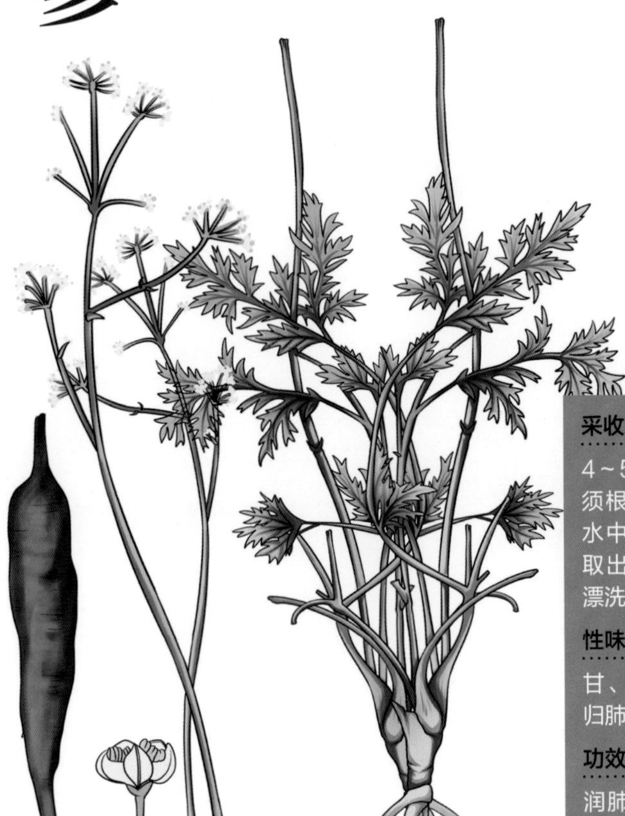

采收加工

4～5月采挖，除去须根，洗净，置沸水中煮至无白心，取出，刮去外皮，漂洗，干燥。

性味归经

甘、微苦，微寒。归肺、脾、肝经。

功效主治

润肺化痰，养阴和胃，平肝，解毒。主治肺热咳嗽，呕吐反胃，食少口干，目赤眩晕，疔毒疮疡。

识别特征 多年生草本，高50～100厘米。根粗壮，圆柱形或粗短纺锤形。茎直立，中空，上部分枝。根生叶具长柄，柄长约30厘米，基部扩大呈鞘状抱茎；叶片全形为广卵形，长6～15厘米，呈三出式的2～3回羽状分裂，小裂片披针形。花茎常由一侧抽出，直立，与叶丛相距较远，表面有细纵纹，上部疏展分枝；花序顶生，成疏阔圆锥状复伞形花序，无总苞，伞梗5～10枚，长2～10厘米，细柔；小总苞片数枚，锥形，比小伞梗短；小伞梗10～15枚，纤细，长5～8毫米；花小，直径约2毫米；花萼具5细齿，极不显著；花瓣5，卵状披针形，白色；雄蕊5，花药椭圆形，花丝细长；子房下位，椭圆形，花柱2，开展；侧枝花序雌蕊常不育。双悬果广椭圆形，长3～4毫米，宽2.5～3毫米，光滑而有纵纹，果棱不明显，果棱间有油管3个，合生面有油管2个。花期4～5月，果期5～6月。

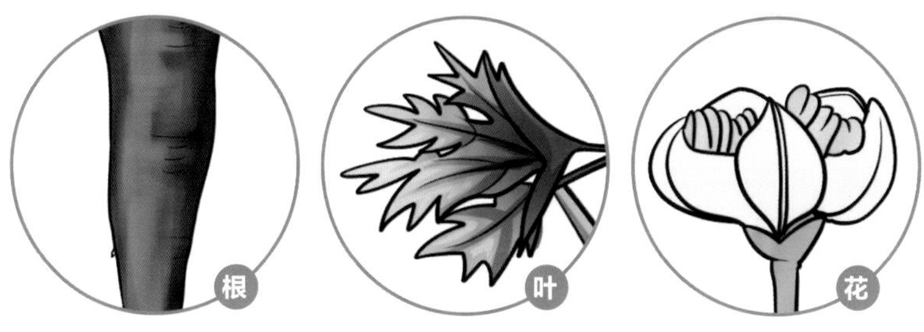

用量用法 6～12克。

精选验方 ①阴虚：明党参适量。配茯苓熬膏服用。②白带初起：明党参（切片）90克。陈绍酒饭上蒸熟，分作3服。③杨梅结毒：明党参适量。酒煎服。

使用注意 气虚下陷、精关不固及孕妇慎服。外感咳嗽无汗者不宜。

知母

别名 地参、水须、淮知母、穿地龙。

来源 本品为百合科植物知母*Anemarrhena asphodeloides* Bge.的干燥根茎。

生境分布 生长于山地、干燥丘陵或草原地带。分布于河北、山西及东北等地，以河北历县产者最佳。

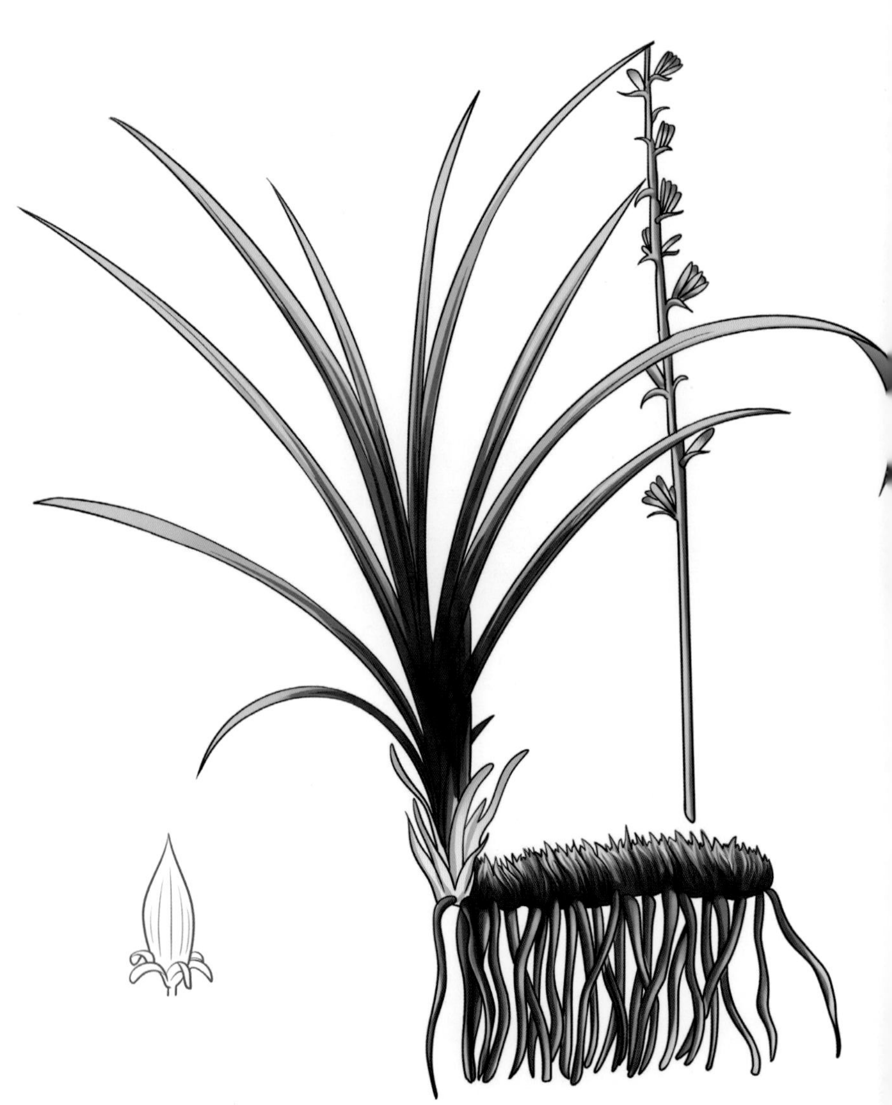

识别特征 多年生草本，根茎横走，密被膜质纤维状的老叶残基。叶丛生，线形，质硬。花茎直立，从叶丛中生出，其下散生鳞片状小苞片，2～3朵簇生于苞腋，呈长形穗状花序，花被长筒形，黄白色或紫堇色，有紫色条纹。蒴果长圆形，熟时3裂。种子黑色，三棱形，两端尖，黑色。花期5～6月，果期8～9月。

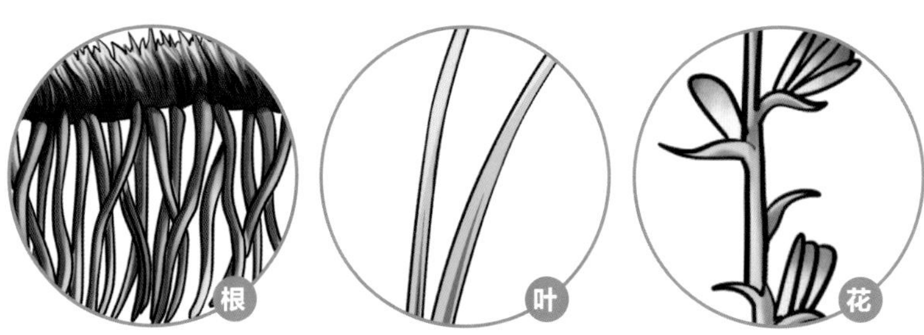

用量用法 6～12克。

精选验方 ①糖尿病口渴：知母、天花粉、麦冬各20克，黄连1.25克。水煎服。②咳嗽气喘：知母、贝母各10克，款冬花、杏仁、桑白皮各15克。水煎服。③阴虚发热：知母、胡黄连、青蒿、地骨皮、秦艽各15克。水煎服。④阴虚潮热：知母、银柴胡、秦艽、地骨皮、青蒿各15克，生地黄20克。水煎服。⑤糖尿病：知母、五味子各15克，山药、天花粉、沙参各25克。水煎服。

使用注意 本品性寒质润，有滑肠之弊，故脾虚便溏者不宜用。

采收加工

春、秋两季采挖，除去须根和泥沙，晒干，习称“毛知母”；或除去外皮，晒干。

性味归经

苦、甘，寒。归肺、胃、肾经。

功效主治

清热泻火，滋阴润燥。主治外感热病，高热烦渴，肺热燥咳，骨蒸潮热，内热消渴，肠燥便秘。

金果榄

别名 地苦胆、山慈姑、九牛胆、青鱼胆、九龙胆（九龙蛋）。

来源 本品为防己科植物金果榄*Tinospora sagittata*（*Oliv.*）Gagnep.或青牛胆*Tinospora capillipes* Gagnep.的干燥块根。

生境分布 金果榄生长于疏林下或灌木丛中，有时也生长于山上岩石旁边的红壤地中。分布于广东、广西、贵州等地。

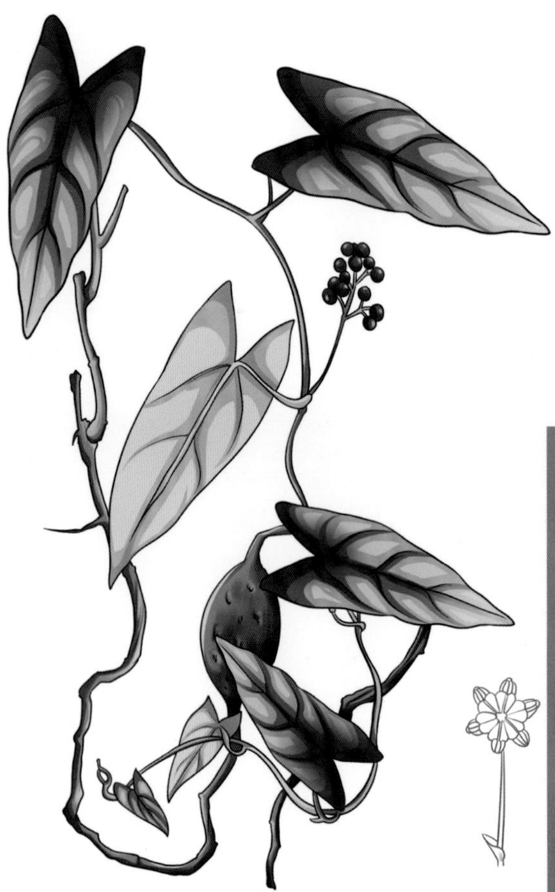

采收加工

秋、冬两季采挖，除去须根，洗净，晒干。

性味归经

苦，寒。归肺、大肠经。

功效主治

清热解毒，利咽，止痛。主治咽喉肿痛，痈疽疔毒，泄泻，痢疾，脘腹疼痛。

识别特征 常绿缠绕藤本。茎圆柱形，深绿色，粗糙有纹，被毛。叶互生，叶柄长2～3.5厘米，略被毛；叶片卵形至长卵形，长6～9厘米，宽5～6厘米，先端锐尖，基部圆耳状箭形，全缘，上面绿色，无毛，下面淡绿色，被疏毛。花近白色，单性，雌雄异株，成腋生圆锥花序，花序疏松略被毛，总花梗长6～9厘米，苞片短，线形；雄花具花萼2轮，外轮3片披针形，内轮3片倒卵形，外侧均被毛；花瓣6，细小，与花萼互生，先端截形，微凹，基部渐狭，雄蕊6，花药近方形，花丝分离，先端膨大；雌花萼片与雄花相同，花瓣较小，匙形，退化雄蕊6，棒状，心皮3。核果球形，红色。花期3～5月，果期9～11月。

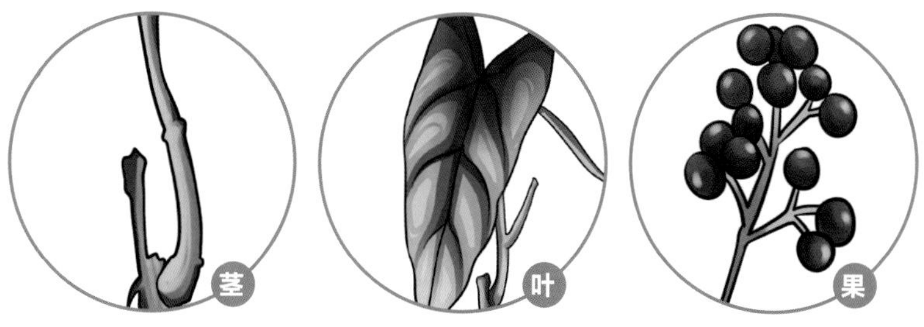

用量用法 3～9克。外用：适量，研末吹喉或醋磨涂敷患处。

精选验方 ①一切咽喉症：金果榄3～6克。水煎服。②喉中疼烂：金果榄9克，冰片0.4克。研为末吹之。③急性扁桃体炎：金果榄9克，百两金根15克。每日1次，水煎服。

使用注意 脾胃虚弱者慎服。

金铁锁

别名 独钉子、穿石甲、独定子、对叶七、昆明沙参、金丝矮陀陀。

来源 本品为石竹科植物金铁锁*Psammosilene tunicoides* W.C.Wu et C.Y.Wu的干燥根。

生境分布 生长于海拔2000～3100米的向阳岩石坡地或石缝中。分布于四川、贵州及云南、西藏等地。

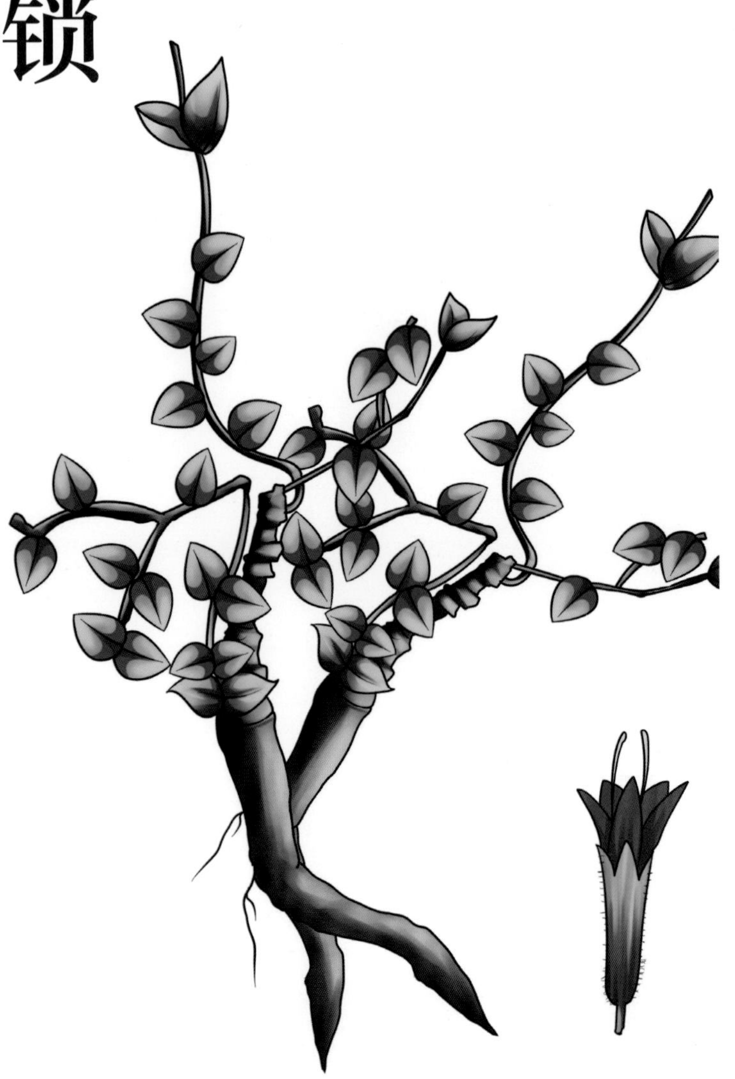

识别特征 多年生平卧蔓生草本。根圆锥形。茎柔弱，圆柱形，中空，长达32厘米。单叶对生；卵形，先端尖，基部近圆形；上部叶较大，长15~22毫米，宽7~13.5毫米；下部叶较小，成苞片状，长约2毫米，宽1毫米；近于无柄。三歧聚伞花序，每一部分花序下有2苞片；花小，近于无柄，萼筒狭漏斗形。具15棱及5齿；花冠管状钟形，花瓣5片，紫黄色，狭匙形；雄蕊5，与萼片对生，花丝线形，药近圆形，背着；子房倒披针形，由二心皮合成，花柱线形，2枚，柱头不明显。果实长棒形，棱明显，具宿萼。种子1枚，倒卵形，褐色。花期6~9月，果期7~10月。

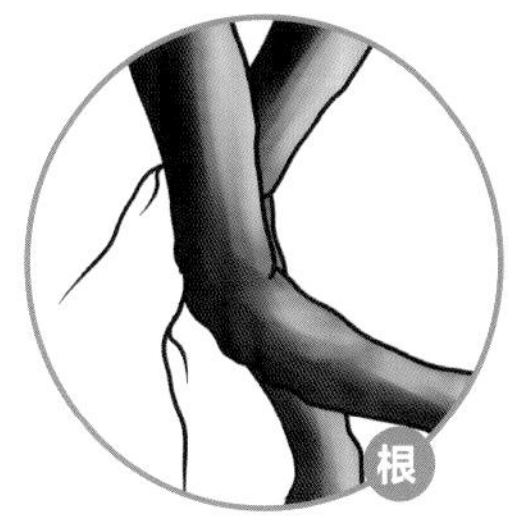

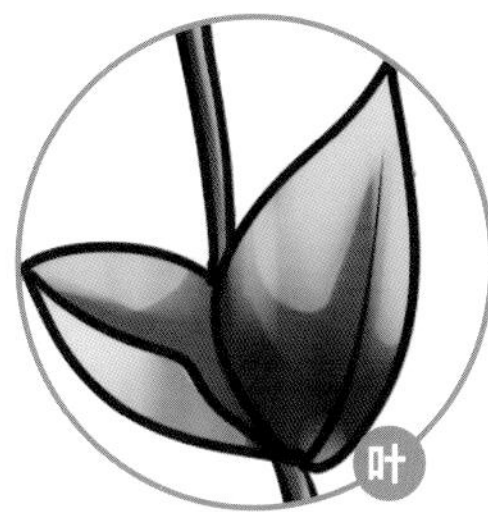

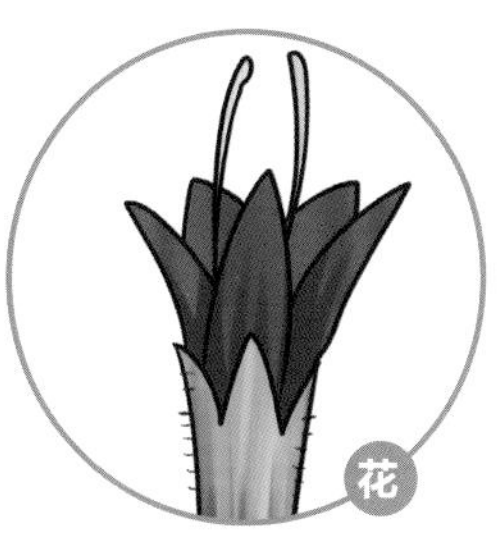

用量用法 0.1~0.3克，多入丸、散服。外用：适量。

精选验方 ①面寒疼痛，胃气、心气疼脓：金铁锁适量。研细末，每服1.5克，烧酒送下。②蛔虫：金铁锁粉末0.6克。先服半个油煎鸡蛋，隔半小时再服金铁锁粉末及剩余的半个油煎鸡蛋。

使用注意 孕妇慎用。

采收加工

秋季采挖，除去外皮和杂质，晒干。

性味归经

苦、辛，温；有小毒。归肝经。

功效主治

祛风除湿，散瘀止痛，解毒消肿。主治风湿痹痛，胃脘冷痛，跌打损伤，外伤出血；外治疮疖，蛇虫咬伤。

狗脊

别名 金毛狗、金狗脊、猴毛头、黄狗头、金毛狗脊、金毛狮子。

来源 本品为蚌壳蕨科植物金毛狗脊*Cibotium barometz*（*L.*）J.Sm.的干燥根茎。

生境分布 生长于山脚沟边及林下阴处酸性土上。分布于四川、福建、云南、浙江等地。

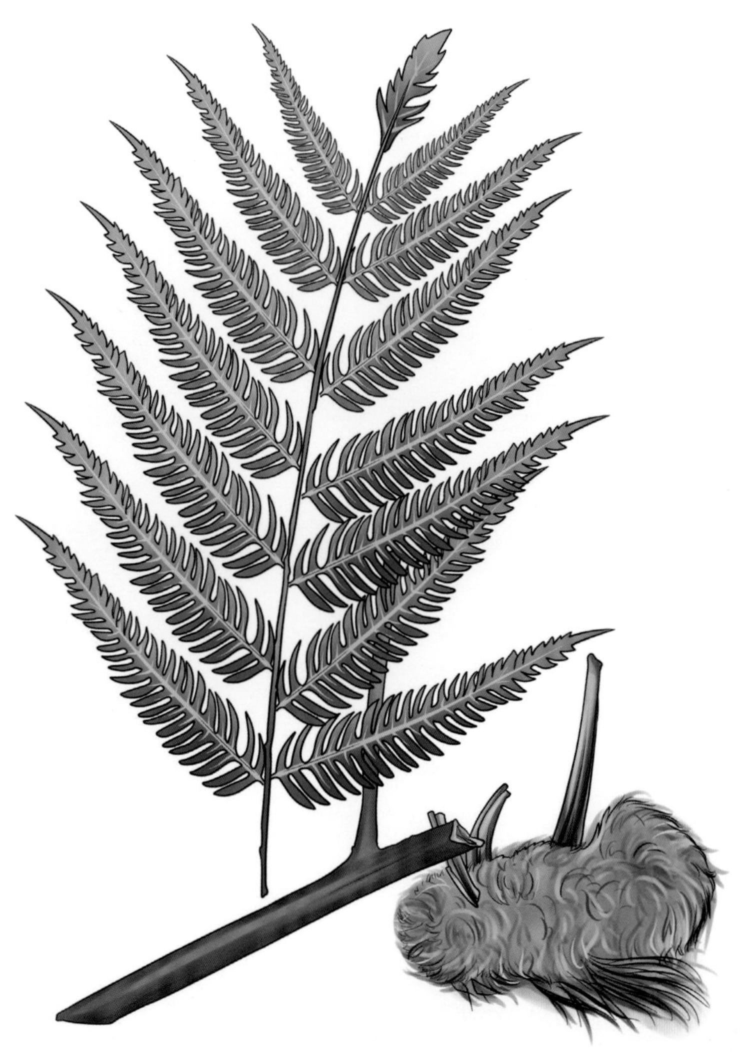

识别特征 多年生草本，高2～3米。根茎粗大，密被金黄色长茸毛，顶端有叶丛生。叶宽卵状三角形，三回羽裂；末回裂片镰状披针形，边缘有浅锯齿，侧脉单一或在不育裂片上为二叉。孢子囊群生于小脉顶端，每裂片上1～5对；囊群盖两瓣，成熟时张开如蚌壳。根茎呈不规则的块状，长10～30厘米（少数可达50厘米），直径2～10厘米。

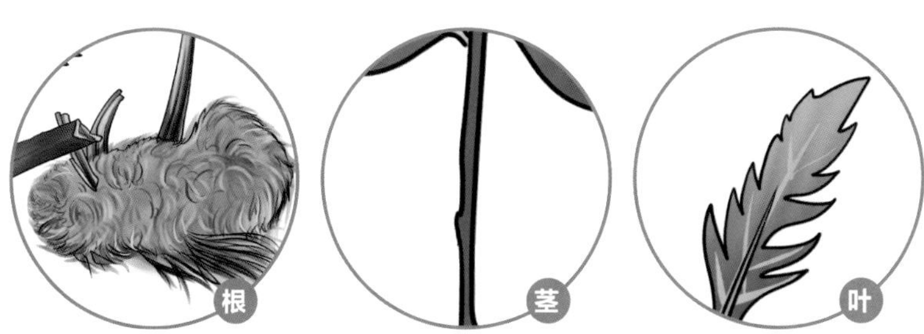

采收加工

秋、冬两季采挖，除去泥沙，干燥；或去硬根、叶柄及金黄色茸毛，切厚片，干燥，为“生狗脊片”；蒸后晒至六七成干，切厚片，干燥，为“熟狗脊片”。

性味归经

苦、甘，温。归肝、肾经。

功效主治

祛风湿，补肝肾，强腰膝。主治风湿痹痛，腰膝酸软，下肢无力。

用量用法 6～12克。

精选验方 ①肾虚腰痛：狗脊、菟丝子各20克，川续断、杜仲各15克。水煎服。②腰痛、脚膝痿软：狗脊、萆薢各100克，菟丝子500克。共研粉，炼蜜为丸，每次9克，每日2次。③腰肌劳损：狗脊50克，红毒茴根皮10克。水煎服。④肾虚腰痛：金毛狗脊100克，补骨脂、核桃仁各150克。共研细粉，每服15克，每日2次，温开水送服。⑤拔牙创面出血：狗脊茸毛适量。消毒后敷贴创面。

使用注意 肾虚有热、小便不利或短涩赤黄、口苦舌干者，均忌服。

京大戟

别名 大戟、龙虎草、膨胀草、将军草、震天雷、天平一枝香。

来源 本品为大戟科植物大戟 *Euphorbia pekinensis* Rupr.的干燥根。

生境分布 生长于山坡、路旁、荒地、草丛、林缘及疏林下。分布于江苏、四川、江西、广西等地。

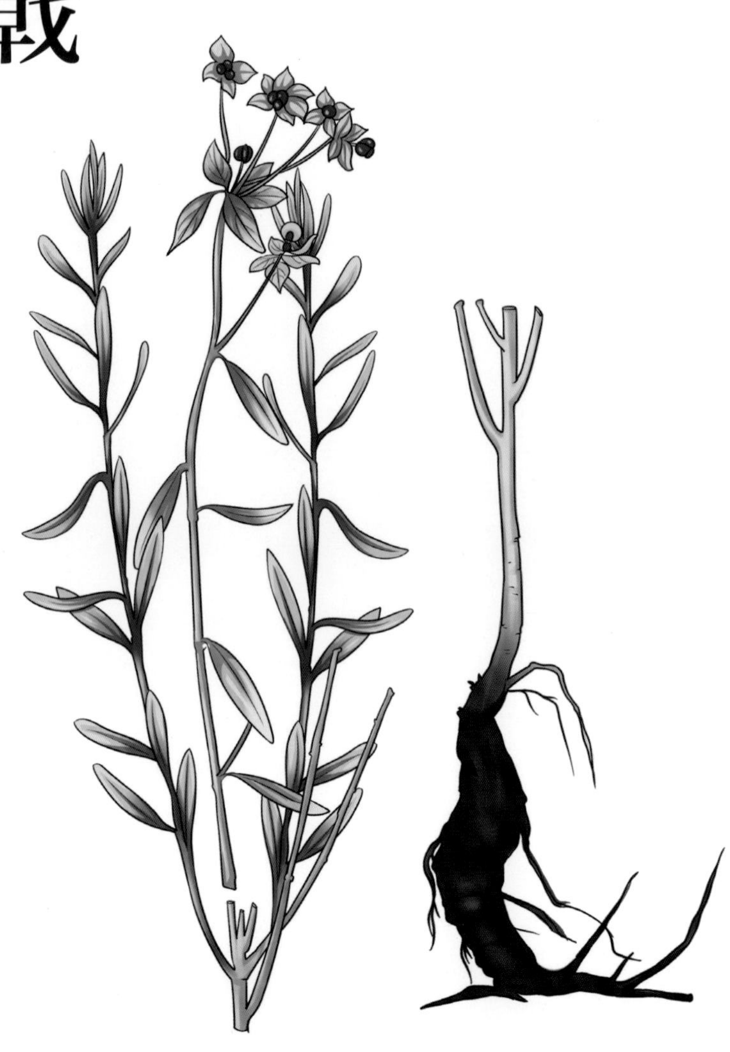

识别特征 多年生草本，全株含乳汁。茎直立，被白色短柔毛，上部分枝。叶互生，长圆状披针形至披针形，长3～8厘米，宽5～13毫米，全缘。伞形聚伞花序顶生，通常有5伞梗，伞梗顶生1杯状聚伞花序，其基部轮生卵形或卵状披针形苞片5枚，杯状聚伞花序总苞坛形，顶端4裂，腺体椭圆形；雄花多数，雄蕊1；雌花1，子房球形，3室，花柱3，顶端2浅裂。蒴果三棱状球形，表面有疣状凸起。花期4～5月，果期6～7月。

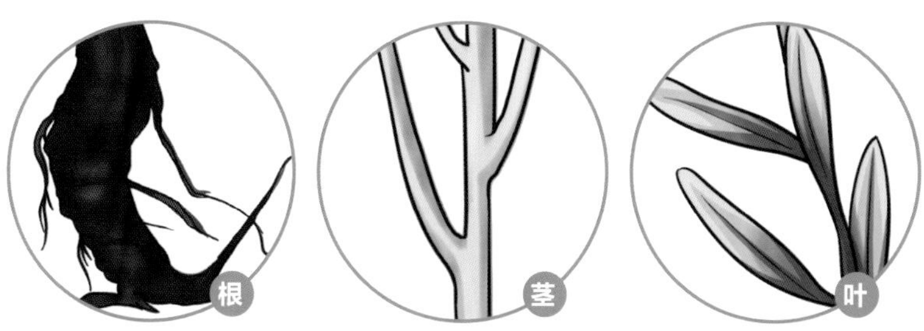

采收加工

秋、冬两季采挖，洗净，晒干。

性味归经

苦，寒；有毒。归肺、脾、肾经。

功效主治

泻水逐饮，消肿散结。主治水肿胀满，胸腹积水，痰饮积聚，气逆咳喘，二便不利，痈肿疮毒，瘰疬痰核。

用量用法 1.5～3克。入丸、散服，每次1克；内服醋制用。外用：适量，生用。

精选验方 ①颈项间痈疽：京大戟适量。配当归、白术、生半夏为丸服。②热毒痈肿疮毒：京大戟适量。鲜用捣烂外敷。

使用注意 孕妇禁用；不宜与甘草同用。

细辛

别名 小辛、细草、少辛、独叶草、金盆草、山人参。

来源 本品为马兜铃科植物北细辛*Asarum heterotropoides* Fr. Schmidt var.mandshuricum（Maxim.）Kitag.、汉城细辛*Asarum sieboldii* Miq. var. seoulense Nakai或华细辛*Asarum sieboldii* Miq.的干燥根和根茎。前二种习称“辽细辛”。

生境分布 生长于林下腐殖层深厚稍阴温处，常见于针阔叶混交林及阔叶林下、密集的灌木丛中、山沟底稍湿润处、林缘或山坡疏林下的湿地。前二种分布于辽宁、吉林、黑龙江等省，习称辽细辛；后一种分布于陕西等省（区）。

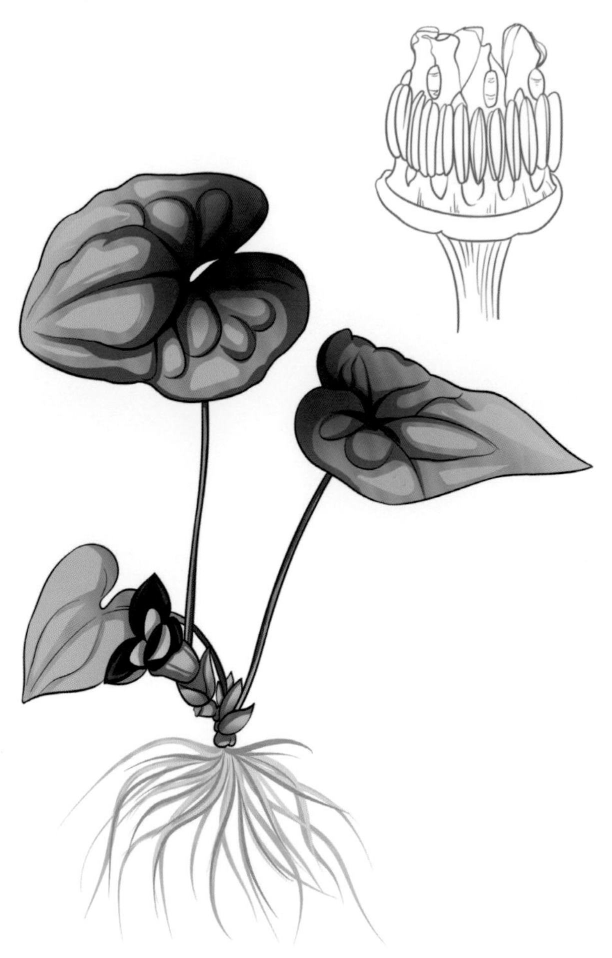

识别特征 北细辛：多年生草本，高10～25厘米，叶基生，1～3片，心形至肾状心形，顶端短锐尖或钝，基部心形，全缘，两面疏生短柔毛或近于无毛；有长柄。花单生，花被钟形或壳形，污紫色，顶端3裂，裂片由基部向下反卷，先端急尖；雄蕊12枚，花丝与花药等长；花柱6。蒴果肉质，半球形。花期5月，果期6月。

华细辛：与上种类似，唯叶先端渐尖，上面散生短毛，下面仅叶脉散生较长的毛。花被裂片由基部沿水平方向开展，不反卷。花丝较花药长1.5倍。

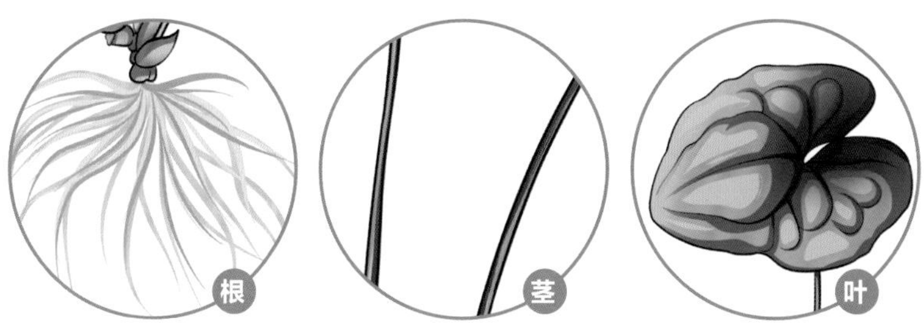

采收加工

夏季果熟期或初秋采挖，除净地上部分和泥沙，阴干。

性味归经

辛，温。归心、肺、肾经。

功效主治

解表散寒，祛风止痛，通窍，温肺化饮。主治风寒感冒，头痛，牙痛，鼻塞流涕，鼻鼽，鼻渊，风湿痹痛，痰饮喘咳。

用量用法 1～3克。散剂每次服0.5～1克。外用：适量。

精选验方 ①小儿目疮：细辛末适量。醋调贴脐上。②阳虚感冒：细辛、麻黄各3克，附子10克。水煎温服。③口舌生疮：细辛、黄连各等量。为末，先以布揩净患处，掺药在上，涎出即愈。

使用注意 不宜与藜芦同用。

茜草

别名 蒨草、血见愁、地苏木、活血丹、土丹参、红内消。

来源 本品为茜草科植物茜草*Rubia cordifolia* L.的干燥根和根茎。

生境分布 生长于山坡岩石旁或沟边草丛中。分布于安徽、江苏、山东、河南、陕西等地。

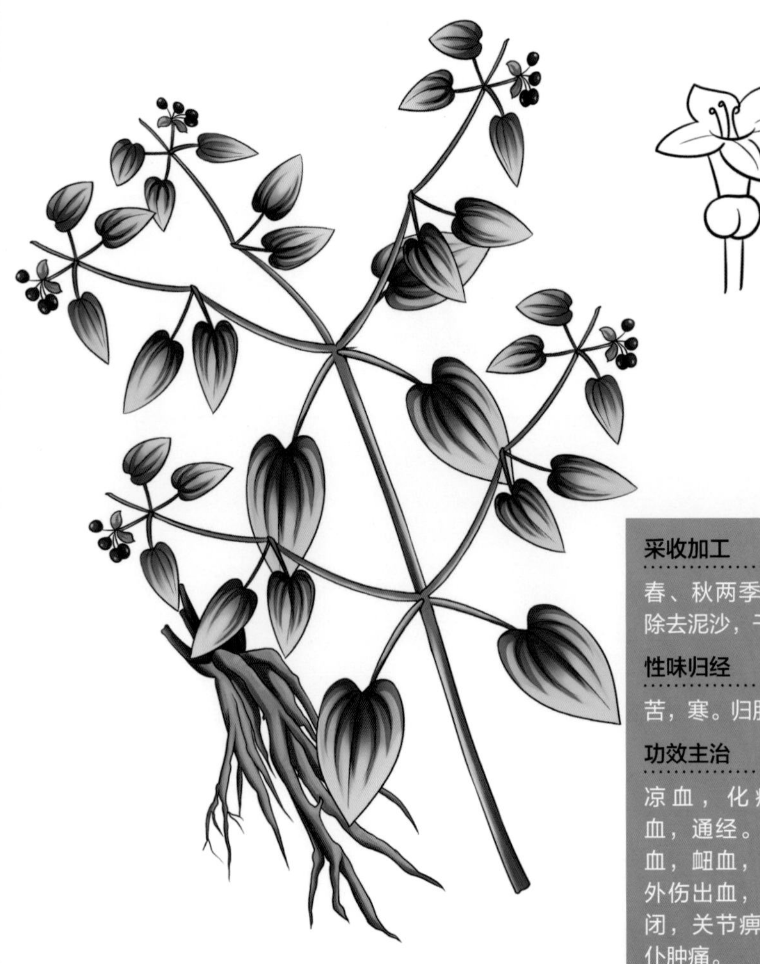

采收加工

春、秋两季采挖，除去泥沙，干燥。

性味归经

苦，寒。归肝经。

功效主治

凉血，化瘀，止血，通经。主治吐血，衄血，崩漏，外伤出血，瘀阻经闭，关节痹痛，跌仆肿痛。

识别特征 多年生攀缘草本。根数条至数十条丛生，外皮紫红色或橙红色。茎四棱形，棱上生多数倒生的小刺。叶四片轮生，具长柄；叶片形状变化较大，卵形、三角状卵形、宽卵形至窄卵形，长2～6厘米，宽1～4厘米，先端通常急尖，基部心形，上面粗糙，下面沿中脉及叶柄均有倒刺，全缘，基出脉5。聚伞花序圆锥状，腋生及顶生；花小，黄白色，5数；花萼不明显；花冠辐状，直径约4毫米，5裂，裂片卵状三角形，先端急尖；雄蕊5，着生在花冠管上；子房下位，2室，无毛。浆果球形，直径5～6毫米，红色后转为黑色。花期6～9月，果期8～10月。

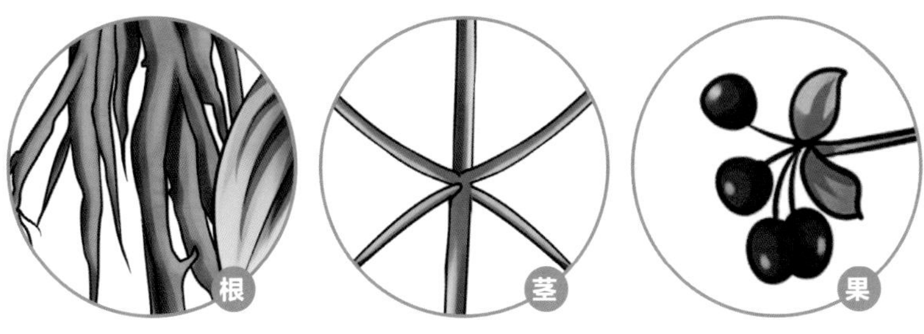

用量用法 6～10克。

精选验方 ①荨麻疹：茜草25克，阴地蕨15克。水煎，加黄酒100克冲服。②经痛、经期不准：茜草15克，益母草、红枣各适量。水煎服。③软组织损伤：茜草200克，虎杖120克。用白布包煮20分钟，先浸洗，温后敷局部，冷后再加热使用，连续用药5～7日。④外伤出血：茜草适量。研细末，外敷伤处。⑤跌打损伤：茜草120克，白酒750毫升。将茜草置白酒中浸泡7日，每次30毫升，每日2次。⑥跌打损伤：茜草25克，红花15克，赤芍20克。水煎服。

使用注意 脾胃虚寒、无瘀滞者禁用。

草乌

别名 鸭头、乌头、乌喙、奚毒、鸡毒、药羊蒿、鸡头草、百步草、断肠草。

来源 本品为毛茛科植物北乌头*Aconitum kusnezoffii* Reichb.的干燥块根。

生境分布 生长于山坡草地或疏林中海拔400～2000米处。分布于东北、内蒙古、河北、山西等地。

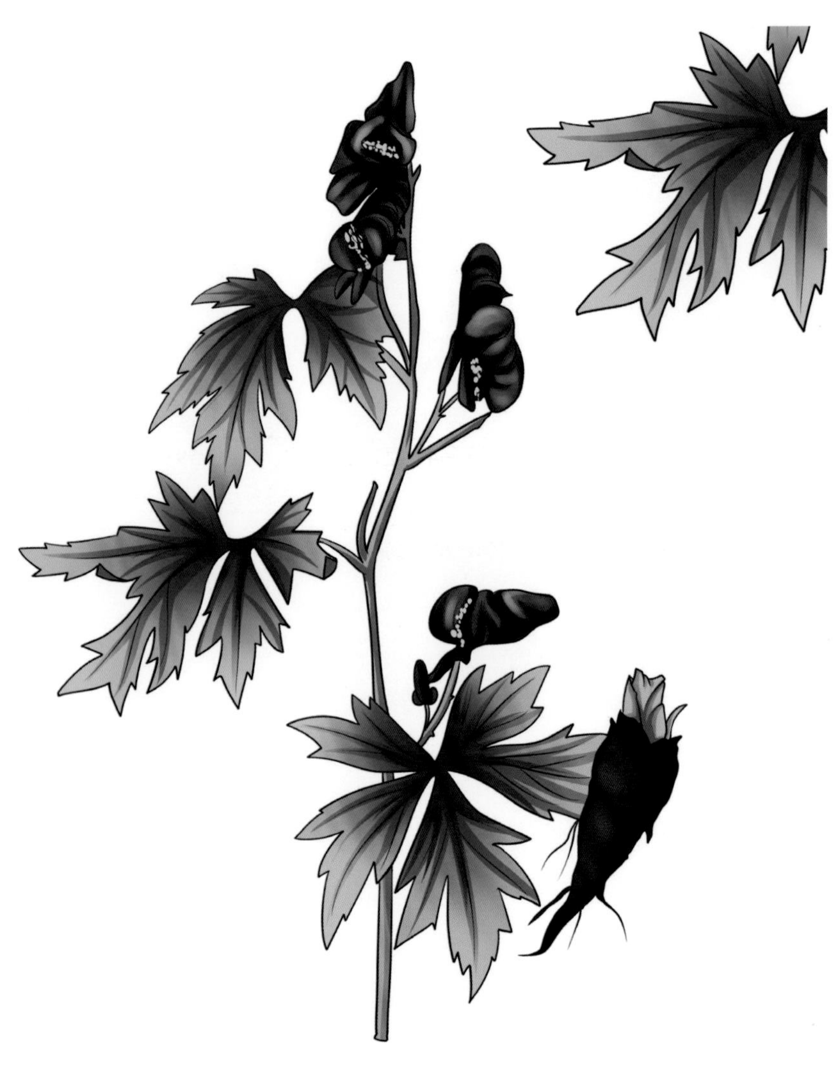

识别特征 茎直立，高50～150厘米，无毛。茎中部叶有稍长柄或短柄；叶片纸质或近革质，五角形，3全裂，中裂片宽菱形，渐尖，近羽状深裂，小裂片披针形，上面疏被短曲毛，下面无毛。总状花序窄长；花梗长2～5厘米；小苞片线形；萼片5，紫蓝色，上萼片盔形；花瓣2，有长爪，距卷曲；雄蕊多数；心皮3～5。蓇葖果。花期7～9月，果期10月。

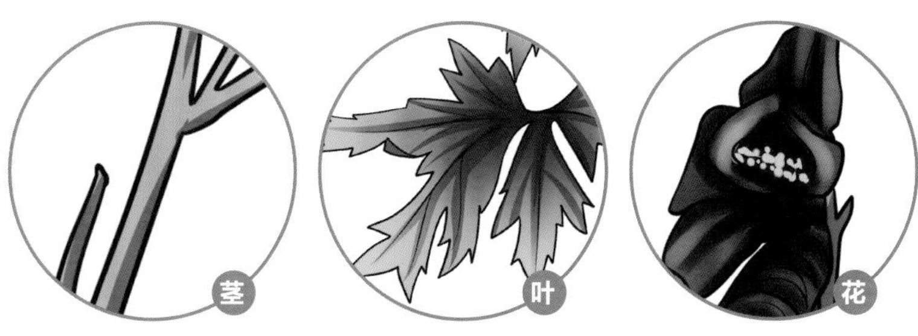

用量用法 一般炮制后用。

精选验方 ①腰腿痛、关节炎：草乌4.5克，威灵仙、地龙各9克，牛膝12克。水煎服。②破伤风：草乌头（生用，去皮尖）、白芷（生用）各适量。研为末，每服2.5克，冷酒200毫升，入葱白少许，同煎服之。③久患头风：草乌头尖（生用）0.4克，赤小豆35粒，麝香0.9～1.2克。研为末，每服1.5克，薄荷汤冷服，更随左右搐鼻。

使用注意 生品内服宜慎；孕妇禁用；不宜与半夏、瓜蒌、瓜蒌子、瓜蒌皮、天花粉、川贝母、浙贝母、平贝母、伊贝母、湖北贝母、白蔹、白及同用。

采收加工

秋季茎叶枯萎时采挖，除去须根和泥沙，干燥。

性味归经

辛、苦，热；有大毒。归心、肝、肾、脾经。

功效主治

祛风除湿，温经止痛。主治风寒湿痹，关节疼痛，心腹冷痛，寒疝作痛及麻醉止痛。

胡黄连

别名 胡连、割孤露泽、西藏胡黄连。

来源 本品为玄参科植物胡黄连*Picrorhiza scrophulariiflora* Pennell的干燥根茎。

生境分布 生长于干燥的草原、悬岩的石缝或碎石中。分布于宁夏、甘肃、陕西等地。

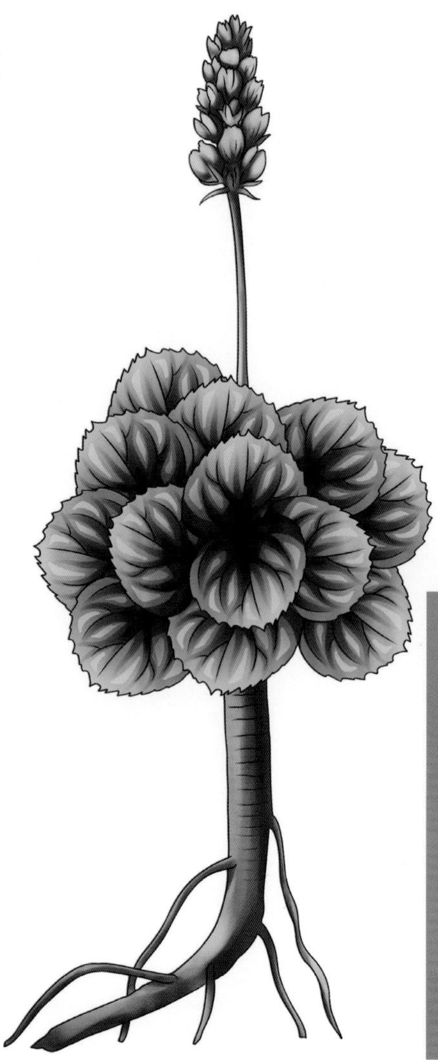

采收加工

秋季采挖，除去须根和泥沙，晒干。

性味归经

苦，寒。归肝、胃、大肠经。

功效主治

退虚热，除疳热，清湿热。主治骨蒸潮热，小儿疳热，湿热泻痢，黄疸尿赤，痔疮肿痛。

识别特征 多年生草本，有毛。根茎圆柱形，稍带木质，长15～20厘米。叶近于根生，稍带革质；叶片匙形，长5～10厘米，先端尖，基部狭窄成有翅的具鞘叶柄，边缘有细锯齿。花茎长于叶；穗状花序长5～10厘米，下有少数苞片；苞片长圆形或披针形，与萼等长；萼片5，披针形，长约5毫米，有缘毛；花冠短于花萼，先端5相等的裂片，裂片卵形，具缘毛，内面具疏柔毛，外面无毛或近无毛；雄蕊4，花丝细长，伸出花冠，无毛；子房2室，花柱细长，柱头单一。蒴果长卵形，长6毫米，侧面稍有槽。种子长圆形，长约1毫米。花期6月，果期7月。

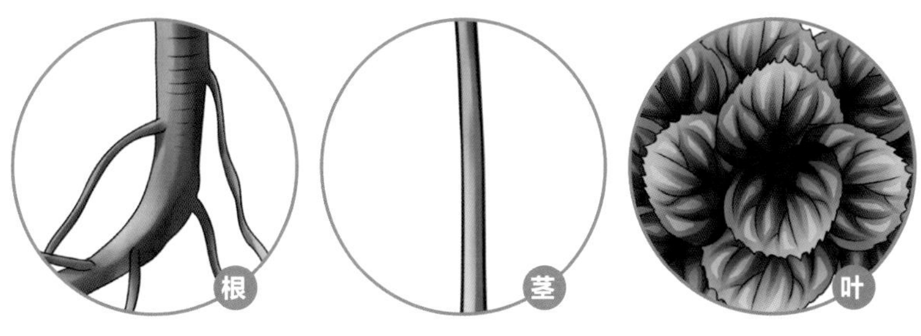

用量用法 3～10克。

精选验方 ①湿热泻痢：胡黄连、黄柏、甘草、黄芩、金银花各10克，白头翁15克，白芍12克，木香6克。水煎服。②骨蒸劳热、四肢无力、夜卧虚汗：胡黄连、银柴胡、鳖甲各适量。研粉过筛，每次3克，每日3次。

使用注意 外感风寒，血虚无热者忌用。

南沙参

别名 沙参、桔参、石沙参、轮叶沙参、四叶沙参、狭叶沙参。

来源 本品为桔梗科植物轮叶沙参*Adenophora tetraphylla*（*Thunb.*）Fisch.或沙参*Adenophora stricta* Miq.的干燥根。

生境分布 多生长于山野的阳坡草丛中。分布于安徽、江苏、浙江、贵州等地，四川、河南、甘肃、湖南、山东等地也产。

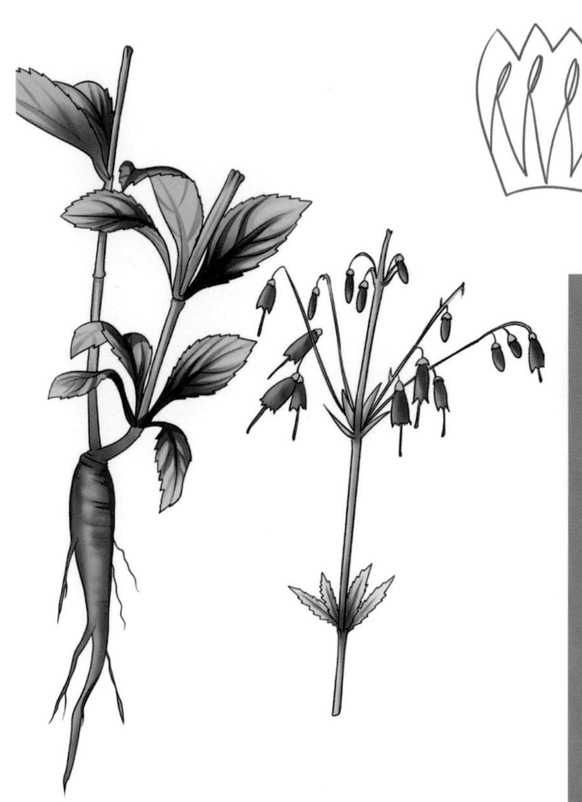

采收加工

春、秋两季采挖，除去须根，洗后趁鲜刮去粗皮，洗净，干燥。

性味归经

甘，微寒。归肺、胃经。

功效主治

养阴清肺，益胃生津，化痰，益气。主治肺热燥咳，阴虚劳嗽，干咳痰黏，胃阴不足，食少呕吐，气阴不足，烦热口干。

识别特征 轮叶沙参：多年生草本。根粗壮，胡萝卜形，具皱纹。茎直立，单一，高60～150厘米。叶通常4片轮生；无柄或有短柄；叶片椭圆形或披针形，边缘有锯齿，上面绿色，下面淡绿色，有密柔毛。圆锥状花序大形；有不等长的花梗；花冠钟形，蓝紫色；子房下位，花柱伸出花冠外，蓝紫色，先端圆形，柱头9裂；花盘围绕在花柱的基部。蒴果3室，卵圆形。花期7～8月。杏叶沙参：多年生草本，茎高40～80厘米。不分枝，常被短硬毛或长柔毛。基生叶心形，大而具长柄；茎生叶无柄，或仅下部的叶有极短而带翅的柄；叶片椭圆形、狭卵形，基部楔形。先端急尖或短渐尖，边缘有不整齐的锯齿，两面疏生短毛或长硬毛，或近无毛。花序不分枝而成假总状花序，或有短分枝而成极狭的圆锥花序，极少具长分枝而成圆锥花序的；花梗长不足5毫米；花萼常被短柔毛或粒状毛，少数无毛，筒部常倒卵状，少数为倒卵状圆锥形，花冠宽钟状，蓝色或紫色，外面无毛或有硬毛，裂片5，三角状卵形。蒴果椭圆状球形，极少为椭圆状。种子多数，棕黄色，稍扁，有1条棱。花、果期8～10月。

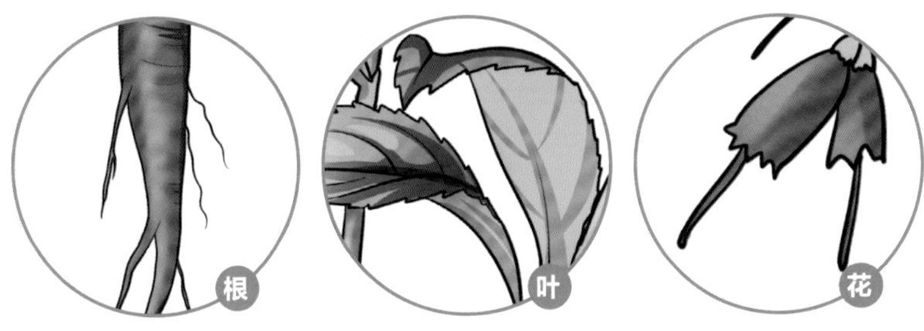

用量用法 9～15克。

精选验方 ①慢性支气管炎、干咳无痰或痰少而黏：南沙参、杏仁、川贝母、枇杷叶各9克，麦冬10克。每日1剂，水煎服。②百日咳：南沙参、百部各9克，麦冬10克。每日1剂，水煎服。

使用注意 不宜与藜芦同用。

威灵仙

别名 百条根、老虎须、铁扇扫、铁脚威灵仙。

来源 本品为毛茛科植物威灵仙*Clematis chinensis* Osbeck、棉团铁线莲*Clematis hexapetala* Pall.或东北铁线莲*Clematis manshurica* Rupr.的干燥根及根茎。

生境分布 生长于山谷、山坡或灌木丛中。分布于江苏、浙江、江西、安徽、四川、贵州、福建、广东、广西等地。

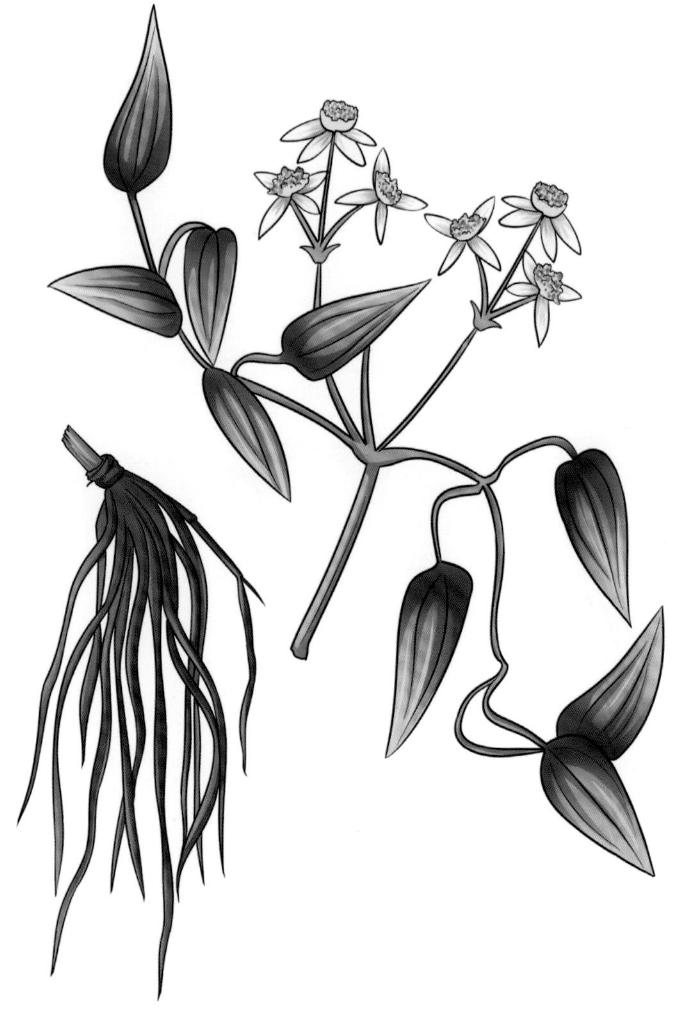

识别特征 攀缘性灌木，干时地上部分变黑。根茎丛生多数细根。叶对生，羽状复叶，小叶通常5片，稀为3片，狭卵形或三角状卵形，长1.2～6厘米，宽1.3～3.2厘米，全缘，主脉3条。圆锥花序顶生或腋生；萼片4（有时5），花瓣白色，倒披针形，外被白色柔毛；雄蕊多数；心皮多数，离生，被毛。瘦果，扁卵形，花柱宿存，延长成羽毛状。根茎呈圆柱状，表面淡棕黄色，上端残留茎基，下侧着生多数细根。花期5～6月，果期6～7月。

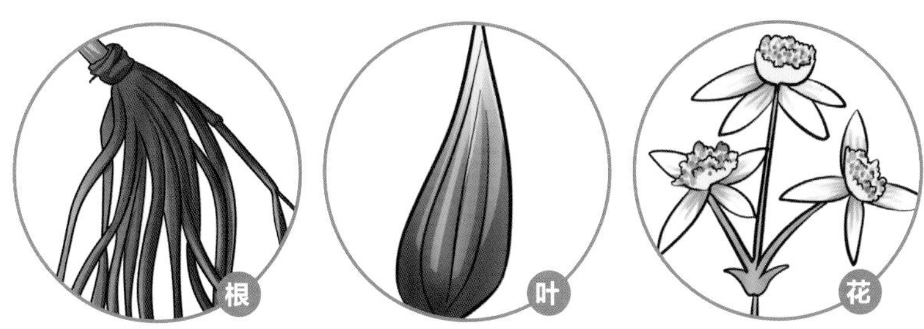

用量用法 6～10克。

精选验方 ①诸骨哽喉：威灵仙30克。浓煎含咽。②胆石症：威灵仙60克。水煎服。③腰脚疼痛：威灵仙150克。捣为散，饭前温酒调服，每次3克。④尿路结石：威灵仙60～90克，金钱草50～60克。水煎服。⑤疟疾：威灵仙15克。酒煎温服。⑥呃逆：威灵仙、蜂蜜各30克，黑芝麻20克。加水750毫升，水煎30分钟，每日1剂。⑦痔疮出血：威灵仙60克，芒硝30克。煎水熏洗、坐浴患处，每日1～2次。

使用注意 本品走散力强，能耗散气血，故气血虚弱、胃溃疡者慎用。

采收加工

秋季采挖，除去泥沙，晒干。

性味归经

辛、咸，温。归膀胱经。

功效主治

祛风湿，通经络。主治风湿痹痛，肢体麻木，筋脉拘挛，屈伸不利。

骨碎补

别名 猴姜、毛姜、申姜、肉碎补、石岩姜、爬岩姜、岩连姜。

来源 本品为水龙骨科植物槲蕨*Drynaria fortunei*（*Kunze*）J. Sm.的干燥根茎。

生境分布 附生长于树上、山林石壁上或墙上。分布于浙江、湖北、广东、广西、四川等地。

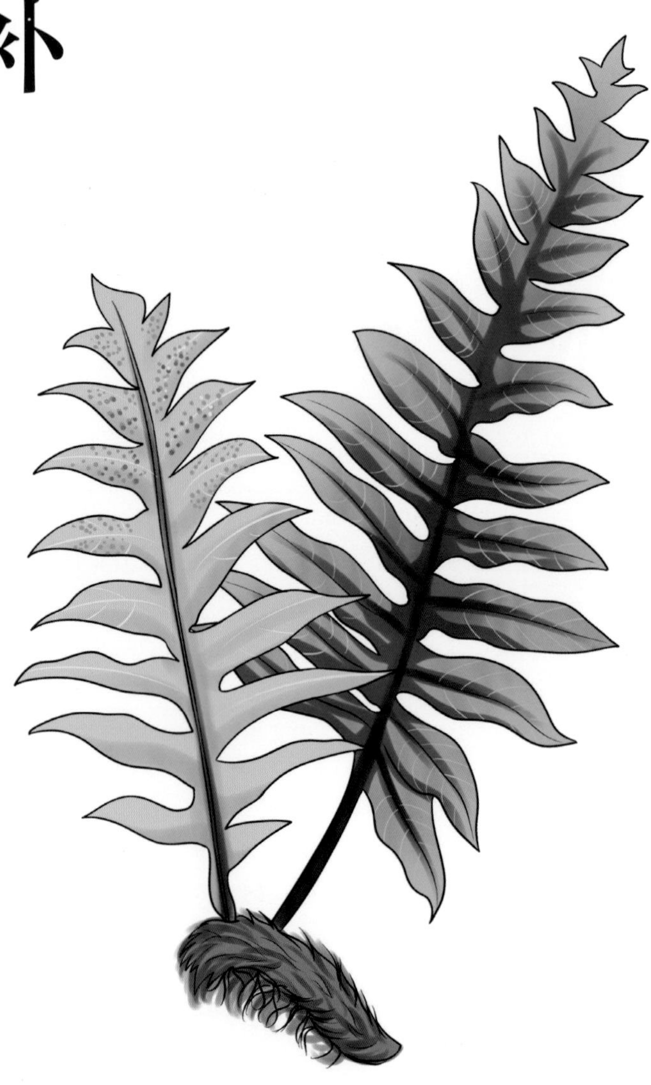

识别特征 附生草本，高20～40厘米，根状茎肉质粗壮，长而横走，密被棕黄色、线状凿形鳞片。叶二型，营养叶厚革质，红棕色或灰褐色，卵形，无柄，边缘羽状浅裂，很像槲树叶；孢子叶绿色，具短柄，柄有翅，叶片矩圆形或长椭圆形。孢子囊群圆形，黄褐色，在中脉两侧各排列成2～4行，每个长方形的叶脉网眼中着生1枚种子，无囊群盖。

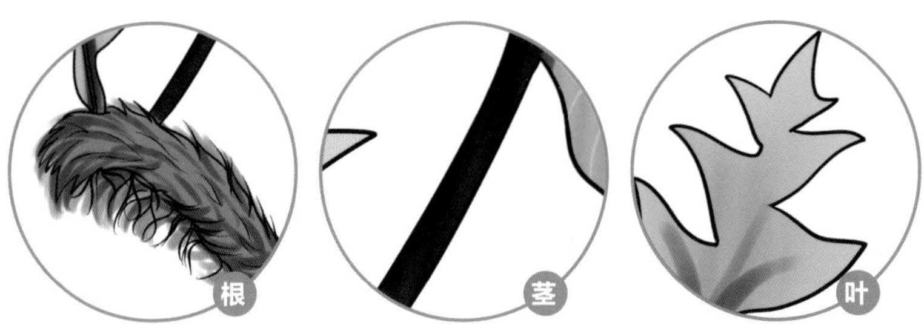

采收加工

全年均可采挖，除去泥沙，干燥，或再燎去茸毛（鳞片）。

性味归经

苦，温。归肝、肾经。

功效主治

疗伤止痛，补肾强骨；外用消风祛斑。主治跌仆闪挫，筋骨折伤，肾虚腰痛，筋骨痿软，耳鸣耳聋，牙齿松动；外治斑秃，白癜风。

用量用法 3～9克。

精选验方 ①风湿性关节炎：骨碎补、宽筋藤、山苍子根、大血藤各25克。水煎服。②跌打损伤：骨碎补15克，仙桃草20克。水煎兑甜酒服。③寻常疣：骨碎补20克。捣碎，加入75％酒精80毫升，甘油20毫升，密封后振摇数十次，放置1周后即可外擦使用。④挫闪：骨碎补100克。杵烂，同生姜、菜油、茹粉少许，炒敷患处。

使用注意 阴虚内热及无瘀血者不宜服。

香附

别名 香头草、回头青、雀头香、莎草根、香附子、雷公头、香附米。

来源 本品为莎草科植物莎草*Cyperus rotundus* L.的干燥根茎。

生境分布 生长于路边、荒地、沟边或田间向阳处。分布于广东、河南、四川、浙江、山东等地。

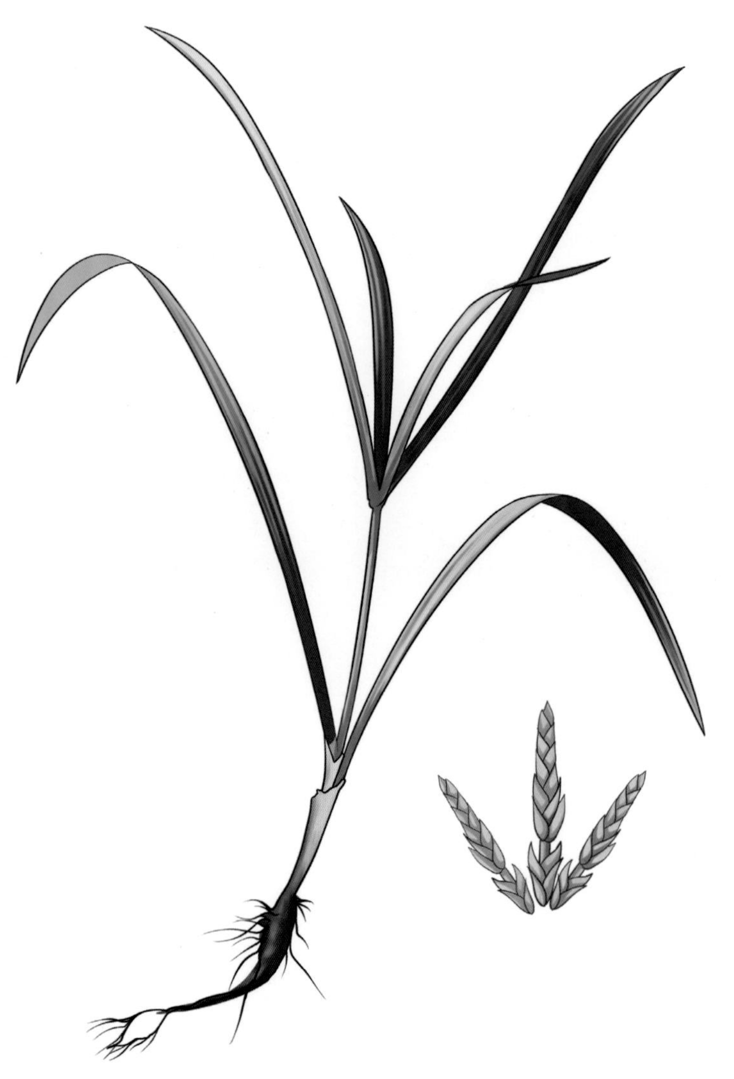

识别特征 多年生草本，根茎匍匐，块茎椭圆形，茎三棱形，光滑。叶丛生，叶鞘闭合抱茎。叶片长线形。复穗状花序，顶生，3~10个排成伞状，花深茶褐色，有叶状苞片2~3枚，鳞片2列，排列紧密，每鳞片着生一花，雄蕊3枚，柱头3裂，呈丝状。小坚果长圆倒卵形，具3棱。花期5~8月，果期7~11月。

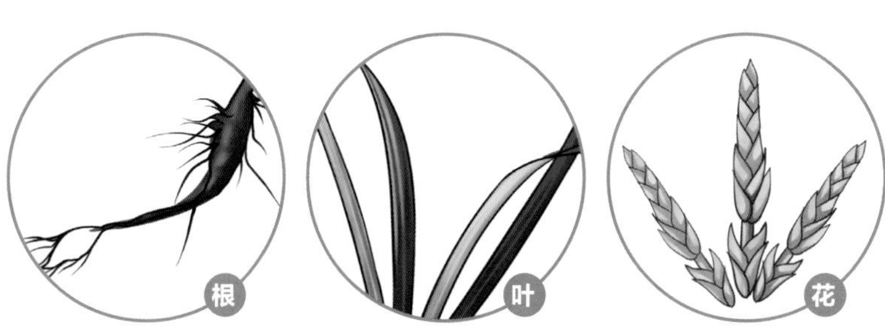

采收加工

秋季采挖，燎去毛须，置沸水中略煮或蒸透后晒干，或燎后直接晒干。

性味归经

辛、微苦、微甘，平。归肝、脾、三焦经。

功效主治

疏肝解郁，理气宽中，调经止痛。主治肝郁气滞，胸胁胀痛，疝气疼痛，乳房胀痛，脾胃气滞，脘腹痞闷，月经不调，经闭痛经。

用量用法 6~10克。

精选验方 ①扭挫伤：香附子、三叶青、酢浆草各适量。捣烂加热外敷。②偏正头痛：香附子（炒）12克，川芎60克。研为末，以茶调服。③尿血：香附子、新地榆各适量。分别水煎，先服香附汤，后服地榆汤。④痛经：香附子12克，艾叶4克。水煎服。⑤胃、十二指肠溃疡：炒香附、煅牡蛎各60克，炒五灵脂30克。共研末，早、晚各服5克，服完后隔5日再服第2剂，2个月为1个疗程。

使用注意 血虚气弱者不宜单用，阴虚血热者慎服。

重楼

别名 滇重楼、草河车、独脚莲。

来源 本品为百合科植物云南重楼 *Paris polyphylla* Smith var.yunnanensis（Franch.）Hand-Mazz.或七叶一枝花*Paris polyphylla* Smith var. chinensis（Franch.）Hara的干燥根茎。

生境分布 生长于林下阴湿处。我国分布甚广，南北均有，主产长江流域及南方各省（区）。

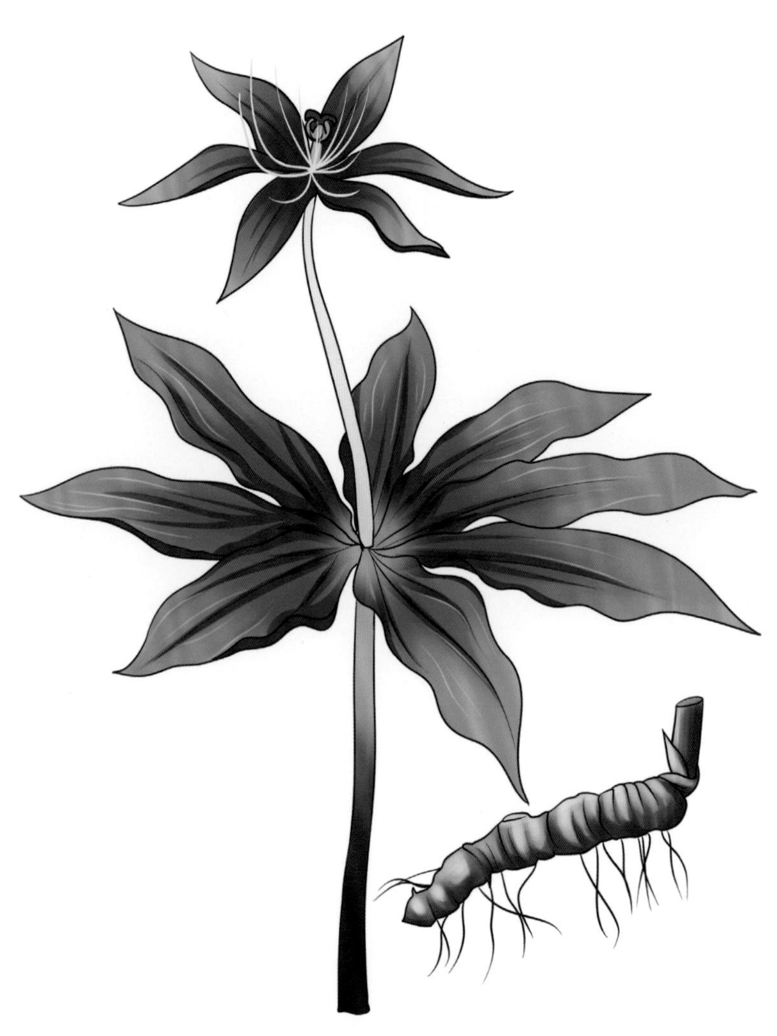

识别特征 多年生草本。叶6～10片轮生，叶柄长5～20毫米，叶片厚纸质，披针形、卵状长圆形至倒卵形，长5～11厘米，宽2～4.5厘米。花梗从茎顶抽出，顶生一花；花两性，萼片披针形或长卵形，绿色，长3.5～6厘米；花被片线形而略带披针形，黄色，长为萼片的1/2左右至近等长，中部以上宽2～6毫米；雄蕊8～10，花药长1～1.5厘米，花丝比药短，药隔凸出部分1～2毫米。花期6～7月，果期9～10月。

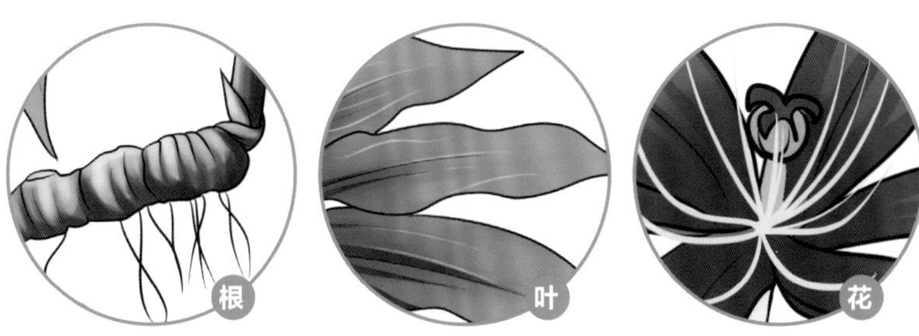

采收加工

秋季采挖，除去须根，洗净，晒干。

性味归经

苦，微寒；有小毒。归肝经。

功效主治

清热解毒，消肿止痛，凉肝定惊。主治疔疮痈肿，咽喉肿痛，蛇虫咬伤，跌仆伤痛，惊风抽搐。

用量用法 3～9克。外用：适量，研末调敷。

精选验方 ①风毒暴肿：重楼、木鳖子（去壳）、半夏各30克。上药捣细罗为散，以浓醋调涂之。②妇人奶结、乳汁不通，或小儿吹乳：重楼9克。水煎点水酒服。

使用注意 虚证及妊娠慎用。

禹州漏芦

别名 野兰、鹿骊、禹漏芦。

来源 本品为菊科植物蓝刺头*Echinops latifolius* Tausch.或华东蓝刺头*Echinops grijisii* Hance的干燥根。

生境分布 生长于向阳的山坡、草地、路边。分布于黑龙江、吉林、辽宁、内蒙古、河北、山东、山西、陕西、甘肃等地。

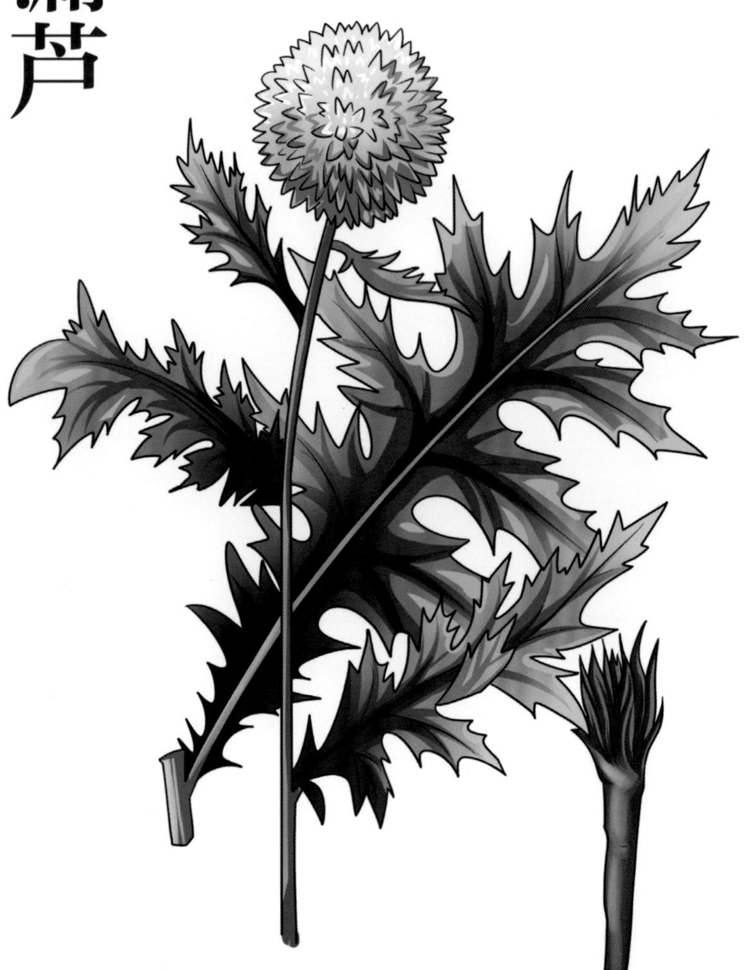

识别特征 多年生草本，高35 ~ 65厘米，全体被白色蛛丝状毡毛。根圆柱形，外面黄棕色。茎直立，通常单一。叶互生，近基部较大，有柄，茎上部叶无柄，叶片椭圆形，羽状分裂，裂片三角形或卵状披针形，边缘有尖刺，多数小头状花序集合成圆球形，花天蓝色，瘦果杯状，表面有淡黄色长毛。花期7 ~ 9月，果期9 ~ 10月。

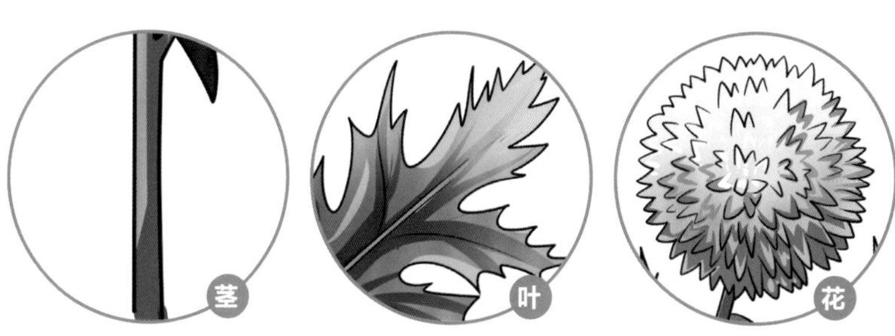

采收加工

春、秋两季采挖，除去须根和泥沙，晒干。

性味归经

苦，寒。归胃经。

功效主治

清热解毒，消痈，下乳，舒筋通脉。主治乳痈肿痛，痈疽发背，瘰疬疮毒，乳汁不通，湿痹拘挛。

用量用法 5 ~ 10克。

精选验方 ①瘰疬、脓肿：禹州漏芦、连翘、紫花地丁、贝母、金银花、甘草、夏枯草各适量。水煎服。②皮肤瘙痒、阴疹、风毒、疮疥：禹州漏芦、荆芥、白鲜皮、浮萍、牛膝、当归、蕲蛇、枸杞子各30克，甘草18克，苦参60克。浸酒蒸饮。③流行性腮腺炎：禹州漏芦4.5克，板蓝根3克，牛蒡子1.2克，甘草1.5克。水煎服。

使用注意 孕妇慎用。

独活

别名 大活、独滑、山独活、长生草、川独活、巴东独活、胡王使者。

来源 本品为伞形科植物重齿毛当归*Angelica pubescens* Maxim.f. biserrata Shan etYuan的干燥根。

生境分布 生长于山谷沟边或草丛中，有栽培。主产于湖北、四川等地。

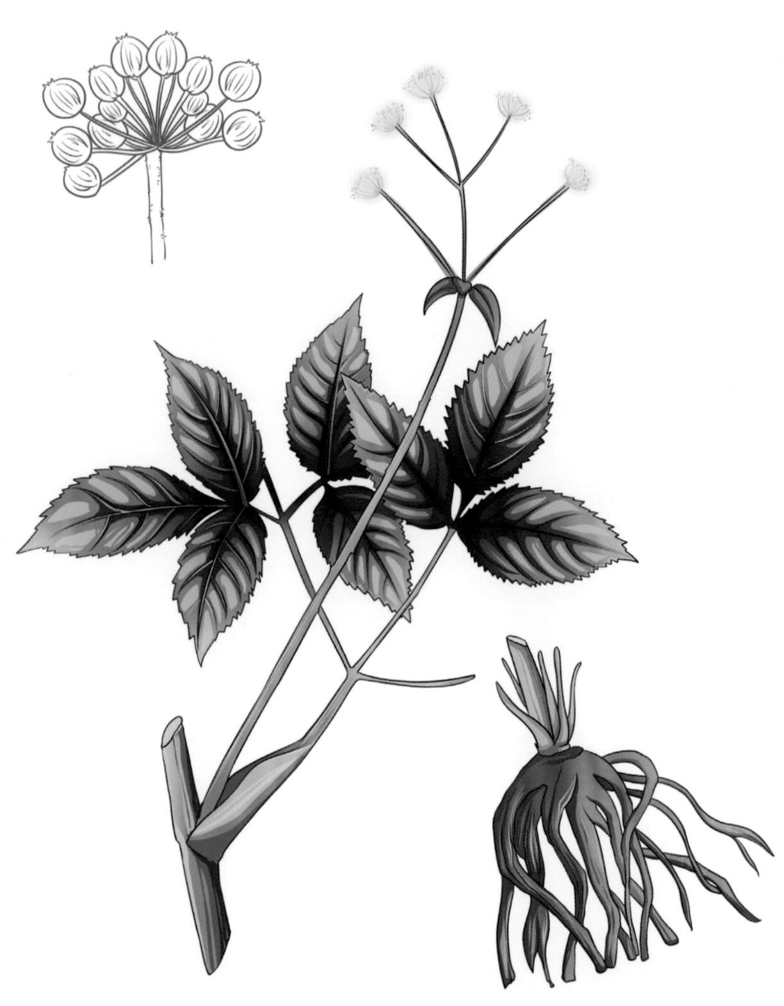

识别特征 多年生草本，高60～100厘米，根粗大。茎直立，带紫色。基生叶和茎下部叶的叶柄细长，基部成鞘状；叶为2～3回3出羽状复叶，小叶片3裂，最终裂片长圆形，两面均被短柔毛，边缘有不整齐重锯齿；茎上部叶退化成膨大的叶鞘。复伞形花序顶生或侧生，密被黄色短柔毛，伞幅10～25，极少达45，不等长；小伞形花序具花15～30朵；小总苞片5～8；花瓣5，白色，雄蕊5；子房下位。双悬果背部扁平，长圆形，侧棱翅状，分果槽棱间有油管1～4个，合生面有4～5个。花期7～9月，果期9～10月。

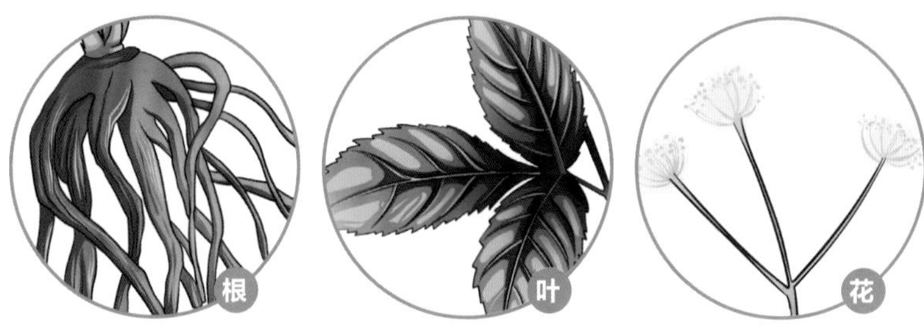

采收加工

春初苗刚发芽或秋末茎叶枯萎时采挖，除去须根和泥沙，烘至半干，堆置2～3天，发软后再烘至全干。

性味归经

辛、苦，微温。归肾、膀胱经。

功效主治

祛风除湿，通痹止痛。主治风寒湿痹，腰膝疼痛，少阴伏风头痛，风寒挟湿头痛。

用量用法 3～10克。

精选验方 ①慢性气管炎：独活15克，红糖25克。加水煎成100毫升，分3～4次服。②青光眼：独活、羌活、五味子各6克，白芍12克。水煎服。

使用注意 本品辛温燥散，凡非风寒湿邪而属气血不足之痹症当忌用。

姜黄

别名 黄姜、毛姜黄、宝鼎香、黄丝郁。

来源 本品为姜科植物姜黄*Curcuma longa* L.的干燥根茎。

生境分布 生长于排水良好、土层深厚、疏松肥沃的沙质壤土。分布于四川、福建等地。

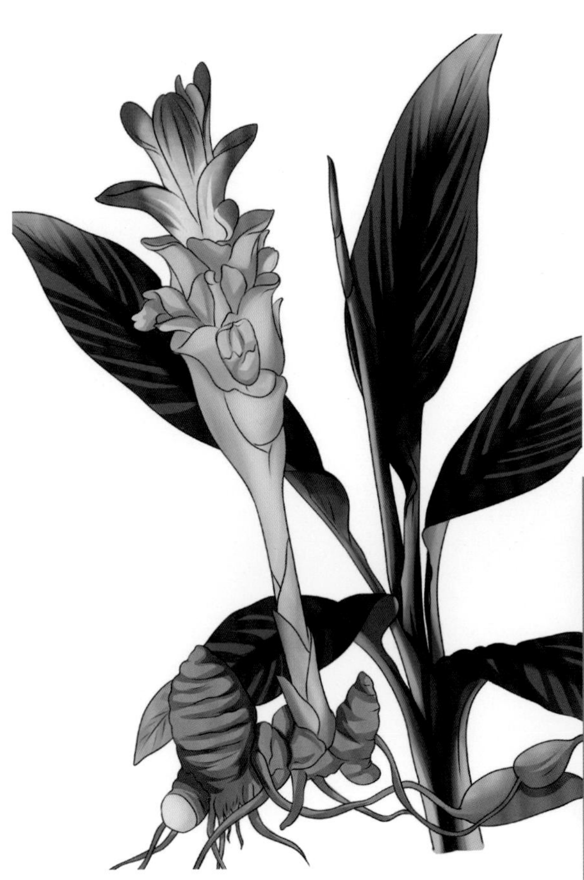

采收加工

冬季茎叶枯萎时采挖，洗净，煮或蒸至透心，晒干，除去须根。

性味归经

辛、苦，温。归肝、脾经。

功效主治

破血行气，通经止痛。主治胸胁刺痛，胸痹心痛，痛经经闭，癥瘕，风湿肩臂疼痛，跌仆肿痛。

识别特征 多年生宿根草本。根粗壮，末端膨大成长卵形或纺锤状块根，灰褐色。根茎卵形，内面黄色，侧根茎圆柱状，红黄色。叶根生，叶片椭圆形或较狭，长20~45厘米，宽6~15厘米，先端渐尖，基部渐狭；叶柄长约为叶片之半，有时几与叶片等长；叶鞘宽，约与叶柄等长。穗状花序稠密，长13~19厘米；总花梗长20~30厘米；苞片阔卵圆形，每苞片内含小花数朵，顶端苞片卵形或狭卵形，腋内无花；萼3钝齿；花冠管上部漏斗状，3裂；雄蕊药隔矩形，花丝扁阔，侧生退化雄蕊长卵圆形；雌蕊1，子房下位，花柱丝状，基部具2棒状体，柱头2唇状。蒴果膜质，球形，3瓣裂。种子卵状长圆形，具假种皮。花期8~11月。

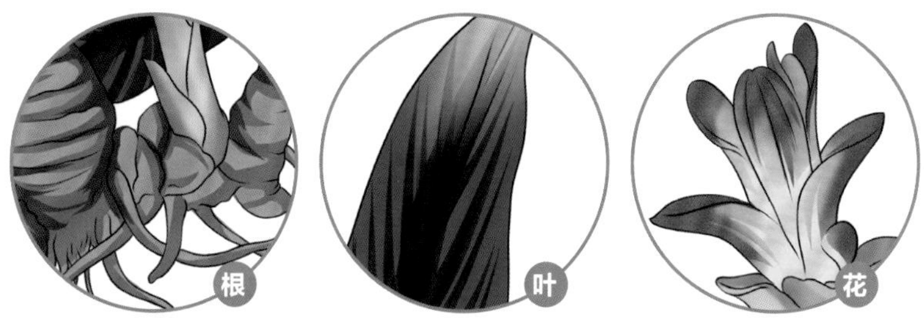

用量用法 3~10克。外用：适量。

精选验方 ①风湿肩臂关节肌肉疼痛及腰痛：姜黄、羌活、白术、当归、赤芍、海桐皮、甘草各适量。水煎服。②心疼：姜黄、延胡索、乳香、没药各适量。研为末，每服6克，不拘时温酒调服。③胆囊炎、肝胆结石、上腹痛：姜黄、郁金各9克，茵陈15克，黄连、肉桂各3克，延胡索6克。水煎服。④跌打损伤及体表脓肿疼痛属阳证者：姜黄、大黄、黄柏、陈皮、白芷、天南星、苍术、厚朴、天花粉、甘草各适量。研末外敷。

使用注意 孕妇慎服。

前胡

别名 土当归、水前胡、野当归、野芹菜、鸡脚前胡。

来源 本品为伞形科植物白花前胡*Peucedanum praeruptorum* Dunn的干燥根。

生境分布 生长于向阳山坡草丛中。分布于浙江、湖南、四川等地，习惯认为浙江产者质量较好。

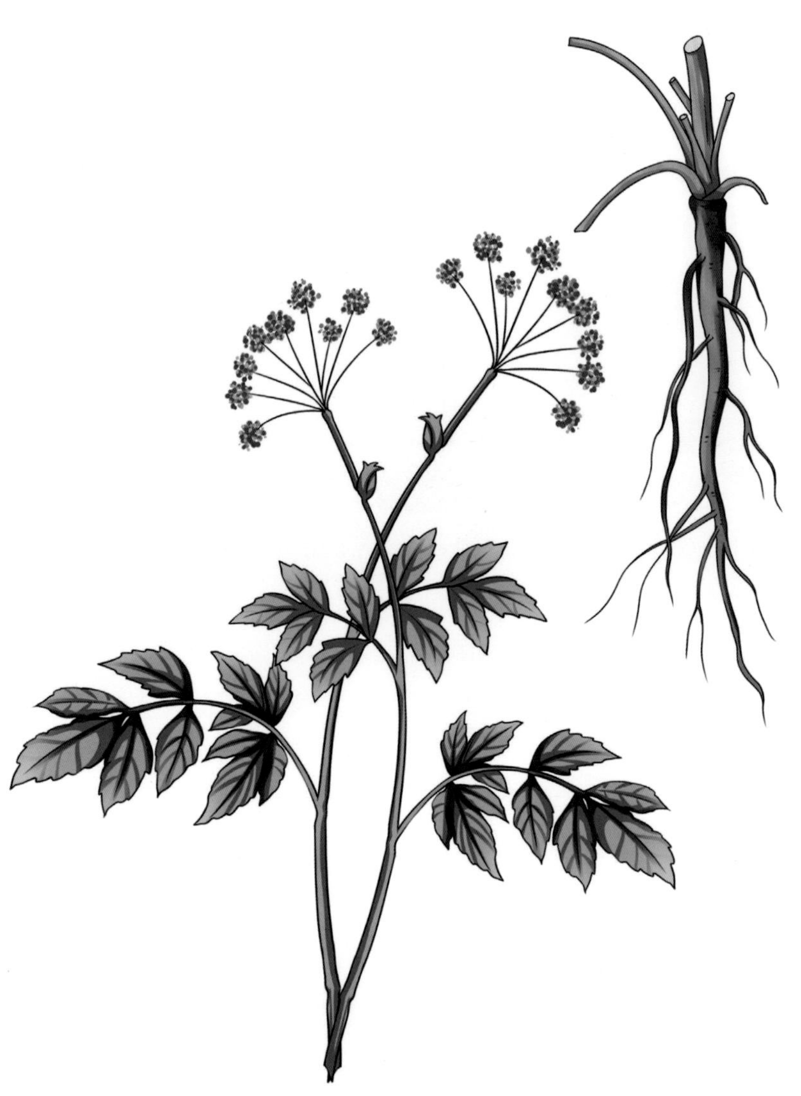

识别特征 多年生草本，高30～120厘米。主根粗壮，根圆锥形。茎直立，上部呈叉状分枝。基生叶为2～3回3出式羽状分裂，最终裂片菱状倒卵形，不规则羽状分裂，有圆锯齿；叶柄长，基部有宽鞘，抱茎；茎生叶较小，有短柄。复伞形花序，无总苞片，小总苞片呈线状披针形，花瓣白色。双悬果椭圆形或卵圆形，光滑无毛，背棱和中棱线状，侧棱有窄翅。花期8～10月，果期10～11月。

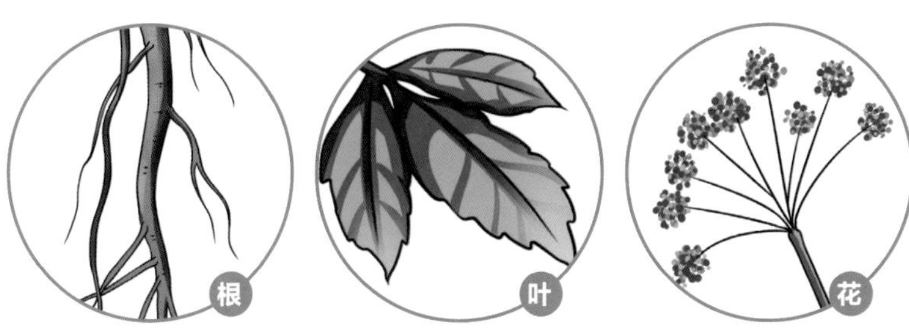

采收加工

冬季至次春茎叶枯萎或未抽花茎时采挖，除去须根，洗净，晒干或低温干燥。

性味归经

苦、辛，微寒。归肺经。

功效主治

降气祛痰，散风清热。主治痰热喘满，咯痰黄稠，风热咳嗽痰多。

用量用法 3～10克。

精选验方 ①咳嗽涕唾稠黏、心胸不时有烦热：前胡（去芦头）、贝母（煨微黄）、桑根白皮（锉）各50克，麦冬（去心）75克，杏仁（汤浸，去皮尖，麸炒微黄）25克，甘草（炙微赤，锉）0.5克。上药捣筛为散，每服20克，入生姜少许，煎至六分，去滓，不计时温服。②骨蒸潮热：前胡、胡黄连各5克，柴胡10克，猪脊髓1条，猪胆1个。水煎，入猪胆汁服。

使用注意 阴虚气弱咳嗽者慎服。

首乌藤

别名 首乌、夜合、地精、赤葛、夜交藤、赤首乌。

来源 本品为蓼科植物何首乌*Polygonum multiflorum* Thunb.的干燥藤茎。

生境分布 生长于草坡、路边、山坡石隙及灌木丛中。分布于华东、中南及河北、山西、陕西、甘肃、台湾、四川、贵州、云南等地。

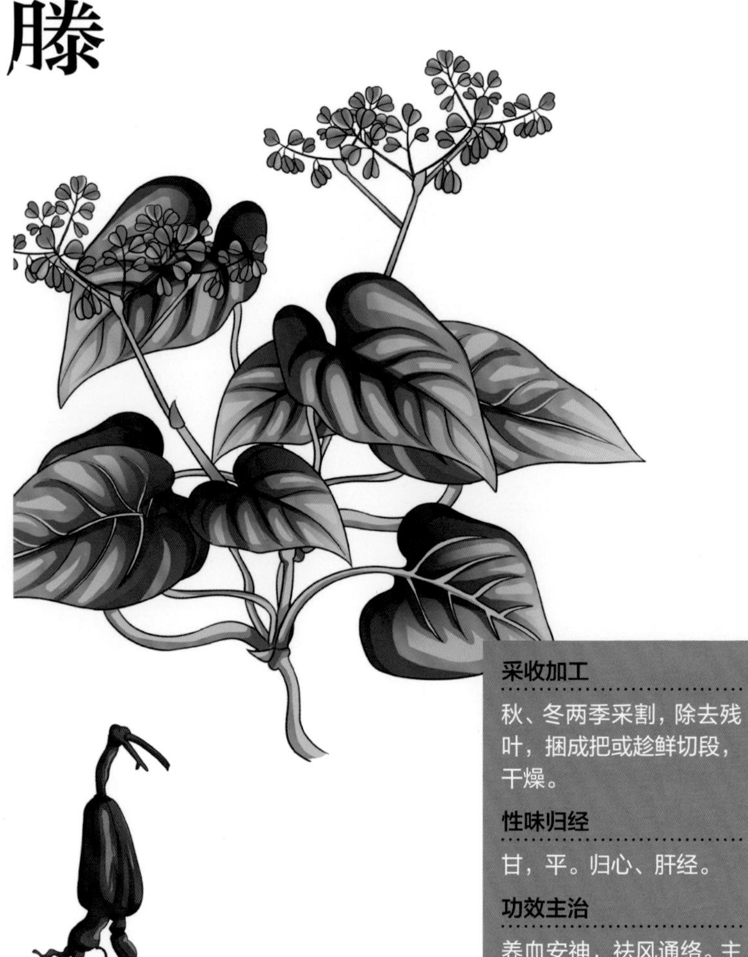

采收加工

秋、冬两季采割，除去残叶，捆成把或趁鲜切段，干燥。

性味归经

甘，平。归心、肝经。

功效主治

养血安神，祛风通络。主治失眠多梦，血虚身痛，风湿痹痛，皮肤瘙痒。

识别特征 多年生草本。块根肥厚，长椭圆形，黑褐色。茎缠绕，长2～4米，多分枝，具纵棱，无毛，微粗糙，下部木质化。叶卵形或长卵形，长3～7厘米，宽2～5厘米，顶端渐尖，基部心形或近心形，两面粗糙，边缘全缘；叶柄长1.5～3厘米；托叶鞘膜质，偏斜，无毛，长3～5毫米。花序圆锥状，顶生或腋生，长10～20厘米，分枝开展，具细纵棱，沿棱密被小凸起；苞片三角状卵形，具小凸起，顶端尖，每苞内具2～4花；花梗细弱，长2～3毫米，下部具关节，果时延长；花被5深裂，白色或淡绿色，花被片椭圆形，大小不相等，外面3片较大，背部具翅，果时增大，花被果时外形近圆形，直径6～7毫米；雄蕊8，花丝下部较宽；花柱3，极短，柱头头状。瘦果卵形，具3棱，长2.5～3毫米，黑褐色，有光泽，包于宿存花被内。花期8～9月，果期9～10月。

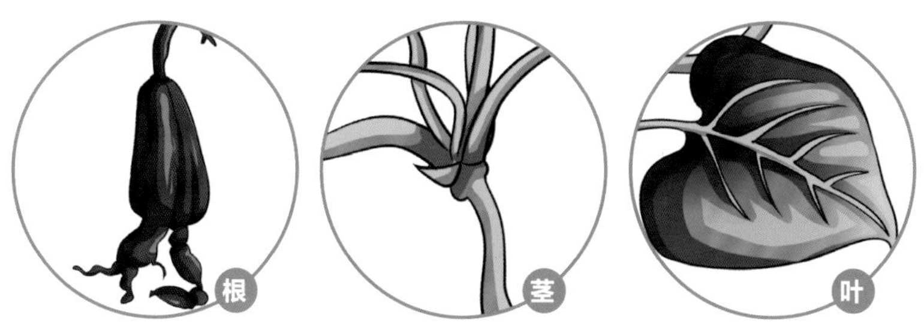

用量用法 9～15克。外用：适量，煎水洗患处。

精选验方 ①腋疽：首乌藤、鸡屎藤叶各适量。捣烂，敷患处。②痔疮肿痛：首乌藤、假蒌叶、杉木叶各适量。煎水洗患处。

使用注意 无。

穿山龙

别名 龙萆、野山药、地龙骨、串地龙、鸡骨头、穿龙薯蓣。

来源 本品为薯蓣科植物穿龙薯蓣*Dioscorea nipponica* Makino的干燥根茎。

生境分布 生长于山坡林边、灌木丛中，或沟边。全国大部分地区有分布。

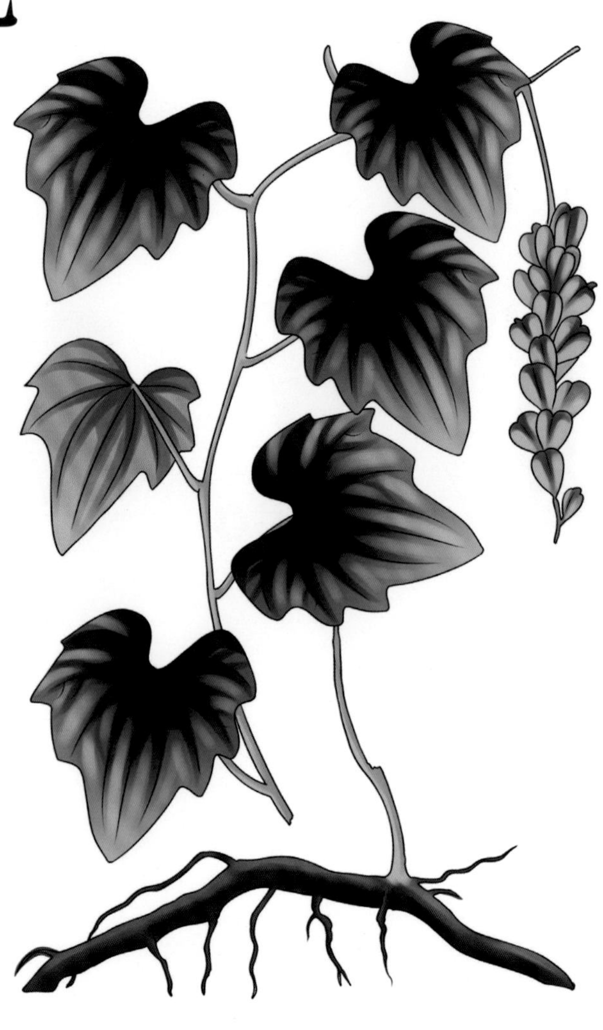

识别特征 多年生缠绕草质藤本，根茎横走，栓皮呈片状脱落，断面黄色。茎左旋无毛。叶互生，掌状心形，变化较大，全缘。花单性异株，穗状花序腋生；雄花无柄，花被6裂，雄蕊6；雌花常单生，花被6裂。蒴果倒卵状椭圆形，有3宽翅。种子每室2枚，生于每室的基部，四周有不等宽的薄膜状翅。花期6～8月，果期8～10月。

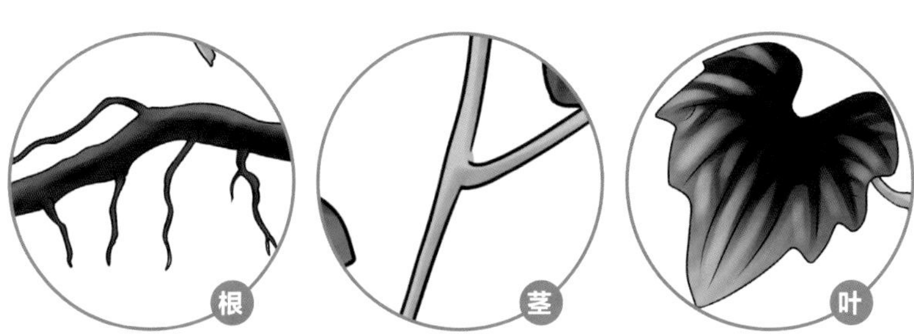

采收加工

春、秋两季采挖，洗净，除去外皮及须根，晒干。

性味归经

甘、苦，温。归肝、肾、肺经。

功效主治

祛风除湿，舒筋通络，活血止痛，止咳平喘。主治风湿痹病，关节肿胀，疼痛麻木，跌仆损伤，闪腰岔气，咳嗽气喘。

用量用法 9～15克；也可制成酒剂用。

精选验方 ①腰腿酸痛、筋骨麻木：鲜穿山龙根茎60克。水煎，加红糖效力更佳。②劳损：穿山龙15克。水煎冲红糖、黄酒，每日早、晚各服1次。③大骨节病、腰腿疼痛：穿山龙60克，白酒300毫升。浸泡7日，每服30克，每日2次。④闪腰岔气、扭伤作痛：穿山龙15克。水煎服。

使用注意 粉碎加工时，注意防护，以免发生过敏反应。

秦艽

别名 秦胶、大艽、左扭、左秦艽、西秦艽、萝卜艽。

来源 本品为龙胆科植物秦艽*Gentiana macrophylla* Pall.、麻花秦艽*Gentiana straminea* Maxim.、粗茎秦艽*Gentiana crassicaulis* Duthie ex Burk.或小秦艽*Gentiana dahurica* Fisch.的干燥根。前三种按性状不同分别习称“秦艽”和“麻花艽”，后一种习称“小秦艽”。

生境分布 生长于山地草甸、林缘、灌木丛与沟谷中。分布于陕西、甘肃等地。

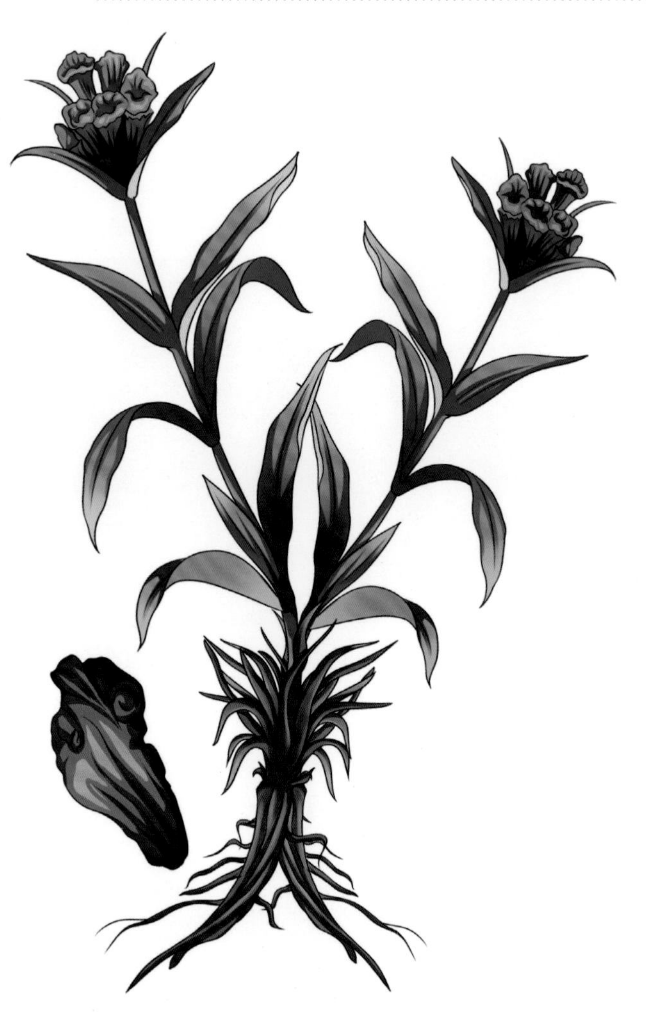

识别特征 多年生草本植物，高30～60厘米，茎单一，圆形，节明显，斜升或直立，光滑无毛。基生叶较大，披针形，先端尖，全缘，平滑无毛，茎生叶较小，对生，叶基联合，叶片平滑无毛。聚伞花序由多数花簇生枝头或腋生作轮状，花冠蓝色或蓝紫色。蒴果长椭圆形。种子细小，矩圆形，棕色，表面细网状，有光泽。花期7～8月，果期9～10月。

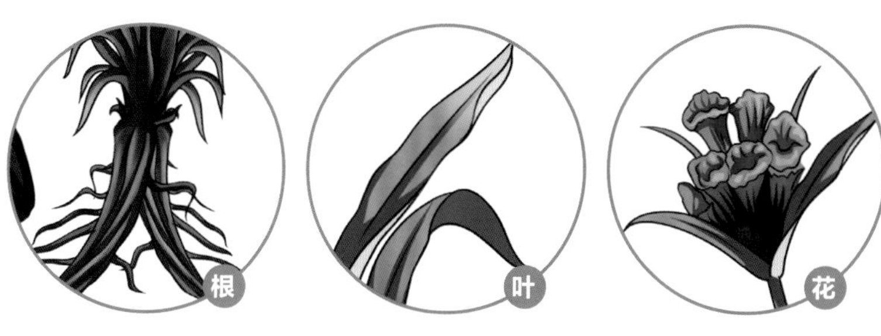

用量用法 3～10克。

精选验方 ①背痛连胸：秦艽7.5克，天麻、羌活、陈皮、当归、川芎各5克，炙甘草2.5克，生姜三片，桑枝15克（酒炒）。水煎服。②疮口不合：秦艽适量。研为末掺患处。③暴泻、大渴、大饮：秦艽100克，灸甘草25克。每服15克，水煎服。④小儿骨蒸潮热、减食瘦弱：秦艽、灸甘草各50克。每服5～10克，水煎服。⑤身体酸疼、骨蒸潮热：秦艽、柴胡各50克，甘草25克。研细，每服15克，开水调下。

使用注意 久痛虚羸、溲多、便滑者忌服。

采收加工

春、秋两季采挖，除去泥沙；秦艽及麻花艽晒软，堆置“发汗”至表面呈红黄色或灰黄色时，摊开晒干；或不经“发汗”直接晒干；小秦艽趁鲜时搓去黑皮，晒干。

性味归经

辛、苦，平。归胃、肝、胆经。

功效主治

祛风湿，清湿热，止痹痛，退虚热。主治风湿痹痛，中风半身不遂，筋脉拘挛，骨节酸痛，湿热黄疸，骨蒸潮热，小儿疳积发热。

珠子参

别名 鸡腰参、珠儿参、白地瓜、大金线吊葫芦。

来源 本品为五加科植物珠子参*Panax japonicus* C. A. Mey. var. major（Burk.）C. Y. Wu et K. M. Feng或羽叶三七（竹根三七、扭子七、黄连三七、花叶三七）*Panax japonicus* C. A. Mey. var. bipinnatifidus（Seem.）C. Y. Wu et K. M. Feng的干燥根茎。

生境分布 生长于海拔800～4000米间的山坡竹林下、杂木林中或沟边。分布于甘肃、陕西、宁夏、山西、河南、安徽、湖北、湖南、浙江、江西、福建、广西等省（自治区）及我国西南地区。越南、尼泊尔、缅甸、日本、朝鲜也有分布。

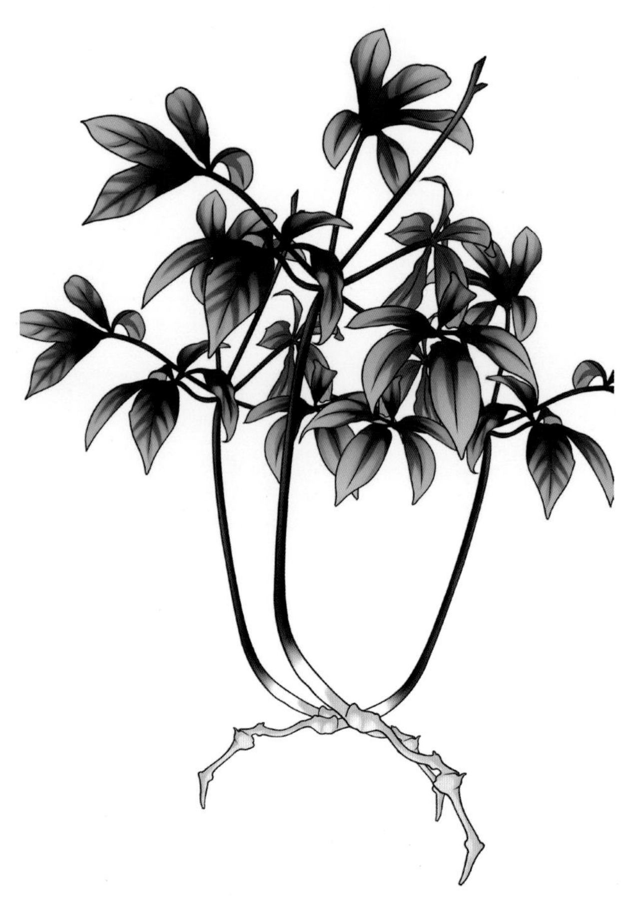

识别特征 草质缠绕藤本，最高可达2米。有白色乳汁，茎先生；叶柄极短，最长约1.2厘米；叶片纸质而较大，狭卵形、披针形或狭披针形，最长可达10厘米，最宽可达3.5厘米，先端长渐尖，几乎全缘。花顶生与腋生；花萼无毛，萼筒倒圆锥状，裂片5，狭三角形或卵形；花冠紫蓝色，宽钟状，无毛，5裂达基部，裂片狭形或狭椭圆形；雄蕊5，花丝下部变宽，边缘密被长柔毛；子房半下位，柱头3裂，无毛。花、果期7～10月。

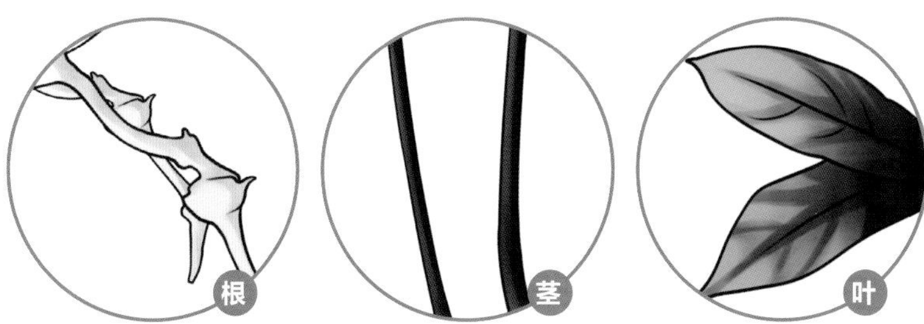

采收加工

秋季采挖，除去粗皮和须根，干燥；或蒸（煮）透后干燥。

性味归经

苦、甘，微寒。归肝、肺、胃经。

功效主治

补肺养阴，祛瘀止痛，止血。主治气阴两虚，烦热口渴，虚劳咳嗽，跌仆损伤，关节痹痛，咳血，吐血，衄血，崩漏，外伤出血。

用量用法 3～9克。外用：适量，研末敷患处。

精选验方 外伤出血：珠子参适量。研末敷。

使用注意 无。

莪术

别名 绿姜、姜七、山姜黄、蓝心姜、黑心姜。

来源 本品为姜科植物蓬莪术*Curcuma phaeocaulis* Val.、广西莪术*Curcuma Kwangsiensis* S. G.Lee et C. F. Liang或温郁金*Curcuma wenyujin* Y.H. Chen et C. Ling的干燥根茎。后者习称“温莪术”。

生境分布 野生于山谷、溪旁及林边等阴湿处。分布于四川、广西、浙江等地。

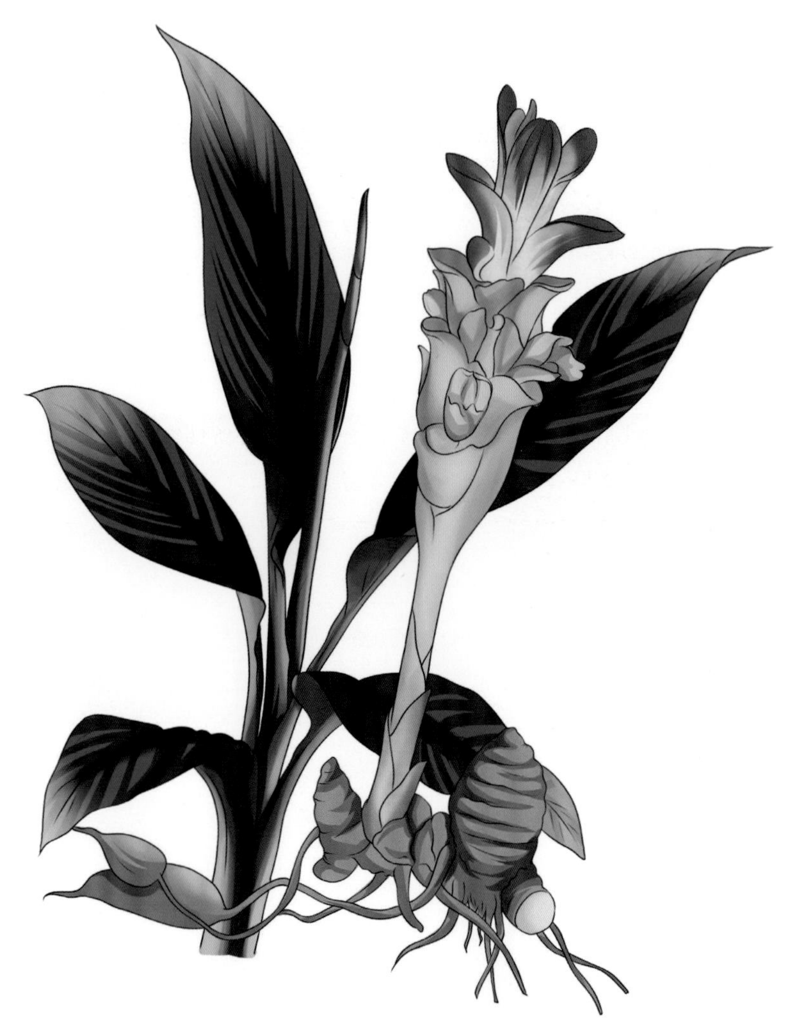

识别特征 多年生草本，全株光滑无毛。叶椭圆状长圆形至长圆状披针形，长25～60厘米，宽10～15厘米，中部常有紫斑；叶柄较叶片为长。花茎由根茎单独发出，常先叶而生；穗状花序长约15厘米；苞片多数，下部的绿色，缨部的紫色；花萼白色，顶端3裂；花冠黄色，裂片3，不等大；侧生退化雄蕊小；唇瓣黄色，顶端微缺；药隔基部具叉开的矩。蒴果卵状三角形。花期3～5月。

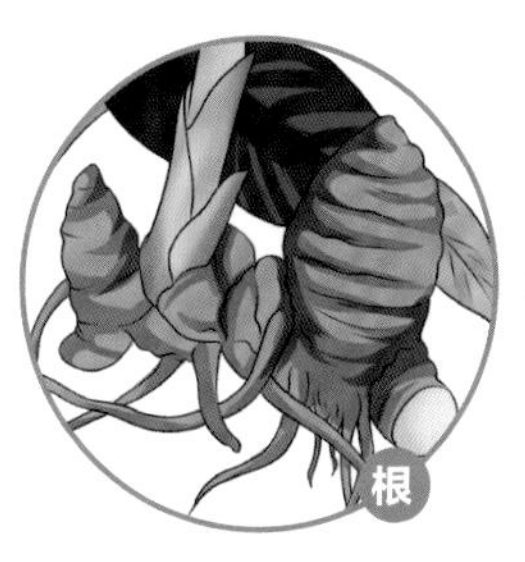

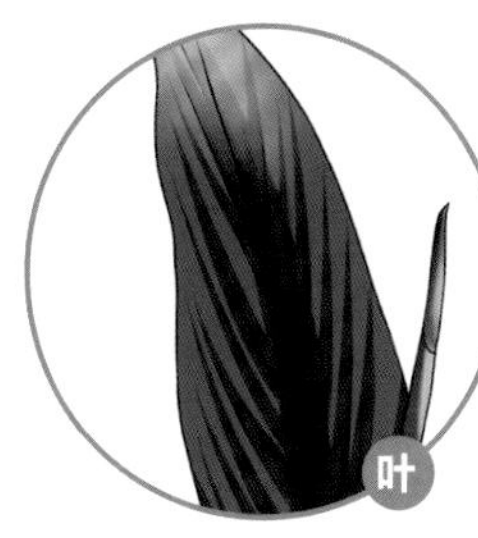

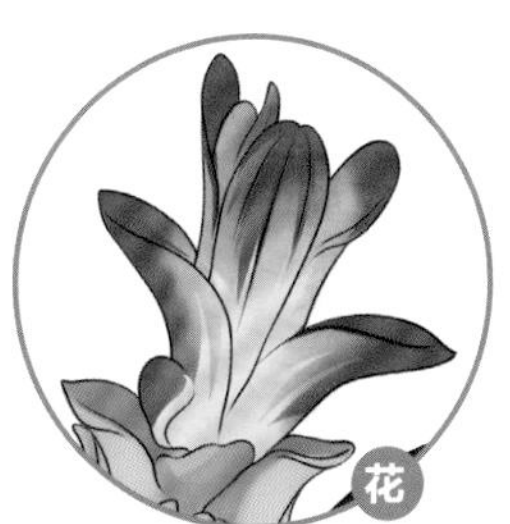

用量用法 6～9克。

精选验方 ①肝脾肿大：莪术10克，三棱、红花各15克，赤芍、香附各20克。水煎服。②腹胀、积块：莪术、三棱各10克，青皮15克，麦芽25克。水煎服。③中风：莪术、菖蒲、远志各15克，丹参30克。鼻饲、灌肠、口服等多种途径给药。④癫痫：莪术21克，白矾9克，天竺黄、琥珀各6克，朱砂、薄荷各3克。研细末过100目筛，装胶囊，成人每服3克，小儿1.5～2克，每日3次，3周见效者继用，直至不发病，然后渐减药量再服1月左右。

使用注意 气血两虚、脾胃虚弱无积滞者慎服；孕妇禁用。

采收加工

冬季茎叶枯萎后采挖，洗净，蒸或煮至透心，晒干或低温干燥后除去须根及杂质。

性味归经

辛、苦，温。归肝、脾经。

功效主治

行气破血，消积止痛。主治癥瘕痞块，瘀血经闭，胸痹心痛，食积胀痛。

桔梗

别名 白药、梗草、卢茹、苦梗、大药、苦菜根。

来源 本品为桔梗科植物桔梗*Platycodon grandiflorum*（*Jacq.*）A.DC.的干燥根。

生境分布 适宜在土层深厚、排水良好、土质疏松而含腐殖质的沙质壤土上栽培。我国大部分地区均产。以华北、东北地区产量较大，华东地区、安徽产者品质较优。

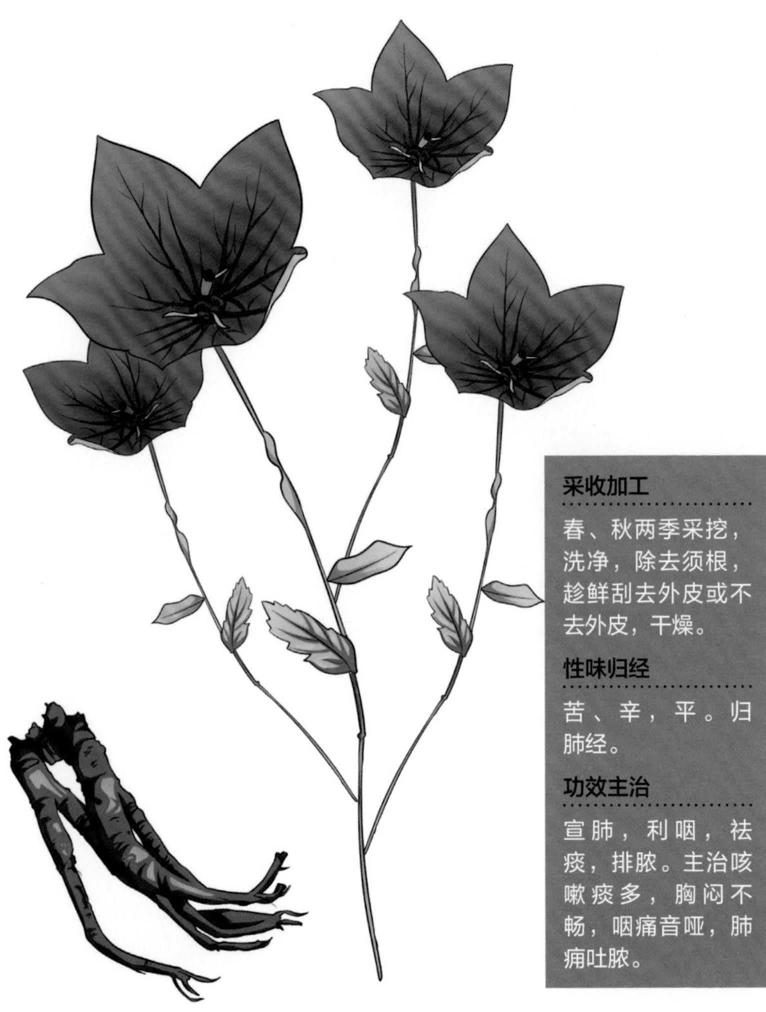

采收加工

春、秋两季采挖，洗净，除去须根，趁鲜刮去外皮或不去外皮，干燥。

性味归经

苦、辛，平。归肺经。

功效主治

宣肺，利咽，祛痰，排脓。主治咳嗽痰多，胸闷不畅，咽痛音哑，肺痈吐脓。

识别特征 多年生草本，高30～90厘米，全株光滑无毛。根肉质，圆柱形，或有分枝。茎直立，单一或分枝。叶近于无柄，生于茎中，下部的叶对生或3～4片轮生，茎上部的叶有时为互生；叶片卵状披针形，长3～6厘米，宽1～2.5厘米，先端尖，基部楔形或近圆形，边缘有锯齿。花单生于茎顶，或数朵成疏生的总状花序；花萼钟状，先端5裂；花冠钟状，蓝紫色，径3～5厘米，5裂，裂片三角形；雄蕊5，花丝短，基部扩大，花药围绕花柱四周；子房半下位，5室，柱头5裂，反卷，被白柔毛。蒴果倒卵形，熟时顶部5瓣裂。种子卵形，有3棱。花期7～9月，果期8～10月。

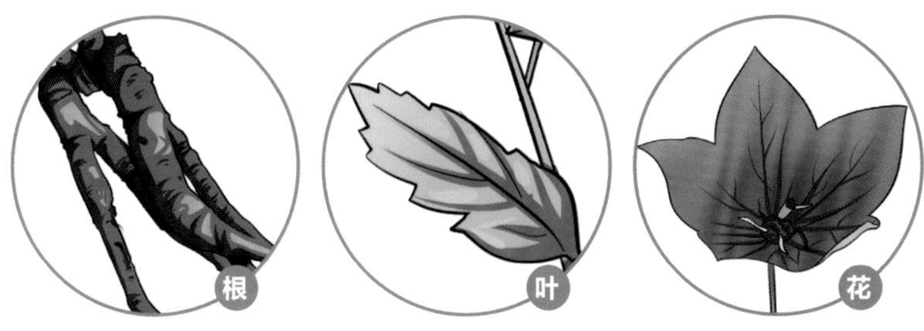

用量用法 3～10克。

精选验方 ①咳痰不爽：桔梗30克，甘草60克。加水煎汤，分2次温服。②肺痈唾脓痰：桔梗15克，冬瓜仁12克，鱼腥草30克，甘草6克。加水煎汤服。③咽喉肿痛：桔梗、生甘草各6克，薄荷、牛蒡子各9克。水煎服。④风热咳嗽痰多、咽喉肿痛：桔梗、甘草各9克，桑叶15克，菊花12克，杏仁6克。水煎服。⑤热咳痰稠：桔梗6克，桔梗叶、桑叶各9克，甘草3克。水煎服，每日1剂，连服2～4日。

使用注意 凡阴虚久咳及有咳血倾向者均不宜用。

柴胡

别名 地熏、茈胡、山菜、茹草、柴草。

来源 本品为伞形科植物柴胡*Bupleurum chinenseDC.*的干燥根。

生境分布 生长于较干燥的山坡、林中空隙地、草丛、路边、沟边。柴胡分布于辽宁、甘肃、河北、河南等省。

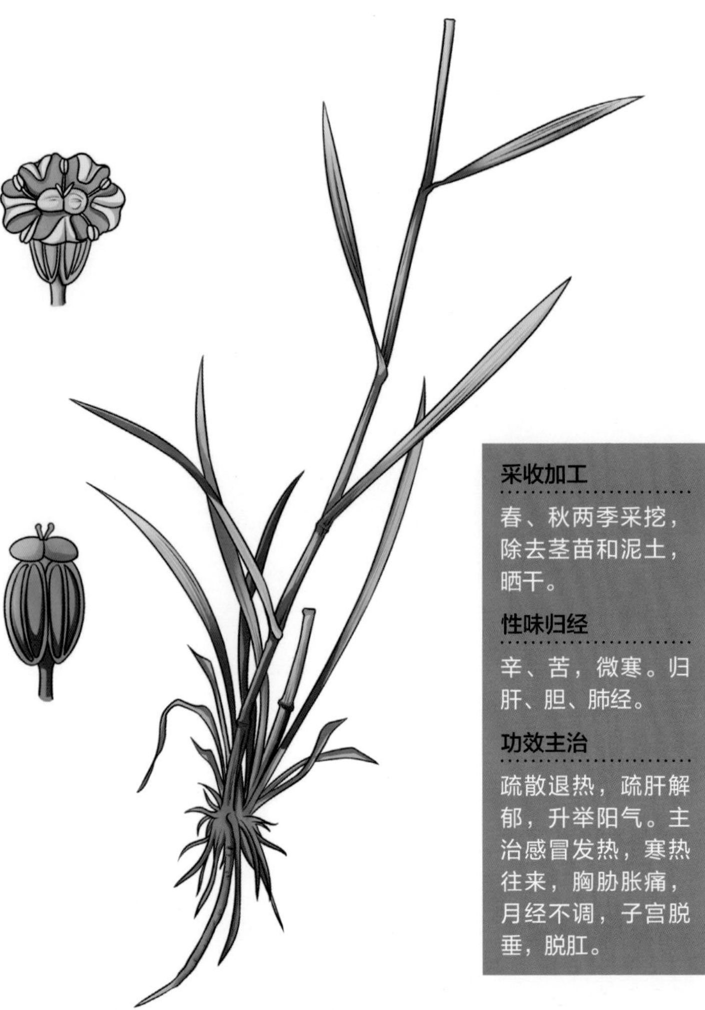

采收加工

春、秋两季采挖，除去茎苗和泥土，晒干。

性味归经

辛、苦，微寒。归肝、胆、肺经。

功效主治

疏散退热，疏肝解郁，升举阳气。主治感冒发热，寒热往来，胸胁胀痛，月经不调，子宫脱垂，脱肛。

识别特征 多年生草本，高45～70厘米。根直生，分歧或不分歧。茎直立，丛生，上部多分枝，并略作“之”字形弯曲。叶互生；广线状披针形，长3～9厘米，宽0.6～1.3厘米，先端渐尖，最终呈短芒状，全缘，上面绿色，下面淡绿色，有平行脉7～9条。复伞形花序腋生兼顶生；伞梗4～10，长1～4厘米，不等长；花小，黄色，径约1.5毫米；萼齿不明显；花瓣5，先端向内折曲成2齿状；雄蕊5，花药卵形；雌蕊1，子房下位，光滑无毛，花柱2，极短。双悬果长圆状椭圆形，左右扁平，长约3毫米，分果有5条明显主棱，棱槽中通常有油管3个，接合面有油管4个。花期8～9月，果期9～10月。

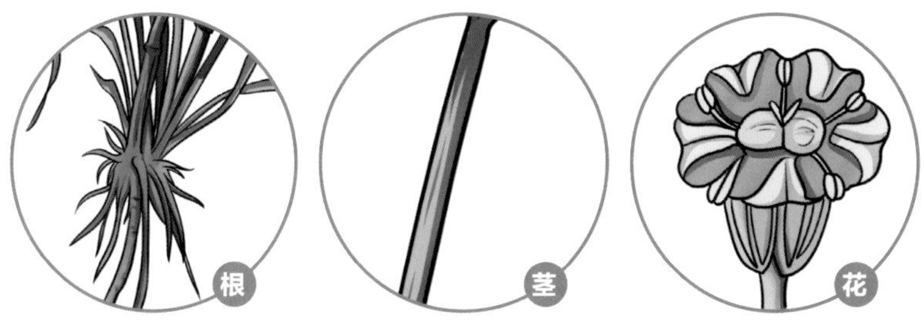

用量用法 3～10克。

精选验方 ①胸腹郁热下痢：柴胡、黄芩各15克。酒水各半共200毫升，煎取100毫升，空腹冷服。②子宫脱垂、脱肛：柴胡、升麻各3克，黄芪15克，当归、党参各10克。水煎服。③月经不调、经来胸腹胀痛：柴胡、白芍、当归、炒白术各10克。水煎服。④肝郁胁肋脐腹胀痛：柴胡、白芍各10克，甘草、枳实（或枳壳）各3克。水煎服。⑤疟疾或感冒、寒热阵发：柴胡、姜制半夏、黄芩各10克。水煎服。

使用注意 肝阳上亢、肝风内动、阴虚火旺、气机上逆者慎用。

党参

别名 黄参、防党参、狮头参、上党参、中灵草、上党人参、防风党参。

来源 本品为桔梗科多年生草本植物党参*Codonopsis pilosula*（*Franch.*）Nannf.的干燥根。

生境分布 生长于山地林边及灌木丛中。分布于山西、陕西、甘肃及东北等地。以山西产潞党参、东北产东党参、甘肃产的西党参品质最佳。

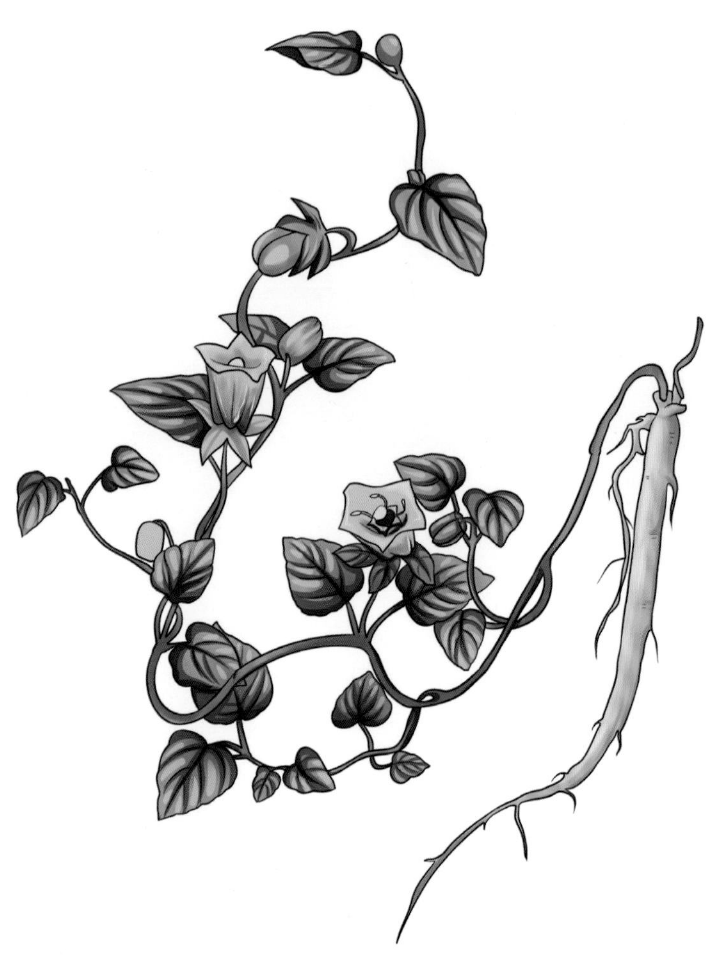

识别特征 多年生草本，有白色乳汁，根肥大肉质，呈长圆柱形，顶端有膨大的根头，具多数瘤状茎痕；茎缠绕，长而多分枝。叶在主茎及侧枝上互生，在小枝上近对生，叶卵形，全缘或微波状，上面绿色，被糙伏毛，下面粉绿色，密被柔毛。花单生于枝端；花萼贴生至子房中部，花冠阔钟状，黄绿色，内面有紫斑。蒴果短圆锥状，种子细小，多数。花期8～9月，果期9～10月。

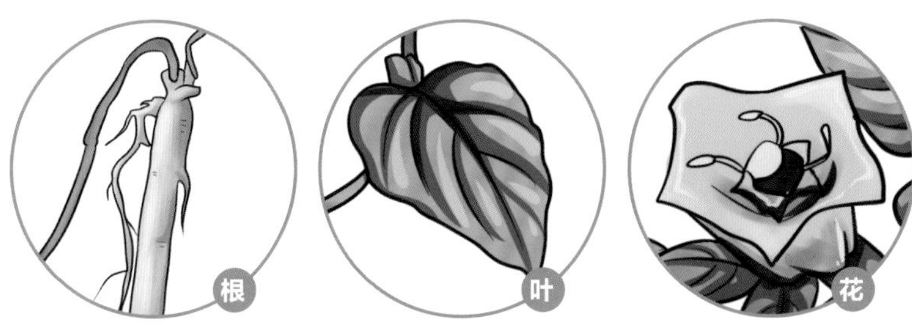

采收加工

秋季采挖，洗净，晒干。

性味归经

甘，平。归脾、肺经。

功效主治

健脾益肺，养血生津。主治脾肺气虚，食少倦怠，咳嗽虚喘，气血不足，面色萎黄，心悸气短，津伤口渴，内热消渴。

用量用法 9～30克。

精选验方 ①小儿口疮：党参50克，黄柏25克。共研为细末，吹撒患处。②心律失常：党参10克，麦冬8克，五味子3克。同研成细末，每日1剂，分2次服。③慢性腹泻（脾胃虚型）：党参、茯苓、白术、炙甘草、山药、诃子、莲肉各15克，赤石脂25克。水煎服。

使用注意 不宜与藜芦同用。

射干

别名 寸干、乌扇、鬼扇、乌蒲、山蒲扇、野萱花、金蝴蝶。

来源 本品为鸢尾科植物射干*Belamcanda chinensis*（*L.*）DC.的干燥根茎。

生境分布 生长于林下或山坡。分布于湖北、河南、江苏、安徽等地。

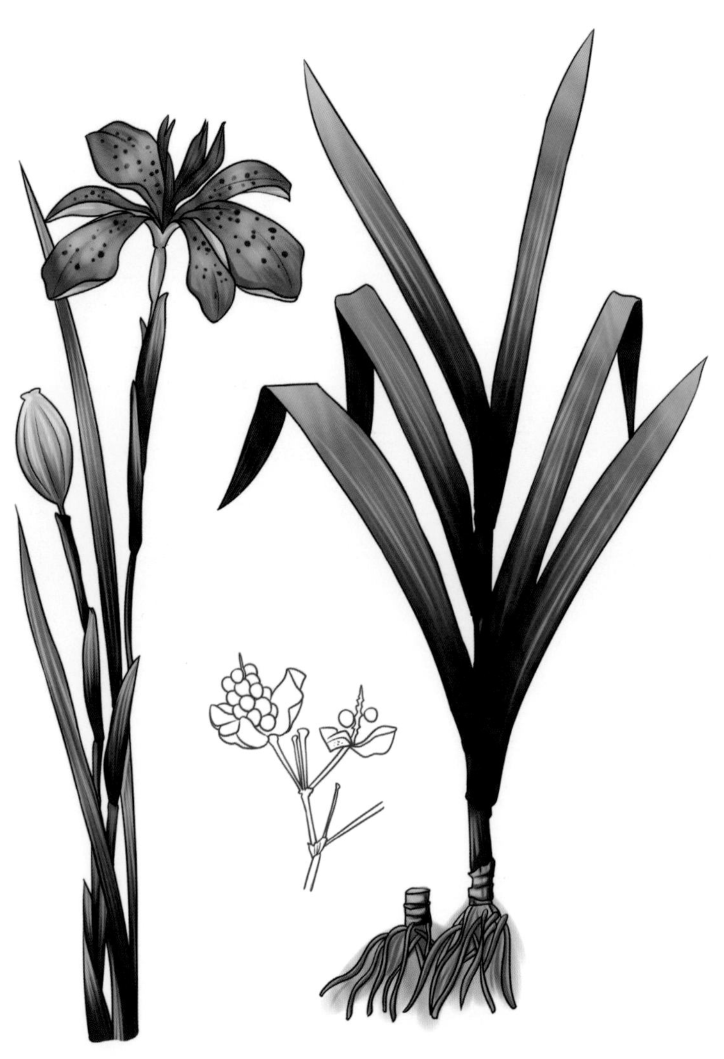

识别特征 多年生草本，高50～120厘米，根茎横走，呈结节状。叶剑形，扁平，嵌迭状排成二列，叶长25～60厘米，宽2～4厘米。伞房花序，顶生，总花梗和小花梗基部具膜质苞片，花橘红色，散生暗色斑点，花被片6，雄蕊3枚，子房下位，柱头3浅裂。蒴果倒卵圆形，种子黑色。根茎呈不规则结节状，有分枝，长3～10厘米，直径1～2厘米。花期7～9月，果期8～10月。

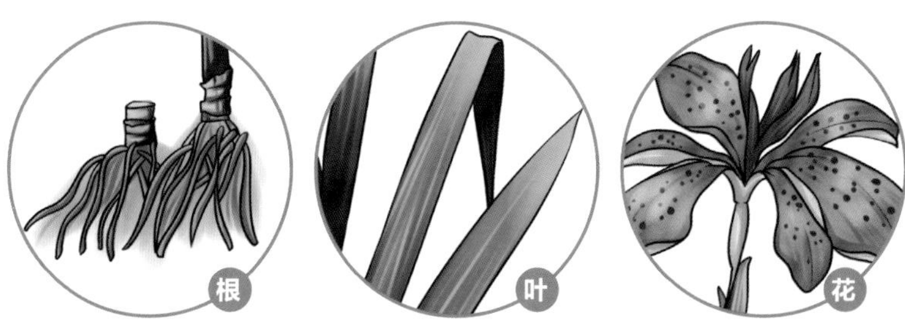

用量用法 3～10克。

精选验方 ①血瘀闭经：射干、莪术各9克，当归、川芎各10克。水煎服。②淋巴结核肿痛：射干9克，玄参、夏枯草各15克。水煎服。③慢性咽喉炎：射干、金银花、玉竹、麦冬、知母各10克，红糖适量。水煎服，10日为1个疗程。④风热郁结、咽喉红肿热痛：射干12克。水煎服。⑤跌打损伤：鲜射干60克。捣烂敷患处。⑥腮腺炎：射干鲜根3～5克。水煎，饭后服，每日2次。⑥咽喉肿痛：射干15克。水煎服。

使用注意 孕妇忌用或慎用。

采收加工

春初刚发芽或秋末茎叶枯萎时采挖，除去须根及泥沙，干燥。

性味归经

苦，寒。归肺经。

功效主治

清热解毒，消痰，利咽。主治热毒痰火郁结，咽喉肿痛，痰涎壅盛，咳嗽气喘。

徐长卿

别名 寮刁竹、逍遥竹、遥竹逍、对节莲、竹叶细辛。

来源 本品为萝藦科植物徐长卿*Cynanchum paniculatum*（*Bge.*）Kitag.的干燥根及根茎。

生境分布 野生长于山坡或路旁。全国大部分地区均产，江苏、安徽、河北、湖南等地较多。

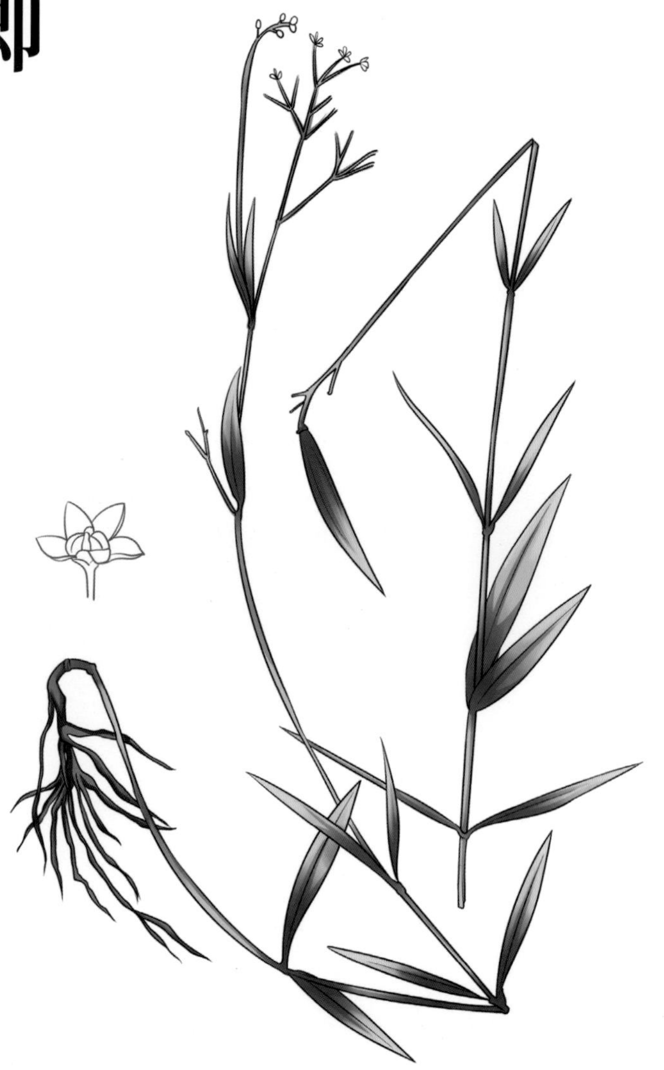

识别特征 多年生草本，高约65厘米。根茎短，须状根多数。茎细，刚直，节间长。叶对生，披针形至线形，长5～14厘米，宽2～8毫米，先端尖，全缘，边缘稍外反，有缘毛，基部渐狭，下面中脉隆起。圆锥花序顶生于叶腋，总花柄多分枝，花梗细柔，花多数；花萼5深裂，卵状披针形，花冠5深裂，广卵形，平展或下反，黄绿色；副花冠5枚，黄色，肉质，肾形，基部与雄蕊合生；雄蕊5，连成筒状，药2室；雌蕊1，子房上位，由2个离生心皮组成，花柱2，柱头合生。蓇葖果角状。种子顶端着生多数银白色茸毛。花期6～7月，果期9～10月。

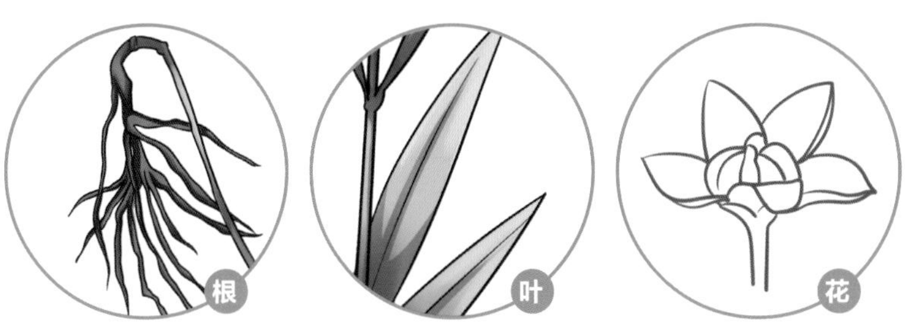

采收加工

秋季采挖，除去杂质，阴干。

性味归经

辛，温。归肝、胃经。

功效主治

祛风，化湿，止痛，止痒。主治风湿痹痛，胃痛胀满，牙痛，腰痛，跌仆伤痛，风疹、湿疹。

用量用法 3～12克，后下。

精选验方 ①皮肤瘙痒：徐长卿适量。煎水洗。②跌打肿痛、接骨：鲜徐长卿适量。捣烂敷患处。③腰痛、胃寒气痛、肝硬化腹水：徐长卿10～20克。水煎服。

使用注意 本品气味芳香，入汤剂不宜久煎。

狼毒

别名 断肠草、拔萝卜、燕子花、馒头花、瑞香狼毒。

来源 本品为大戟科植物狼毒大戟*Euphorbia fischeriana* Steud.的干燥根。

生境分布 生长于海拔2600～4200米的干燥而向阳的高山草坡、草坪或河滩等地。分布于我国北方各省区及西南地区。俄罗斯西伯利亚也有分布。

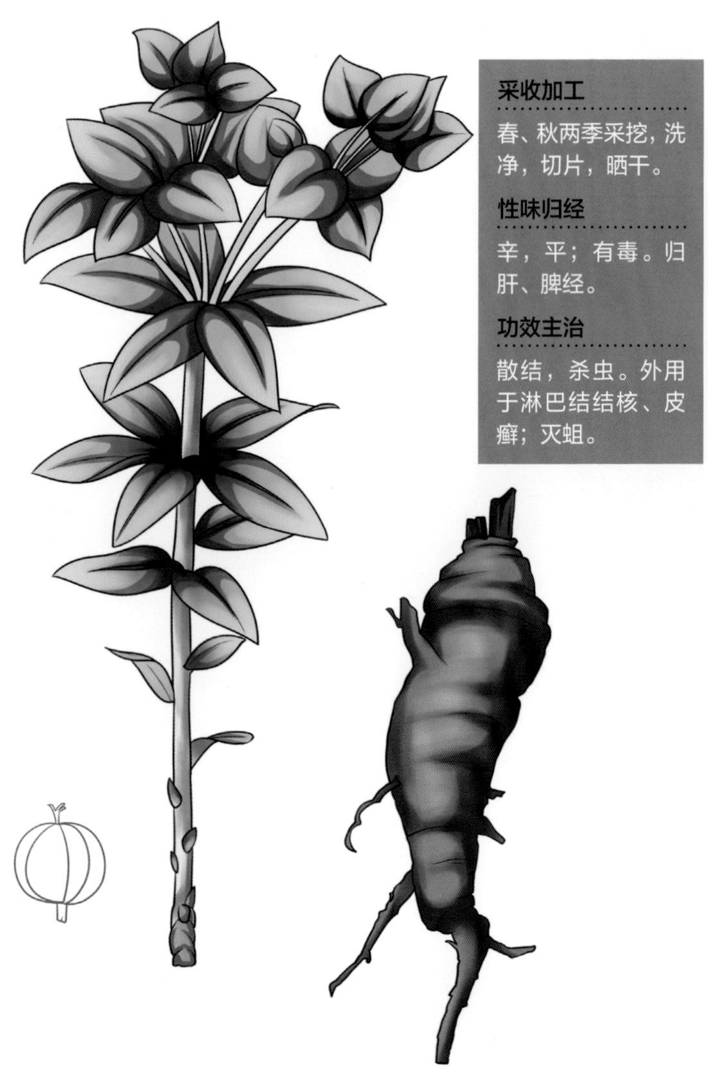

采收加工

春、秋两季采挖，洗净，切片，晒干。

性味归经

辛，平；有毒。归肝、脾经。

功效主治

散结，杀虫。外用于淋巴结结核、皮癣；灭蛆。

识别特征 多年生草本，高15～40厘米，全体含白色乳汁。根肉质肥大。茎下部叶鳞片状，膜质，淡褐色；中、上部叶3～5片轮生，无柄；叶片长圆形或长圆状卵形，长4～6.5厘米，宽1～3厘米。先端钝或急尖，基部圆。杯状聚伞花序顶生，排成复伞形；伞梗5枝，基部轮生叶状苞片5；每枝再分3枝，分枝处有3片三角卵形的苞叶，小枝先端具2片较小的苞叶及1～3个杯状聚伞花序；雄花多数和雌花1枚同生于杯形的总苞内，总苞先端5裂，腺体5个与裂片互生；雄花仅有雄蕊1；雌花仅有雌蕊1，子房扁圆形，花柱3，先端浅裂成2叉状柱头。蒴果扁球形，有3纵沟，褐色。花期5～6月，果期6～7月。

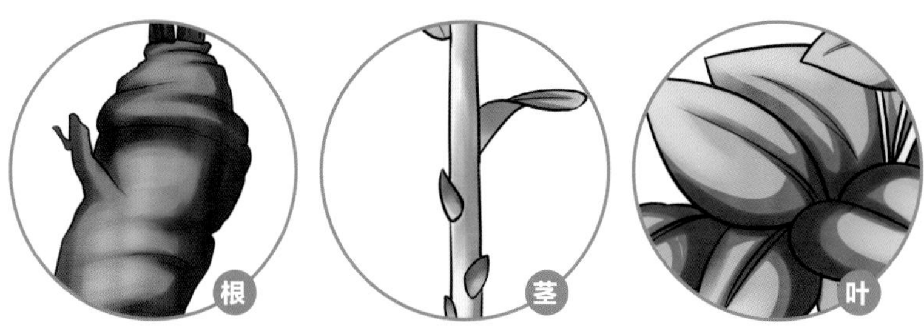

用量用法 熬膏外敷。

精选验方 ①干癣积年结痂，搔之黄水出，逢阴雨则痒：狼毒适量。以醋磨涂。②外伤出血：狼毒适量。研末撒于伤口。

使用注意 不宜与密陀僧同用。

高山辣根菜

别名 无茎芥、高山无茎芥。

来源 本品为十字花科植物单花芥*Pegaeophyton scapiflorum*（*Hook.f.et Thoms.*）Marq.et Shaw的干燥根或全草。

生境分布 生长于海拔3500～5400米的山坡潮湿地、高山草地、林内水沟边和流水滩地。分布于青海、四川西南部、云南西北部及西藏等地。

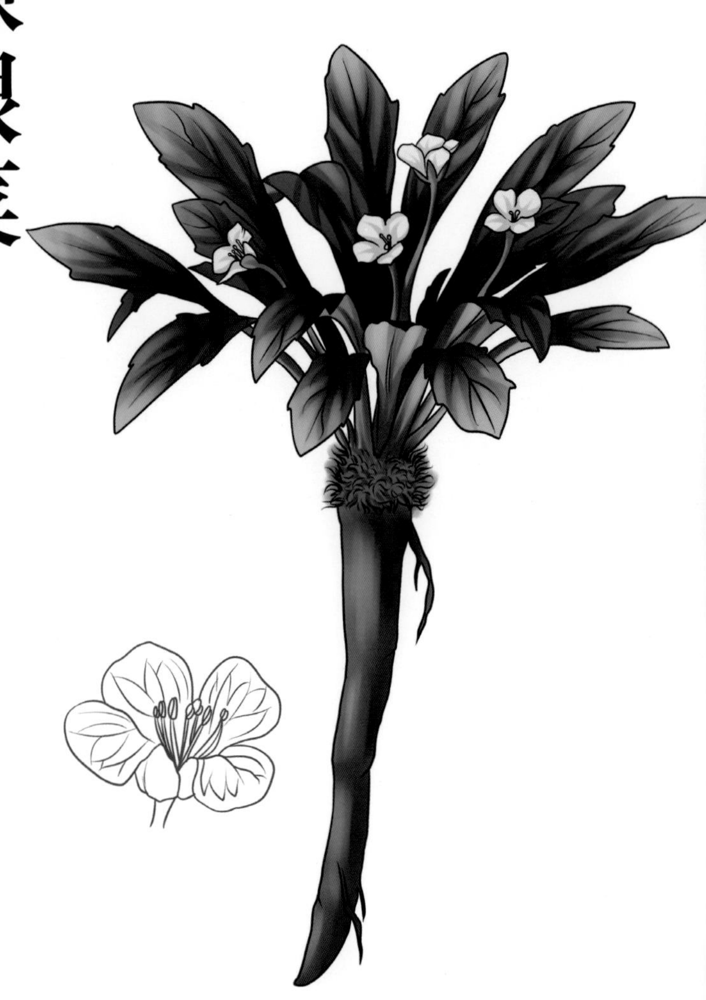

识别特征 多年生无茎草本，高约4厘米。其根茎顶端有数个分枝，有密集横环纹，其上有叶柄残基。根圆柱形，长5～6厘米，直径0.6～1.5厘米。表面黄棕色至灰黄褐色，粗糙，有明显的皱纹和纵沟。叶片长椭圆状倒披针形至匙形。花葶多数，绿色，花瓣淡紫色。短角果椭圆形，长约7毫米。种子多数，棕色，椭圆形。花期6～7月。

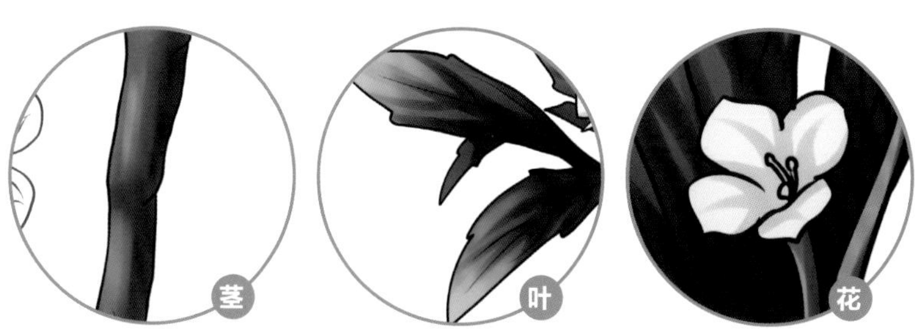

用量用法 3～6克；或入丸、散。外用：适量，研末敷。

精选验方 ①气血郁滞型咳嗽，症见干咳气短、痰喘：高山辣根菜、土木香、红花、肉豆蔻、宽筋藤、广枣、诃子、余甘子各10克，沉香、檀香各5克，悬钩子茎（去皮）、野姜、石灰华各6克。共研为细末，蜜炼为丸，每次3克，每日3次。②肺结核：高山辣根菜10克，炖猪肺适量。喝汤吃肉，每剂服2日。③支气管炎：高山辣根菜、岩白菜各10克，生甘草5克，紫草茸6克。水煎服。④肺脓疡：高山辣根菜、瓜蒌仁、芦苇根、薏苡仁、金银花各12克，鱼腥草15克，红藤、败酱草各10克。水煎服，每日3次。

使用注意 脾胃虚寒者慎用。

采收加工

秋季采挖，除去须根和泥沙，晒干。

性味归经

苦、辛，寒。归肺、肝经。

功效主治

清热解毒，清肺止咳，止血，消肿。主治温病发热，肺热咳嗽，咯血，创伤出血，四肢浮肿。

高良姜

别名 风姜、良姜、蛮姜、小良姜、高凉姜、佛手根、海良姜。

来源 本品为姜科植物高良姜*Alpinia officinarum* Hance的干燥根茎。

生境分布 生长于山坡、旷野的草地或灌木丛中。分布于广东、广西、台湾等地。

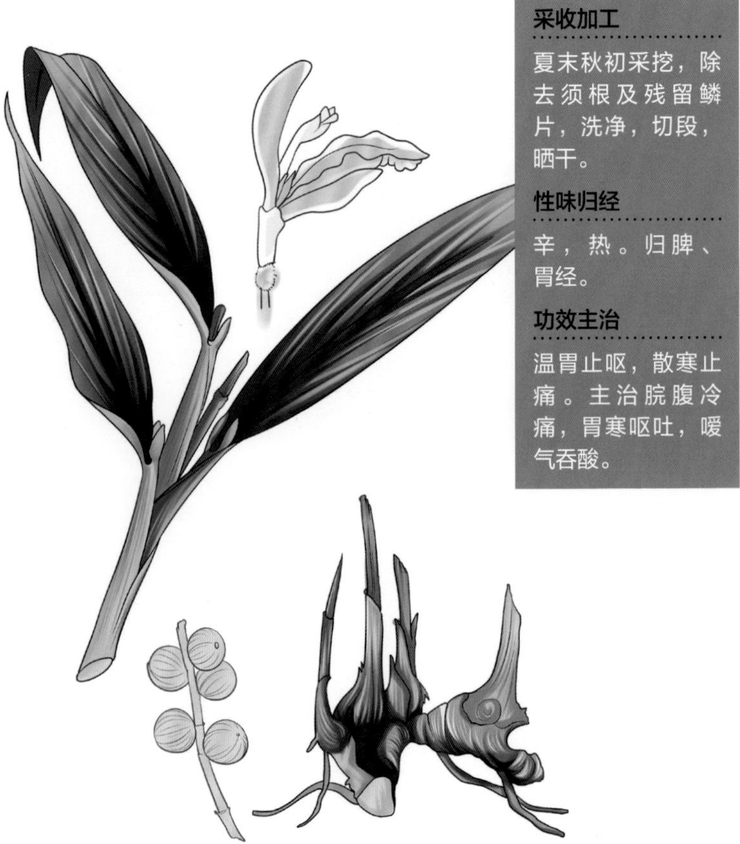

采收加工

夏末秋初采挖，除去须根及残留鳞片，洗净，切段，晒干。

性味归经

辛，热。归脾、胃经。

功效主治

温胃止呕，散寒止痛。主治脘腹冷痛，胃寒呕吐，嗳气吞酸。

识别特征 多年生草本，高30～80厘米。根茎圆柱状，横走，棕红色或紫红色，有节，节处具环形膜质鳞片，节上生根。茎丛生，直立。叶2列，无柄，叶片狭线状披针形，长15～30厘米，宽1.5～2厘米，先端尖，基部渐狭，全缘或具不明显的疏钝齿，两面无毛；叶鞘开放，抱茎，边缘膜质，叶舌最长可达3厘米，挺直，膜质，渐尖，棕色。圆锥形总状花序，顶生，长5～15厘米，花稠密；小苞片宿存，膜质，棕色，环形至长圆形，外面被疏毛；花两性，具短柄；萼筒状，长7～14毫米，3浅圆裂，棕黄色，外面被短毛；花冠管漏斗状，长约1厘米，裂片3枚，长约1.7厘米，浅肉红色，外面被疏短柔毛。蒴果不开裂，球形，直径约1.2厘米，被短毛，熟时橘红色。种子具假种皮，有钝棱角，棕色。花期4～10月。

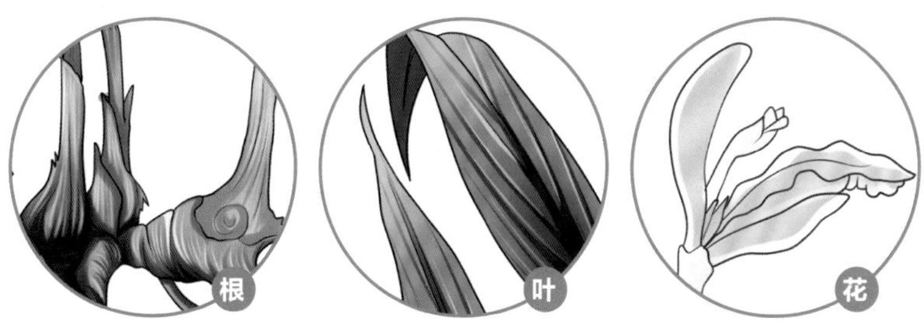

用量用法 3～6克。

精选验方 ①花斑癣：高良姜50克。75％的酒精250毫升混合浸泡7日备用，用时涂擦患处，每日2次，涂擦后有隐刺痛，几分钟后自行消失。②霍乱吐泻腹痛：高良姜适量。火炙焦香，取250克兑酒1000毫升煮沸，顿服。③胸胁胀痛：高良姜、厚朴、当归各15克，桂心5克，生姜10克。水煎服。④胃寒病、吐清水：高良姜、延胡索各15克。水煎服。⑤胃寒气滞作痛：高良姜、制香附各100克。共研细粉，水泛为丸，每次5克，每日3次。

使用注意 阴虚有热者忌服。

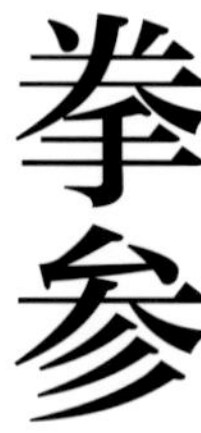

拳参

别名 紫参、山虾、草河车、倒根草。

来源 本品为蓼科植物拳参*Polygonum bistorta* L.的干燥根茎。

生境分布 生长于草丛、阴湿山坡或林间草甸中。分布于东北、华北及山东、江苏、湖北等地。

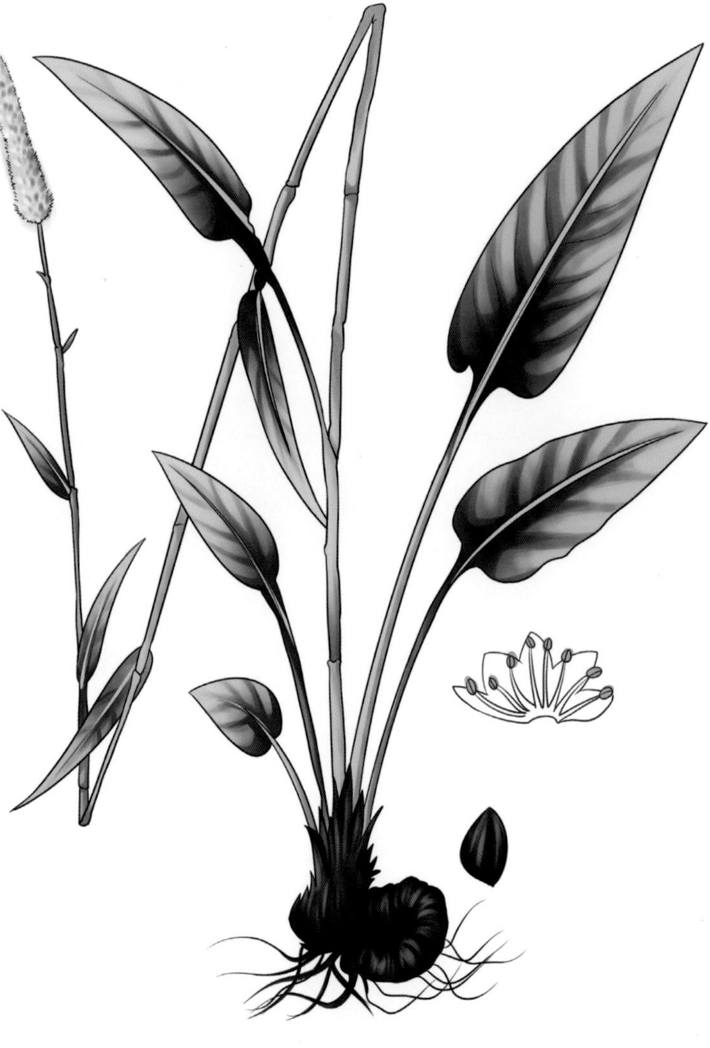

识别特征 多年生草本，高35 ~ 85厘米。根茎肥厚，黑褐色。茎单一，无毛，具纵沟纹。基生叶有长柄，叶片长圆披针形或披针形，长10 ~ 20厘米，宽2 ~ 5厘米，叶基圆钝或截形，沿叶柄下延成窄翅，茎生叶互生，向上柄渐短至抱茎。托叶鞘筒状，膜质。总状花序呈穗状圆柱形顶生。花小密集，淡红色或白色。瘦果椭圆形，棕褐色，有三棱，稍有光泽。根茎呈扁圆柱形，常弯曲成虾状，长1 ~ 1.5厘米，直径1 ~ 2.5厘米，两端圆钝或稍细。花期6 ~ 9月，果期9 ~ 11月。

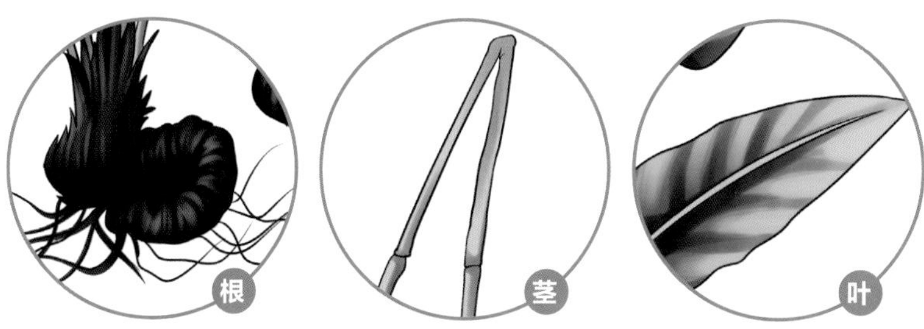

采收加工

春季发芽前或秋季茎叶将枯萎时采挖，除去泥沙，晒干，去须根。

性味归经

苦、涩，微寒。归肺、肝、大肠经。

功效主治

清热解毒，消肿，止血。主治赤痢热泻，肺热咳嗽，痈肿瘰疬，口舌生疮，血热吐衄，痔疮出血，蛇虫咬伤。

用量用法 5 ~ 10克。外用：适量。

精选验方 ①菌痢、肠炎：拳参50克。水煎服，每日1 ~ 2次。②慢性气管炎：拳参、陈皮各9克，甘草6克。水煎服。③阴虚久咳、肺痨、喘嗽：拳参、蜜百合各9克，沙参、炙甘草各6克。水煎服。④急性扁桃体炎：拳参9克，蒲公英15克。水煎服。

使用注意 无实火热毒及阴证外疡忌用。

粉萆薢

别名 萆薢、黄萆薢。

来源 本品为薯蓣科植物粉背薯蓣*Dioscorea hypoglauca* Palibin 的干燥根茎。

生境分布 生长于海拔60～1000米的稀疏杂木林或竹林下。分布于江苏、浙江、湖南、湖北、福建、江西、四川、贵州等地。

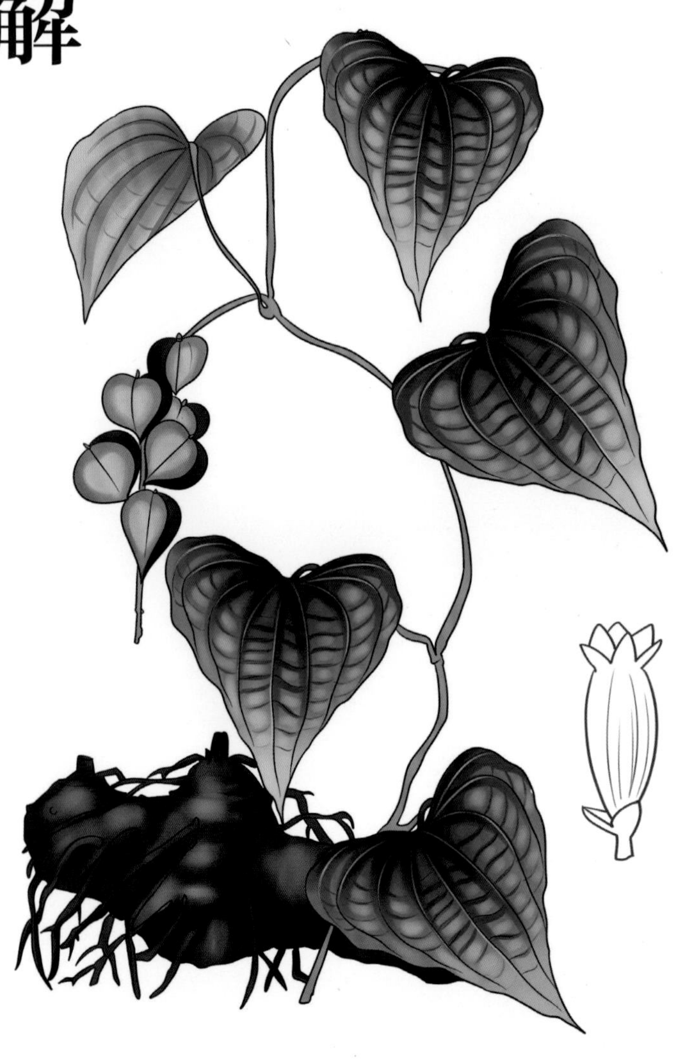

识别特征 多年生草质缠绕藤本；根状茎横生，近圆柱形，不规则分枝。茎表面光滑，有纵沟。单叶互生，茎下部叶片心形，至中部以上渐成三角状心形，顶端渐尖成尾状，基部心形至宽心形，全缘，有时呈浅波状。雄花序为总状或圆锥花序；雄花有梗，在花序的基部通常2~4朵集成伞房状，至中部以上通常单生；雄蕊6，着生于花被基部，顶端向外弯曲；雌花序穗状或圆锥状，单生。果梗扭曲下垂，蒴果翅长1.5~2厘米，宽0.5~1厘米；种子着生于果实每室的基部，翅由两侧向上扩大，宽超过种子1倍以上。花期5~8月，果期6~10月。

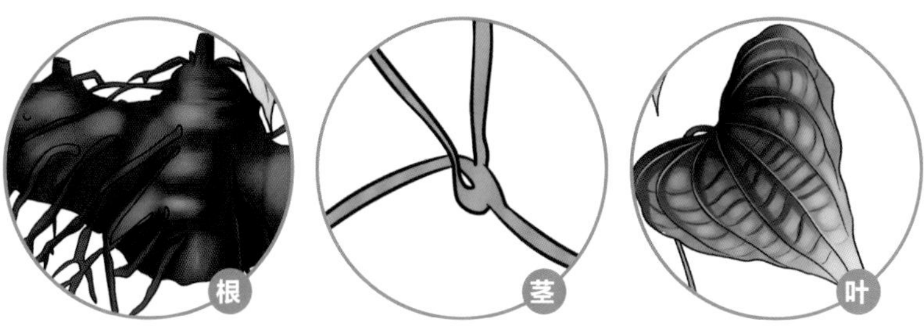

用量用法 9~15克。

精选验方 ①小肠虚冷、小便频数：粉萆薢60克，牛膝（酒浸，切，焙）、川芎、续断各15克。上四味捣为末，炼蜜和丸如梧桐子大，空腹盐汤调下40丸。②小便浑浊：鲜粉萆薢根头适量。刮去皮须，每次60克，水煎服。③阴痿失溺：粉萆薢6克，附子4.5克。合煎汤，内服。

使用注意 肾阴亏虚、遗精滑泄者慎用。

采收加工

秋、冬两季采挖，除去须根，洗净，切片，晒干。

性味归经

苦，平。归肾、胃经。

功效主治

利湿去浊，祛风除痹。主治膏淋，白浊，白带过多，风湿痹痛，关节不利，腰膝疼痛。

黄芩

别名　山茶根、黄芩茶、土金茶根。

来源　本品为唇形科植物黄芩*Scutellaria baicalensis* Georgi的干燥根。

生境分布　生长于山顶、林缘、路旁、山坡等向阳较干燥的地方。分布于河北、山西、内蒙古，以及河南、陕西等地。以山西产量最多，河北承德产者质量最好。

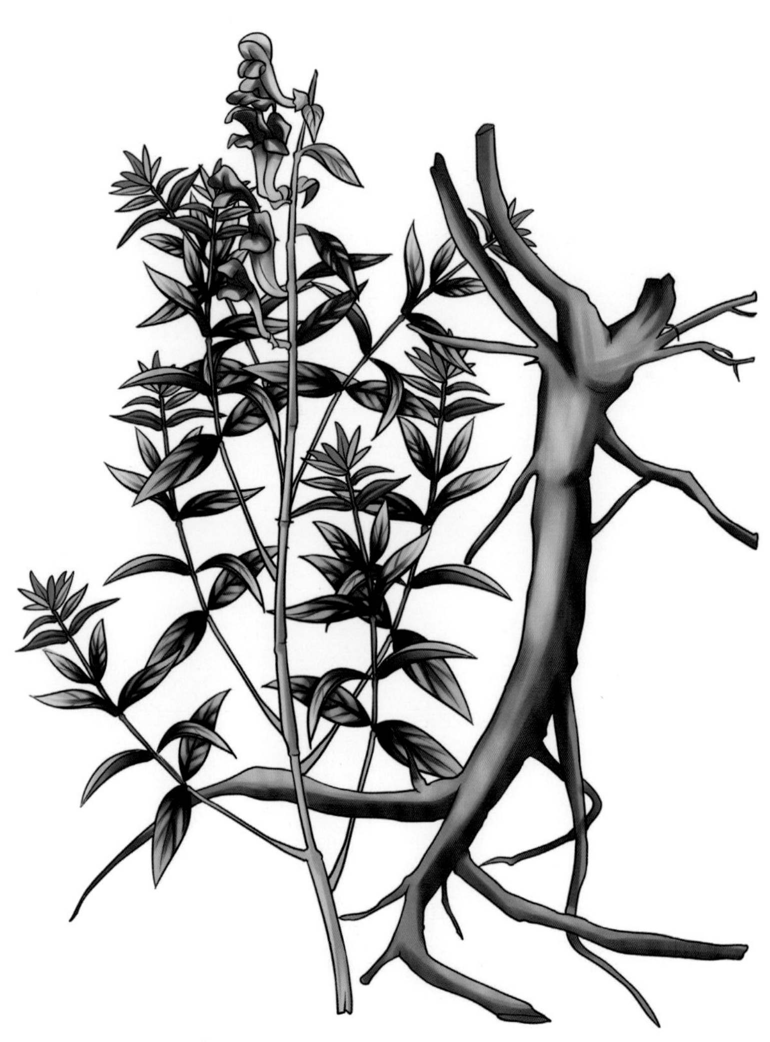

识别特征 多年生草本，茎高20～60厘米，四棱形，多分枝。叶披针形，对生，茎上部叶略小，全缘，上面深绿色，无毛或疏被短毛，下面有散在的暗腺点。圆锥花序顶生，花蓝紫色，二唇形，常偏向一侧。小坚果，黑色。花期7～8月，果期8～9月。

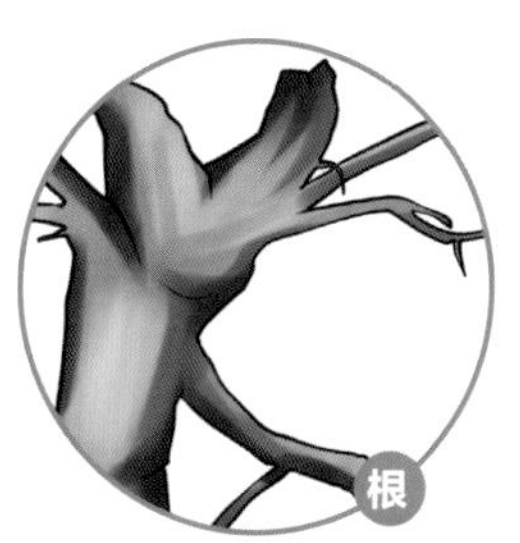

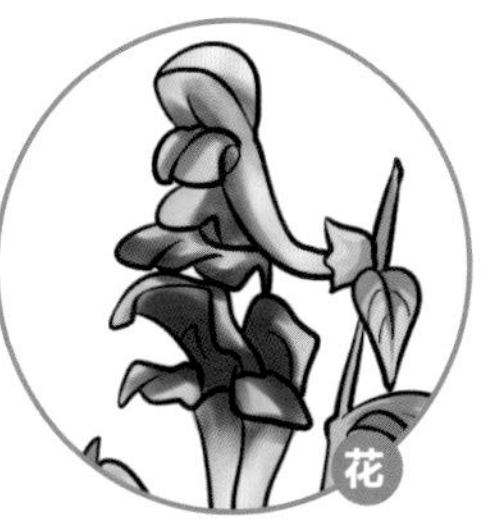

采收加工

春、秋两季采挖，除去须根和泥沙，晒后撞去粗皮，晒干。

性味归经

苦，寒。归肺、脾、胆、大肠、小肠经。

功效主治

清热燥湿，泻火解毒，安胎，止血。主治湿温、暑湿，胸闷呕恶，湿热痞满，泻痢，黄疸，肺热咳嗽，高热烦渴，血热吐衄，痈肿疮毒，胎动不安。

用量用法 3～10克。

精选验方 ①泄泻热痢：黄芩、白芍、葛根各10克，白头翁15克。水煎服。②偏正头痛：黄芩片适量。酒浸透，晒干为末，每服3克，茶、酒下。③小儿心热惊啼：黄芩（去黑心）、人参各0.3克。制为散，每次服0.4克，竹叶汤调服。④崩中下血：黄芩适量。研为细末，每服5克，烧秤锤淬酒调下。⑤胎热胎动不安：黄芩10克，生地黄、竹茹各15克。水煎服。⑥尿路感染、血尿：黄芩片24克。水煎分3次服。

使用注意 苦寒伤胃，脾胃虚寒者不宜使用。

黄精

别名 菟竹、鹿竹、重楼、鸡头参、白及黄精、玉竹黄精。

来源 本品为百合科植物黄精*Polygonatum sibiricum* Red.的干燥根茎。

生境分布 生长于土层较深厚、疏松肥沃、排水和保水性能较好的土壤中。分布于贵州、湖南、浙江、广西、河北、河南、湖北等地。

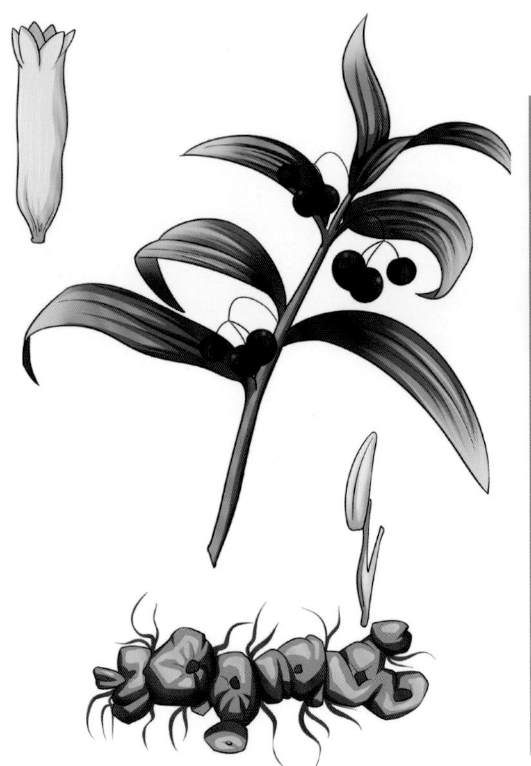

采收加工

春、秋两季采挖，除去须根，洗净，置沸水中略烫或蒸至透心，干燥。

性味归经

甘，平。归肺、脾、肾经。

功效主治

补气养阴，健脾，润肺，益肾。主治脾胃气虚，体倦乏力，胃阴不足，口干食少，肺虚燥咳，劳嗽咳血，精血不足，腰膝酸软，须发早白，内热消渴。

识别特征 多年生草本。根茎横生，肥大肉质，黄白色，略呈扁圆形。有数个茎痕，茎痕处较粗大，最粗处直径可达2.5厘米，生少数须根。茎直立，圆柱形，单一，高50～80厘米，光滑无毛。叶无柄；通常4～5枚轮生；叶片线状披针形至线形，长7～11厘米，宽5～12毫米，先端渐尖并卷曲，上面绿色，下面淡绿色。花腋生，下垂，花梗长1.5～2厘米，先端2歧，着生花2朵；苞片小，远较花梗短；花被筒状，长8～13毫米，白色，先端6齿裂，带绿白色；雄蕊6，着生于花被管的中部，花丝光滑；雌蕊1，与雄蕊等长，子房上位，柱头上有白色毛。浆果球形，直径7～10毫米，成熟时黑色。花期5～6月，果期6～7月。

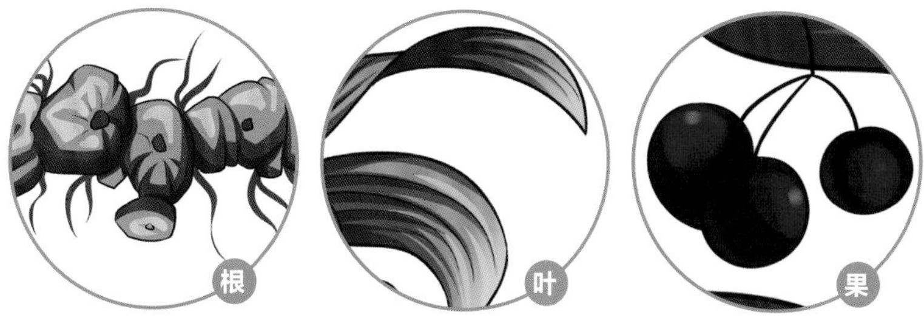

用量用法 9～15克。

精选验方 ①肺结核、病后体虚：黄精25～50克。水煎服。②脾胃虚弱、体倦无力：黄精、山药、党参各50克。蒸鸡食。③肺燥咳嗽：黄精15克，北沙参12克，杏仁、桑叶、麦冬各9克，生甘草6克。水煎服。

使用注意 凡脾虚有湿、咳嗽痰多、中寒便溏及痞满气滞者不宜服。

菝葜

别名 金刚刺、金刚藤、乌鱼刺、铁菱角、马加勒。

来源 本品为百合科植物菝葜*Smilax china* L.的干燥根茎。

生境分布 生长于海拔2000米以下的林下灌木丛中、路旁、河谷或山坡上。主要分布于我国长江以南各地。

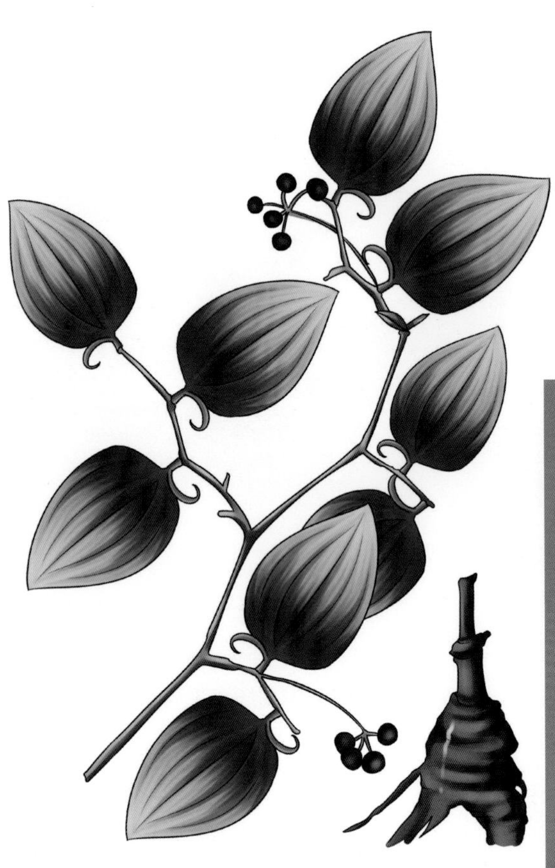

采收加工

秋末至次年春采挖，除去须根，洗净，晒干或趁鲜切片，干燥。

性味归经

甘、微苦、涩，平。归肝、肾经。

功效主治

利湿去浊、祛风除痹，解毒散瘀。主治小便淋浊，带下量多，风湿痹痛，疔疮痈肿。

识别特征 攀缘状灌木。高1～3米，疏生刺。根茎粗厚，坚硬，为不规则的块根，粗2～3厘米。叶互生，叶柄长5～15毫米，约占全长的1/3～1/2，具宽0.5～1毫米的狭鞘，几乎都有卷须，少有例外，脱落点位于靠近卷须处；叶片薄革质或坚纸质，卵圆形或圆形、椭圆形，长3～10厘米，宽1.5～5（～10）厘米，基部宽楔形至心形，下面淡绿色，较少苍白色，有时具粉霜。花单性，雌雄异株；伞形花序生于叶尚幼嫩的小枝上，具十几朵或更多的花，常呈球形；总花梗长1～2厘米，花序托稍膨大，近球形，较少稍延长，具小苞片；花绿黄色，外轮花被片3，长圆形，长3.5～4.5毫米，宽1.5～2毫米，内轮花被片稍狭。雄蕊长约为花被片的2/3，花药比花丝稍宽，常弯曲；雌花与雄花大小相似，有6枚退化雄蕊。浆果直径6～15毫米，熟时红色，有粉霜。花期2～5月，果期9～11月。

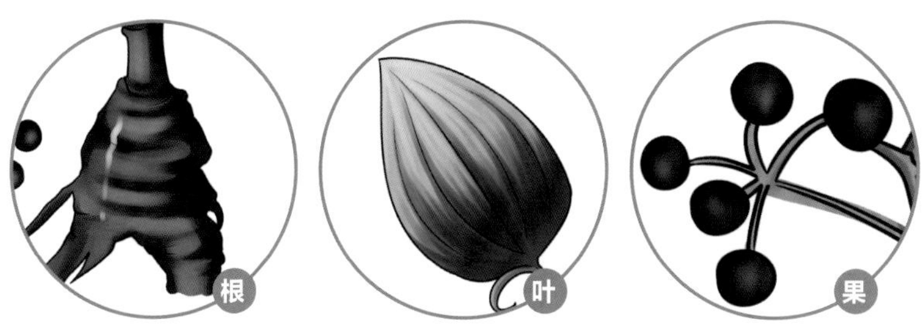

用量用法 10～15克。

精选验方 ①赤白带下：菝葜250克。捣碎煎汤，加糖100克，每日服。②牛皮癣：菝葜根20～40克。用温开水1500毫升浸泡10小时，煮沸40～80分钟，每日分2～3次饭后服。③关节风湿痛：菝葜、活血龙、山楂根各15～25克。水煎服。④筋骨麻木：菝葜适量。浸酒服。⑤小便多、滑数不禁：菝葜适量。研为末，以好酒调15克，服用。

使用注意 忌茶、醋。

常山

别名 鹅儿花、玉叶金花。

来源 本品为虎耳草科植物常山*Dichroa febrifuga* Lour.的干燥根。

生境分布 生长于林荫湿润山地，或栽培于林下。分布于四川、贵州、湖南、江西、湖北、云南、广东、广西等地。

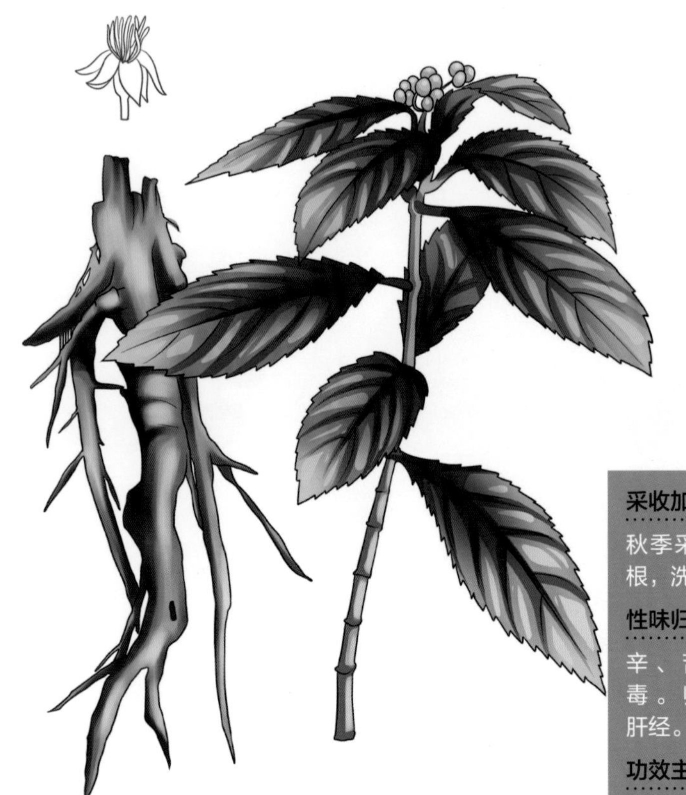

采收加工

秋季采挖，除去须根，洗净，晒干。

性味归经

辛、苦，寒；有毒。归肺、心、肝经。

功效主治

涌吐痰涎，截疟。主治痰饮停聚，胸膈痞塞，疟疾。

识别特征 落叶灌木，高约2米。茎枝圆形，有节，幼时被棕黄色短毛。叶对生，椭圆形、广披针形或长方状倒卵形，先端渐尖，基部楔形，边缘有锯齿，幼时两面均疏被棕黄色短毛。伞房花序，着生于枝顶或上部的叶腋；花浅蓝色；苞片线状披针形，早落；花萼管状，淡蓝色。花瓣蓝色，长圆状披针形或卵形。浆果圆形，蓝色，有宿存萼和花柱。花期6～7月，果期8～9月。

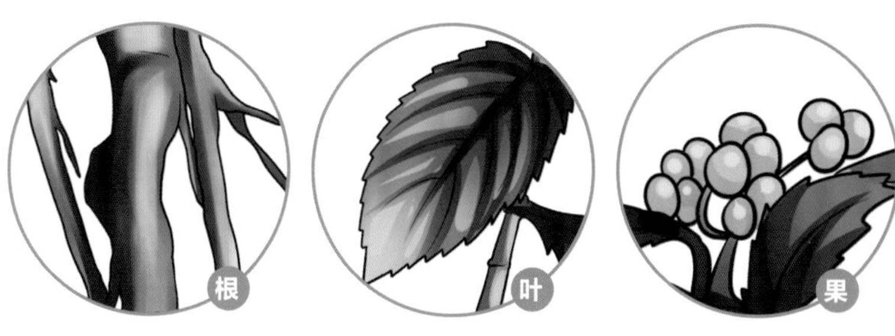

用量用法 5～9。

精选验方 ①疟疾寒热往来：常山（锉）、厚朴（去粗皮，生姜汁炙熟）各50克，草豆蔻（去皮）、肉豆蔻（去壳）各2枚，乌梅（和核）7枚，槟榔（锉）、甘草（炙）各25克。上七味，粗捣筛，每次6克，水煎去滓候冷，未发前服。②蓝氏贾第鞭毛虫病：常山10克。煎服，每日1次，连服7日。③疟疾：常山、槟榔、知母各9克，草果、贝母各6克，乌梅、红枣各3个，生姜3片。水煎于发作前4小时服用。

使用注意 因能催吐，用量不宜过大，体虚及孕妇不宜用。治疟时，均应酒制，用量不宜大。

采收加工

秋季采挖，除去须根，洗净，晒干。

性味归经

辛、苦，寒；有毒。归肺、心、肝经。

功效主治

涌吐痰涎，截疟。主治痰饮停聚，胸膈痞塞，疟疾。

银柴胡

别名 土参、银胡、山菜根、沙参儿、牛肚根、银夏柴胡。

来源 本品为石竹科植物银柴胡*Stellaria dichotoma* L.var. lanceolata Bge.的干燥根。

生境分布 生长于干燥的草原、悬岩的石缝或碎石中。产于我国西北部及内蒙古等地。

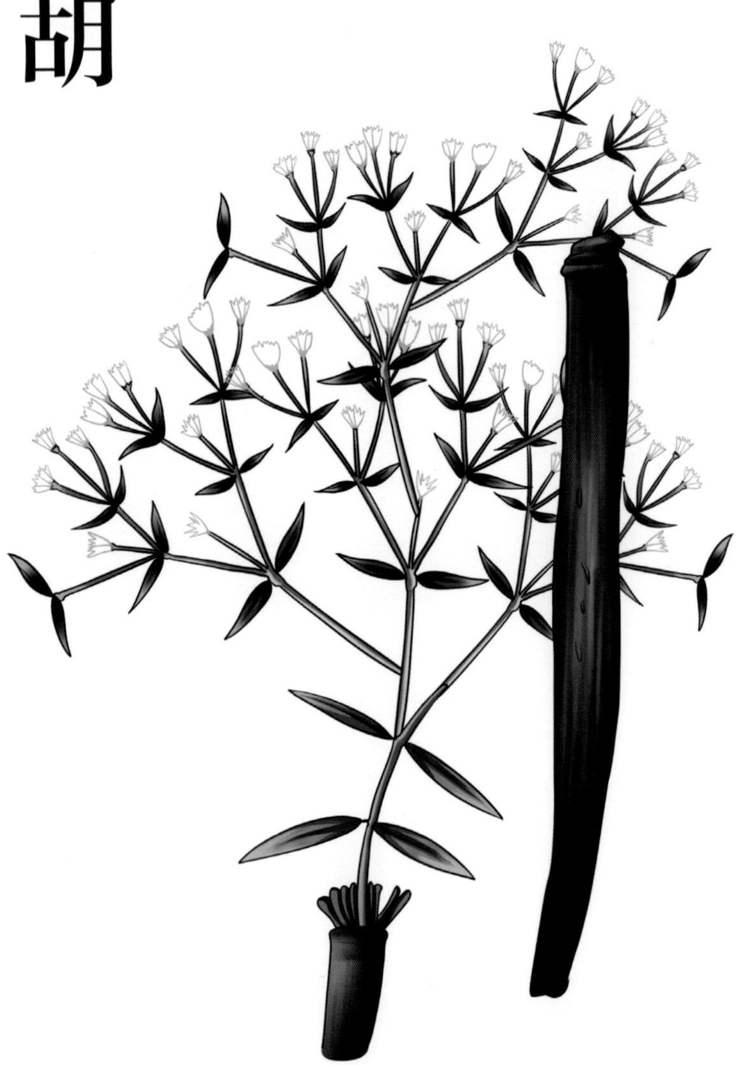

识别特征 多年生草本，高20～40厘米。主根圆柱形，直径1～3厘米，外皮淡黄色，顶端有许多疣状的残茎痕迹。茎直立，节明显，上部二叉状分歧，密被短毛或腺毛。叶对生，无柄，茎下部叶较大，披针形，长4～30毫米，宽1.5～4毫米，先端锐尖，基部圆形，全缘，上面绿色，疏被短毛或几无毛，下面淡绿色，被短毛。花单生，花梗长1～4厘米；花小，白色；萼片5，绿色，披针形，外具腺毛，边缘膜质；花瓣5，较萼片为短，先端2深裂，裂片长圆形；雄蕊10，着生在花瓣的基部，稍长于花瓣；雌蕊1，子房上位，近于球形，花柱3，细长。蒴果近球形，成熟时顶端6齿裂。花期6～7月，果期8～9月。

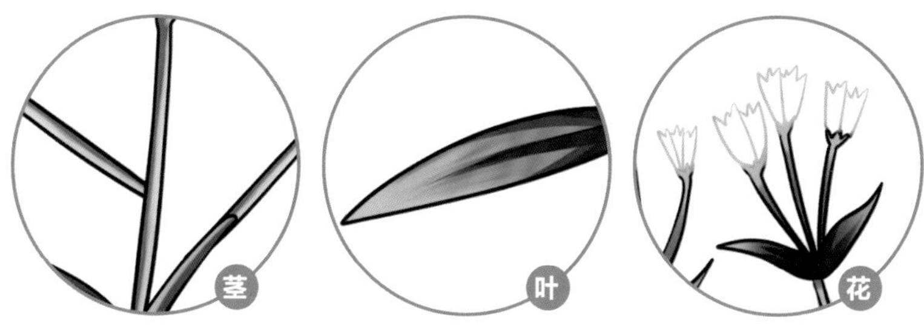

用量用法 3～10克。

精选验方 ①肺结核咯血：银柴胡10克，白及12克，仙鹤草15克。水煎服。②阴虚骨蒸潮热：银柴胡10克，青蒿12克，鳖甲15克。水煎服。

使用注意 外感风寒、血虚无热者忌用。

采收加工

春、夏间植株萌发或秋后茎叶枯萎时采挖；栽培品于种植后第三年9月中旬或第四年4月中旬采挖，除去残茎、须根及泥沙，晒干。

性味归经

甘，微寒。归肝、胃经。

功效主治

退虚热，除疳热。主治阴虚发热，骨蒸劳热，小儿疳热。

猫爪草

别名 三散草、小毛茛、猫爪儿草。

来源 本品为毛茛科植物小毛茛*Ranunculus ternatus* Thunb.的干燥块根。

生境分布 生长于平原湿草地、田边荒地或山坡草丛中。主要分布于浙江、江苏等地。

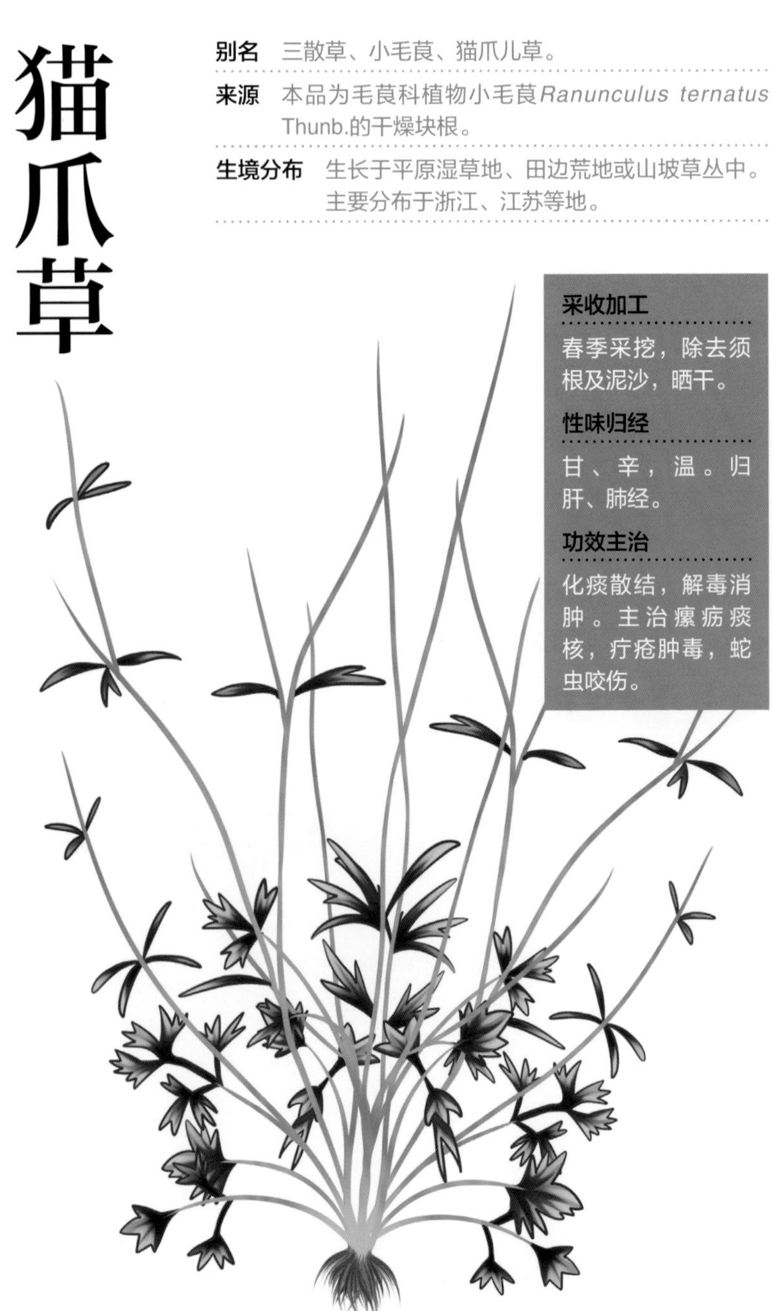

采收加工

春季采挖，除去须根及泥沙，晒干。

性味归经

甘、辛，温。归肝、肺经。

功效主治

化痰散结，解毒消肿。主治瘰疬痰核，疔疮肿毒，蛇虫咬伤。

识别特征 多年生小草本。高5～20厘米。簇生多数肉质小块根，块根近纺锤形或卵球形，直径3～5毫米。茎铺散，多分枝，疏生短柔毛，后脱落无毛。基生叶丛生，有长柄；叶柄长6～10厘米；叶片形状多变，单叶3裂或三出复叶；叶片长0.5～1.7厘米，宽0.5～1.5厘米，小叶或一回裂片浅裂或细裂成条形裂片；茎生叶较小，细裂，多无柄。花序具少数花；花两性，单生茎顶和分枝顶端，直径1～1.5厘米；萼片5，椭圆形，长3～4毫米，外面疏生柔毛；花瓣5，倒卵形，长6～8毫米，亮黄色，基部有爪，长约0.8毫米，蜜槽棱形；雄蕊多数，花药长约1毫米；花托无毛；心皮多数，无毛，花柱短。瘦果卵球形，长约1.5毫米，无毛，边缘有纵肋，喙长约0.5毫米。花期3～5月，果期4～8月。

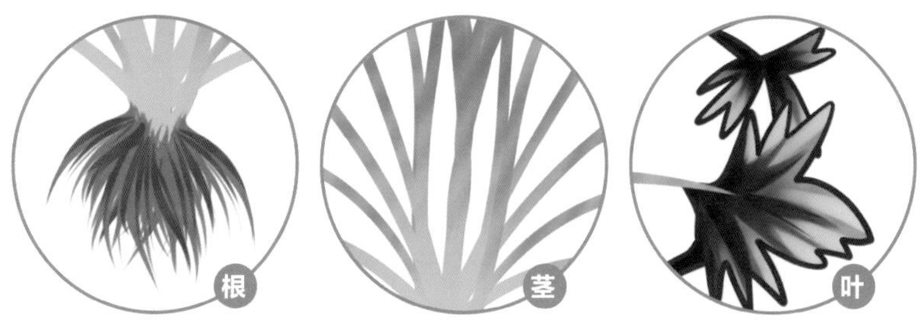

用量用法 15～30克，单味药可用至120克。

精选验方 ①瘰疬：猫爪草、夏枯草各适量。水煮，过滤取汁，再熬成膏，贴患处。②肺结核：猫爪草60克。水煎，分2次服。③肺癌：猫爪草、夏枯草各50克。水煎服，每日1剂。加服小金丹，每次3克，每日2次。④恶性淋巴瘤：猫爪草15～30克，重楼18～24克，乌蔹莓、水红花、薏苡仁各30～60克，大黄9克。每日1剂，煎2次分服。

使用注意 无。

商陆

别名 当陆、章陆、山萝卜、章柳根、见肿消。

来源 本品为商陆科植物商陆*Phytolacca acinosa* Roxb.的干燥根。

生境分布 生长于路旁疏林下或栽培于庭园。分布于全国大部分地区。

采收加工

秋季至次春采挖，除去须根及泥沙，切成块或片，晒干或阴干。

性味归经

苦，寒；有毒。归肺、脾、肾、大肠经。

功效主治

逐水消肿，通利二便；外用解毒散结。主治水肿胀满，二便不通；外治痈肿疮毒。

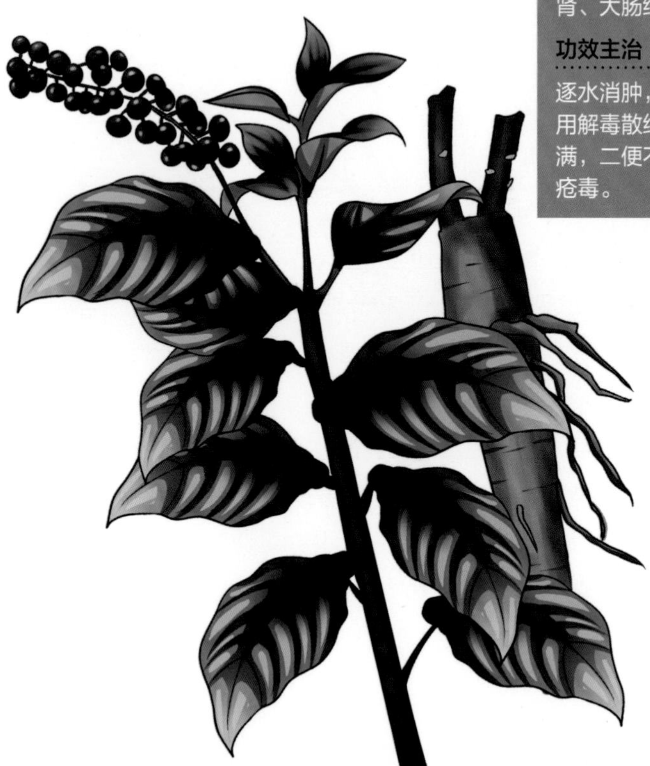

识别特征 多年生草本，最高可达1.5米。全株光滑无毛。根粗壮，圆锥形，肉质，外皮淡黄色，有横长皮孔，侧根甚多。茎绿色或紫红色，多分枝。单叶互生，具柄；柄的基部稍扁宽；叶片卵状椭圆形或椭圆形，长12～15厘米，宽5～8厘米，先端急尖或渐尖，基部渐狭，全缘。总状花序生于枝端或侧生于茎上，花序直立；花被片5，初白色后渐变为淡红色；雄蕊8～10；心皮8～10个。浆果，扁圆状，有宿萼，熟时呈深红紫色或黑色。种子肾形，黑色。花、果期5～10月。

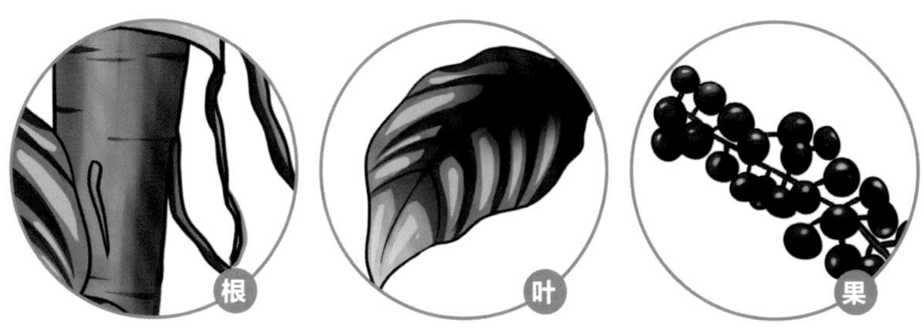

用量用法 3～9克。外用：适量，煎汤熏洗。

精选验方 ①足癣：商陆、苦参各100克，川椒20克，赤芍50克。煎汤，每日1～2次浸泡患足，每次15～30分钟，保留药液加热重复使用。②腹中如有石、痛如刀刺者：商陆根适量。捣烂蒸之，布裹熨痛处。③淋巴结结核：商陆9克。加红糖适量，水煎服。④腹水：商陆6克，赤小豆、冬瓜皮各50克，泽泻12克，茯苓皮24克。水煎服。⑤痈疮肿毒：商陆25克，蒲公英100克。水煎洗患处。⑥肿毒：商陆根适量。和盐少许捣敷。

使用注意 孕妇禁用。

绵马贯众

别名 贯众、绵马、牛毛黄、野鸡膀子。

来源 本品为鳞毛蕨科植物粗茎鳞毛蕨*Dryopteris crassirhizoma* Nakai 的干燥根茎和叶柄残基。

生境分布 生长于林下湿地。分布于黑龙江、吉林、辽宁等地。

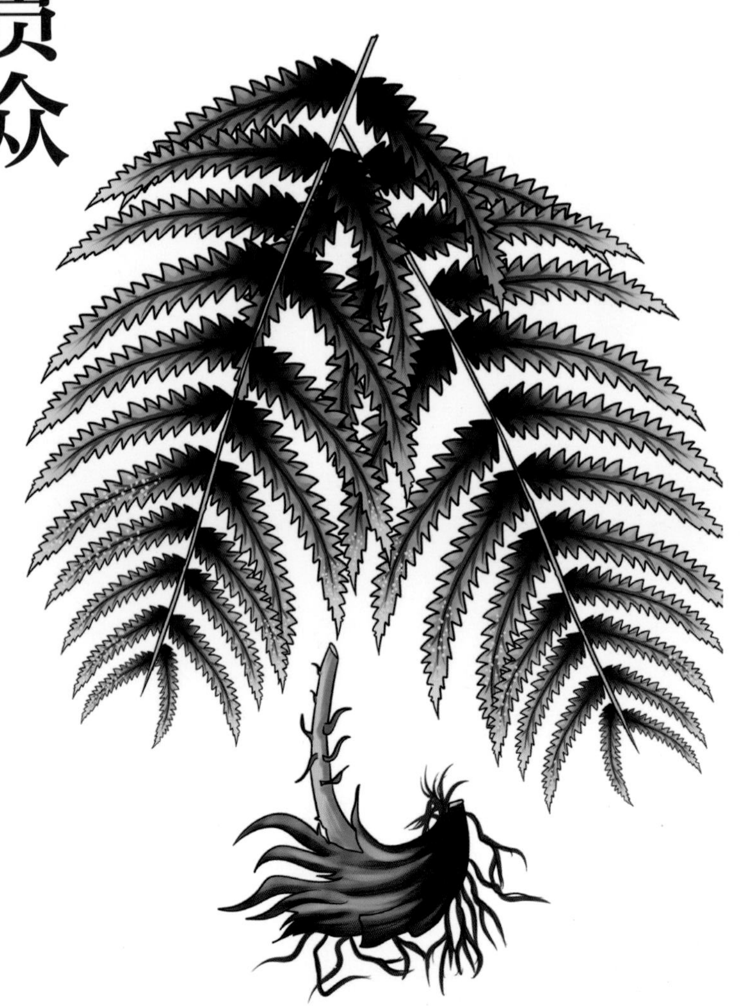

识别特征 多年生草本，高约1米。根茎粗大，连同叶柄基部密生褐棕色卵状披针形大鳞片。叶簇生，叶柄长10～25厘米；二回羽裂，羽片20～30对，裂片紧密，矩圆形，圆头，几为全缘或先端有钝锯齿，两面及叶轴上有黄褐色鳞片。孢子囊群分布于叶片中部以上的羽片上，生于小脉中部以下，每裂片1～4对，囊群盖圆肾形，棕色。

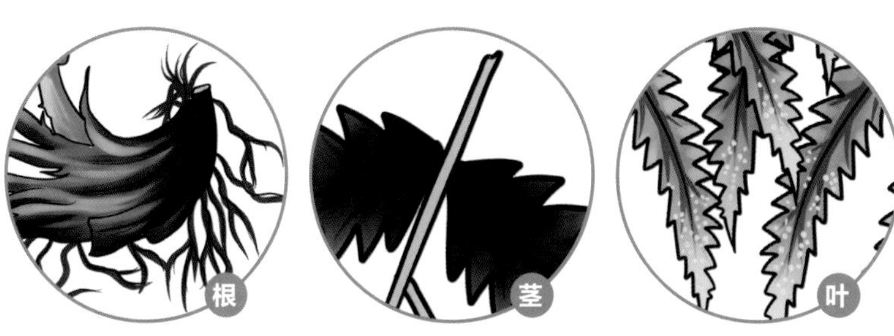

采收加工

秋季采挖，削去叶柄、须根，除去泥沙，晒干。

性味归经

苦，微寒；有小毒。归肝、胃经。

功效主治

清热解毒，驱虫。主治虫积腹痛，疮疡。

用量用法 4.5～9克。

精选验方 ①浅表性、糜烂性、胆汁反流性胃炎，消化性溃疡：绵马贯众、栀子、白芍各9克，甘草6克。水煎服。②流感：绵马贯众30克，野菊花9克，板蓝根10克。水煎服。③颈淋巴结核：绵马贯众15克，田皂角30克。水煎服，每日1剂，连服2～3个月。④胃出血、尿血：绵马贯众、乌贼骨各15克。共研细末，开水送服，每次5克，每日3次。⑤功能失调性子宫出血、月经过多：绵马贯众30克，乌贼骨12克。共研细末，开水送服，每次5克，每日3次。

使用注意 孕妇忌用。

绵萆薢

别名 大萆薢、萆薢。

来源 本品为薯蓣科植物绵萆薢*Dioscorea spongiosa* J.Q.Xi，M.Mizuno et W.L.Zhao的干燥根茎。

生境分布 生长于山地疏林或灌木丛中。主产于浙江、福建、江西等地。

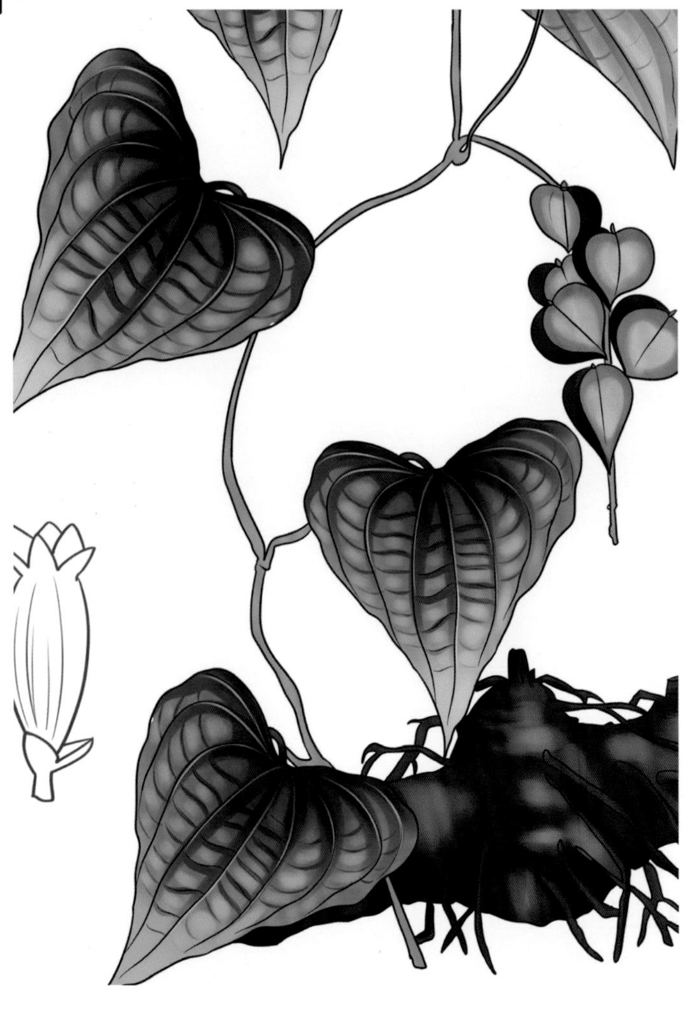

识别特征 多年生缠绕草质藤本。茎左旋，圆柱形。单叶互生，叶形变异较大，有时一株从基部至顶部全为三角状心形，全缘或微波状，上面被白色粗毛，有时基部为掌状心形，边缘5～9深裂、中裂或浅裂，至顶部为三角状心形，不裂，叶脉多数为9，叶干后不变黑。雄花序为圆锥花序，雌花序为下垂圆锥花序。蒴果宽倒卵形，翅长1.3～1.5厘米，宽2～2.5厘米，干后棕褐色。花期6～8月，果期7～10月。

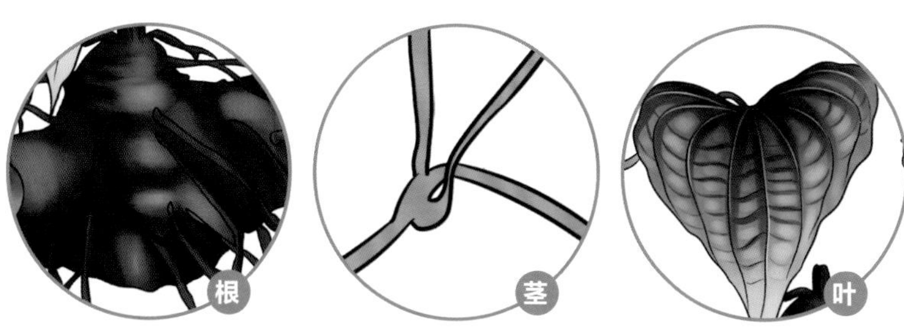

采收加工

秋、冬两季采挖，除去须根，洗净，切片，晒干。

性味归经

苦，平。归肾、胃经。

功效主治

利湿去浊，祛风通痹。主治膏淋，白浊，白带过多，风湿痹痛，关节不利，腰膝痹痛。

用量用法 9～15克。

精选验方 ①风湿痹痛、关节不利：绵萆薢、桑枝、秦艽、薏苡仁各适量。水煎服。②肾虚尿浑浊：绵萆薢、菖蒲、益智、乌药各适量。水煎服。③急性尿道炎、膀胱炎：绵萆薢、车前子、黄柏各适量。水煎服。

使用注意 肾阴亏虚、遗精滑泄者慎用。

葛根

别名 干葛、甘葛、粉葛、葛葛根、葛子根、葛麻茹、葛条根、鸡齐根。

来源 本品为豆科植物野葛*Pueraria lobata*（*Willd.*）Ohwi的干燥根。习称野葛。

生境分布 生长于山坡、平原。全国各地均产，以河南、湖南、浙江、四川为主要产区。

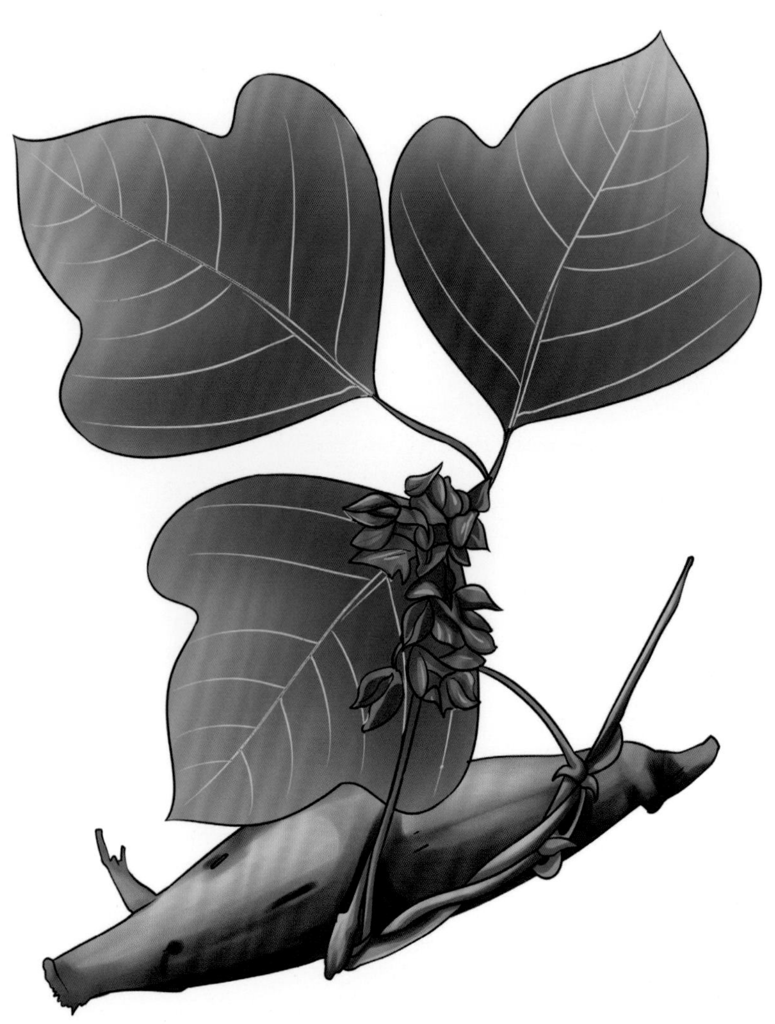

识别特征 多年生藤本，长约10米，全株被黄褐色粗毛。块根肥厚。叶互生，具长柄，3出复叶，顶端小叶的柄较长，叶片菱状圆形，有时有波状浅裂，长8～19厘米，宽6.5～18厘米，先端急尖，基部圆形，两面均被白色伏生短柔毛，下面较密；侧生小叶较小，有时有2～3波状浅裂。总状花序腋生，总花梗密被黄白色茸毛；花密生，苞片狭线形，早落，小苞片线状披针形；蝶形花蓝紫色或紫色，长15～19厘米；花萼5齿裂，萼齿披针形；旗瓣近圆形或卵圆形，先端微凹，基部有两短耳，翼瓣狭椭圆形，较旗瓣短，通常仅一边的基部有耳，龙骨瓣较翼瓣稍长；雄蕊10；子房线形，花柱弯曲。荚果线形，扁平，长6～9厘米，宽7～10毫米，密被黄褐色的长硬毛。种子卵圆形且扁，赤褐色，有光泽。花期4～8月，果期8～10月。

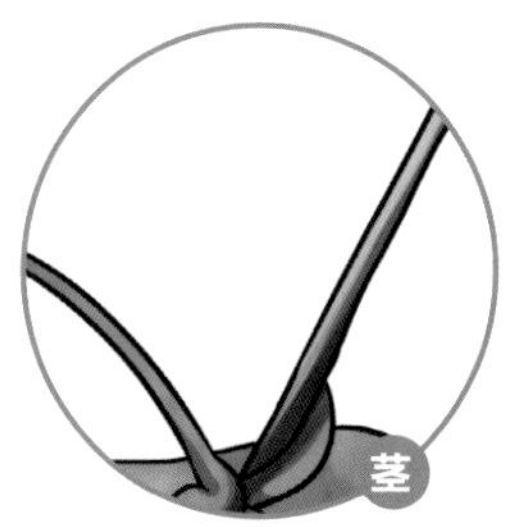

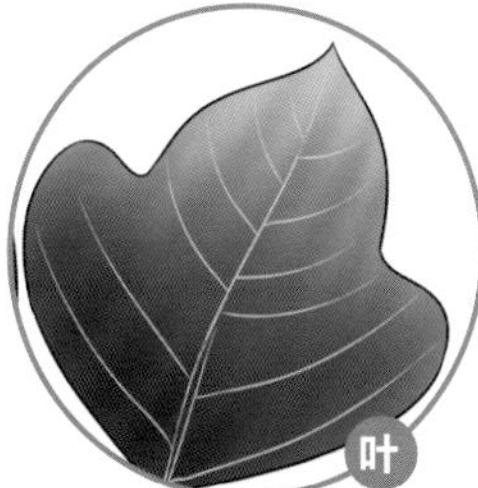

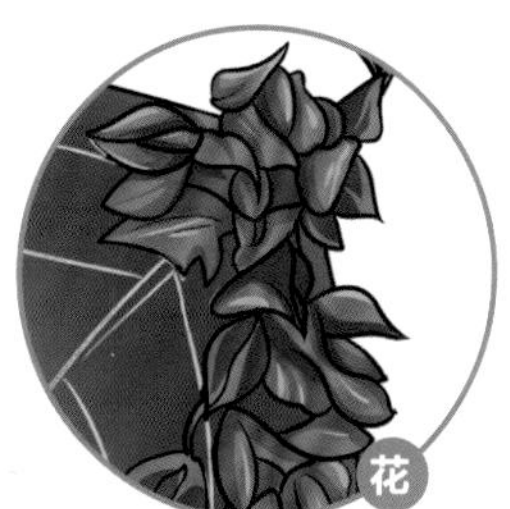

用量用法 10～15克。

精选验方 ①干呕不止：葛根适量。捣汁服。②斑疹初发、壮热、点粒未透：葛根、升麻、桔梗、前胡、防风各3克，甘草1.3克。水煎服。

使用注意 不可多服；脾胃虚寒者慎用。

采收加工

秋、冬两季采挖，趁鲜切成厚片或小块，干燥。

性味归经

甘、辛，凉。归脾、胃、肺经。

功效主治

解肌退热，生津止渴，透疹，升阳止泻，通经活络，解酒毒。主治外感发热头痛，项背强痛，口渴，消渴，麻疹不透，热痢，泄泻，眩晕头痛，中风偏瘫，胸痹心痛，酒毒伤中。

紫草

别名 紫丹、紫根、紫草茸、山紫草、紫草根、硬紫草。

来源 本品为紫草科植物新疆紫草*Arnebia euchroma*（*Royle*）Johnst.的干燥根。

生境分布 生长于路边、荒山、田野及干燥多石山坡的灌木丛中。分布于辽宁、湖南、湖北、新疆等地。

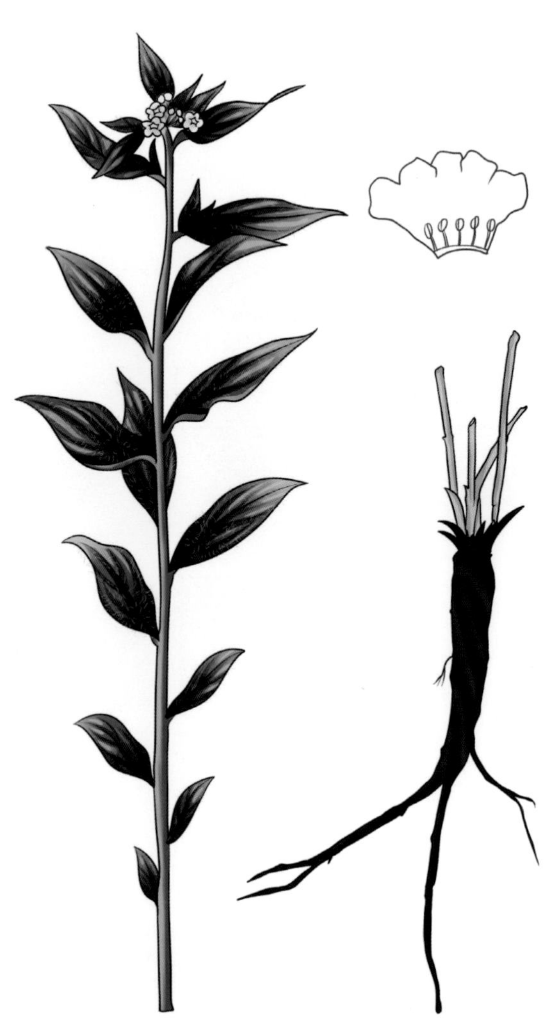

识别特征 为多年生草本。高50～90厘米。全株被糙毛。根长条状，略弯曲，肥厚，紫红色。茎直立，上部分枝。叶互生，具短柄或无柄，叶片粗糙，卵状披针形，全缘或稍呈不规则波状。总状聚伞花序；苞片叶状，披针形或窄卵形，两面具粗毛；萼片5，披针形，基部微合生；花冠白色，筒状，先端5裂，喉部有5个小鳞片，基部被毛；雄蕊5；子房4深裂，花柱单一，线形，柱头2裂，小坚果卵圆形，灰白色或淡褐色，平滑有光泽。花期5～6月，果期7～8月。

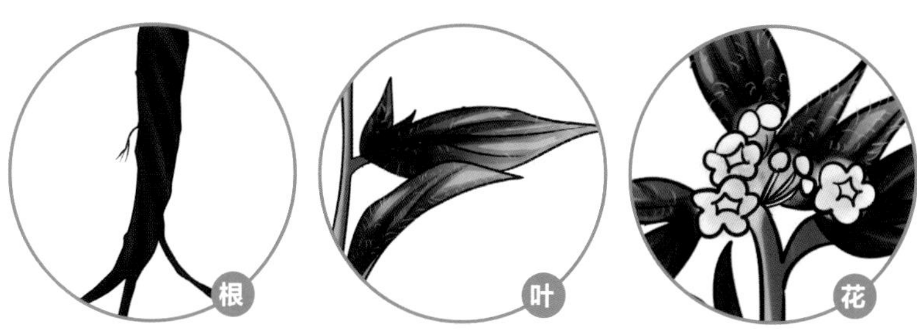

采收加工

春、秋两季采挖，除去泥沙，干燥。

性味归经

甘、咸，寒。归心、肝经。

功效主治

清热凉血，活血解毒，透疹消斑。主治血热毒盛，斑疹紫黑，麻疹不透，疮疡，湿疹，水火烫伤。

用量用法 5～10克。外用：适量，熬膏或用植物油浸泡涂擦。

精选验方 ①预防麻疹：紫草10克。水煎服。②小儿麻疹：紫草10克，甘草3克。水煎代茶。③宫颈糜烂：紫草200克，香油750毫升。将紫草炸枯后过滤即得，用时以紫草油棉球涂擦宫颈及阴道中、上端，隔日1次。④湿热黄疸：紫草9克，茵陈30克。水煎服。

使用注意 本品性寒滑有通便作用，脾虚便溏者忌服。

紫萁贯众

别名 月尔、紫蓁、綦蕨、茈萁、紫蕨、迷蕨、蕨基、大贯众。

来源 本品为紫萁科植物紫萁*Osmunda japonica* Thunb.的干燥根茎和叶柄残基。

生境分布 生长于林下、山脚或溪边的酸性土壤上。分布于甘肃、山东、江苏、安徽、浙江、江西、福建、河南、湖北、湖南、广东、广西、四川、贵州、云南等地。

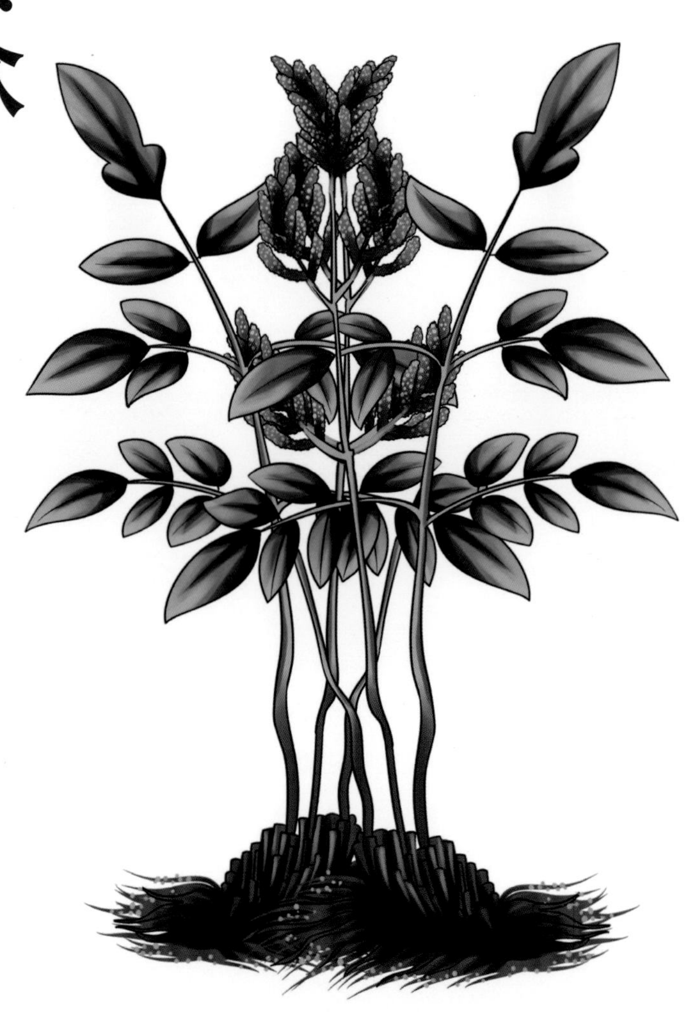

识别特征 多年生草本，高30 ~ 100厘米。根茎粗壮，横卧或斜升，无鳞片。叶二型，幼时密被茸毛；营养叶有长柄，叶片三角状阔卵形，长30 ~ 50厘米，宽25 ~ 40厘米，顶部以下二回羽状，小羽片长圆形或长圆状披针形，先端钝或尖，基部圆形或宽楔形，边缘有匀密的细钝锯齿。孢子叶强度收缩，小羽片条形，长1.5 ~ 2厘米，沿主脉两侧密生孢子囊，形成长大深棕色的孢子囊穗，成熟后枯萎。

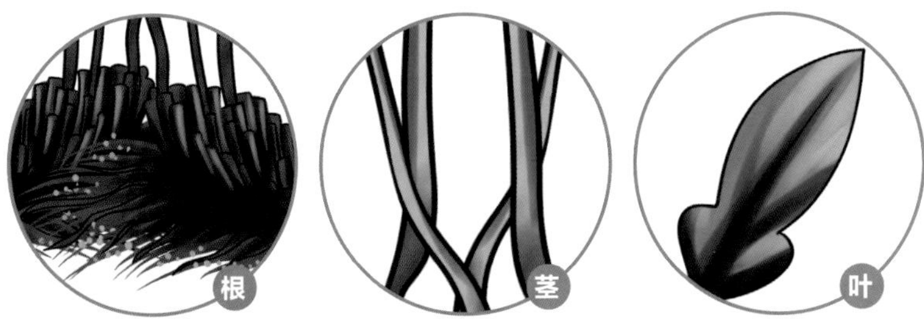

采收加工

春、秋两季采挖，洗净，除去须根，晒干。

性味归经

苦、微寒；有小毒。归肺、胃、肝经。

功效主治

清热解毒，止血，杀虫。主治疫毒感冒，热毒泻痢，痈疮肿毒，吐血，衄血，便血，崩漏，虫积腹痛。

用量用法 5 ~ 9克。

精选验方 ①脑炎：紫萁贯众根15 ~ 30克，大青叶15克。水煎服。②麻疹、水痘出不透彻：紫萁贯众、升麻各3克，赤勺6克，芦根9克。水煎服。

使用注意 脾胃虚寒者慎服。

紫菀

别名 青菀、紫茜、紫菀茸、夜牵牛、小辫儿、返魂草根。

来源 本品为菊科植物紫菀*Aster tataricus* L.f.的干燥根及根茎。

生境分布 生长于山地或河边草地。分布于河北、安徽及东北、华北、西北等地区，以河北、安徽产品质优。

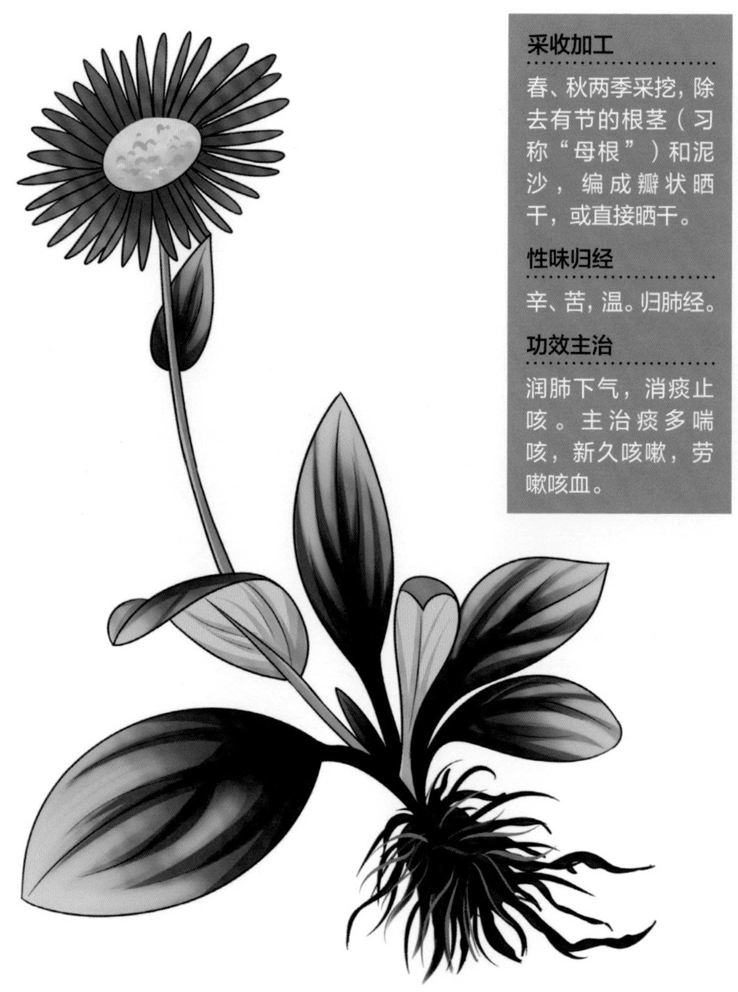

采收加工

春、秋两季采挖，除去有节的根茎（习称“母根”）和泥沙，编成瓣状晒干，或直接晒干。

性味归经

辛、苦，温。归肺经。

功效主治

润肺下气，消痰止咳。主治痰多喘咳，新久咳嗽，劳嗽咳血。

识别特征 多年生草本，高1 ~ 1.5米。根茎短，簇生多数细根，外皮灰褐色。茎直立，上部分枝，表面有沟槽。根生叶丛生，开花时脱落；叶片篦状长椭圆形至椭圆状披针形，长20 ~ 40厘米，宽6 ~ 12厘米，先端钝，基部渐狭，延成长翼状的叶柄，边缘具锐齿，两面疏生小刚毛；茎生叶互生，几无柄，叶片狭长椭圆形或披针形，长18 ~ 35厘米，宽5 ~ 10厘米，先端锐尖，常带小尖头，中部以下渐狭缩成一狭长基部。头状花序多数，伞房状排列，直径2.5 ~ 3.5厘米，有长梗，梗上密被刚毛；总苞半球形，苞片3列，长圆状披针形，绿色微带紫；舌状花带蓝紫色，单性，花冠长15 ~ 18毫米，先端3浅裂，基部呈管状，花柱1枚，柱头2叉；管状花黄色，长约6毫米，先端5齿裂，雄蕊5，花药细长，聚合，包围花柱；子房下位，柱头2叉，瘦果扁平，一侧弯曲，长3毫米，被短毛；冠毛白色或淡褐色，较瘦果长3 ~ 4倍。花期8月，果期9 ~ 10月。

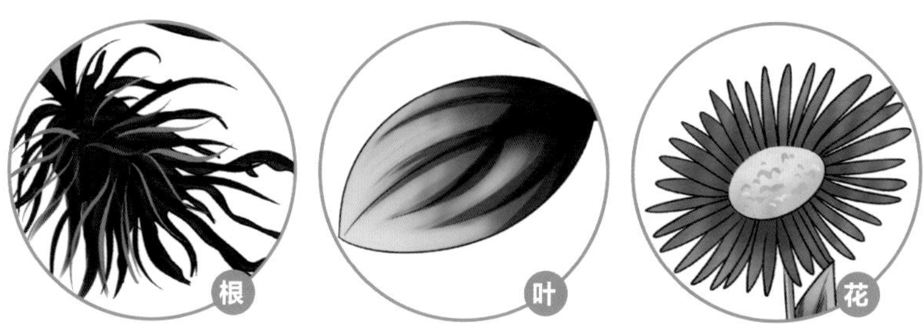

用量用法 5 ~ 10克。

精选验方 ①久嗽不止：紫菀、款冬花各150克。粗捣罗为散，每次15克，以水100毫升，入生姜0.5克，煎至60毫升，去滓温服，每日3 ~ 4次。②百日咳、肺炎、气管炎：紫菀9克。水煎服。③小儿咳嗽气急：紫菀72克，贝母、款冬花各36克。研为细末，每次服0.1克，煮沸，过滤，饭前温服。④肺伤咳嗽：紫菀花25克。加水1碗，煎至七成，温服，每日3次。

使用注意 有实热者忌服。

蜘蛛香

别名 臭药、乌参、大救驾、马蹄香、鬼见愁、豆豉菜根。

来源 本品为败酱科植物蜘蛛香*Valeriana jatamansi* Jones的干燥根茎和根。

生境分布 生长于海拔2500米以下的山顶草地、林中或溪边。分布于陕西、河南、湖北、湖南、四川、贵州、云南和西藏等地。

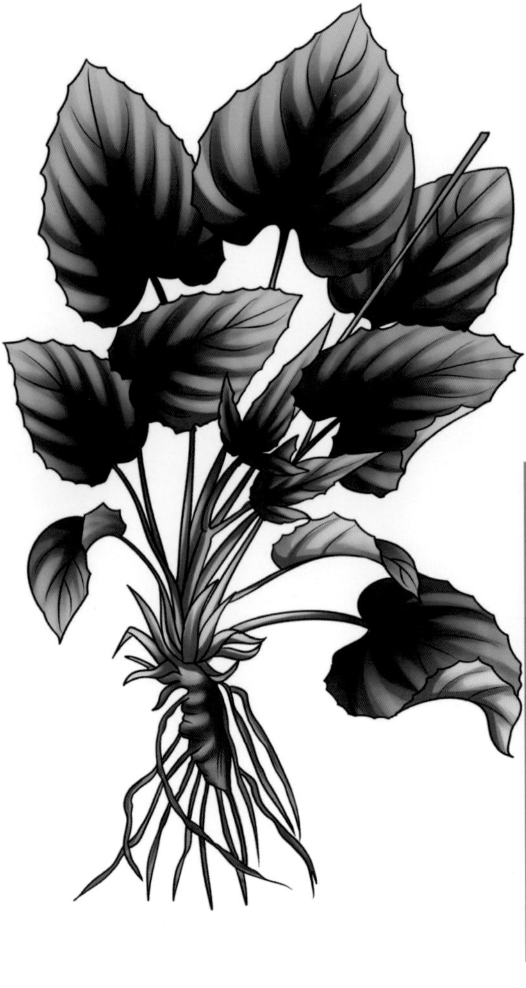

采收加工

秋季采挖，除去泥沙，晒干。

性味归经

微苦、辛，温。归心、脾、胃经。

功效主治

理气止痛，消食止泻，祛风除湿，镇惊安神。主治脘腹胀痛，食积不化，腹泻痢疾，风湿痹痛，腰膝酸软，失眠。

识别特征 多年生草本，高30~70厘米。茎通常数枝丛生，密被短柔毛。根状茎横走，肥厚，粗大，块状，节间紧密，有叶柄残基，黄褐色，有特异香气。基生叶发达，叶片心状圆形至卵状心形，长2~10厘米，宽1.5~8厘米，先端短尖或钝圆，基部心形，边缘微波状或具稀疏小齿，具短毛，上面暗深绿色，下面淡绿色，均被短柔毛，基出脉5~9条；茎生叶不发达，每茎2对，有时3对，下部的心状圆形，近无柄，上部的常羽裂，无柄。顶生伞房状聚伞花序；苞片和小苞片钻形，中肋明显；花小，白色或微带红色，杂性；花萼内卷，于开花后裂为10余条线形裂片，花冠筒状，先端5裂；雄蕊3，着生于花冠筒中部，伸出花冠外；雌蕊伸出花冠，柱状3裂，子房下位；两性花较大，长3~4毫米，雌雄蕊与花冠等长。瘦果长柱状，顶端有多条羽状毛。花期5~7月，果期6~9月。

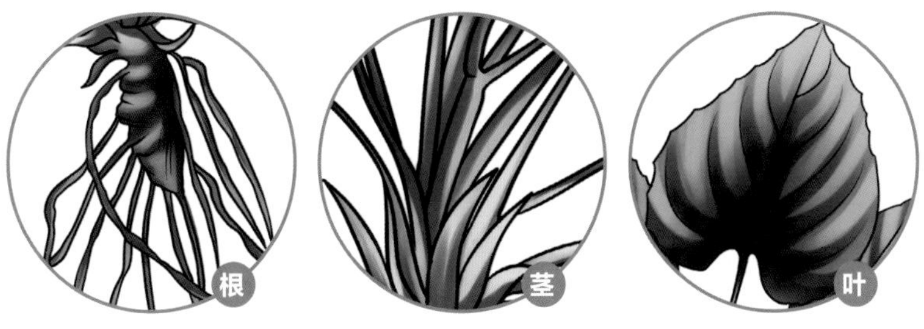

用量用法 3~6克。

精选验方 ①发痧气痛、跌打损伤、筋骨痛、痨伤咳嗽：蜘蛛香适量。泡酒服，每日3~30克。②呕泻腹痛：蜘蛛香、石菖蒲根各适量。瓦罐炖酒调下。

使用注意 阳虚气弱者及孕妇忌用。

漏芦

别名 野兰、鹿骊、鬼油麻、和尚头、大头翁、独花山牛蒡。

来源 本品为菊科植物祁州漏芦*Rhaponticum uniflorum*（*L.*）DC.的干燥根。

生境分布 生长于向阳的草地、路边、山坡。祁州漏芦产于河北、辽宁、山西等地。

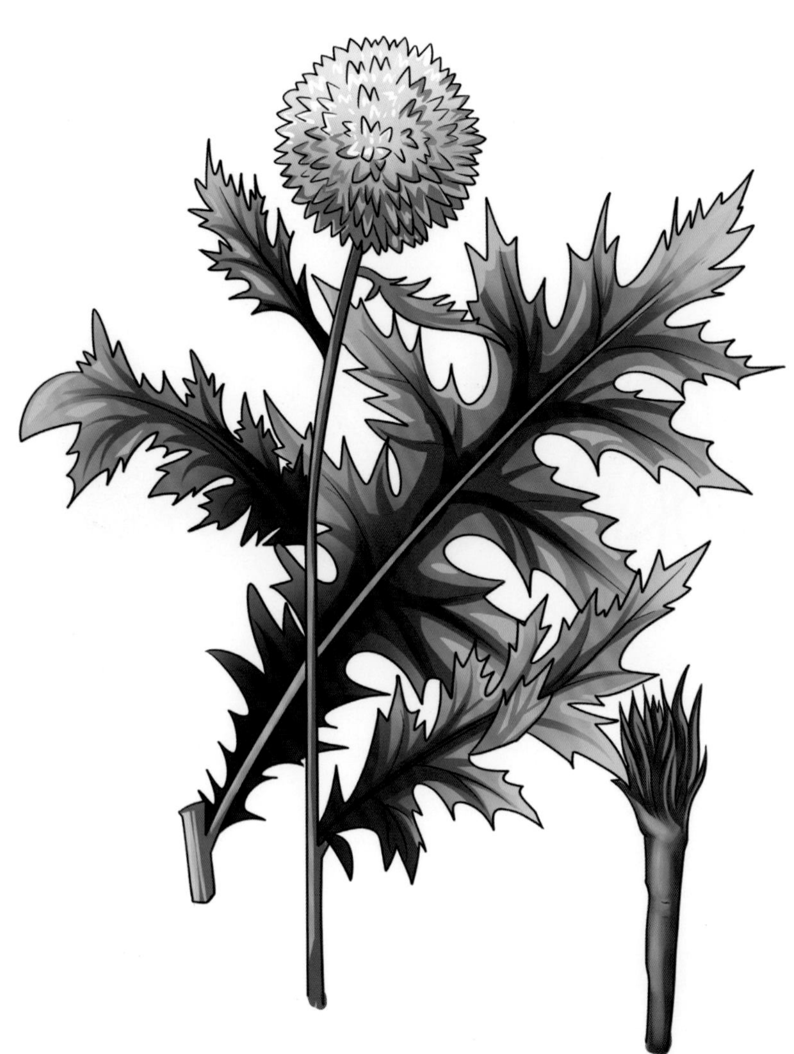

识别特征 多年生草本，高30～80厘米，全体密被白色柔毛。主根粗大，上部密被残存叶柄。基生叶丛生，茎生叶互生。叶长椭圆形，长10～20厘米，羽状全裂至深裂，裂片矩圆形，边缘具不规则浅裂，两面密被白色茸毛。头状花序，单生茎顶，具干膜质苞片，多列，花全为管状花，淡紫色，雄蕊5，聚药。瘦果卵形，有4棱，棕褐色，冠毛刚毛状。根呈圆锥形，多扭曲，长短不一，完整者长10～30厘米，直径1～2厘米。花期5～7月，果期6～8月。

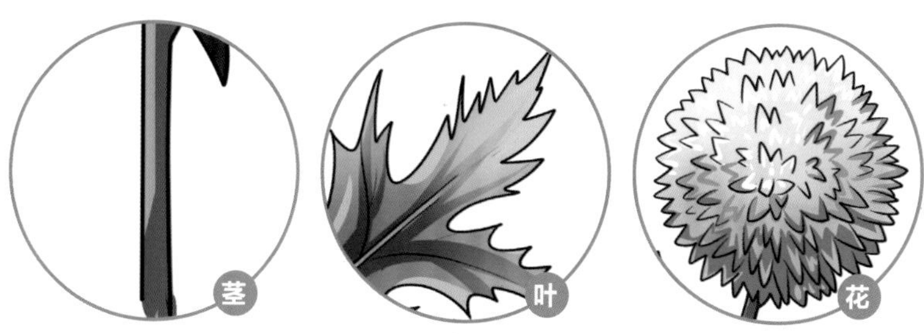

采收加工

春、秋两季采挖，除去须根及泥沙，晒干。

性味归经

苦，寒。归胃经。

功效主治

清热解毒，消痈，下乳，舒筋通脉。主治乳痈肿痛，痈疽发背，瘰疬疮毒，乳汁不通，湿痹拘挛。

用量用法 5～9克。

精选验方 ①乳腺炎：漏芦、蒲公英、金银花各25克，土贝母15克，甘草10克。水煎服。②风湿性关节炎、风湿痛：漏芦50克。水煎服。③肥胖症：漏芦、决明子、泽泻、荷叶、汉防己各15克。水煎浓缩至100毫升，每日2次。

使用注意 孕妇慎用。

丁公藤

别名 麻辣子。

来源 本品为旋花科植物丁公藤*Erycibe obtusifolia* Benth.的干燥藤茎。

生境分布 生长于山地丛林中，常攀缘于树上。分布于广东省。

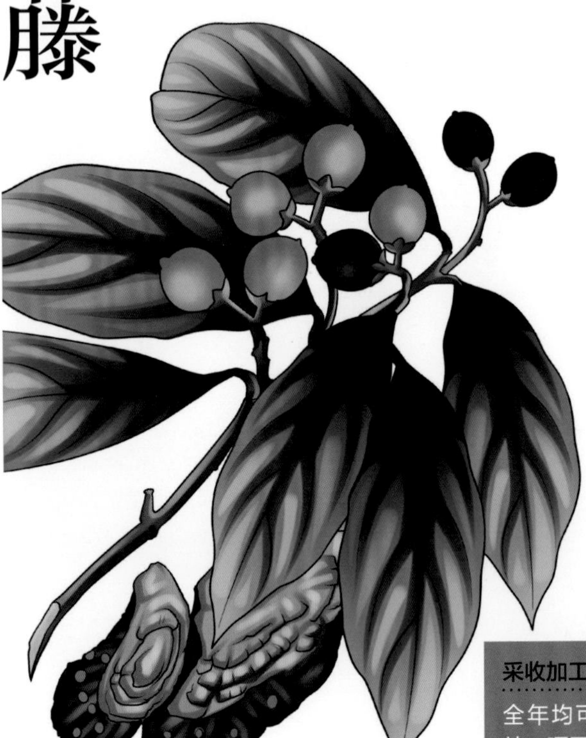

采收加工

全年均可采收，切段或片，晒干。

性味归经

辛，温；有小毒。归肝、脾、胃经。

功效主治

祛风除湿，消肿止痛。主治风湿痹痛，半身不遂，跌仆肿痛。

识别特征 攀缘藤本，长可达10米以上。幼枝密被柔毛，老枝无毛。单叶互生；叶柄长1 ~ 2厘米；叶片革质，椭圆形、长圆形或倒卵形，长5 ~ 15厘米，宽2 ~ 6厘米，先端钝尖、急尖或短渐尖，基部楔形，两面均无毛；干时通常呈铁青色或暗绿色，下面有光泽，具小斑点，侧脉每边5 ~ 8条，在下面微凸起。总状聚伞花序腋生或顶生，长2 ~ 8厘米，密被锈色短柔毛；花小，金黄色或黄白色，两性；萼片5，卵形或阔卵形，先端圆钝，外面被褐色柔毛，宿存；花冠浅钟状，长9 ~ 10毫米，5深裂，裂片2裂，外面密被紧贴的橙色柔毛；雄蕊5，着生于花冠管上，花药卵状三角形，顶端锥尖；子房1室，胚珠4。浆果球形，直径1.5 ~ 2厘米，种子1粒。花期6 ~ 8月，果期8 ~ 10月。

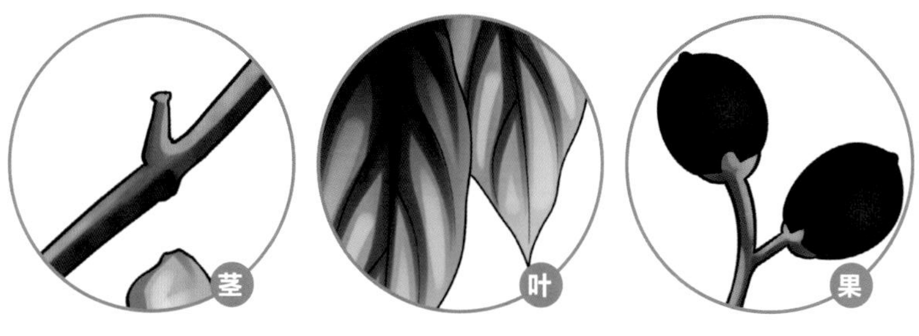

用量用法 3 ~ 6克，用于配制酒剂，内服或外搽。

精选验方 ①风湿身痛：丁公藤20克，当归、秦艽、生地黄、乳香、桂枝、杜仲、赤芍、杭白芍、青皮、地龙、川牛膝各12克，没药、苍术各10克，木瓜15克，桑寄生13克，鸡血藤25克。水煎服，每日3次。②跌打损伤：丁公藤、三七、红花、乳香各适量。浸酒内服。③风湿疼痛：丁公藤250克，白酒1000毫升。泡酒或煎服（隔水蒸）。

使用注意 本品有强烈的发汗作用，虚弱者慎用；孕妇禁服。

大血藤

别名 红藤、血藤、红皮藤。

来源 本品为木通科植物大血藤*Sargentodoxa cuneata*（*Oliv.*）Rehd.et Wils.的干燥藤茎。

生境分布 生长于林下、溪边。分布于河南、安徽、江苏、浙江、江西、福建、广东、广西、湖南、湖北、四川、贵州、陕西等地。

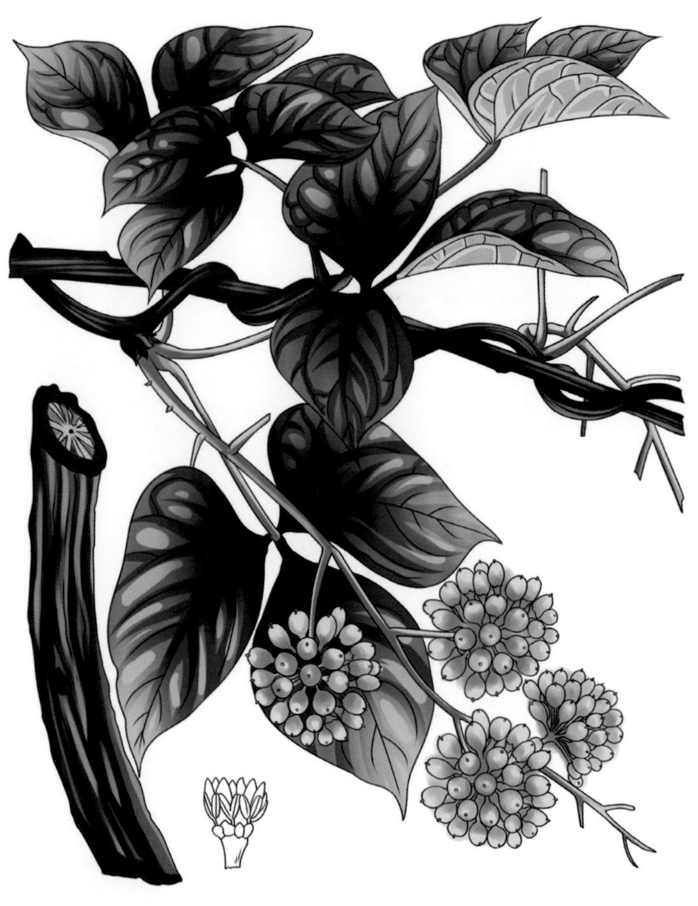

识别特征 落叶攀缘灌木，长达10米。茎褐色，圆形，有条纹，光滑无毛。3出复叶，互生；叶柄长，上面有槽；中间小叶菱状卵形，长7～12厘米，宽3～7厘米，先端尖，基部楔形，全缘，有柄；两侧小叶较中间者大，斜卵形，先端尖，基部两边不对称，内侧楔形，外侧截形或圆形，几无柄。花单性，雌雄异株，总状花序腋生，下垂，具苞片，花多数，芳香；雄花黄色，花萼6片，长圆形，花瓣小，6片，菱状圆形，雄蕊6枚，花丝极短；雌花与雄花同，有不发育雄蕊6枚，子房上位，1室，有1胚珠。浆果卵圆形。种子卵形，黑色，有光泽。花期3～5月，果期8～10月。

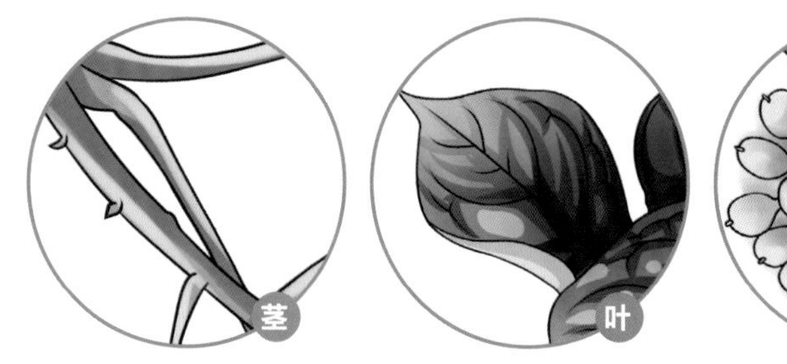

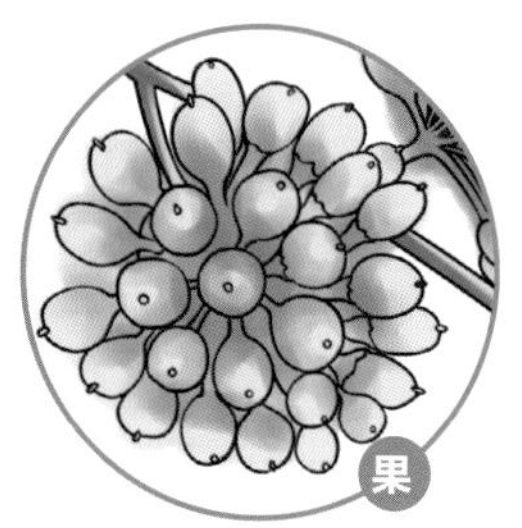

用量用法 9～15克。

精选验方 ①风湿筋骨疼痛、经闭腰痛：大血藤18～30克。水煎服。②风湿腰腿痛：大血藤、牛膝各9克，青皮、长春七、朱砂七各6克。水煎服。③肠胃炎腹痛：大血藤9～15克。水煎服。④钩虫病：大血藤、钩藤、喇叭花、凤叉蕨各9克。水煎服。⑤血崩：大血藤、仙鹤草、白茅根各15克。水煎服。

使用注意 无。

采收加工

秋、冬两季采收，除去侧枝，截段，干燥。

性味归经

苦，平。归大肠、肝经。

功效主治

清热解毒，活血，祛风止痛。主治肠痈腹痛，热毒疮疡，经闭痛经，风湿痹痛，跌仆肿痛。

大蒜

别名 独头蒜、紫皮蒜。

来源 本品为百合科植物大蒜*Allium sativum* L.的鳞茎。

生境分布 全国各地均有栽培。

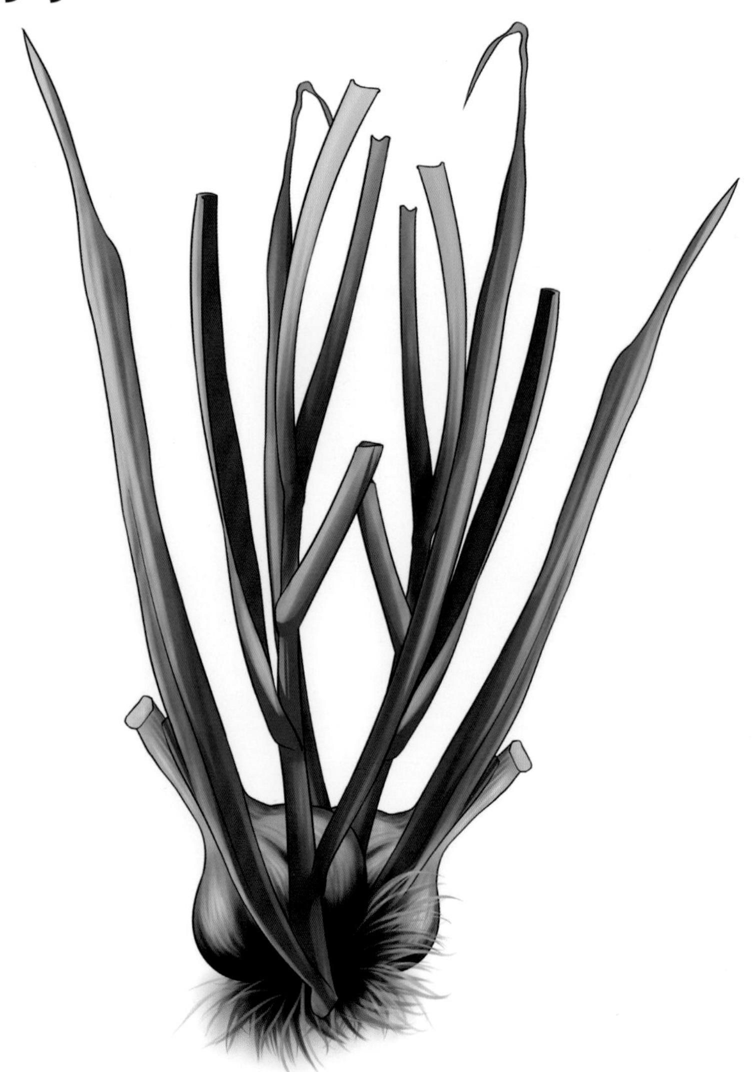

识别特征 多年生草本，具强烈蒜臭气。鳞茎大形，具6～10瓣，外包灰白色或淡棕色膜质鳞被。叶基生，实心，扁平，线状披针形，宽约2.5厘米左右，基部呈鞘状。花茎直立，高约60厘米；佛焰苞有长喙，长7～10厘米；伞形花序，小而稠密，具苞片1～3枚，苞片长8～10厘米，膜质，浅绿色；花小形，花间多杂以淡红色珠芽，长4毫米，或完全无珠芽；花柄细，长于花；花被6，粉红色，椭圆状披针形；雄蕊6，白色，花药突出；雌蕊1，花柱突出，白色，子房上位，长椭圆状卵形，先端凹入，3室。蒴果，1室开裂。种子黑色。花期夏季。

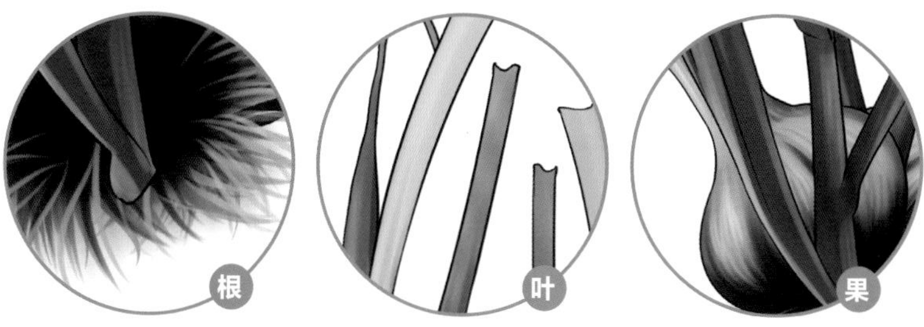

采收加工

夏初叶枯萎时采挖，除去须根和泥沙，于通风处晾干或烘烤至外皮干燥。

性味归经

辛，温。归脾、胃、肺经。

功效主治

解毒消肿，杀虫，止痢。主治疥癣，肺痨，顿咳，泄泻，痢疾。

用量用法 9～15克。

精选验方 ①疮疖初发：独头蒜1个。切片贴肿处。②皮肤或头癣瘙痒：大蒜适量。切片外擦或捣烂外敷。③肺痨咯血：大蒜适量。煮粥送服白及粉。④蛲虫病：大蒜适量。捣烂，加茶油少许，睡前涂于肛门周围。

山慈菇

别名　毛菇、山茨菇、毛慈菇、光慈菇、冰球子、山慈姑。

来源　本品为兰科植物杜鹃兰*Cremastra appendiculata*（*D.Don*）Makino的干燥假鳞茎。

生境分布　生长于山坡及林下阴湿处。分布于长江流域以南地区及山西、陕西、甘肃等地。

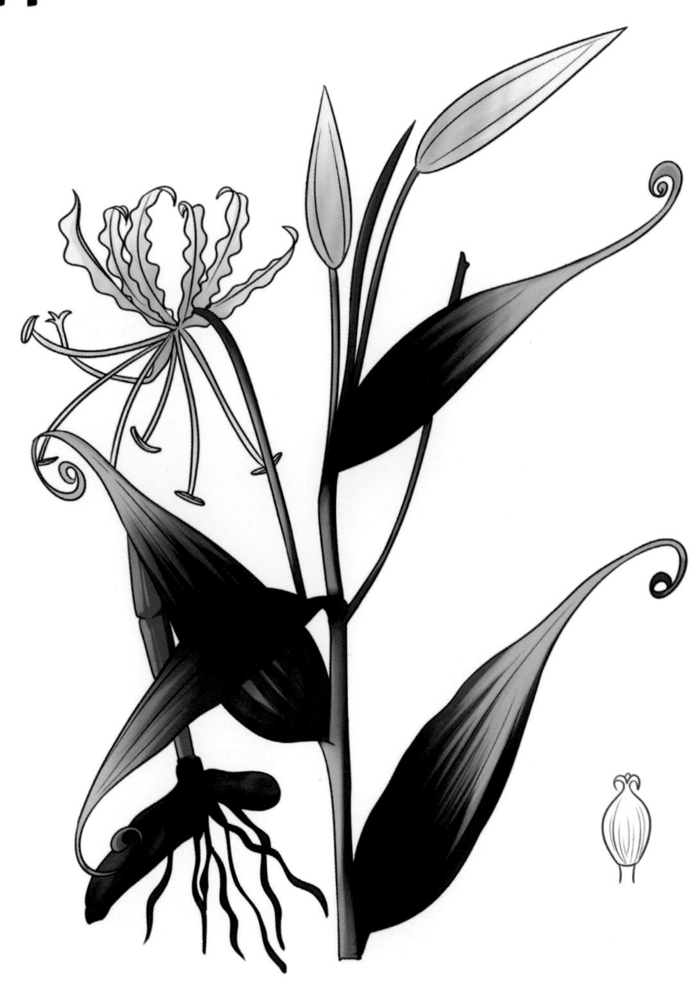

识别特征 陆生植物。假鳞茎聚生，近球形，粗1~3厘米。顶生1叶，很少具2叶；叶片椭圆形，长达45厘米，宽4~8厘米，先端急尖，基部收窄为柄。花葶侧生于假鳞茎顶端，直立，粗壮，通常高出叶外，疏生2枚筒状鞘；总状花序疏生多数花；花偏向一侧，紫红色；花苞片狭披针形，等长于或短于花梗（连子房）；花被片呈筒状，先端略开展；萼片和花瓣近相等，倒披针形，长3.5厘米左右，中上部宽约4毫米，先端急尖；唇瓣近匙形，与萼片近等长，基部浅囊状，两侧边缘略向上反折，前端扩大并为3裂，侧裂片狭小，中裂片长圆形，基部具1个紧贴或多少分离的附属物；合蕊柱纤细，略短于萼片。花期6~8月。

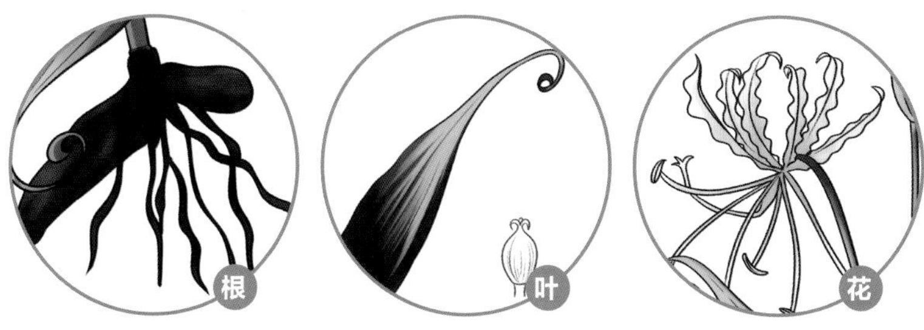

用量用法 3~9克。外用：适量。

精选验方 ①颈椎病：山慈菇、昆布各10克，赤芍15克，夏枯草12克。每日1次，水煎服。②肺癌：山慈菇、猪苓各24克，败酱草、冬瓜仁、薏苡仁、白英、芦苇茎各30克，桃仁、法半夏各12克，茯苓、瓜蒌、莪术各15克。水煎服。

使用注意 气虚体弱者慎用。

采收加工

夏、秋两季采挖，除去地上部分及泥沙，分开大小置沸水锅内蒸煮至透心，干燥。

性味归经

甘、微辛，凉。归肝、脾经。

功效主治

清热解毒，化痰散结。主治痈肿疔毒，瘰疬痰核，癥瘕痞块，蛇虫咬伤。

川木通

别名 花木通、油木通、白木通、山铁线莲。

来源 本品为毛茛科植物小木通*Clematis armandii* Franch.的干燥藤茎。

生境分布 生长于海拔1200～4000米的山坡、山谷灌木林中、林边或沟旁。分布于陕西南部、宁夏南部、甘肃南部、安徽、江西、福建北部、台湾、河南西部、湖北西部、湖南、四川、贵州、云南、西藏南部等地。

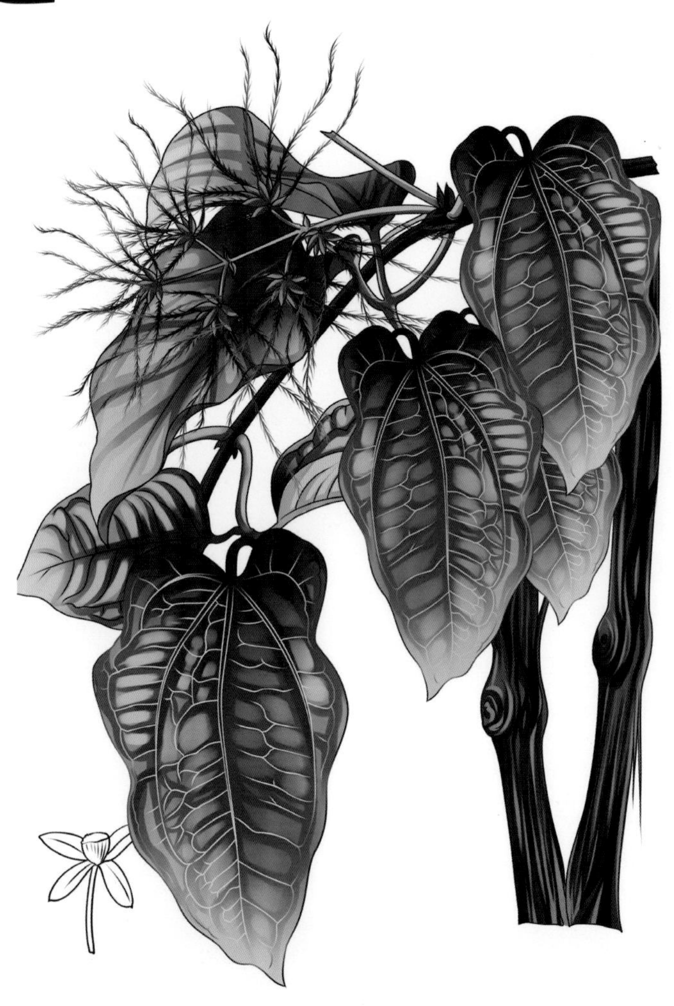

识别特征 木质藤本，长达6米。茎圆柱形，有纵条纹，小枝有棱，有白色短柔毛，后脱落无毛。叶对生；三出复叶，小叶片革质，卵状披针形、卵形或披针形，长4～16厘米，宽2～8厘米，先端渐尖，基部圆形或浅心形，全缘，两面无毛。聚伞花序圆锥状，顶生或腋生；腋生花序基部有宿存芽鳞片；花序下部苞片近长圆形，常3浅裂，上部苞片较小，披针形或钻形，花两性；萼片4～7，开展，长圆形或椭圆形，外面边缘有短柔毛；花瓣无；雄蕊多数，无毛，花药长圆形；心皮多数。瘦果扁，椭圆形，疏生柔毛，宿存花柱羽毛状。花期3～4月，果期4～7月。

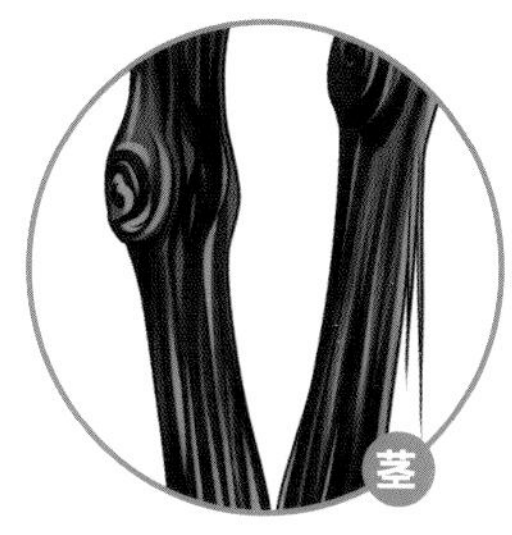

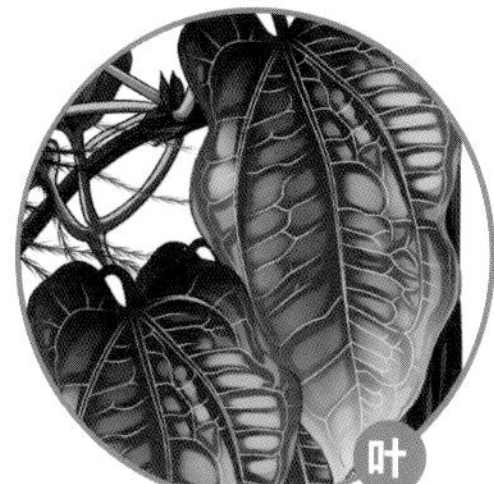

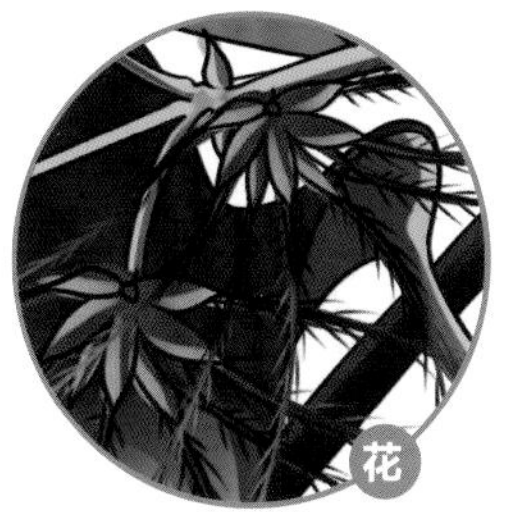

用量用法 3～6克。

精选验方 ①痛风：川木通60克。锉细，加水煎汁。取汁1次服下。②尿路感染：川木通、车前子、生蒲黄、萹蓄各9克。水煎服。③喉痹失音：川木通、石菖蒲、僵蚕各12克。水煎服。

使用注意 精滑遗尿、小便过多者及孕妇禁服。

采收加工

春、秋两季采挖，除去粗皮，晒干，或趁鲜切成薄片，晒干。

性味归经

苦，寒。归心、小肠、膀胱经。

功效主治

利尿通淋，清心除烦，通经下乳。主治淋证，水肿，心烦尿赤，口舌生疮，经闭乳少，湿热痹痛。

川贝母

别名 川贝、青贝、松贝、炉贝。

来源 本品为百合科植物暗紫贝母*Fritillaria unibracteata* Hsiao et K.C.Hsia.的干燥鳞茎。

生境分布 生于海拔3200～4500米的草地上。分布于四川、青海等地。

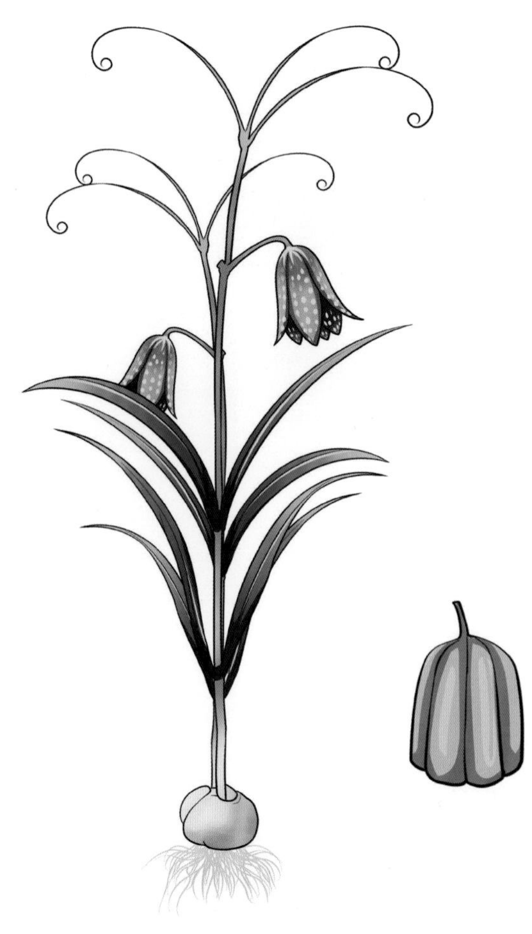

识别特征 多年生草本，高15～25厘米。鳞茎球形或圆锥形，由2枚鳞片组成，直径6～8毫米。茎直立，单一，无毛。叶在下面的1～2对为对生，上面的1～2枚散生或对生，无柄，条形或条状披针形，先端急尖，不卷曲。花单生于茎顶，深黄色，有黄褐色小方格；叶状苞片1枚，先端不卷曲；花被片6，2轮，内3片倒卵状长圆形，外3片近长圆形；蜜腺窝稍凸出或不很明显；雄蕊6，长约为花被片的一半，花药近基着生，花丝具或不具小乳突；柱头3裂，裂片短而外展。蒴果长圆形，具6棱，棱上的翅很窄。花期6月，果期8月。

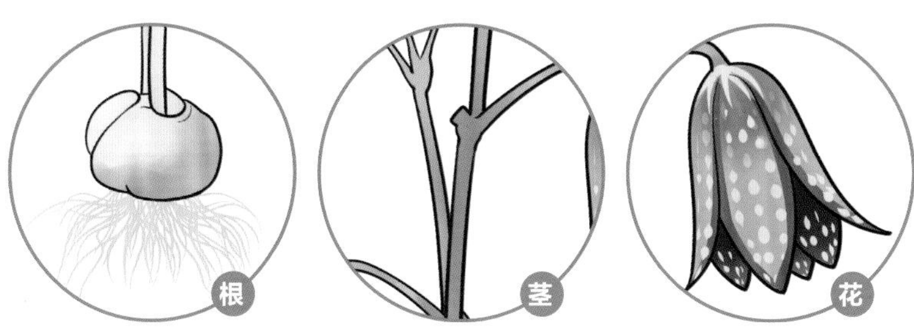

用量用法 3～10克；研末冲服，每次1～2克。

精选验方 ①肺热咳嗽多痰、咽喉中干：川贝母（去心）、杏仁（汤浸去皮、尖、炒）各45克。共捣末，炼蜜为丸如弹子大。含化咽津。②小儿肺热咳嗽：川贝母鸡10克，天花粉20克，石膏、甘草各5克。研末冲服，每次0.5克。

使用注意 不宜与川乌、制川乌、草乌、制草乌、附子同用。

采收加工

夏、秋两季或积雪融化时，采挖地下鳞茎，除去须根、粗皮及泥沙，晒干或低温干燥。

性味归经

苦、甘，微寒。归肺、心经。

功效主治

清热润肺，化痰止咳，散结消痈。主治肺热燥咳，干咳少痰，阴虚劳嗽，咳痰带血，瘰疬，乳痈，肺痈。

广东紫珠

别名 老鸦、万年青、止血柴、金刀柴。

来源 本品为马鞭草科植物广东紫珠*Callicarpa kwangtungensis* Chun的干燥茎枝和叶。

生境分布 生长于海拔1700米的阴湿林内。我国贵州、广西、广东、湖南、湖北、江西均产。

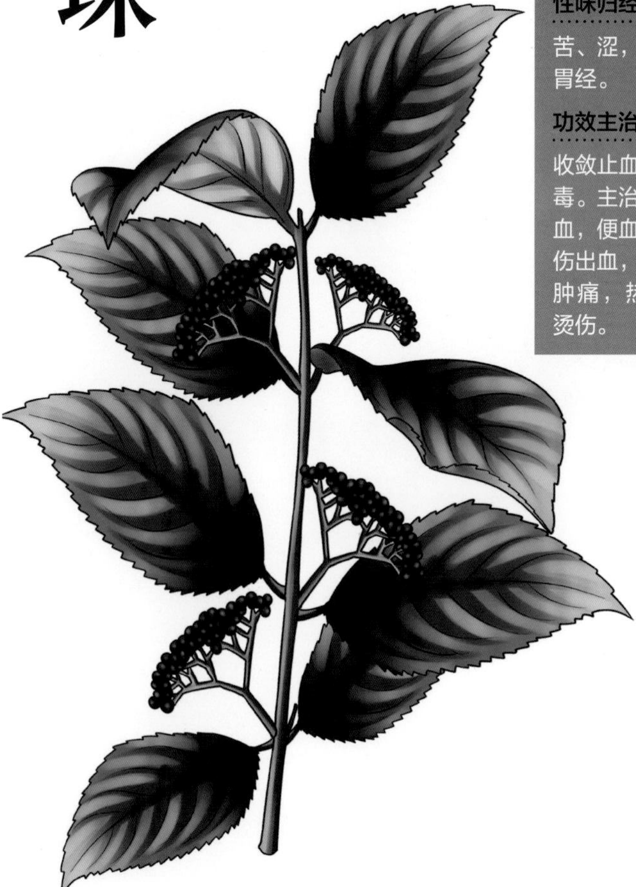

采收加工

夏、秋两季采收，切成10～20厘米的段，干燥。

性味归经

苦、涩，凉。归肝、肺、胃经。

功效主治

收敛止血，散瘀，清热解毒。主治咯血，吐血，衄血，便血，妇人崩漏，外伤出血，肺热咳嗽，咽喉肿痛，热毒疮疡，水火烫伤。

识别特征 灌木，高约1.5米；小枝圆柱形，密生淡黄色小皮孔，疏被黄色星状毛或近无毛；叶纸质，长圆状披针形或披针形，长12～18厘米，宽3～4.5厘米，先端渐尖，基部楔形，边缘3/4以上具细锯齿，叶表面无毛或脉上疏被微柔毛，叶背无毛或中脉上疏被星状毛，密生黄色腺点，中脉常带紫色，侧脉12～14对，在叶背隆起；叶柄长5～10毫米。聚伞花序宽约3厘米，疏被星状毛；花序柄长5～10毫米；花柄长约1毫米；花萼钟状，无毛，疏生黄色腺点，长约1.5毫米，萼齿钝三角形；花冠白色，无毛，长约4毫米；花丝与花冠近等长，花药长圆形，长约1.5毫米，药隔上具黄色腺点，顶孔开裂，子房无毛，具黄色腺点。果径约3～4毫米，无毛，具黄色腺点，成熟时紫色。花期6～7月，果期8～10月。

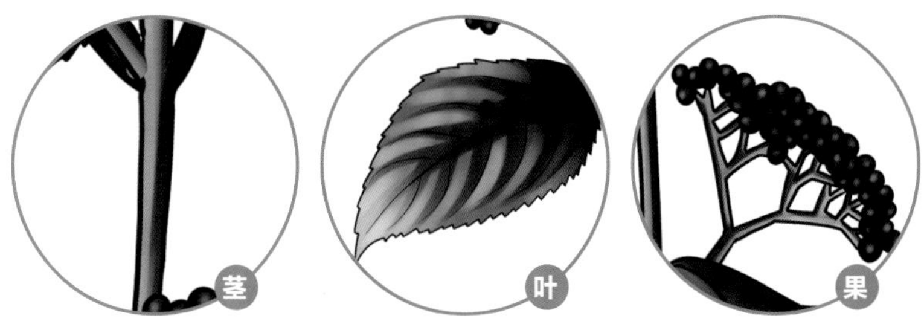

用量用法 9～15克。外用：适量，研粉敷患处。

精选验方 ①咯血：广东广东紫珠叶适量。研为末，每次服6克，代茶饮。②肺结核咯血、胃十二指肠溃疡出血：广东紫珠叶、白及各适量。共研细粉，每服6克，每日3次。③胃溃疡出血：广东紫珠叶120克。水煎服。④衄血：干广东紫珠叶6克。调鸡蛋清服；外用消毒棉花蘸叶末塞鼻。⑤子宫功能性出血：广东紫珠叶、地菍、梵天花根各30克。水煎，加红糖30克。在出血的第一日服下，连服数日。⑥扭伤肿痛：紫珠叶、鹅不食草各30克，威灵仙15克。水煎服；或加松节油共捣烂外敷患处。

使用注意 无。

小通草

别名 小通花、鱼泡通、通草树、通条树、喜马拉雅旌节花。

来源 本品为旌节花科植物喜马山旌节花 *Stachyurus himalaicus* Hook. f. et Thoms.的干燥茎髓。

生境分布 生长于海拔500～2900米的山坡林中或林缘阴湿外。原产中国，长江流域及秦岭以南均可生长，喜光照，稍耐阴，适应性强，较耐寒，在排水良好的沙质土壤或轻质黏壤土中生长最佳。

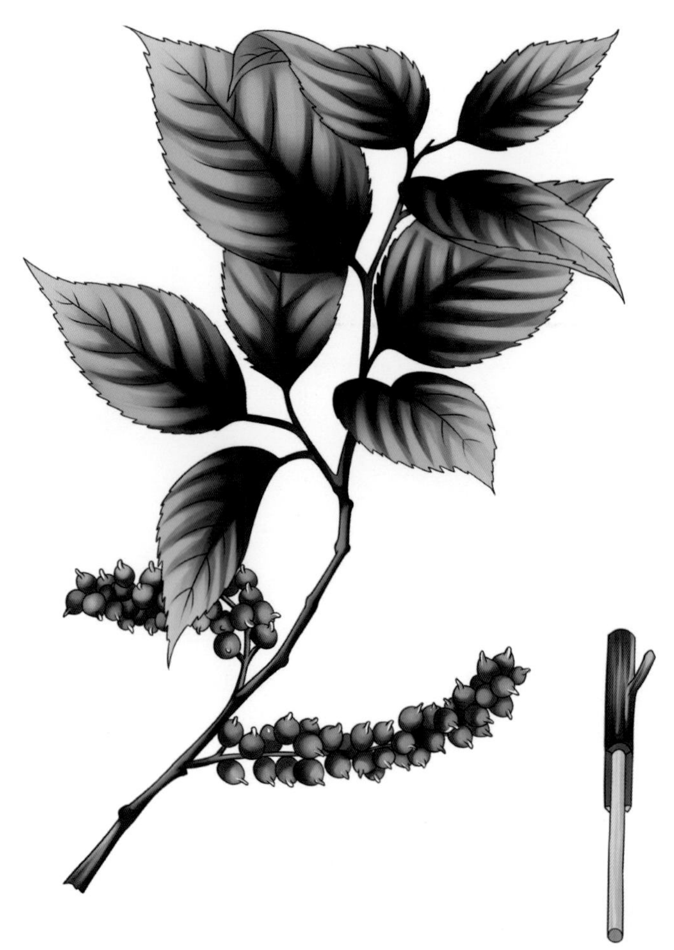

识别特征 落叶灌木或小乔木，高可达5米。小枝密被白色小皮孔。叶互生，叶柄长0.5～2厘米，紫红色；叶坚纸质至草质，卵形、长圆形至长圆状披针形，长6～14厘米，宽3.5～5.5厘米，先端尾状长渐尖或渐尖。穗状花序腋生，长5～12厘米，多下垂，基部无叶。花先叶开放，黄色，无柄，子房卵状长圆形，连花柱长约6毫米。浆果近球形，直径7～8毫米，几无柄或具短柄，花柱宿存。花期3～4月，果期7～9月。

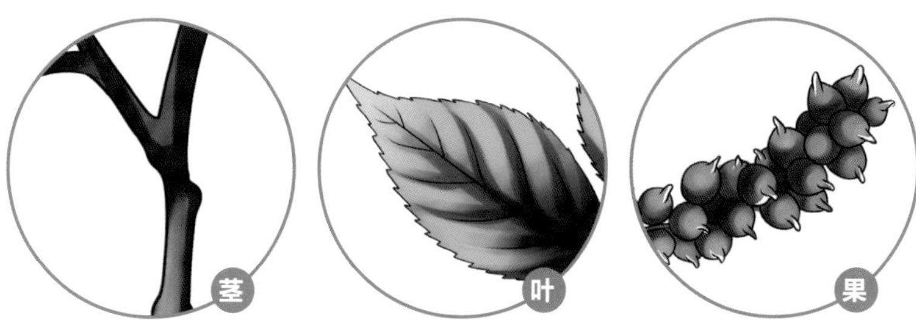

采收加工

秋季割取茎，截成段，趁鲜取出髓部，理直，晒干。

性味归经

甘、淡，寒。归肺、胃经。

功效主治

清热，利尿，下乳。主治小便不利，热淋，乳汁不下。

用量用法 3～6克。

精选验方 ①小便黄赤：小通草6克，木通4.5克，车前子9克（布包）。水煎服。②热病烦躁、小便不利：小通草6克，栀子、生地黄、淡竹叶、知母、黄芩各9克。水煎服。③急性尿道炎：小通草6克，地肤子、车前子（布包）各15克。水煎服。④小便不利：小通草、车前仁、水菖蒲各15克，火麻草、生石膏各3克。水煎服。

使用注意 气虚无湿热者及孕妇慎服。

木通

别名 通草、王翁、丁翁、万年、附支、丁父、万年藤。

来源 本品为木通科植物木通*Akebia quinata*（*Thunb.*）Decne.的干燥茎藤。

生境分布 生长于山坡、山沟、溪旁等处的乔木与灌木林中。分布于陕西、山东、江苏、安徽、江西、河南、湖北、湖南、广东、四川、贵州等地。

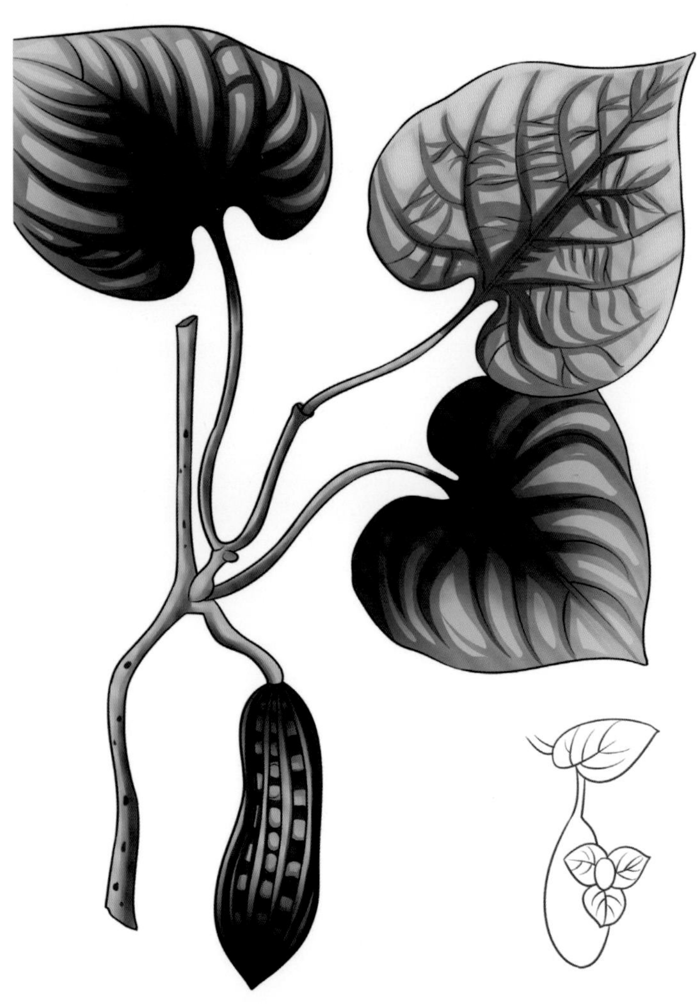

识别特征 落叶木质缠绕灌本，长3～15厘米，全株无毛。幼枝灰绿色，有纵纹。掌状复叶，小叶片5，倒卵形或椭圆形，长3～6厘米，先端圆，常微凹至具一细短尖，基部圆形或楔形，全缘。短总状花序腋生，花单性，雌雄同株；花序基部着生1～2朵雌花，上部着生密而较细的雄花；雄花具雄蕊6个；雌花较大，有离生雌蕊2～13。果肉质，浆果状，长椭圆形或略呈肾形，两端圆，长约8厘米，直径2～3厘米，熟后紫色，柔软，沿腹缝线开裂。种子多数，长卵形而稍扁，黑色或黑褐色。花期4～5月，果期8月。

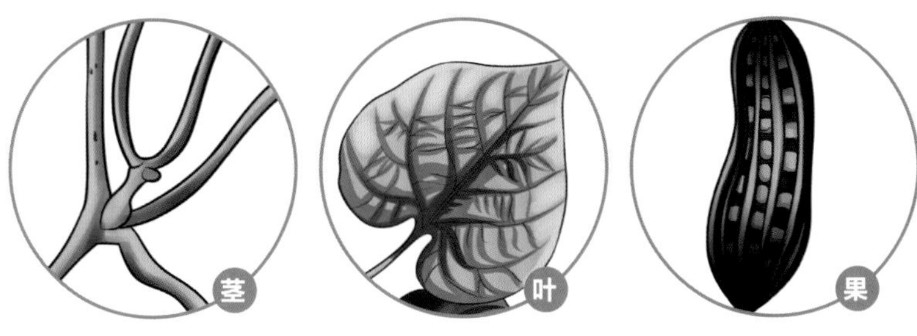

用量用法 3～6克。

精选验方 ①小儿心热（小肠有火、便亦淋痛、面赤狂躁、口糜舌疮、咬牙口渴）：木通、生地黄、甘草（生）各等份。上研为末，每服15克，水一盏，入竹叶同煎至五分，食后温服。②中寒腹痛、疝痛：木通30克，小茴香12克。水煎服。

使用注意 肾气虚、心气弱、汗不彻、口舌燥者皆禁用。

采收加工

秋季采收，截取茎部，除去细枝，阴干。

性味归经

苦，寒。归心、小肠、膀胱经。

功效主治

利尿通淋，清心除烦，通经下乳。主治淋证，水肿，小便赤涩，胸中烦热，喉痹咽痛，口舌生疮，妇女经闭，乳汁不通，湿热痹痛。

功劳木

别名 土黄柏、黄天竹、鼠不爬、山黄柏、大叶黄连、十大功劳。

来源 本品为小檗科植物阔叶十大功劳*Mahonia bealei*（*Fort.*）Carr.的干燥茎。

生境分布 生长于向阳山坡的灌木丛中，也有栽培。分布于广西、安徽、浙江、江西、福建、河南、湖北、湖南、四川等地。

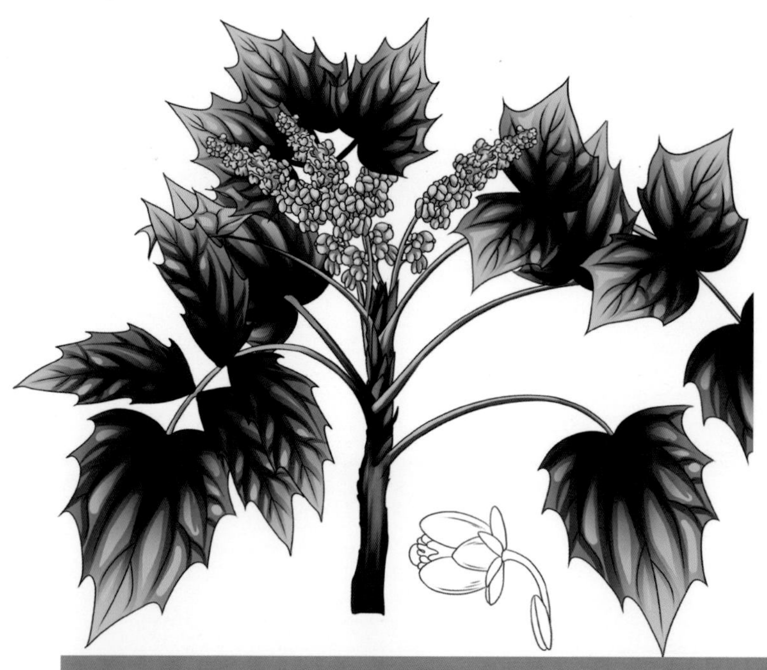

采收加工

全年均可采收，切块片，干燥。

性味归经

苦，寒。归肝、胃、大肠经。

功效主治

清热燥湿，泻火解毒。主治湿热泻痢，黄疸尿赤，目赤肿痛，胃火牙痛，疮疖痈肿。

识别特征 常绿灌木，高1~4米。茎表面土黄色或褐色，粗糙，断面黄色。叶互生，厚革质，具柄，基部扩大抱茎；奇数羽状复叶，长25~40厘米，小叶7~15片，侧生小叶无柄，阔卵形，大小不等，长4~12厘米，宽2.5~4.5厘米，顶生小叶较大，有柄，先端渐尖，基部阔楔形或近圆形，边缘反卷，每边有2~8枚大的刺状锯齿，上面深绿色，有光泽，下面黄绿色。总状花序生于茎顶，直立，花黄褐色。浆果卵圆形，直径约5毫米，成熟时蓝黑色，被白粉。花期8~10月，果期10~12月。

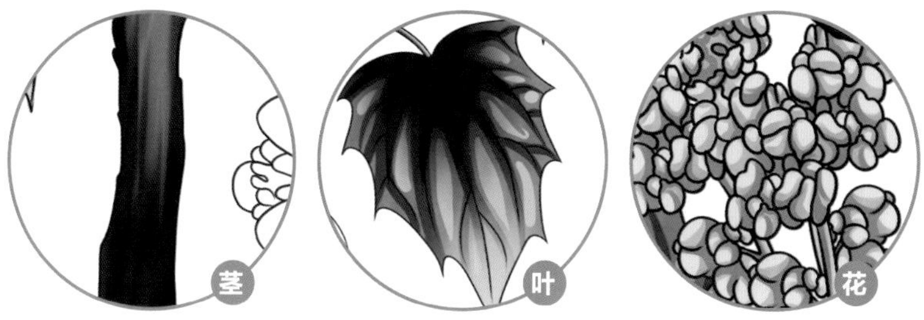

用量用法 9~15克。外用：适量。

精选验方 ①黄疸、小儿肝热及肺热、疮疡肿毒：功劳木鲜根60克，冰糖15~30克。开水冲炖服。②咽喉肿痛：功劳木根、牛膝根各6克。水煎服。

使用注意 体质虚寒者忌用。

石斛

别名 禁生、林兰、黄草、杜兰、金钗花、千年润、吊兰花。

来源 本品为兰科植物金钗石斛*Dendrobium nobile* Lindl.的栽培品及其同属植物近似种的新鲜或干燥茎。

生境分布 生长于海拔100～3000米高度之间，常附生于树上或岩石上。分布于四川、云南、贵州、广东、广西、湖北等地；陕西、河南、江西等地也产。

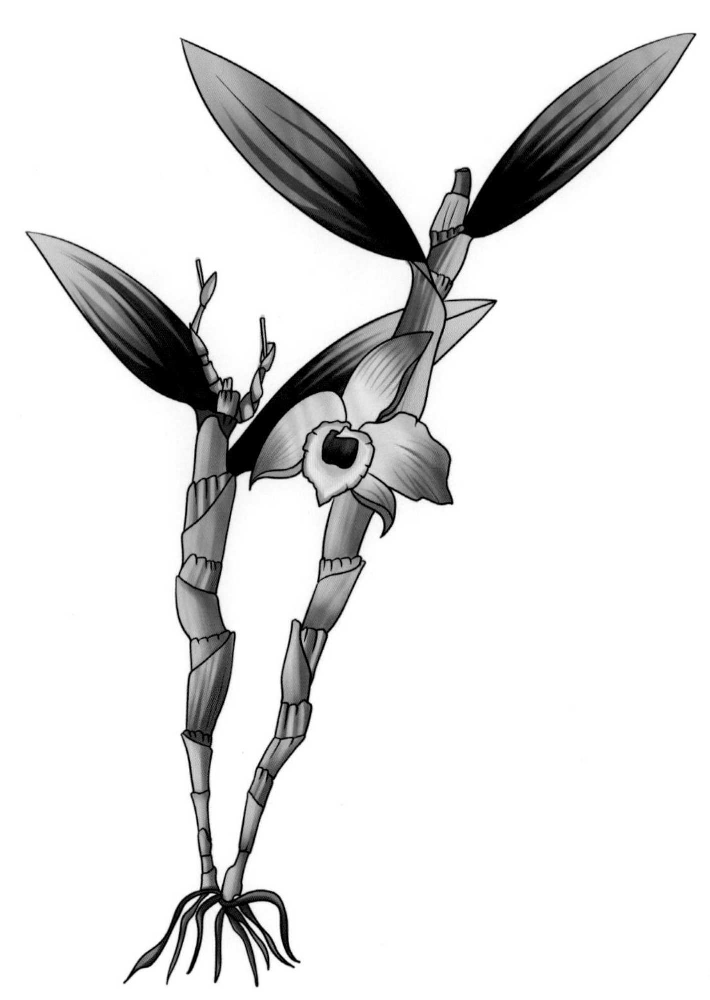

识别特征 多年生附生草本，高30～50厘米。茎丛生，直立，直径1～1.3厘米，黄绿色，多节，节间长2.5～3.5厘米。叶无柄，近革质，常3～5片生于茎的上端；叶片长圆形或长圆状披针形，先端钝，有偏斜状的凹缺，叶脉平行，通常9条，叶鞘紧抱于节间。总状花序自茎节生出，通常具花2～3朵；苞片膜质，小，卵形；花甚大，下垂；花瓣卵状长圆形或椭圆形，与萼片几等长。蒴果。花期5～6月。

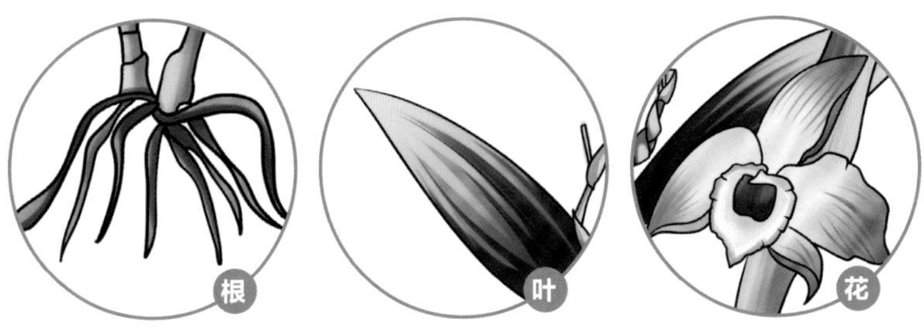

采收加工

全年均可采收，鲜用者除去根及泥沙；干用者采收后，除去杂质，用开水略烫或烘软，再边搓边烘晒，至叶鞘搓净，干燥。

性味归经

甘，微寒。归胃、肾经。

功效主治

益胃生津，滋阴清热。主治热病津伤，口干烦渴，胃阴不足，食少干呕，病后虚热，虚劳消瘦，阴虚火旺，骨蒸劳热，目暗不明，筋骨痿软。

用量用法 6～12克；鲜品15～30克。

精选验方 ①胃酸缺乏：石斛、玄参各15克，白芍9克，麦冬、山楂各12克。水煎服，每日1剂。②阴虚目暗、视物昏花：石斛、熟地黄各15克，枸杞子、山药各12克，山茱萸9克，白菊花6克。水煎服，每日1剂。

使用注意 本品有敛邪之弊，故温热病初期不宜用，又味甘助湿，湿温未化燥者忌用。

平贝母

别名 坪贝、贝母、平贝。

来源 本品为百合科植物平贝母*Fritillaria ussuriensis* Maxim.的干燥鳞茎。

生境分布 生长于林中肥沃土壤上。分布于我国东北地区。

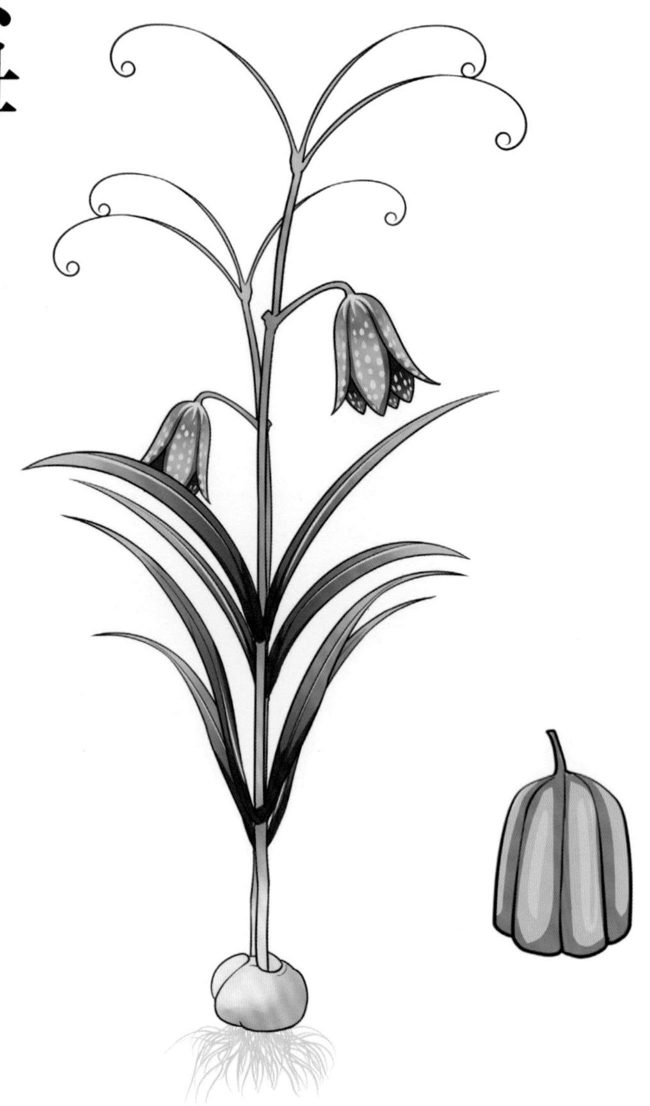

识别特征 草本，高40～60厘米。鳞茎粗1～1.4厘米，由2枚肥厚的鳞瓣组成，周围还有少数小鳞茎。茎基部以上具叶，叶轮生或对生，中部以上兼有少数散生；叶条形，长9～15厘米，宽2～6厘米，先端不卷曲或稍卷曲。花1～3朵，顶生，俯垂，紫色而具黄色小方格；顶端的花具4～6枚叶状苞片，条状苞片先端极卷曲；花被钟状；花被片6，长圆状倒卵形，钝头，基部上方有蜜腺；雄蕊6，长约为花被片的3/5；花柱具乳头状凸起；柱头3深裂。蒴果宽倒卵形，具圆棱。花期5～6月。

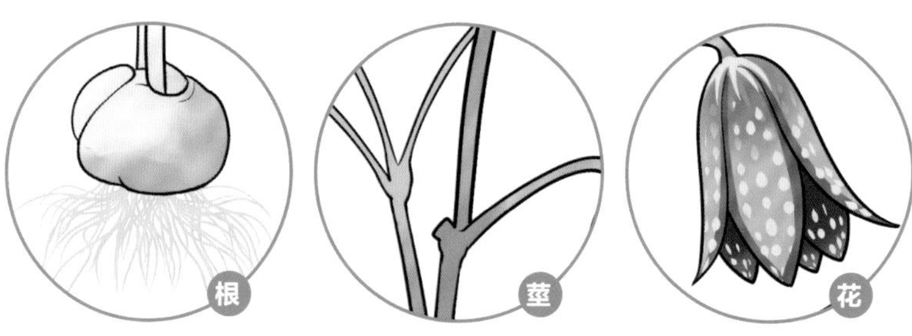

采收加工

春季采挖，除去外皮、须根及泥沙，晒干或低温干燥。

性味归经

苦、甘，微寒。归肺、心经。

功效主治

清热润肺，化痰止咳。主治肺热燥咳，干咳少痰，阴虚劳嗽，痰中带血。

用量用法 3～9克；研粉冲服，每次1～2克。

精选验方 ①慢性气管炎：平贝母、百合、紫苏叶、五味子、桔梗各250克。水煎2次，浓缩至5000克，加糖1000克，每次服15～20毫升，每日3次。②冷泪目昏：平贝母1枚，胡椒7粒。研为末，点之。③小儿鹅口、满口白烂：平贝母（去心，研为末）2.5克，水250毫升，蜜少许。煎煮3沸，去浮沫，每日4～5次。

使用注意 不宜与川乌、制川乌、草乌、制草乌、附子同用。

百合

别名 强瞿、山丹、番韭、倒仙。

来源 本品为百合科植物百合*Lilium brownii* F.E.Brown var. viridulum Baker的干燥肉质鳞茎。

生境分布 生长于山野林内及草丛中。全国大部分地区均产，分布于湖南、浙江、江苏、陕西、四川等地。

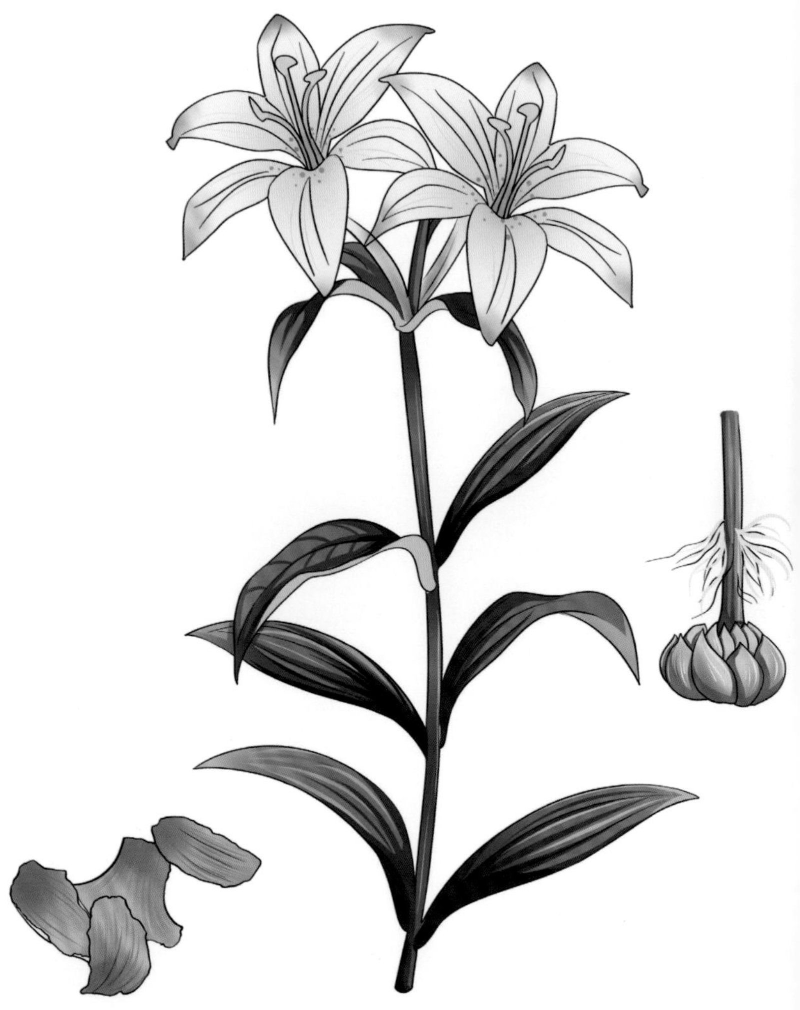

识别特征 多年生草本，高60～100厘米。鳞茎球状，白色，肉质，先端常开放如荷花状，长3.5～5厘米，直径3～4厘米，下面着生多数须根。茎直立，圆柱形，常有褐紫色斑点。叶4～5列互生；无柄；叶片线状披针形至长椭圆状披针形，长4.5～10厘米，宽8～20毫米，先端渐尖，基部渐狭，全缘或微波状，叶脉5条，平行。花大，单生于茎顶，少有1朵以上者；花梗长达3～10厘米；花被6片，乳白色或带淡棕色，倒卵形；雄蕊6，花药线形，丁字着生；雌蕊1，子房圆柱形，3室，每室有多数胚珠，柱头膨大，盾状。蒴果长卵圆形，室间开裂，绿色；种子多数。花期6～8月，果期9月。

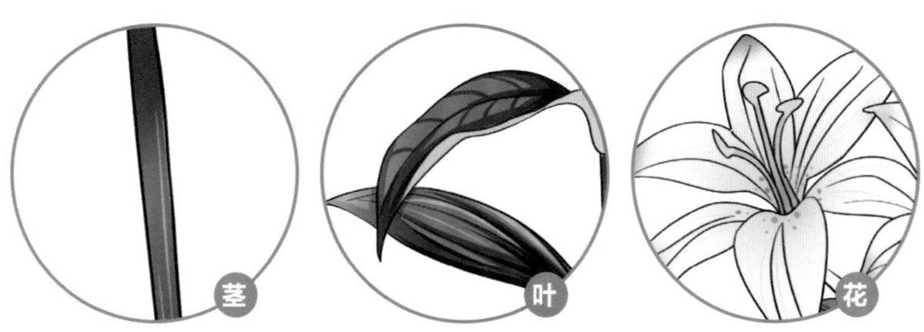

用量用法 6～12克。

精选验方 ①神经衰弱、心烦失眠：百合25克，菖蒲6克，酸枣仁12克。水煎，每日1剂。②天疱疮：生百合适量。捣烂，敷于患处，每日1～2次。③肺脓肿、化脓性肺炎：百合30～60克。捣研绞汁，白酒适量，以温开水饮服。

使用注意 甘寒滑利之品，风寒咳嗽，中寒便溏者忌服。

采收加工

秋季采挖，洗净，剥取鳞片，置沸水略烫，干燥。

性味归经

甘，寒。归心、肺经。

功效主治

养阴润肺，清心安神。主治阴虚燥咳，劳嗽咳血，虚烦惊悸，失眠多梦，精神恍惚。

肉苁蓉

别名 大芸（淡大芸）、寸芸、苁蓉（甜苁蓉、淡苁蓉）、地精、查干告亚。

来源 本品为列当科植物肉苁蓉*Cistanche deserticola* Y.C.Ma的干燥带鳞叶的肉质茎。

生境分布 肉苁蓉生长于盐碱地、干河沟沙地、戈壁滩一带。寄生在红沙、盐爪爪、着叶盐爪、珍珠、西伯利亚白刺等植物的根上。分布于内蒙古、陕西、甘肃、宁夏、新疆等地。

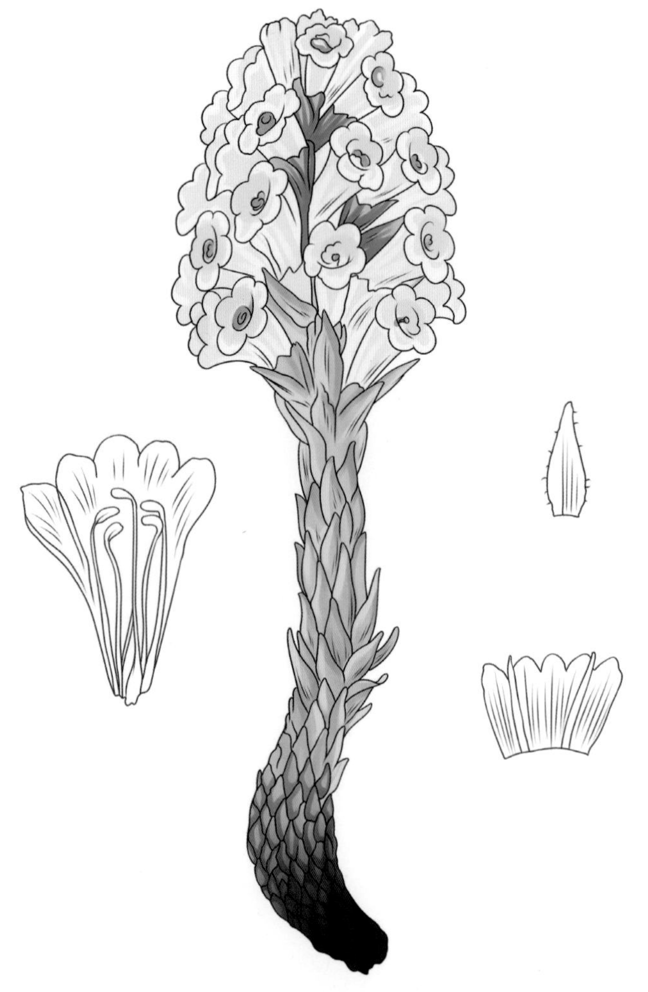

识别特征 多年生寄生草本，高80~100厘米。茎肉质肥厚，不分枝。鳞叶黄色，肉质，覆瓦状排列，披针形或线状披针形。穗状花序顶生于花茎；每花下有1苞片，小苞片2，基部与花萼合生；背面被毛，花萼5浅裂，有缘毛；花冠管状钟形，黄色，顶端5裂，裂片蓝紫色；雄蕊4。蒴果卵形，褐色。种子极多，细小。花期5~6月。

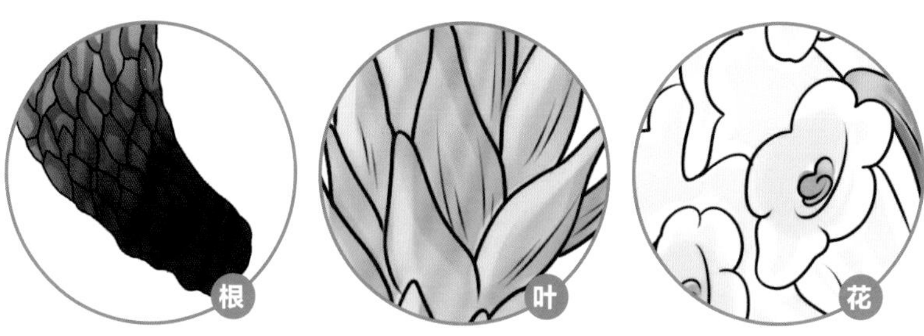

采收加工

春季苗刚出土或秋季冻土之前采挖，除去茎尖。切段，晒干。

性味归经

甘、咸，温。归肾、大肠经。

功效主治

补肾阳，益精血，润肠通便。主治肾阳不足，精血亏虚，阳痿不孕，腰膝酸软，筋骨无力，肠燥便秘。

用量用法 6~10克。

精选验方 ①阳痿、遗精、腰膝痿软：肉苁蓉、韭菜子各9克。水煎服。②神经衰弱、健忘、听力减退：肉苁蓉、枸杞子、五味子、麦冬、黄精、玉竹各适量。水煎服。

使用注意 药力和缓，用量宜大。助阳滑肠，故阳事易举、精滑不固、腹泻便溏者忌服。实热便秘者亦不宜。

竹茹

别名 竹皮、青竹茹、嫩竹茹、细竹茹、淡竹茹、淡竹皮茹。

来源 本品为禾本科植物青秆竹*Bambusa tuldoides* Munro的茎杆的干燥中间层。

生境分布 生长于路旁、山坡，也有栽培的。分布于长江流域和南方各省。

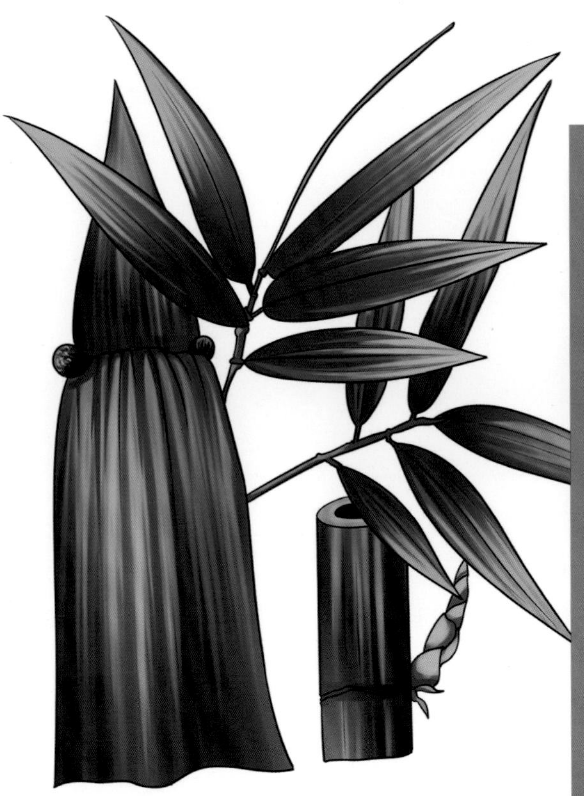

采收加工

全年均可采制，取新鲜茎，除去外皮，将稍带绿色的中间层刮成丝条，或削成薄片，捆扎成束，阴干。前者称“散竹茹”，后者称“齐竹茹”。

性味归经

甘，微寒。归肺、胃、心、胆经。

功效主治

清热化痰，除烦，止呕。主治痰热咳嗽，胆火挟痰，惊悸不宁，心烦失眠，中风痰迷，舌强不语，胃热呕吐，妊娠恶阻，胎动不安。

识别特征 植株木质化，呈乔木状。竿高6～18米，直径5～7厘米，成长后仍为绿色，或老时为灰绿色，竿环及箨环均甚隆起。箨鞘背面无毛或上部具微毛，黄绿至淡黄色而具有灰黑色之斑点和条纹；箨耳及其繸毛均极易脱落；箨叶长披针形，有皱折，基部收缩；小枝具叶1～5片，叶鞘鞘口无毛；叶片深绿色，无毛，窄披针形，宽1～2厘米，次脉6～8对，质薄。穗状花序小技排列成覆瓦状的圆锥花序；小穗含2～3花，顶端花退化，外稃锐尖，表面有微毛；内稃先端有2齿，生微毛，长12～15毫米；鳞被数目有变化，3至1枚或缺如，披针形，长约3毫米；花药长7～10毫米，开花时，以具有甚长之花丝而垂悬于花外；子房呈尖卵形，顶生一长形之花柱，两者共长约7毫米，柱头3枚，呈帚刷状。笋期4～5月，花期10月至次年5月。

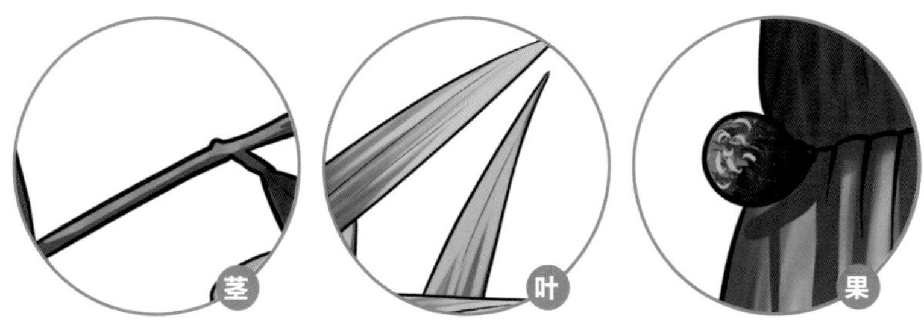

用量用法 5～10克。

精选验方 ①小便出血：竹茹适量。水煎服。②百日咳：竹茹9克，蜂蜜100克。先将竹茹煎水取汁，入蜂蜜煮沸服用。每日1剂，连服3剂。③肺热痰咳：竹茹、杏仁、枇杷叶各9克，桑白皮12克，黄芩4.5克。水煎服。

使用注意 寒痰咳嗽、胃寒呕吐勿用。

伊贝母

别名 生贝、西贝母。

来源 本品为百合科植物伊犁贝母*Fritillaria pallidiflora* Schrenk的干燥鳞茎。

生境分布 生长于海拔1300～1780米的林下或阳坡草地。主产于新疆。

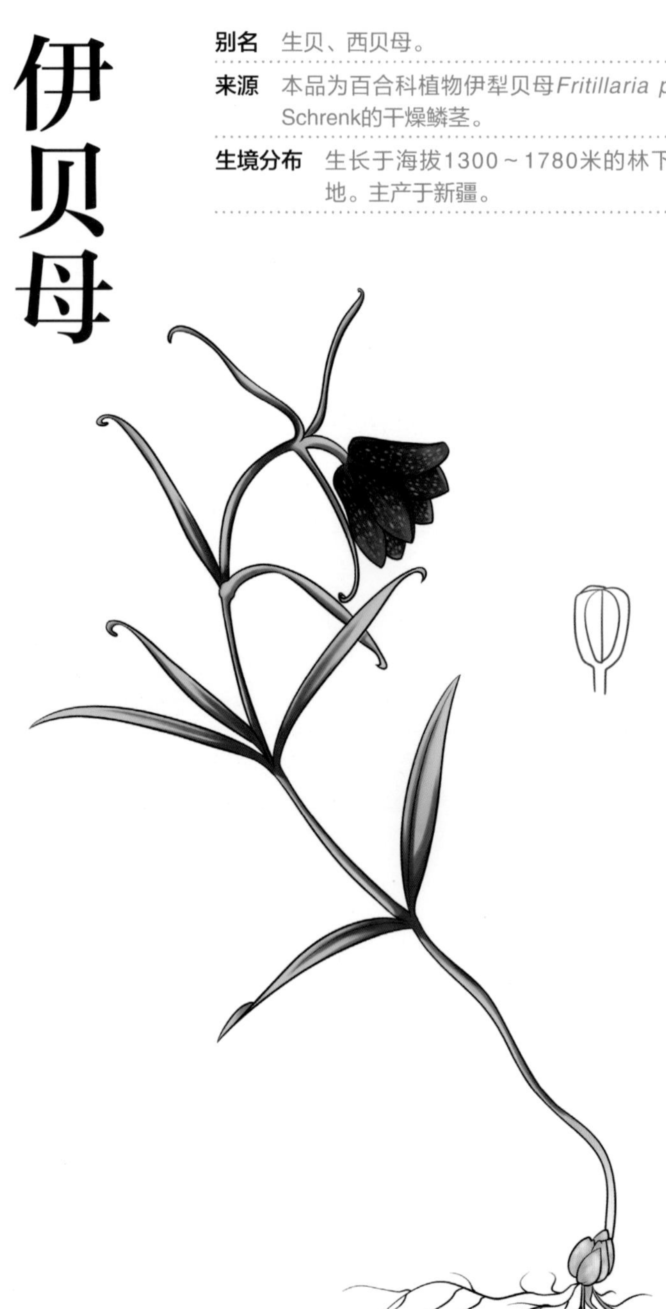

识别特征 多年生草本。茎平滑，高15～40厘米。叶通常互生，有时近对生或近轮生，卵状长圆形至长方披针形，长5～12厘米，宽1～3.5厘米，先端不卷曲，并具硬尖突。花单长于茎顶或数朵成束状，淡黄色，内面有暗红色斑点，每花有1～2枚叶状苞片，苞片先端不卷曲；花被片6，蜜腺窝在背面明显突出；雄蕊6。蒴果长圆形，具6棱，棱上有宽翅。花期5月。

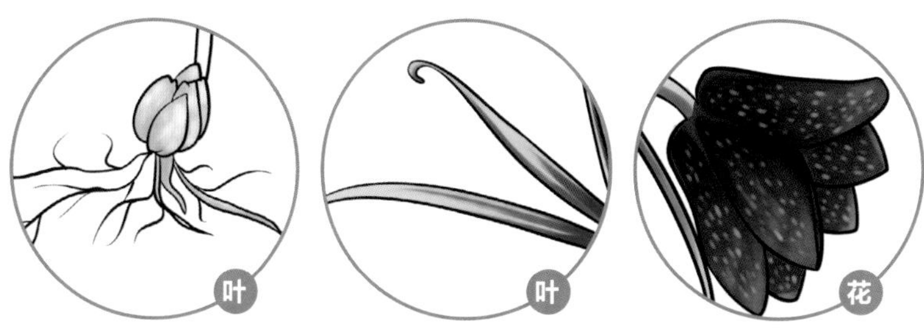

采收加工

5～7月采挖，除去泥沙，晒干，再去须根及外皮。

性味归经

苦、甘，微寒。归肺、心经。

功效主治

清热润肺，化痰止咳。主治肺热燥咳，干咳少痰，阴虚劳嗽，咳痰带血。

用量用法 3～9克。

精选验方 肺热咳嗽、干咳少痰、阴虚劳嗽、咯痰带血：伊贝母3～9克。水煎服。

使用注意 不宜与川乌、制川乌、草乌、制草乌、附子同用。

忍冬藤

别名 忍冬、银花藤、金银藤、金钗股、金银花藤。

来源 本品为忍冬科植物忍冬*Lonicera japonica* Thunb.的干燥茎枝。

生境分布 生长于山野中，亦有栽培。分布于辽宁、河北、河南、山东、安徽、江苏、浙江、福建、广东、广西、江西、湖南、湖北、四川、贵州、云南、陕西、甘肃等地。

采收加工

秋、冬两季采割，晒干。

性味归经

甘，寒。归肺、胃经。

功效主治

清热解毒，疏风通络。主治温病发热，热毒血痢，痈肿疮疡，风湿热痹，关节红肿热痛。

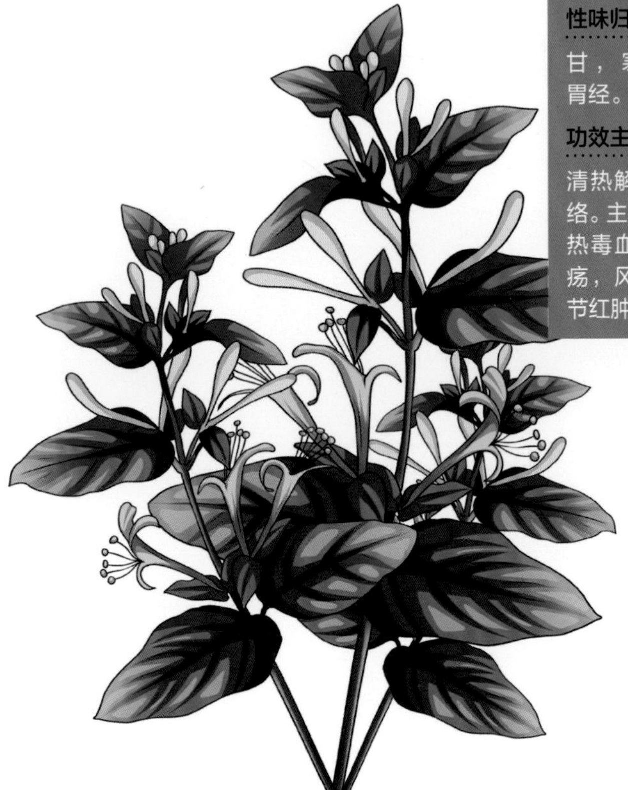

识别特征 多年生半常绿缠绕木质藤本，长达9米。茎中空，多分枝，幼枝密被短柔毛和腺毛。叶对生；叶柄长4～10厘米，密被短柔毛；叶纸质，叶片卵形、长圆卵形或卵状披针形，长2.5～8厘米，宽1～5.5厘米，先端短尖、渐尖或钝圆，基部圆形或近心形，全缘，两面和边缘均被短柔毛。花成对腋生，花梗密被短柔毛和腺毛；总花梗通常单生于小枝上部叶腋，与叶柄等长或稍短，生于下部者长2～4厘米，密被短柔毛和腺毛，花初开时为白色，2～3天后变金黄色；雄蕊5，着生于花冠内面筒口附近，伸出花冠外；雌蕊1，子房下位，花柱细长，伸出。浆果球形，直径6～7毫米，成熟时蓝黑色，有光泽。花期4～7月，果期6～11月。

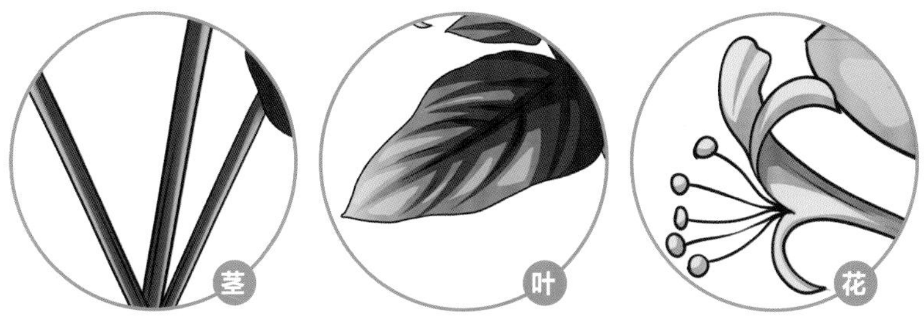

用量用法 9～30克。

精选验方 ①四时外感、发热口渴，或兼肢体酸痛者：干忍冬藤（带叶或花）50克（鲜者150克）。煎汤当茶频饮。②热毒血痢：忍冬藤适量。浓煎饮服。③风湿性关节炎：忍冬藤50克，豨莶草、白薇各20克，鸡血藤、老鹳草各25克。水煎服。④一切痈疽：忍冬藤（生取）150克，大甘草节50克。水2碗，煎成1碗，加无灰好酒1碗，再煎数沸，去渣，分3次服，一昼夜饮尽，病重者昼夜二剂，至大小便通利为度；另用忍冬藤适量，捣烂研末，酒少许敷四周。⑤疮久成漏：忍冬藤适量。浸酒常服。

使用注意 脾胃虚寒者慎服。

鸡血藤

别名 红藤、活血藤、大血藤、血风藤、猪血藤、血龙藤。

来源 本品为豆科植物密花豆*Spatholobus suberectus* Dunn的干燥藤茎。

生境分布 生长于灌木丛中或山野间。分布于广西、广东、江西、福建、云南、四川等地。

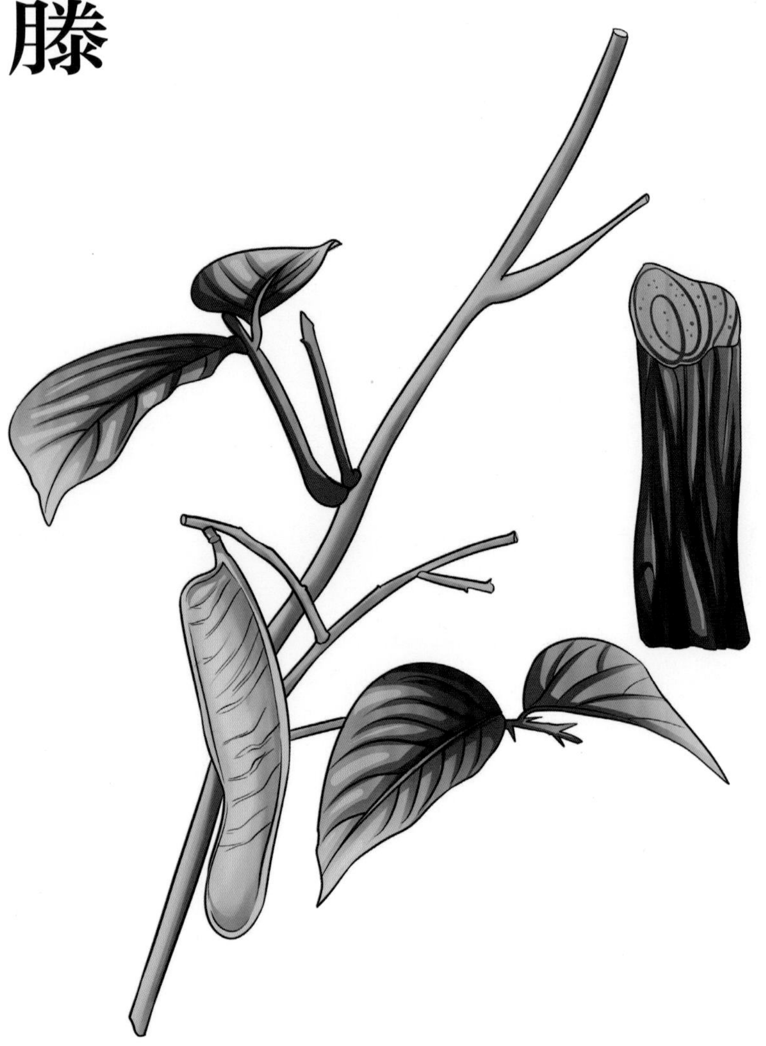

识别特征 木质大藤本，长达数十米，老茎扁圆柱形，稍扭转。三出复叶互生，有长柄，小叶宽卵形，先端短尾尖，基部圆形或浅心形，背脉腋间常有黄色簇毛，小托叶针状。大型圆锥花序生于枝顶叶腋。花近无柄，单生或2～3朵簇生于花序轴的节上呈穗状，花萼肉质筒状，被白毛，蝶形花冠白色，肉质。荚果扁平，刀状，长8～10.5厘米，宽2.5～3厘米。花期6～7月，果期8～12月。

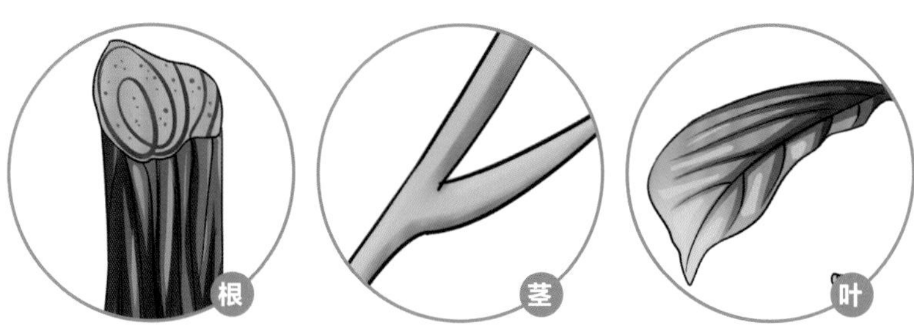

用量用法 9～15克。

精选验方 ①风湿痹痛：鸡血藤、半枫荷、当归、枫香寄生、海风藤、豆豉姜各15克，牛膝9克。水煎服。②白虎历节，膝胫剧痛如咬，昼轻夜重，局部发热：鸡血藤9克，制苍术15克，黄柏12克，乳香、没药、千年健各6克。水煎服。③老人血管硬化：鸡血藤20克，杜仲、生地黄各15克，五加皮10克。水500毫升，煎至200毫升，去渣分服，每日3次。

使用注意 月经过多者慎用。

采收加工

秋、冬两季采收，除去枝叶，切片，晒干。

性味归经

苦、甘，温。归肝、肾经。

功效主治

活血补血，调经止痛，舒筋活络。主治月经不调，痛经，经闭，风湿痹痛，麻木瘫痪，血虚萎黄。

青风藤

别名 青藤、寻风藤、清风藤、滇防己、青防己、大青木香。

来源 本品为防己科植物青藤*Sinomenium acutum*（*Thunb.*）Rehd. et Wils.的干燥藤茎。

生境分布 生长于沟边、山坡林缘及灌木丛中，攀缘于树上或岩石上。主产于长江流域及其以南各地。

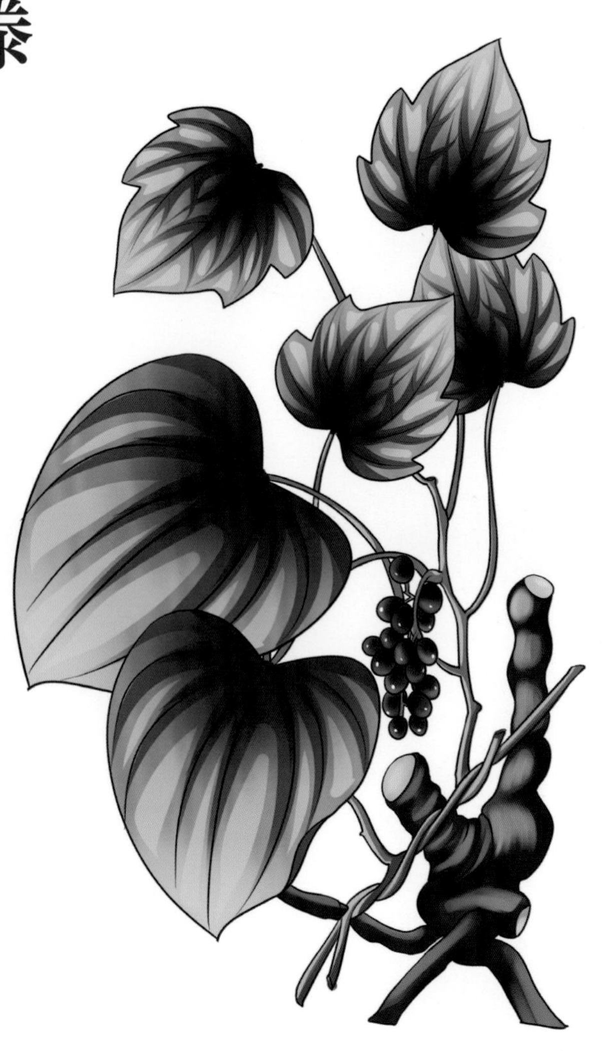

识别特征 多年生木质藤本，长可达20米，茎圆柱形，灰褐色，具细沟纹。叶互生，厚纸质或革质，卵圆形，先端渐尖或急尖，基部稍心形或近截形，全缘或3～7角状浅裂，上面绿色，下面灰绿色，近无毛。花单性异株，聚伞花序排成圆锥状，花淡黄色。核果扁球形，熟时暗红色，种子半月形。花期6～7月。

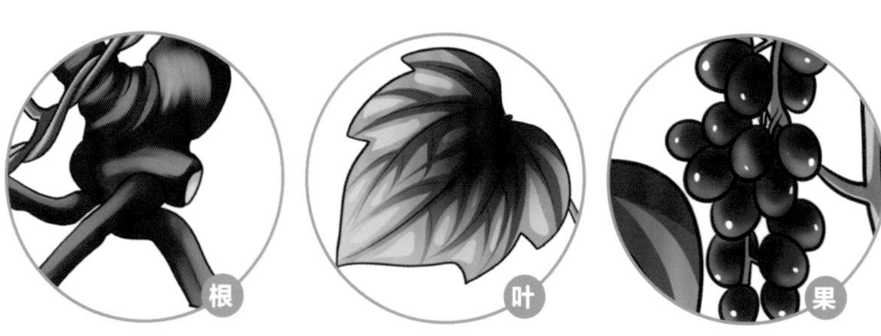

采收加工

秋末冬初采割，扎把或切长段，晒干。

性味归经

苦、辛，平。归肝、脾经。

功效主治

祛风湿，通经络，利小便。主治风湿痹痛，关节肿胀，麻痹瘙痒。

用量用法 6～12克。

精选验方 ①风湿痹痛：青风藤、红藤各15克。水煎，加酒适量冲服。②骨节风气痛：青风藤根或茎叶适量。煎水常洗痛处。

使用注意 脾胃虚寒者慎服。

钩藤

别名 吊藤、钩丁、钓钩藤、莺爪风、嫩钩钩、金钩藤、钩藤钩子。

来源 本品为茜草科植物钩藤*Uncaria rhynchophylla*（*Miq.*）Miq.ex Havil.的干燥带钩茎枝。

生境分布 生长于灌木林或杂木林中。分布于广西、江西、湖南、浙江、广东、四川等长江以南地区。

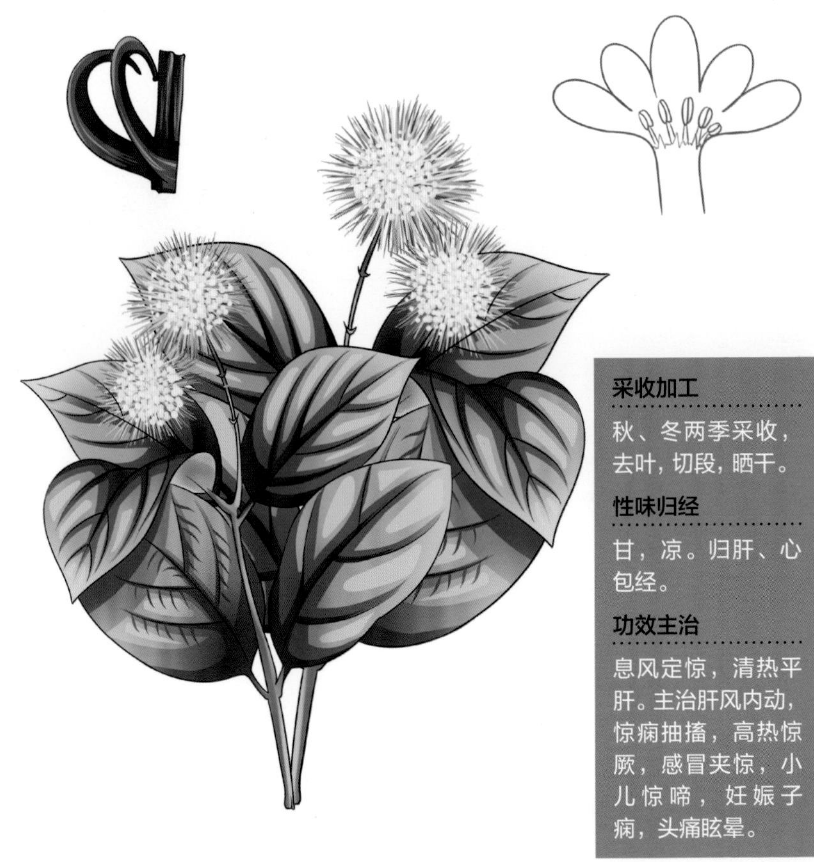

采收加工

秋、冬两季采收，去叶，切段，晒干。

性味归经

甘，凉。归肝、心包经。

功效主治

息风定惊，清热平肝。主治肝风内动，惊痫抽搐，高热惊厥，感冒夹惊，小儿惊啼，妊娠子痫，头痛眩晕。

识别特征 木质藤本，常绿，高1～3米。小枝四方形，光滑，变态枝呈钩状，成对或单生于叶腋，钩长1～2厘米，向下弯曲。叶对生；纸质，卵状披针形或椭圆形，长6～11厘米，宽3～6.5厘米，先端渐尖，基部渐狭或圆形，全缘，上面无毛，下面脉腋有短毛；叶柄长0.8～1.2厘米；托叶2深裂，裂片线状锥形，长0.6～1.5厘米。头状花序直径约2厘米；总花梗长3～5厘米；花萼长约2毫米，下部管状，先端5裂，裂片长不及1毫米；花冠黄色，管状，长约7毫米，先端5裂，裂片近圆形，外面被粉状柔毛；雄蕊5，花药基部呈耳状，先端尖，花丝极短。子房下位，纺锤形；花柱线形，伸出于花冠管之外，柱头头状。蒴果倒卵状椭圆形，长5～6毫米，疏被柔毛。种子数枚，细小，两端有翅。花期6～7月，果期10～11月。

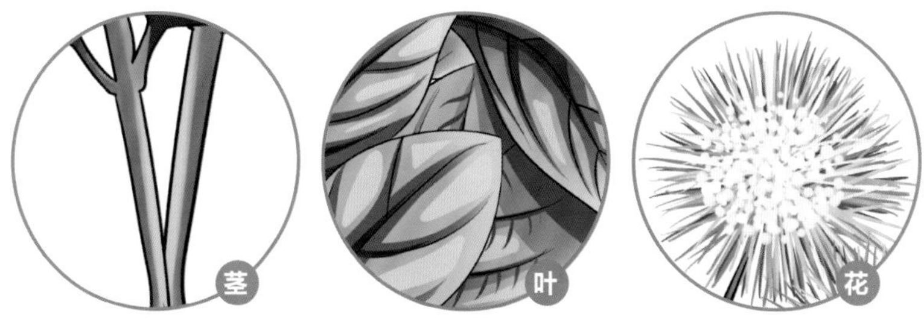

用量用法 3～12克，后下。

精选验方 ①小儿惊热：钩藤50克，硝石25克，甘草0.5克（炙微赤，锉）。捣细罗为散，每次2克，以温水调下，每日3～4次。②胎动不安：钩藤、桔梗、人参、茯神、当归、桑寄生各5克。水煎服。③高血压：钩藤12克，菊花、桑叶、夏枯草各10克。水煎服。④高血压、头晕目眩、神经性头痛：钩藤6～15克。水煎服。

使用注意 无风热及实热者应慎用。

络石藤

别名 络石、爬山虎、石龙藤、钻骨风、白花藤、沿壁藤。

来源 本品为夹竹桃科植物络石*Trachelospermum jasminoides*（*Lindl.*）Lem.的干燥带叶藤茎。

生境分布 生长于温暖、湿润、半阴的沟渠旁、山坡林木丛中。分布于江苏、安徽、湖北、山东等地。

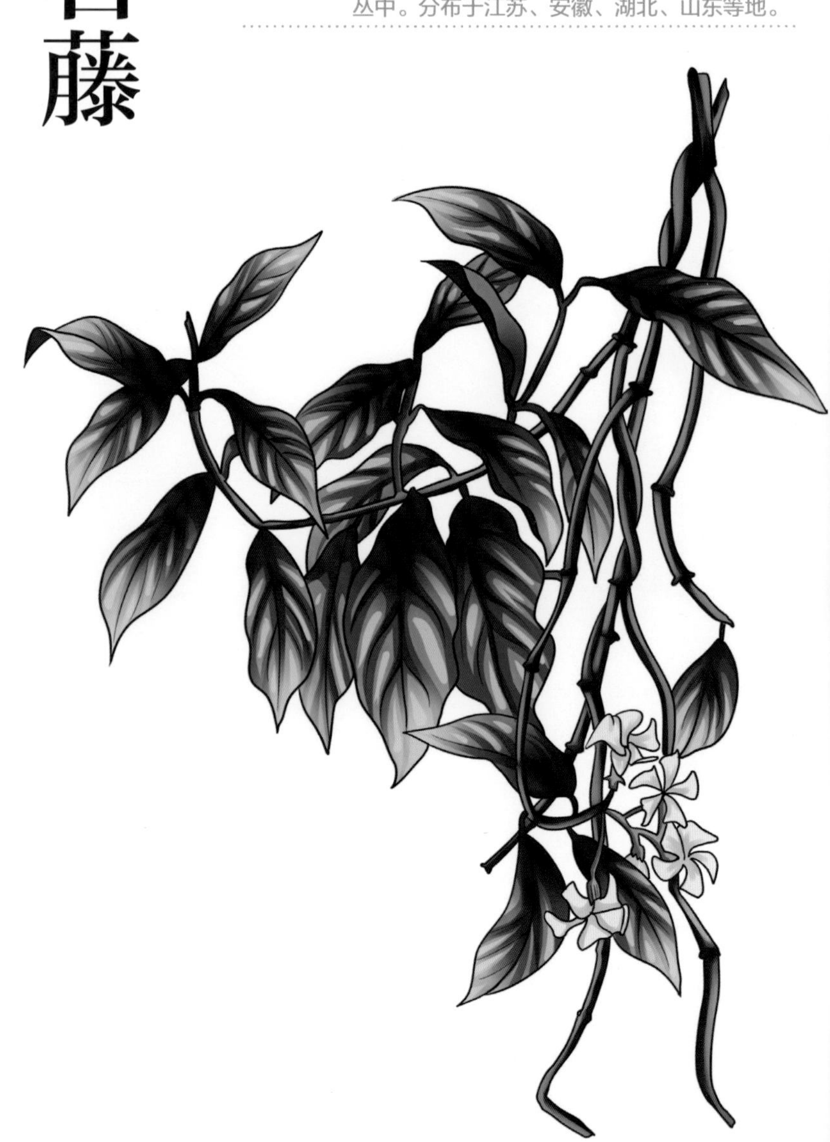

识别特征 常绿攀缘灌木。茎赤褐色，多分枝，无毛，表面有点状皮孔，幼枝有细柔毛。叶对生，叶柄长2～5毫米，幼时被灰褐色柔毛，后脱落；叶片椭圆形或卵状披针形，长2～8厘米，宽1.5～4厘米，先端短尖或钝圆，基部阔楔形或圆形，全缘，上面深绿色，无毛，下面淡绿色，被细柔毛。聚伞花序腋生，最长可达5厘米，花白色，芳香；萼小，5深裂；花管圆柱形，长3～6毫米，外被细柔毛，花冠5裂，裂片长椭圆状披针形，花冠外面和喉部也有柔毛；雄蕊5，着生于花冠管内面中部以上，花丝短而扁阔；心皮2，胚珠多数。蓇葖果长圆柱形，长约15厘米，近于水平展开。种子线形而扁，褐色，顶端有一束白亮细簇毛。花期4～5月，果期10月。

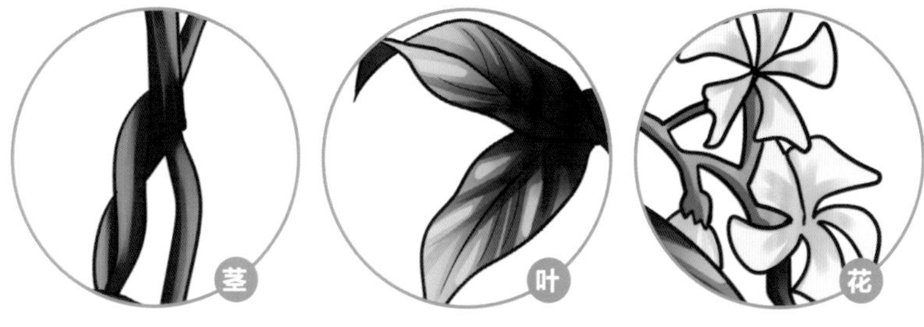

用量用法 6～12克。

精选验方 ①筋骨痛：络石藤30～60克。浸酒服。②关节炎：络石藤、五加根皮各30克，牛膝根15克。水煎服，白酒为引。③肺结核：络石藤、地菍各30克，猪肺120克。同炖，服汤食肺，每日1剂。④吐血：络石藤叶30克，雪见草、乌韭各15克。水煎服。

使用注意 阳虚畏寒、便溏者慎服。

采收加工

冬季至次春采割。除去杂质，晒干。

性味归经

苦，微寒。归心、肝、肾经。

功效主治

祛风通络，凉血消肿。主治风湿热痹，筋脉拘挛，腰膝酸痛，喉痹，痈肿，跌仆损伤。

桂枝

别名 柳桂、嫩桂枝、桂枝尖。

来源 本品为樟科植物肉桂*Cinnamomum cassia* Presl的干燥嫩枝。

生境分布 生长于常绿阔叶林中，但多为栽培。分布于广东、广西、云南等地。

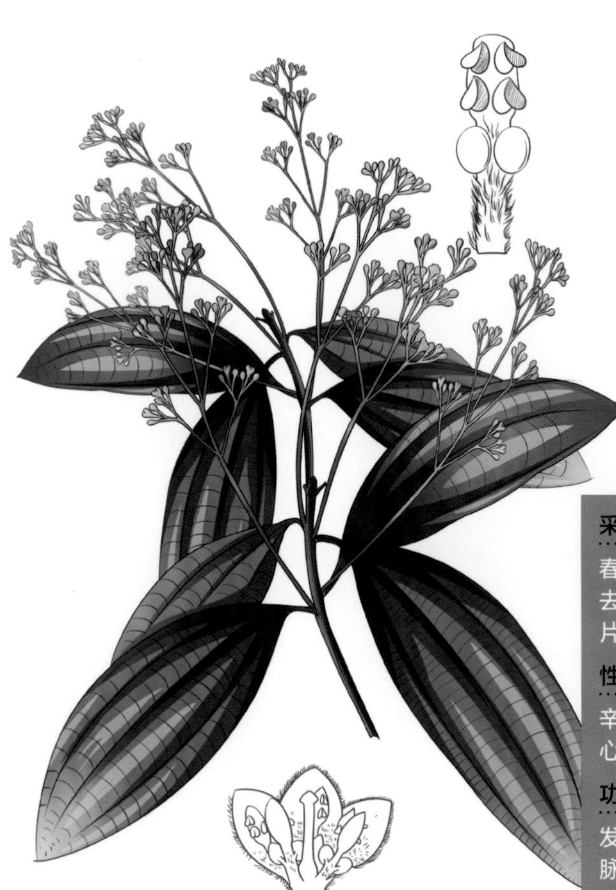

采收加工

春、夏两季采收，去叶，晒干，或切片晒干。

性味归经

辛、甘，温。归心、肺、膀胱经。

功效主治

发汗解肌，温通经脉，助阳化气，平冲降气。主治风寒感冒，脘腹冷痛，血寒经闭，关节痹痛，痰饮，水肿，心悸，奔豚。

识别特征 常绿乔木，高12～17米。树皮呈灰褐色，有芳香，幼枝略呈四棱形。叶互生，革质；长椭圆形至近披针形，长8～17厘米，宽3.5～6厘米，先端尖，基部钝，全缘，上面绿色，有光泽，下面灰绿色，被细柔毛；具离基3出脉，于下面明显隆起，细脉横向平行；叶柄粗壮，长1～2厘米。圆锥花序腋生或近顶生，长10～19厘米，被短柔毛；花小，直径约3厘米。浆果椭圆形或倒卵形，先端稍平截，暗紫色，长12～13毫米，外有宿存花被。种子长卵形，紫色。花期5～7月，果期至次年2～3月。

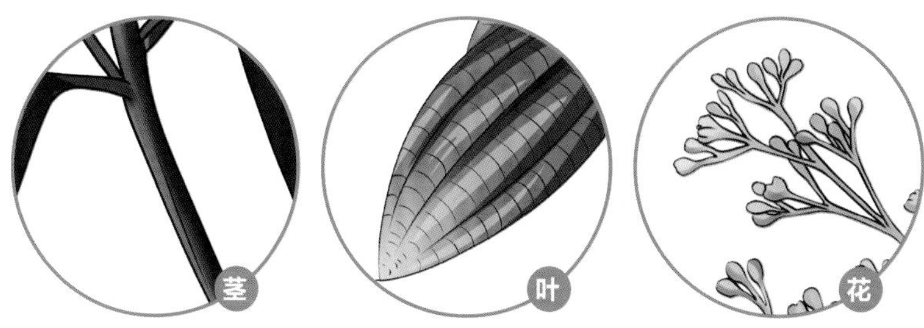

用量用法 3～10克。

精选验方 ①面神经麻痹：桂枝30克，防风20克，赤芍15克。水煎，趁热擦洗患部，每次20分钟，每日2次，以局部皮肤潮红为度。②关节炎疼痛：桂枝、熟附子各9克，姜黄、威灵仙各12克。水煎服。③低血压症：桂枝、肉桂各40克，甘草20克。混合煎煮，分3次当茶饮服。④闭经：桂枝10克，当归、川芎各8克，吴茱萸、艾叶各6克。水煎服。⑤冠心病、胸闷胸痛：桂枝、枳实、薤白各10克，生姜3克。水煎服。⑥房室传导阻滞：桂枝、炙甘草各15克，白芍20克，大枣5枚，生姜3片，田七6克（磨服），黄芪30克。水煎服。⑦肺心病：桂枝、杏仁各15克，白芍30克，生姜、大枣、厚朴各12克，炙甘草10克。水煎服。⑧感冒风寒、表虚有汗：（桂枝汤）桂枝、白芍、生姜各10克，大枣2枚，炙甘草5克。水煎服。

使用注意 孕妇慎用。

夏天无

别名 野延胡、落水珠、一粒金丹、洞里神仙、飞来牡丹、伏地延胡索。

来源 本品为罂粟科植物伏生紫堇*Corydalis decumbens*（*Thunb.*）Pers.的干燥块茎。

生境分布 生长于土层疏松肥沃、富含腐殖质、排水良好的土壤中。分布于湖南、福建、台湾、浙江、江苏、安徽、江西等地。

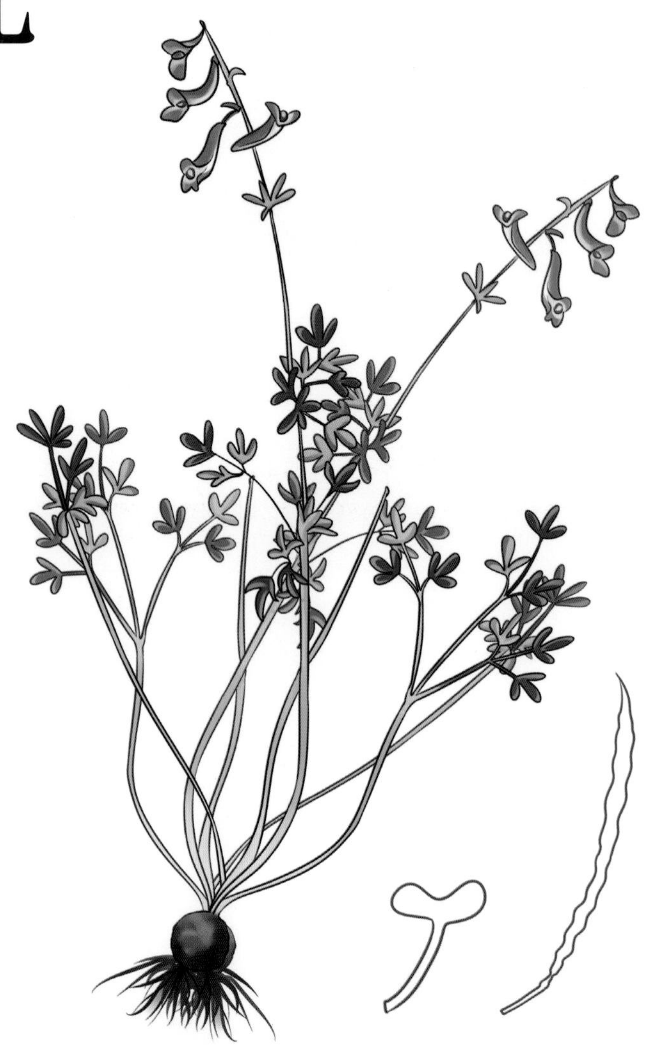

识别特征 多年生草本，无毛，高16～30厘米。块茎近球形，茎细弱，2～3枝丛生，不分枝。基生叶常1枚，具长柄，叶片轮廓三角形，2回3出全裂，末回裂片无柄，狭倒卵形，全缘，叶下面有白粉，茎生叶3～4枚，互生或对生，生于茎中、上部，似基生叶而小，柄短。总状花序顶生，疏列数花，苞片卵形或狭倒卵形，花冠淡紫红色。蒴果细长椭圆形，略呈念珠状。种子细小，2列。花期4～5月，果期5～6月。

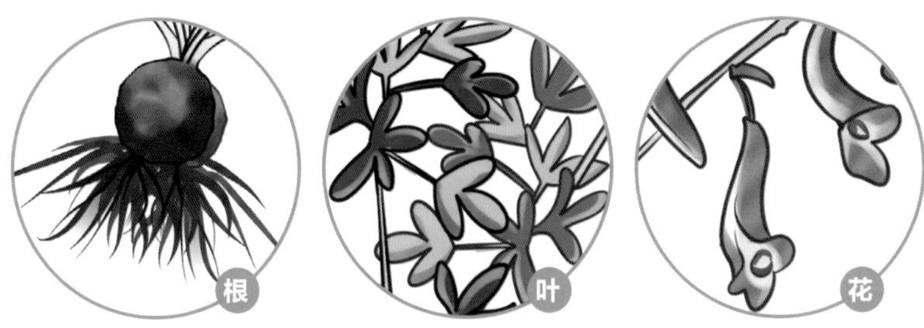

用量用法 6～12克，研末分3次服。

精选验方 ①腰肌劳损：夏天无全草25克。水煎服。②风湿性关节炎：夏天无适量。研为末，每次服15克，每日2次。③各型高血压：夏天无、钩藤、桑白皮、夏枯草各适量。水煎服；或夏天无研末冲服，每次2～4克，水煎服。④高血压、脑瘤或脑栓塞所致的偏瘫：鲜夏天无适量。捣烂，每次大粒4～5粒，小粒8～9粒，每日1～3次，米酒或开水送服，连服3～12个月。

使用注意 无。

采收加工

春季或初夏出苗后采挖，除去茎、叶及须根，洗净，干燥。

性味归经

苦、微辛，温。归肝经。

功效主治

活血止痛，舒筋活络，祛风除湿。主治中风偏瘫，头痛，跌仆损伤，风湿痹痛，腰腿疼痛。

浙贝母

别名 象贝、浙贝、土贝母、象贝母、大贝母。

来源 本品为百合科植物浙贝母*Fritillaria thunbergii* Miq.的干燥鳞茎。

生境分布 生长于湿润的山脊、山坡、沟边及村边草丛中。原分布于浙江象山，故称象贝。现主产地为浙江鄞县樟树，均为人工栽培。江苏、安徽、湖南、江西等地也产。以浙江产品质优，奉为道地药材。

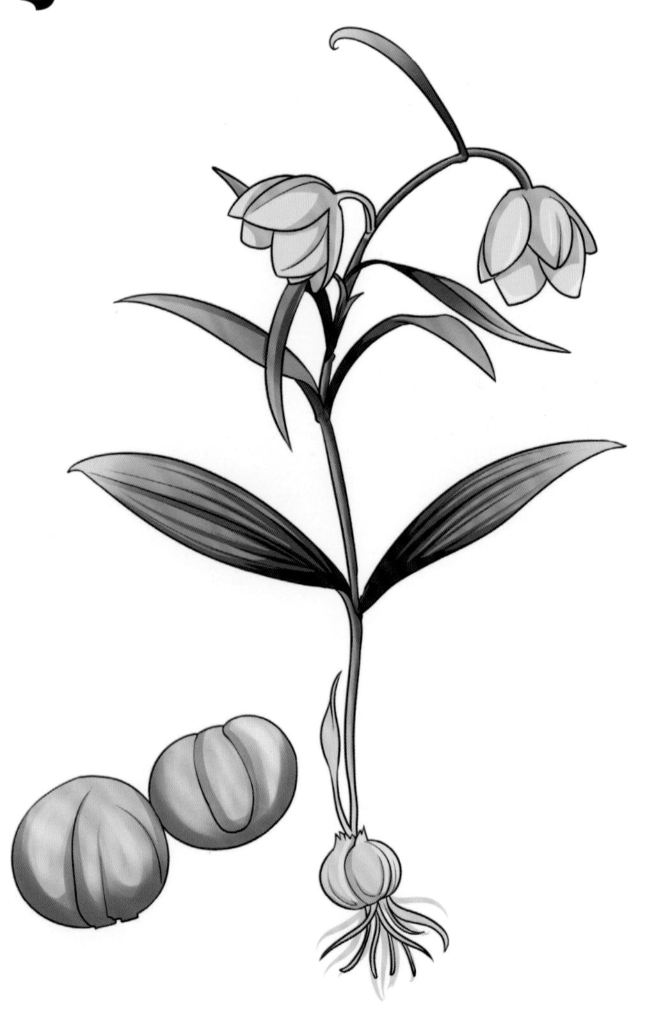

识别特征 多年生草本，鳞茎半球形，茎单一，直立，圆柱形，高50～80厘米。叶无柄，狭披针形至线形，全缘。下部叶对生，中上部的叶常3～5片轮生，先端钩状；上部叶互生，先端常卷须状。花1至数朵，生于茎顶或叶腋，钟形，俯垂；花被淡黄色或黄绿色。蒴果卵圆形，有6条较宽的纵翅，成熟时室背开裂。种子扁平，近半圆形，边缘具翅。花期3～4月，果期4～5月。

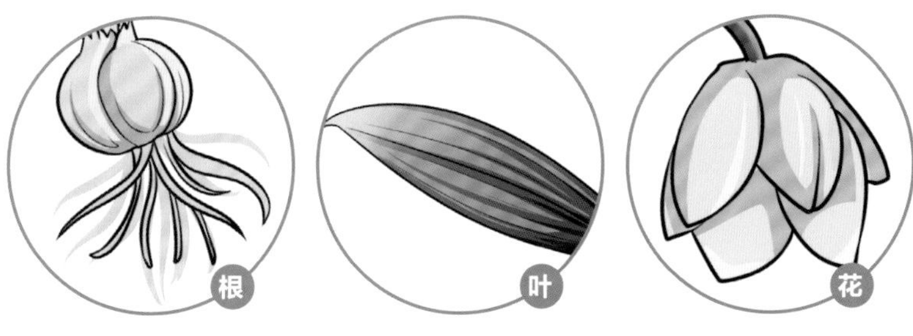

用量用法 5～10克。

精选验方 ①感冒咳嗽：浙贝母、知母、杏仁、桑叶各15克，紫苏10克。水煎服。②痈毒肿痛：浙贝母、连翘各15克，蒲公英40克，金银花30克。水煎服。③反流性食管炎：浙贝母、乌贼骨各20克。研末服。

使用注意 不宜与川乌、制川乌、草乌、制草乌、附子同用。

采收加工

初夏植株枯萎时采挖，洗净。按大小分开，大者摘去心芽，习称“大贝”；小者不去心芽，习称“珠贝”。分别撞擦，除去外皮，拌以煅过的贝壳粉，吸去擦出的浆汁，干燥；或取鳞茎，大小分开，洗净，除去心芽，趁鲜切成厚片，洗净，干燥，习称“浙贝片”。

性味归经

苦，寒。归肺、心经。

功效主治

清热化痰止咳，解毒散结消痈。主治风热咳嗽，痰火咳嗽，肺痈，乳痈，瘰疬，疮毒。

海风藤

别名 老藤、满坑香、大风藤、岩胡椒。

来源 本品为胡椒科植物风藤*Piper kadsura*（*Choisy*）Ohwi的干燥藤茎。

生境分布 生长于深山的树林中或海岸。分布于广东、福建、台湾等地。

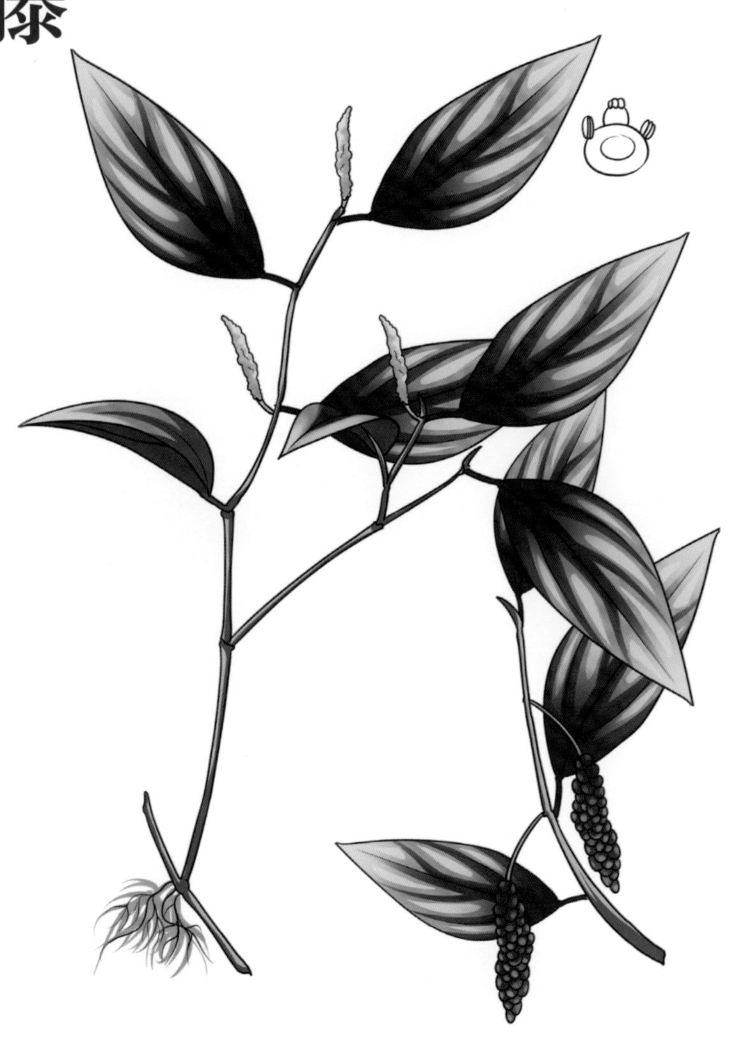

识别特征 常绿木质藤本，全株有香气。茎枝长约3米，有条棱，具节，节上生不定根，幼枝疏被短柔毛。叶互生，卵形或卵状披针形，长5~8厘米，宽2~6厘米，先端渐尖，基部近圆形，上部叶有时基部近截形，全缘，质稍厚，无毛，上面暗绿色，下面淡绿色，有白色腺点，叶脉5~7条，叶柄长约1厘米。穗状花序与叶对生，花单性，无花被，雌雄异株，雄花序长3~5.5厘米，苞片盾状，雄蕊2枚；雌花序长1~2厘米；浆果近球形，褐黄色，直径3~4毫米。藤茎呈扁长圆柱形，微弯曲，长短不等。花期5~6月，果期8~9月。

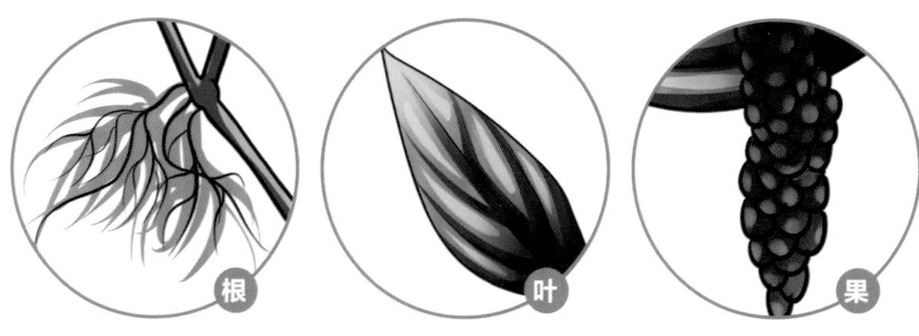

用量用法 6~12克。

精选验方 ①风湿性关节炎：海风藤、鸡血藤、桂枝各9克。水煎服。②痛风：海风藤、桑寄生、白芍、宽筋藤、络石藤、当归各20克，川芎、鸡血藤、生地黄、威灵仙、党参各15克，独活10克。加入清水5碗，慢火煎至1碗，饭后服，每周3次。

使用注意 心脏病人及孕妇忌服。

采收加工

夏、秋两季采割，除去根、叶，晒干。

性味归经

辛、苦，微温。归肝经。

功效主治

祛风湿，通经络，止痹痛。主治风寒湿痹，肢节疼痛，筋脉拘挛，屈伸不利。

通关藤

别名 奶浆藤、乌骨藤、黄木香、下奶藤、大苦藤、野泡通。

来源 本品为萝藦科植物通关藤*Marsdenia tenacissima*（*Roxb.*）Wight et Arn.的干燥藤茎。

生境分布 生长于向阳山坡杂木林中或攀缘于岩壁上。分布于云南地区。

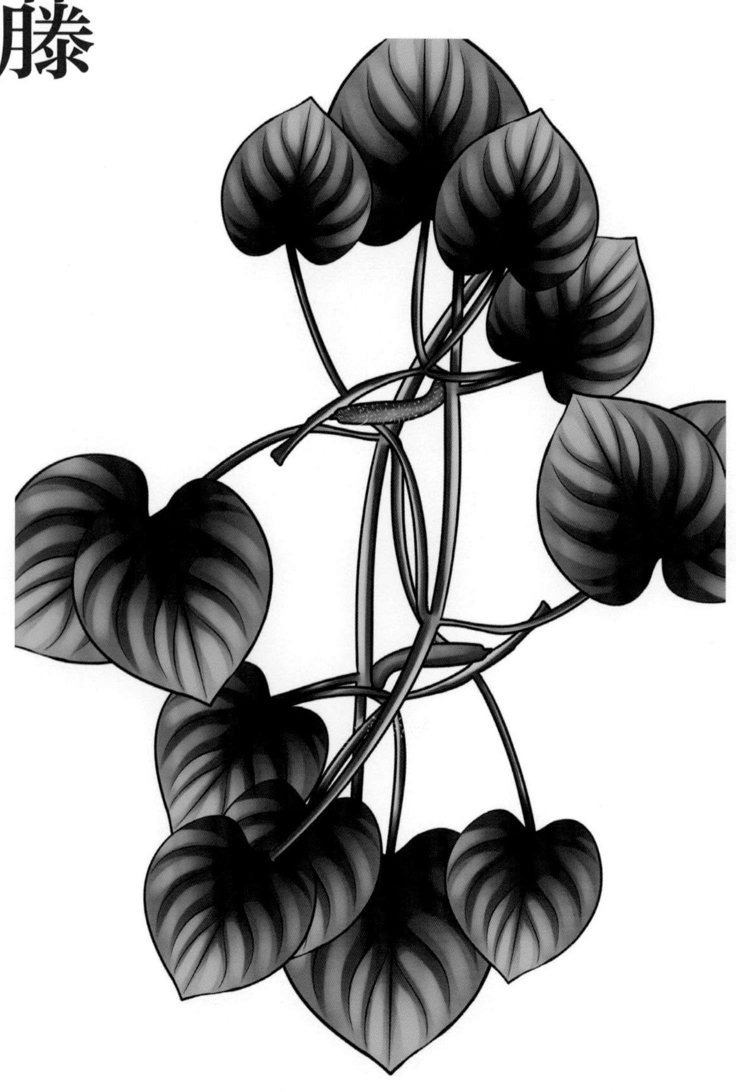

识别特征 落叶攀缘藤本，长2～6米。根粗壮，木质，圆柱形，长而少分枝，外皮灰褐色。藤茎粗而长，下部圆柱形，淡黄褐色；上部绿色，扁圆柱形，有明显对生的两条纵沟；各部折断后均有白色乳浆；嫩枝密生淡黄色柔毛。叶对生，心脏形，长8～14厘米，宽5～10厘米，先端尖或渐尖，全缘或波状，下面有淡黄色或灰白色短柔毛；叶柄长4～6厘米。多花组成腋生的伞房花序；花小，花瓣红黄色。蓇葖果纺锤形，成对生长，长5～9厘米，密被灰黄色茸毛。种子有丝光毛。花期夏季。

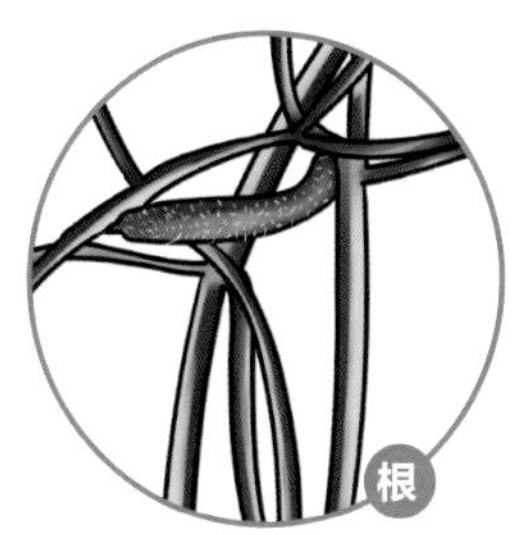

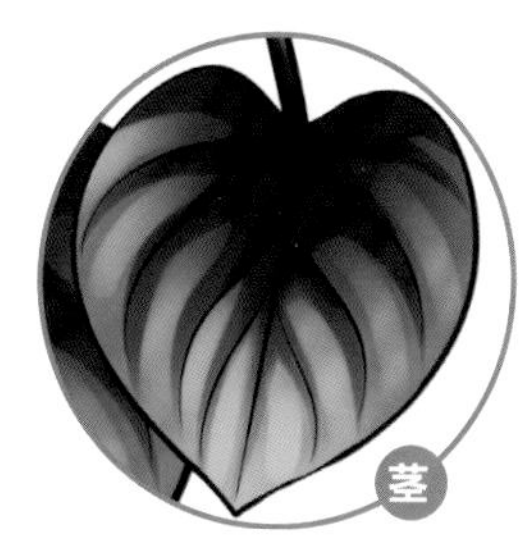

用量用法 20～30克。外用：适量。

精选验方 ①喉头炎、口腔溃烂：通关藤适量。泡水服。②肠胃炎、胃痛、黄疸型肝炎：通关藤根茎30克。水煎服。③疔疮肿毒：通光散鲜叶适量。捣烂外敷。④各种癌症：通光散30～45克，白胡椒10粒。水煎服。

使用注意 无。

采收加工

秋、冬两季采收，干燥。

性味归经

苦，微寒。归肺经。

功效主治

止咳平喘，祛痰，通乳，清热解毒。主治喘咳痰多，产后乳汁不通，风湿肿痛，疮痈。

通草

别名 寇脱、活苋、离南、倚商、通脱木、白通草。

来源 本品为五加科植物通脱木*Tetrapanax papyrifer*（*Hook.*）K. Koch的干燥茎髓。

生境分布 生长于向阳肥厚的土壤中，或栽培于庭院中。分布于贵州、云南、四川、台湾、广西等地。

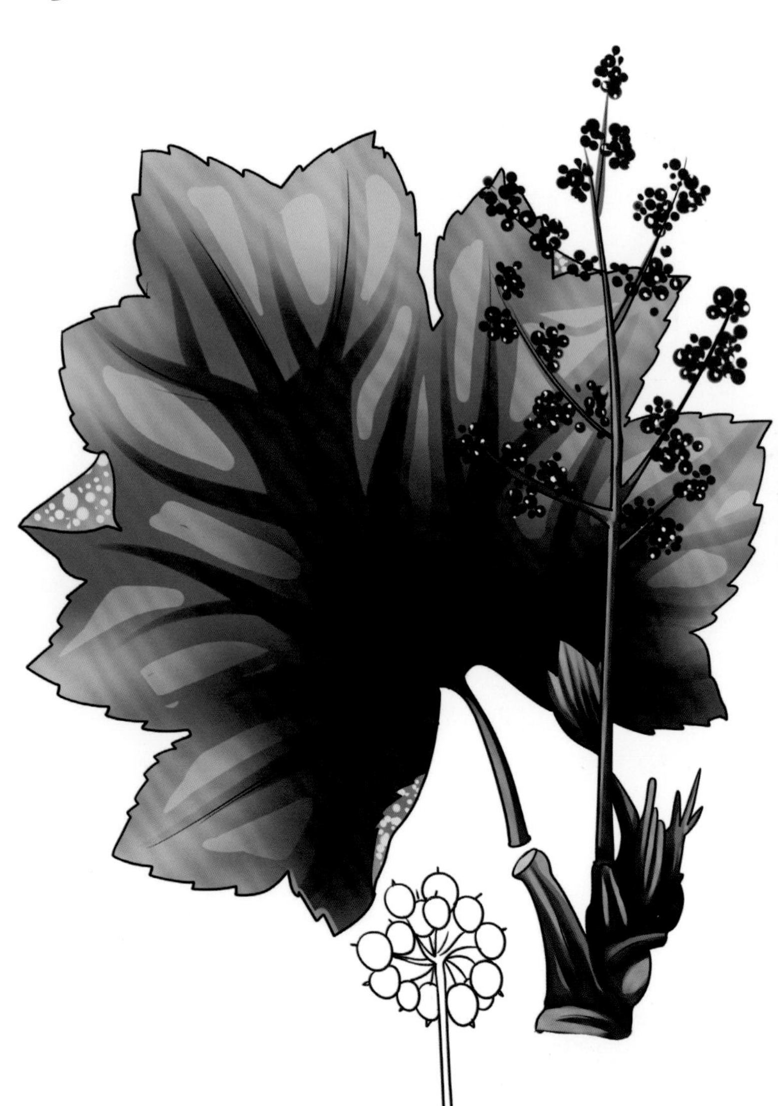

识别特征 灌木，高约6米。茎木质而不坚，中有白色的髓，幼时呈片状，老则渐次充实，幼枝密被星状毛，或稍具脱落性灰黄色茸毛。叶大、通常聚生于茎的上部。掌状分裂，长约1米，基部心脏形，叶片5～7裂，裂片达于中部或仅为边裂，头锐尖，边缘有细锯齿，上面无毛，下面有白色星状茸毛；叶柄粗壮，长30～50厘米；托叶2，大形，膜质，披针状凿形，基部鞘状抱茎。花小，有柄，多数球状伞形花序排列成大圆锥花丛，苞片披针形，萼不明显，花瓣4，白色，卵形，头锐尖，雄蕊4，花盘微凸；子房下位，2室，花柱2，离生，柱头头状。核果状浆果近球形而扁，外果皮肉质，硬而脆。花期8月，果期9月。

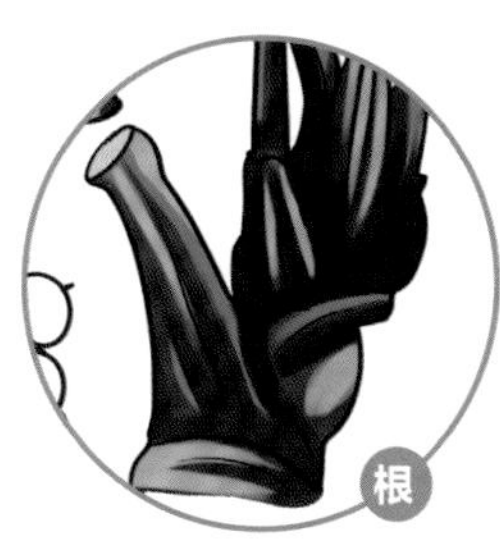

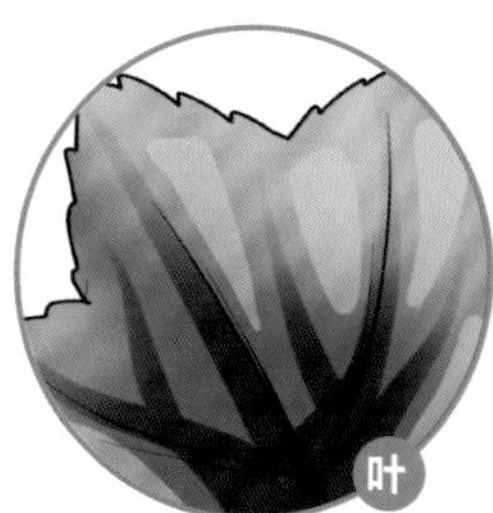

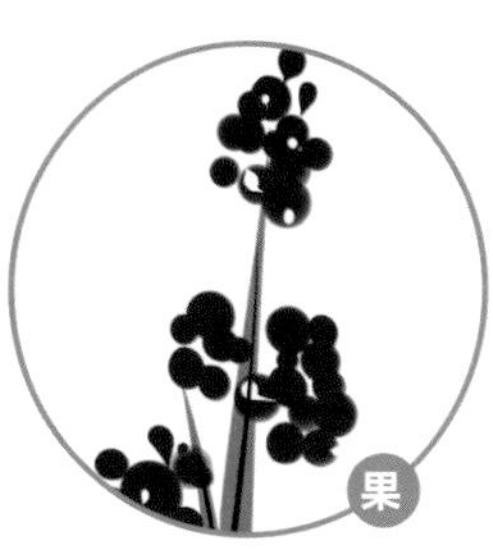

用量用法 3～5克。

精选验方 ①热气淋涩、小便赤如红花汁者：通草150克，冬葵子300克，滑石200克（碎），石韦100克。将以上几味调以水6000毫升，煎取2000毫升，去滓，分温3次服。②水肿、小便不利、淋浊：通草、茯苓皮、滑石、泽泻、白术各9克。水煎服。③催乳：通草、小人参各适量。炖猪脚食。

使用注意 孕妇慎用。

采收加工

秋季割取茎，截成段，趁鲜时取出髓部，理直，晒干。

性味归经

甘、淡，微寒。归肺、胃经。

功效主治

清热利湿，通气下乳。主治湿热淋证，水肿尿少，乳汁不下。

野木瓜

别名 木莲、乌藤、假荔枝、绕绕藤、八月挪、五爪金龙。

来源 本品为木通科植物野木瓜*Stauntonia chinensis* DC.的干燥带叶茎枝。

生境分布 生长于湿润通风的杂木林中、山路边及溪谷两旁。分布于安徽、浙江、江西、福建、广东、广西、海南等地。

采收加工

全年均可采割，洗净，切段，干燥。

性味归经

微苦，平。归肝、胃经。

功效主治

祛风止痛，舒筋活络。主治风湿痹痛，腰腿疼痛，头痛，牙痛，痛经，跌打伤痛。

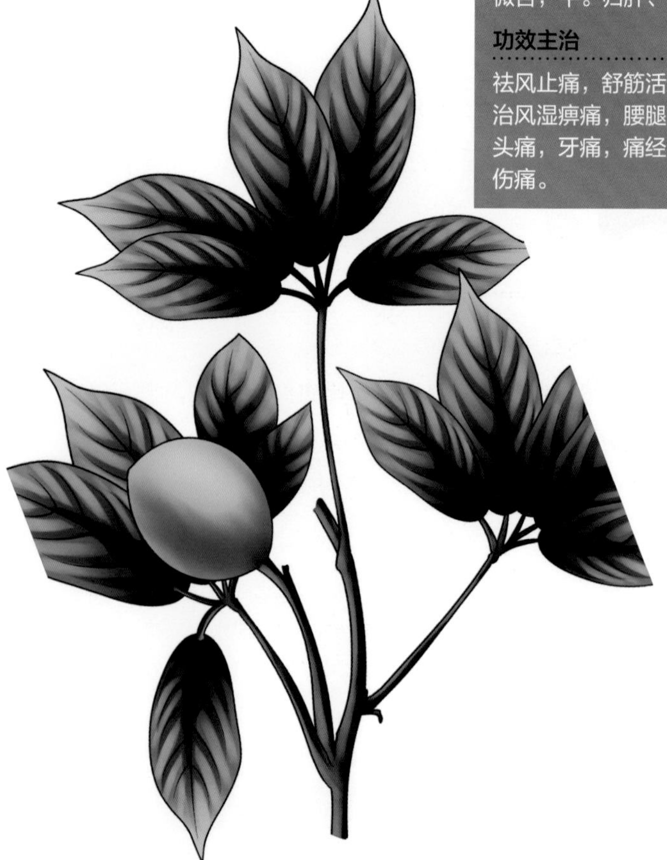

识别特征 常绿木质藤本，长约9米。茎圆柱形，灰褐色，全株无毛。掌状复叶互生；总叶柄长5～10厘米；小叶5～7片，革质；小叶柄长1.5～3厘米；小叶片长圆形或长圆状披针形，长8～12厘米，宽2.5～4厘米，先端长渐尖，基部圆形或楔形，上面亮绿色，下面黄绿色或淡绿色，中脉在下面隆起，侧脉每边9～11条，网脉均于下面明显凸起。花单性，雌雄异株，同型，具异臭，常3朵排成伞房花序式的总状花序；总花梗纤细，基部托有大的芽鳞片，花梗纤细，长2～3厘米。浆果长圆形，未熟时白色，熟时橙黄色，长约7厘米。直径约3厘米。种子多数，黑色，排成数列藏于果肉中。花期3～4月，果期7～10月。

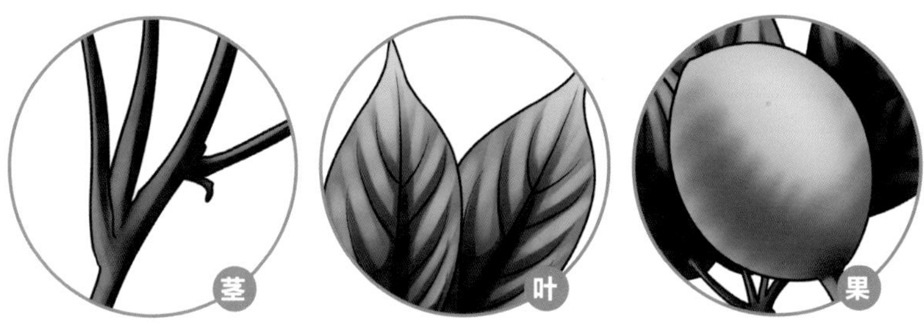

用量用法 9～15克。

精选验方 ①术后疼痛、麻风反应性疼痛：野木瓜50克。加水煎至30毫升，痛时顿服，严重时可以每日3次服。②坐骨神经痛、风湿关节痛：野木瓜根、胡颓子根、五加根、大血藤各15～24克。水煎服。③风湿性关节炎：野木瓜、马鞭草、虎杖、鱼腥草各适量。水煎服，再用鲜品外敷。④跌打损伤：野木瓜、酒糟各适量。捣烂，芭蕉叶包好煨热，敷于患处。⑤烫伤：野木瓜适量。加盐少许，捣烂敷患处。

使用注意 无。

麻黄

别名 龙沙、狗骨、卑相、卑盐。

来源 本品为麻黄科植物草麻黄*Ephedra sinica* stapf的干燥草质茎。

生境分布 生长于干燥的山冈、高地、山田或干枯的河床中。分布于吉林、辽宁、内蒙古、河北、河南、山西等地。

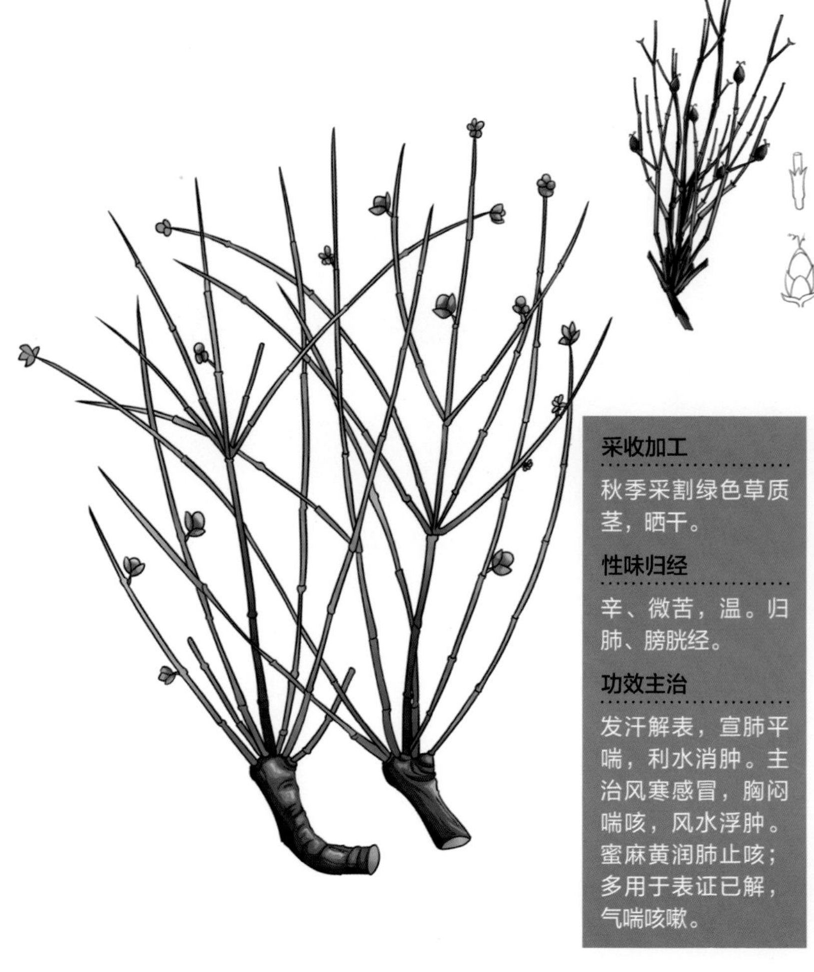

采收加工

秋季采割绿色草质茎，晒干。

性味归经

辛、微苦，温。归肺、膀胱经。

功效主治

发汗解表，宣肺平喘，利水消肿。主治风寒感冒，胸闷喘咳，风水浮肿。蜜麻黄润肺止咳；多用于表证已解，气喘咳嗽。

识别特征 多年生草本状小灌木，高30～70厘米。木质茎匍匐卧于土中；草质茎直立，黄绿色，节间细长，长2～6厘米，直径1～2毫米。鳞叶膜质，鞘状，长3～4毫米，下部1/3～2/3合生，围绕茎节，上部2裂，裂片锐三角形，中央有2脉。雌雄异株，少有同株者；雄花序阔卵形，通常3～5个成复穗状，顶生及侧枝顶生，稀为单生；苞片3～5对，革质，边缘膜质，每苞片内各有1雄花；雄花具无色膜质倒卵形筒状假花被；雄蕊6～8，伸出假花被外，花药长方形或倒卵形，聚成一团，花丝合生1束；雌花序多单生枝端，卵圆形；苞片4～5对，绿色，革质，边缘膜质，最上1对合生部分占1/2以上，苞片内各有1雌花；雌花有厚壳状假花被，包围胚珠之外，珠被先端延长成细长筒状直立的珠被管，长1～1.5毫米。雌花序成熟时苞片增大，肉质，红色，成浆果状。种子2枚，卵形。花期5月，种子成熟期7月。

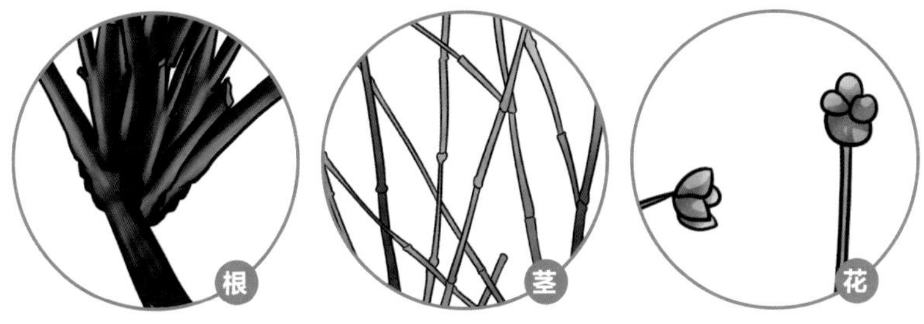

用量用法 2～10克。

精选验方 ①慢性支气管炎：麻黄6克，细辛、干姜各1.5克，姜制半夏10克。水煎服。②小儿腹泻：麻黄4克，前胡8克。水煎后稍加白糖顿服，每日1剂。③外感风寒、胃寒呕吐：麻黄、生姜各9克，葛根12克，白芍、桂枝、甘草各6克。水煎服。④小儿哮喘：炙麻黄6克，海螵蛸9克，细辛1.5克。共研细末，每日1剂，早、中、晚分3次服用。⑤肺热喘咳：麻黄、杏仁各6克，甘草3克，白茅根30克，生石膏（先煎）15克。水煎服。

使用注意 本品发散力强，多汗、虚喘病人当慎用。能升高血压、兴奋中枢神经系统，故高血压、失眠患者也需慎用。

锁阳

别名 锁燕、地毛球、锈铁棒、锁严子、地毛球。

来源 本品为锁阳科植物锁阳*Cynomorium songaricum* Rupr.的干燥肉质茎。

生境分布 生长于干燥多沙地带，多寄生于白刺的根上。主产于内蒙古、甘肃、青海等地。

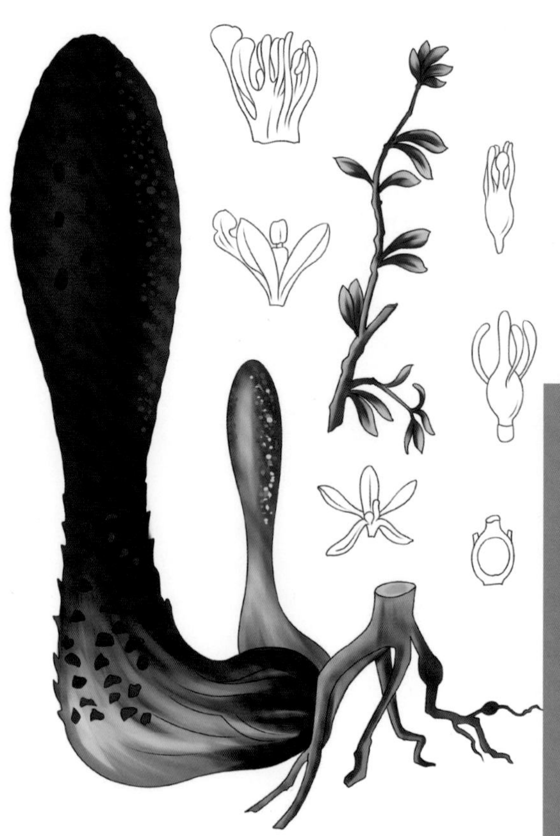

采收加工

春季采挖，除去花序，切段，晒干。

性味归经

甘，温。归肝、肾、大肠经。

功效主治

补肾阳，益精血，润肠通便。主治肾阳不足，精血亏虚，腰膝痿软，阳痿滑精，肠燥便秘。

识别特征 多年生肉质寄生草本。地下茎粗短，具有多数瘤突吸收根。茎圆柱形，暗紫红色，高20～100厘米，径3～6厘米，大部分埋于沙中，基部粗壮，具鳞片状叶。鳞片状叶卵圆形、三角形或三角状卵形，长0.5～1厘米，宽不及1厘米，先端尖。穗状花序顶生，棒状矩圆形，长5～15厘米，直径2.5～6厘米；生密集的花和鳞状苞片，花杂性，暗紫色，有香气，雄花有2种：一种具肉质花被5枚，长卵状楔形，雄蕊1，花丝短，退化子房棒状；另一种雄花具数枚线形、肉质总苞片，无花被，雄蕊1，花丝较长，无退化子房；雌花具数枚线状、肉质总苞片；其中有1枚常较宽大，雌蕊1，子房近圆形，上部着生棒状退化雄蕊数枚，花柱棒状；两性花多先于雄花开放，雄蕊、雌蕊各1，雄蕊着生子房中部。小坚果球形，有深色硬壳状果皮。花期6～7月。

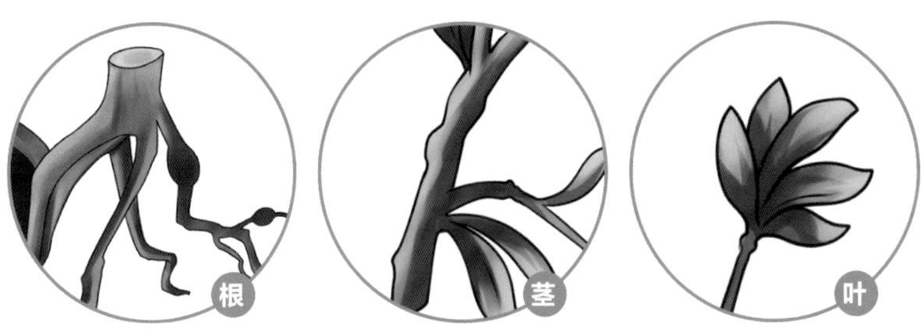

用量用法 5～10克。

精选验方 ①阳痿遗精、腰腿酸软、神经衰弱、老年便秘：锁阳30克，大米适量。共煮成粥，拣出锁阳，食粥。②阳痿不孕：锁阳、枸杞子、肉苁蓉各6克，淫羊藿15克，菟丝子9克。水煎服。③下元不足引起的遗精、阳痿及精少、精稀等：锁阳、枸杞子各10克，甘草5克。水煎服。

使用注意 阴虚阳旺、脾虚泄泻、实热便秘者忌服。

湖北贝母

别名 窑贝、板贝。

来源 本品为百合科植物湖北贝母 *Fritillaria hupehensis* Hsiao et K.C.Hsia的干燥鳞茎。

生境分布 系栽培品。主产于湖北、四川、湖南等地。

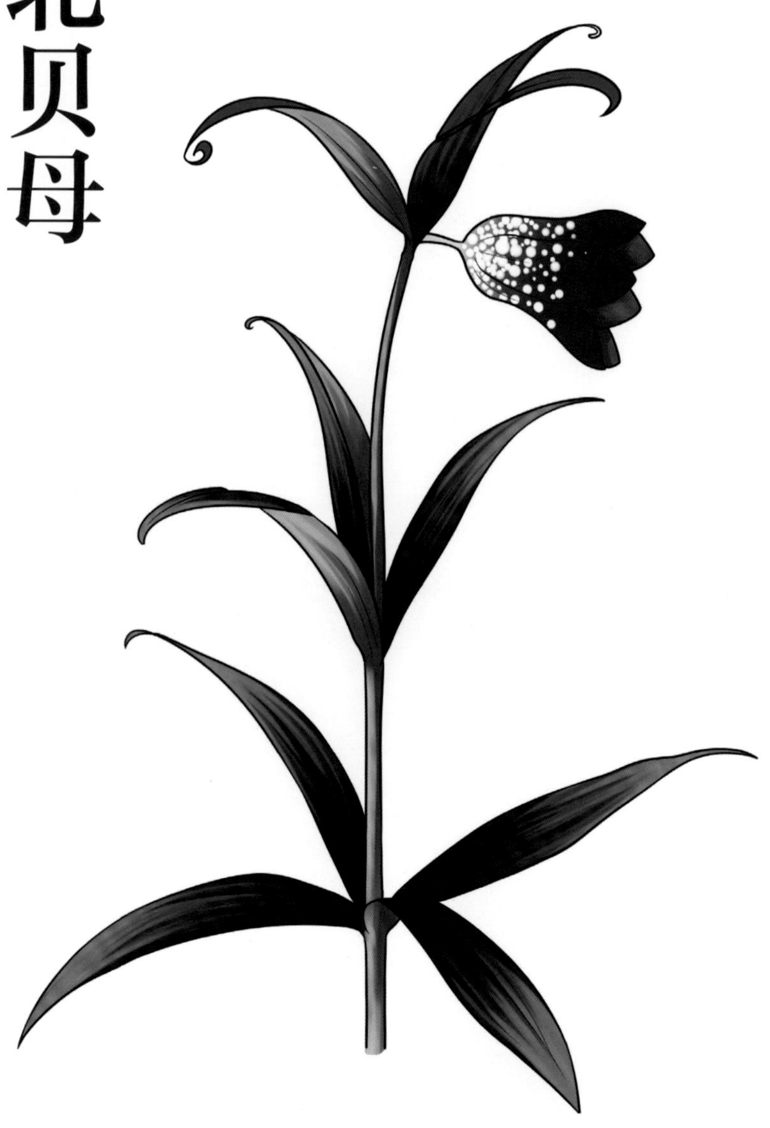

识别特征 多年生草本，植株高26～50厘米。鳞茎由2枚鳞片组成，直径1.5～3厘米。叶3～7枚轮生，中间常兼有对生或散生，矩圆状披针形，先端不卷曲或多少弯曲。花1～4朵，紫色，有黄色小方格；叶状苞片通常3枚，极少为4枚，花梗长1～2厘米；花被片长4.2～4.5厘米，宽1.5～1.8厘米，外花被片稍狭斜，蜜腺窝在背面稍凸出。蒴果2～2.5厘米，宽2.5～3厘米，棱上的翅宽4～7毫米。花期4月，果期5～6月。

采收加工

夏初植株枯萎后采挖，用石灰水或清水浸泡，干燥。

性味归经

微苦，凉。归肺、心经。

功效主治

清热化痰，止咳，散结。主治热痰咳嗽，痰核瘰疬，痈肿疮毒。

用量用法 3～9克，研粉冲服。

精选验方 热痰咳嗽、痰核瘰疬、痈肿疮毒：湖北贝母3～9克。煎汤或研粉冲服。

使用注意 不宜与川乌、制川乌、草乌、制草乌、附子同用。

滇鸡血藤

别名 血风、血藤、大血藤、血风藤、三叶鸡血藤、九层风。

来源 本品为木兰科植物内南五味子*Kadsura interior* A.C.Smith的干燥藤茎。

生境分布 生长于林中或灌木丛中。分布于广东、广西、云南等地。

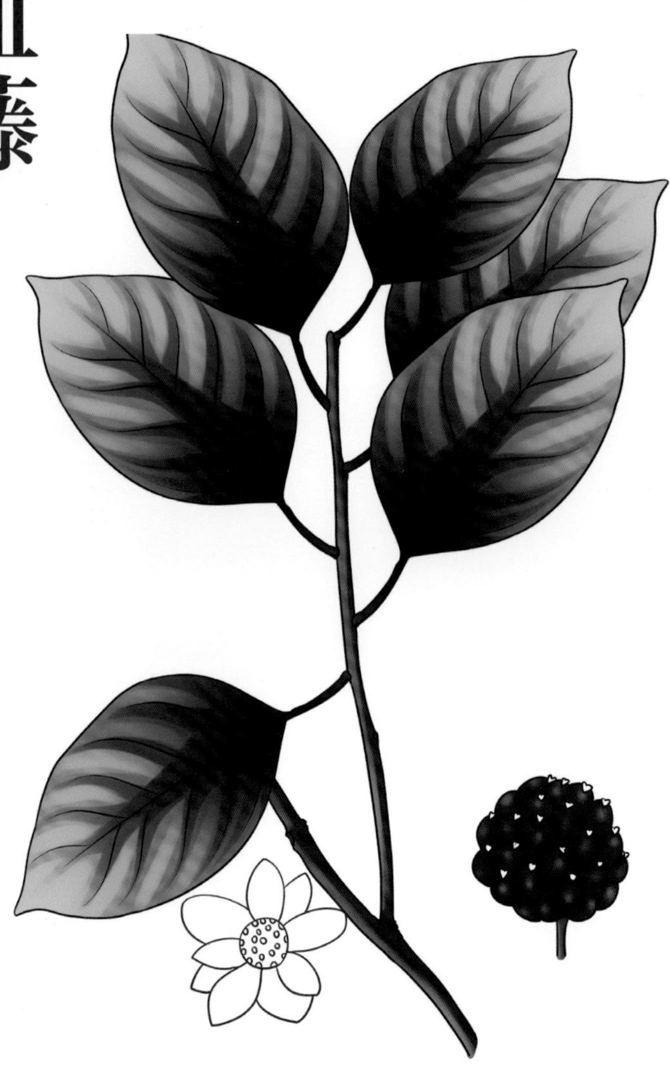

识别特征 攀缘灌木。茎无毛。小叶3，阔椭圆形，长12～20厘米，宽7～15厘米，先端锐尖，基部圆形或近心形，上面疏被短硬毛，下面沿脉疏被短硬毛，脉腋间有髯毛。花多数，排列成大型圆锥花序；花长约10毫米；萼筒状，两面被白色短硬毛，萼齿5，三角形，上面2齿近合生；花冠蝶形，白色；花药2型，5个大，5个稍小；子房密被白色短硬毛。荚果刀状，长8～10.5厘米，宽2.5～3厘米，被茸毛，有网脉，沿腹缝线增厚，仅顶部有一个种子。

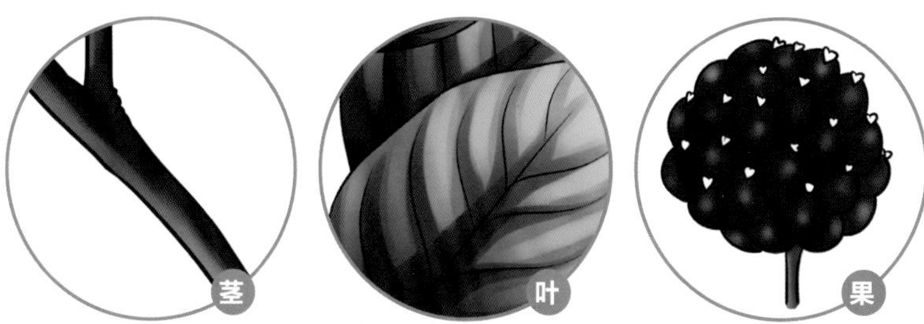

采收加工

秋季采收，除去枝叶，切片，晒干。

性味归经

苦、甘，温。归肝、肾经。

功效主治

补血活血，调经止痛，舒筋通络。主治月经不调，痛经，麻木瘫痪，风湿痹痛，气血虚弱。

用量用法 15～30克。

精选验方 ①放射线引起的白血病：滇鸡血藤30克。水煎服。②血虚、月经不调、手足麻木、关节酸痛：滇鸡血藤、川牛膝、续断、红花、黑豆、糯米、饴糖各适量。制作成膏，以水酒各半炖化服，每次6～10克，每日2次。

使用注意 阴虚火亢者慎用。

槲寄生

别名　北寄生、桑寄生、柳寄生、寄生子。

来源　本品为桑寄生科植物槲寄生*Viscum coloratum*（*Komar.*）Nakai的干燥带叶茎枝。

生境分布　寄生长于榆树、桦树、枫杨、梨树、麻栎等树上。主产东北、华北地区。

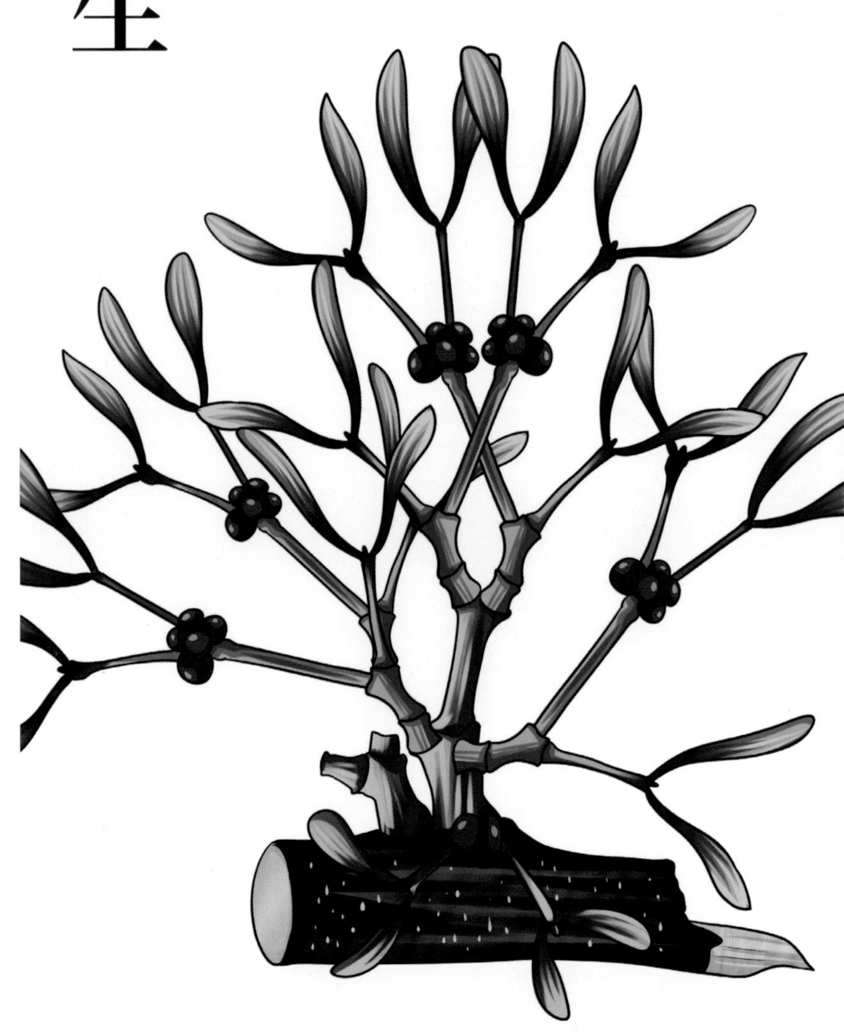

识别特征 常绿半寄生小灌木，高30～60厘米。茎枝圆柱形，黄绿色或绿色，节明显，节上2～3叉状分枝。单叶对生，生于枝端，无柄，近肉质，有光泽，椭圆状披针形或倒披针形，全缘，两面无毛。花单性异株，生于枝端或分叉处；雄花花被4裂，雄蕊4，无花丝，花药多室；雌花1～3朵生于粗短的总花梗上，花被钟状、4裂，子房下位。浆果球形，半透明，熟时橙红色，富有黏液质。花期4～5月，果期9月。

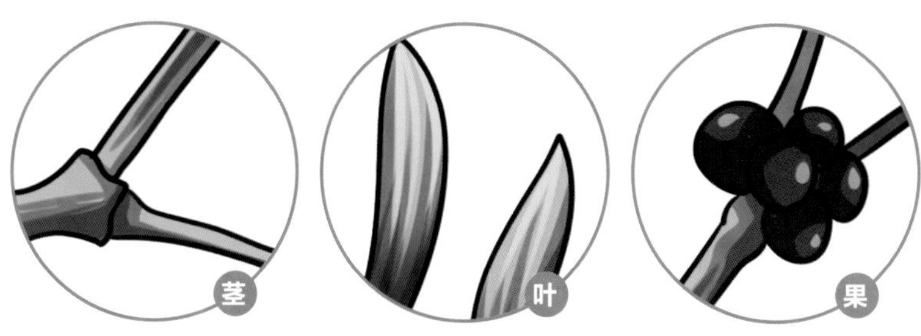

采收加工

冬季至次春采割，除去粗茎，切段，干燥，或蒸后干燥。

性味归经

苦，平。归肝、肾经。

功效主治

祛风湿，补肝肾，强筋骨，安胎元。主治风湿痹痛，腰膝酸软，筋骨无力，崩漏经多，妊娠漏血，胎动不安，头晕目眩。

用量用法 9～15克。

精选验方 ①高血压：槲寄生、杜仲各25克，夏枯草30克，豨莶草、牛膝各20克。水煎服；或槲寄生、荷叶、钩藤各25克，苦丁茶15克，菊花20克。水煎服，每日3次。②慢性气管炎：槲寄生3克，陈皮1.5克。加开水200毫升冲泡服用，第1次服一半，加等量开水再服一半，依次日服3次，连服3日。

使用注意 无。

薤白

别名 薤根、藠子、野蒜、小独蒜、薤白头。

来源 本品为百合科植物小根蒜*Allium macrostemon* Bge.的干燥鳞茎。

生境分布 小根蒜生长于耕地杂草中及山地较干燥处。全国各地均有分布。主产于江苏、浙江等地。

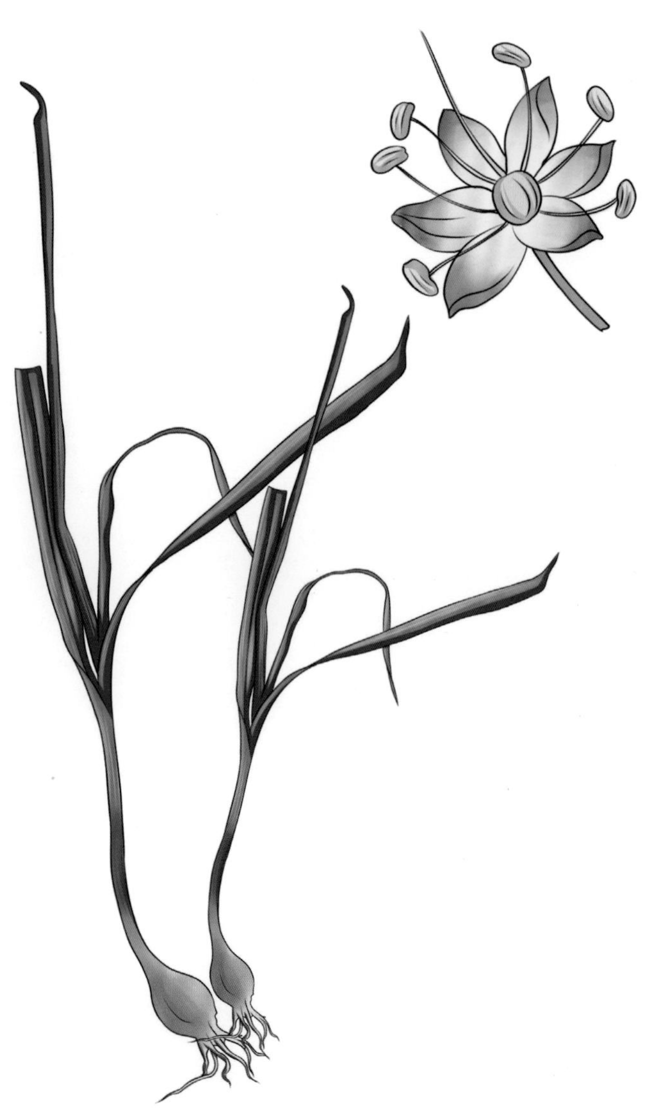

识别特征 多年生草本，高约70厘米。鳞茎近球形，外被白色膜质鳞皮。叶基生；叶片线形，长20 ~ 40厘米，宽3 ~ 4毫米，先端渐尖，基部鞘状，抱茎。花茎由叶丛中抽出，单一，直立，平滑无毛；伞形花序密而多花，近球形，顶生；花梗细，长约2厘米；花被6，长圆状披针形，淡紫粉红色或淡紫色；雄蕊6，长于花被，花丝细长；雌蕊1，子房上位，3室，有2棱，花柱线形，细长。果为蒴果。花期6 ~ 8月，果期7 ~ 9月。

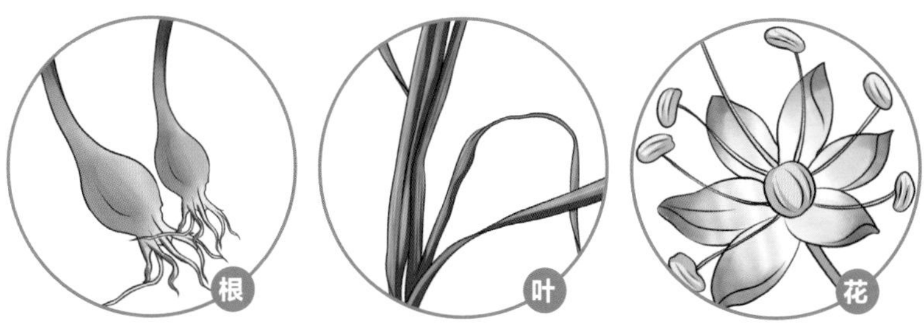

采收加工

夏、秋两季采挖，洗净，除去须根，蒸透或置沸水中烫透，晒干。

性味归经

辛、苦，温。归心、肺、胃、大肠经。

功效主治

通阳散结，行气导滞。主治胸痹心痛，脘腹痞满胀痛，泻痢后重。

用量用法 5 ~ 10克。

精选验方 ①赤痢：薤白、黄柏各适量。煮服之。②赤白痢下：薤白适量。切碎，煮粥食。③奔豚气痛：薤白适量。捣汁饮服。④手足疮：生薤白适量。以热醋投入，封疮上。

使用注意 气虚者慎服。

九里香

别名 石辣椒、九秋香、九树香、万里香、山黄皮、千只眼。

来源 本品为芸香科植物九里香*Murraya exotica* L.的干燥叶和带叶嫩枝。

生境分布 性喜温暖、湿润气候，要求阳光充足、土层深厚、肥沃及排水良好的土壤，不耐寒。产于广东、广西、福建等地。

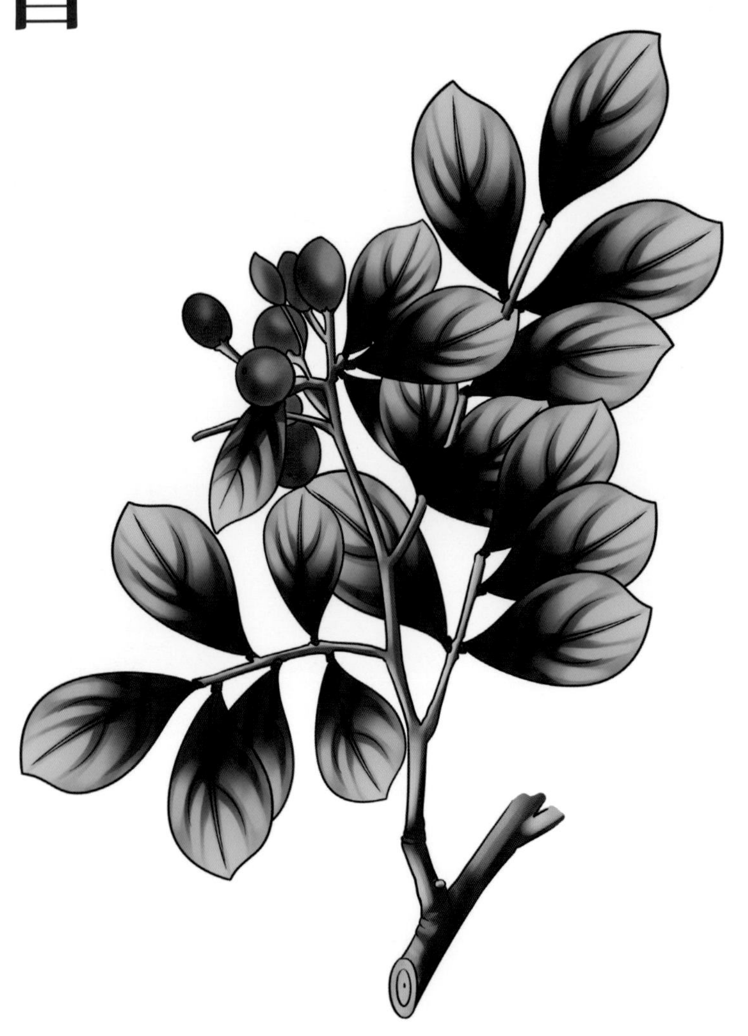

识别特征 九里香有时可长成小乔木样。嫩枝呈圆柱形，直径1～5毫米，表面灰褐色，具纵皱纹。质坚韧，不易折断，断面不平坦。羽状复叶，有小叶3～9片，多已脱落；小叶片呈倒卵形或近菱形，最宽处在中部以上，长约3厘米，宽约1.5厘米；先端钝，急尖或凹入，基部略偏斜，全缘；黄绿色，薄革质，上表面有透明腺点，小叶柄短或近无柄，下部有时被柔毛。盆栽株高1～2米，多分枝，直立向上生长。干皮灰色或淡褐色，常有纵裂。奇数羽状复叶互生，小叶3～9枚，互生，卵形、匙状倒卵形或近菱形，全缘，浓绿色，有光泽。聚伞花序，花白色，径约4厘米，浆果近球形，肉质红色，果熟期10月至翌年2月，果实气香，味苦、辛，有麻舌感。花期7～10月。

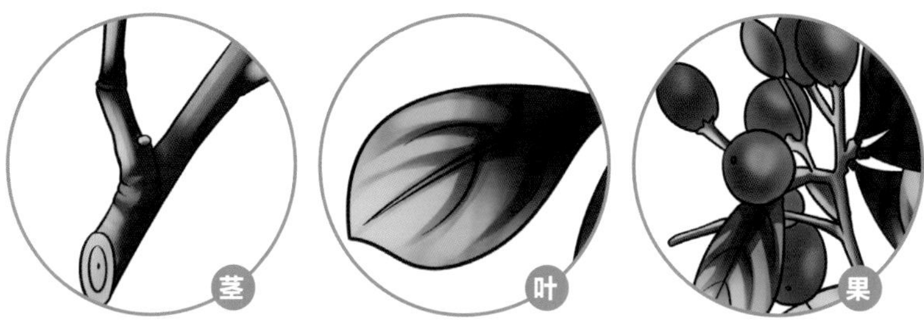

用量用法 6～12克。

精选验方 ①跌打肿痛：鲜九里香叶、鲜地耳草、鲜水茴香、鲜山栀叶各适量。共捣烂，酒炒敷患处。②风湿骨病：九里香、五色梅根、龙须藤根各25克。炖猪骨或浸酒服。③胃痛：九里香叶9克，煅瓦楞子30克。共研末，每服3克，每日3次。

使用注意 阴虚火亢者忌用。

采收加工

全年可采，除去老枝，阴干。

性味归经

辛、微苦，温；有小毒。归肝、胃经。

功效主治

行气止痛，活血散瘀。主治胃痛，风湿痹痛；外治牙痛，跌仆肿痛，虫蛇咬伤。

大叶紫珠

别名 紫珠草、大风叶、赶风紫、红大臼、假大艾。

来源 本品为马鞭草科植物大叶紫珠*Callicarpa macrophylla* Vahl的干燥叶或带叶嫩枝。

生境分布 生长于山坡、丘陵、村边灌木丛中。分布广东、广西、福建、贵州、云南等地。

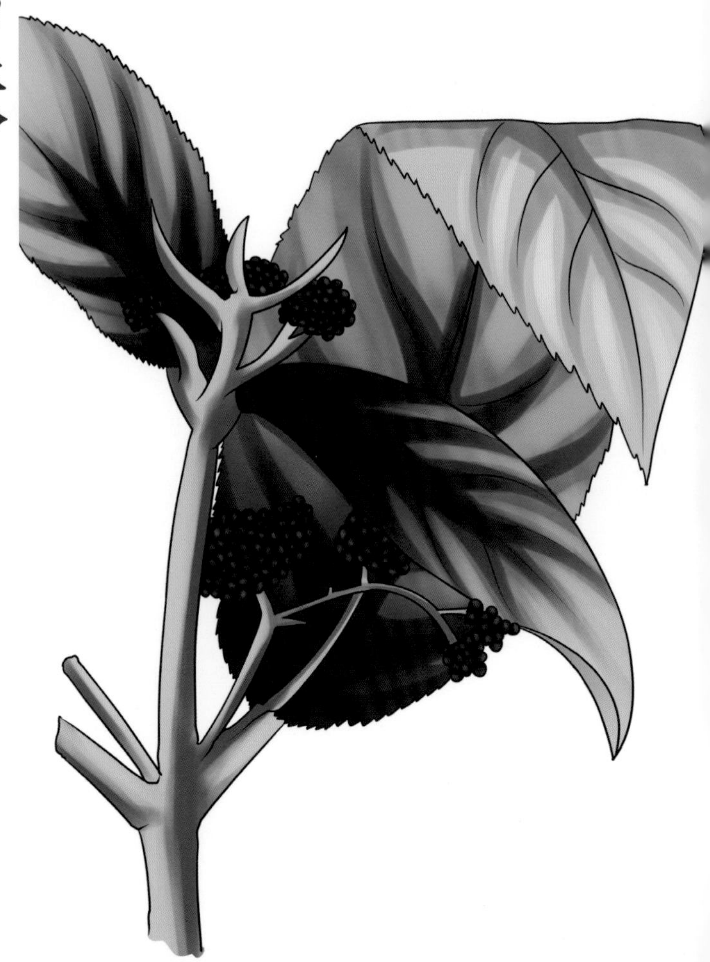

识别特征 灌木至小乔木，全株被灰白色长茸毛。叶对生，长椭圆形，长15～24厘米，宽7～9厘米，先端渐尖，基部钝或楔尖，边缘有锯齿，侧脉12～15对；叶柄长1～2厘米。聚伞花序腋生，宽5～8厘米，花序柄长2～3.5厘米，花萼被星状柔毛，裂齿钝三角形，花冠紫色，略被细毛；雄蕊长，突出，药室纵裂。果实球形，径约2毫米，熟时紫红色。花期6月。

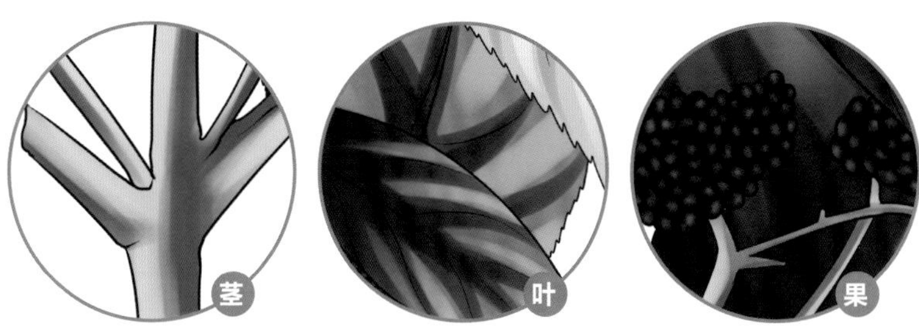

用量用法 15～30克。外用：适量，研末敷于患处。

精选验方 ①消化道出血：大叶紫珠叶60～100克。水煎服，每日1剂。②风湿性关节炎：大叶紫珠根、钩藤根、桑根、半枫荷、猪骨头、香花崖豆藤、一条根各适量。水酒煎服。③肺痈：大叶紫珠根适量。水煎服。④外科痈毒：大叶紫珠根、黄牛茶根、风箱树、岗梅根各适量。水煎服。⑤急性传染性肝炎：大叶紫珠根30克，鸡骨草、田基黄各15克。水煎服。

使用注意 无。

采收加工

夏、秋两季采摘，晒干。

性味归经

辛、苦，平。归肝、肺、胃经。

功效主治

散瘀止血，消肿止痛。主治衄血，咯血，吐血，便血，外伤出血，跌仆肿痛。

大青叶

别名 蓝菜、大青、蓝叶、菘蓝叶、靛青叶、板蓝根叶。

来源 本品为十字花科植物菘蓝*Isatis indigotica* Fort.的干燥叶。

生境分布 生长于山地林缘较潮湿的地方。野生或栽培。分布于江苏、安徽、河北、河南、浙江等地。

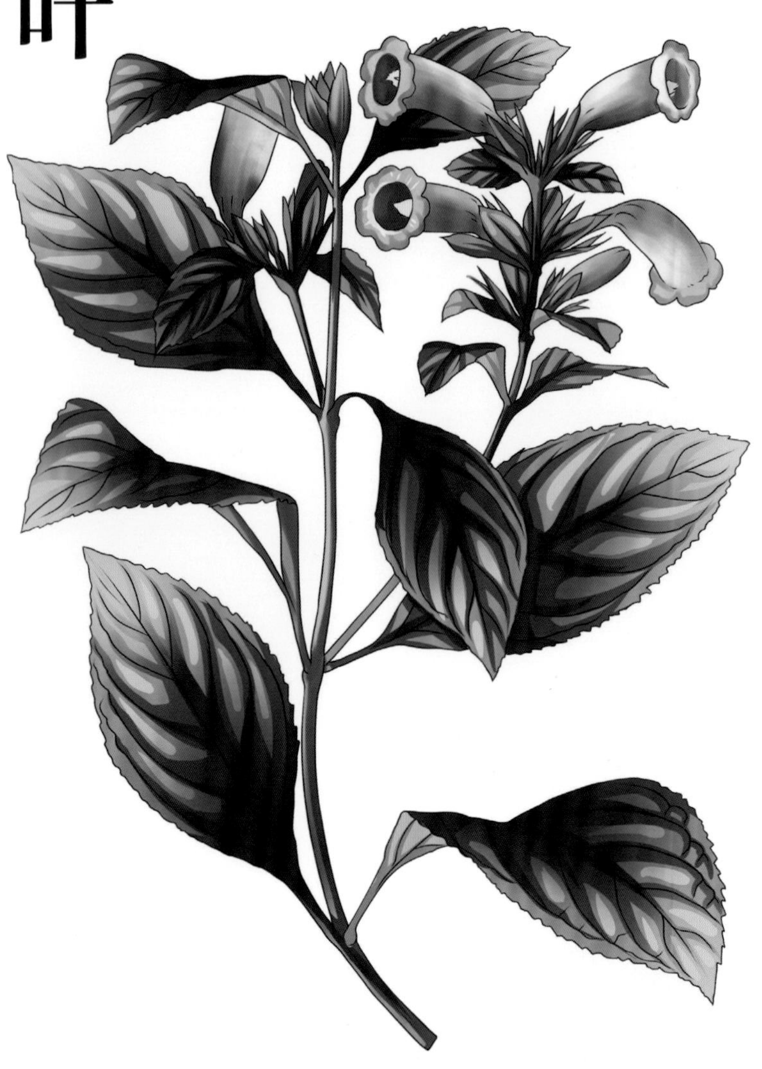

识别特征 两年生草本，茎高40～90厘米，稍带粉霜。基生叶较大，具柄，叶片长椭圆形，茎生叶披针形，互生，无柄，先端钝尖，基部箭形，半抱茎。花序复总状，在枝顶组成圆锥状；花小，黄色短角果长圆形，扁平有翅，下垂，紫色；种子1枚，椭圆形，褐色。花期4～5月，果期5～6月。

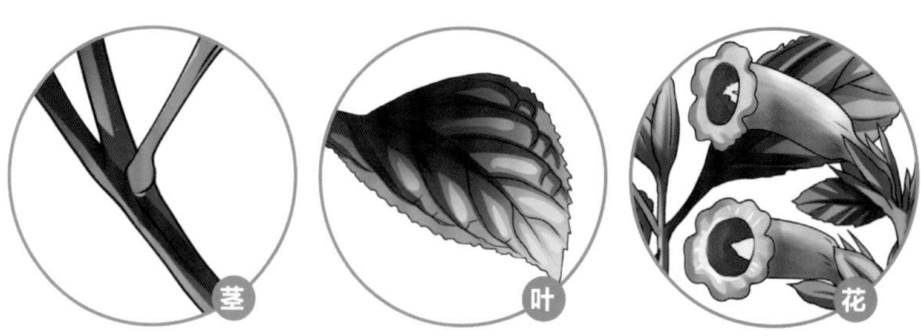

采收加工

夏、秋两季分2～3次采收，除去杂质，晒干。

性味归经

苦，寒。归心、胃经。

功效主治

清热解毒，凉血消斑。主治温病高热神昏，发斑发疹，痄腮，喉痹，丹毒，痈肿。

用量用法 9～15克。

精选验方 ①乙脑、流脑、感冒发热、腮腺炎：大青叶25～50克，海金沙根50克。水煎服，每日2剂。②热甚黄疸：大青叶60克，茵陈、秦艽各30克，天花粉24克。水煎服。③肺炎高热喘咳：鲜大青叶30～60克。捣烂绞汁，调蜜少许，炖热，温服，每日2次。④血淋、小便尿血：鲜大青叶30～60克，生地黄15克。水煎调冰糖服，每日2次。

使用注意 脾胃虚寒者忌用。

木芙蓉叶

别名 拒霜叶、芙蓉花叶、铁箍散。

来源 本品为锦葵科植物木芙蓉*Hibiscus mutabilis* L. 的干燥叶。

生境分布 生长于山坡、路旁或水边沙质壤土上。分布于陕西、江苏、安徽、浙江、江西、福建、河南、湖北、湖南、广西、广东、四川和贵州等地。

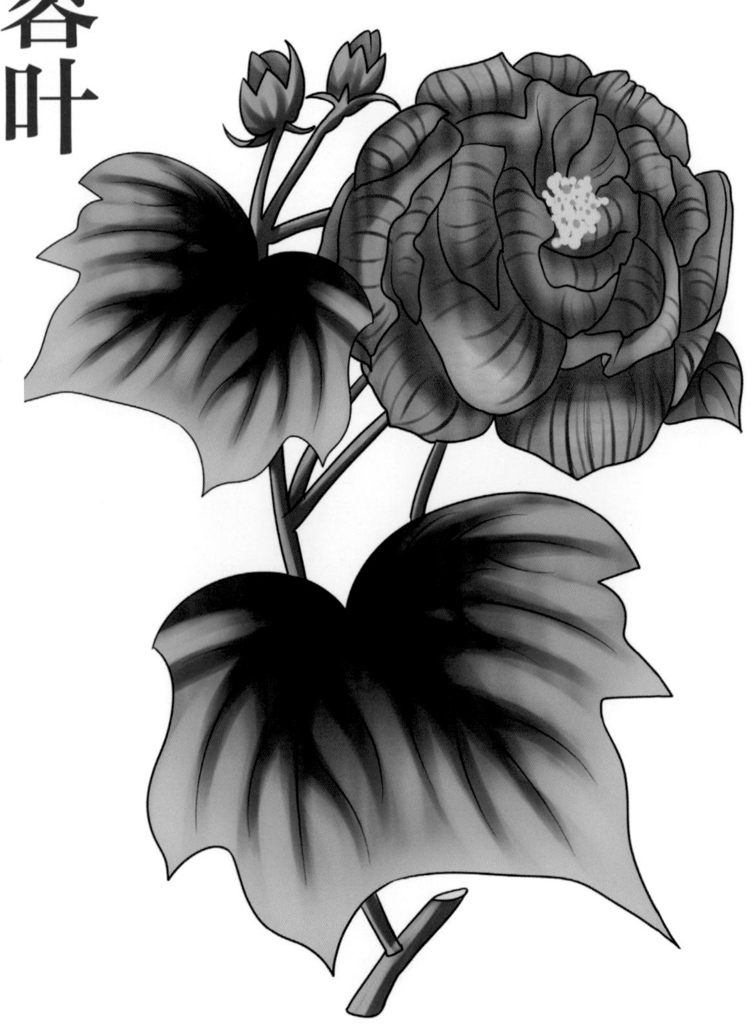

识别特征 落叶灌木或小乔木，高6米，密被灰色星状短柔毛。单叶互生；具长柄，叶柄长达20厘米；叶片大，卵圆状心形，直径10～18厘米，掌状3～7裂，基部心形，裂片卵状三角形，边缘有钝齿，两面均被星状毛。花单生叶腋或簇生枝端，初放时白色，逐渐变为粉红色以至深红色，副萼10裂，裂片条形；花冠直径约9厘米，花瓣5或为重瓣，宽倒卵圆形，先端浑圆，边缘稍有波状弯曲，基部与雄蕊柱合生；花药多数，生于柱顶；雌蕊1枚，柱头5裂。蒴果近球形，径约3厘米，密生淡黄色刚毛及绵毛。种子肾形，被毛。花期夏、秋两季。

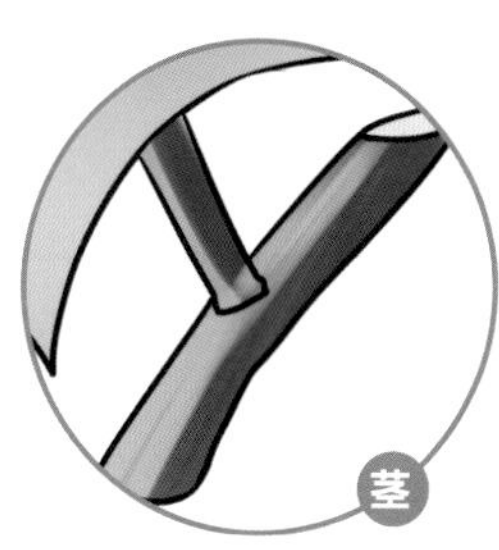

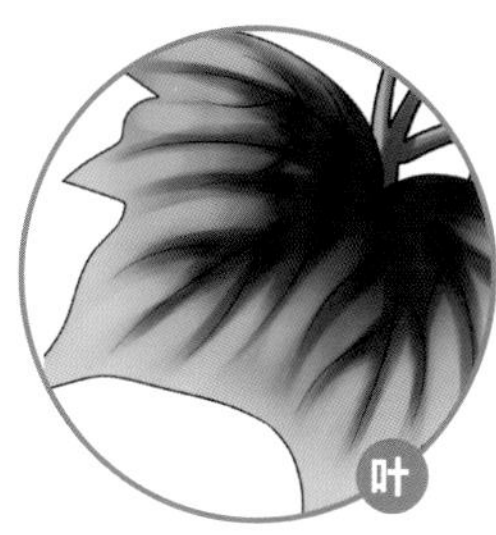

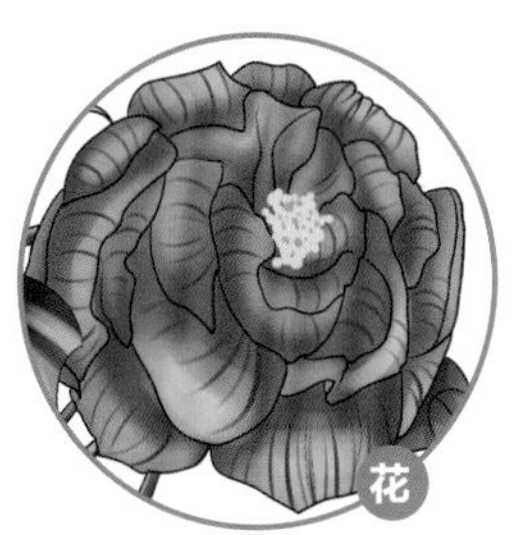

用量用法 10～30克。外用：适量。

精选验方 ①带状疱疹：木芙蓉鲜叶适量。阴干研末，调米浆外涂患处。②汤火灼疮：木芙蓉叶适量。研末调油外敷。③赤眼肿痛：木芙蓉叶适量。研末，和水贴太阳穴。④小儿锁喉：木芙蓉叶适量。捣汁，和鸡蛋煎成小块，贴囟门及肚脐。⑤痈疖脓肿：木芙蓉叶粉末适量。加凡士林调成25％软膏，外敷患处。⑥外伤出血：木芙蓉鲜叶适量。捣烂敷患处。

使用注意 无。

采收加工

夏、秋两季采收，干燥。

性味归经

辛，平。归肺、肝经。

功效主治

凉血，解毒，消肿，止痛。治痈疽焮肿，缠身蛇丹，烫伤，目赤肿痛，跌打损伤。

艾叶

别名 冰台、艾蒿、医草、蕲艾、艾蓬、野莲头、阿及艾、狼尾蒿子。

来源 本品为菊科植物艾*Artemisia argyi* Levl. et Vant.的干燥叶。

生境分布 生长于荒地、林缘，有栽培。全国大部分地区均产，以湖北蕲州产者为佳。

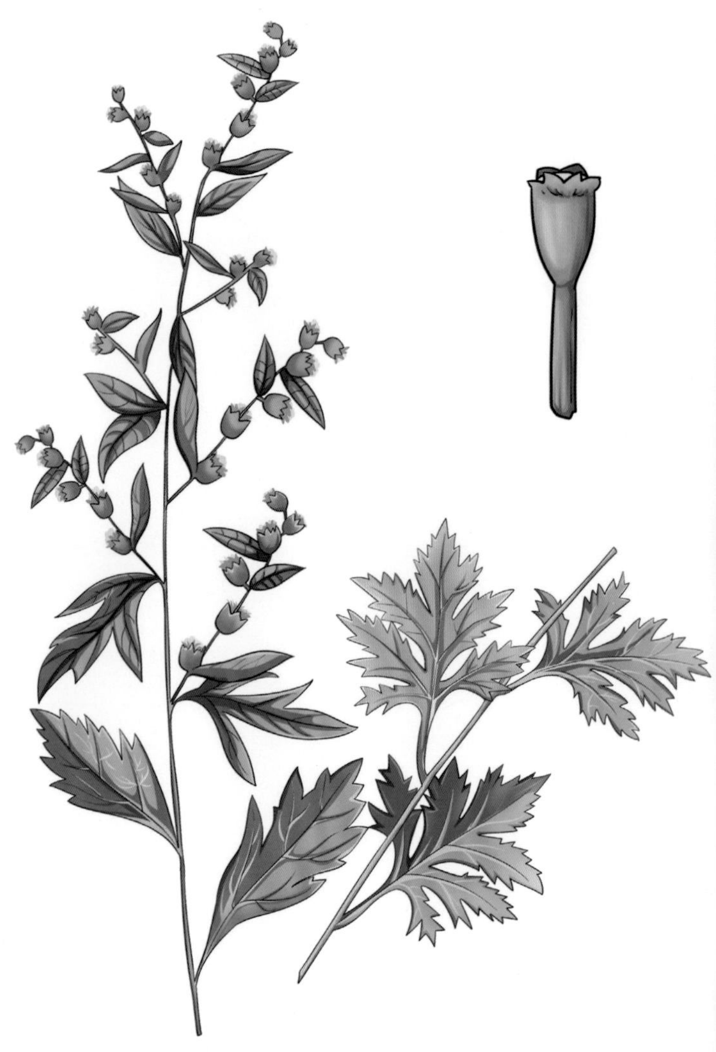

识别特征 多年生草本，高45～120厘米；茎具明显棱条，上部分枝，被白色短绵毛。单叶，互生，茎中部叶卵状三角形或椭圆形，有柄，羽状深裂，两侧2对裂片椭圆形至椭圆状披针形，中间又常3裂，裂片边缘均具锯齿，上面暗绿色，密布小腺点，稀被白色柔毛，下面灰绿色，密被白色茸毛；茎顶部叶全缘或3裂。头状花序排列成复总状，总苞卵形，密被灰白色丝状茸毛；筒状小花带红色，外层雌性花，内层两性花。瘦果长圆形、无冠毛。花期7～10月。

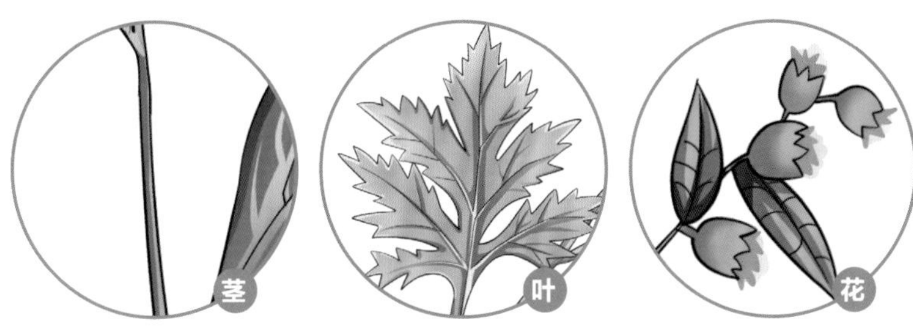

用量用法 3～9克。外用：适量，供灸治或熏洗用。

精选验方 ①脾胃冷痛：艾叶10克。研为末，水煎服。②鼻血不止：艾叶适量。水煎服。③风寒感冒咳嗽（轻症）：艾叶、葱白、生姜各10克。水煎后温服。④皮肤湿疹瘙痒：艾叶30克。煎煮后用水洗患处。⑤皮肤溃疡：艾叶、茶叶、女贞子叶、皂角各15克。水煎外洗或湿敷患处，每日3次。

使用注意 阴虚血热者慎用。

采收加工

夏季花未开时采摘，除去杂质，晒干。

性味归经

辛、苦，温；有小毒。归肝、脾、肾经。

功效主治

温经止血，散寒止痛，外用祛湿止痒。主治吐血，衄血，便血，崩漏，月经过多，胎漏下血，少腹冷痛，经寒不调，痛经，宫冷不孕，心腹冷痛，久泻久痢，外治皮肤瘙痒。

石韦

别名 石、石皮、石剑、潭剑，金星草、生扯拢、虹霓剑草。

来源 本品为水龙骨科植物石韦*Pyrrosia lingua*（*Thunb.*）*Farwell*的干燥叶。

生境分布 生长于山野的岩石上或树上。主产长江以南各地。

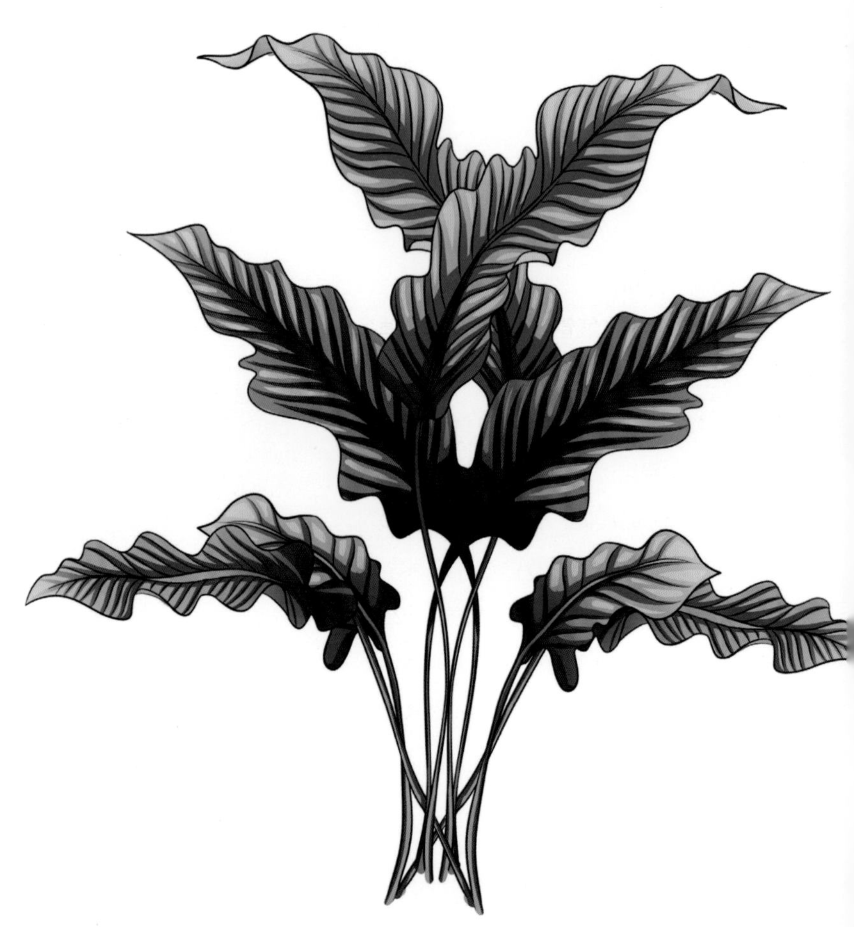

识别特征 多年生草本，高10～30厘米。根状茎细长如铁丝而横走，被有披针形的茶褐色鳞片，边缘有睫毛。叶近二型，疏生，相距1～2厘米；叶柄基部有关节，被星状毛；叶片披针形至卵圆状椭圆形，长8～20厘米，宽2～5厘米，先端渐尖，基部渐窄，中脉及侧脉明显，叶上面疏被星状毛或无毛，有小凹点，下面密被灰棕色星状毛。孢子叶背面垒部着生孢子囊群，无囊群盖。

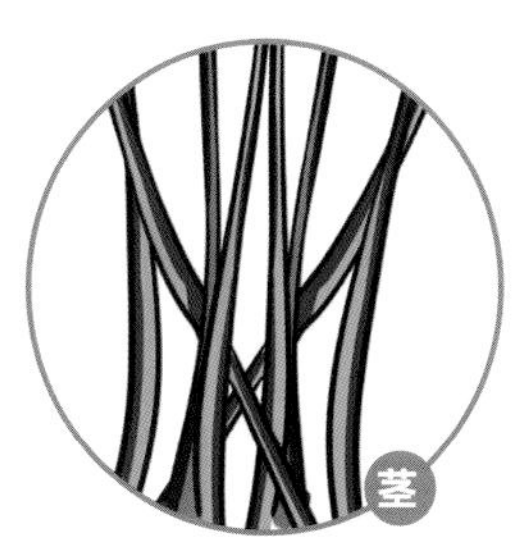

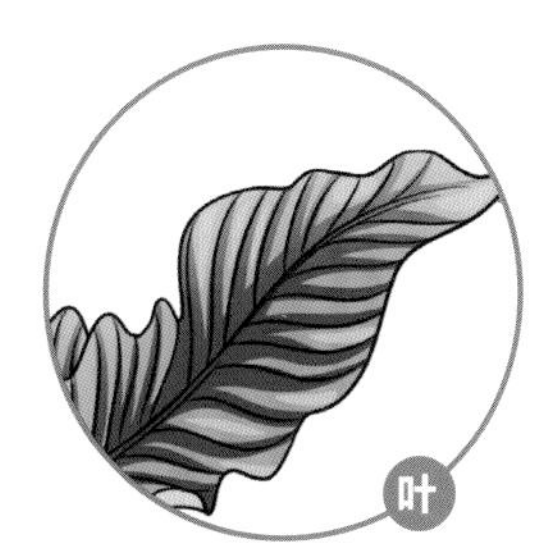

用量用法 6～12克。

精选验方 ①慢性支气管炎：石韦、冰糖各100克。水煎服，重症为每日量，轻症为2日量。②放射治疗和化学治疗引起的白血球下降：石韦50克，红枣25克，甘草5克。水煎服。③泌尿系结石：石韦、车前草各50～100克，栀子50克，甘草15～25克。水煎当茶饮。④尿路结石：石韦、车前草各50克，生栀子25克，甘草15克。水煎2次，早、晚各服1次。⑤痢疾：石韦全草50克。煎水调冰糖25克，饭前服。

使用注意 阴虚及无湿热者忌服。

采收加工

全年均可采收，降去根茎及根，晒干或阴干。

性味归经

甘、苦，微寒。归肺、膀胱经。

功效主治

利尿通淋，清肺止咳，凉血止血。主治热淋，血淋，石淋，小便不通，淋沥涩痛，肺热喘咳，吐血，衄血，尿血，崩漏。

2 根、茎、叶类

布渣叶

别名 蓑衣子、破布叶、麻布叶、烂布渣、布包木、破布树。

来源 本品为椴树科植物破布叶*Microcos paniculata* L.的干燥叶。

生境分布 生长于丘陵、山坡、林缘等处灌木丛中或平地路旁或疏林下，少有栽培。全世界约60种，分布于非洲、印度、马来西亚。我国产2种，为破布叶和海南破布叶，主要分布于我国广东、海南、广西、云南等地。尤以广东省分布广、产量大，资源丰富，广东的阳西、湛江是主产地。

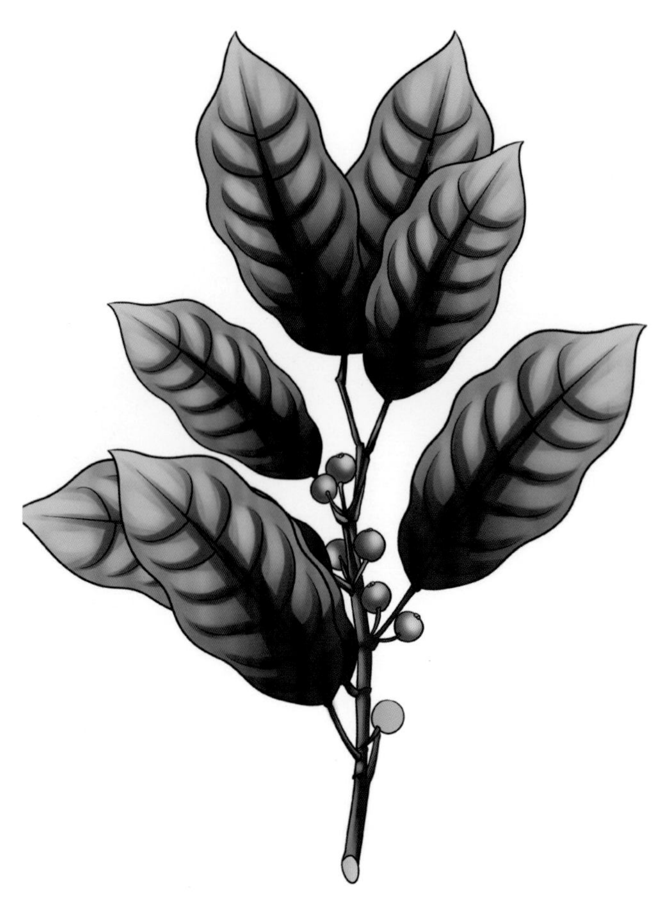

识别特征 常绿灌木或小乔木，树皮灰黑色。叶互生，叶片常见穿孔，卵状长圆形至倒卵圆形，先端渐尖，基部圆形或稍偏斜，两面仅在脉上有疏毛，边缘有疏细齿，基出脉3条，网脉在下面明显凸起。叶柄被星状毛。托叶成对，线状披针形。花序顶生或生于上部叶腋，由多个具2～3花的小聚伞花序排成圆锥花序，花序分枝，花梗和萼片外面密生星状柔毛。花淡黄色，萼片5，匙状长圆形；花瓣5，长为萼片的1/4～1/3；雄蕊多数；子房球形，3室，无毛，花柱锥尖。核果倒卵形，黑褐色。花期6～8月，果期8～10月。

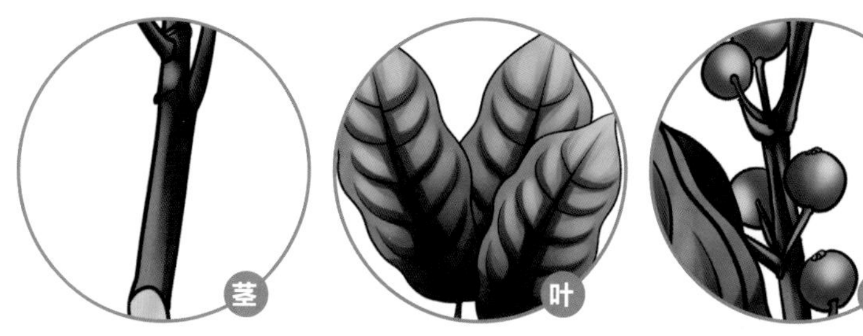

采收加工

夏、秋两季采收，除去净枝梗和杂质，阴干或晒干。

性味归经

微酸，凉。归脾、胃经。

功效主治

消食化滞，清热利湿。主治饮食积滞，感冒发热，湿热黄疸。

用量用法 15～30克。

精选验方 ①饮食积滞、消化不良、胃脘满闷、肚腹饱胀、不思饮食：布楂叶、山楂肉各40克，蜜糖适量。将上药放入瓦煲内，加入适量清水，先大火煮沸，再转至小火煮1小时。将蜜糖冲入杯内，将煎液注入即可。②黄疸：布渣叶、田基黄、茵陈蒿各15～30克。水煎服。

使用注意 无。

四季青

别名 油叶树、红冬青、树顶子。

来源 本品为冬青科植物冬青*Ilex chinensis* Sims的干燥叶。

生境分布 生长于向阳山坡林缘、灌木丛中。分布于江苏、浙江、广西、广东和西南各省（区）。

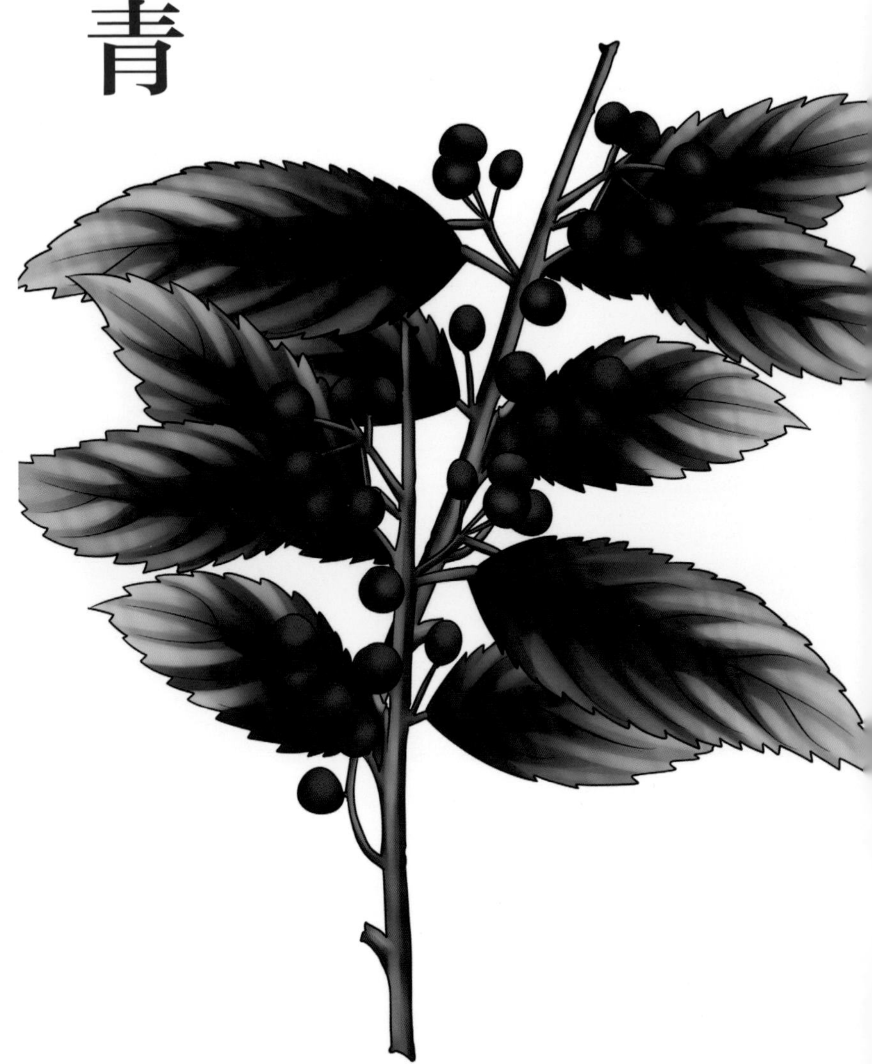

识别特征 常绿乔木，高可达12米。树皮灰色或淡灰色，无毛。叶互生；叶柄长5～15厘米；叶片革质，通常狭长椭圆形，长6～10厘米，宽2～3.5厘米，先端渐尖，基部楔形，很少圆形，边缘疏生浅锯齿，上面深绿色而有光泽，冬季变紫红色，中脉在下面隆起。花单性，雌雄异株，聚伞花序着生于叶腋外或叶腋内；花萼4裂，花瓣4，淡紫色；雄蕊4；子房上位。核果椭圆形，长6～10毫米，熟时红色，内含核4颗，果柄长约5毫米。花期5月，果期10月。

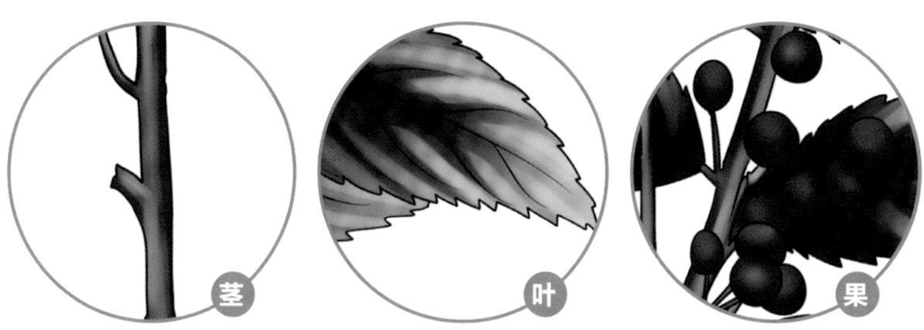

采收加工

秋、冬两季采收，晒干。

性味归经

苦、涩，凉。归肺、大肠、膀胱经。

功效主治

清热解毒，消肿祛瘀。主治肺热咳嗽，咽喉肿痛，痢疾，胁痛，热淋；外治烧烫伤，皮肤溃疡。

用量用法 15～60克。外用：适量，水煎外涂。

精选验方 ①小儿肺炎：四季青100克，千里光50克。水煎服。②外伤出血：四季青鲜或干叶适量。捣敷或干叶研细外撒。③下肢溃烂及烫火伤：四季青干叶适量。研成细粉，用麻油调涂患处。

使用注意 脾胃虚寒、肠滑泄泻者慎用。

西河柳

别名 柽柳、山川柳、三春柳、西湖柳、赤柽柳。

来源 本品为柽柳科植物柽柳*Tamarix chinensis* Lour.的干燥细嫩枝叶。

生境分布 生长于坡地、沟渠旁。全国各地均有分布，主要分布于河北、河南、山东、安徽、江苏、湖北、云南、福建、广东等地。

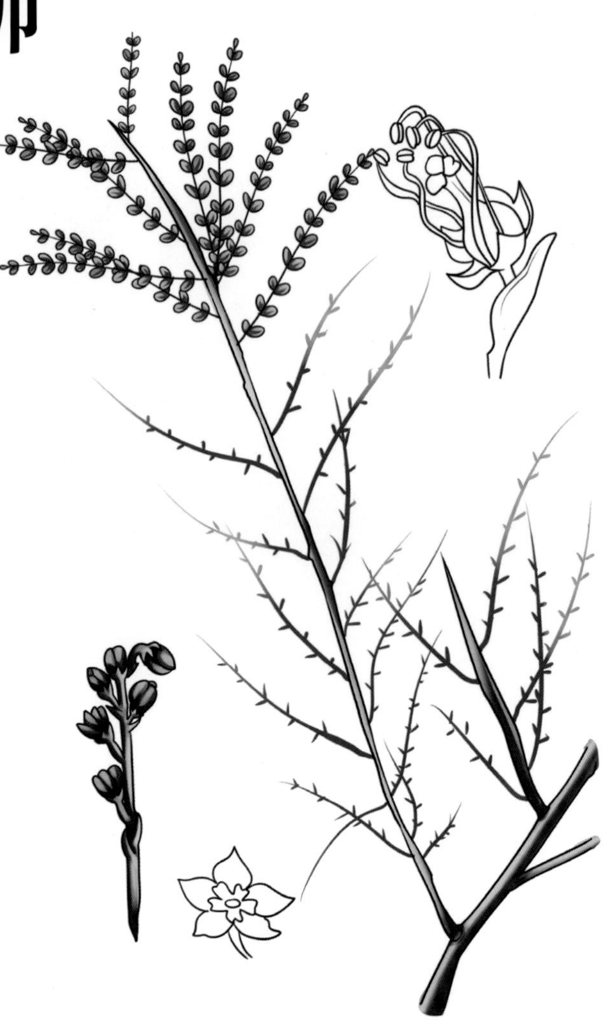

识别特征 落叶灌木或小乔木。枝密生，绿色或带红色，细长，常下垂。叶互生，极小，鳞片状，卵状三角形，顶端渐尖，基部鞘状抱茎，无柄。总状花序集为疏散的圆锥花序；花小，白色至粉红色，苞片三角状；萼片5；花瓣5，花丝较花冠长，花盘10或5裂；子房上位，1室，花柱3。蒴果小。种子先端有丛毛。花期4~9月，果期8~10月。

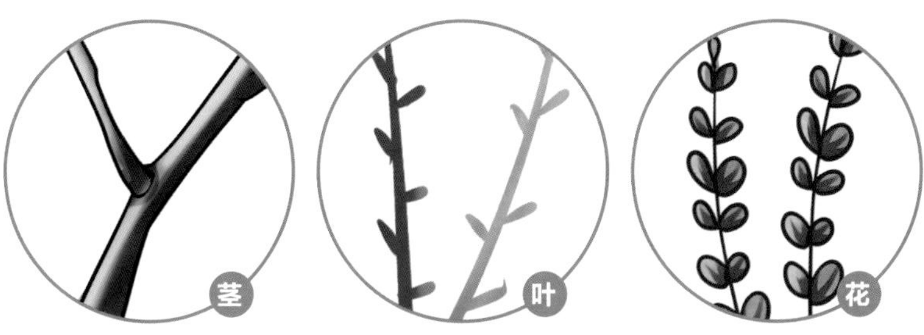

采收加工

夏末花未开时采收，阴干。

性味归经

甘、辛，平。归心、肺、胃经。

功效主治

发表透疹，祛风除湿。主治麻疹不透，风湿痹痛。

用量用法 3~6克。外用：适量，煎汤擦洗。

精选验方 ①小儿痧疹不出、喘嗽、烦闷、躁乱：西河柳叶适量。风干为末，水调12克，顿服。②斑疹麻瘄不出，或因风而闭者：西河柳叶、樱桃核各适量。煎汤洗。③疹后痢：西河柳末适量。砂糖调服。④感冒：西河柳15克，霜桑叶9克，生姜3片。水煎服。⑤吐血：鲜西河柳叶100克，茜草根15克。水煎服。

使用注意 过量应用令人心烦、血压下降、呼吸困难。麻疹已透者不宜服用。

牡荆叶

别名 黄荆柴、黄荆条、荆条棵、五指柑。

来源 本品为马鞭草科植物牡荆*Vitex negundo* L. var. cannabifolia （Sieb. et Zucc.）Hand. -Mazz.的新鲜叶。

生境分布 生长于低山向阳的山坡路边或灌木丛中。分布于华东及河北、湖南、湖北、广东、广西、四川、贵州等地。

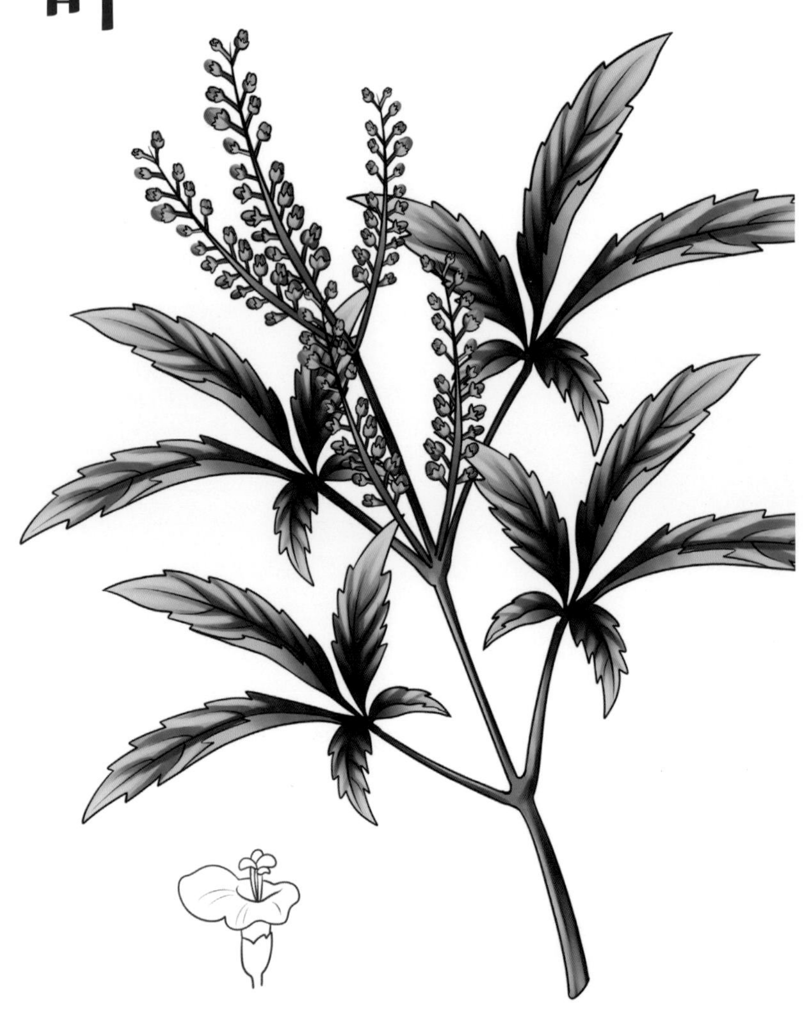

识别特征 落叶灌木或小乔木，植株高1～5米。多分枝，具香味。小枝四棱形，绿色，被粗毛，老枝褐色，圆形。掌状复叶，对生；小叶5，稀为3，中间1枚最大；叶片披针形或椭圆状披针形，基部楔形，边缘具粗锯齿，先端渐尖，表面绿色，背面淡绿色，通常被柔毛。圆锥花序顶生，长10～20厘米；花萼钟状，先端5齿裂；花冠淡紫色，先端5裂，二唇形。果实球形，黑色。花、果期7～10月。

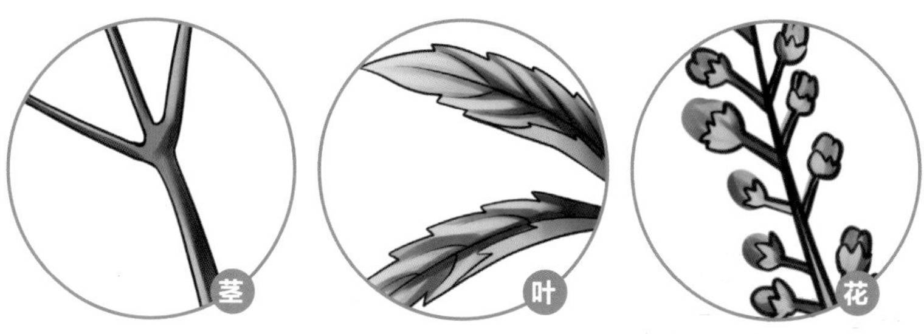

采收加工

夏、秋两季叶茂盛时采收，除去茎枝。

性味归经

微苦、辛，平。归肺经。

功效主治

祛痰，止咳，平喘。主治咳嗽痰多。

用量用法 鲜用，供提取牡荆油用。

精选验方 ①风寒感冒：鲜牡荆叶24克，或加紫苏鲜叶12克。水煎服。②预防中暑：牡荆干嫩叶6～9克。水煎代茶饮。③痧气腹痛及胃痛：鲜牡荆叶20片。放口中，嚼烂咽汁。④急性胃肠炎：牡荆鲜茎叶30～60克。水煎服。⑤久痢不愈：牡荆鲜茎叶15～24克。和冰糖，冲开水炖1小时，饭前服，每日2次。

使用注意 无。

苦木

别名　土樗子、苦皮树、苦胆木、熊胆树。

来源　本品为苦木科植物苦木*Picrasma quassioides*（*D.Don*）Benn.的干燥枝和叶。

生境分布　生长于山坡、山谷及村边较潮湿处。我国主要分布于陕西、山西、河北、河南、江苏、湖南、广西、云南、四川等省区；朝鲜半岛、日本、尼泊尔也有。

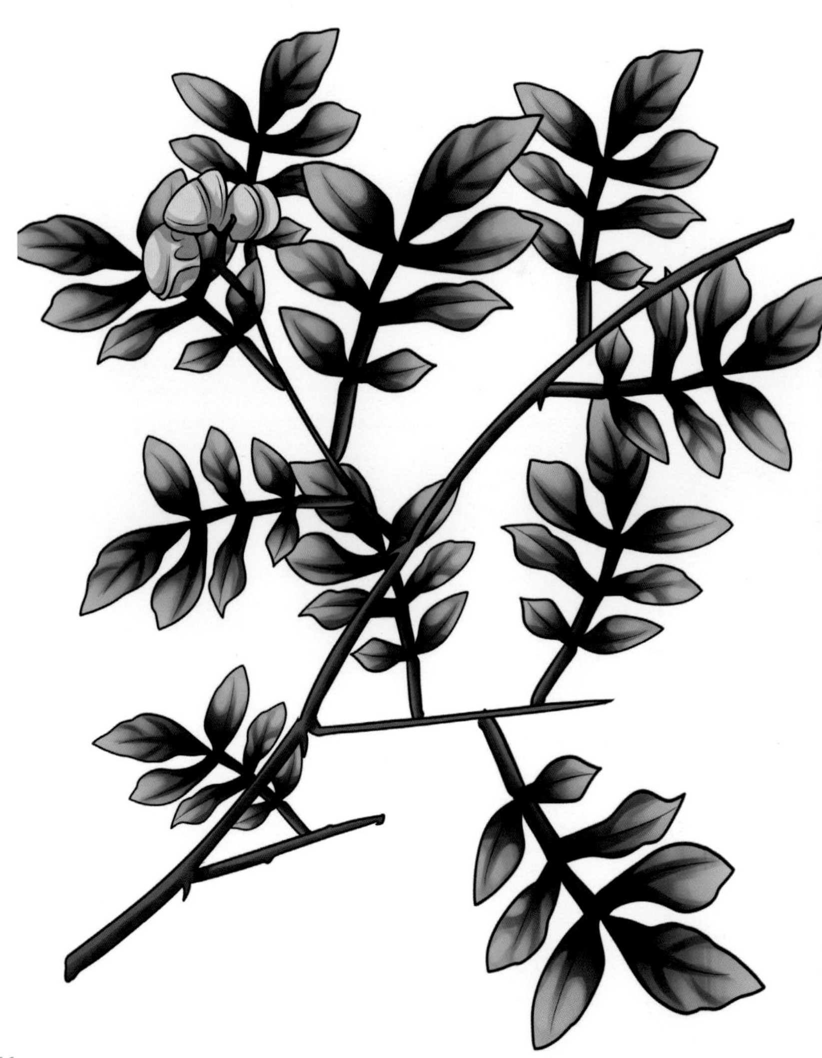

识别特征 落叶灌木或者小乔木。树皮灰褐色，平滑，有灰色皮孔及斑纹，小枝绿色至红褐色。叶互生，羽状复叶，小叶9～15，卵形或卵状椭圆形，长4～10厘米，宽2～4.5厘米，先端锐尖，边缘具不整齐钝锯齿，沿中脉有柔毛。伞房状总状花序腋生，花单性异株。核果倒卵形，3～4个并生，蓝至红色，有宿萼。花期4～6月。

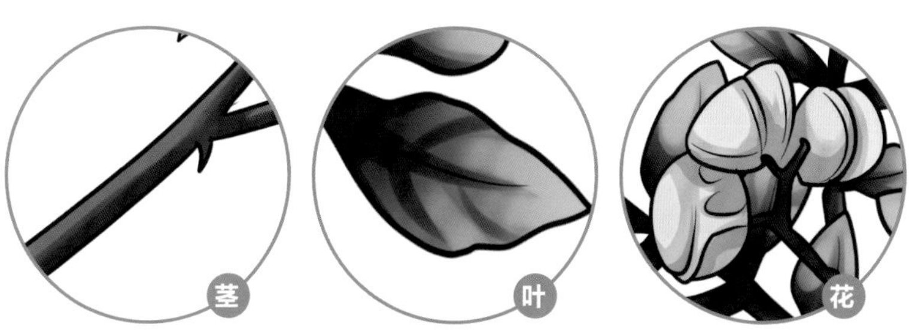

采收加工

夏、秋两季采收，干燥。

性味归经

苦，寒；有小毒。归肺、大肠经。

功效主治

清热解毒，祛湿。主治风热感冒，咽喉肿痛，湿热泻痢，湿疹，疮疖，蛇虫咬伤。

用量用法 枝3～4.5克；叶1～3克。外用：适量。

精选验方 ①阿米巴痢疾：苦木15克，石榴皮5克，竹叶椒根9克。水煎，分2次服。②菌痢：苦木9～15克。研末，分3～4次吞服。③体癣、湿疹：苦木适量。水煎外洗。

使用注意 本品有一定毒性，内服不宜过量；孕妇慎服。

枇杷叶

别名 杷叶、巴叶、芦桔叶。

来源 本品为蔷薇科植物枇杷*Eriobotrya japonica*（*Thunb.*）Lindl.的干燥叶。

生境分布 常栽种于村边、平地或坡边。分布于广东、江苏、浙江、福建、湖北等南方各地，均为栽培。

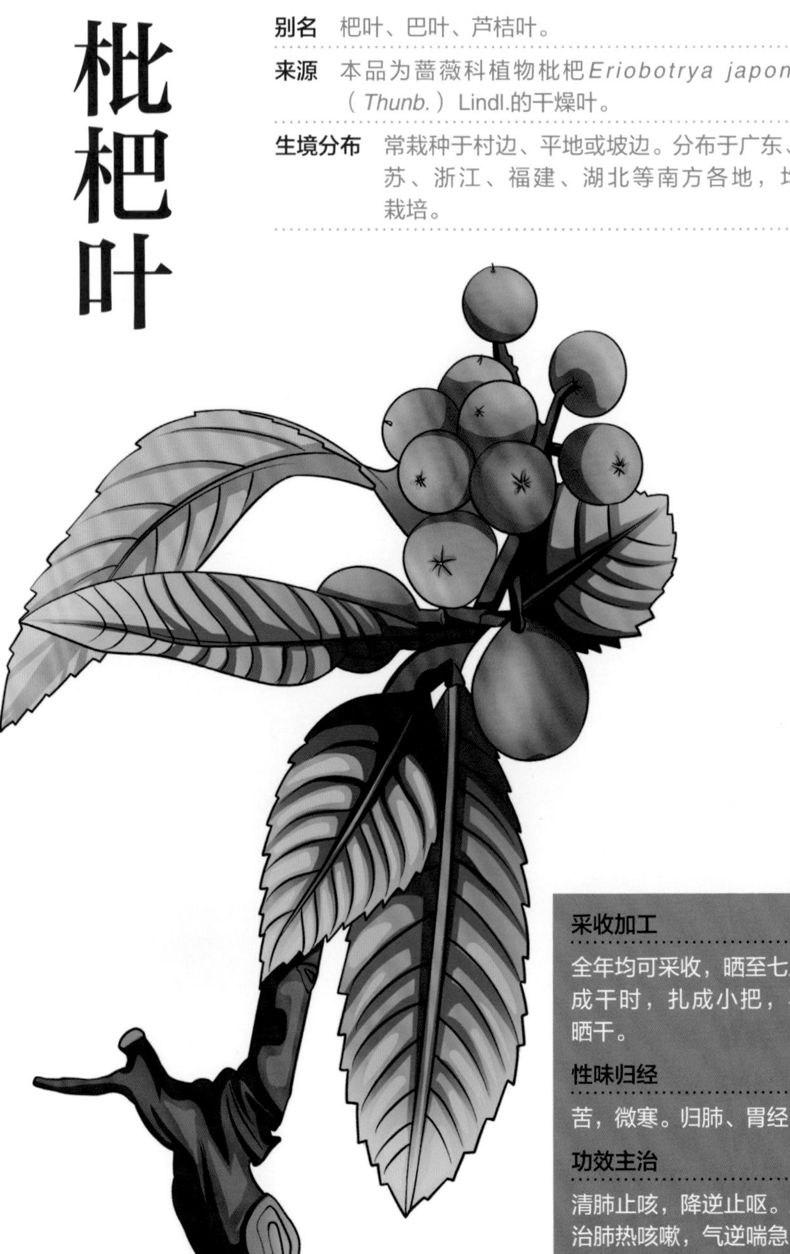

采收加工

全年均可采收，晒至七八成干时，扎成小把，再晒干。

性味归经

苦，微寒。归肺、胃经。

功效主治

清肺止咳，降逆止呕。主治肺热咳嗽，气逆喘急，胃热呕逆，烦热口渴。

识别特征 常绿小乔木，高约10米。小枝粗壮，黄褐色，密生锈色或灰棕色茸毛。叶片革质，叶柄短或几无柄，长6~10毫米，有灰棕色茸毛；托叶钻形，有毛；叶片披针形、倒披针形、倒卵形或长椭圆形，长12~30厘米，宽3~9厘米，先端急尖或渐尖，基部楔形或渐狭成叶柄，上部边缘有疏锯齿，上面光亮、多皱，下面及叶脉密生灰棕色茸毛，侧脉11~21对，圆锥花序顶生，总花梗和花梗密生锈色茸毛；花直径1.2~2厘米；萼筒浅杯状，萼片三角卵形，外面有锈色茸毛；花瓣白色，长圆形或卵形，长5~9毫米，宽4~6毫米，基部具爪，有锈色茸毛；雄蕊20，花柱5，离生，柱头头状，无毛。果实球形或长圆形，直径3~5厘米，黄色或橘黄色；种子1~5颗，球形或扁球形，直径1~1.5厘米，褐色，光亮，种皮纸质。花期10~12月，果期翌年5~6月。

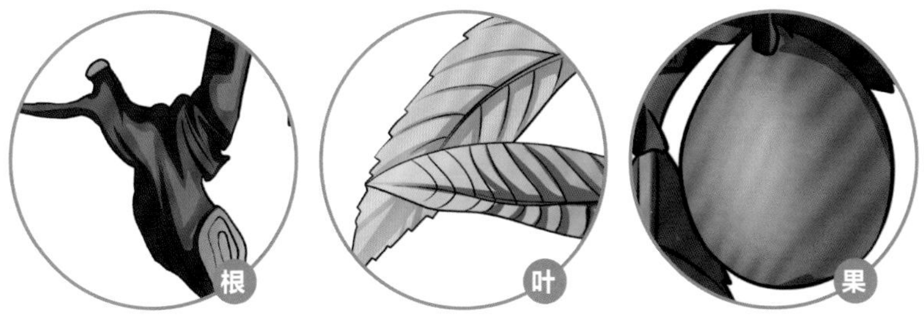

用量用法 6~10克。

精选验方 ①支气管炎：枇杷叶、野菊花各25克，白茅根、墨旱莲、柏子仁各15克。水煎服，每日1剂。②上呼吸道感染：枇杷叶、车前子、甘草各50克，南天竹40克。加水600毫升，煎取200毫升，每次15毫升，小儿每次3~5毫升，每日3次。

使用注意 本品清降苦泄，凡寒嗽及胃寒作呕者不宜用。

罗布麻叶

别名　野麻、茶叶花、泽漆麻、野茶叶、红根草。

来源　本品为夹竹桃科植物罗布麻*Apocynum venetum* L.的干燥叶。

生境分布　生长于河岸、山沟、山坡的沙质地。分布于我国东北、西北、华北等地。

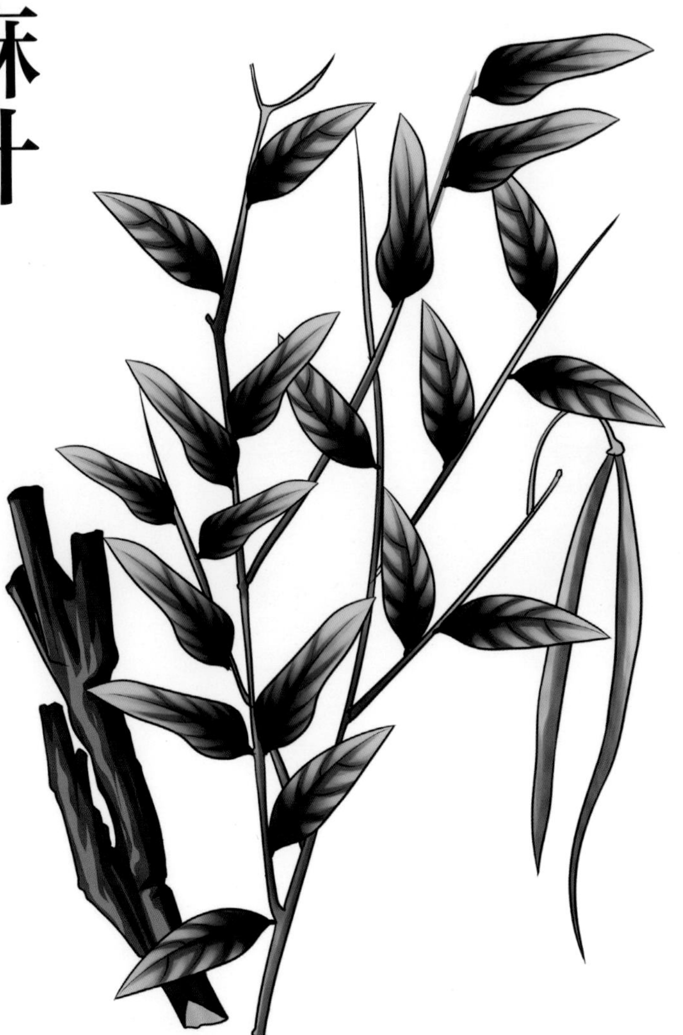

识别特征 半灌木，高1.5～4米，全株有白色乳汁，枝条常对生，无毛。紫红色或淡红色，背阴部分为绿色。叶对生，在中上部分枝处生或互生。单歧聚伞花序顶生，花萼5深裂；花冠紫红色或粉红色，钟状，上部5裂，花冠内有明显的三条紫红色脉纹，基部内侧有副花冠及花盘。蓇葖果长角状，叉生。种子多数，顶生一簇白色细长毛。花期6～8月，果期9～10月。

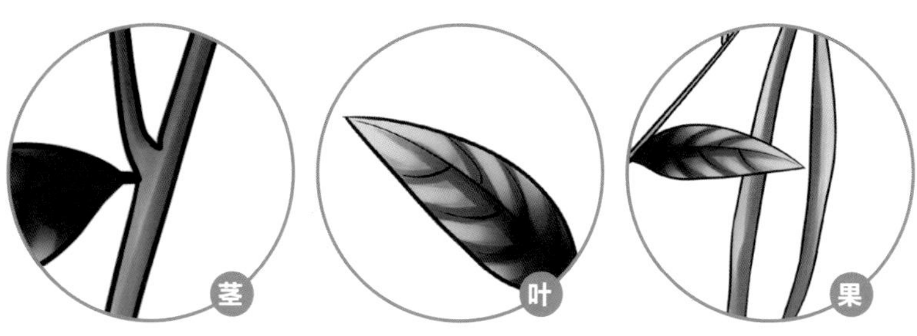

采收加工

夏季采收，除去杂质，干燥。

性味归经

甘、苦，凉。归肝经。

功效主治

平肝安神，清热利水。主治肝阳眩晕，心悸失眠，浮肿尿少。

用量用法 6～12克。

精选验方 ①高血压、头痛、头晕、失眠：罗布麻叶3～5克。每日泡水代茶饮。②感冒：罗布麻500克。加水5000毫升煎至2500毫升，再加苯甲酸0.25克，每日100毫升，分2次服，每周连服2日。③肝炎腹胀：罗布麻、延胡索各10克，甜瓜蒂7.5克，公丁香5克，木香15克。共研末，每次2.5克，每日2次，开水送服。

使用注意 脾胃虚寒者，不宜长期服用。

侧柏叶

别名 柏叶、丛柏叶、扁柏叶。

来源 本品为柏科植物侧柏*Platycladus orientalis*（*L.*）Franco的干燥枝梢和叶。

生境分布 生长于山地阳地、半阳坡以及轻盐碱地和沙地。全国各地均有产。

采收加工

多在夏、秋两季采收，阴干。

性味归经

苦、涩，寒。归肺、肝、脾经。

功效主治

凉血止血，化痰止咳，生发乌发。主治吐血，衄血，咯血，便血，崩漏下血，肺热咳嗽，血热脱发，须发早白。

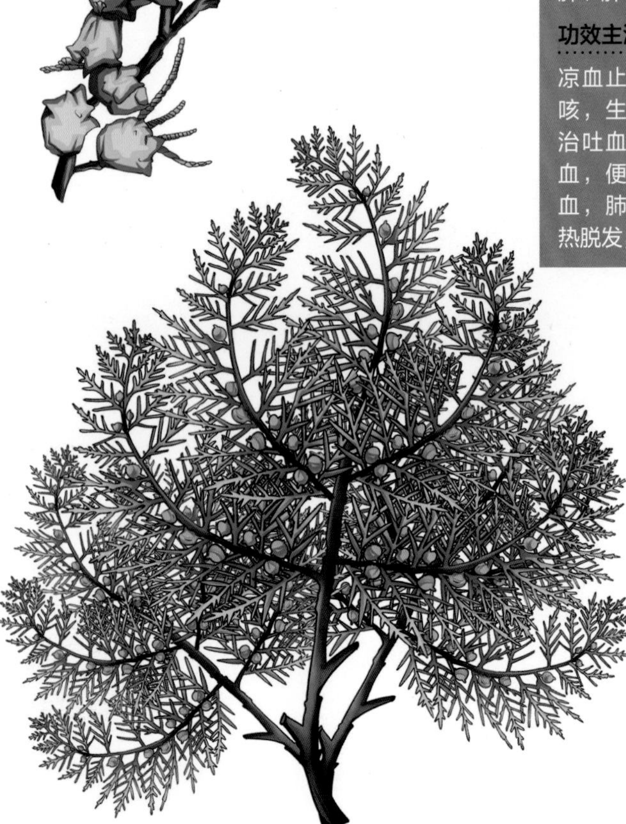

识别特征 常绿小乔木，树皮薄，淡红褐色，常易条状剥落。树枝向上伸展，小枝扁平，排成一平面，直展。叶鳞形、质厚、紧贴在小枝上交互对生，正面的一对通常扁平。花单性，雌雄同株；雄花球长圆形，黄色，生于上年的枝顶上；雌花球长椭圆形，单生于短枝顶端，由6～8枚鳞片组成。球果卵状椭圆形，嫩时蓝绿色，肉质，被白粉；熟后深褐色，木质。种子椭圆形，无刺，淡黄色。花期4月，果期9～10月。

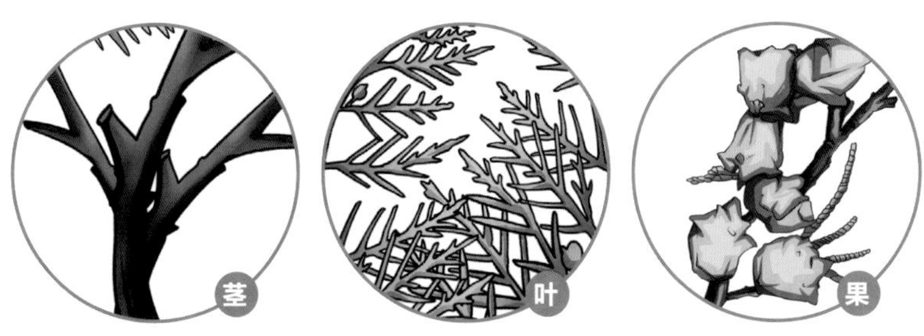

用量用法 6～12克。外用：适量。

精选验方 ①哮喘气逆：侧柏叶3克，沉香1.5克。共研为粉末，临睡前顿服。②烧伤：鲜侧柏叶300～500克。捣烂如泥，加75％酒精少许调成糊状。以生理盐水冲洗创面，以膏外敷，3日换药1次。③腮腺炎：鲜侧柏叶200～300克。捣烂，鸡蛋清调敷患处，每日换药7～9次。④脱发：鲜侧柏叶25～35克。切碎，浸泡于100毫升75％乙醇中，7日后滤出备用。将药液涂于脱发部位，每日3～4次。⑤便血：侧柏叶炭20克，荷叶、生地黄、百草霜各15克。水煎服。⑥功能性子宫出血：侧柏叶200克。水煎，分3次服。⑦肺结核咯血：侧柏叶25克，鲜仙鹤草50克，鲜旱莲草20克。水煎服。

使用注意 本品多服有胃部不适及食欲减退等副作用，长期使用宜佐以健运脾胃药物。

枸骨叶

别名 功劳叶、猫儿刺、枸骨刺、八角茶、老虎刺。

来源 本品为冬青科植物枸骨*Ilex cornuta* Lindl. ex Paxt.的干燥叶。

生境分布 野生或栽培。分布于河南、湖北、安徽、江苏等地。

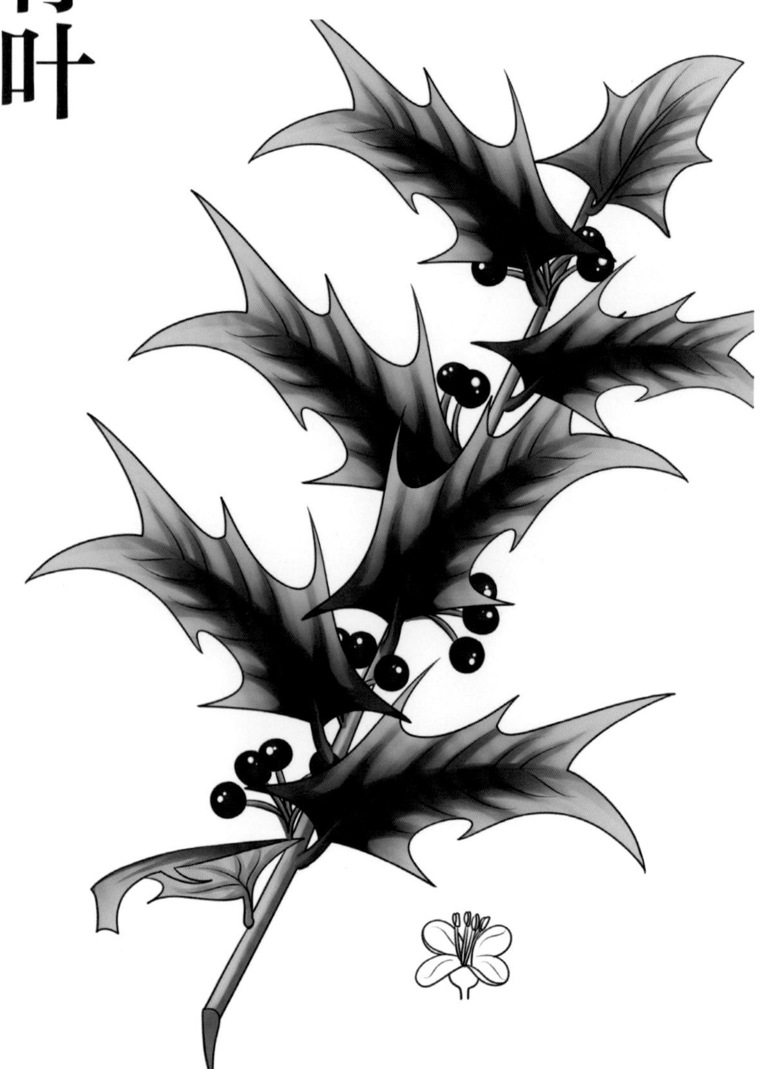

识别特征 常绿乔木，通常呈灌木状。树皮灰白色，平滑。单叶互生，硬革质，长椭圆状直方形，长3～7.5厘米，宽1～3厘米，先端具3个硬刺，中央的刺尖向下反曲，基部各边具有1刺，有时中间左右各生1刺，老树上叶基部呈圆形，无刺，叶上面绿色，有光泽，下面黄绿色；具叶柄。花白色，腋生，多数，排列成伞形；雄花与两性花同株；花萼杯状，4裂，裂片三角形，外面有短柔毛；花瓣4；倒卵形，基部愈合；雄蕊4，着生在花冠裂片基部，与花瓣互生，花药纵裂；雄蕊1。核果椭圆形，鲜红色。种子4枚。花期4～5月，果期9～10月。

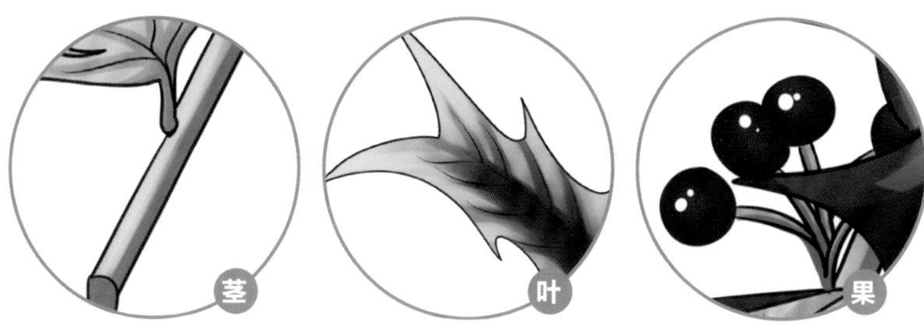

采收加工

秋季采收，除去杂质，晒干。

性味归经

苦，凉。归肝、肾经。

功效主治

清热养阴，益肾，平肝。主治肺痨咯血，骨蒸潮热，头晕目眩。

用量用法 9～15克。

精选验方 ①肺痨：枸骨嫩叶50克。烘干，开水泡，当茶饮。②腰及关节痛：枸骨叶适量。浸酒饮。

使用注意 脾胃虚寒及肾阳不足者慎用。

桑叶

别名 家桑、黄桑、荆桑、桑椹树。

来源 本品多桑科植物桑*Morus alba* L.的干燥叶。

生境分布 生长于丘陵、山坡、村旁、田野等处，全国各地均有栽培。以南部各省育蚕区产量较大。

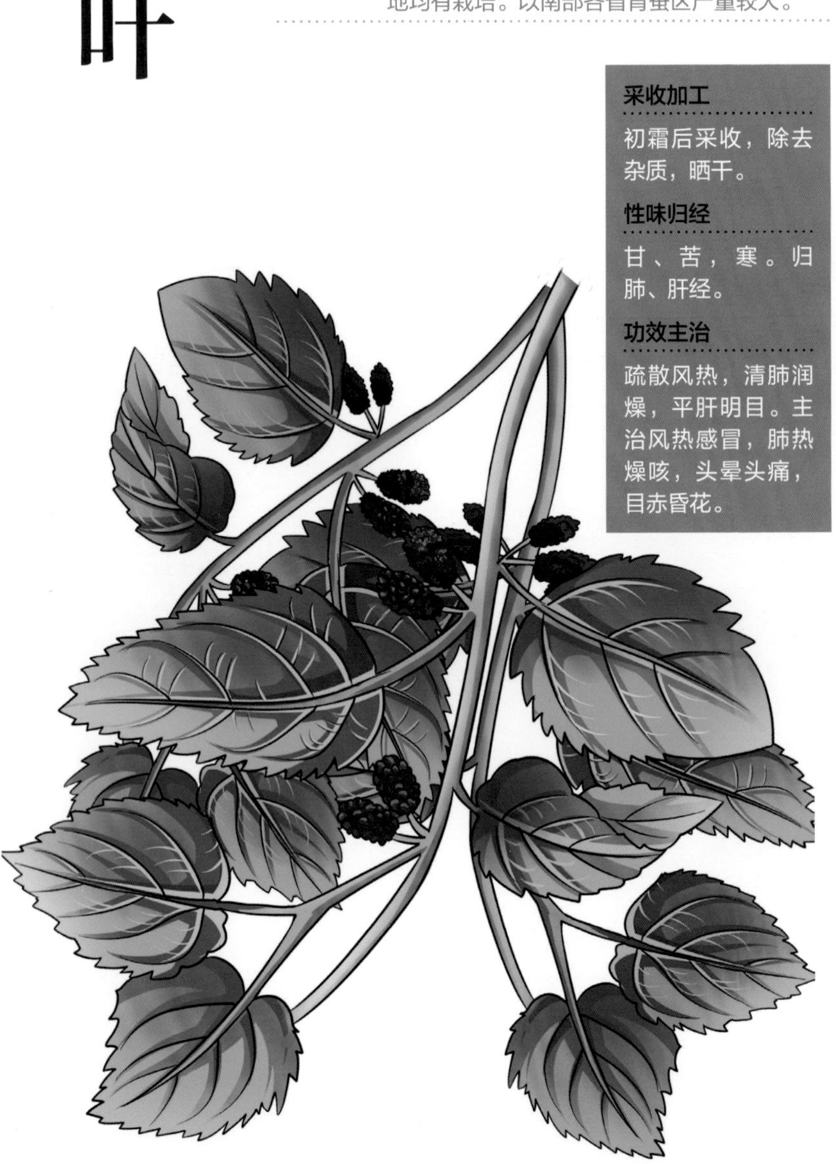

采收加工

初霜后采收，除去杂质，晒干。

性味归经

甘、苦，寒。归肺、肝经。

功效主治

疏散风热，清肺润燥，平肝明目。主治风热感冒，肺热燥咳，头晕头痛，目赤昏花。

识别特征 为落叶灌木或小乔木，高3～15米。树皮灰白色，有条状浅裂；根皮黄棕色或红黄色，纤维性强。单叶互生，叶柄长1～2.5厘米，叶片卵形或宽卵形，长5～20厘米，宽4～10厘米，先端锐尖或渐尖，基部圆形或近心形，边缘有粗锯齿或圆齿，有时有不规则的分裂，上面无毛，有光泽，下面脉上有短毛，腋间有毛，基出脉3条与细脉交织成网状，背面较明显；托叶披针形，早落。花单性，雌雄异株；雌、雄花序均排列呈穗状柔荑花序，腋生；雌花序长1～2厘米，被毛，总花梗长5～10毫米；雄花序长1～2.5厘米，下垂，略被细毛；雄花具花被片4，雄蕊4，中央有不育的雌蕊；雌花具花被片4，基部合生，柱头2裂。瘦果，多数密集成一卵圆形或长圆形的聚合果，长1～2.5厘米，初时绿色，成熟后变肉质，黑紫色或红色。种子小。花期4～5月，果期5～6月。

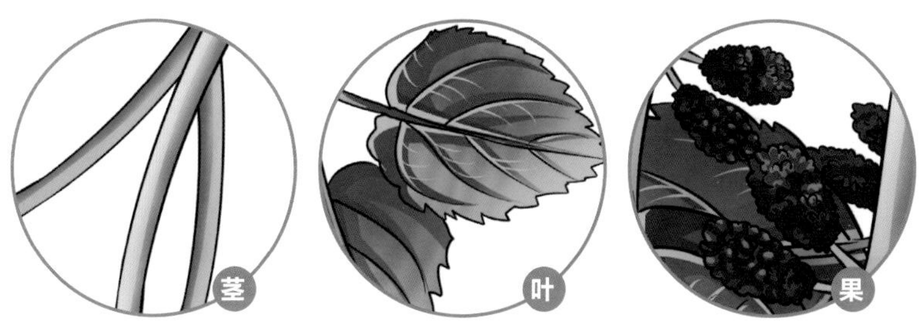

用量用法 5～10克。

精选验方 ①风热感冒：桑叶、连翘、菊花、杏仁各15克，甘草、桔梗各10克，薄荷1.25克。水煎服。②头目眩晕：桑叶、枸杞子、菊花各15克，决明子10克。水煎代茶饮。③虚热干嗽：桑叶15克，麦冬25克，麦斛50克。水煎服。④上呼吸道感染：桑叶、蒲公英、鸭跖草各50克。水煎服。⑤风热头痛：霜桑叶、黄菊花各适量。每日1剂，水煎，分2～3次服。

使用注意 风寒咳嗽者勿用。

桑寄生

别名 茑、寓木、宛童、寄生树、寄生草、桑上寄生。

来源 本品为桑寄生科植物桑寄生*Taxillus chinensis*（*DC.*）Danser的干燥带叶茎枝。

生境分布 寄生于构、槐、榆、木棉、朴等树上。分布于福建、台湾、广东、广西、云南等地。

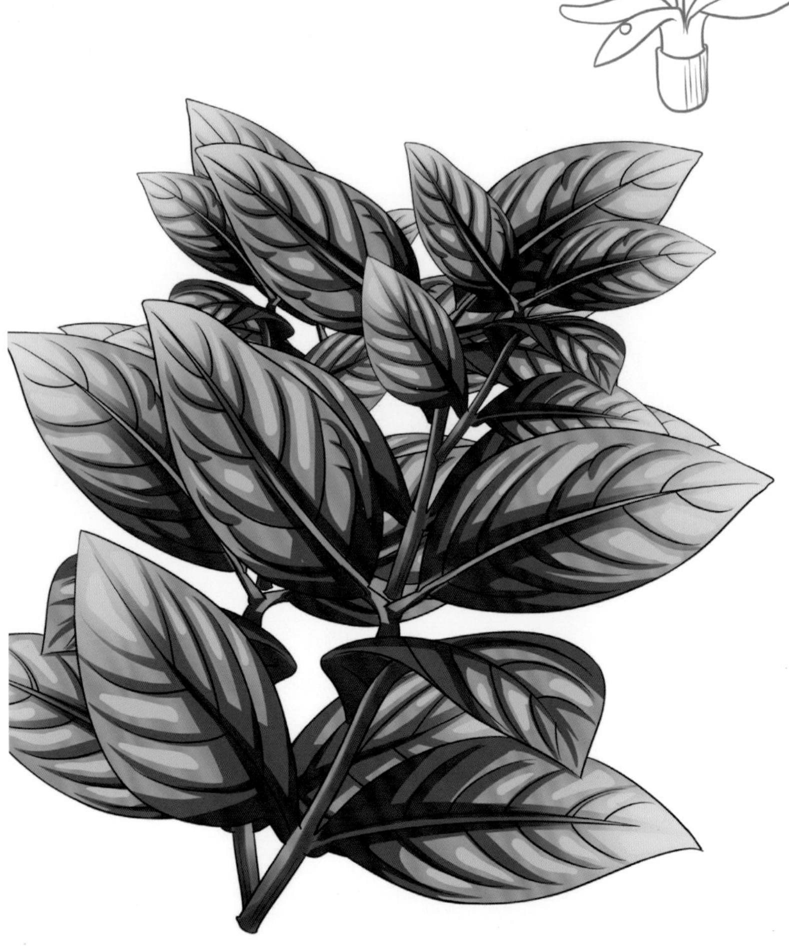

识别特征 常绿寄生小灌木。老枝无毛，有凸起灰黄色皮孔，小枝稍被暗灰色短毛。叶互生或近于对生，革质，卵圆形至长椭圆状卵形，先端钝圆，全缘，幼时被毛。花两性，紫红色花1～3个聚生于叶腋，具小苞片；总花梗、花梗、花萼和花冠均被红褐色星状短柔毛；花萼近球形，与子房合生；花冠狭管状，稍弯曲。浆果椭圆形，有疣状凸起。花期8～10月，果期9～10月。

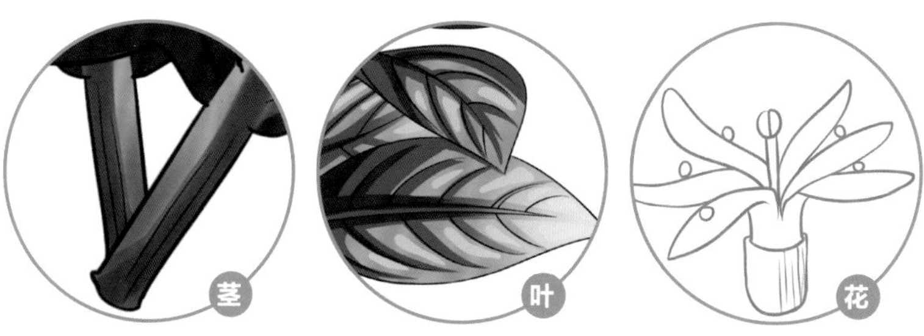

用量用法 9～15克。

精选验方 ①高血压：桑寄生60克，决明子50克。煎水早、晚2次分服，每次75毫升左右，30日为1个疗程。②产后乳汁不下：桑寄生24～36克。细锉碎，捣筛，每服1.5～1.8克，水200毫升，煎至140毫升，去渣，随时温服。③妊娠遍身虚肿：桑寄生、紫苏茎叶各50克，桑根白皮（锉，炒）1.5克，木香25克，大腹皮3克。细锉如麻豆大，拌匀，每服15克，水煎去滓温服。

使用注意 无。

采收加工

冬季至次春采割，除去粗茎，切段，干燥，或蒸后干燥。

性味归经

苦、甘，平。归肝、肾经。

功效主治

祛风湿，补肝肾，强筋骨，安胎元。主治风湿痹痛，腰膝酸软，筋骨无力，崩漏经多，妊娠漏血，胎动不安，头晕目眩。

银杏叶

别名　飞蛾叶、鸭脚子。

来源　本品为银杏科植物银杏*Ginkgo biloba L.*的干燥叶。

生境分布　适于生长在水热条件比较优越的亚热带季风区。主要分布在山东、江苏、四川、河北、湖北、河南等地。

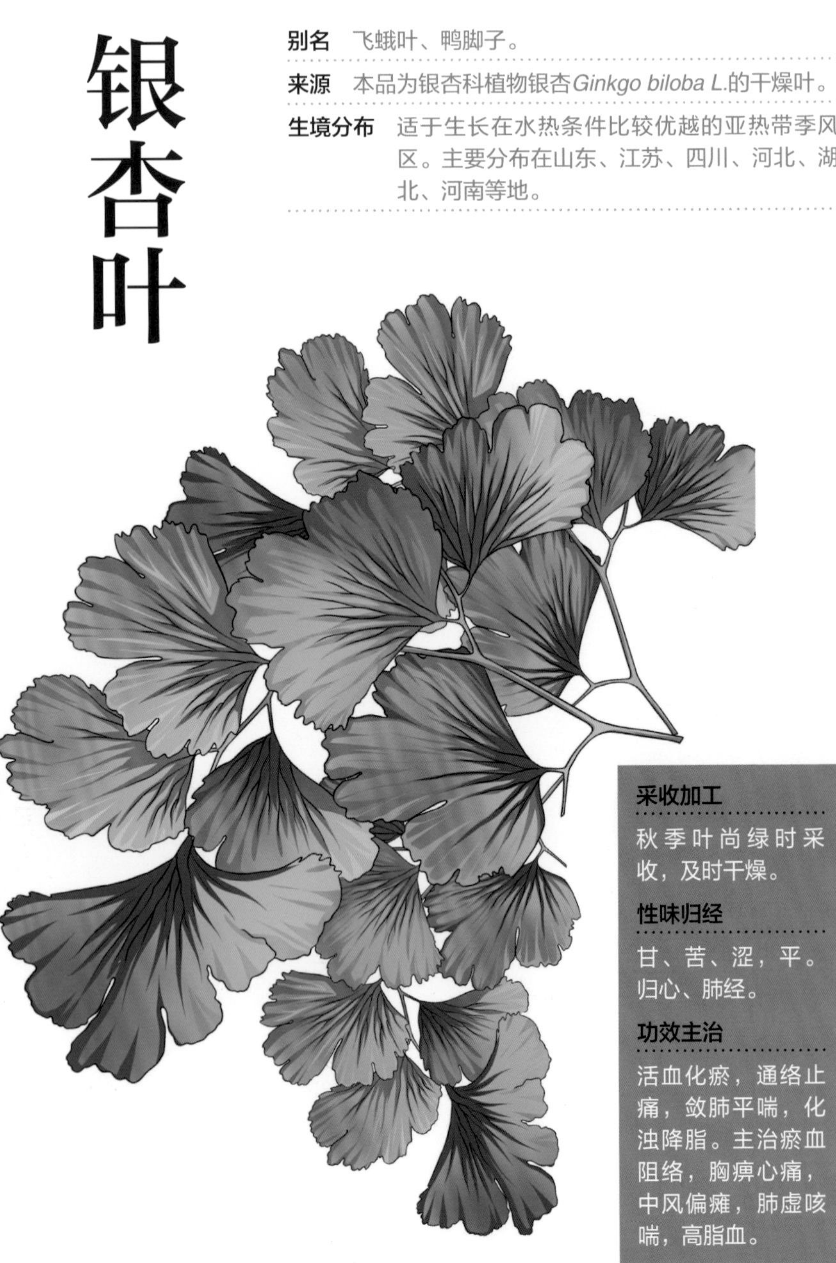

采收加工

秋季叶尚绿时采收，及时干燥。

性味归经

甘、苦、涩，平。归心、肺经。

功效主治

活血化瘀，通络止痛，敛肺平喘，化浊降脂。主治瘀血阻络，胸痹心痛，中风偏瘫，肺虚咳喘，高脂血。

识别特征 为落叶大乔木，胸径约4米，幼树树皮近平滑，浅灰色，大树之皮灰褐色，不规则纵裂，有长枝与生长缓慢的矩状短枝。叶互生，在长枝上辐射状散生，在短枝上3～5枚成簇生状，有细长的叶柄，扇形，两面淡绿色，在宽阔的顶缘多少具缺刻或2裂，宽5～8（～15）厘米，具多数叉状并列细脉。雌雄异株，稀同株，球花单生于短枝的叶腋；雄球花成葇荑花序状，雄蕊多数，各有2花药；雌球花有长梗，梗端常分两叉（稀3～5叉），叉端生1具有盘状珠托的胚珠，常1个胚珠发育成发育种子。种子核果状，具长梗，下垂，椭圆形、长圆状倒卵形、卵圆形或近球形。初期生长较慢，萌蘖性强。雌株一般20年左右开始结实，500年生的大树仍能正常结实。一般3月下旬至4月上旬萌动展叶，4月上旬至中旬开花，9月下旬至10月上旬种子成熟，10月下旬至11月落叶。

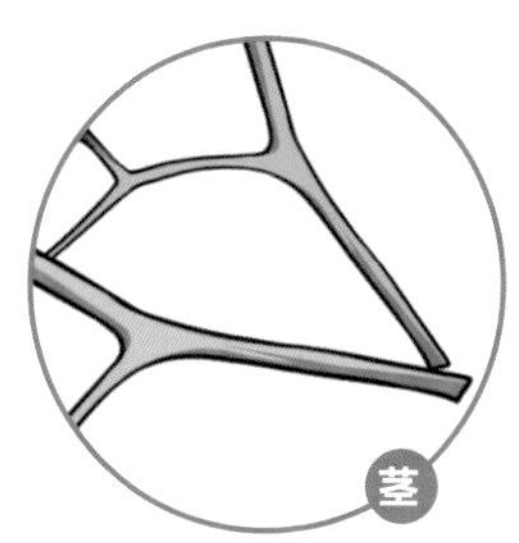

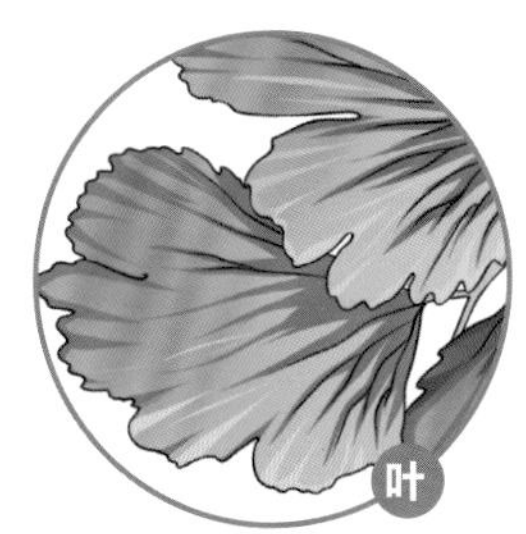

用量用法 9～12克。

精选验方 ①耳鸣：银杏叶适量。泡茶饮。②冠心病缺氧、高血脂：银杏叶10克，绞股蓝10～30克。泡茶饮。③鸡眼：银杏叶10片。洗净捣烂，敷贴于患处，包扎固定，2日换敷1次，连敷数次。④小儿肠炎：银杏叶10克。加水2碗煎成1碗，用煎液搽洗小儿脚心、手心、心口（巨阙穴周围），严重者搽洗头顶。⑤漆疮肿痒：银杏叶、忍冬藤各等量。煎水洗，或单用银杏叶煎洗。⑥冠心病心绞痛：银杏叶、丹参、瓜蒌各15克，薤白12克，郁金9克，生甘草5克。水煎服。⑦灰指甲：银杏叶适量。煎水洗。⑧老年痴呆症：银杏叶15～20克。开水冲泡当茶饮用，30日为1个疗程。

使用注意 有实邪者忌用。

淫羊藿

别名 羊藿、仙灵脾、黄连祖、牛角花、羊藿叶、羊角风。

来源 本品为小檗科植物淫羊藿*Epimedium brevicornu* Maxim.的干燥叶。

生境分布 生长于山坡阴湿处、山谷林下或沟岸。分布于陕西、四川、湖北、山西、广西等地。

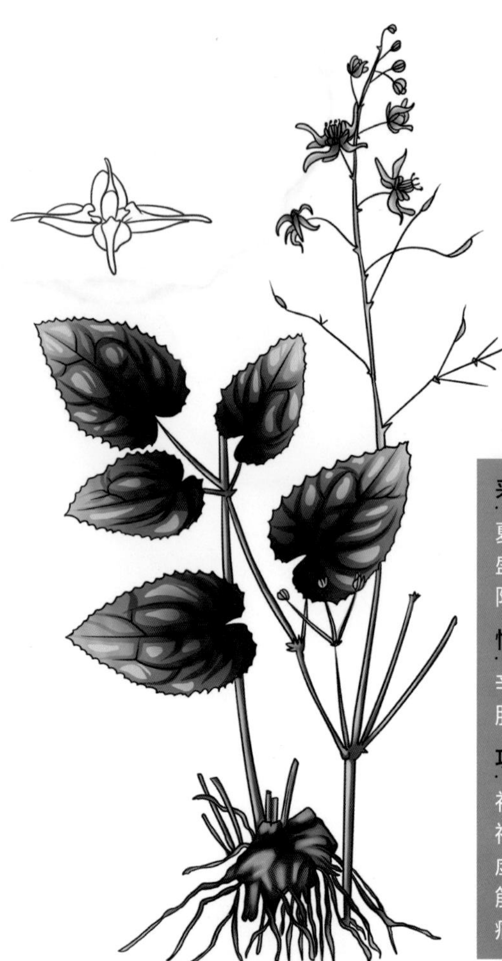

采收加工

夏、秋两季茎叶茂盛时采收，晒干或阴干。

性味归经

辛、甘，温。归肝、肾经。

功效主治

补肾阳，强筋骨，祛风湿。主治肾阳虚衰，阳痿遗精，筋骨痿软，风湿痹痛，麻木拘挛。

识别特征 多年生草本，高30～40厘米。根茎长，横走，质硬，须根多数。叶为2回3出复叶，小叶9片，有长柄，小叶片薄革质，卵形至长卵圆形，长4.5～9厘米，宽3.5～7.5厘米，先端尖，边缘有细锯齿，锯齿先端成刺状毛，基部深心形，侧生小叶基部斜形，上面幼时有疏毛，开花后毛渐脱落，下面有长柔毛。花4～6朵成总状花序，花序轴无毛或偶有毛，花梗长约1厘米；基部有苞片，卵状披针形，膜质；花大，直径约2厘米，黄白色或乳白色；花萼8片，卵状披针形，2轮，外面4片小，不同形，内面4片较大，同形；花瓣4，近圆形，具长距；雄蕊4；雌蕊1，花柱长。蓇葖果纺锤形，成熟时2裂。花期4～5月，果期5～6月。

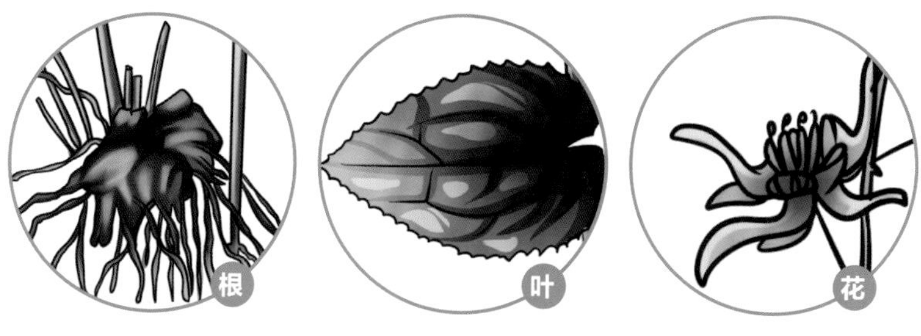

用量用法 6～10克。

精选验方 ①阳痿：淫羊藿叶12克。水煎服，不可久用。②牙齿虚痛：淫羊藿适量。研为粗末，煎汤漱口。③闭经：淫羊藿、肉苁蓉各12克，鸡血藤30克，枸杞子20克。水煎服。④肺肾两虚、喘咳短气：淫羊藿15克，黄芪30克，五味子6克。水煎服。⑤肾虚阳痿、腰膝酸软：淫羊藿100克，白酒500毫升。将淫羊藿浸泡于白酒中，每次饮1小杯。

使用注意 阴虚火旺者不宜服。

淡竹叶

别名 长竹叶、山鸡米、淡竹米、野麦冬、土麦冬、竹叶麦冬。

来源 本品为禾本科植物淡竹叶*Lophatherum gracile* Brongn. 的干燥茎叶。

生境分布 生长于林下或沟边阴湿处。分布于长江流域至南部各省（区）。

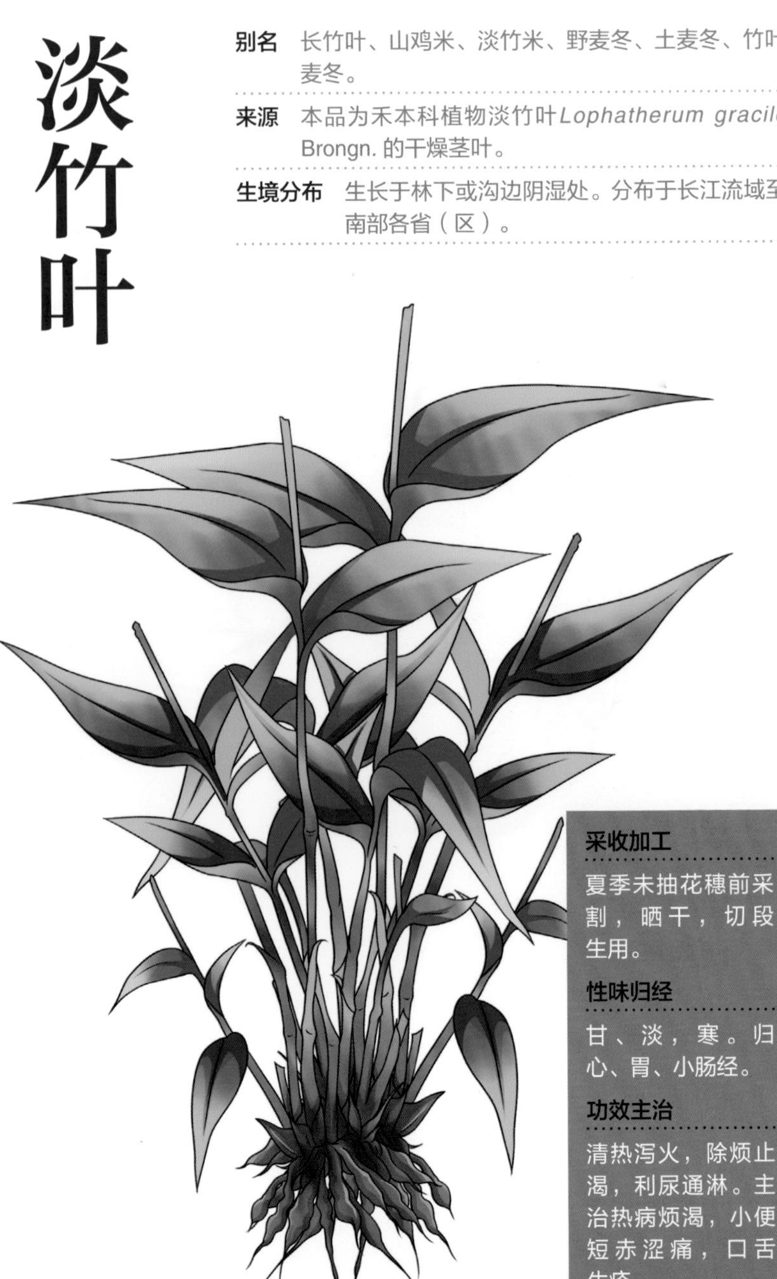

采收加工

夏季未抽花穗前采割，晒干，切段生用。

性味归经

甘、淡，寒。归心、胃、小肠经。

功效主治

清热泻火，除烦止渴，利尿通淋。主治热病烦渴，小便短赤涩痛，口舌生疮。

识别特征 多年生草本，高40～100厘米。有短缩而稍木质化的根茎，须根中部常膨大为纺锤形的块根。茎丛生，细长直立，中空，表面有微细的纵纹，基部木质化。叶互生，叶片披针形，长5～20厘米，宽2～3.5厘米，先端渐尖，基部楔形而渐狭缩成柄状，全缘，两面无毛或具小刺毛，脉平行，小横脉明显，中脉在背面明显凸起；叶鞘光滑或一边有纤毛；叶舌截形，长0.5～1毫米，质硬，边缘有毛。圆锥花序顶生，长10～30厘米，分枝较少，小穗疏生，长7～12毫米，宽1.5～2.5毫米，伸展或成熟时扩展，基部光滑或被刺毛，具极短的柄；颖矩圆形，具5脉，先端钝，边缘膜质，第一颖较第二颖短；外稃较颖长，披针形，具7～9脉，顶端的数枚外稃中空，先端具短芒，内稃较短，膜质透明；子房卵形，花柱2枚，柱头羽状。花期7～9月，果期10月。

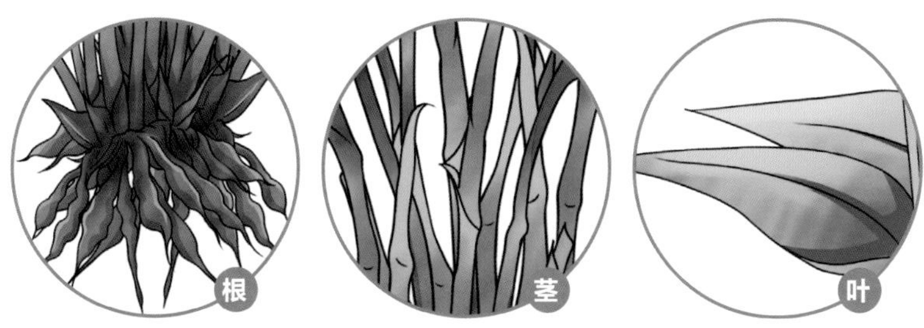

用量用法 6～10克。

精选验方 ①尿血：淡竹叶、白茅根各15克。水煎服，每日1剂。②热淋：淡竹叶20克，灯心草15克，海金沙10克。水煎服，每日1剂。③发热、心烦、口渴：淡竹叶15～25克。水煎服。④预防中暑：淡竹叶、大青叶、埔姜叶、金银花叶各10克，一枝香6克。水煎（或开水泡）当茶饮。⑤发热心烦口渴：淡竹叶10～15克。水煎服。⑥尿血：淡竹叶12克，鲜白茅根30克，仙鹤草15克。水煎服。⑦尿路感染：淡竹叶11～15克，丁公藤、凤尾草各30克。水煎服，每日1剂。

使用注意 虚寒证忌用。

紫珠叶

别名 大风叶、白狗肠、大叶紫珠。

来源 本品为马鞭草科植物杜虹花*Callicarpa formosana* Rolfe的干燥叶。

生境分布 生长于山坡 、路旁、疏林中。分布于广东、广西、云南、贵州等地。

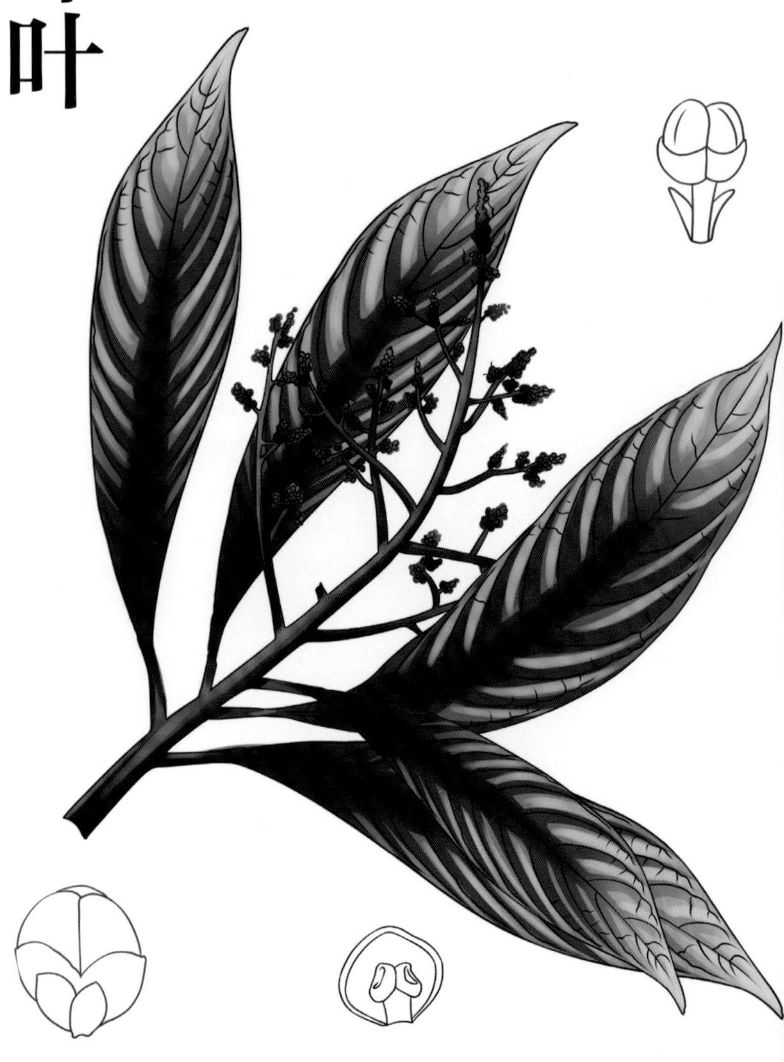

识别特征 灌木或小乔木，幼枝被灰白色长茸毛。叶对生，长椭圆形至椭圆状披针形，上面有短柔毛，老时稍粗糙，下面密被灰白色茸毛，两面有不明显的金黄色腺点，聚伞花序5～7次分歧，总花梗长2～4厘米；花萼4齿裂，被星状柔毛；花冠紫色，管状，先端4裂，略被细毛；雄蕊4；子房上位，4室。浆果状核果，小球形，有腺点，熟时紫红色。花期夏季。

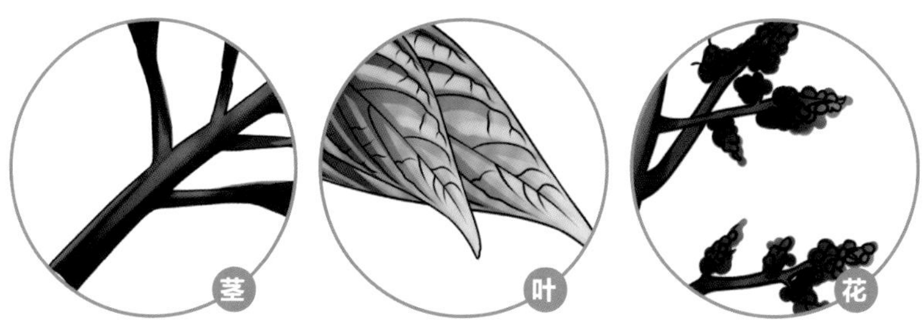

采收加工

夏、秋两季枝叶茂盛时采摘，干燥。

性味归经

苦、涩，凉。归肝、肺、胃经。

功效主治

凉血收敛止血，散瘀解毒消肿。主治衄血，咯血，吐血，便血，崩漏，外伤出血，热毒疮疡，水火烫伤。

用量用法 3～15克；研末吞服，1.5～3克。外用：适量，敷于患处。

精选验方 ①一切咽喉痛：鲜紫珠叶30克。洗净，水200毫升，煎100毫升服。或代茶常服。②跌打内伤出血：鲜紫珠叶和果实60克，冰糖30克。开水炖，分2次服。③拔牙后出血不止：用消毒棉花蘸紫珠叶末塞之。④胃肠出血：干紫珠叶末1～2克。调冷开水，每4小时服1次。

使用注意 无。

番泻叶

别名 泻叶。

来源 本品为豆科植物狭叶番泻 *Cassia angustifolia* Vahl 的干燥小叶。

生境分布 产于热带，东非洲的近海及岛屿上、阿拉伯南部及印度南部和西北部均有。

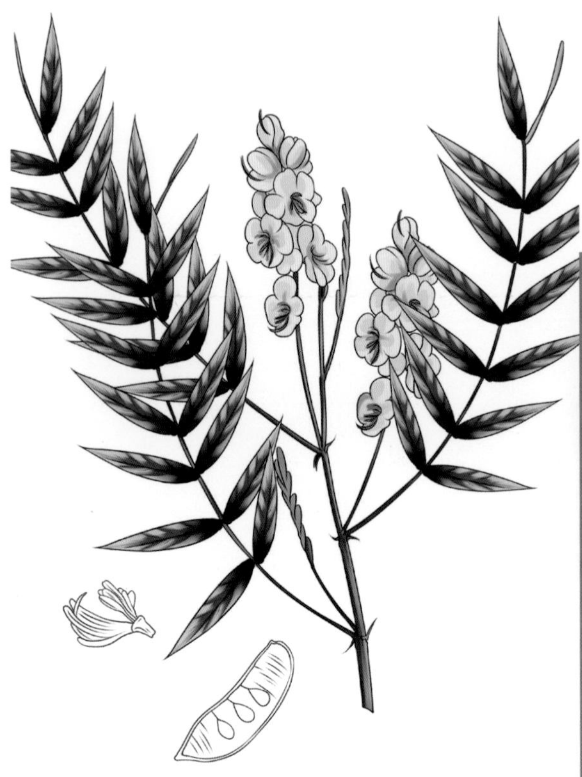

采收加工

生长盛期选晴天采下叶片，及时摊晒，经常翻动，晒时勿堆积过厚，以免使叶色变黄，晒至干燥；或用40℃～50℃温度烘干，按叶片大小和品质优劣分级，打包。

性味归经

甘、苦，寒。归大肠经。

功效主治

泄热行滞，通便，利水。主治热结积滞，便秘腹痛，水肿胀满。

识别特征 草本状小灌木，高约1米。双数羽状复叶，小叶5～8对，具短柄；托叶卵状披针形，长2～4毫米；小叶片卵状披针形至线状披针形，先端急尖，基部稍不对称，无毛或几无毛。总状花序腋生，有花6～14朵；花梗基部有一卵形苞片，易落；萼片5，长卵形；花瓣5，倒卵形，黄色；雄蕊10，上部3枚小形，不育，中央4枚等长，最下面3枚向下弯曲，花药稍呈四方形，基部箭形，4室；雌蕊弯曲如镰，子房具柄，被疏毛。荚果扁平长方形，长4～6厘米，宽1～1.7厘米，背缝顶端有明显尖突，果皮栗棕色，边缘带绿色，幼时有白毛。种子4～7枚，略呈长方形而扁，顶端平截而微凹，有疣点状皱纹，棕绿色，有线状种柄。花期9～12月，果期翌年3月。

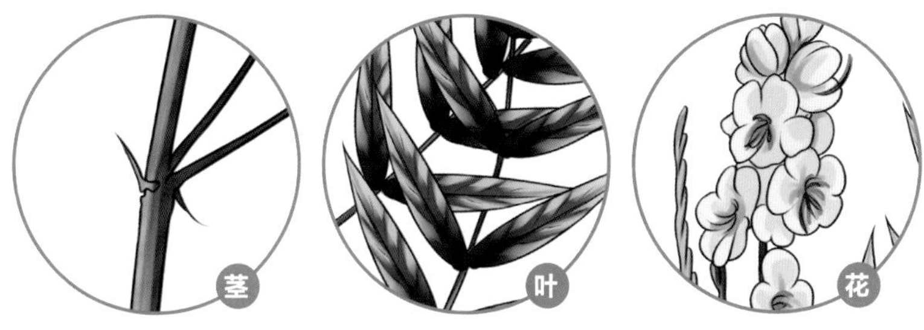

用量用法 2～6克，后下，或开水泡服。

精选验方 ①便秘：干番泻叶3～6克，重症可加至10克。开水浸泡后服用。②促进术后肠功能恢复：番泻叶4克。开水泡服。

使用注意 孕妇慎用。

满山红

别名 映山红、迎山红、山崩子、靠山红、达子香、金达来、东北满山红。

来源 本品为杜鹃花科植物兴安杜鹃*Rhododendron dauricum* L.的干燥叶。

生境分布 生长于山脊、山坡及林内酸性土壤上。产于黑龙江等地及山东各大山区。

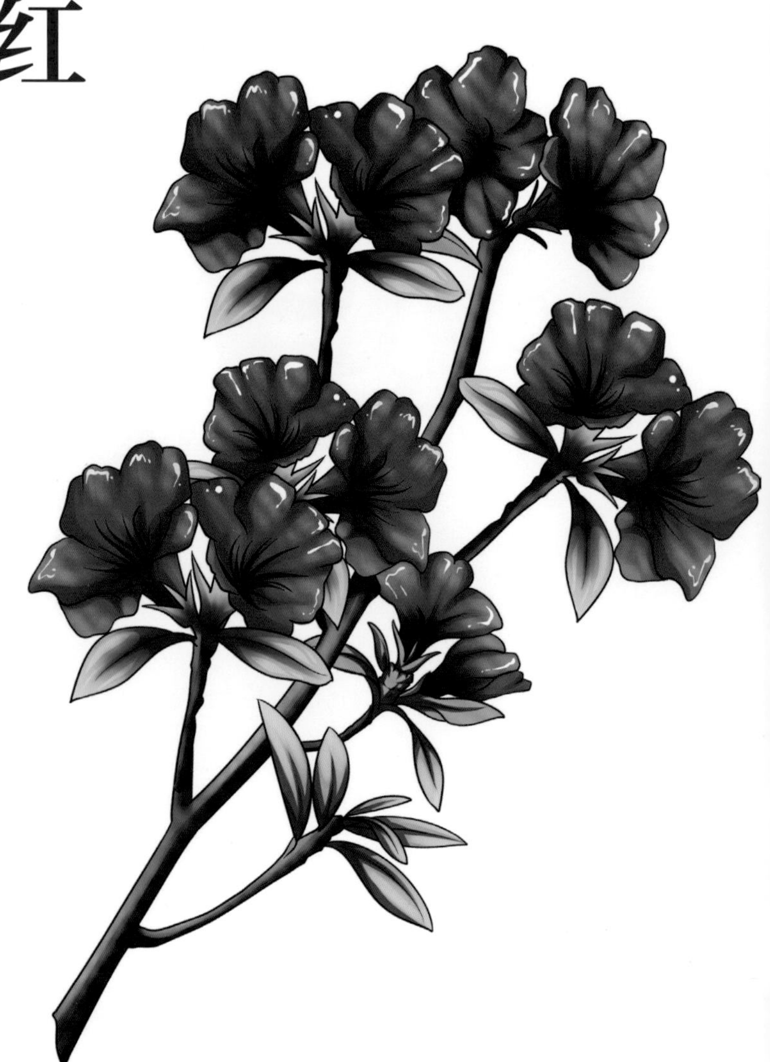

识别特征 多年生常绿灌木，高1～2米。多分枝，质脆；小枝细而弯曲，暗灰色；幼枝褐色，有毛。叶互生，多集生于枝顶，近革质，卵状长圆形或长圆形，长1～5厘米，宽1～1.5厘米，冬季卷成长筒状，揉后有香气，先端钝，或因中脉突出成硬尖，基部楔形，全缘，上面深绿色，散生白色腺鳞，下面淡绿色，有腺鳞。花1～4朵生长于枝顶，先叶开放，紫红色；萼片小，有毛：花冠漏斗状；雄蕊10，花丝基部有柔毛：子房壁上有白色腺鳞，花柱比花瓣长，宿存。蒴果长圆形，由顶端开裂。花期5～6月，果期7～8月。

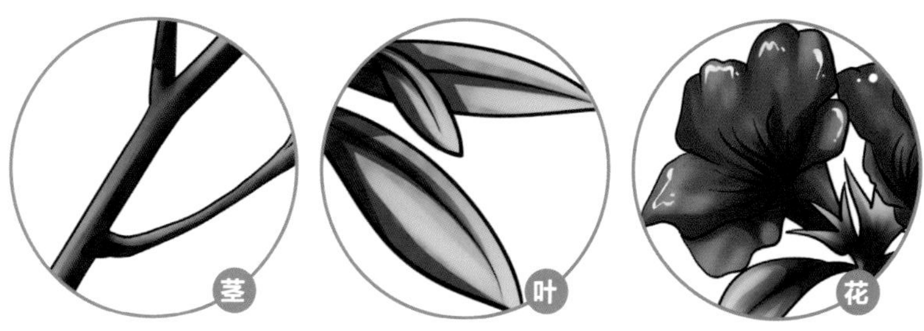

采收加工

夏、秋两季采收，阴干。

性味归经

辛、苦，寒。归肺、脾经。

功效主治

止咳祛痰。主治咳嗽气喘痰多。

用量用法 25～50克，水煎服；6～15克，用40%乙醇浸服。

精选验方 慢性支气管炎：满山红叶粗末100克。白酒500毫升，浸7日过滤；每服15～20毫升，每日3次。

使用注意 本品所含梫木毒素虽较其他品种为少，但仍需控制用量，以防中毒。肝、肾功能异常者慎用。

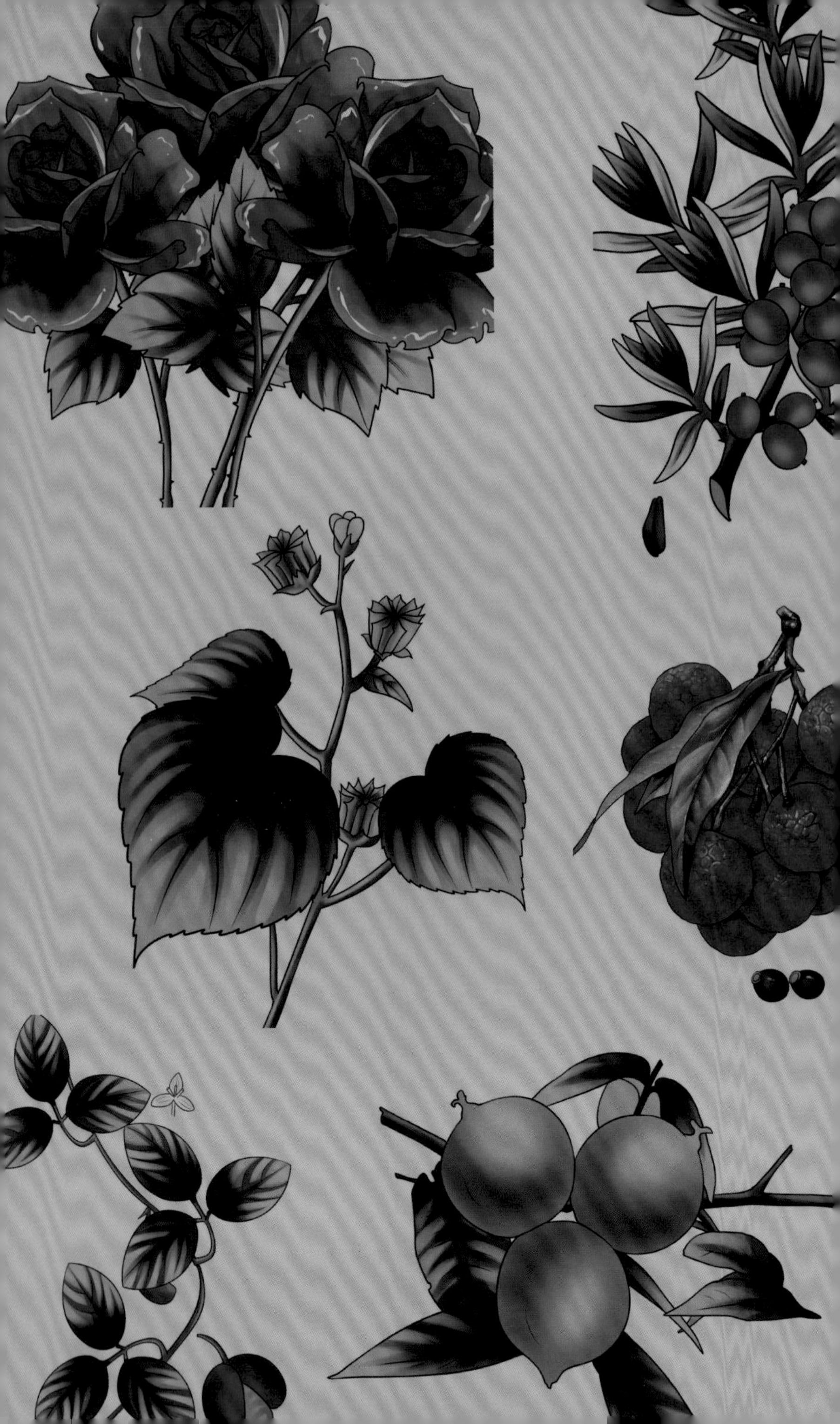

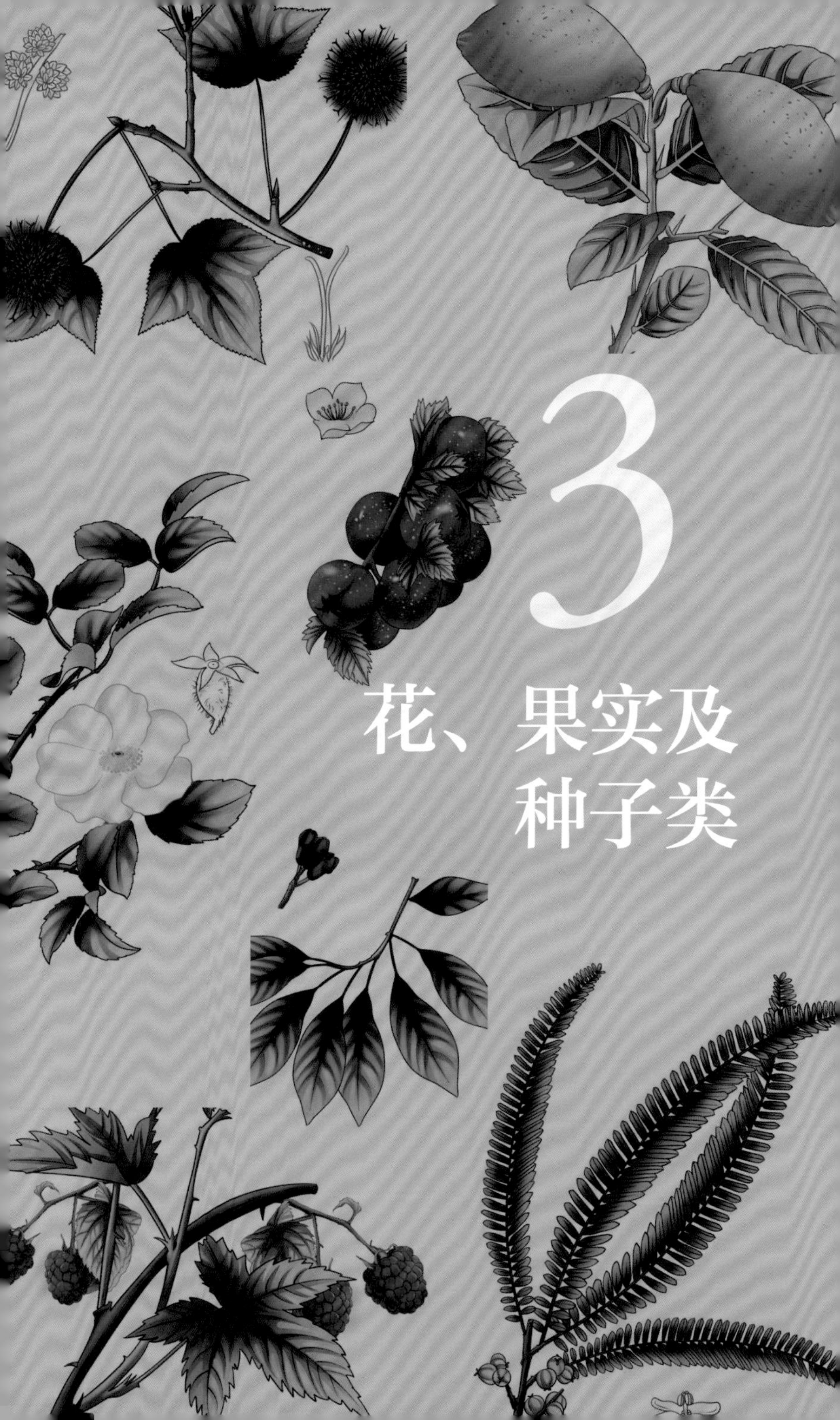

3

花、果实及种子类

丁香

别名 公丁香、丁子香、母丁香。

来源 本品为桃金娘科植物丁香*Eugenia caryophyllata* Thunb.的干燥花蕾。

生境分布 生长于路边、草坪或向阳坡地或与其他花木搭配栽植在林缘。主要产于坦桑尼亚、马来西亚、印度尼西亚，我国海南省也有栽培。

采收加工

当花蕾由绿转红时采收，晒干。

性味归经

辛，温。归脾、胃、肺、肾经。

功效主治

温中降逆，补肾助阳。主治脾胃虚寒，呃逆呕吐，食少吐泻，心腹冷痛，肾虚阳痿。

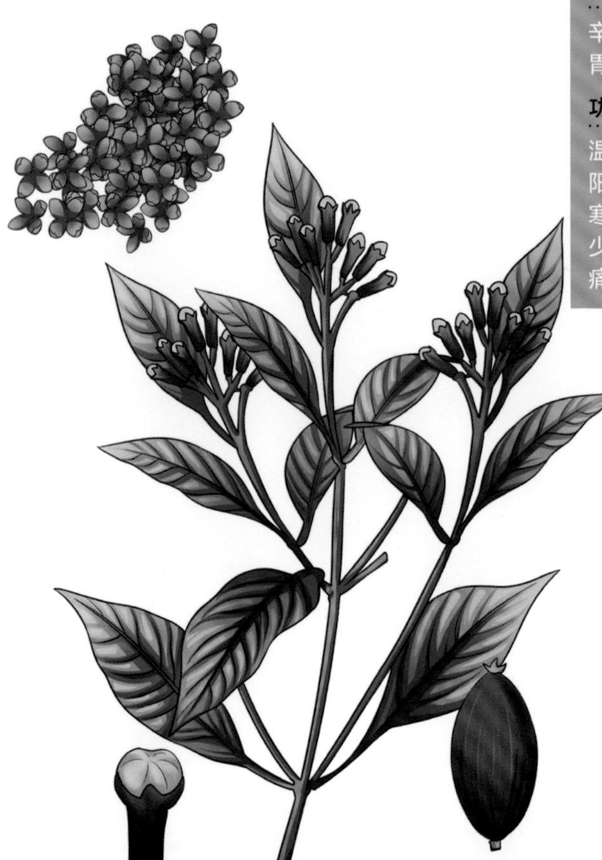

识别特征 常绿乔木，高达12米。单叶对生，革质，卵状长椭圆形至披针形，长5～12厘米，宽2.5～5厘米，先端尖，全缘，基部狭窄，侧脉平行状，具多数透明小油点。花顶生，复聚伞花序；萼筒先端4裂，齿状，肉质。花瓣紫红色，短管状，具4裂片，雄蕊多数，成4束与萼片互生；雄蕊1枚，子房下位，2室，具多数胚珠，花柱锥状，细长。浆果椭圆形，长2.5厘米，红棕色。顶端有宿萼。稍似鼓槌状，长1～2厘米，上端蕾近似球形，下端萼部类圆柱形而略扁，向下渐狭。表面呈红棕色或暗棕色，有颗粒状凸起，用指甲刻划时有油渗出。萼片4，三角形，肥厚，外入，花瓣4，膜质，黄棕色，覆瓦状抱合成球形，花瓣内有多数向内弯曲的雄蕊。质坚而重，入水则萼管垂直下沉。香气浓郁，味辛辣，有微麻舌感。花期4～5月。

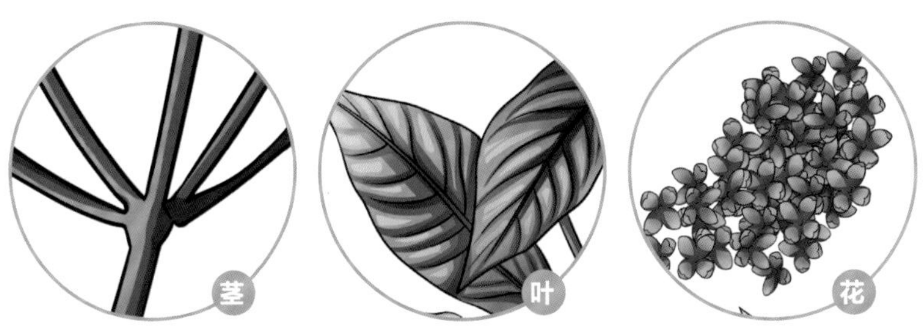

用量用法 1～3克，内服或研末外敷。

精选验方 ①胃寒呕逆：丁香5克，柿蒂10克。水煎服。②牙疼：丁香10粒。研末，牙疼时将药末纳入牙缝中，严重者连续用2～3次。③呕逆膈气、反胃吐食：丁香、砂仁、胡椒、红豆各21粒。研末，姜汁糊丸，每次1丸，以大枣去核填药，面裹煨熟，去面服，每日3次。

使用注意 不宜与郁金同用。

山银花

别名 山花、南银花、土忍冬、土银花、山金银花。

来源 本品为忍冬科植物华南忍冬*Lonicera confusa* DC.的干燥花蕾或带初开的花。

生境分布 生长于溪边、旷野疏林下或灌木丛中。产于四川、广东、广西、湖南、贵州、云南、安徽、浙江等地。

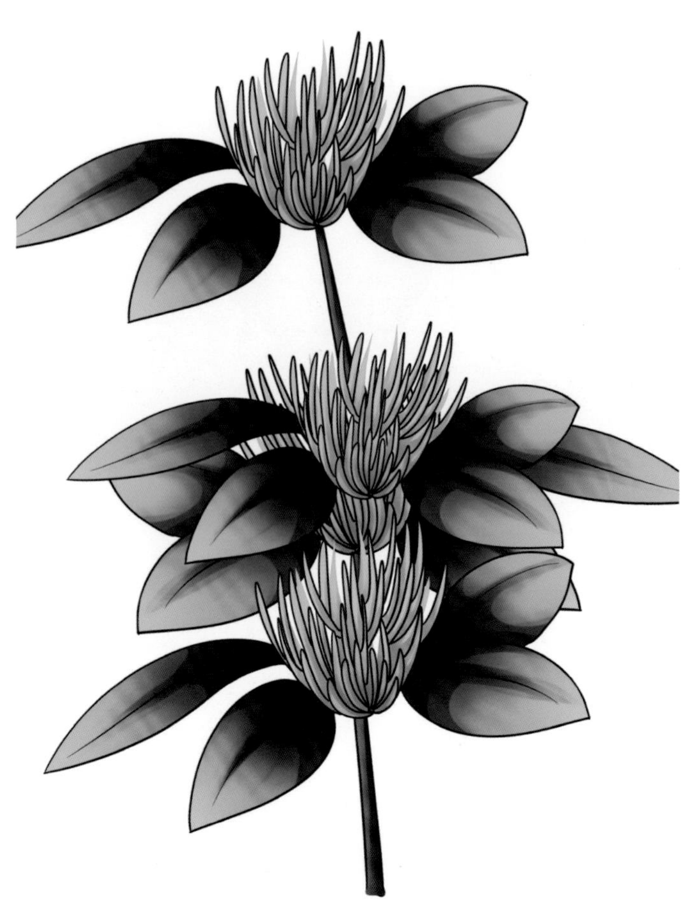

识别特征 木质藤本，长2 ~ 4米。树皮黄褐色渐次变为白色，嫩时有短柔毛。叶对生，卵圆形至椭圆形，长4 ~ 8厘米，宽3.5 ~ 5厘米，上面绿色，主脉上有短疏毛，下面带灰白色，密生白色短柔毛；花冠管状，长1.6 ~ 2厘米，稍被柔毛，初开时白色，后变黄色。花期6 ~ 9月，果期10 ~ 11月。

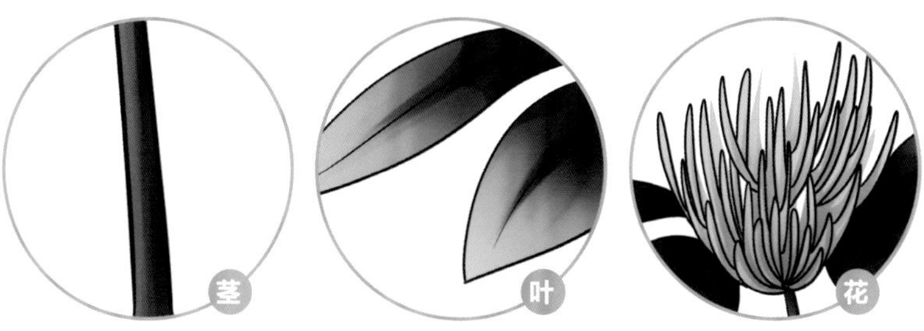

采收加工

夏初花开放前采收，干燥。

性味归经

甘，寒。归肺、心、胃经。

功效主治

清热解毒，疏散风热。主治风热感冒，温热发病，疔疮痈肿，喉痹，丹毒，热毒血痢。

用量用法 6 ~ 15克。

精选验方 ①感冒、暑热：山银花30克。水煎加红糖服。②大肠积热便秘、便血：山银花30克。水煎加红糖服；便血加马齿苋30克。③痢疾：山银花60克。水煎服，热痢加苦瓜根15克，赤痢加白头翁30克，冲蜜服。④风湿关节酸痛：山银花藤、桑枝、络石藤各30克。水煎服；或用山银花藤、桑枝、薏苡仁各30克。水煎服。

使用注意 虚寒体弱者不宜多服久服。

木棉花

别名 吉贝、烽火、斑芝树、英雄树、攀枝花。

来源 本品为木棉科植物木棉*Gossampinus malabarica*（*DC.*）Merr.的干燥花。

生境分布 生长于海拔1400～1700米以下的干热河谷、稀树草原、雨林沟谷、低山，次生林中及村边、路旁。分布于华南、西南及江西、福建、台湾等地。

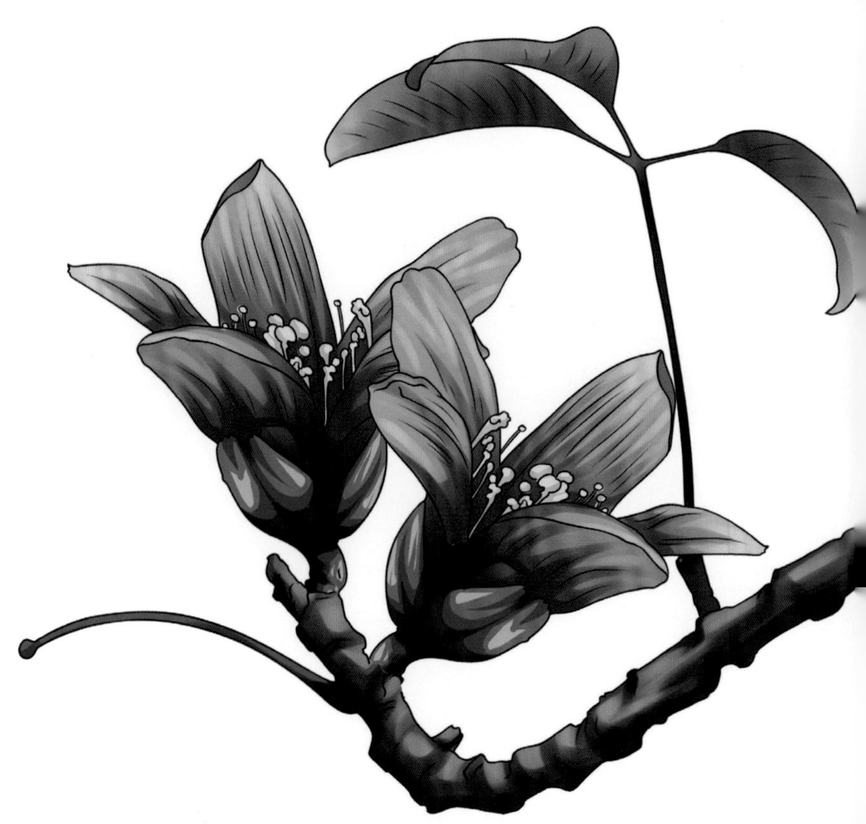

识别特征 落叶大乔木，高达25米。树皮深灰色，树干常有圆锥状的粗刺，分枝平展。掌状复叶，总叶柄长10～20厘米，小叶5～7枚，长圆形至长圆状披针形，长10～16厘米，宽3.5～5.5厘米；小叶柄长1.5～4厘米。花生于近枝顶叶腋，先叶开放，红色或橙红色，直径约10厘米；萼杯状，较厚，3～5浅裂；花瓣肉质，倒卵状长圆形，长8～10厘米，两面被星状柔毛；雄蕊多数，下部合生成短管，排成3轮，内轮部分花丝上部分2叉，中间10枚雄蕊较短，不分叉，最外轮集生成5束，花药1室，肾形，盾状着生；花柱长于雄蕊；子房5室。蒴果长圆形，木质，长10～15厘米，被灰白色长柔毛和星状毛，室背5瓣开裂，内有丝状绵毛。种子多数，倒卵形，黑色，藏于绵毛内。花期春季，果期夏季。

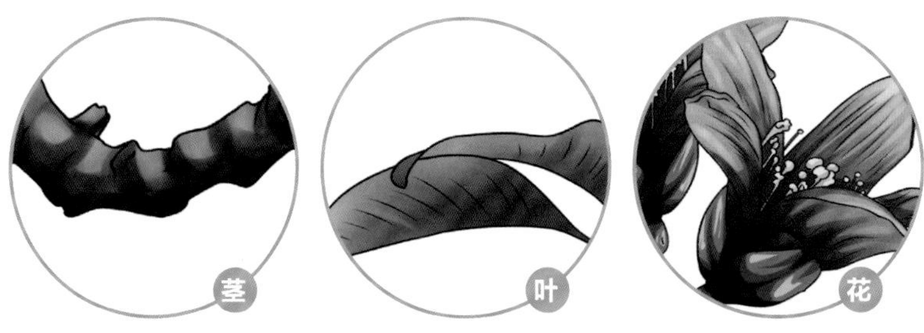

用量用法 6～9克。

精选验方 ①细菌性阴道炎：木棉花30克。加水适量，煎沸去渣取汁，入大米500克煮粥食，每日1次，连服7日。②细菌性痢疾、急慢性肠胃炎：木棉花60克。水煎，冲冬蜜服。

使用注意 无。

采收加工

春季花盛开时采收，除去杂质，晒干。

性味归经

甘、淡，凉。归大肠经。

功效主治

清热利湿，解毒。主治泄泻，痢疾，痔疮出血。

月季花

别名 月记、四季花、月贵花、斗雪红、月贵红、月月开、月月花。

来源 本品为蔷薇科植物月季*Rosa chinensis* Jacq.的干燥花。

生境分布 生长于山坡或路旁。全国各地大多有栽培。分布于江苏、山东、山西、湖北等地。

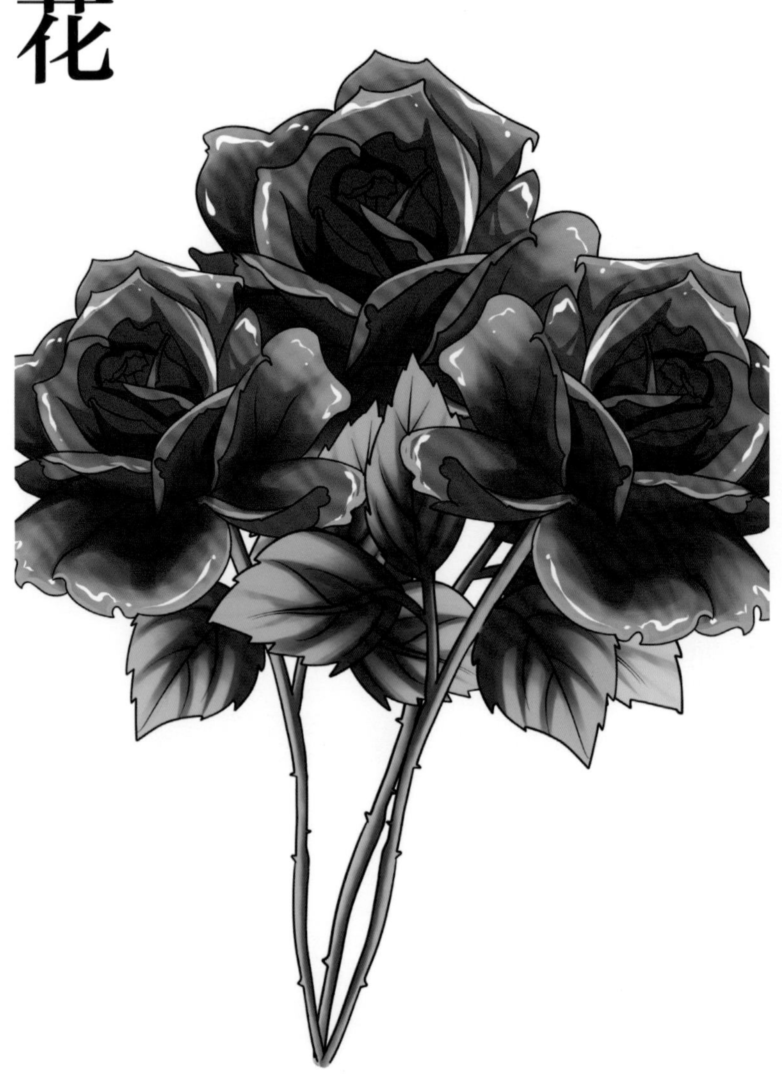

识别特征 常绿直立灌木。枝圆柱形，有三棱形钩状皮刺。单数羽状复叶互生；小叶3～5，稀为7枚；小叶有柄，柄上有腺毛及刺；小叶片阔卵形至卵状长椭圆形，长2～7厘米，宽1～4厘米，先端渐尖或急尖，基部阔楔形或圆形，边缘有尖锯齿；总叶柄基部有托叶，边缘具腺毛。花通常数朵簇生，稀单生，红色或玫瑰色，重瓣；总苞2，披针形，先端长尾状，表面有毛，边缘有腺毛；花萼5，向下反卷，有长尾状锐尖头，常羽状裂，外面光滑，内面密被白色绵毛；花瓣倒卵形，先端圆形，脉纹明显，呈覆瓦状排列；雄蕊多数，着生于花萼筒边缘的花盘上；雌蕊多数，包于壶状花托的底部，子房有毛。果实卵形或陀螺形。花期5～9月。

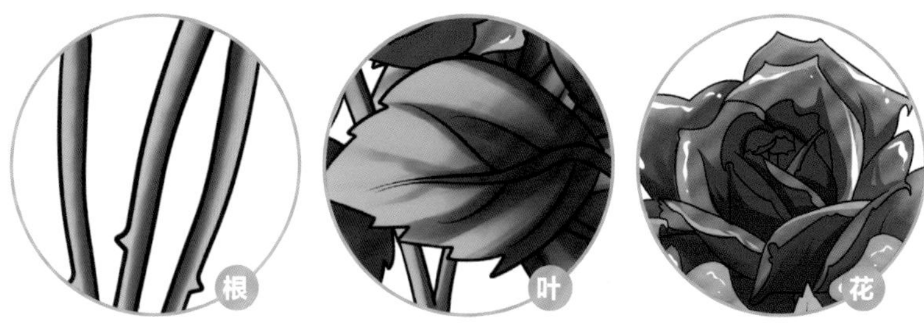

用量用法 3～6克。

精选验方 ①月经不调、痛经：月季花、益母草各9克。水煎服。②肺虚咳嗽、咯血：月季花适量。同冰糖炖服。

使用注意 多服久用，可能引起便溏腹泻，脾胃虚弱者及孕妇当慎用。

采收加工

全年均可采收，花微开时采摘，阴干或低温干燥。

性味归经

甘，温。归肝经。

功效主治

活血调经，疏肝解郁。主治气滞血瘀，月经不调，痛经，闭经，胸胁胀痛。

合欢花

别名 绒花树、夜合欢、鸟绒树、夜合树、苦情花。

来源 本品为豆科植物合欢*Albizia julibrissin* Durazz.的干燥花序或花蕾。

生境分布 生长于路旁、林边及山坡上。分布于华东、华南、西南及辽宁、河北、河南、陕西。

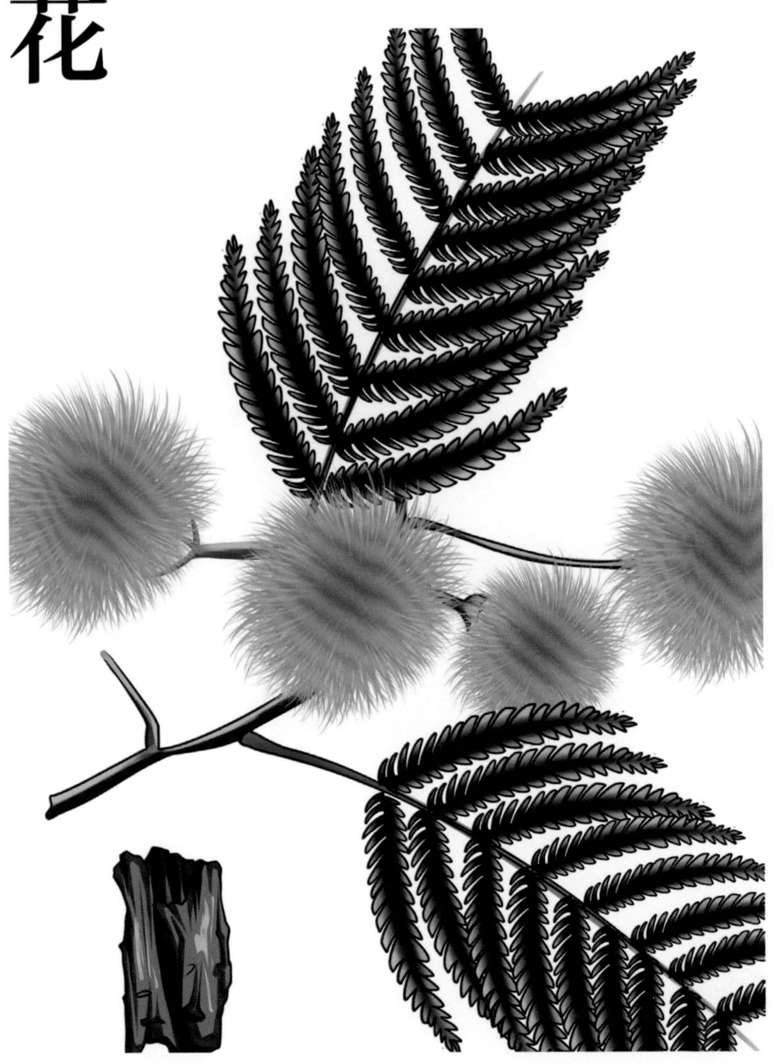

识别特征 落叶乔木，高可达16米。树皮灰褐色，小枝带棱角。二回羽状复叶互生，羽片4～12对；小叶10～30对，镰状长圆形，两侧极偏斜，长6～12毫米。宽1～4毫米，先端急尖，基部楔形。花序头状，多数，伞房状排列，腋生或顶生；花萼筒状，5齿裂；花冠漏斗状，5裂，淡红色；雄蕊多数而细长，花丝基部连合。荚果扁平，长椭圆形，长9～15厘米。花期6～7月，果期9～11月。

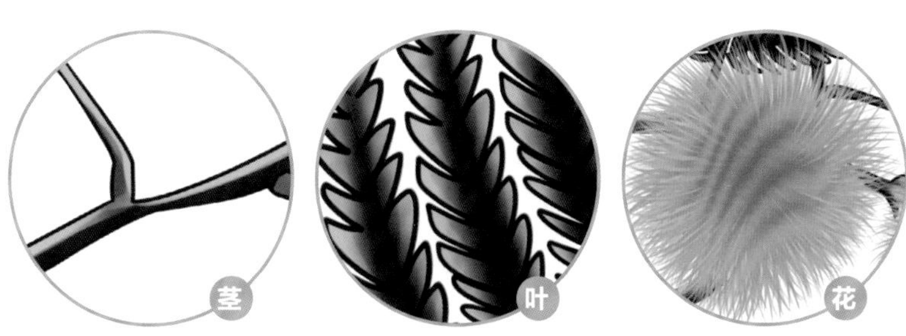

采收加工

夏季花开放时择晴天采收或花蕾形成时采收，及时晒干。前者习称“合欢花”，后者习称“合欢米”。

性味归经

甘，平。归心、肝经。

功效主治

解郁安神。主治心神不安，忧郁失眠。

用量用法 5～10克。

精选验方 ①心肾不交失眠：合欢花、官桂、黄连、夜交藤各适量。水煎服。②风火眼疾：合欢花、鸡肝、羊肝（或猪肝）各适量。蒸服。③小儿撮口风：合欢花枝适量。煮成浓汁，揩洗口腔。④眼雾不明：合欢花、一朵云各适量。泡酒服。

使用注意 阴虚津伤者慎用。

红花

别名 草红、杜红花、刺红花、金红花。

来源 本品为菊科植物红花*Carthamus tinctorius* L.的干燥花。

生境分布 全国各地多有栽培。

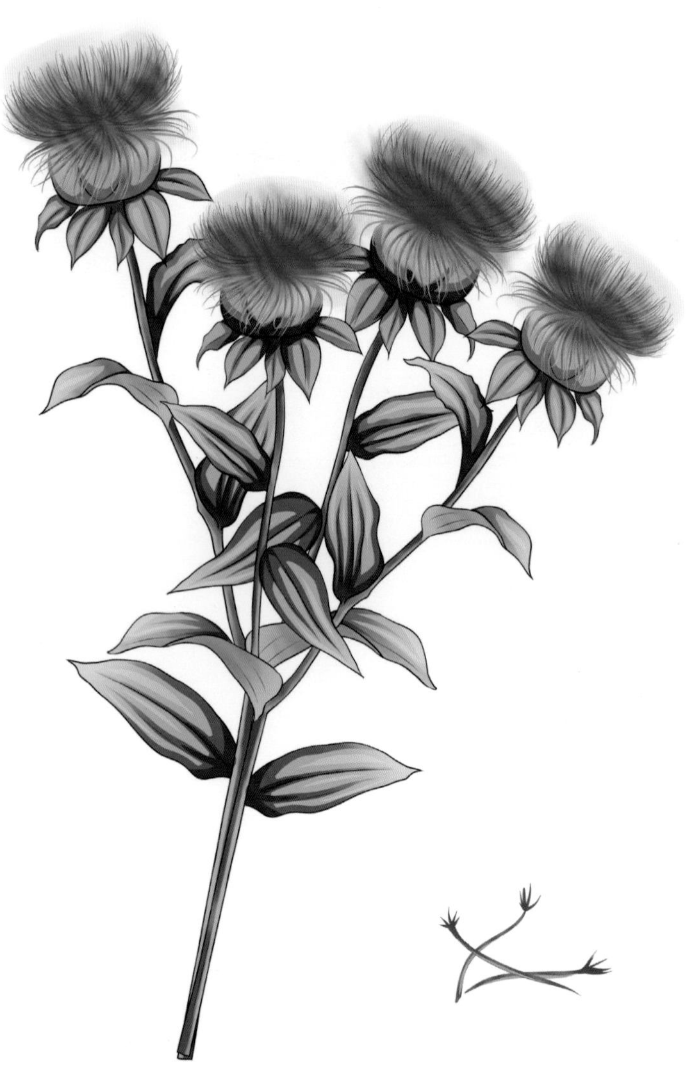

识别特征 一年生草本，高30～90厘米，全体光滑无毛。茎直立，基部木质化，上部多分枝。叶互生，质硬，近于无柄而抱茎；卵形或卵状披针形，长3.5～9厘米，宽1～3.5厘米，基部渐狭，先端尖锐，边缘具刺齿；上部叶逐渐变小，成苞片状，围绕头状花序。花序大，顶生，总苞片多列，外面2～3列呈叶状，披针形，边缘有针刺；内列呈卵形，边缘无刺而呈白色膜质；花托扁平；管状花多数，通常两性，橘红色，先端5裂，裂片线形；雄蕊5，花药聚合；雌蕊1，花柱细长，伸出花药管外面，柱头2裂，裂片短，舌状。瘦果椭圆形或倒卵形，长约5毫米，基部稍歪斜，白色，具4肋。花期6～7月，果期8～9月。

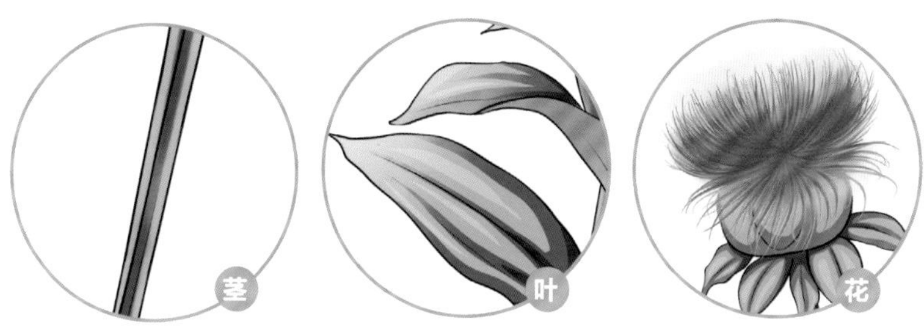

用量用法 3～10克。

精选验方 ①痛经：红花6克，鸡血藤24克。水煎，调黄酒适量服。②关节炎肿痛：红花炒后研末适量。加入等量的地瓜粉，盐水或烧酒调敷患处。③痛经、经闭：红花、桃仁、当归、白芍各15克，川芎10克，熟地黄20克。水煎服。

使用注意 孕妇慎用。

采收加工

夏季花由黄变红时采摘，阴干或晒干。

性味归经

辛，温。归心、肝经。

功效主治

活血通经，散瘀止痛。主治经闭，痛经，恶露不行，癥瘕痞块，胸痹心痛，瘀滞腹痛，胸胁刺痛，跌仆损伤，疮疡肿痛。

芫花

别名 芫花、南芫花、芫花条、药鱼草、头痛花、闷头花、老鼠花。

来源 本品为瑞香科植物芫花*Daphne genkwa* Sieb. et Zucc.的干燥花蕾。

生境分布 生长于路旁及山坡林间。分布于长江流域以南及山东、河南、陕西等地。

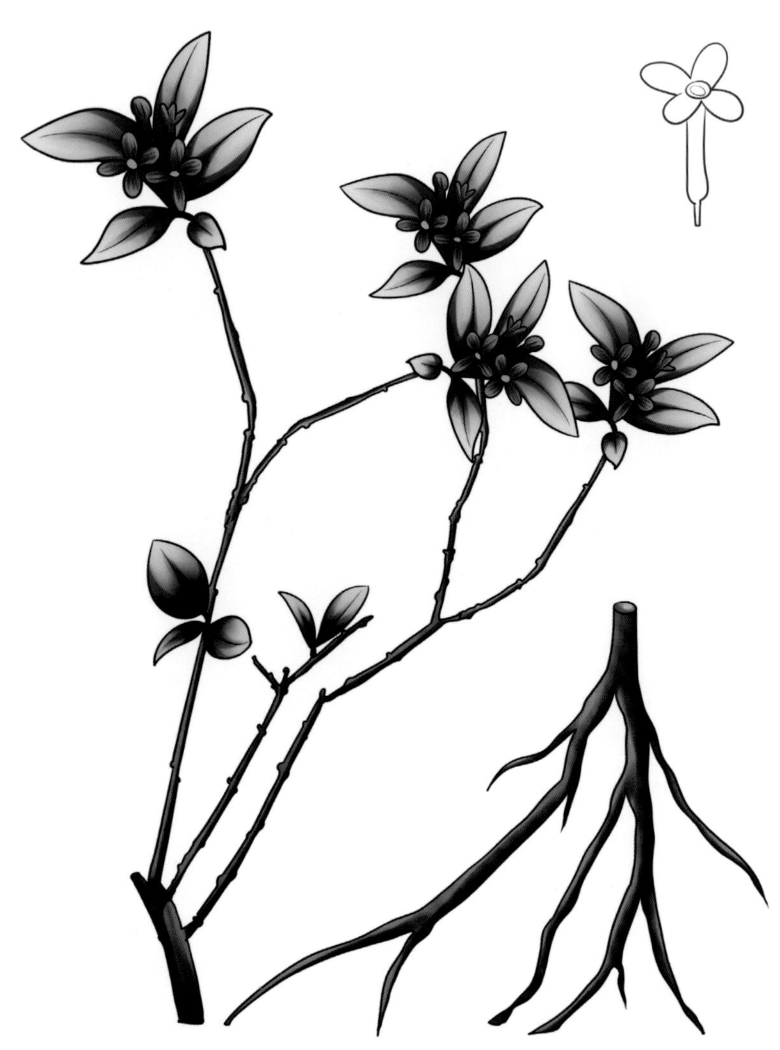

识别特征 落叶灌木，幼枝密被淡黄色绢毛，柔韧。单叶对生，稀互生，具短柄或近无柄。叶片长椭圆形或卵状披针形，长2.5～5厘米，宽0.5～2厘米，先端急尖，基部楔形，幼叶下面密被淡黄色绢状毛。花先叶开放，淡紫色或淡紫红色，3～7朵排成聚伞花丛，顶生及腋生，通常集于枝顶；花被筒状，长1.5厘米，外被绢毛，裂片4，卵形，约为花全长的1/3；雄蕊8，2轮，分别着生于花被筒中部及上部；子房密被淡黄色柔毛。核果长圆形，白色。花期3～5月，果期6～7月。

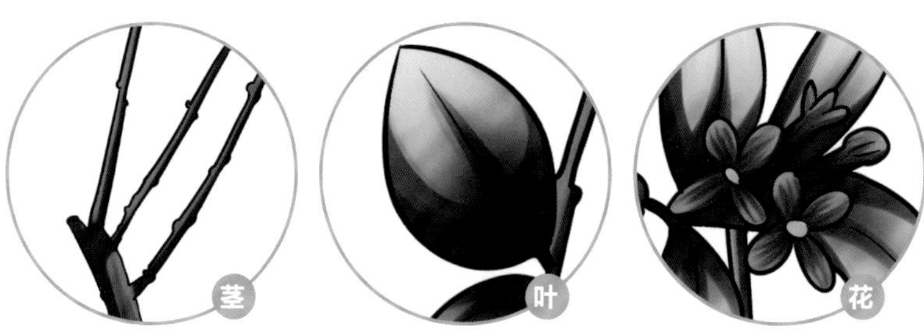

采收加工

春季花未开放时采收，除去杂质，干燥。

性味归经

苦、辛，温；有毒。归肺、脾、肾经。

功效主治

泻水逐饮；外用杀虫疗疮。主治水肿胀满，胸腹积水，痰饮积聚，气逆咳喘，二便不利；外治疥癣秃疮，痈肿，冻疮。

用量用法 1.5～3克。醋芫花研末吞服，每次0.6～0.9克，每日1次。外用：适量。

精选验方 ①皮肤病：芫花适量研末。或配雄黄用猪油调敷。②猝得咳嗽：芫花50克。水3000毫升，煮汁1000毫升，加入14枚枣，煮至汁干，每日食枣5枚。③水肿：芫花1.5～3克。水煎服。

使用注意 孕妇禁用；不宜与甘草同用。

谷精草

别名 谷精珠、戴星草、文星草、流星草、珍珠草、鱼眼草、天星草。

来源 本品为谷精草科植物谷精草*Eriocaulon buergerianum* Koern.的干燥带花茎的头状花序。

生境分布 生长于溪沟、田边阴湿地带。分布于浙江、江苏、安徽、江西、湖南、广东、广西等地。

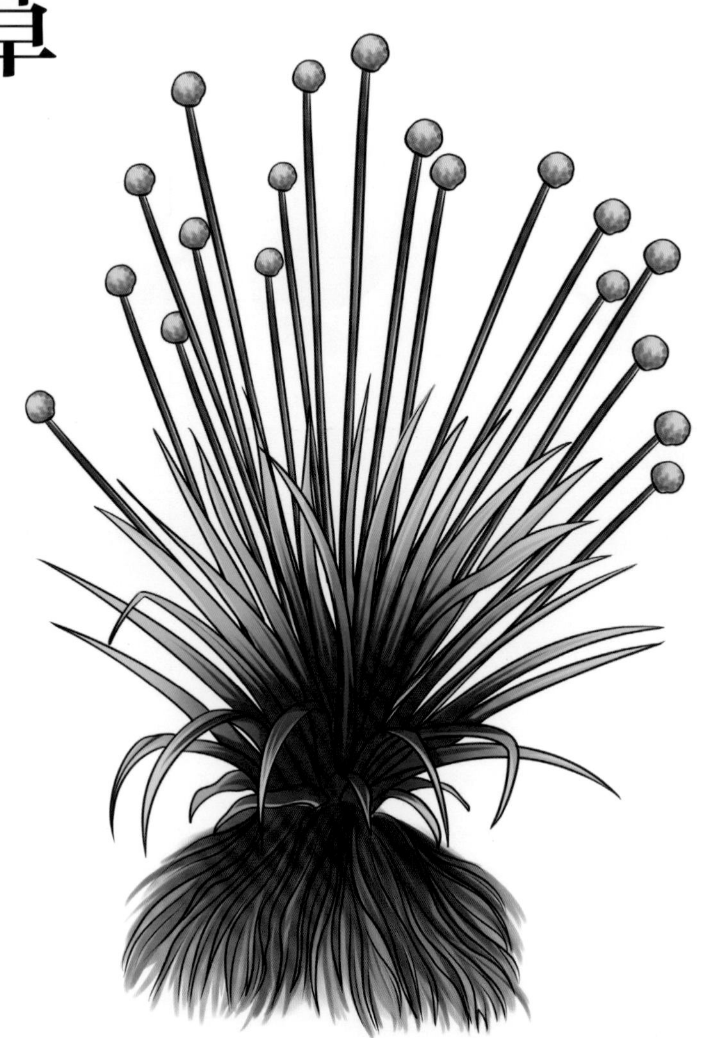

识别特征 多年生草本；叶通常狭窄，密丛生；叶基生，长披针状线形，有横脉。花小，单性，辐射对称，头状花序球形，顶生，总苞片宽倒卵形或近圆形，花苞片倒卵形，顶端聚尖，蒴果膜质，室背开裂；种子单生，胚乳丰富。蒴果长约1毫米，种子长椭圆形，有毛茸。花、果期6~11月。

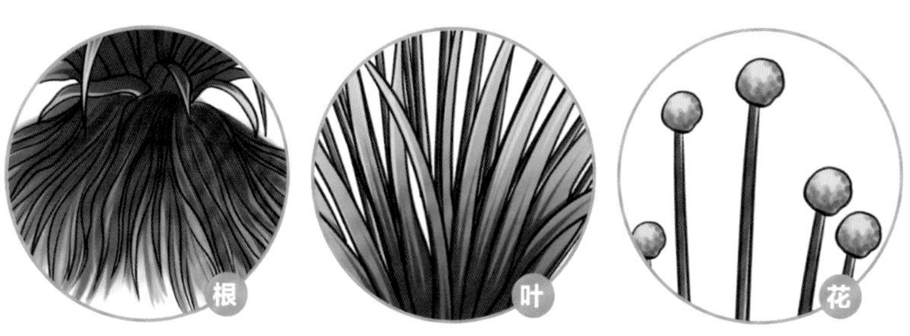

采收加工

秋季采收，将花序连同花茎拔出，晒干。

性味归经

辛、甘，平。归肝、肺经。

功效主治

疏散风热，明目退翳。主治风热目赤，肿痛羞明，眼生翳膜，风热头痛。

用量用法 5~10克。

精选验方 ①偏正头痛：谷精草适量。研为末，加白面糊调匀贴痛处。②鼻血不止：谷精草适量。研为末，每服10克，熟面汤送下。③夜盲症：谷精草、苍术各15克，夜明砂9克，猪肝200克。同煮，空腹食肝喝汤。

使用注意 阴虚血亏目疾者不宜用。

辛夷

别名 木栏、桂栏、杜兰、木兰、紫玉兰、毛辛夷、辛夷桃。

来源 本品为木兰科植物玉兰*Magnolia denudata* Desr.的干燥花蕾。

生境分布 生长于较温暖地区，野生较少。分布于河南、四川、安徽、浙江、陕西、湖北等地。

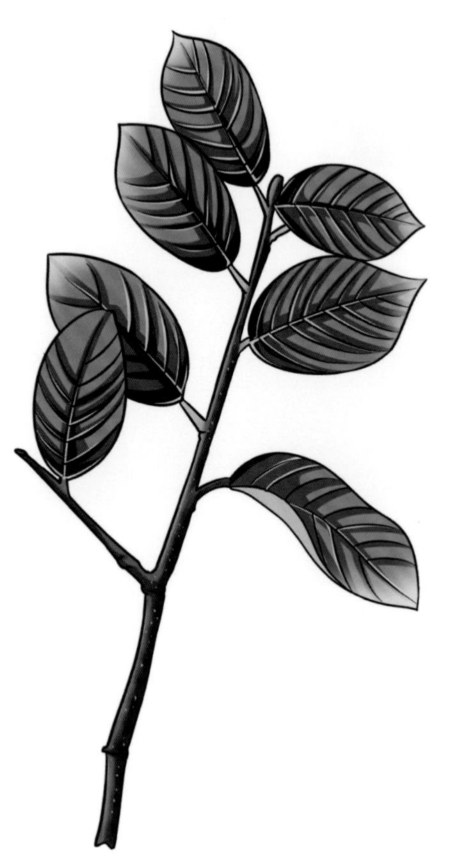

采收加工

冬末春初花未开放时采收，除去枝梗，阴干。

性味归经

辛，温。归肺、胃经。

功效主治

散风寒，通鼻窍。主治风寒头痛，鼻塞流涕，鼻鼽，鼻渊。

识别特征 落叶乔木，高达25米，胸径1米，树皮深灰色。叶低质，叶片为倒卵形或倒卵状矩圆形，长10 ~ 18厘米，宽6 ~ 10厘米，先端宽而突尖，基部宽楔形，叶背面及脉上有细柔毛。春季开大型白色花，直径10 ~ 15厘米，萼片与花瓣共9片，大小近相等，且无显著区别，矩圆状倒卵形。花期2 ~ 3月，果期8 ~ 9月。

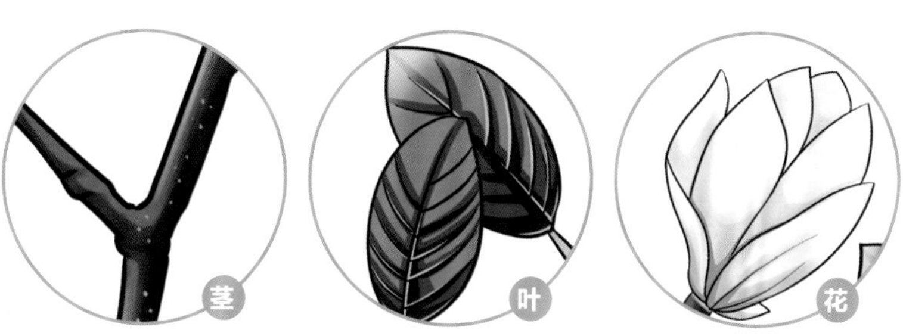

用量用法 3 ~ 10克，包煎。外用：适量。

精选验方 ①鼻渊：辛夷15克，苍耳子5克，香白芷30克，薄荷叶1.5克。晒干，研为细末，每服6克，用葱、茶清食后调服。②鼻塞：辛夷花15克，紫苏叶9克，红糖适量。水煎服。

使用注意 阴虚火旺者忌服。

鸡冠花

别名 鸡髻花、鸡公花、鸡角根、红鸡冠、老来红、大头鸡冠、凤尾鸡冠。

来源 本品为苋科植物鸡冠花*Celosia crista* ta L.的干燥花序。

生境分布 生长于一般土壤，喜温暖干燥气候，怕干旱，喜阳光，不耐涝。全国大部分地区均有栽培。

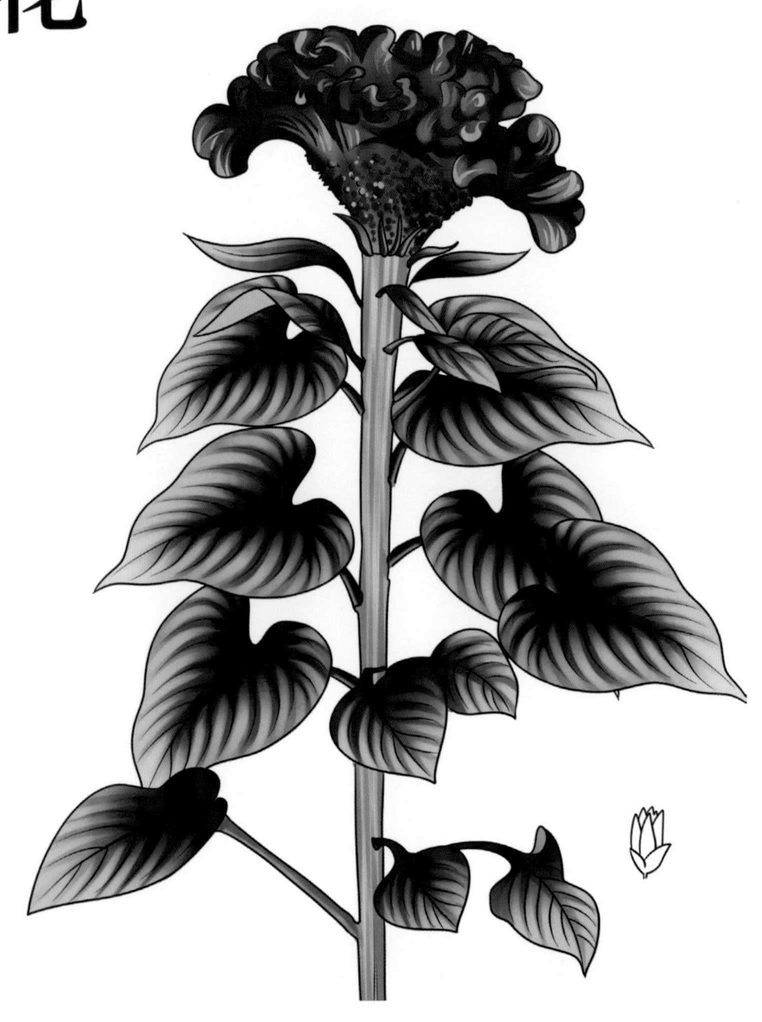

识别特征 一年生草本，植株有高型、中型、矮型三种，高的可达2～3米，矮型的只有30厘米高，茎红色或青白色。叶互生有柄，长卵形或卵状披针形，有深红、翠绿、黄绿、红绿等多种颜色。花聚生于顶部，形似鸡冠，扁平而厚软，长在植株上呈倒扫帚状。花色也丰富多彩，有紫色、橙黄、白色、红黄相杂等色。胞果。种子细小，呈紫黑色，藏于花冠茸毛内。花期7～9月，果期9～10月。

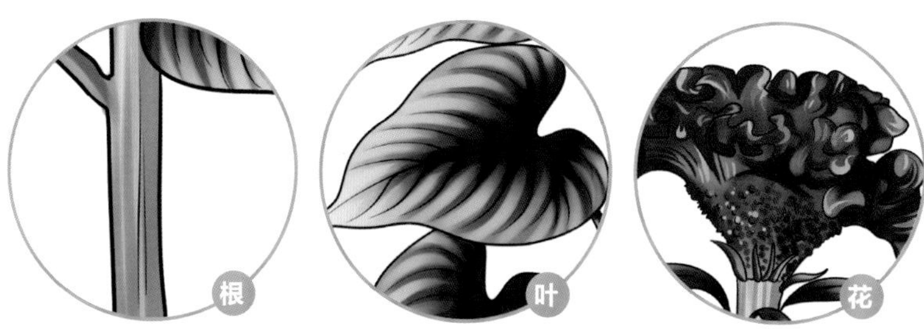

采收加工

秋季花盛开时采收，晒干。

性味归经

甘、涩，凉。归肝、大肠经。

功效主治

收敛止血，止带，止痢。主治吐血，崩漏，便血，痔血，赤白带下，久痢不止。

用量用法 6～12克。

精选验方 ①荨麻疹：鸡冠花全草适量。水煎，内服外洗。②便血、痔血、痢疾：鸡冠花9～15克。水煎服（配生槐米、生地榆效果更好）。③咳血、吐血：鲜白鸡冠花15～24克，猪肺1只（不可灌水）。冲开水炖约1小时，饭后分2～3次服。④细菌性痢疾：鸡冠花9克，马齿苋30克，白头翁15克。水煎服。

使用注意 本品为凉性的止泻痢、止血之品，故用于赤白下痢，痔漏下血，咯血，吐血，崩漏出血兼有热象者最为适宜。

玫瑰花

别名 刺客、徘徊花、穿心玫瑰。

来源 本品为蔷薇科植物玫瑰*Rosa rugosa* Thunb.的干燥花蕾。

生境分布 均为栽培。分布于江苏、浙江、福建、山东、四川等地。

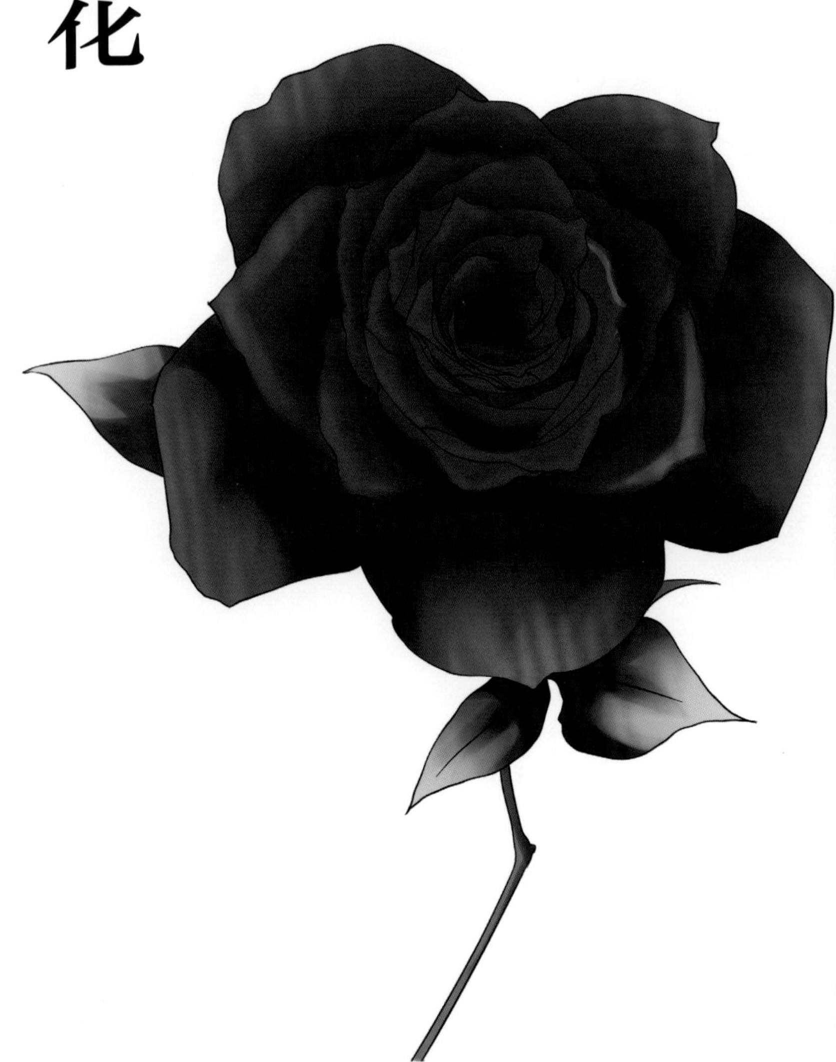

识别特征 直立灌木，茎丛生，有茎刺。单数羽状复叶互生，椭圆形或椭圆形状倒卵形，先端急尖或圆钝，叶柄和叶轴有茸毛，疏生小茎刺和刺毛。花单生于叶腋或数朵聚生，苞片卵形，边缘有腺毛，花冠鲜艳，紫红色，芳香。瘦果骨质，扁圆形，暗橙红色。花期5～6月，果期8～9月。

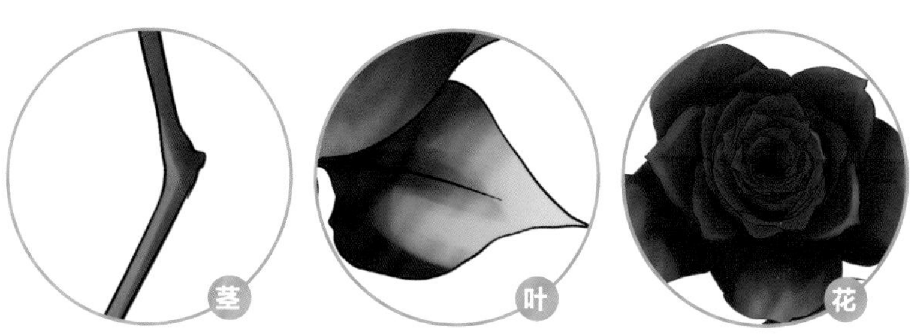

采收加工

春末夏初花将开放时分批采摘，及时低温干燥。

性味归经

甘、微苦，温。归肝、脾经。

功效主治

行气解郁，和血，止痛。主治肝胃气痛，食少呕恶，月经不调，跌仆伤痛。

用量用法 3～6克。

精选验方 ①肝胃气痛：玫瑰花适量。阴干，冲汤代茶服。②乳腺炎：玫瑰花（初开者）30朵。阴干，去蒂，陈酒煎，饭后服。③肺病咳嗽吐血：鲜玫瑰花适量。捣汁炖冰糖服。④肝风头痛：玫瑰花4～5朵，蚕豆花9～12克。泡开水代茶频饮。

使用注意 阴虚火旺慎服。

松花粉

别名 松花、松黄。

来源 本品为松科植物油松*Pinus tabulieformis* Carr.或其同属数种植物的干燥花粉。

生境分布 主产浙江、江苏、辽宁、吉林、湖北等地。

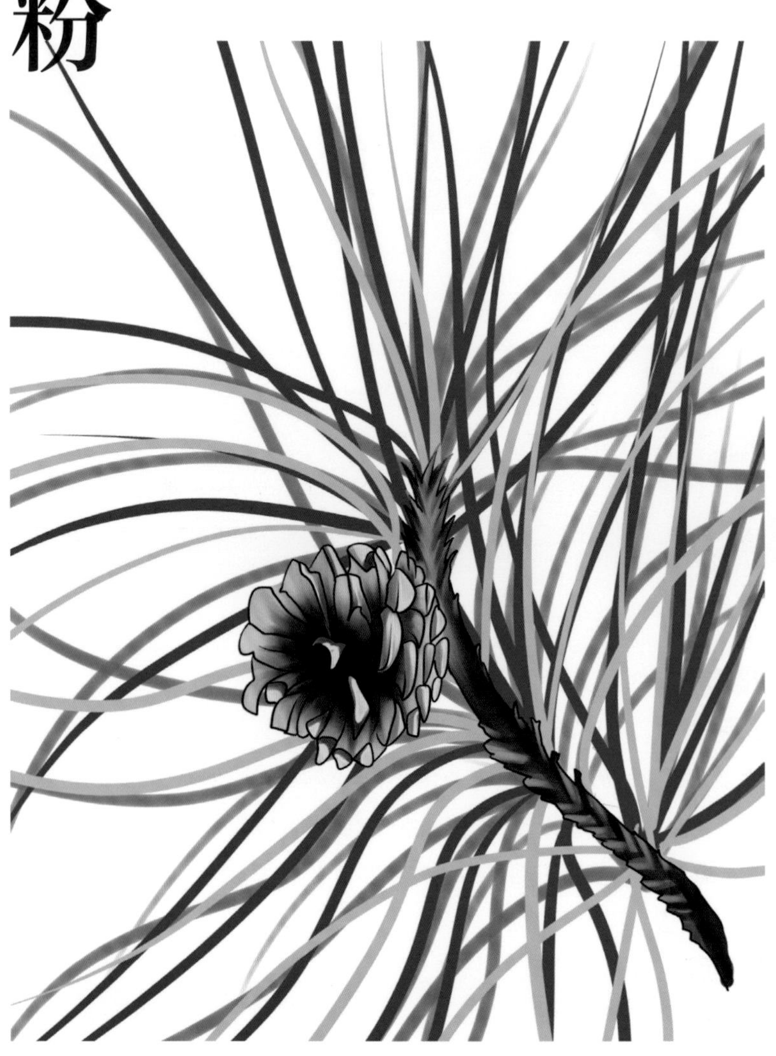

识别特征 常绿乔木，高达25米。一年生枝淡红褐色或淡灰色，无毛；二三年生枝上的苞片宿存；冬季红褐色，稍有树脂。树皮纵深裂或不规则鳞片状，少有浅裂成薄片剥落。针叶2针一束，粗硬，长10～15厘米，树脂管约10个，边生；叶鞘宿存。雄球花丛生于新枝基部，雌球花生于枝端。球果卵圆形，长4～10厘米，成熟后褐色，宿存；鳞盾肥厚，横脊显著，鳞脐凸起有刺尖。种子长卵圆形，长6～8毫米，种翅长约10毫米。花期4～5月，球果次年10月成熟。

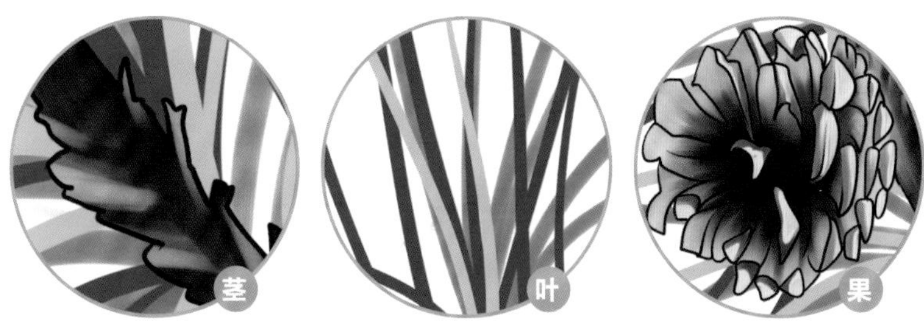

用量用法 外用：适量，撒敷患处。

精选验方 ①黄水疮渗出液多不结痂：松花粉适量。撒敷患处。②湿疹：松花粉、黄柏、苦参各60克，青黛15克，松香30克。先将前四味研为细末，再将松香熔化，同麻油调药末，搽擦患处，每日1次。③胃及十二指肠溃疡、慢性便秘：松花粉5克。冲服。④久痢不止、延及数月、缠绵不净：松花每服15克。饭前米汤调下。⑤尿布皮炎：松花粉适量。撒布患处。⑥外伤出血：松花粉适量。外敷伤口。

使用注意 本品甘温，多食发上焦热病。有花粉过敏史者禁用。

采收加工

春季花刚开时，采摘花穗，晒干，收集花粉，除去杂质。

性味归经

甘，温。归肝、脾经。

功效主治

收敛止血，燥湿敛疮。主治外伤出血，湿疹，黄水疮，皮肤糜烂，脓水淋漓。

金银花

别名 忍冬、银藤、金银藤、子风藤、鸳鸯藤、二色花藤。

来源 本品为忍冬科植物忍冬*Lonicera japonica* Thunb.的干燥花蕾或带初开的花。

生境分布 生长于路旁、山坡灌木丛或疏林中。我国南北各地均有分布，以山东产量大，河南新密二花质佳。

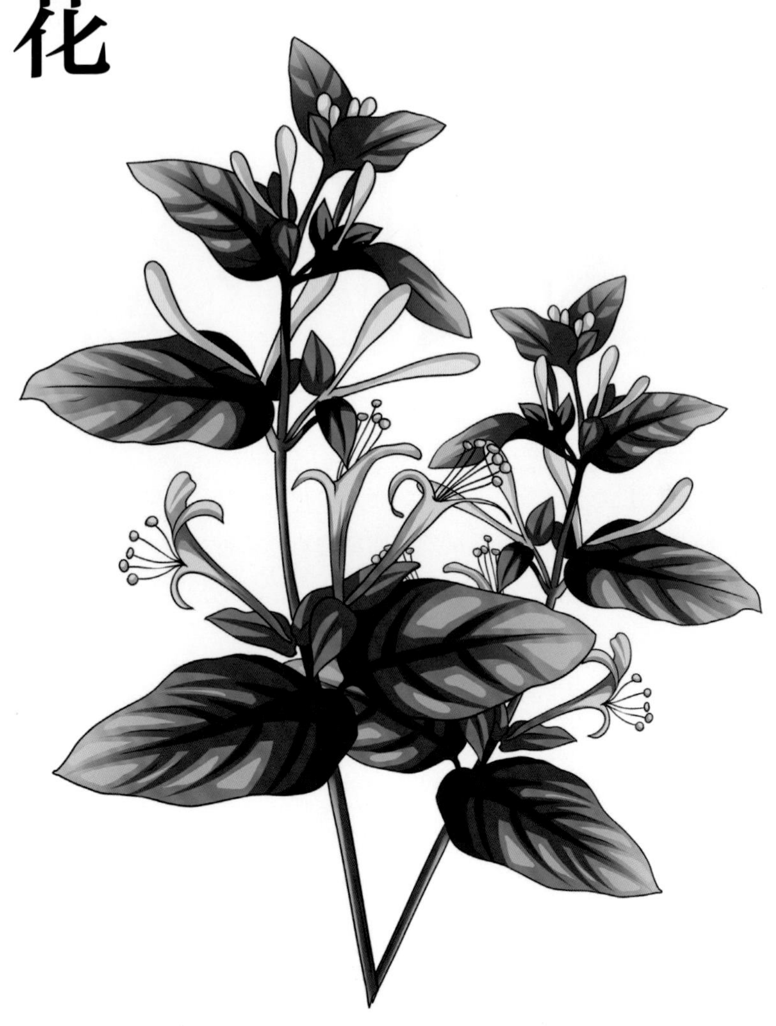

识别特征 半常绿缠绕性藤本，全株密被短柔毛。叶对生，卵圆形至长卵形，常绿。花成对腋生，花冠2唇形，初开时呈白色，二三日后转变为黄色，所以称为金银花，外被柔毛及腺毛。花蕾呈棒状，略弯曲，长1.5～3.5厘米，表面黄色至浅黄棕色，被短柔毛，花冠筒状，稍开裂，内有雄蕊5枚，雌蕊1枚。浆果球形，成熟时呈黑色。种子卵圆形或椭圆形，褐色。花期4～6月，果期10～11月。

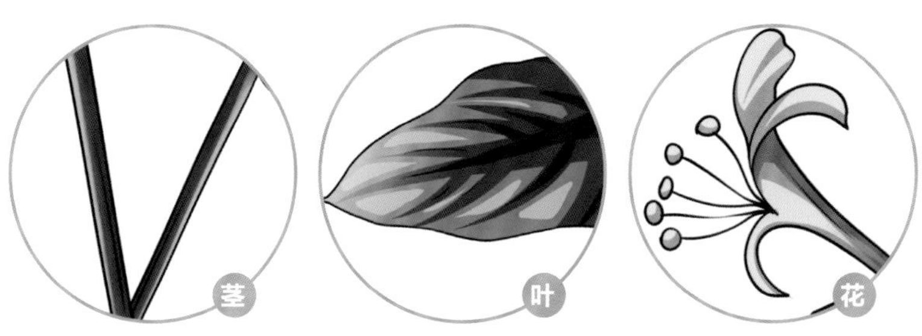

采收加工

夏初花开放前采收，干燥。

性味归经

甘，寒。归肺、心、胃经。

功效主治

清热解毒，疏散风热。主治痈肿疔疮，喉痹，丹毒，热毒血痢，风热感冒，温病发热。

用量用法 6～15克。

精选验方 ①预防乙脑、流脑：金银花、连翘、大青根、芦根、甘草各9克。水煎代茶饮，每日1剂，连服3～5日。②热淋：金银花、海金沙藤、天胡荽、金樱子根、白茅根各50克。水煎服，每日1剂，5～7日为1个疗程。③胆道感染，创口感染：金银花50克，连翘、大青根、黄芩、野菊花各25克。水煎服，每日1剂。④一切内外痈肿：金银花200克，甘草150克。水煎顿服，能饮者用酒煎服。

使用注意 脾胃虚寒及气虚疮疡脓清者忌用。

闹羊花

别名 羊踯躅、黄杜鹃、黄色映山红。

来源 本品为杜鹃花科植物羊踯躅*Rhododendron molle* G. Don的干燥花。

生境分布 常见于山坡、石缝、灌木丛中。分布于江苏、浙江、江西、福建、湖南、湖北、河南、四川、贵州等地。

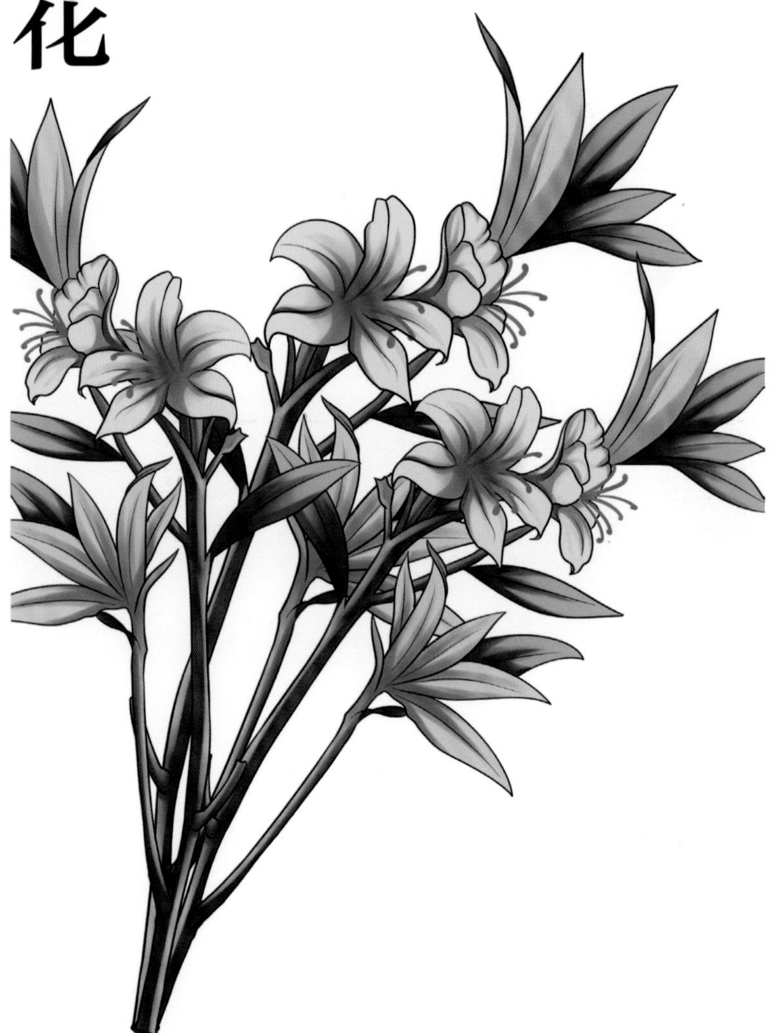

识别特征 落叶灌木，高1～2米。老枝光滑，带褐色，幼枝有短柔毛。单叶互生，叶柄短，被毛；叶片椭圆形至椭圆状倒披针形，先端钝而具短尖，基部楔形，边缘具向上微弯的刚毛。花多数，成顶生短总状花序，与叶同时开放，花金黄色，花冠漏斗状，外被细毛，先端5裂，裂片椭圆状至卵形，上面一片较大，有绿色斑点。蒴果。花期4～5月，果期7～8月。

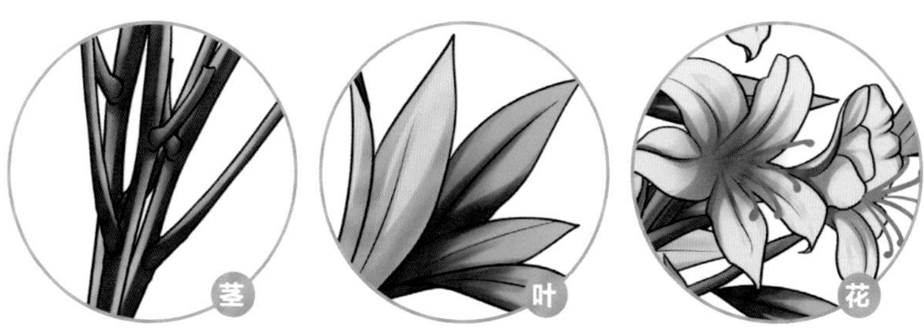

采收加工

四、五月花初开时采收，阴干或晒干。

性味归经

辛，温；有大毒。归肝经。

功效主治

祛风除湿，散瘀定痛。主治风湿痹痛，偏正头痛，跌仆肿痛，顽癣。

用量用法 0.6～1.5克，浸酒或入丸、散。外用：适量，煎水洗。

精选验方 ①疟疾：闹羊花0.3克，嫩松树梢15克。水煎服。②皮肤顽癣及瘙痒：鲜闹羊花15克。捣烂擦患处。③跌打损伤：闹羊花9克，小驳骨30克，泽兰60克。共捣烂，用酒炒热，敷患处。

使用注意 不宜多服、久服；体虚者及孕妇禁用。

洋金花

别名 闹洋花、凤茄花、风茄花、曼陀罗花。

来源 本品为茄科植物白曼陀罗*Datura metel* L.的干燥花。

生境分布 生长于山坡草地或住宅附近。多为栽培，也有野生。分布于江苏、浙江、福建、广东等地。

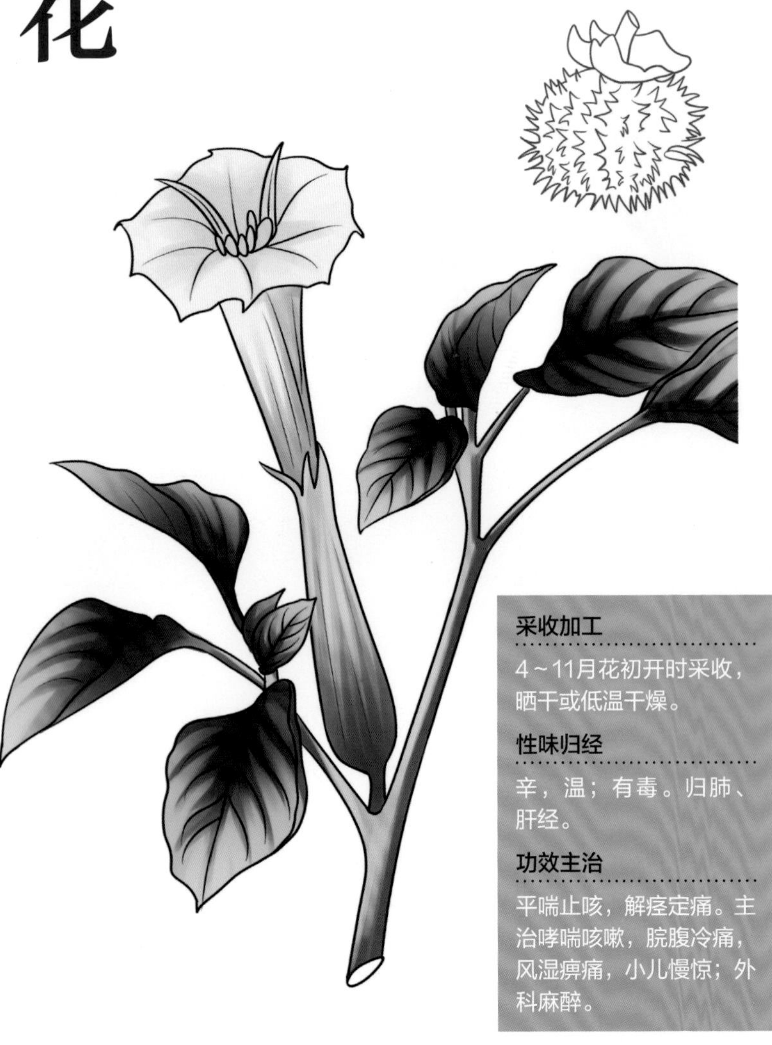

采收加工

4～11月花初开时采收，晒干或低温干燥。

性味归经

辛，温；有毒。归肺、肝经。

功效主治

平喘止咳，解痉定痛。主治哮喘咳嗽，脘腹冷痛，风湿痹痛，小儿慢惊；外科麻醉。

识别特征 一年生草本，高0.5～2米，全体近于无毛。茎上部呈二歧分枝。单叶互生，上部常近对生，叶片卵形至广卵形，先端尖，基部两侧不对称，全缘或有波状短齿。花单生于枝的分叉处或叶腋间；花萼筒状，黄绿色，先端5裂，花冠大漏斗状，白色，有5角棱，各角棱直达裂片尖端；雄蕊5枚，贴生于花冠管；雄蕊1个，柱头棒状。蒴果表面具刺，斜上着生，成熟时由顶端裂开，种子宽三角形。花常干缩成条状，长9～15厘米，外表面黄棕或灰棕色，花萼常除去。完整的花冠浸软后展开，呈喇叭状，顶端5浅裂，裂开顶端有短尖。种子多数，扁平，略呈三角形，熟时褐色。花期3～11月，果期4～11月。

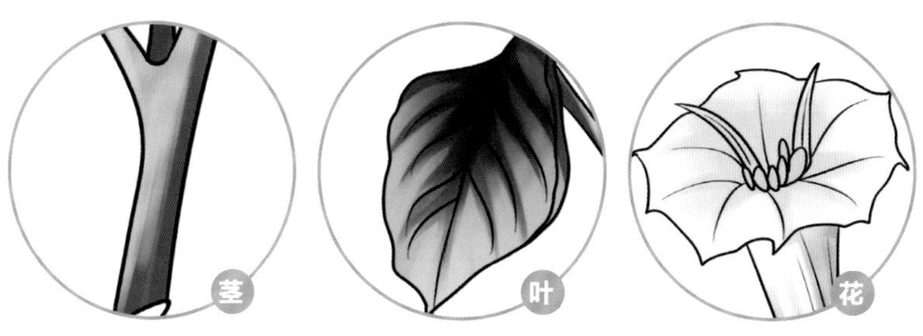

用量用法 0.3～0.6克，宜入丸、散；亦可作卷烟分次燃吸（每日量不超过1.5克）。外用：适量。

精选验方 ①慢性气管炎：洋金花0.09克，金银花、远志、甘草各0.48克（每丸含量）。共研细末，加适量蜂蜜制成蜜丸。每次服1丸，每日2次，连服30日。②哮喘：洋金花、烟叶各等份。搓碎作烟吸，喘止即停。此法限于成年人、老年人哮喘；作为临时平喘用，用量最多0.1～0.4克，不可过量，以防中毒；儿童忌用。

使用注意 孕妇、外感及痰热咳喘、青光眼、高血压及心动过速患者禁用。

凌霄花

别名 紫葳、中国霄、拿不走、大花凌霄。

来源 本品为紫葳科植物凌霄*Campsis grandiflora*（*Thunb.*）K. Schum.的干燥花。

生境分布 生长于墙根、树旁、竹篱边。全国各地均有，分布于江苏、浙江等地。

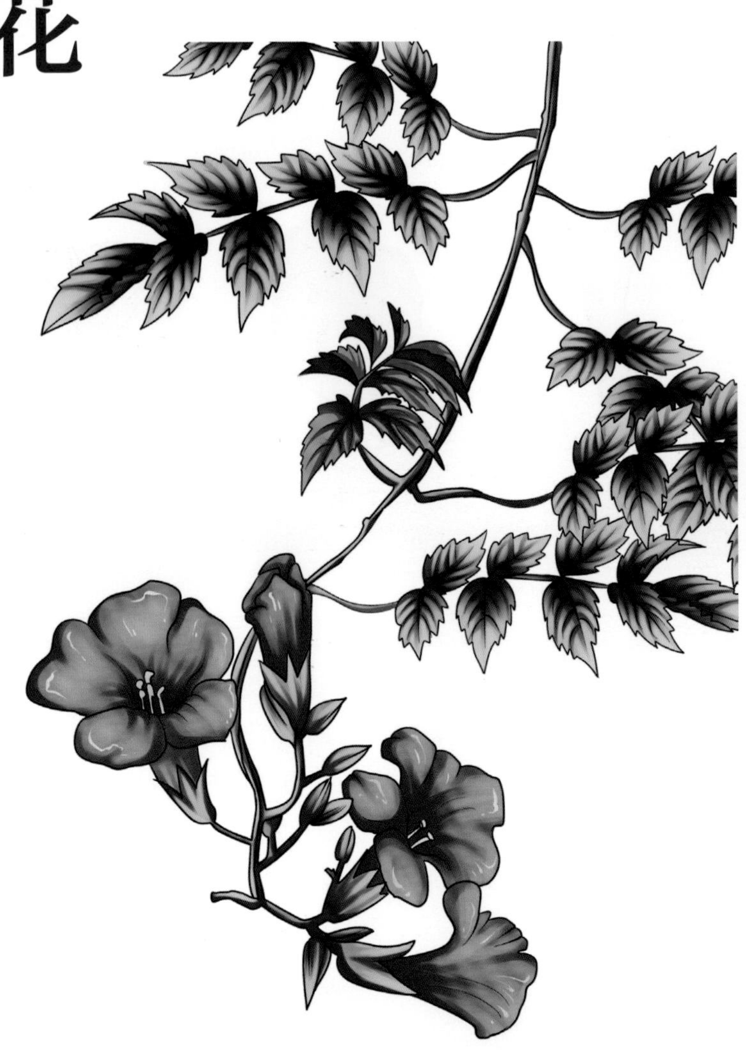

识别特征 落叶木质藤本，具气根，茎黄褐色，具棱状网裂。叶对生，奇数羽状复叶，小叶卵形至卵状披针形，先端尾状渐尖，基部阔楔形，两侧不等大，边缘有粗锯齿，两面无毛，小叶柄着生处有淡黄褐色疏毛。花序顶生，圆锥状，花大，花萼钟状，花冠漏斗状钟形。蒴果长如豆荚，具子房柄，种子多数，扁平，有透明的翅。花期7～9月，果期8～10月。

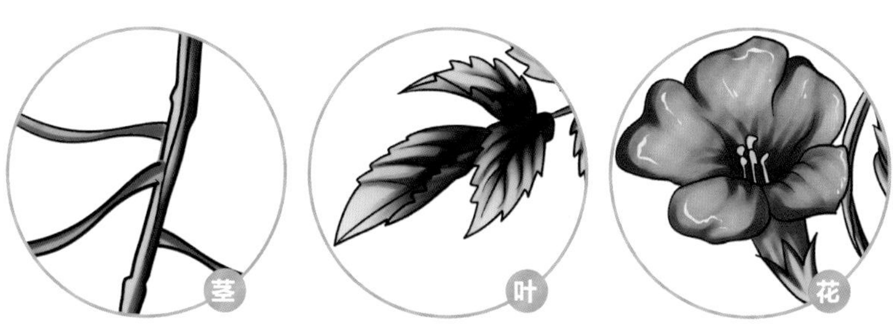

采收加工

夏、秋两季花盛开时采摘，干燥。

性味归经

甘、酸，寒。归肝、心包经。

功效主治

活血通经，凉血祛风。主治月经不调，经闭癥瘕，产后乳肿，风疹发红，皮肤瘙痒，痤疮。

用量用法 5～9克。

精选验方 ①皮肤湿癣：凌霄花、白矾、雄黄各9克，黄连、天南星、羊蹄根各10克。研细末，用水调匀外擦患处，每日3次。②月经不调、瘀血闭经：凌霄花、月季花各15克，益母草、丹参各25克，红花10克。水煎服。③血热风盛的周身痒症：凌霄花9克。水煎服。④闭经：凌霄花适量。为末，每次10克，食前温酒下。⑤便血：凌霄花适量。浸酒饮服。

使用注意 孕妇慎用。

黄蜀葵花

别名 黄葵、秋葵、棉花葵、侧金盏、黄秋葵、金花捷报。

来源 本品为锦葵科植物黄蜀葵*Abelmoschus manihot*（*L.*）Medic.的干燥花冠。

生境分布 生长于山谷、草丛间。除东北、西北外，各地均有分布，也有栽培。

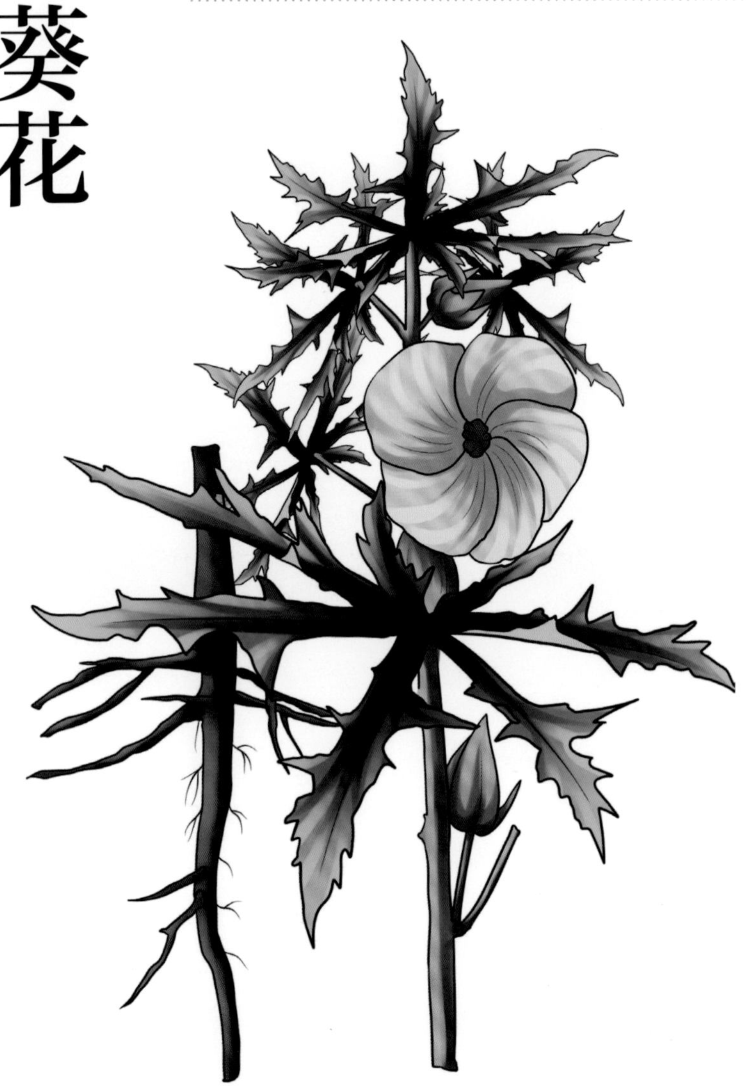

识别特征 一年生或多年生粗壮直立草本，高1～2米。茎被黄色刚毛。叶大，卵形至近圆形，直径15～30厘米，掌状分裂，有5～9狭长大小不等的裂片，边缘有齿牙；叶柄长6～18厘米。花单生叶腋和枝端，成近总状花序；苞片线状披针形或披针形，4～5片，长约25毫米，宽5～10毫米；花萼佛焰苞状，5裂，早落；花冠5瓣，淡黄色或白色，具紫心，直径10～20厘米；雄蕊多数，结合成筒状；雌蕊柱头5分歧，子房5室。蒴果长圆形，端尖，具粗毛，长5～7.5厘米，含多数种子。花期6～8月。

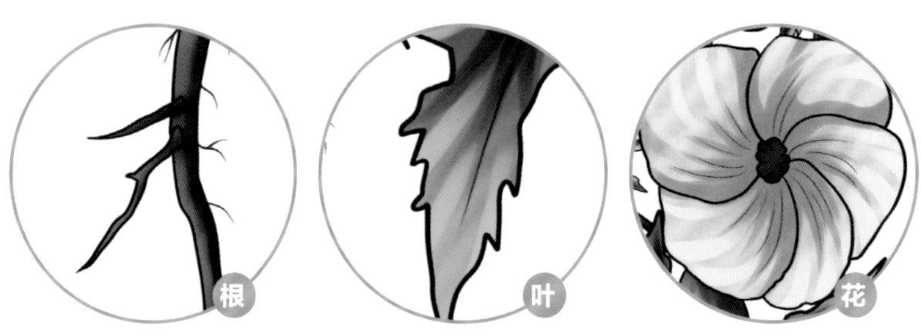

用量用法 10～30克；研末内服，3～5克。外用：适量，研末调敷。

精选验方 ①烧烫伤：黄蜀葵花适量。在植物油内浸泡（以能浸没花瓣为度）2周，即可应用，浸泡时间越久越好，外搽患处，每日多次。②小儿口疮：黄蜀葵花适量。烧末敷。③汤火灼伤：用瓶盛麻油，以箸就树夹取黄葵花，收入瓶内，勿犯人手，密封收之，遇有伤者，调油涂之甚妙。④小儿秃疮：黄蜀葵花、大黄、黄芩各等量。研为末，米泔净洗，香油调搽。

使用注意 孕妇慎用。

采收加工

夏、秋两季花开时采摘，及时干燥。

性味归经

甘、寒。归肾、膀胱经。

功效主治

清利湿热，消肿解毒。主治湿热壅遏，淋浊水肿；外治痈疽肿毒，水火烫伤。

菊花

别名 菊华、真菊、金菊、日精、九华、节花、药菊、金蕊、甘菊。

来源 本品为菊科植物菊*Chrysanthemum morifolium* Ramat.的干燥头状花序。

生境分布 喜温暖湿润，阳光充足，忌遮阴。耐寒，稍耐旱，怕水涝，喜肥。菊花均系栽培，全国大部分省份均有种植，其中以安徽、浙江、河南、四川等省为主产区。

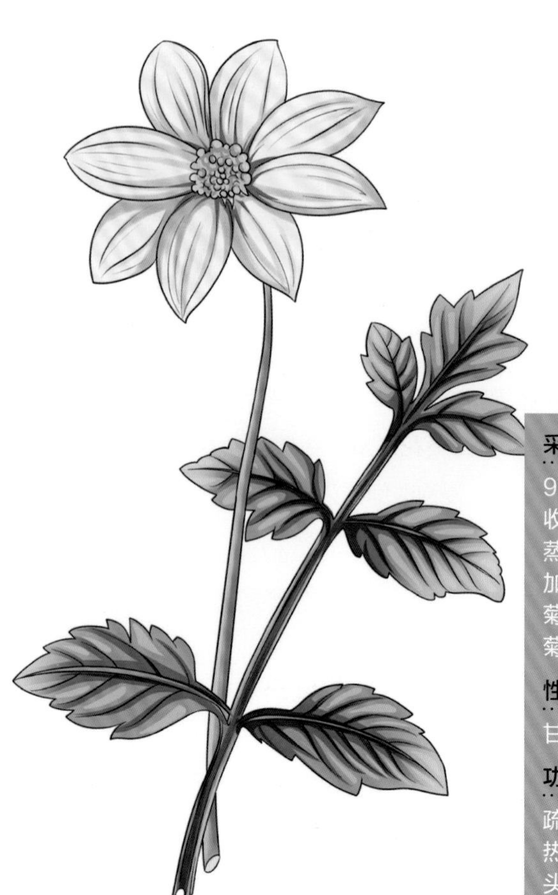

采收加工

9～11月花盛开时分批采收，阴干或烘干，或熏、蒸后晒干。药材按产地和加工方法不同，分为“亳菊”“滁菊”“贡菊”“杭菊”“怀菊”。

性味归经

甘、苦，微寒。归肺、肝经

功效主治

疏散风热，平肝明目，清热解毒。主治风热感冒，头痛眩晕，目赤肿痛，眼目昏花，疮痈肿毒。

识别特征 多年生草本，高50～140厘米，全体密被白色茸毛。茎基部稍木质化，略带紫红色，幼枝略具棱。叶互生，卵形或卵状披针形，长3.5～5厘米，宽3～4厘米，先端钝，基部近心形或阔楔形，边缘通常羽状深裂，裂片具粗锯齿或重锯齿，两面密被白茸毛；叶柄有浅槽。头状花序顶生或腋生，直径2.5～5厘米；总苞半球形，苞片3～4层，绿色，被毛，边缘膜质透明，淡棕色，外层苞片较小，卵形或卵状披针形，第二层苞片阔卵形，内层苞片长椭圆形；花托小，凸出，半球形；舌状花雌性，位于边缘，舌片线状长圆形，长可至3厘米，先端钝圆，白色、黄色、淡红色或淡紫色，无雄蕊，雌蕊1，花柱短，柱头2裂；管状花两性，位于中央，黄色，每花外具1卵状膜质鳞片，花冠管长约4毫米，先端5裂，裂片三角状卵形，雄蕊5，聚药，花丝极短，分离，雌蕊1，子房下位，矩圆形，花柱线形，柱头2裂。瘦果矩圆形，具4棱，顶端平截，光滑无毛。花期9～11月，果期10～11月。

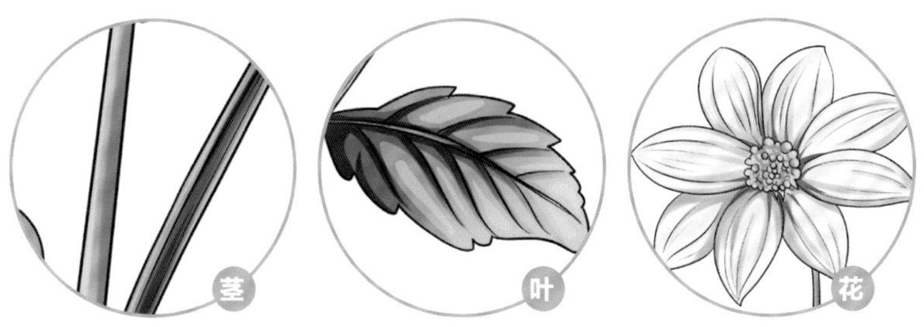

用量用法 5～10克。

精选验方 ①眼目昏暗：菊花120克，枸杞子90克，肉苁蓉60克，巴戟天30克。研为细末，炼蜜为丸，每次6克，温开水送下。②风热头痛：菊花、石膏、川芎各9克。研为末，每服4.5克，茶调下。③膝风：陈艾、菊花各适量。作护膝，久用。④病后生翳：白菊花、蝉蜕各等份。为散，每用6～9克，入蜜少许，水煎服。

使用注意 气虚胃寒、食减泄泻的患者慎服。

梅花

别名 酸梅、黄仔、合汉梅。

来源 本品为蔷薇科植物梅*Prunus mume*（*Sieb.*）Sieb. et Zucc.的干燥花蕾。入药用白梅、红梅两种。

生境分布 全国各地多有栽培。白梅花分布于江苏、浙江等地；红梅花分布于四川、湖北等地。

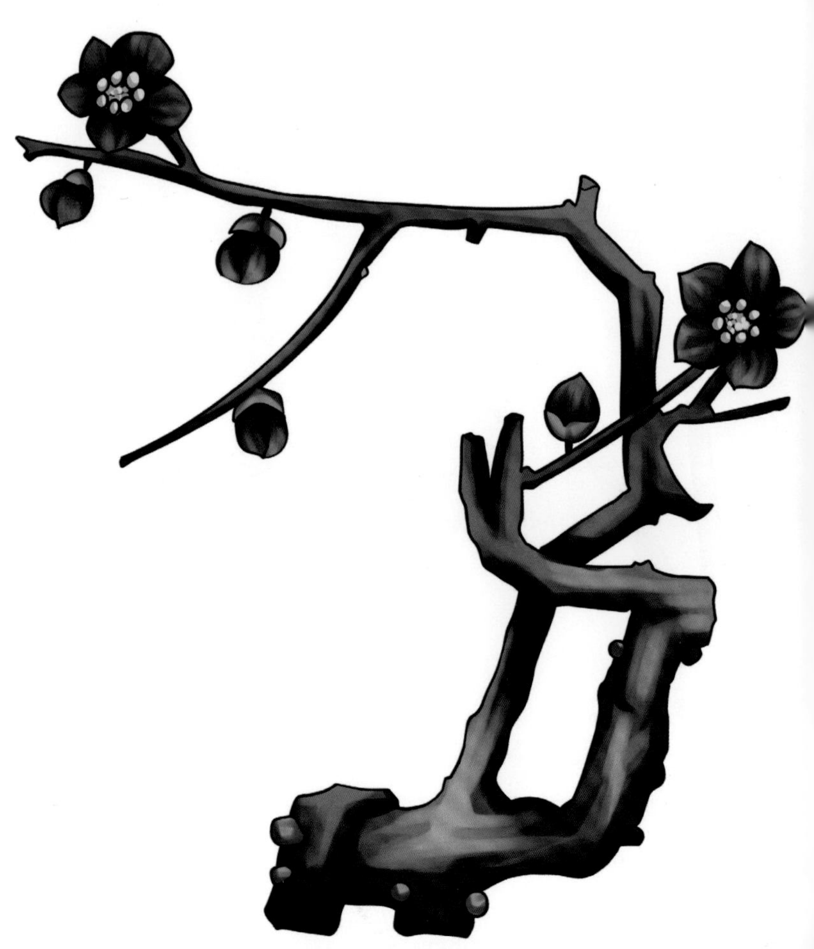

识别特征 落叶乔木，小枝多绿色，枝端尖刺状，无毛，叶互生，宽卵形至卵形，长4～10厘米，宽3～5.5厘米，先端长渐尖，基部宽楔形或近圆形，边缘有细锯齿，下面色较浅，嫩时两面有毛，老时仅下面脉上有柔毛；叶柄有毛，托叶早落。花1～2朵簇生，先叶开放，有香气，萼片5，常带紫红色，花后常不反折；花瓣5，白色、红色或淡红色，有的重瓣；雄蕊多数，心皮1，密被短柔毛。核果近球形，两边扁，有纵沟，直径2～3厘米，熟时黄色，有短柔毛。花期3月，果期5～6月。

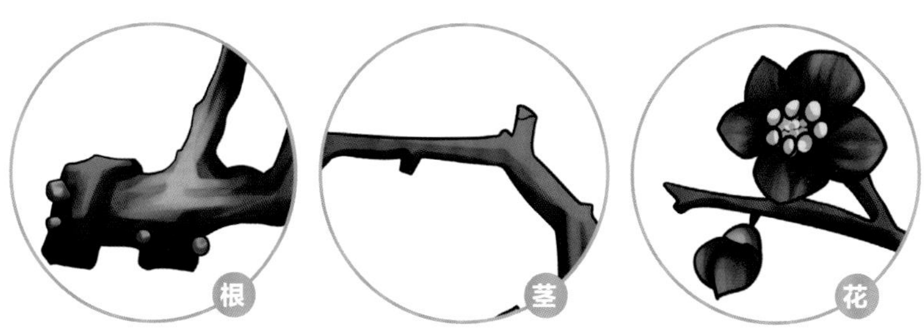

用量用法 3～5克。

精选验方 ①月经不调、痛经、慢性胃炎、溃疡病、胃脘疼痛等：梅花、山茶花、玳玳花各10克。放入杯中，冲入沸水适量，浸泡5～10分钟后饮服，每日1剂。②消化不良、高脂血症、脂肪肝、肋胁疼痛等：梅花、绞股蓝、茶叶各10克。放入杯中，冲入沸水适量，浸泡5～10分钟后饮服，每日1剂。③肝郁气滞所致的脘腹胀痛、烦燥易怒、嗳气吞酸等：梅花、当归各5克，大米50克。将二药水煎取汁，加大米煮为稀粥，每日1剂。

使用注意 无。

采收加工

初春花未开放时采摘，及时低温干燥。

性味归经

微酸，平。归肝、胃、肺经。

功效主治

疏肝和中，化痰散结。主治肝胃气痛，郁闷心烦，梅核气，瘰疬疮毒。

野菊花

别名 苦薏、黄菊花、山菊花、甘菊花、路边菊、千层菊。

来源 本品为菊科植物野菊*Chrysanthemum indicum* L.的干燥头状花序。

生境分布 生长于山坡、路旁、原野。全国各地均有分布。

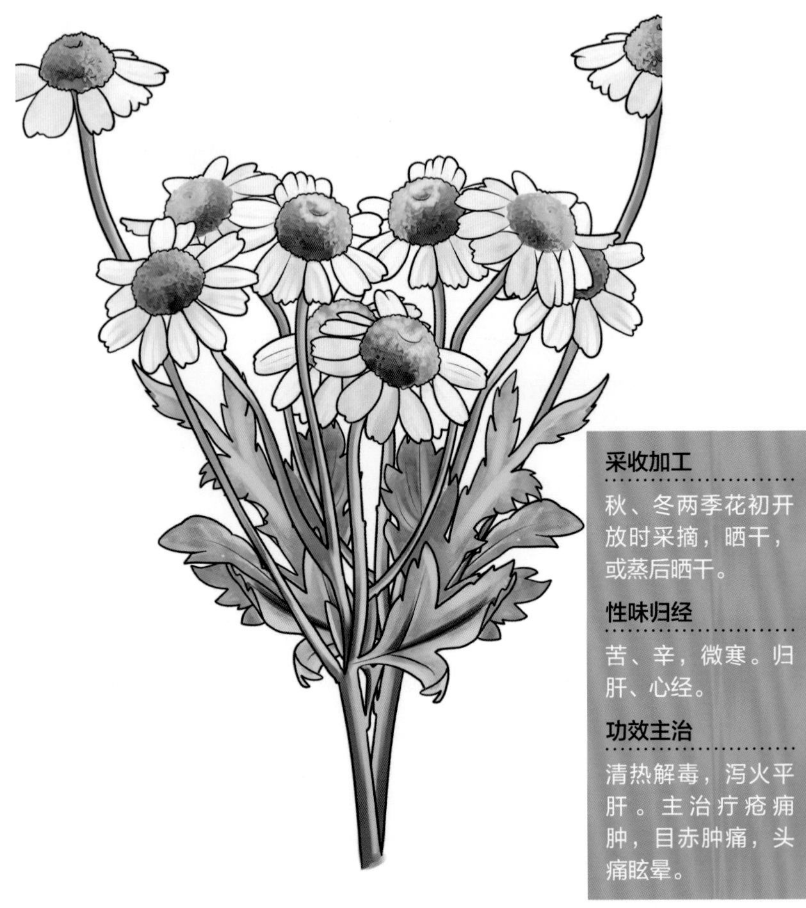

采收加工

秋、冬两季花初开放时采摘，晒干，或蒸后晒干。

性味归经

苦、辛，微寒。归肝、心经。

功效主治

清热解毒，泻火平肝。主治疔疮痈肿，目赤肿痛，头痛眩晕。

识别特征 多年生草本，高25～100厘米。根茎粗厚，分枝，有长或短的地下匍匐枝。茎直立或基部铺展。基生叶脱落；茎生叶卵形或长圆状卵形，长6～7厘米，宽1～2.5厘米，羽状分裂或分裂不明显；顶裂片大；侧裂片常2对，卵形或长圆形，全部裂片边缘浅裂或有锯齿；上部叶渐小；全部叶上面有腺体及疏柔毛，下面灰绿色，毛较多，基部渐狭成具翅的叶柄；托叶具锯齿。头状花序在茎枝顶端排成伞房状圆锥花序或不规则的伞房花序；总苞直径8～20毫米，长5～6毫米；总苞片边缘宽膜质；舌状花黄色，雌性；盘花两性，筒状。瘦果有5条极细的纵肋，无冠状冠毛。花期9～10月。

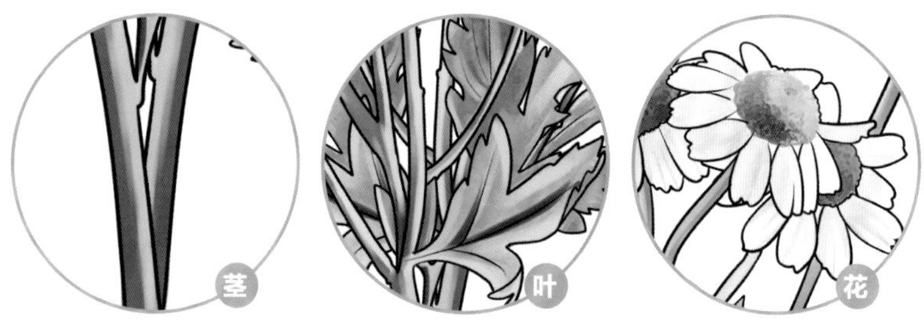

用量用法 9～15克。外用：适量，煎汤外洗或制膏外涂。

精选验方 ①疔疮：野菊花、红糖各适量。共捣烂贴患处。②一切痈疽脓疡、耳鼻咽喉口腔诸阳症脓肿：野菊花、蒲公英各80克，紫花地丁、石斛、连翘各50克。水煎，每日3次分服。③夏令热疖及皮肤湿疮溃烂：野菊花或茎叶适量。煎浓汤洗涤，同时将药棉或纱布浸药汤外敷，每日数次。④胃肠炎、肠鸣泄泻腹痛：干野菊花15～20克。煎汤，每日2～3次，分服。⑤头癣、湿疹、天泡疮：野菊花、苦参根、苦楝根皮各适量。同煎水外洗。

使用注意 脾胃虚寒者及孕妇慎用。

密蒙花

别名 蒙花、蒙花珠、糯米花、老蒙花、水锦花、鸡骨头花。

来源 本品为马钱科植物密蒙花*Buddleja officinalis* Maxim.的干燥花蕾及花序。

生境分布 生长于山坡、杂木林地、河边和丘陵地带，通常为半阴生。分布于湖北、四川、陕西、河南、广东、广西、云南等地。

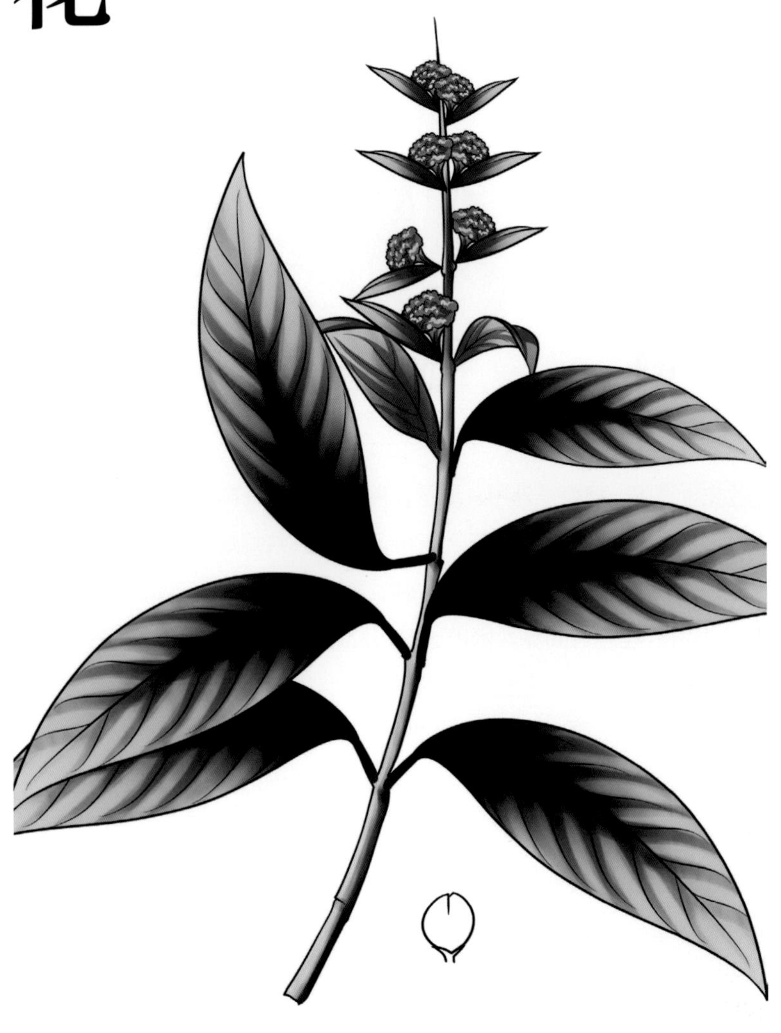

识别特征 为灌木，高3～6米。小枝微具四棱，枝及叶柄、叶背、花序等均密被白色至棕黄色星状毛及茸毛。单叶对生，具柄；叶片矩圆状披针形至披针形，长5～12厘米，宽1～4.5厘米，先端渐尖，基部楔形，全缘或有小齿。聚伞花序组成圆锥花序，顶生及腋生，长5～12厘米；花小，花萼及花冠密被茸毛；花萼钟形，4裂；花冠淡紫色至白色，微带黄色，筒状，长1～1.2厘米，直径2～3毫米，先端4裂，裂片卵圆形；雄蕊4，近无花丝，着生于花冠筒中部；子房上位，2室，被毛，蒴果卵形，2瓣裂。种子多数，细小，具翅。小花序花蕾密集，有花蕾数朵至十数朵。花期2～3月，果期7～8月。

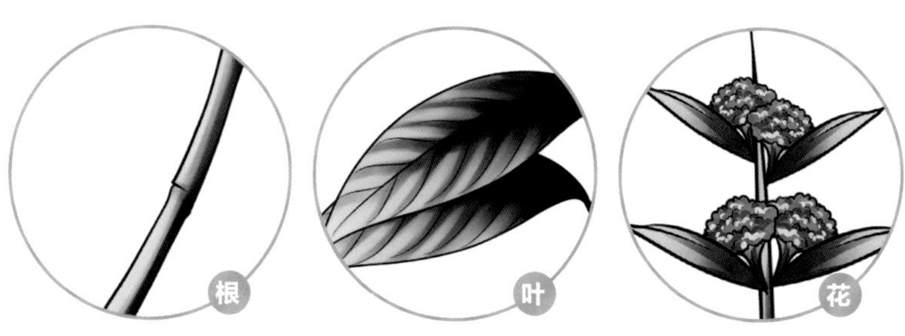

用量用法 3～9克。

精选验方 ①眼障翳：密蒙花、黄柏根（洗锉）各50克。上二味捣罗为末，炼蜜和丸，如梧桐子大，每服10～15丸，饭后，临卧熟水下或煎汤下。②角膜云翳：密蒙花、石决明（先煎）各20克，木贼、菊花、蒺藜各15克。水煎服。③眼底出血：密蒙花、菊花各10克，红花3克。鲜开水冲泡，加冰糖适量，代茶饮。④眼目羞明、肝胆虚损、视人不清：密蒙花、羌活、菊花、蔓荆子、青葙子、木贼、石决明、蒺藜、枸杞子各等份。研细末，饭后清茶送下15克。

使用注意 肝经风热目疾者不宜用。

采收加工

春季花未开放时采收，除去杂质，干燥。

性味归经

甘，微寒。归肝经。

功效主治

清热泻火，养肝明目，退翳。主治目赤肿痛，多泪羞明，目生翳膜，肝虚目暗，视物昏花。

款冬花

别名 冬花、款花、艾冬花、看灯花、九九花。

来源 本品为菊科植物款冬*Tussilago farfara* L.的干燥花蕾。

生境分布 栽培或野生长于河边、沙地。栽培与野生均有。分布于河南、甘肃、山西、陕西等地。甘肃灵台产者称“灵台冬花”，品质最优。

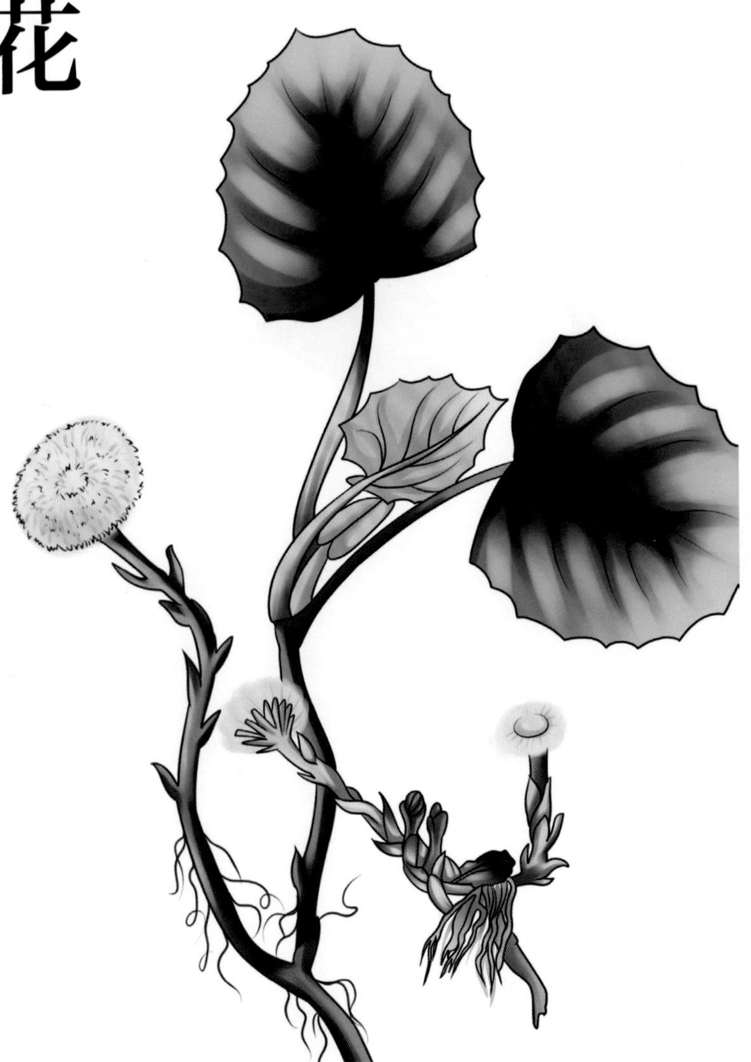

识别特征 多年生草本，高10～25厘米。基生叶广心脏形或卵形，长7～15厘米，宽8～10厘米，先端钝，边缘呈波状疏锯齿，锯齿先端往往带红色。基部心形或圆形，质较厚，上面平滑，暗绿色，下面密生白色毛；掌状网脉，主脉5～9条；叶柄长8～20厘米，半圆形；近基部的叶脉和叶柄带红色，并有茸毛。花茎长5～10厘米，具茸毛，小叶10余片，互生，叶片长椭圆形至三角形。头状花序顶生；总苞片1～2层，苞片20～30，质薄，呈椭圆形，具茸毛；舌状花鲜黄色，单性，花冠先端凹，雌蕊1，子房下位，花柱长，柱头2裂；筒状花两性，先端5裂，裂片披针状，雄蕊5，花药连合，雌蕊1，花柱细长，柱头球状。瘦果长椭圆形，具纵棱，冠毛淡黄色。花期2～3月，果期4月。

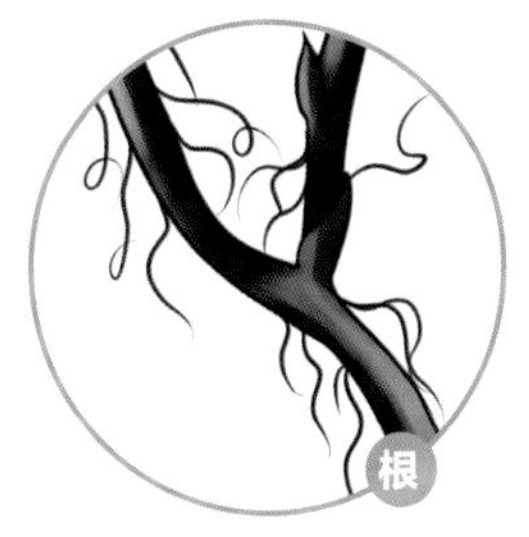

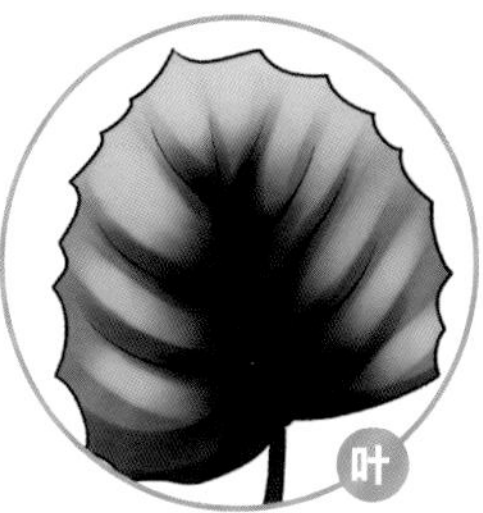

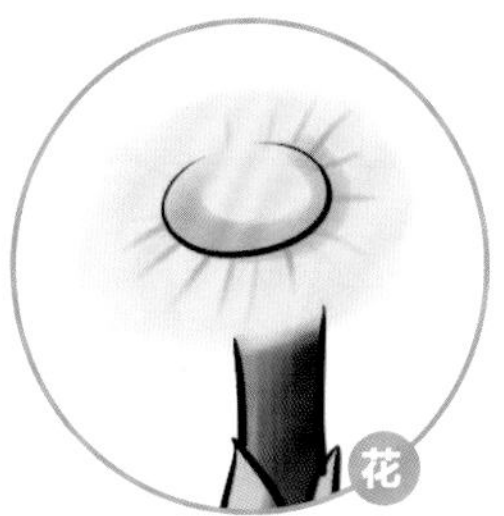

用量用法 5～10克。

精选验方 ①肺痈（肺脓肿）：款冬花、薏苡仁各10克，桔梗15克，炙甘草6克。水煎服。②久嗽不止：款冬花、紫菀各15克。粗捣罗为散，每次5克，以水一中盏，入生姜0.5克，煎至六分，去滓温服，每日3～4次。③肺结核久咳不已、咳唾痰血：款冬花12克，百合30克。水煎服。

使用注意 大便溏泄者不宜用。

采收加工

12月或地冻前当花尚未出土时采挖，除去花梗及泥沙，阴干。本品不宜日晒，不可见雾、露、雨和雪，否则不易保持色泽鲜艳。

性味归经

辛、微苦，温。归肺经。

功效主治

润肺下气，止咳化痰。主治新久咳嗽，喘咳痰多，劳嗽咳血。

蒲黄

别名 蒲草、蒲棒、水蜡烛、毛蜡烛、蒲棒花粉。

来源 本品为香蒲科植物水浊香蒲*Typha angustifolia* L.、或同属植物的干燥花粉。

生境分布 生长于水池、沼泽、浅水中。全国大部分地区有产。分布于江苏、浙江、安徽、山东等地。

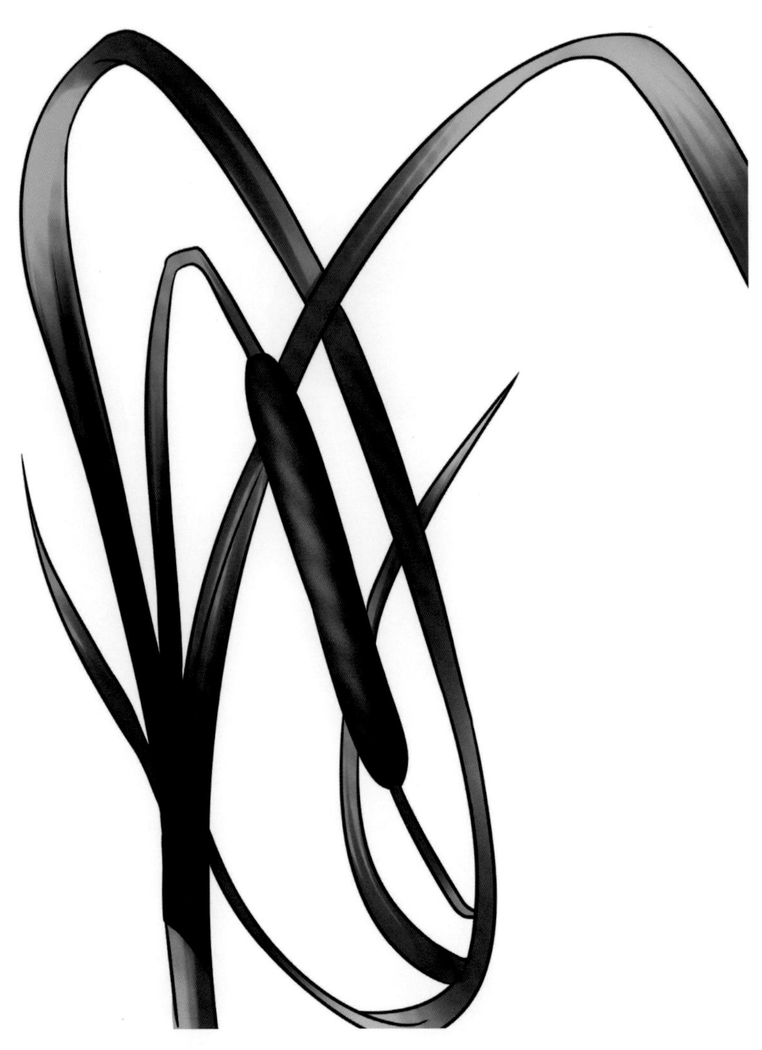

识别特征 多年沼泽生草本。根茎匍匐，有多数须根。叶扁平，线形，宽4～10毫米，质稍厚而柔，下部鞘状。穗状花序圆柱形，雌雄花序间有间隔1～15厘米；雄花序在上，长20～30厘米，雄花有早落的佛焰状苞片，花被鳞片状或茸毛状，雄蕊2～3。雌花序长10～30厘米，雌花小苞片较柱头短，匙形，花被茸毛状与小苞片等长，柱头线状圆柱形，小坚果无沟。花期6～7月，果期7～8月。

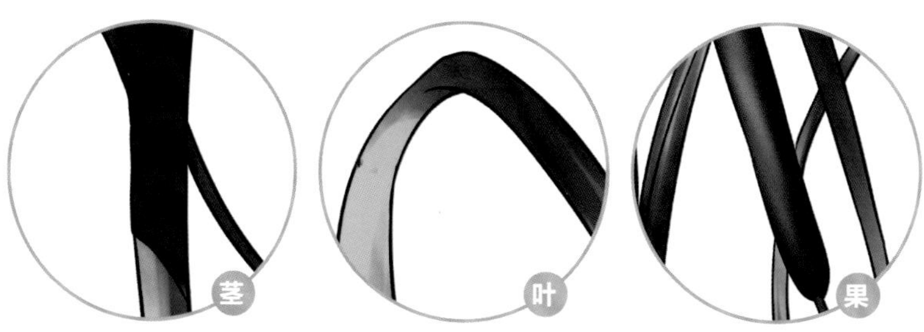

采收加工

夏季采收蒲棒上部黄色雄花序，晒干碾轧、筛出花粉。

性味归经

甘，平。归肝、心包经。

功效主治

止血，化瘀，通淋。主治吐血，衄血，咯血，崩漏，外伤出血，经闭痛经，胸腹刺痛，跌仆肿痛，血淋涩痛。

用量用法 5～10克，包煎。外用：适量，敷患处。

精选验方 ①产后血不下：蒲黄150克。水3000毫升，煎取1000毫升，顿服。②坠伤扑损、瘀血在内、烦闷者：蒲黄末适量。空腹温酒服15克。③阴蚀：蒲黄、桐皮、甘草各100克。凡三物，捣筛，粉疮上。④丈夫阴下湿痒：蒲黄适量。捣末敷之。

使用注意 孕妇忌服。

槐花

别名 豆槐、槐米、槐蕊、金药树、护房树。

来源 本品为豆科植物槐*Sophora japonica* L.的干燥花及花蕾。

生境分布 生长于向阳、疏松、肥沃、排水良好的环境。全国大部分地区均产。

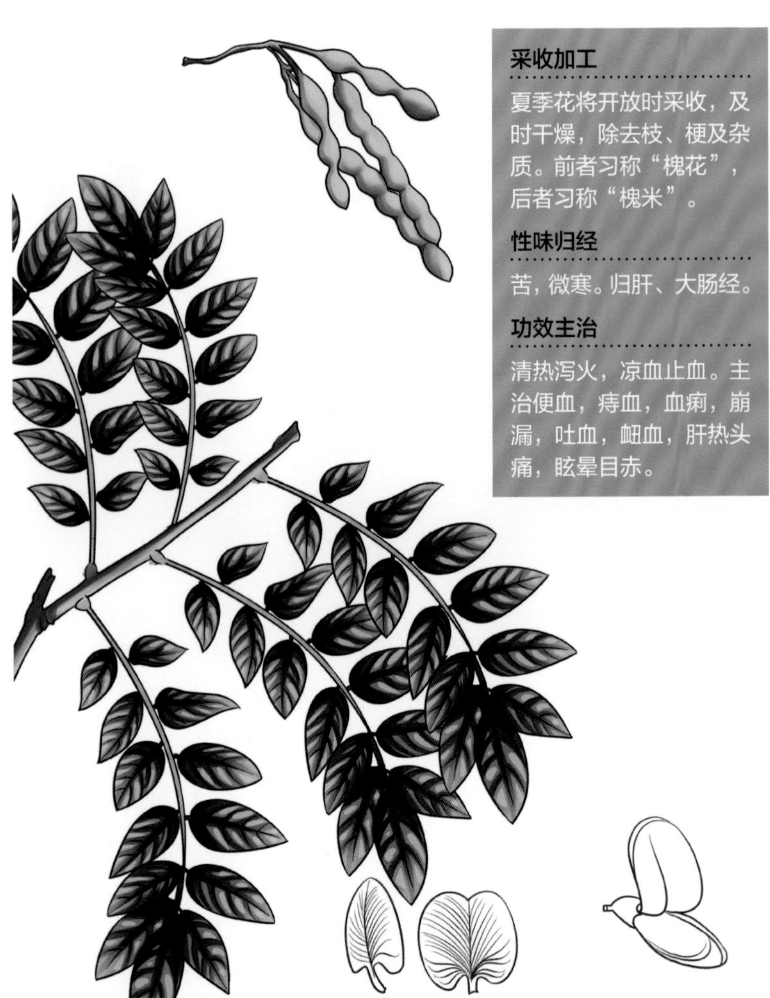

采收加工

夏季花将开放时采收，及时干燥，除去枝、梗及杂质。前者习称“槐花”，后者习称“槐米”。

性味归经

苦，微寒。归肝、大肠经。

功效主治

清热泻火，凉血止血。主治便血，痔血，血痢，崩漏，吐血，衄血，肝热头痛，眩晕目赤。

识别特征 落叶乔木，高8～20米。树皮灰棕色，具不规则纵裂，内皮鲜黄色，具臭味；嫩枝暗绿褐色，近光滑或有短细毛，皮孔明显。奇数线状复叶，互生，长15～25厘米，叶轴有毛，基部膨大；小叶7～15，柄长约2毫米，密生白色短柔毛；托叶镰刀状，早落；小叶片卵状长圆形，长2.5～7.5厘米，宽1.5～3厘米，先端渐尖具细突尖，基部宽楔形，全缘，上面绿色，微亮，背面伏生白色短毛。圆锥花序顶生，长15～30厘米；萼钟状，5浅裂；花冠蝶形，乳白色，旗瓣阔心形，有短爪，脉微紫，翼瓣和龙骨瓣均为长方形；雄蕊10，分离，不等长；子房筒状，有细长毛，花柱弯曲。荚果肉质，串珠状，长2.5～5厘米，黄绿色，无毛，不开裂，种子间极细缩。种子1～6颗，肾形，深棕色。花期7～8月，果期10～11月。

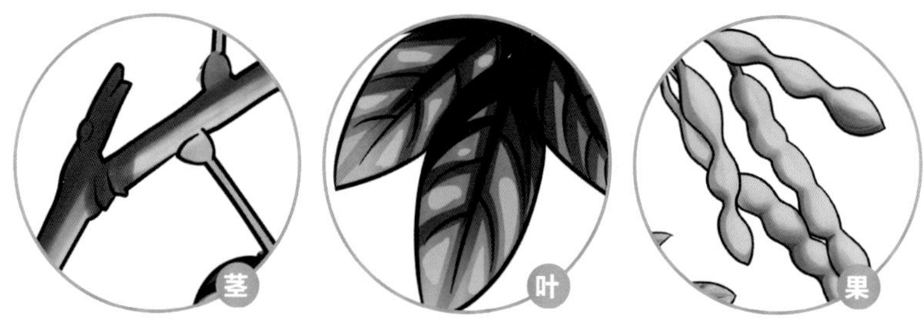

用量用法 5～10克。

精选验方 ①痔疮出血：槐花、侧柏叶、地榆各15克。水煎服。②脏毒、酒病、便血：槐花（一半炒，一半生）、山栀子（去皮，炒）各50克。研为末，新汲水调下10克，饭前服。③疔疮肿毒、一切痈疽发背，不问已成未成，但焮痛者皆治：槐花（微炒）、核桃仁各100克。无灰酒一钟，煎千余沸，趁热服下。④衄血不止：槐花、乌贼鱼骨各等份。半生半炒，为末，吹鼻。

使用注意 脾胃虚寒者慎用。

八角茴香

别名 大料、八角、舶茴香、八角香、八角大茴、舶上茴香。

来源 本品为木兰科植物八角茴香*Illicium verum* Hook. f.的干燥成熟果实。

生境分布 生长于气候温暖、潮湿、土壤疏松的山地，野生或栽培，栽培品种甚多。分布于福建、台湾、广西、广东、贵州、云南等地。

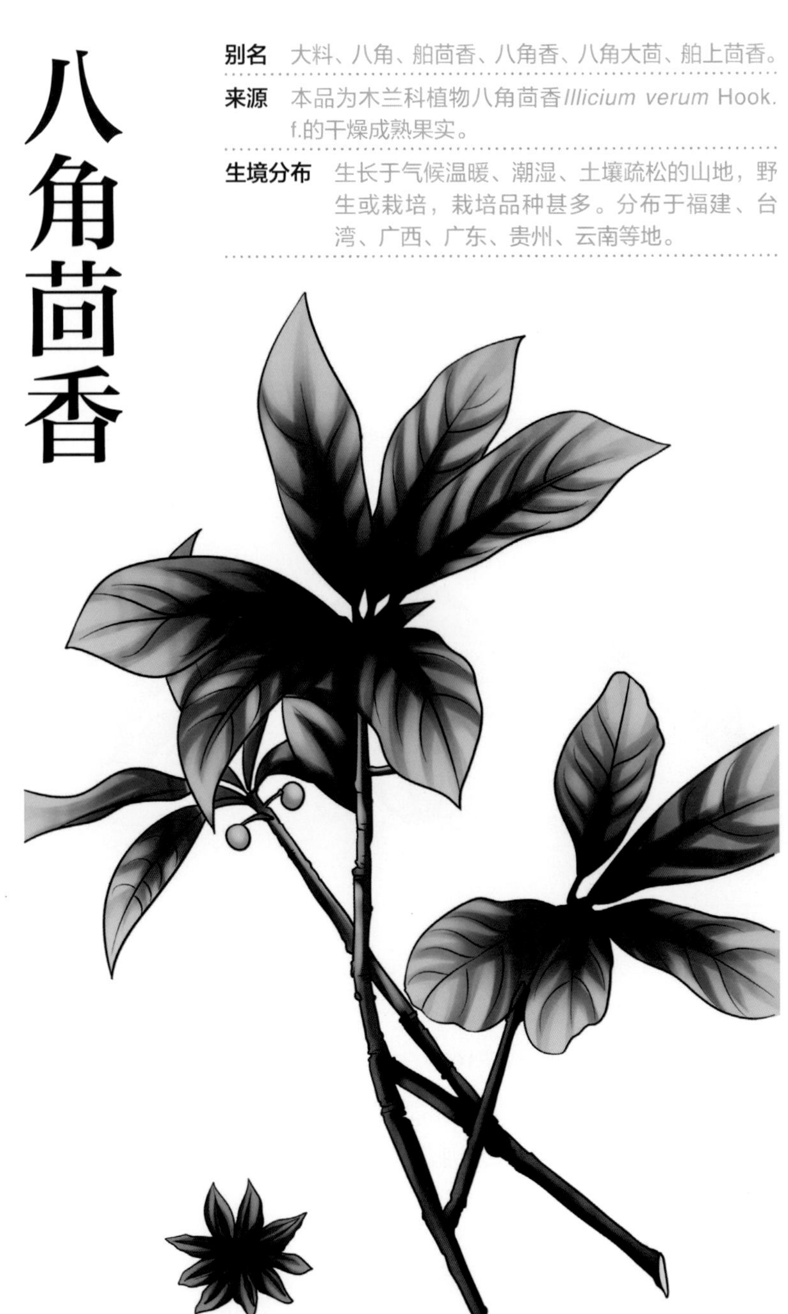

识别特征 常绿乔木，高达20米。树皮灰色至红褐色。叶互生或螺旋状排列，革质，椭圆形或椭圆状披针形，长6 ~ 12厘米，宽2 ~ 5厘米，上面深绿色，光亮无毛，有透明油点，下面淡绿色，被疏毛。花单生于叶腋，有花梗；萼片3，黄绿色；花瓣6 ~ 9，淡红至深红色；胚珠倒生。聚合果星芒状。花期春、秋季，果期秋季至翌年春季。

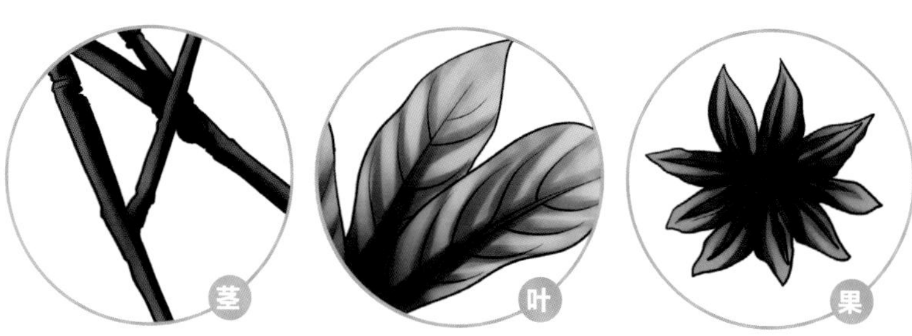

采收加工

秋、冬两季果实由绿变黄时采摘，置沸水中略烫后干燥或直接干燥。

性味归经

辛，温。归肝、肾、脾、胃经。

功效主治

温阳散寒，理气止痛。主治寒疝腹痛，脘腹冷痛，胃寒呕吐，肾虚腰痛。

用量用法 3 ~ 6克。

精选验方 ①小肠气坠：八角茴香、小茴香各9克，乳香少许。水煎服，取汗。②膀胱偏坠疝气：八角茴香、白牵牛（炒）各适量。研细末，空腹以酒冲服。③腰重刺胀：八角茴香适量。炒为末，饭前酒服6克。

使用注意 阴虚火旺者慎服。

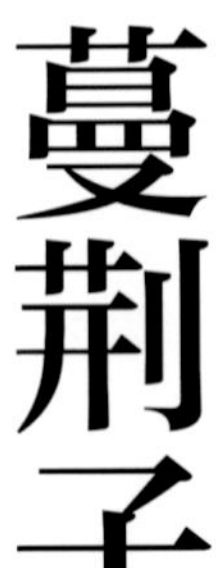

蔓荆子

别名　荆子、蔓荆实、白背杨、白布荆。

来源　本品为马鞭草科植物蔓荆*Vitex trifolia* L.的干燥成熟果实。

生境分布　生长于海边、河湖沙滩上。分布于山东、江西、浙江、福建等地。

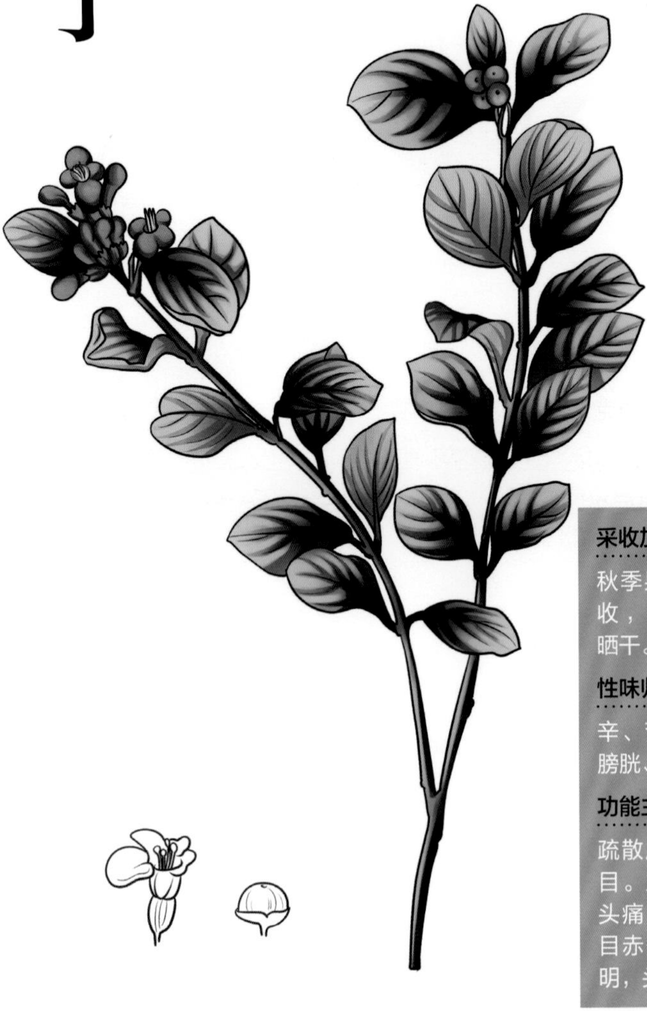

采收加工

秋季果实成熟时采收，除去杂质，晒干。

性味归经

辛、苦，微寒。归膀胱、肝、胃经。

功能主治

疏散风热，清利头目。主治风热感冒头痛，齿龈肿痛，目赤多泪，目暗不明，头晕目眩。

识别特征 落叶灌木或小乔木，高约3米，有香气。幼枝4方形，密生细柔毛，后渐变圆，毛渐脱落。叶通常为3小叶的复叶，在同一枝条的上部或下部有时为单叶；小叶无柄；小叶片倒卵形或倒披针形，中间小叶通常比侧生的长约1/3，叶柄长1～3厘米，密被细茸毛。聚伞花序多数，相对排列成顶生圆锥花序。花期7月，果期11月。

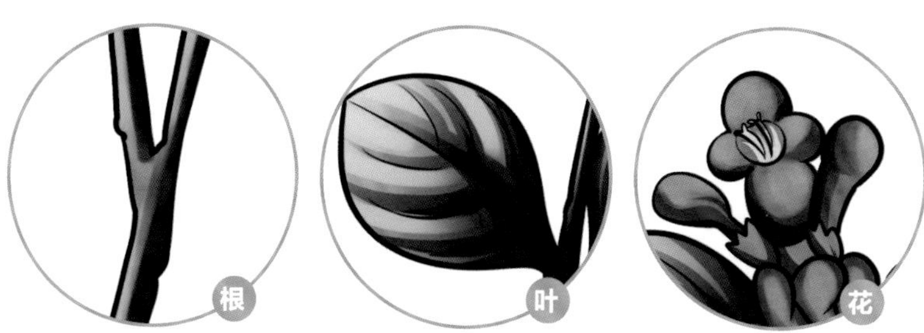

用量用法 5～10克。

精选验方 ①风寒侵目所致的肿痛出泪、涩胀羞明：蔓荆子15克，荆芥、白蒺藜各10克，柴胡、防风各5克，甘草2.5克。水煎服。②头屑：蔓荆子、桑白皮、细辛、旱莲草、侧柏叶、川芎各50克，菊花100克。水煎，去渣滓后洗发。③慢性鼻炎：蔓荆子15克，葱须20克，薄荷6克。加水煎，取汁即可，代茶饮用，每日1剂。④感冒头痛、风火牙痛：蔓荆子、防风、黄芩、白芷各10克，川芎6克。水煎服。⑤偏头痛：蔓荆子、荆芥穗、川芎、白芷各10克，细辛3克。水煎服。

使用注意 青光眼患者禁服。

山茱萸

别名 药枣、枣皮、萸肉、山萸肉、蜀酸枣、天木籽、山芋肉、实枣儿。

来源 本品为山茱萸科植物山茱萸*Cornus officinalis* Sieb. et Zucc.的干燥成熟果肉。

生境分布 生长于山沟、溪旁或较湿润的山坡。分布于浙江、安徽、河南、陕西等地。

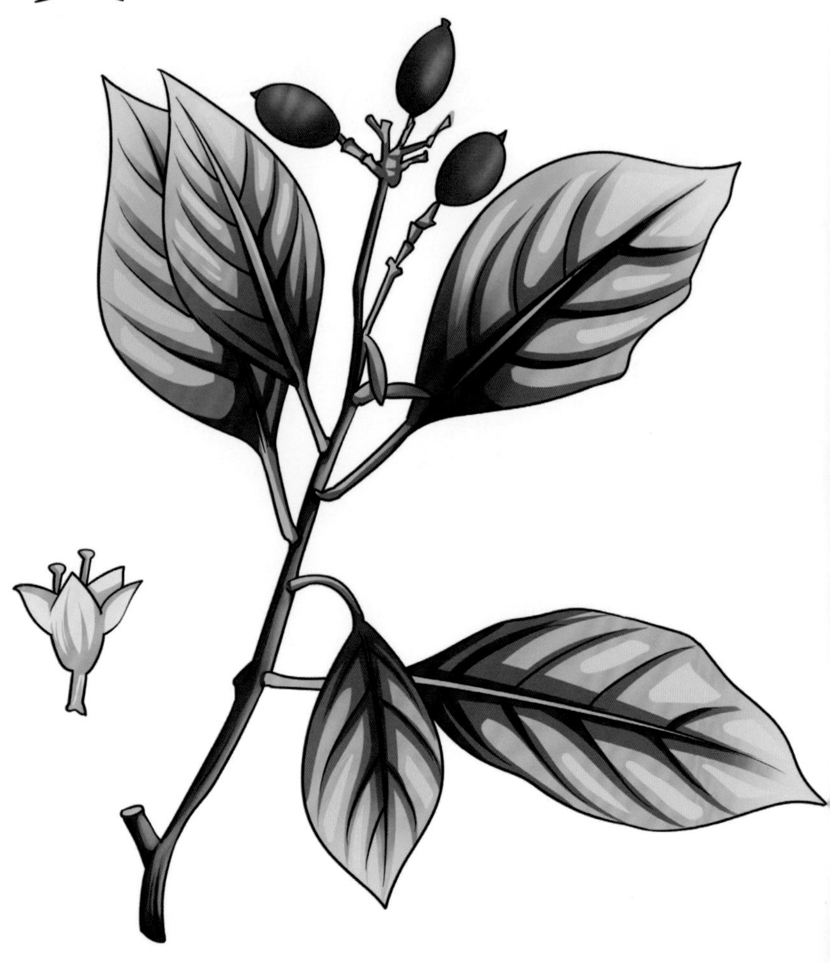

识别特征 落叶小乔木，高达10米，树皮灰褐老枝黑褐色，嫩枝绿色。单叶对生，卵形至椭圆形，稀卵状披针形，长5～7厘米，全缘，脉腋间有黄褐色毛丛，侧脉5～8对，弧形平行排列。伞形花序腋生，具卵状苞片4，花先叶开放，黄色。核果长椭圆形，成熟时红色或紫红色。花期3月，果期8～10月。

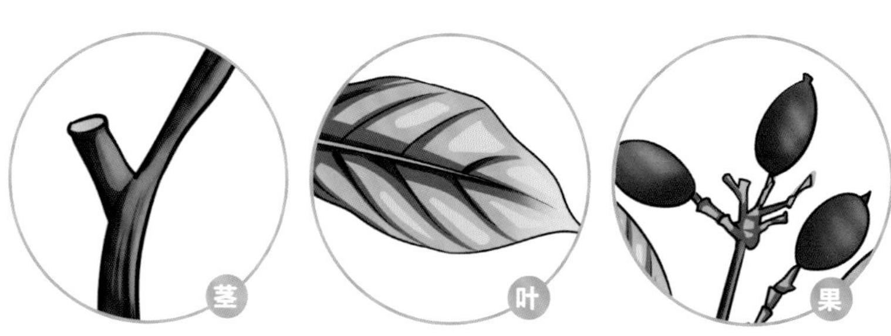

用量用法 6～12克。

精选验方 ①自汗、盗汗：山茱萸、黄芪、防风各9克。水煎服。②大汗不止、四肢发冷、脉搏微弱、体虚欲脱：山茱萸50～100克。水煎服。③肩周炎：山茱萸35克。水煎分2次服，每日1剂；待病情好转后，剂量减为10～15克，煎汤或代茶泡服。④遗尿：山茱萸、茯苓、覆盆子各10克，附子3克，熟地黄12克。水煎服。⑤阳痿：山茱萸、巴戟天各15克，菟丝子、熟地黄各30克。水煎取药汁，每日1剂，分次服用。⑥自汗：山茱萸、党参各25克，五味子15克。水煎服。

使用注意 本品酸涩收敛，实邪、湿热证不宜用。

采收加工

秋末冬初果实成熟变红后采摘，用文火焙烘或置沸水中略烫后，及时除去果核，干燥。

性味归经

酸、涩，微温。归肝、肾经。

功效主治

补益肝肾，收涩固脱。主治眩晕耳鸣，腰膝酸痛，阳痿遗精，遗尿尿频，崩漏带下，大汗虚脱，内热消渴。

山楂

别名 山梨、山查、鼠楂、羊梂、茅楂、赤爪实、赤爪子、棠梂子。

来源 本品为蔷薇科落叶小乔木山里红*Crataegus pinnatifida* Bge.var.major N.E.Br.的干燥成熟果实。

生境分布 生长于山谷或山地灌木丛中。全国大部分地区均产。

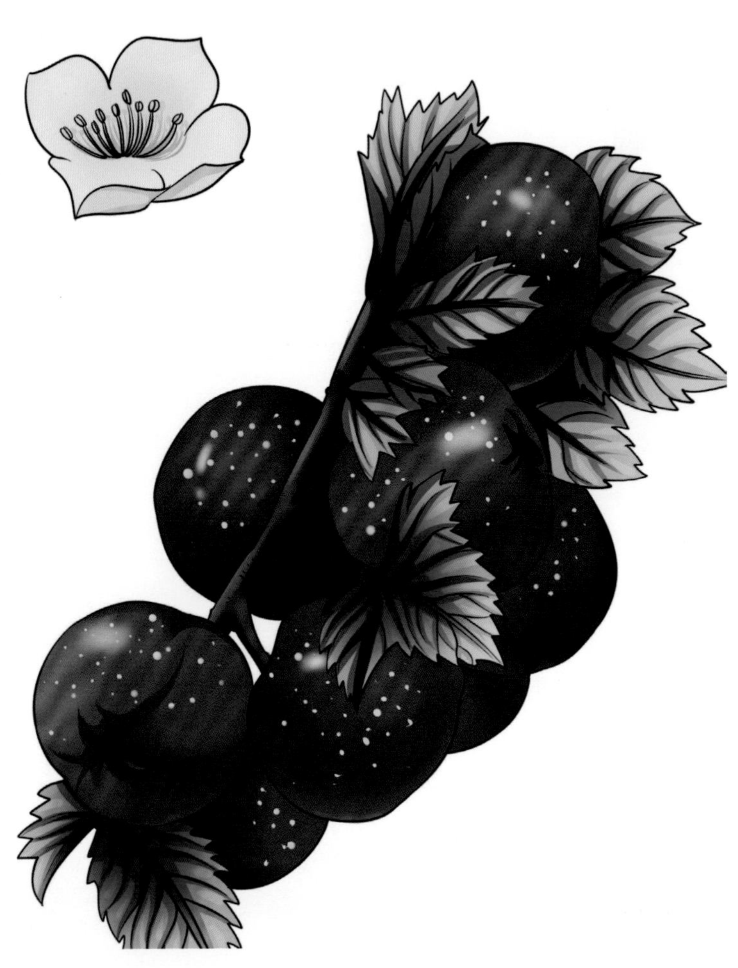

识别特征 落叶乔木，高达6米。枝刺长1～2厘米，或无刺。单叶互生；叶柄长2～6厘米；叶片阔卵形或三角卵形稀菱状卵形，有2～4对羽状裂片，先端渐尖，基部宽楔形，上面有光泽，下面沿叶脉被短柔毛，边缘有不规则重锯齿。伞房花序；萼筒钟状，5齿裂；花冠白色，花瓣5，倒卵形或近圆形；雄蕊约20，花药粉红色；雌蕊1，子房下位，5室，花柱5。梨果近球形，深红色，有黄白色小斑点，萼片脱落很迟，先端留下一圆形深洼；小核3～5，向外的一面稍具棱，向内面侧面平滑。花期5～6月，果期8～10月。

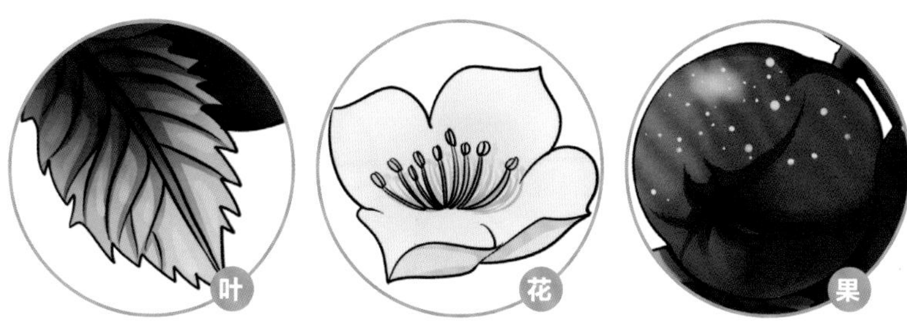

用量用法 9～12克。

精选验方 ①伤食腹胀、消化不良：炒山楂、炒麦芽、炒莱菔子、陈皮各15克。水煎服。②细菌性痢疾：山楂、红糖各50克，红茶15克。水煎服。③一切食积：山楂200克，白术200克，神曲100克。上为末，蒸饼丸梧桐子大，白汤下70丸。

使用注意 对胃酸过多、胃溃疡患者慎用；脾胃虚弱无积滞者慎用。

采收加工

秋季果实成熟后采收，切片，干燥。

性味归经

酸、甘，微温。归脾、胃、肝经。

功效主治

消食健胃，行气散瘀，化浊降脂。主治肉食积滞，胃脘胀满，泻痢腹痛，瘀血经闭，产后瘀阻，心腹刺痛，胸痹心痛，疝气疼痛，高脂血症。焦山楂消食导滞作用增强。

川楝子

别名 楝实、楝子、仁枣、金铃子、苦楝子、石茱萸、川楝实、川楝树子。

来源 本品为楝科植物川楝*Melia toosendan* Sieb.et Zucc.的干燥成熟果实。

生境分布 生长于丘陵、田边；有栽培。我国南方各地均产，以四川产者为佳。

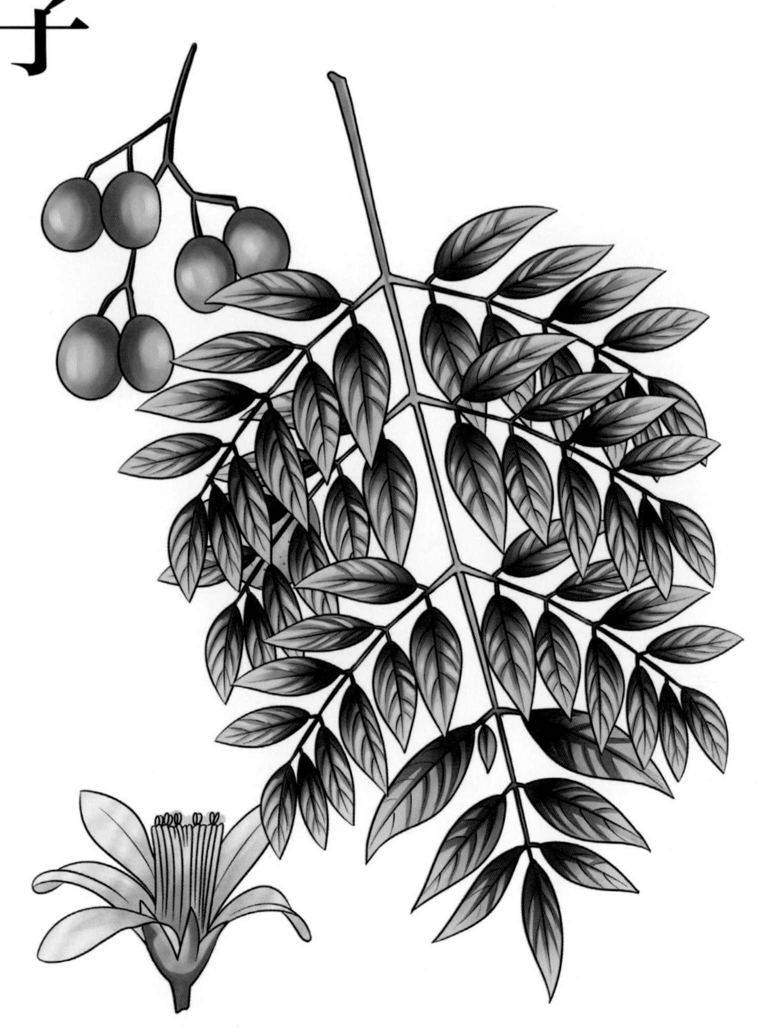

识别特征 落叶乔木，高可达10余米。树皮灰褐色，有纵沟纹，幼嫩部分密被星状鳞片。叶互生，2～3回单数羽状复叶，小叶3～11片，长卵圆形，长4～7厘米，宽2～3.5厘米，先端渐尖，基部圆形，两侧常不对称，全缘或部分具稀疏锯齿。紫色花，腋生圆锥状排列的聚伞花序，花直径6～8毫米，萼片5～6；花瓣5～6；雄蕊为花瓣的2倍，花丝连合成一管；子房瓶状。核果大，椭圆形或近圆形，长约3厘米，黄色或栗棕色，有光泽，核坚硬木质，有棱，6～8室。种子3～5粒。花期夏季。

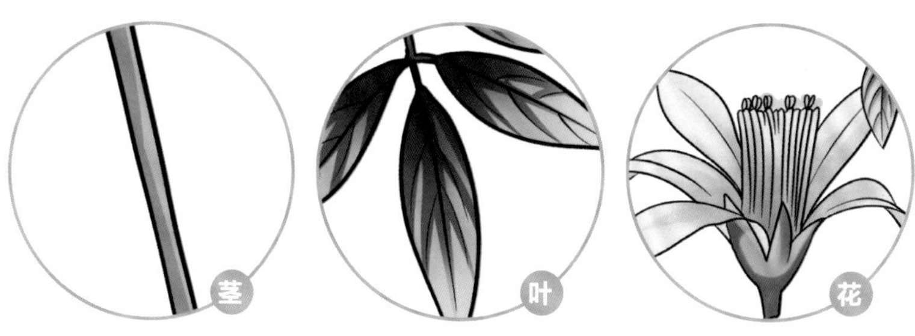

用量用法 5～10克。外用：适量，研末调涂。

精选验方 ①慢性胃炎：川楝子、白芍、柴胡、枳实、木香、延胡索各10克，大血藤15克，甘草5克。水煎2次，每日1剂，早、晚分服。②头癣：川楝子30克。研成粉，与70克凡士林（或熟猪油）混匀，每日擦患处，早、晚各1次；搽药前，应用盐水将患处洗净，有脓或痂者应清除。

使用注意 本品有毒，不宜过量或持续服用。脾胃虚寒者慎用。

采收加工

冬季果实成熟时采收，除去杂质，干燥。

性味归经

苦，寒；有小毒。归肝、小肠、膀胱经。

功效主治

疏肝泄热，行气止痛，杀虫。主治肝郁化火，胸胁、脘腹胀痛，疝气疼痛，虫积腹痛。

女贞子

别名 爆格蚤、冬青子。

来源 本品为木犀科植物女贞*Ligustrum lucidum* Ait.的干燥成熟果实。

生境分布 生长于湿润、背风、向阳的地方，尤适合深厚、肥沃、腐殖质含量高的土壤中。我国各地均有栽培。

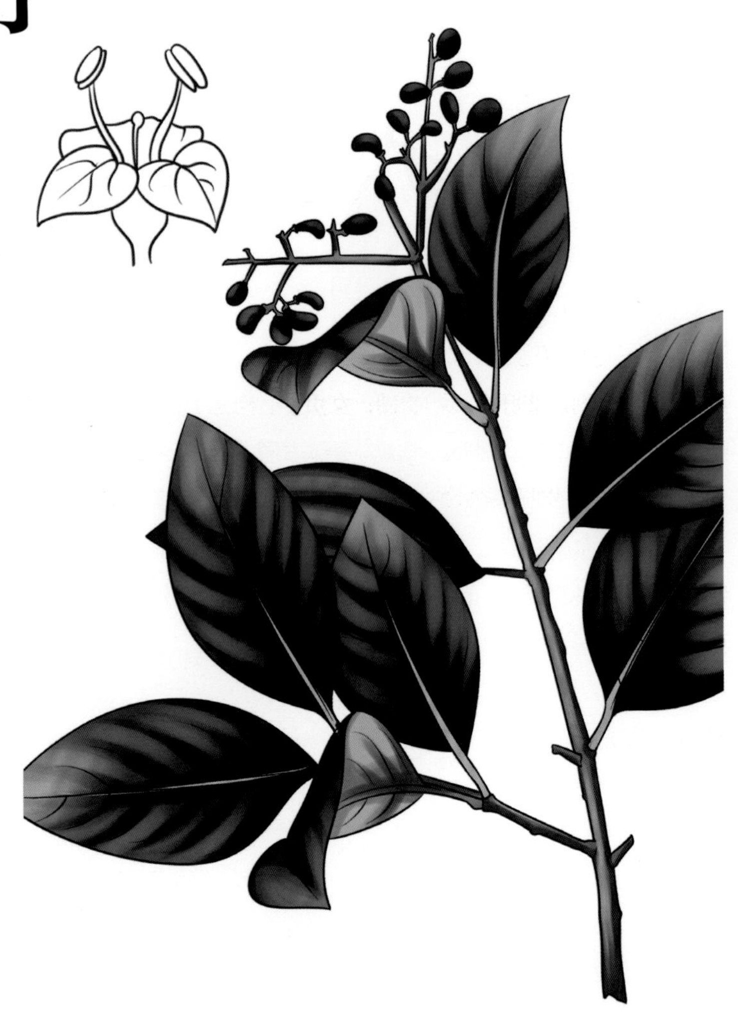

识别特征 常绿乔木，树皮光滑不裂。叶对生，叶片卵圆形或长卵状披针形，全缘，无毛，革质，背面密被细小的透明腺点。圆锥花序顶生，花白色，花萼钟状，花冠裂片长方形，子房上位，花柱细长。浆果状核果，成熟时蓝黑色，内有种子1～2枚。花期5～7月，果期7月至翌年5月。

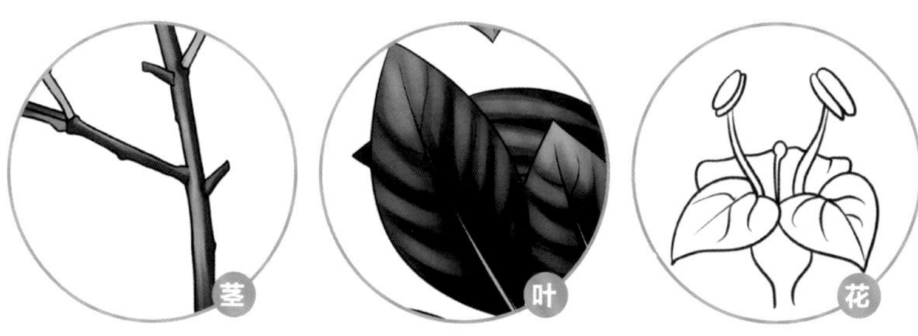

用量用法 6～12克。

精选验方 ①肾虚腰酸：女贞子9克，墨旱莲、桑椹、枸杞子各12克。水煎服，每日1剂。②肝虚视物模糊：女贞子、枸杞子、生地黄、菊花、刺蒺藜各10克。水煎服，每日1剂。③身体虚弱、腰膝酸软：女贞子15克，旱莲草、桑椹、枸杞子各20克。水煎服。④神经衰弱：女贞子、桑椹、旱莲草各25克。水煎服。⑤慢性气管炎：女贞树皮100克，或枝叶150克（鲜品加倍）。水煎，加糖适量，分3次服，10日为1个疗程，连服2个疗程。⑥先兆流产：女贞子、川续断、桑寄生各20克。水煎服。

使用注意 脾胃虚寒泄泻及阳虚者忌服。

采收加工

冬季果实成熟时采收，除去枝叶，稍蒸或置沸水中略烫后，干燥；或直接干燥。

性味归经

甘、苦，凉。归肝、肾经。

功效主治

滋补肝肾，明目乌发。主治肝肾阴虚，头晕目眩，耳鸣耳聋，腰膝酸软，须发早白，目暗不明，内热消渴，骨蒸潮热。

小叶莲

别名 铜筷子、桃耳七、鸡素苔、奥勒莫色罗玛琼瓦（藏名）。

来源 本品系藏族习用药材。为小檗科植物桃儿七 *Sinopodophyllum hexandrum*（*Royle*）Ying的干燥成熟果实。

生境分布 生长于山坡、林下等阴湿处。分布长江流域各省。

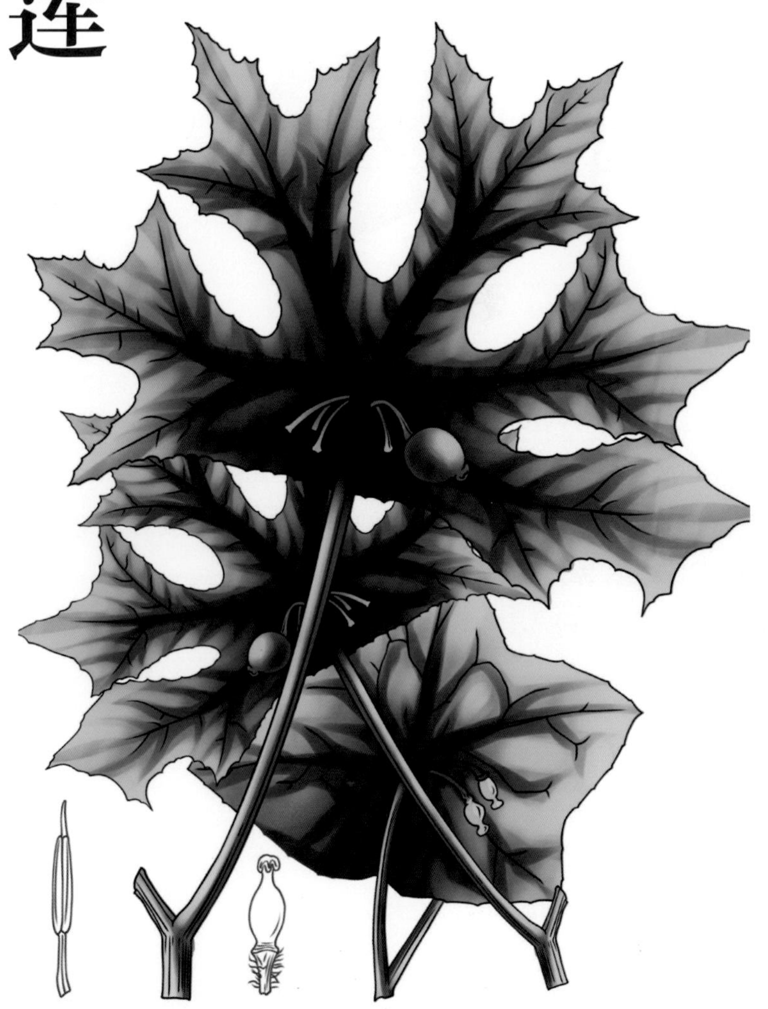

识别特征 多年生草本。根茎横卧，棕褐色，木质化，具粗壮的须状根。茎直立，高30 ~ 50厘米。茎生叶1，有时2，分别着生于茎的近顶处和茎的中部；叶片盾状，圆形，直径达30 ~ 40厘米，5 ~ 9裂，裂片卵状矩圆形，长5 ~ 8厘米，宽5 ~ 7厘米，先端锐尖，下面疏生柔毛或无毛，边缘有针刺状细齿；叶柄长10 ~ 15厘米。伞形花序，花8 ~ 10，生于茎顶一叶的叶柄基部，下垂；萼片6，椭圆形，外面有疏长毛；花瓣6，2轮，长2厘米，深红色；雄蕊6，花丝开张，花药内向：子房上位，1室，柱头大，盾状。浆果椭圆形或卵形。种子多数。花期初夏。

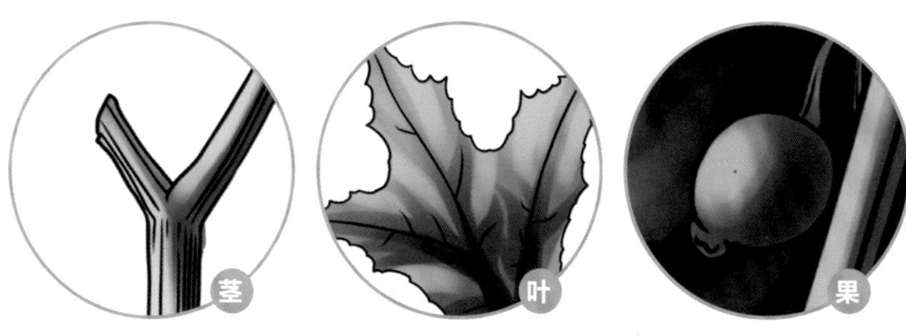

采收加工

秋季果实成熟时采摘，除去杂质，干燥。

性味归经

甘，平；有小毒。

功效主治

调经活血。主治血瘀经闭，难产，死胎及胎盘不下。

用量用法 3 ~ 9克，多入丸、散服。

精选验方 ①子死腹中（胞破不生）：小叶莲量不拘多少。研为末，每服5克，加酒1碗，煎至八成，每次服下，死胎即出。②发寒发热、身上长疮：小叶莲适量。泡于苦酒中，捣取汁，每服1000毫升，每日2次。

使用注意 凡病属阳、阳盛热极及烦惑、失魂妄见者不可用。孕妇忌服。

小茴香

别名 茴香、谷茴、土茴香、香丝菜、野茴香、谷茴香、大茴香。

来源 本品为伞形科植物茴香*Foeniculum vulgare* Mill.的干燥成熟果实。

生境分布 全国各地均有栽培。我国南北各地均有栽培。

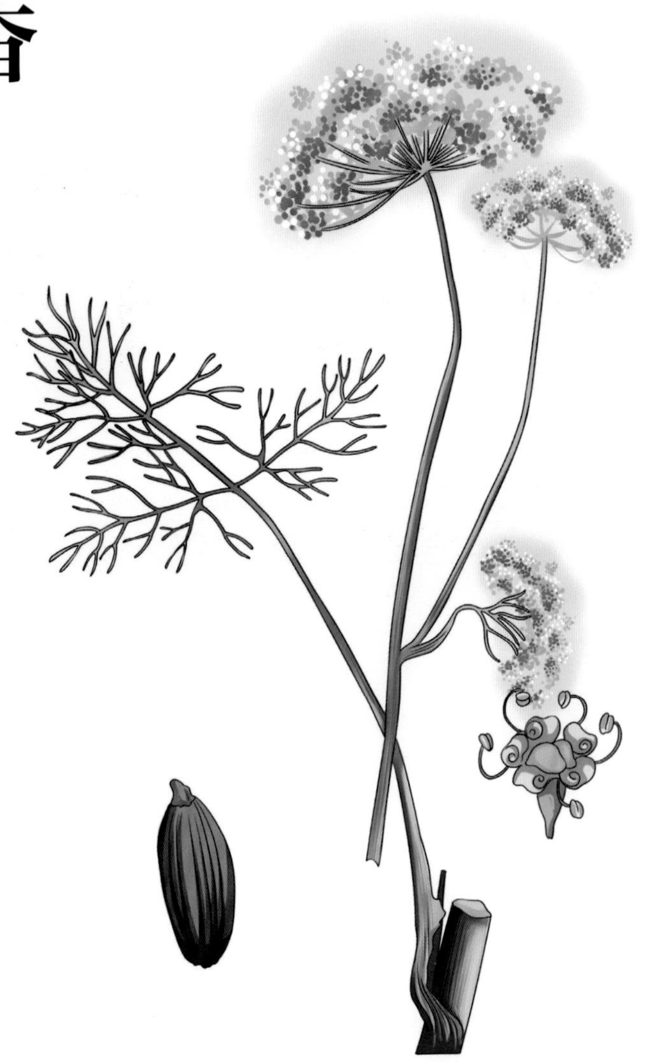

识别特征 多年生草本，高1～2米，全株有香气。茎直立，有纵棱。叶互生，3～4回羽状全裂，裂片丝状线形；叶柄基部鞘状抱茎。复伞形态序顶生；花小、黄色。双悬果，每分果有5纵棱。分果容易分离，背面有5条略相等的果棱，腹面稍平；横切面略呈五角形。花期6～7月，果期10月。

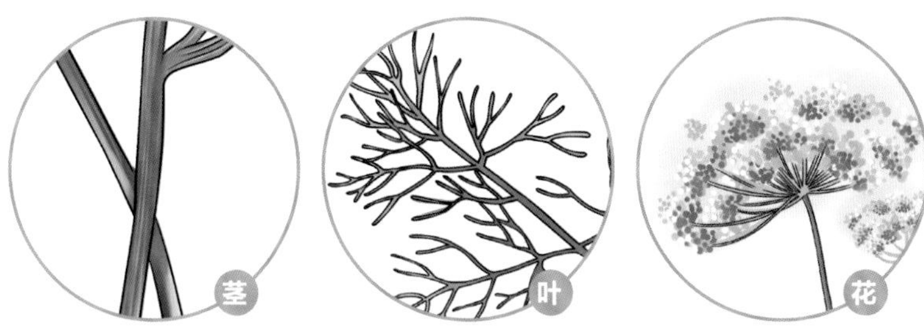

用量用法 3～6克。

精选验方 ①闪挫腰痛：小茴香适量。为末，酒服3～5克。②嵌闭性小肠疝：小茴香10～15克（小儿酌减）。开水冲汤趁热顿服，如15～30分钟后不见效，同量再服1次；或成人3～6克（小儿酌减），开水冲汤服，间隔10分钟后，同量再服1次，服后仰卧40分钟，下肢并拢膝关节半屈曲。②疝气痛：小茴香根15克，小茴香果实、吴茱萸各3克，臭牡丹花和根、通花根各9克。水煎服。

使用注意 阴虚火旺者慎服。

采收加工

秋季果实初熟时采割植株，晒干，打下果实，除去杂质。

性味归经

辛，温。归肝、肾、脾、胃经。

功效主治

散寒止痛，理气和胃。主治寒疝腹痛，睾丸偏坠，少腹冷痛，脘腹胀痛，痛经，食少吐泻。

马兜铃

别名 兜铃、马铃果。

来源 本品为马兜铃科植物马兜铃*Aristolochia debilis* Sieb. et Zucc.的干燥成熟果实。

生境分布 生长于郊野林缘、路边、灌木丛。分布于黑龙江、吉林、河北等地。

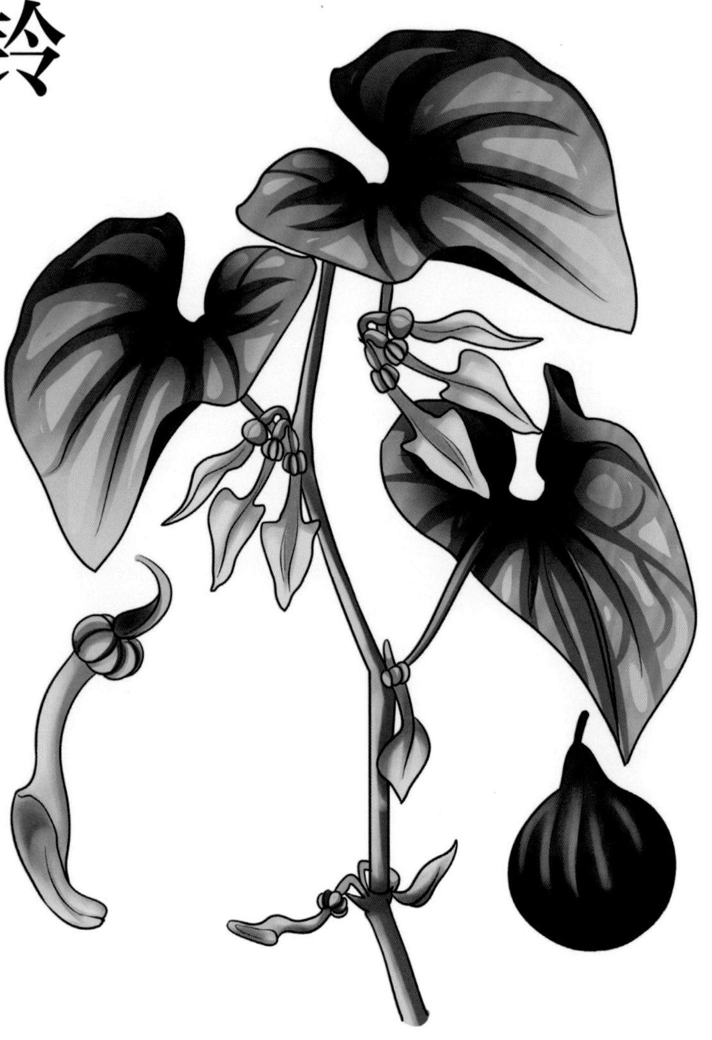

识别特征 多年生缠绕草本，长达1米余，全株无毛。根细长，圆柱形，外皮黄褐色，有香气，断面有油点。茎有棱，缠绕成团，捻揉有特殊臭气。叶互生，柄细长，叶片三角状心形，长3～10厘米，长宽近相等，先端钝或钝尖，基部深心形，全缘，主直脉5～7条，下面灰绿色。叶腋簇生数朵绿紫色花；花被喇叭状，长2～3.5厘米，花被管基部膨大成球形，中部为管状，上端逐渐扩大向一侧平展成一先端具长尖尾的花被片（侧片）；雄蕊6，贴生于肉质花柱体周围；子房下位，6室。蒴果近圆形或宽倒卵形，长3～7厘米，直径2～4厘米，果梗下垂，成熟时果沿室间开裂为6瓣，果梗亦裂成6条丝状。种子多数，扁平三角形，周围有宽翅。花期5～7月，果期8～10月。

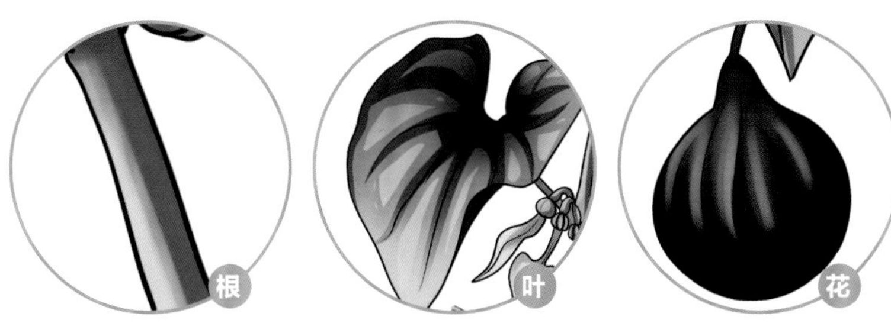

用量用法 3～9克。

精选验方 ①肺热咳嗽：马兜铃、桑白皮、杏仁、甘草各10克。水煎服。②百日咳：马兜铃、百部各10克，大蒜3头。放碗内加水适量，蒸后取汁、去渣服。

使用注意 本品含马兜铃酸，可引起肾脏损害等不良反应；儿童及老人慎用；孕妇、婴幼儿及肾功能不全者禁用。

采收加工

秋季果实由绿变黄时采收，干燥。

性味归经

苦，微寒。归肺、大肠经。

功效主治

清肺降气，止咳平喘，清肠消痔。主治肺热喘咳，痰中带血，肠热泻痢，痔血，痔疮肿痛。

木瓜

别名 木梨、木李、楂、木瓜花、木瓜海棠、光皮木瓜。

来源 本品为蔷薇科植物贴梗海棠*Chaenomeles speciosa*（*Sweet*）Nakai的干燥近成熟果实。

生境分布 生长于山坡地、田边地角、房前屋后。主产于山东、河南、陕西、安徽、江苏、湖北、四川、浙江、江西、广东、广西等地。

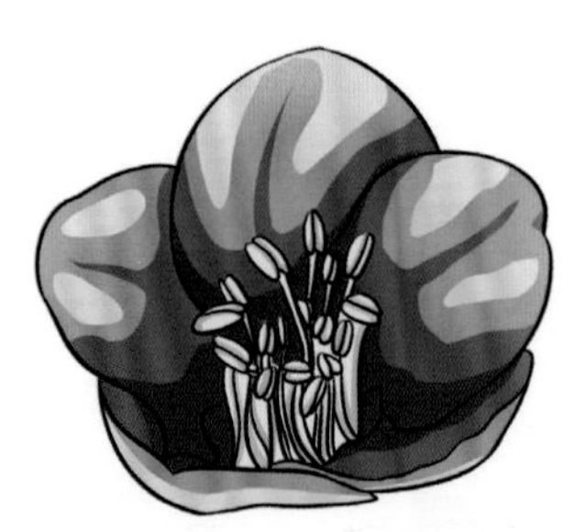

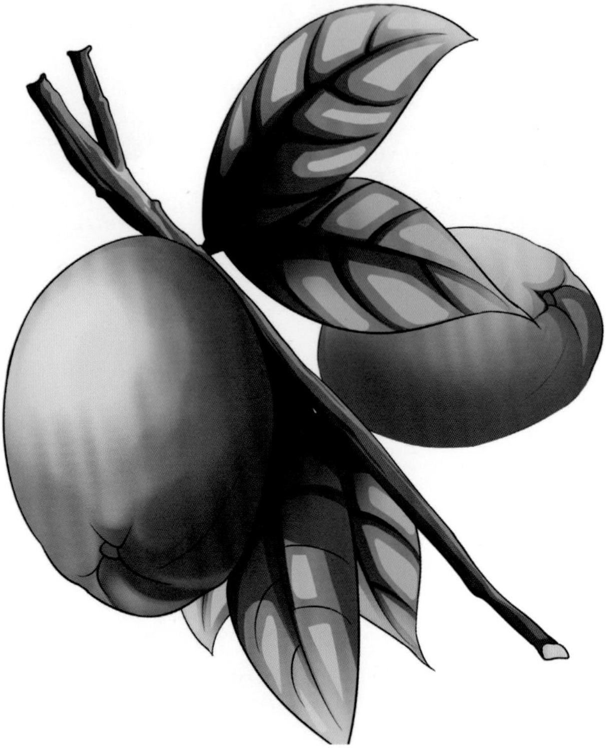

识别特征 落叶灌木，高达2米，小枝无毛，有刺。叶片卵形至椭圆形，边缘有尖锐重锯齿；托叶大，肾形或半圆形，有重锯齿。花3～5朵簇生于两年生枝上，先叶开放，绯红色，稀淡红色或白色；萼筒钟状，基部合生，无毛。梨果球形或长圆形，木质，黄色或带黄绿色，干后果皮皱缩。花期4月，果期9～10月。

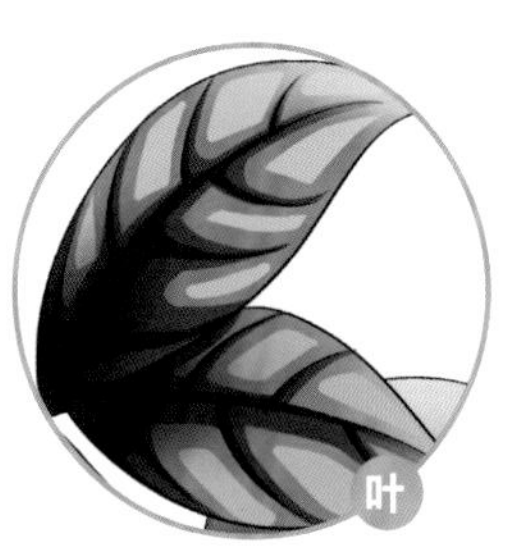

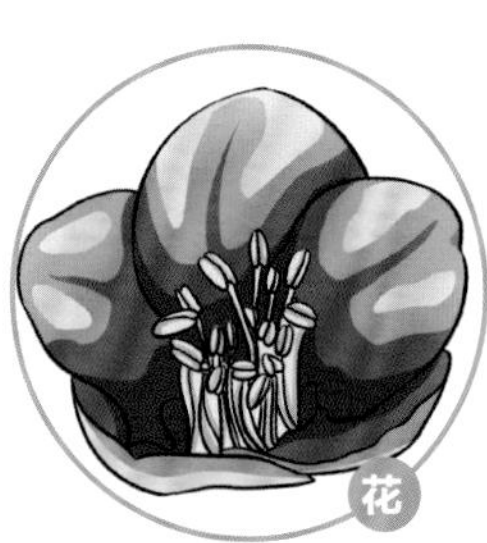

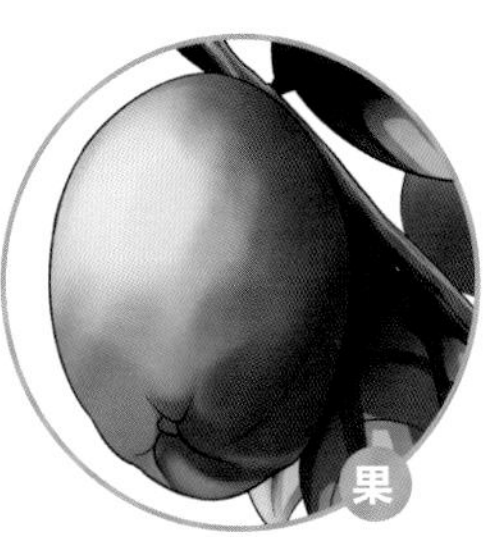

采收加工

夏、秋两季果实绿黄时采摘，置沸水中烫至外皮灰白色，对半纵剖，晒干。

性味归经

酸，温。归肝、脾经。

功效主治

舒筋活络，和胃化湿。主治湿痹拘挛，腰膝酸软，关节酸重疼痛，暑湿吐泻，转筋挛痛，脚气水肿。

用量用法 6～9克。

精选验方 ①消化不良：木瓜10克，木香3克，麦谷芽15克。水煎服。②风湿性关节炎：木瓜、老鹳草、豨莶草各15克。水煎服。③脚气：干木瓜1个，明矾50克。水煎，乘热熏洗。④荨麻疹：木瓜18克。水煎，分作2次服，每日1剂。⑤银屑病：木瓜片100克，生姜2克，蜂蜜300毫升。加水适量煮沸，改小火再煮10分钟，吃瓜喝汤。

使用注意 本品味酸收敛，凡表证未解，痢疾初期，或胃酸过多者不宜用。

五味子

别名 玄及、会及、五味、华中五味子。

来源 本品为木兰科植物五味子*Schisandra chinensis*（*Turcz.*）Baill.的干燥成熟果实。

生境分布 生长于半阴阴湿的山沟、灌木丛中。北五味子为传统使用的正品。分布于东北、内蒙古、河北、山西等地。南五味子多产于长江流域以南及西南地区。

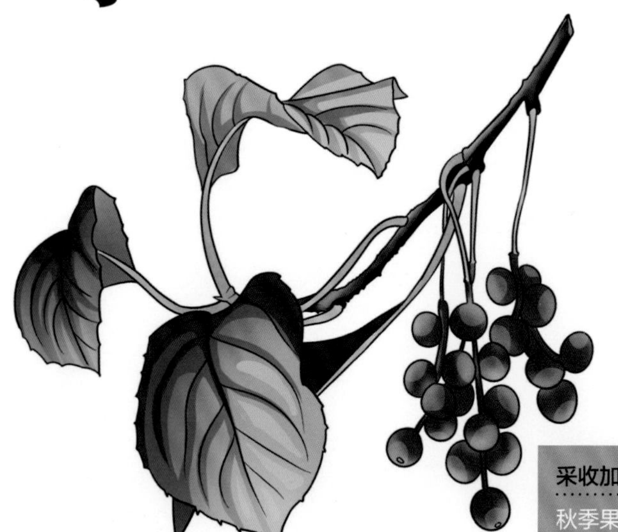

采收加工

秋季果实成熟时采摘，晒干或蒸后晒干，除去果梗和杂质。

性味归经

酸、甘，温。归肺、心、肾经。

功效主治

收敛固涩，益气生津，补肾宁心。主治久嗽虚喘，久泻不止，梦遗滑精，遗尿尿频，自汗盗汗，津伤口渴，内热消渴，胸中烦热，心悸失眠。

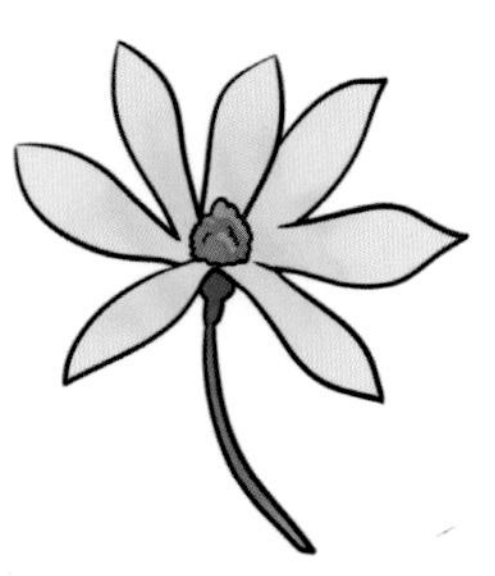

识别特征 落叶木质藤本，长达8米。茎皮灰褐色，皮孔明显，小枝褐色，稍具棱角。叶互生，柄细长；叶片薄而带膜质；卵形、阔倒卵形以至阔椭圆形，长5～11厘米，宽3～7厘米，先端尖，基部楔形、阔楔形至圆形，边缘有小齿牙，上面绿色，下面淡黄色，有芳香。花单性，雌雄异株；雄花具长梗，花被6～9，椭圆形，雄蕊5，基部合生；雌花花被6～9，雌蕊多数，螺旋状排列在花托上，子房倒梨形，无花柱，受粉后花托逐渐延长呈穗状。浆果球形，直径5～7毫米，成熟时呈深红色，内含种子1～2枚。花期5～7月，果期8～9月。

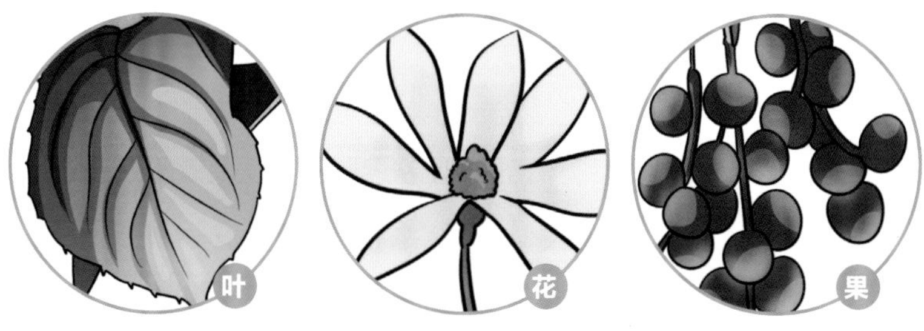

用量用法 2～6克。

精选验方 ①肾虚遗精、滑精、虚羸少气：五味子250克。加水适量煎熬取汁，浓缩成稀膏，再加适量蜂蜜，小火煎沸待冷备用，每次1～2匙，空腹时以沸水冲服。②失眠：五味子6克，丹参15克，远志3克。水煎服，午休及晚上睡前各服1次。③耳源性眩晕：五味子、当归、山药、枣仁各10克，桂圆肉15克。水煎2次，取汁40毫升，分为早、晚2次服。④神经衰弱：五味子15～25克。水煎服；或五味子50克，300毫升白酒浸泡7日，每次饮酒1盅。

使用注意 本品酸涩收敛，凡新病、实邪者不宜用。

牛蒡子

别名 恶实、鼠粘子、毛然子、黍粘子、黑风子、大力子、毛锥子。

来源 本品为菊科植物牛蒡*Arctium lappa* L.的干燥成熟果实。

生境分布 生长于沟谷林边、荒山草地中；有栽培。全国各地均产，主产区为河北、吉林、辽宁、黑龙江、浙江，其中尤以东北三省产量为大。

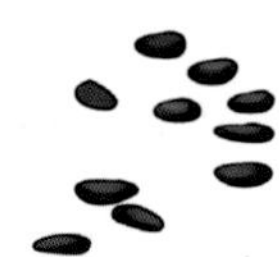

采收加工

秋季果实成熟时采收果序，晒干，打下果实，除去杂质，再晒干。

性味归经

辛、苦，寒。归肺、胃经。

功效主治

疏散风热，宣肺透疹，解毒利咽。主治风热咳嗽，咽喉肿痛，麻疹，风疹，痄腮，丹毒，痈肿疮毒。

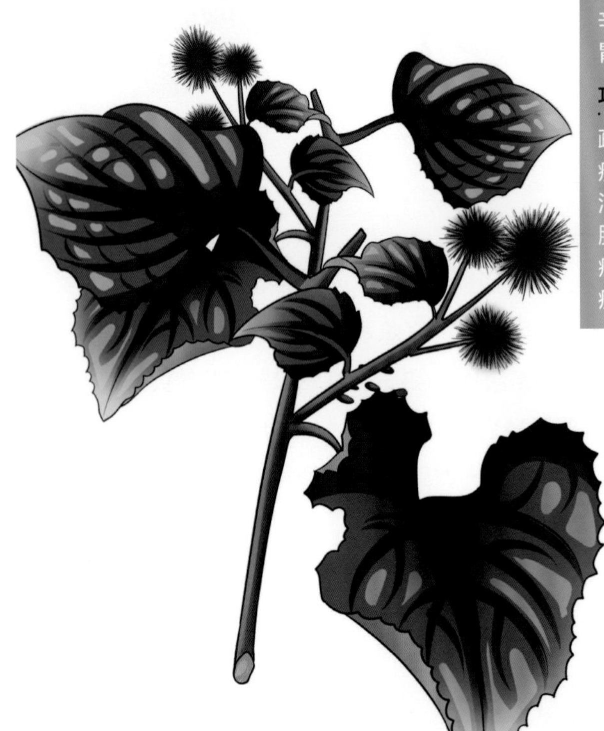

识别特征 两年生大形草本，高1～2米，上部多分枝，带紫褐色，有纵条棱。根粗壮，肉质，圆锥形。基生叶大形，丛生，有长柄。茎生叶互生，有柄，叶片广卵形或心形，长30～50厘米，宽20～40厘米，边缘微波状或有细齿，基部心形，下面密布白色短柔毛。茎上部的叶逐渐变小。头状花序簇生于茎顶或排列成伞房状，花序梗长3～7厘米，表面有浅沟，密生细毛；总苞球形，苞片多数，覆瓦状排列，披针形或线状披针形，先端延长成尖状，末端钩曲。花小，淡红色或红紫色，全为管状花，两性，聚药雄蕊5；子房下位，顶端圆盘状，着生短刚毛状冠毛，花柱细长，柱头2裂。瘦果长圆形，具纵棱，灰褐色，冠毛短刺状，淡黄棕色。花期6～7月，果期7～8月。

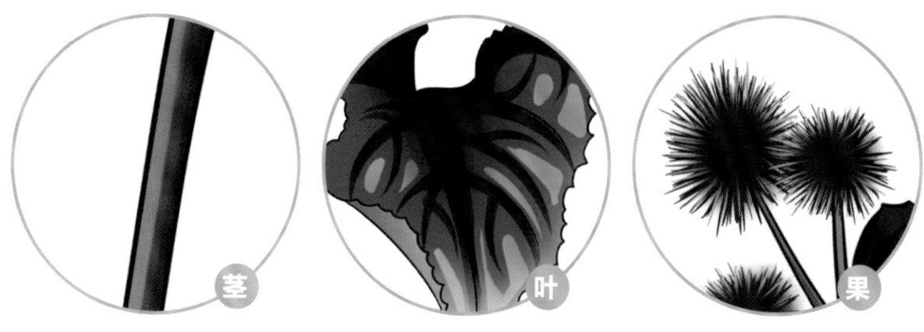

用量用法 6～12克。

精选验方 ①痰厥头痛：牛蒡子（微炒）、旋覆花各50克。上药捣细罗为散，不计时候，腊面茶清调下5克。②喉痹：牛蒡子3克，马蔺子4克。上二味捣为散，空腹暖水送服1克，渐加至1.5克。③风热闭塞咽喉、遍身浮肿：牛蒡子100克。半生半熟，杵为末，热酒调下5克。④风龋牙痛：牛蒡子（炒）适量。煎水含漱。⑤瘖疹不透：牛蒡子（研细）25克。柽柳煎汤，调下立透。⑥皮肤风热、遍身生瘾疹：牛蒡子、浮萍各适量。等量薄荷汤调服，每次5克，每日2次。⑦风肿斑毒作痒：牛蒡子、玄参、僵蚕、薄荷各25克。为末，每服15克，白汤调服。

使用注意 本品性寒滑肠、便溏者慎用。

毛诃子

别名 帕如拉。

来源 本品系藏族习用药材。为使君子科植物毗黎勒 *Terminalia bellirica*（*Gaertn.*）Roxb.的干燥成熟果实。

生境分布 生长于海拔540～1350米向阳山坡和树林中。产于云南南部。越南、老挝、泰国、柬埔寨、缅甸、印度、马来西亚、印度尼西亚亦有分布。

采收加工

冬季果实成熟时采收，除净杂质、晒干。

性味归经

甘、涩，平。

功效主治

清热解毒，收敛养血，调和诸药。主治各种热证，泻痢，黄水病，肝胆病，病后虚弱。

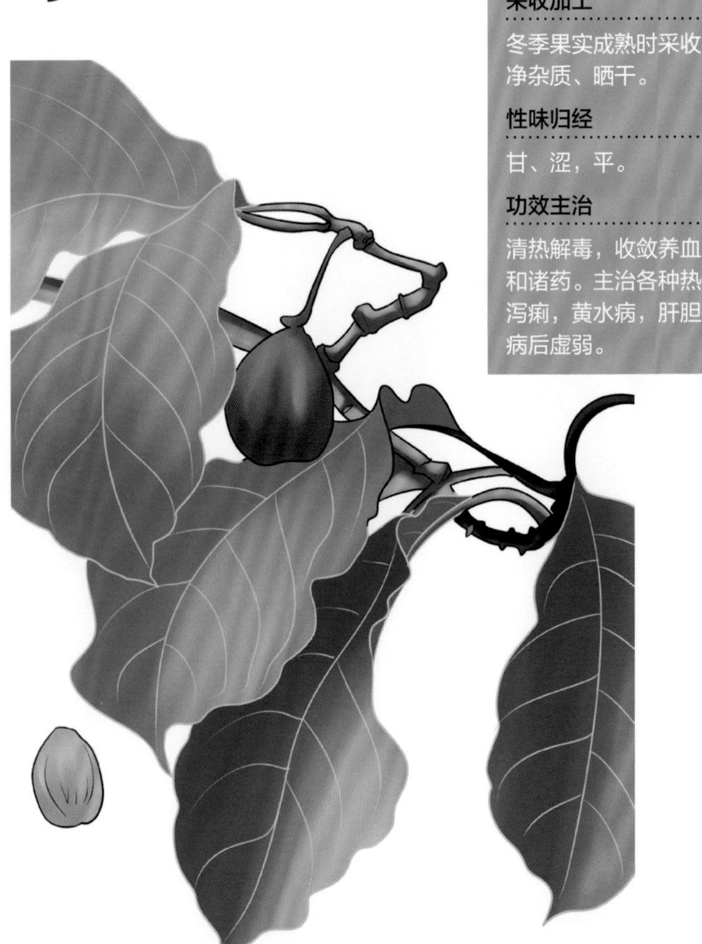

识别特征 落叶乔木，高18～35米，胸径60～90厘米；枝灰色，具纵纹及明显的螺旋状上升的叶痕，小枝、幼叶及叶柄基部常具锈色茸毛，叶螺旋状聚生枝顶，叶片阔卵形或倒卵形，纸质，长18～26厘米，宽6～12厘米，全缘，边缘微波状，先端钝或短尖，基部渐狭或钝圆，两面无毛，疏生白色细瘤点，具光泽，侧脉5～8对，背面网脉密集，瘤点较少，叶柄长3～9厘米，无毛，常于中上部有2腺体。穗状花序腋生，在茎上部常聚成伞房状，长5～12厘米，密被红褐色的丝状毛，上部为雄花，基部为两性花；花5数，淡黄色，长4～5毫米，无柄；萼管杯状，5裂，裂片三角形，长约3毫米，被茸毛；花瓣缺；雄蕊10，生于被毛的花盘外；花盘仅出现在两性花上，10裂，被红褐色髯毛；子房上位，1室，花柱棒状，长5毫米，下部粗壮，被疏生的长茸毛。假核果卵形，密被锈色茸毛，长2～3厘米，径2～2.5厘米，具明显的5棱，种子1粒。花期3～4月，果期5～7月。

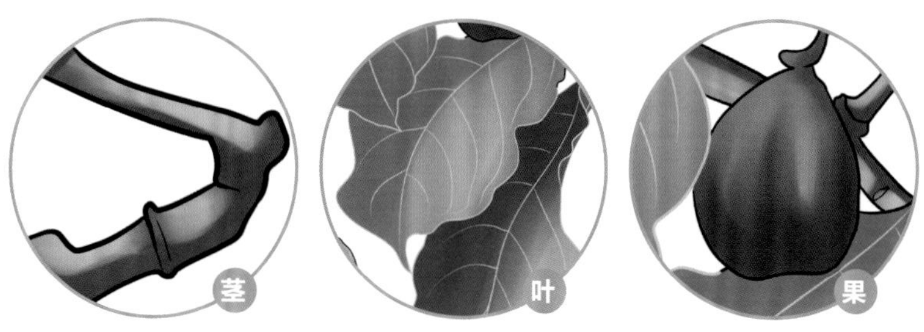

用量用法 3～9克，多入丸、散服。

精选验方 ①自然毒、配制毒等各种中毒症：毛诃子、牛黄、麝香、蒲桃、西红花、朱砂各适量。加工制成丸剂，口服，每次1丸，每日1次，研碎服。②感冒初起、咳嗽头痛、关节酸痛：毛诃子（去核）、土木香、野姜各20克，土木香膏30克，悬钩子茎（去皮、心）90克，木藤蓼（去皮）50克，诃子（去核）36克，余甘子40克，块根糙苏60克。以上原料，除土木香膏外，其余各药粉碎成粗粉，过筛，混匀，用土木香膏与水制丸，干燥，水煎服，趁热服汤，每次1～2丸，每日3次。

使用注意 无。

乌梅

别名 梅实、春梅、熏梅、桔梅肉。

来源 本品为蔷薇科落叶乔木植物梅*Prunus mume*（*Sieb.*）Sieb.et Zucc.的干燥近成熟果实。

生境分布 喜温暖湿润气候，需阳光充足，花期温度对产量影响极大，全国各地均有栽培。主产浙江、福建、云南等地。

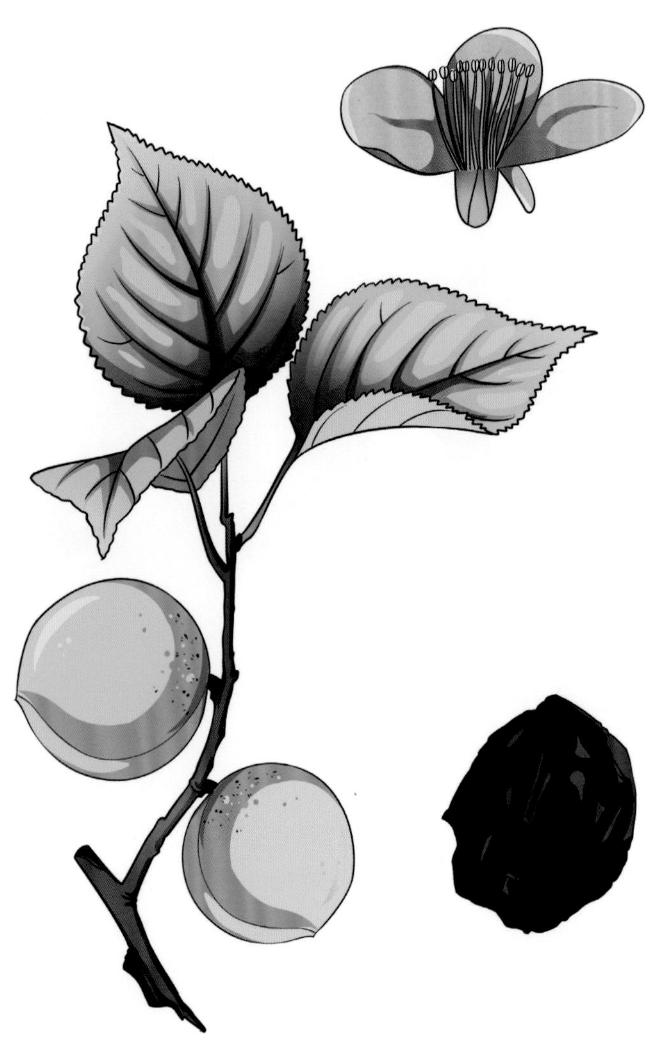

识别特征 落叶小乔木，高可达10米。树皮淡灰色或淡绿色，多分枝。单叶互生；有叶柄，通常有腺体；嫩枝上叶柄基部有线形托叶2片，托叶边缘具不整齐细锐锯齿；叶片卵形至长圆状卵形，长4～9厘米，宽2.4～4厘米，先端长尾尖，基部阔楔形，边缘具细锐锯齿，沿脉背有黄褐色毛。花单生或2朵簇生，白色或粉红色，芳香，通常先叶开放，有短梗；苞片鳞片状，褐色；萼筒钟状，裂片5，基部与花托合生；花瓣单瓣或重瓣，通常5片，阔倒卵形，雄蕊多数，生于花托边缘；雌蕊1，子房密被毛，花柱细长，弯曲。核果球形，一侧有浅槽，被毛，绿色，熟时黄色，核硬，有槽纹。花期1～2月，果期5月。

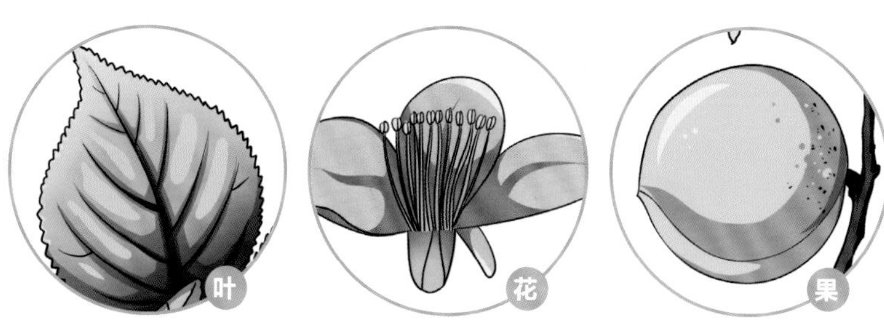

用量用法 6～12克。

精选验方 ①久咳不已：乌梅肉（微炒）、罂粟壳（去筋膜，蜜炒）各适量。研为末，每服6克，睡时蜜汤调下。②大便下血不止：乌梅90克（烧存性）。研为末，用好醋打米糊丸如梧桐子大，每服70丸，空心米饮下。③便痢脓血：乌梅30克。去核，烧为末，每服6克，米饮下。④痢兼渴：麦门冬90克（去心），乌梅2枚。水煎服。

使用注意 表邪、实热积滞者不宜用。

采收加工

夏季果实近成熟时采收，低温烘干后闷至色变黑。

性味归经

酸、涩，平。归肝、脾、肺、大肠经。

功效主治

敛肺，涩肠，生津，安蛔。主治肺虚久咳，久疟久泻，痢疾，便血，尿血，虚热消渴，蛔厥呕吐腹痛。

巴豆

别名　巴果、巴米、刚子、江子、老阳子、双眼龙、猛子仁。

来源　本品为大戟科植物巴豆*Croton tiglium* L.的干燥成熟果实。

生境分布　多为栽培植物；野生于山谷、溪边、旷野，有时也见于密林中。主产于四川、广西、云南、贵州等地。

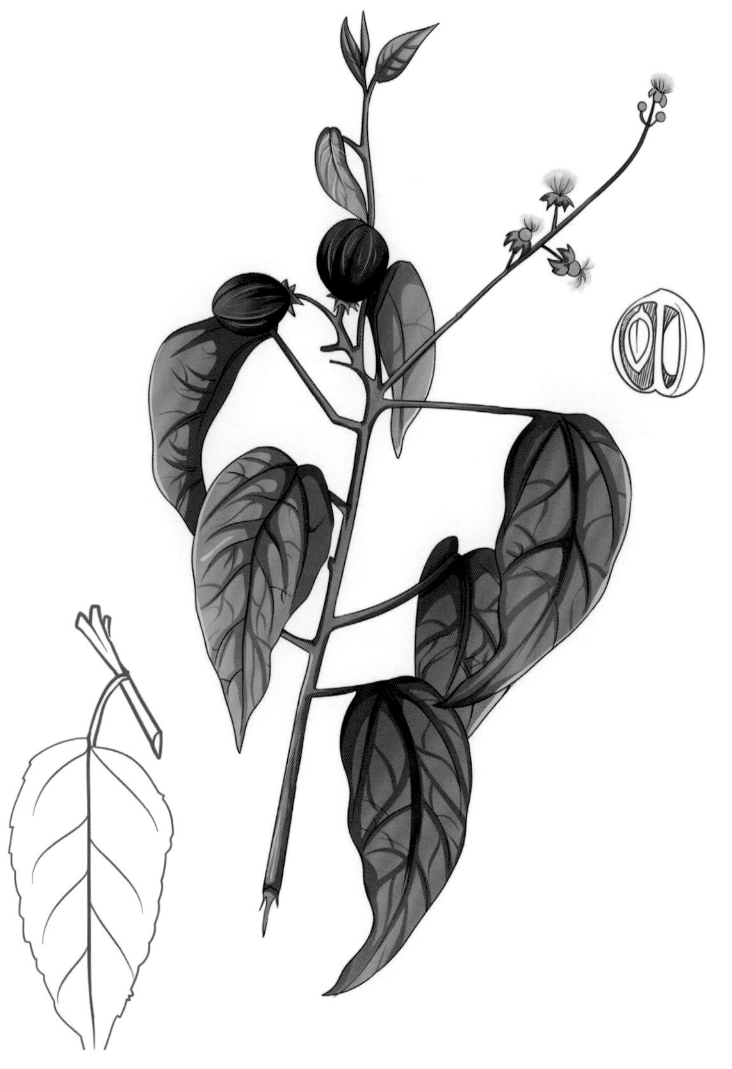

识别特征 常绿小乔木。幼枝绿色，被稀疏星状柔毛或几无毛；二年生枝灰绿色，有不明显黄色细纵裂纹。叶互生，卵形至矩圆状卵形，顶端渐尖，两面被稀疏的星状毛，近叶柄处有2腺体。花单性，雌雄同株；总状花序顶生，上部着生雄花，下部着生雌花，亦有全为雄花者；花梗细而短，有星状毛。蒴果类圆形，3室，每室内含1粒种子，果实呈卵圆形或类圆形，表面黄白色，有6条凹陷的纵棱线。去掉果壳有3室，每室有1枚种子。花期3～5月，果期6～7月。

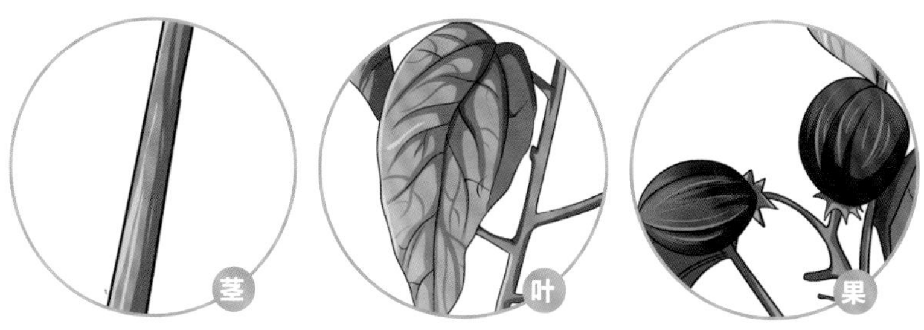

采收加工

秋季果实成熟时采收，堆置2～3天，摊开，干燥。

性味归经

辛，热；有大毒。归胃、大肠经。

功效主治

外用蚀疮。主治恶疮疥癣，疣痣。

用量用法 外用：适量，研末涂患处，或捣烂以纱布包擦患处。

精选验方 ①神经性皮炎：巴豆去壳30克，雄黄0.3克。磨碎后用3～4层纱布包裹，每日擦患处3～4次，每次1～2分钟，直至痒感消失，皮损消退为止。②食停肠胃、腹胀气急：巴豆100克，大黄、干姜各200克。共研细粉，炼蜜为丸，约黄豆大小，每次服3～4丸。③疮毒：巴豆（去壳）适量。炒焦，研膏，涂抹患处。

使用注意 孕妇禁用；不宜与牵牛子同用。生品不作内服。

水飞蓟

别名 奶蓟、水飞雉、老鼠勒。

来源 本品为菊科植物水飞蓟 *Silybum marianum*（*L.*）Gaertn.的干燥成熟果实。

生境分布 生长于荒原、荒滩地、盐碱地、山地等地。江苏、陕西、北京等地有引种栽培。

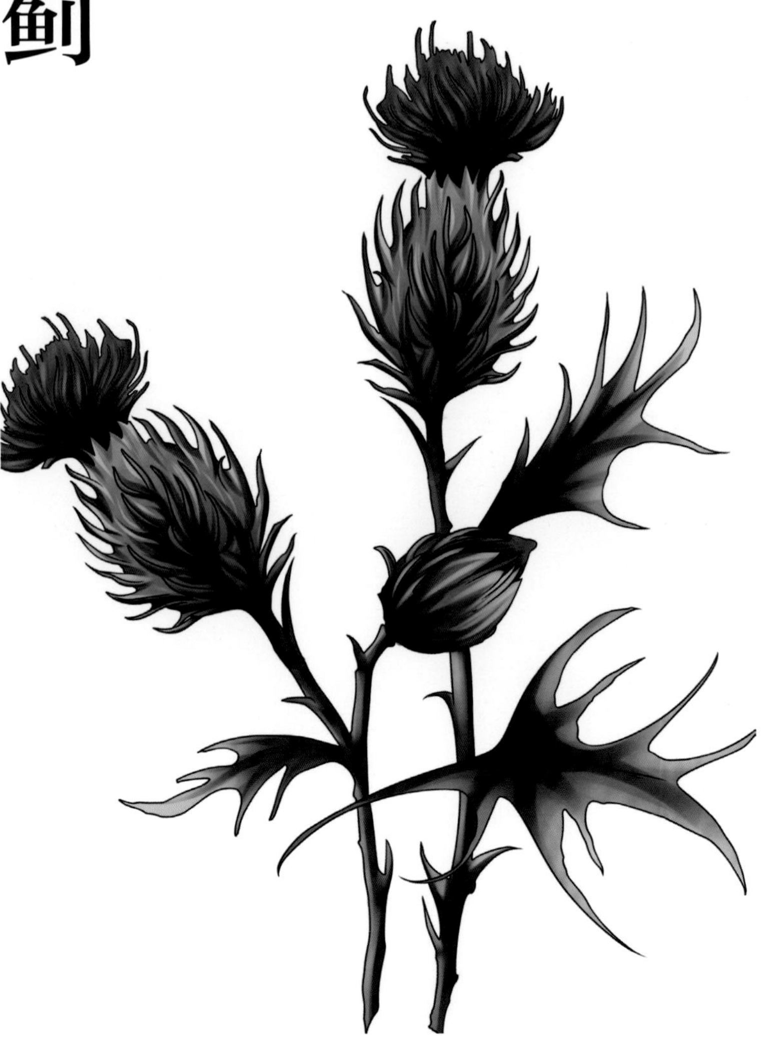

识别特征 一年生或两年生草本。茎直立，高30～200厘米，多分枝，光滑或被蛛丝状毛，有纵棱槽。叶互生，基部叶常平铺地面，呈莲座状，长椭圆状披针形，深或浅羽状分裂，缘齿有尖刺，长40～80厘米，宽10～30厘米，表面亮绿色，有乳白色斑纹，基部抱茎；中部、上部叶片渐小，上部叶披针形。头状花序直径3～6厘米，单生枝顶，总苞宽球形，总苞片革质，顶端有长刺；管状花紫红色、淡红色或少有白色。瘦果长椭圆形，暗褐色或黑色。有纵条纹及白色斑纹；冠毛多数，白色，不等长，基部合生成环。花期5～6月，果期6～7月。

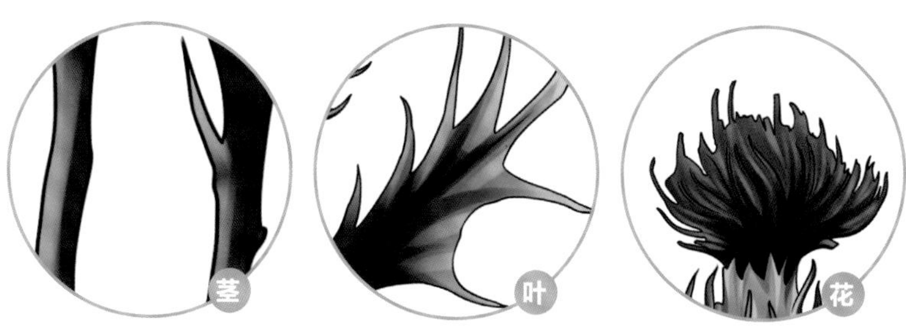

采收加工

秋季果实成熟时采收果序，晒干，打下果实，除去杂质，晒干。

性味归经

苦，凉。归肝、胆经。

功效主治

清热解毒，疏肝利胆。主治肝胆湿热，胁痛，黄疸。

用量用法 供配制成药用。

精选验方 丹毒、痈肿：水飞蓟全草适量。捣烂外敷。

使用注意 无。

水红花子

别名 河蓼子、水荭子、川蓼子、荭草实、水红子。

来源 本品为蓼科植物荭蓼*Polygonum orientale* L.的干燥成熟果实。

生境分布 生长于路旁和水边湿地。除西藏自治区外，分布几遍全国。

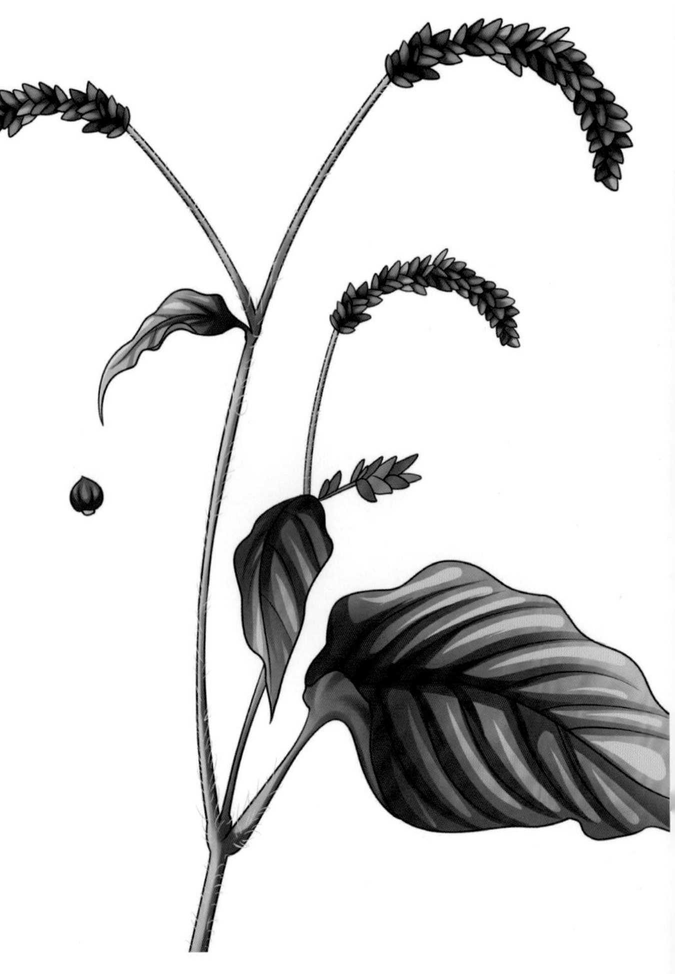

识别特征 一年生草本，高1～3米。茎直立，中空，多分枝，密生长毛。叶互生；叶柄长3～8厘米；托叶鞘筒状，下部膜质，褐色，上部革质，被长毛，上部常展开成环状翅；叶片卵形或宽卵形，长10～20厘米，宽6～12厘米，先端渐尖，基部近圆形，全缘，两面疏生软毛。总状花序由多数小花穗组成，顶生或腋生；苞片宽卵形，花淡红或白色；花被5深裂，裂片椭圆形；雄蕊通常7，长于花被；子房上位，花柱2。瘦果近圆形，扁平，黑色，有光泽。花期7～8月，果期8～10月。

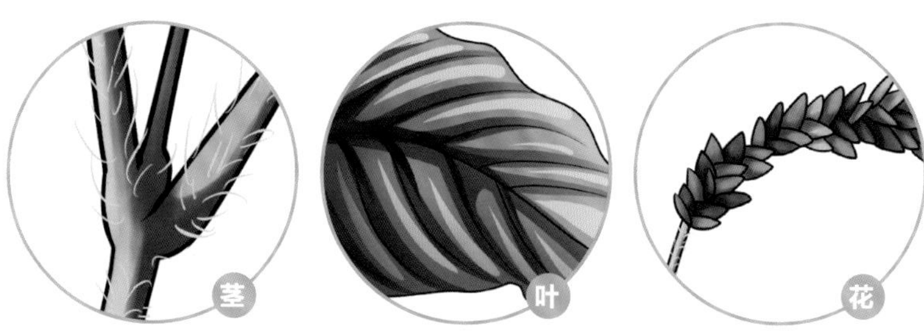

采收加工

秋季果实成熟时割取果穗，晒干，打下果实，除去杂质。

性味归经

咸，微寒。归肝、胃经。

功效主治

散血消癥，消积止痛，利水消肿。主治癥瘕痞块，瘿瘤，食积不消，食少腹胀，胃脘胀痛，水肿腹水。

用量用法 15～30克。外用：适量，熬膏敷患处。

精选验方 ①腹中痞积：水红花适量。加适量水，小火熬成膏，量痞大小摊贴，仍以酒调膏服，忌荤腥油腻。②慢性肝炎、肝硬化腹水：水红花子15克，大腹皮12克，黑丑9克。水煎服。③脾肿大、肚子胀：水红花子300克。水煎熬膏，每次1汤匙，每日2次，黄酒或开水送服，并用水红花子膏摊布上，外贴患部，每日换药1次。

使用注意 凡血分无瘀滞及脾胃虚寒者忌服。

冬葵果

别名 葵子、葵菜子、冬葵子。

来源 本品系蒙古族习用药材。为锦葵科植物冬葵*Malva verticillata* L.的干燥成熟果实。

生境分布 我国西南及河北、甘肃、江西、湖北、湖南等地种植。

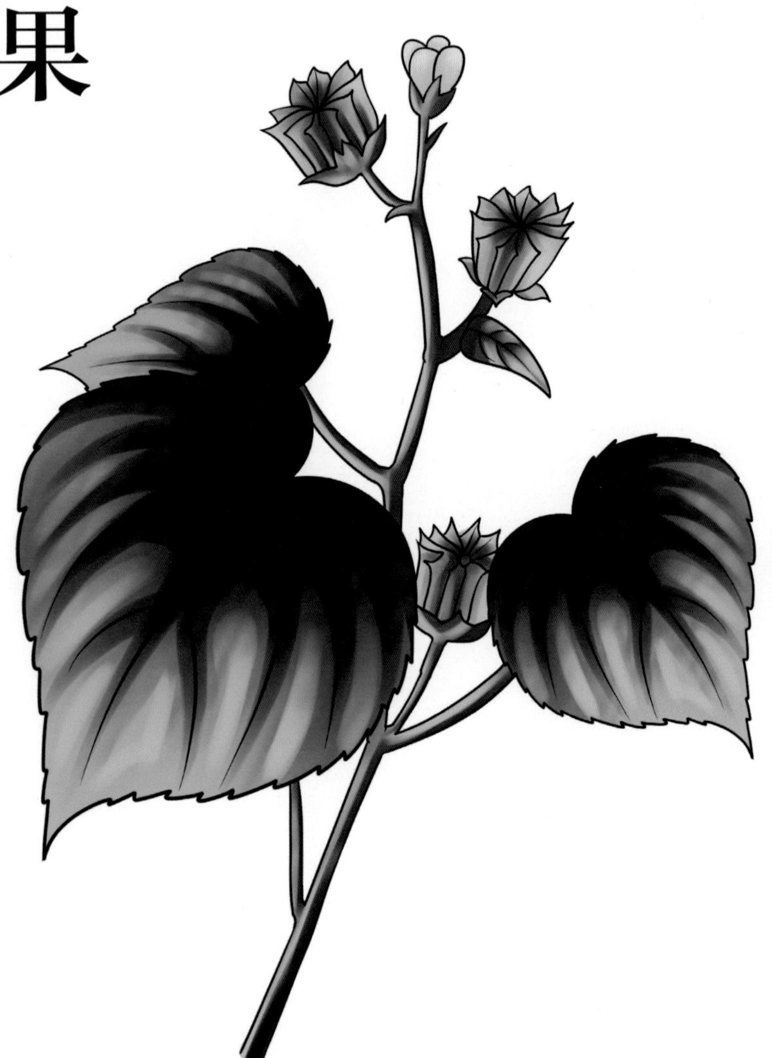

识别特征 一年生草本，不分枝。茎被柔毛。叶柄细瘦，被疏柔毛；叶片圆形，5～7裂，直径5～8厘米，基部心形、边缘具细锯齿，特别皱曲。花白色。果扁球形，直径约8毫米，分果10～11，网状，具细柔毛。种子直径约1毫米，暗黑色。花期6～9月。

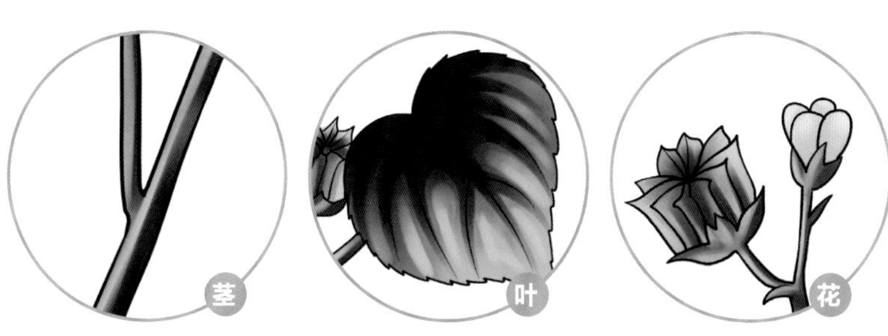

采收加工

夏、秋两季果实成熟时采收，除去杂质，阴干。

性味归经

甘、涩，凉。

功效主治

清热利尿，消肿。主治尿闭，水肿，口渴，尿路感染。

用量用法 3～9克。

精选验方 ①泌尿系结石：冬葵果、当归、王不留行、陈皮、石韦、滑石各15克。水煎服。②乳腺炎、乳少、乳腺炎初期、乳汁稀少或排乳困难、乳房肿痛：冬葵果30克。水、酒各半煎服；或以本品配砂仁各等量，为末，热酒冲服。③便秘：冬葵果15克，薏苡仁100克。冬葵果洗净切碎，煮沸10～15分钟后，再放入薏苡仁共煮，熬成粥，空腹服用。

使用注意 脾虚便溏者忌用；孕妇慎用。

母丁香

别名 鸡舌香、雌丁香、亭炅独生。

来源 本品为桃金娘科植物丁香*Eugenia caryophyllata* Thunb.的干燥近成熟果实。

生境分布 生长于土层深厚、疏松肥沃、排水良好的黄壤和红壤中。产于坦桑尼亚、马来西亚、印度尼西亚；我国海南省有栽培。

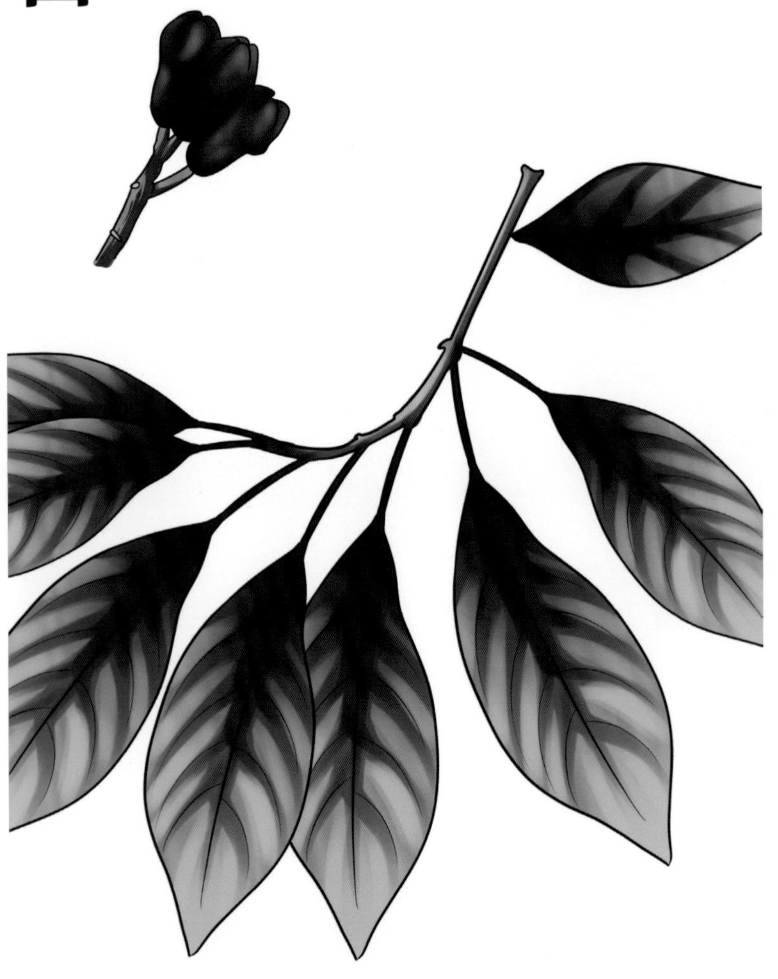

识别特征 常绿乔木，高达10米。叶对生，叶柄明显，叶片长方卵形或长方倒卵形，长5～10厘米，宽2.5～5厘米，先端渐尖或急尖，基部狭窄常下展成柄，全缘。花芳香，呈顶生聚伞圆锥花序，花径约6毫米；花萼肥厚，绿色后转紫色，长管状，先端4裂，裂片三角形；花冠白色稍带淡紫，短管状，4裂；雄蕊多数，花药纵裂；子房下位，与萼管合生，花柱粗厚，柱头不明显。浆果红棕色，长方椭圆形，长1～1.5厘米，直径5～8毫米，先端宿存萼片。种子长方形。

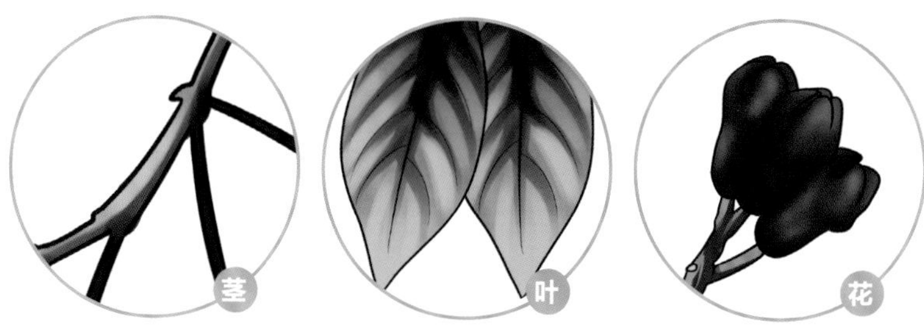

采收加工

果将熟时采摘，晒干。

性味归经

辛，温。归脾、胃、肺、肾经。

功效主治

温中降逆，补肾助阳。主治脾胃虚寒，呃逆呕吐，食少吐泻，心腹冷痛，肾虚阳痿。

用量用法 1～3克。内服或研末外敷。

精选验方 ①暴心气痛：母丁香末5克。调酒服。②胃冷呕逆、气厥不通：母丁香3粒（锤碎），陈橘皮1枚（全者，汤浸去白，焙干）。加水1盏，煎至半盏，去滓热饮。③小儿冷疳、面黄腹大、食即吐者：母丁香7枚。研为末，乳汁和蒸2次，姜汤服。

使用注意 不宜与郁金同用。

地肤子

别名 扫帚子、扫帚菜子。

来源 本品为藜科植物地肤*Kochia scoparia*（*L.*）Schrad. 的干燥成熟果实。

生境分布 生长于山野荒地、田野、路旁，栽培于庭园。全国大部分地区有产。

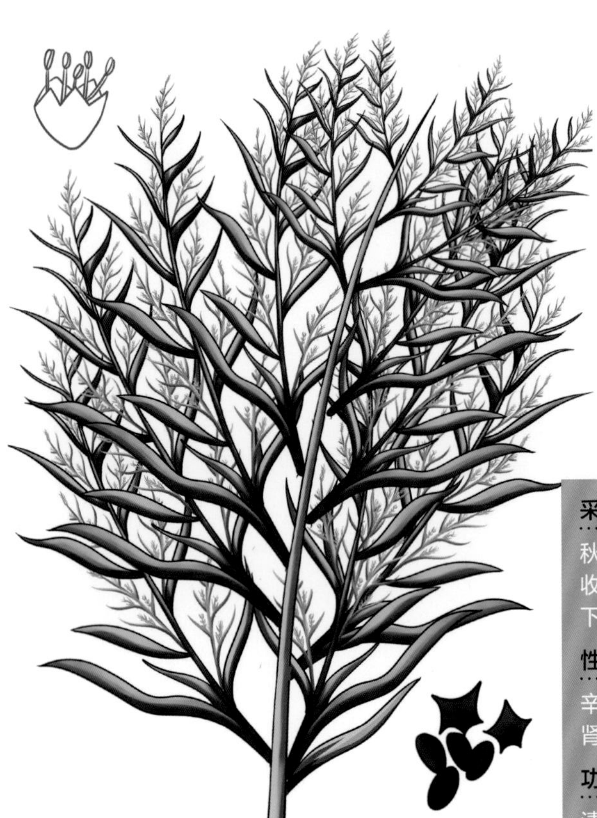

采收加工

秋季果实成熟时采收植株，晒干，打下果实，除去杂质。

性味归经

辛、苦，寒。归肾、膀胱经。

功效主治

清热利湿，祛风止痒。主治小便涩痛，阴痒带下，风疹，湿疹，皮肤瘙痒。

识别特征 一年生草本，高50～150厘米。茎直立，多分枝，绿色，秋季常变为红色地肤子，幼枝有白柔毛。叶互生，无柄；狭披针形至线状披针形，长1～7厘米，宽1～7毫米，先端渐尖，基部楔形，全缘，上面绿色，无毛，下面淡绿色，无毛或有短柔毛；幼叶边缘有白色长柔毛，其后逐渐脱落。花1朵或数朵生于叶腋，呈穗状花序；花小，黄绿色；花被筒状，先端5齿裂，裂片三角形，向内弯曲，包裹子房，中肋凸起似龙骨状，裂片背部有一绿色凸起物；雄蕊5，伸出于花被之外；子房上位，扁圆形，花柱极短，柱头2。胞果扁圆形，基部有宿存花被，展开成5枚横生的翅。种子1枚，扁球形，黑色。花期7～9月，果期8～10月。

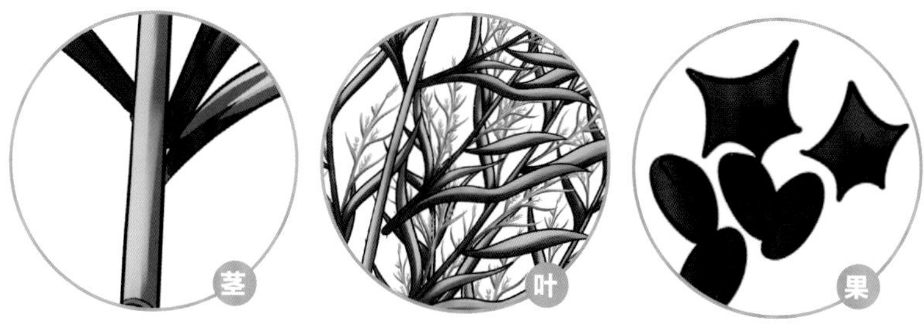

用量用法 9～15克。外用：适量，煎汤熏洗。

精选验方 ①顽固性阴痒：地肤子、黄柏各20克，白鲜皮、紫花地丁各30克，白矾10克。清水浸泡10分钟，再煎沸25分钟，药温后擦洗患处，每日早、晚各1次。②痔疮：地肤子适量。新瓦上焙干，捣为散，每次服9克，每日3次，用陈粟米饮调下。③荨麻疹：地肤子30克。加水500毫升煎至250毫升，冲红糖30克，趁热服下，盖被使出汗。④皮肤湿疮：地肤子、白矾各适量。煎汤洗。⑤皮肤湿疹：地肤子、白鲜皮各25克，白矾15克。水煎熏洗。⑥荨麻疹：地肤子15克，赤芍12克，金银花30克，蝉蜕10克。水煎服。⑦夜盲：地肤子、决明子各15～20克。每日1剂，水煎分2～3次服，连服10～15日。

使用注意 不宜与海螵蛸同用。

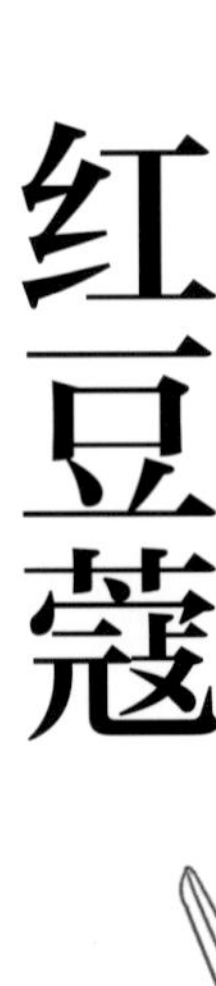

别名 红豆、红扣、良姜子。

来源 本品为姜科植物大高良姜*Alpinia galanga* Willd. 的干燥成熟果实。

生境分布 生长于山坡、旷野的草地或灌木丛中。分布于广东、海南、广西、云南等地。

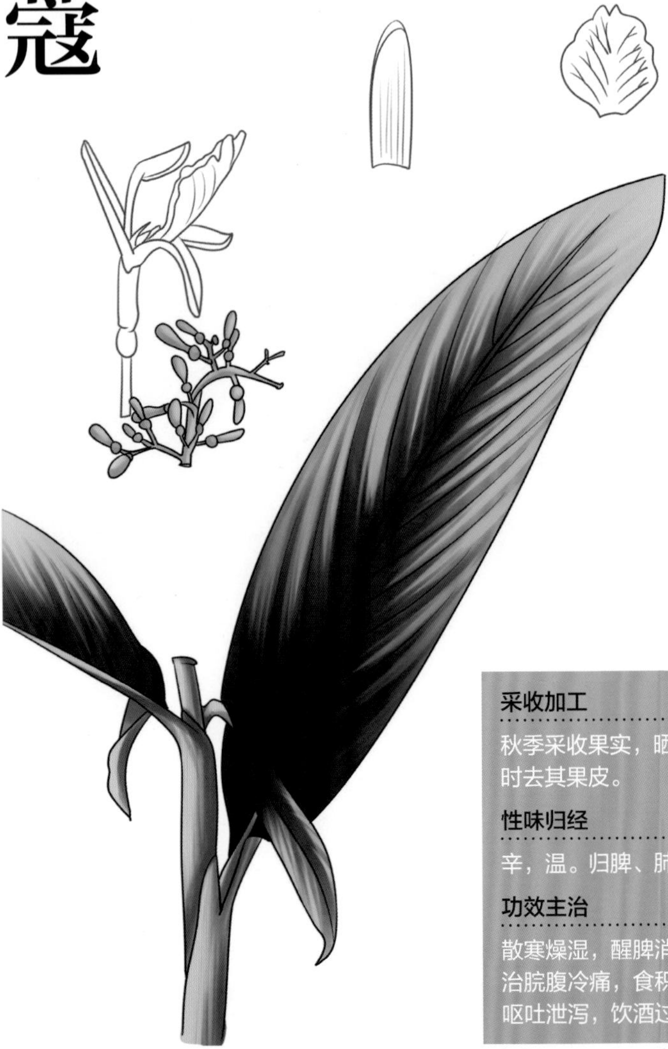

采收加工

秋季采收果实，晒干。用时去其果皮。

性味归经

辛，温。归脾、肺经。

功效主治

散寒燥湿，醒脾消食。主治脘腹冷痛，食积胀满，呕吐泄泻，饮酒过多。

识别特征 多年生丛生草本，高1.5～2.5米。根茎粗壮，圆形，有节，棕红色并略有辛辣味。叶2列，无叶柄或极短；叶片长圆形或宽披针形，长30～50厘米，宽6～140厘米，先端急尖，基部楔形；边缘钝，常棕白色，两面无毛或背面有长柔毛；叶舌长5～10毫米，先端钝。圆锥花序顶生，直立，花序轴上密生柔毛，多分枝；总苞片线形，长约20厘米；小苞片披针形或狭长圆形，长1～2厘米；花绿白色，清香；花萼管状，顶端不等的3浅裂，有缘毛；花冠管与萼管略等长，裂片3，长圆形，唇瓣倒卵形至长圆形，长2.5～3厘米，宽8～12毫米，基部成爪状，有红色条纹；雄蕊1，与唇瓣基部；子房下位，无毛，花柱细长，柱头略膨大。蒴果长圆形，不开裂，长1～1.5厘米，宽约7毫米，中部稍收缩，熟时橙红色。种子多角形，棕黑色。花期6～7月，果期7～10月。

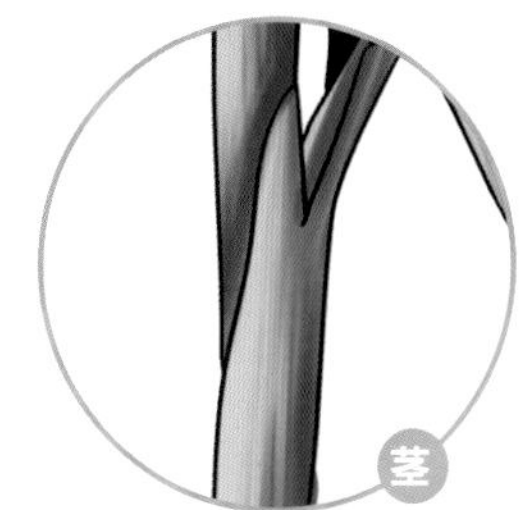

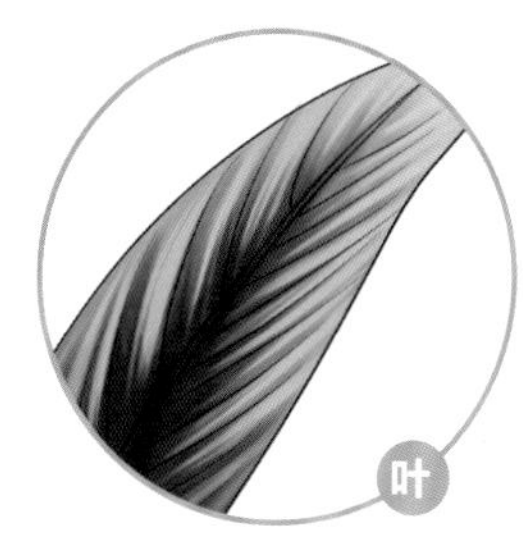

用量用法 3～6克。

精选验方 ①风寒牙痛：红豆蔻适量。研为末，以少许搐鼻中，并掺牙取涎；或加麝香。②消化不良、胃肠胀痛、呕吐、腹泻：红豆蔻3克。煎水，加红糖送服。③消化不良、胃肠胀痛、呕吐、腹泻：红豆蔻、香附、生姜各9克。煎水，分2次服下，每日1剂。④慢性气管炎、咳痰不爽：红豆蔻3克，莱菔子、紫苏子各6克。煎水服，白天2次分服。⑤胃寒痛、呃逆不已：红豆蔻、柿蒂各6克，丁香10克。水煎服。⑥脘腹疼痛、呕吐酸水：红豆蔻6克，煅牡蛎15克（先煎），吴茱萸10克。水煎服。⑦腹寒痛、泄泻不止、尿短少：红豆蔻、干姜各6克，吴茱萸10克。水煎服。⑧酒毒寒湿停蓄胃脘、呕吐不能食、食则作呕：红豆蔻6克，神曲15克，草果10克。水煎服。

使用注意 阴虚有热者禁服。

苍耳子

别名 苍子、葈耳实、牛虱子、胡寝子、苍郎种、胡苍子、苍棵子。

来源 本品为菊科植物苍耳*Xanthium sibiricum* Patr.的干燥成熟带总苞的果实。

生境分布 生长于荒地、山坡等干燥向阳处。分布于全国各地。

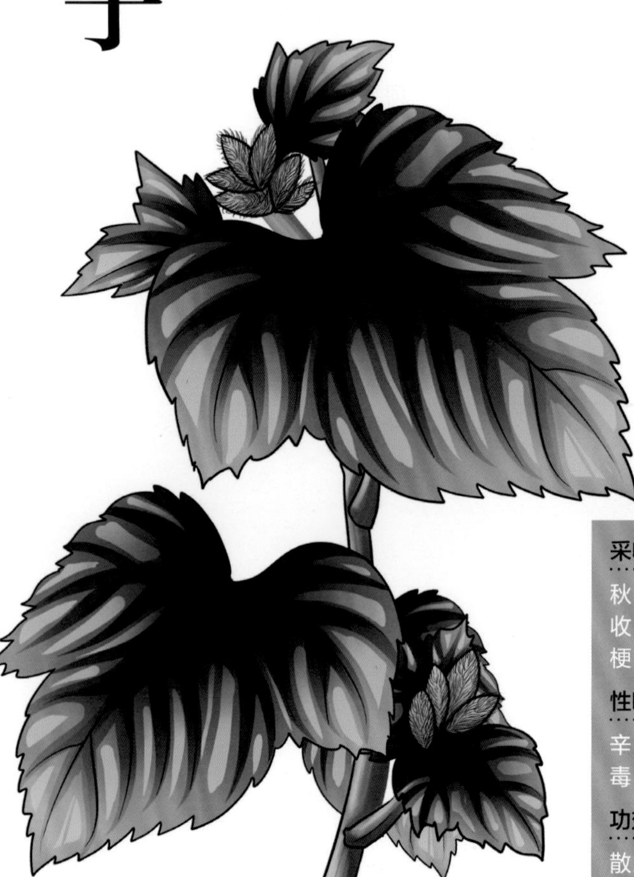

采收加工

秋季果实成熟时采收，干燥，除去梗、叶等杂质。

性味归经

辛、苦，温；有毒。归肺经。

功效主治

散风寒，通鼻窍，祛风湿。主治风寒头痛，鼻塞流涕，鼻鼽，鼻渊，风疹瘙痒，湿痹拘挛。

识别特征 一年生草本，高20～90厘米。根纺锤状，分枝或不分枝。茎直立不分枝或少有分枝，下部圆柱形，上部有纵沟，被灰白色糙伏毛。叶互生；有长柄，长3～11厘米；叶片三角状卵形或心形，长4～9厘米，宽5～10厘米的全缘，或有3～5不明显浅裂，先端尖或钝，基出三脉，上面绿色，下面苍白色，被粗糙或短白伏毛。头状花序近于无柄，聚生，单性同株；雄花序球形，总苞片小，1列，密生柔毛，花托柱状，托片倒披针表，小花管状，先端5齿裂，雄蕊5，花药长圆状线形；雌花序卵形，总苞片2～3列，外列苞片小，内列苞片大，结成囊状卵形，2室的硬体，外面有倒刺毛，顶有2圆锥状的尖端，小花2朵，无花冠，子房在总苞内，每室有1花，花柱线形，突出在总苞外。成熟具瘦果的总苞坚硬，卵形或椭圆形，边同喙部常绿色，淡黄色或红褐色；瘦果2，倒卵形，瘦果内含1颗种子。花期7～8月，果期9～10月。

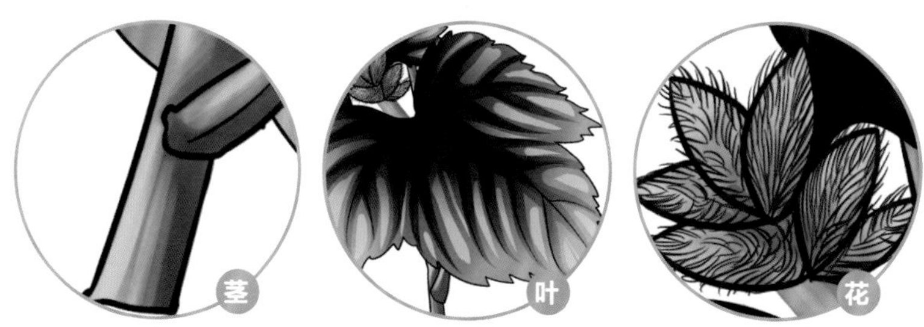

用量用法 3～10克。

精选验方 ①慢性鼻炎、鼻窦炎：苍耳子20克，辛夷、白芷各15克，薄荷1.25克，葱白3根，茶叶1撮。水煎服。②深部脓肿：苍耳草100克。水煎服；如发热加鸭跖草50克。③疟疾：鲜苍耳150克。洗净捣烂，加水煎15分钟去渣，打鸡蛋2～3个于药液中，煮至蛋黄未全熟，于发作前吃蛋，1次未愈可继续服用。④流行性腮腺炎：苍耳子、马蓝、金银花、板蓝根各25克，防风、薄荷各10克。每日1剂，分2次煎服。⑤功能性子宫出血：苍耳草50克（鲜品100克）。水煎服，每日1剂，轻者服3～5日，重者7～10日。

使用注意 血虚头痛不宜服用。过量服用易致中毒。

豆蔻

别名 紫蔻、漏蔻、十开蔻、白豆蔻、圆豆蔻、原豆蔻。

来源 本品为姜科植物白豆蔻*Amomum kravanh* Pierre ex Gagnep.的干燥成熟果实。

生境分布 生长于山沟阴湿处，我国多栽培于树荫下。海南、云南、广西有栽培。原产于印度尼西亚。

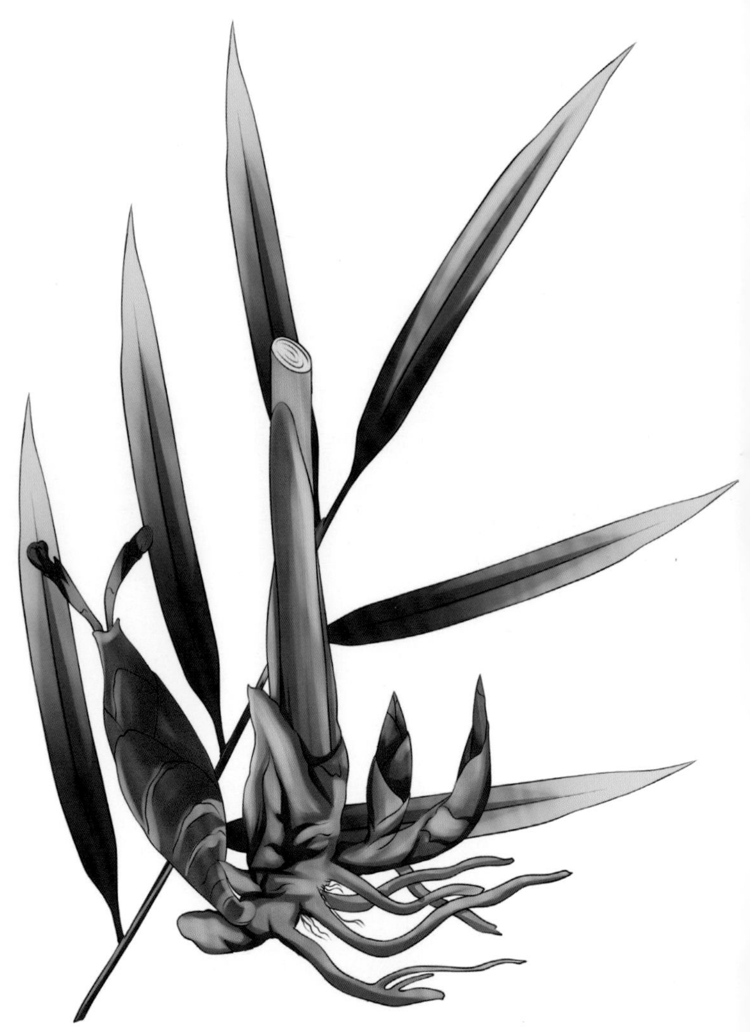

识别特征 多年生草本。叶披针形，顶端有长尾尖，除具缘毛外，两面无毛；无叶柄。叶舌初被疏长毛，后脱落而仅有疏缘毛，叶鞘口无毛，穗状花序圆柱形，苞片卵状长圆形，花萼管被毛，花冠白色或稍带淡黄，唇瓣椭圆形，稍凹入，淡黄色，中脉有带紫边的橘红色带，雄蕊1，子房被长柔毛。花期2～5月，果期6～8月。

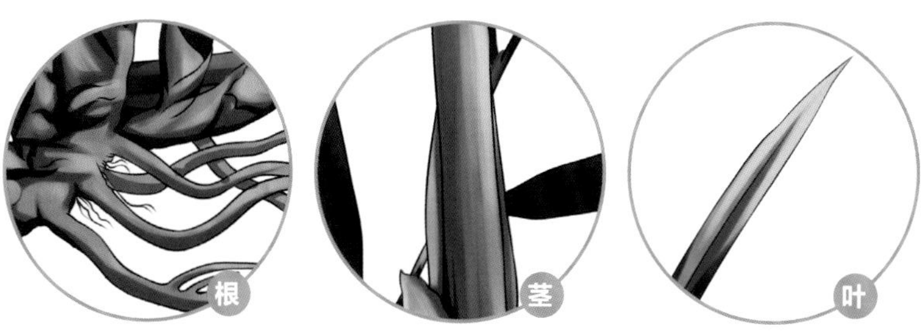

采收加工

秋季果实成熟时采收，用时除去果皮，取种子打碎。

性味归经

辛，温。归肺、脾、胃经。

功效主治

化湿行气，温中止呕，开胃消食。主治湿浊中阻，不思饮食，湿温初起，胸闷不饥，寒湿呕逆，胸腹胀痛，食积不消。

用量用法 3～6克，后下。

精选验方 ①胃口寒作吐及作痛者：豆蔻仁9克。研末，酒送下。②胃气冷、吃饭即欲得吐：豆蔻子3枚。捣筛研为细末，以好酒微温调下。③腹痛：豆蔻仁3克，沉香、广木香各1.5克。共研为细末，用开水冲服。若痛不止，过20分钟再服1剂。

使用注意 阴虚内热，或胃火偏盛、口干口渴、大便燥结者忌食；干燥综合症及糖尿病人忌食。

吴茱萸

别名 吴萸、茶辣、漆辣子、米辣子、臭辣子树、左力纯幽子。

来源 本品为芸香科植物吴茱萸*Euodia rutaecarpa*（*Juss.*）Benth.、石虎*Euodia rutaecarpa*（*Juss.*）Benth. var. officinalis （Dode）Huang 的干燥近成熟果实。

生境分布 生长于温暖地带路旁、山地或疏林下。多为栽培。分布于贵州、广西、湖南、云南、四川、陕西南部及浙江等地。以贵州、广西产量较大，湖南常德产者质量佳。

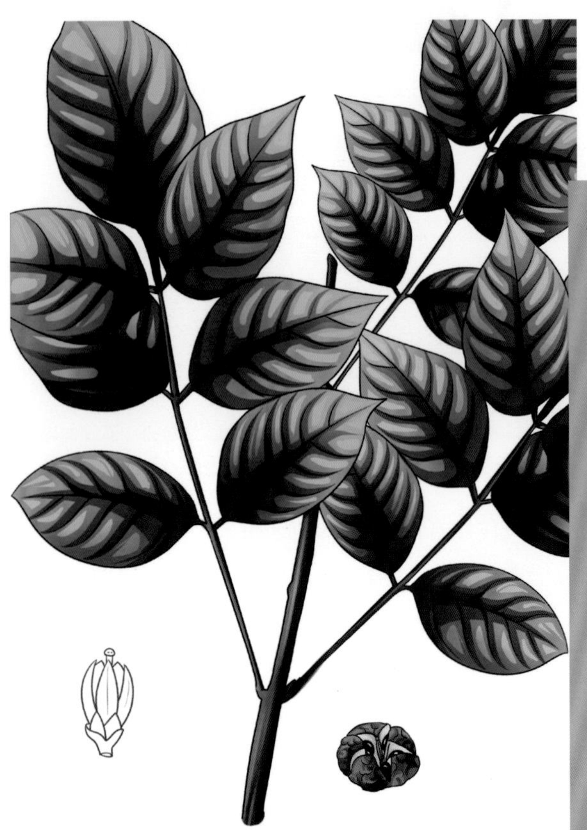

采收加工

8~11月果实尚未开裂时，剪下果枝，晒干或低温干燥，除去枝、叶、果梗等杂质。

性味归经

辛、苦，热；有小毒。归肝、脾、胃、肾经。

功效主治

散寒止痛，降逆止呕，助阳止泻。主治厥阴头痛，寒疝腹痛，寒湿脚气，经行腹痛，脘腹胀痛，呕吐吞酸，五更泄泻。

识别特征 灌木或小乔木，全株具臭气，幼枝、叶轴及花序轴均被锈色长柔毛。叶对生，单数羽状复叶，小叶5～9，椭圆形至卵形，全缘或有微小钝锯齿，两面均密被长柔毛，有粗大腺点。花单性，雌雄异株；聚伞状圆锥花序顶生，花白色。蓇葖果，成熟时紫红色，表面有粗大的腺点；每心皮具种子1枚。果实略呈扁球形，直径2～5毫米。表面绿黑色或暗黄绿色，粗糙，有多数凹下细小油点，顶平，中间有凹窝及5条小裂缝，有的裂成5瓣。基部有花萼及短果柄，果柄密生茸毛。花期6～8月，果期9～10月。

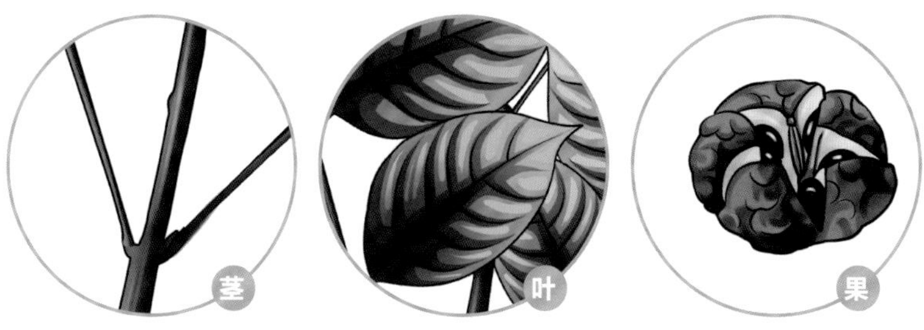

用量用法 2～5克。外用：适量。

精选验方 ①牙齿疼痛：吴茱萸适量。酒煎，含漱药汤。②口腔溃疡：吴茱萸适量。研为细末，与醋调成糊状，涂在纱布上，敷于泉涌穴，24小时后取下。③消化不良：吴茱萸粉末2.5～3克，食用醋5～6毫升。将吴茱萸粉与醋调成糊状，加温至40度，摊在纱布上，贴于脐部，12小时更换1次。

使用注意 辛热燥烈之品，易损气动火，不宜多用久服，阴虚有热者忌用。吴茱萸、黄连、生姜均有止呕之功，然吴茱萸治肝火犯胃之呕酸；黄连治胃中实热之呕苦；生姜治胃寒上逆之呕水，三者各有不同。

佛手

别名 九爪木、五指橘、佛手柑。

来源 本品为芸香科植物佛手*Citrus medica* L. var. sarcodactylis Swingle的干燥果实。

生境分布 生长于果园或庭院中。分布于广东、福建、云南、四川等地。

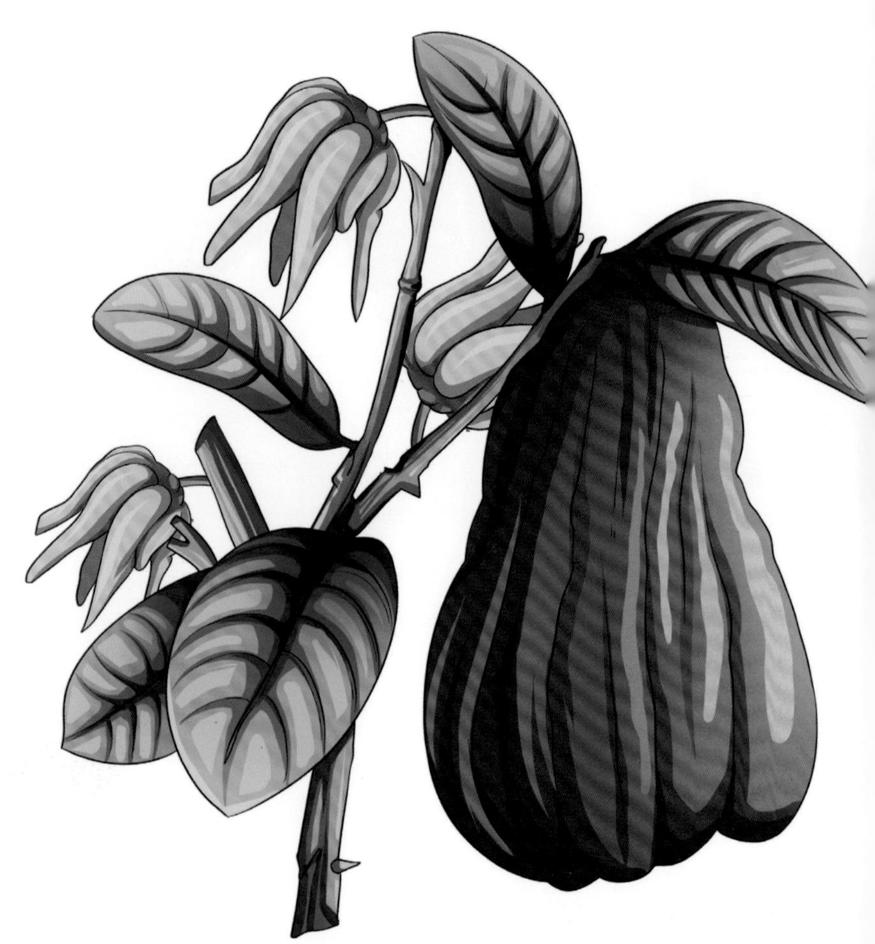

识别特征 常绿小乔木或灌木。老枝灰绿色，幼枝略带紫红色，有短而硬的刺。单叶互生，叶柄短，长3～6毫米，无翼叶，无关节；叶片革质，长椭圆形或倒卵状长圆形，长5～16厘米，宽2.5～7厘米，先端钝，有时微凹，基部近圆形或楔形，边缘有浅波状钝锯齿。花单生，簇生或为总状花序；花萼杯状，5浅裂，裂片三角形。柑果卵形或长圆形，先端分裂如拳状，或张开似指尖，其裂数代表心皮数，表面橙黄色，粗糙，果肉淡黄色。种子数颗，卵形，先端尖，有时不完全发育。花期4～5月，果期10～12月。

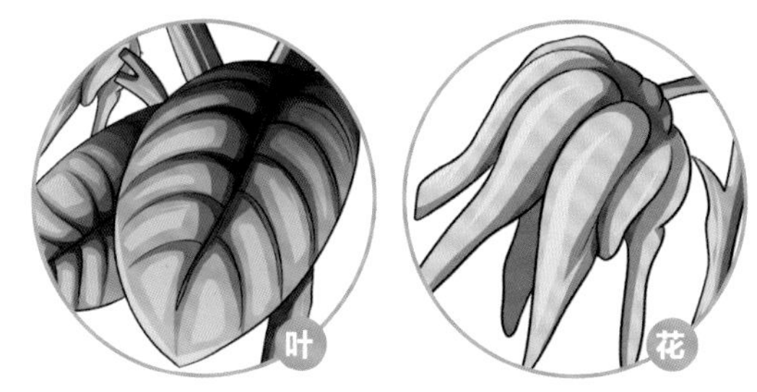

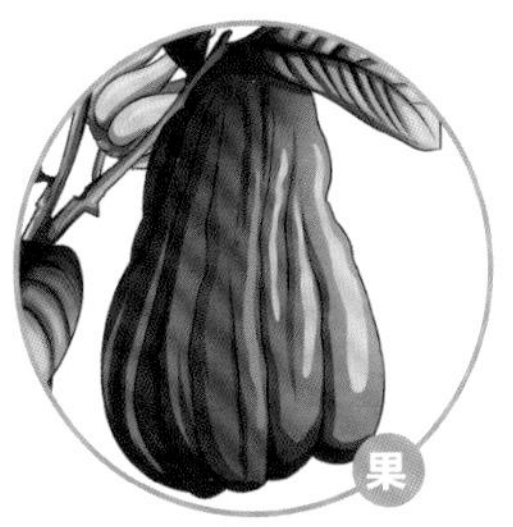

用量用法 3～10克。

精选验方 ①肝胃气痛（包括慢性胃炎、胃神经痛等）：鲜佛手20～25克（干品10克）。开水冲泡，代茶饮；或佛手、延胡索各10克，水煎服。②湿痰咳嗽（包括慢性气管炎）：佛手、姜半夏各10克，砂糖适量。水煎服。③慢性支气管炎、肺气肿：佛手30克。加蜜糖适量泡汤代茶饮；或配半夏、茯苓等煎服，连服2个月。④食欲不振：佛手、枳壳、生姜各5克，黄连0.9克。水煎服，每日1剂。

使用注意 阴虚有火、无气滞症状者慎服。

采收加工

秋季果实尚未变黄或变黄时采收，纵切成薄片，晒干或低温干燥。

性味归经

辛、苦、酸，温。归肝、脾、胃、肺经。

功效主治

疏肝理气，和胃止痛，燥湿化痰。主治肝胃气滞，胸胁胀痛，胃脘痞满，食少呕吐，咳嗽痰多。

余甘子

别名 油甘、牛甘、余甘果、余柑子、油柑子、油甘果、油甘子。

来源 本品系藏族习用药材。为大戟科植物余甘子*Phyllanthus emblica* L.的干燥成熟果实。

生境分布 一般在年均温20℃左右生长良好，0℃左右即有受冻现象。我国野生分布在云南、广西、福建、海南、台湾、海南、四川、贵州等省，江西、湖南、浙江等省部分地区也有分布。

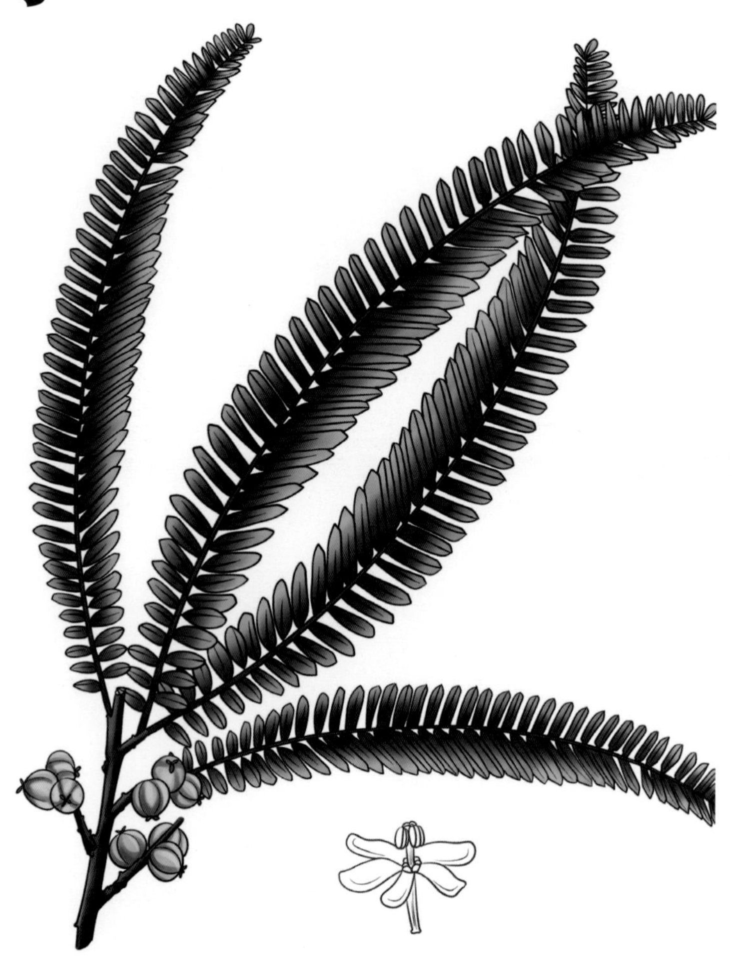

识别特征 落叶小乔木或灌木，高3～8米。树皮灰白色，薄而易脱落，露出大块赤红色内皮。叶互生于细弱的小枝上，2列，密生，极似羽状复叶；近无柄；落叶时整个小枝脱落；托叶线状披针形；叶片长方线形或线状长圆形，长1～2厘米，宽3～5毫米。花簇生于叶腋，花小，黄色；单性，雌雄同株，具短柄；每花簇有1朵雌花，每花有花萼5～6片，无瓣；雄花花盘成6个极小的腺体，雄蕊3，合生成柱；雌花花盘杯状，边缘撕裂状，子房半藏其中。果实肉质，径约1.5厘米，圆而略带6棱，初为黄绿色，成熟后呈赤红色，味先酸涩而后回甜。花期4～5月，果期9～11月。

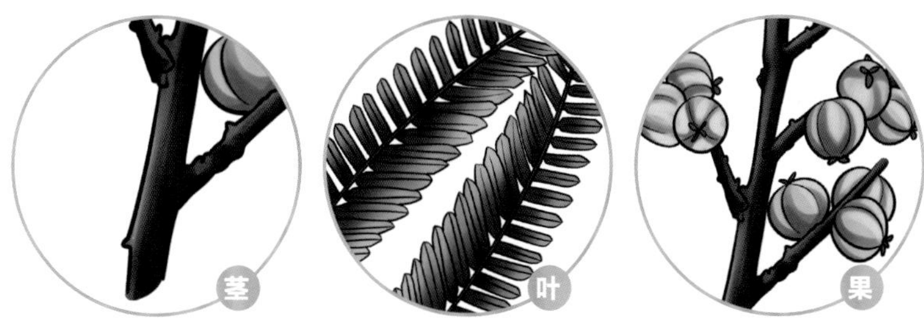

采收加工

冬季至次春果实成熟时采收，除去杂质，干燥。

性味归经

甘、酸、涩，凉。归肺、胃经。

功效主治

清热凉血，消食健胃，生津止咳。主治血热血瘀，消化不良，腹胀，咳嗽，喉痛，口干。

用量用法 3～9克，多入丸、散服。

精选验方 ①感冒发热、咳嗽、咽喉痛、口干烦渴、维生素C缺乏症：鲜余甘子果10～30个。水煎服。②哮喘：余甘子21个，猪心1个。可先煮猪心肺，去掉浮沫再加余甘子，煮熟连汤吃。③河豚鱼中毒：余甘子适量。吃吞汁，并可治鱼骨哽喉。

使用注意 脾胃虚寒者慎服。

沙棘

别名 达尔、醋柳、沙枣、醋柳果、酸刺子、酸柳柳。

来源 本品系蒙古族、藏族习用药材。为胡颓子科植物沙棘*Hippophae rhamnoides* L.的干燥成熟果实。

生境分布 生长于海拔800～3600米的阳坡、沙漠地区、河谷阶地、平坦沙地和砾石质山坡。分布于华北、西北及四川等地。

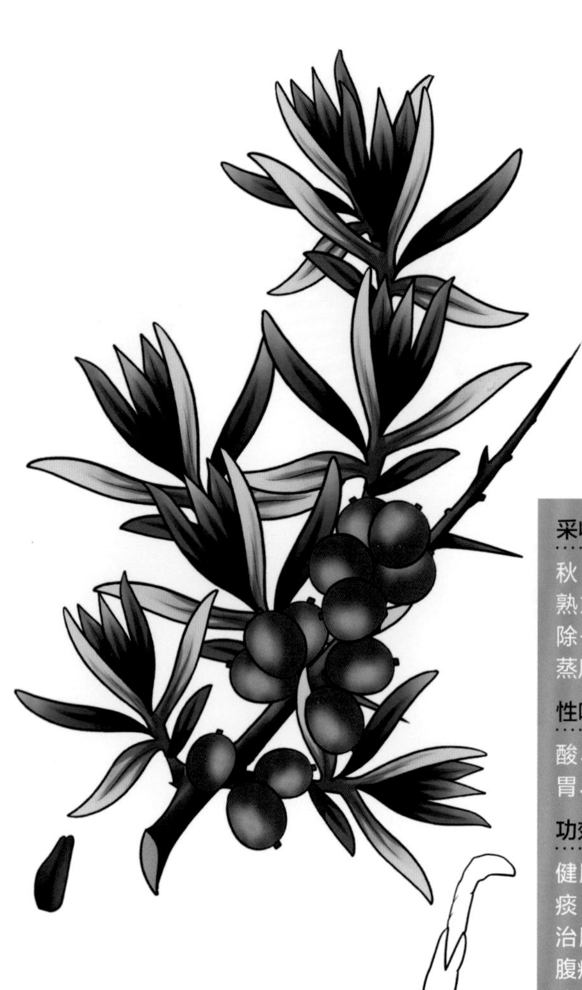

采收加工

秋、冬两季果实成熟或冻硬时采收，除去杂质，干燥或蒸后干燥。

性味归经

酸、涩，温。归脾、胃、肺、心经。

功效主治

健脾消食，止咳祛痰，活血散瘀。主治脾虚食少，食积腹痛，咳嗽痰多，胸痹心痛，瘀血经闭，跌仆瘀肿。

识别特征 落叶灌木或乔木，高1～5米。棘刺较多，粗壮，顶生或侧生；嫩枝褐绿色，密被银白色而带褐色鳞片或有时具白色星状毛，老枝灰黑色，粗糙；芽大，金黄色或锈色。单叶通常近对生；叶柄极短；叶片纸质，狭披针形或长圆状披针形，长3～8厘米，宽约1厘米，两端钝形或基部近圆形，上面绿色，初被白色盾形毛或星状毛，下面银白色或淡白色，被鳞片。花黄色，花瓣4瓣，花蕊淡绿色，花苞球状，嫩绿色；果实圆球形，直径4～6毫米，橙黄色或橘红色；果梗长1～2.5毫米。种子小，黑色或紫黑色，有光泽。花期4～5月，果期9～10月。

用量用法 3～10克。

精选验方 ①咽喉干燥、疼痛：新鲜沙棘100克，白糖20克。先将沙棘洗净，以杵捣烂如泥，再用干净消毒纱布绞取果汁，加入白糖和适量温开水，搅匀饮用。②胃痛、消化不良、胃溃疡、皮下出血、月经不调、闭经：新鲜沙棘50克。将沙棘洗干净，以棒捣烂如泥，再加清水500毫升，先以大火煮沸，后改小火继续煎30分钟，滤去果渣，将果汁重新放回瓦罐，小火慢煎浓缩为膏。

使用注意 无。

诃子

别名 诃黎、诃梨、诃黎勒、随风子。

来源 本品为使君子科植物诃子*Terminalia chebula* Retz.的干燥成熟果实。

生境分布 生长于疏林中或阳坡林缘。分布于云南、广东、广西等地。

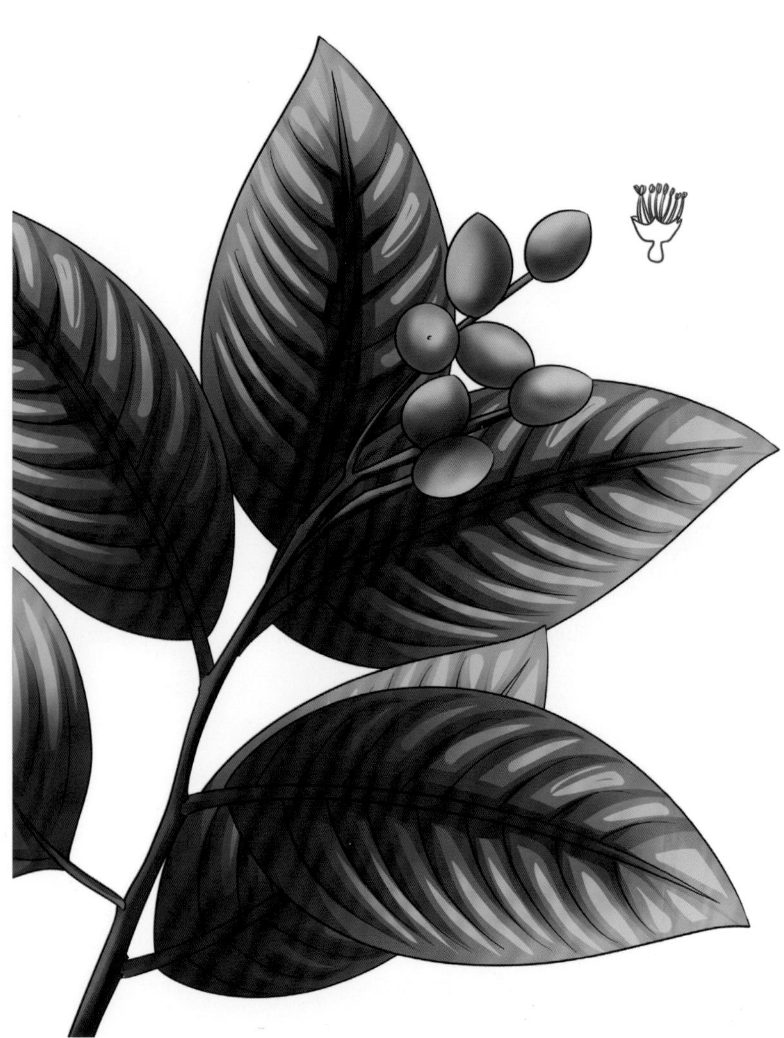

识别特征 大乔木，高达20 ~ 30米。叶互生或近对生，卵形或椭圆形，长7 ~ 25厘米，宽3 ~ 15厘米，先端短尖，基部钝或圆，全缘，两面均秃净，幼时叶背薄被微毛；叶柄粗壮，长1.5 ~ 2厘米，有时于顶端有2个腺体。穗状花序生于枝顶或叶腋，花两性，黄色；萼杯状，长约3毫米，先端5裂，裂片三角形，先端尖锐，内面被毛；雄蕊10，着生于萼管上，花药黄色，心脏形；子房下位，1室，胚珠2枚，花柱长突出。核果倒卵形或椭圆形，长2.5 ~ 4.5厘米，幼时绿色，热时黄褐色，表面光滑，干时有5棱。种子1颗。花期6 ~ 8月，果期8 ~ 10月。

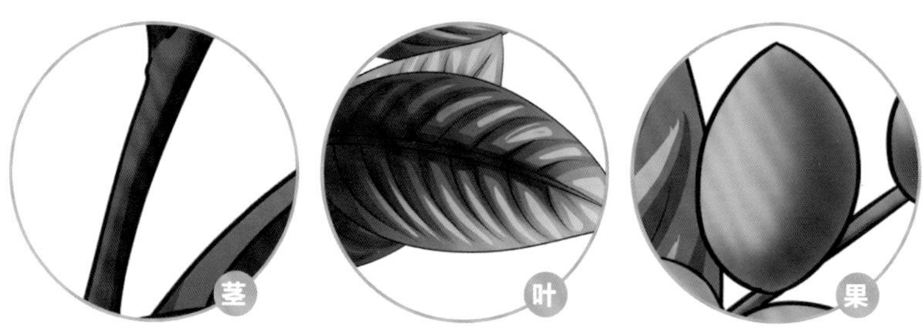

采收加工

秋、冬两季果实成熟时采收，除去杂质，晒干。

性味归经

苦、酸、涩，平。归肺、大肠经。

功效主治

涩肠止泻，敛肺止咳，降火利咽。主治久泻久痢，便血脱肛，肺虚喘咳，久嗽不止，咽痛音哑。

用量用法 3 ~ 10克。

精选验方 ①大叶性肺炎：诃子肉、瓜蒌各15克，百部9克。为每日量，水煎分2次服。②慢性湿疹：诃子10克。捣烂，加水1500毫升，小火煎至500毫升，再加米醋500毫升，煮沸即可，取药液浸渍或湿敷患处，每日1剂，每日3次，每次30分钟。

使用注意 咳嗽、泻痢初起者不宜用。

补骨脂

别名 骨脂、故子、故纸、故脂子、破故脂、破故纸、破骨子。

来源 本品为豆科植物补骨脂*Psoralea corylifolia* L.的干燥成熟果实。

生境分布 生长于山坡、溪边、田边。主要分布于河南、四川两省，陕西、山西、江西、安徽、广东、贵州等地也有分布。

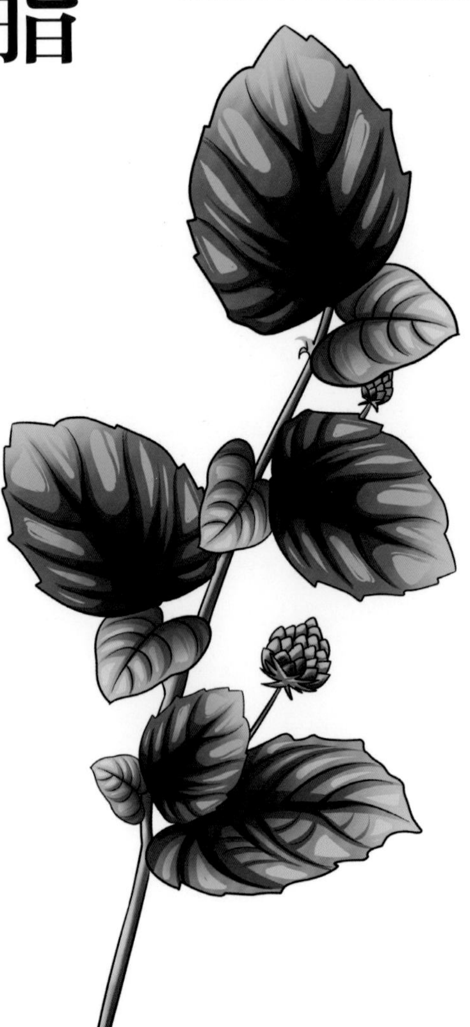

采收加工

秋季果实成熟时采收果序，晒干，搓出果实，除去杂质。

性味归经

辛、苦，温。归、脾经。

功效主治

温肾助阳，纳气平喘，温脾止泻；外用消风祛斑。主治肾阳不足，阳痿遗精，遗尿尿频，腰膝冷痛，肾虚作喘，五更泄泻；外用治白癜风，斑秃。

识别特征 一年生草本，高60 ~ 150厘米，全株有白色毛及黑褐色腺点。茎直立。叶互生，多为单叶，仅枝端的叶有时侧生1枚小叶；叶片阔卵形至三角状卵形，先端钝或圆，基部圆或心形，边缘有不整齐的锯齿。花多数，密集成近头状的总状花序，腋生；花冠蝶形，淡紫色或白色。荚果近椭圆形，果皮黑色，与种子黏贴。花期7 ~ 8月，果期9 ~ 10月。

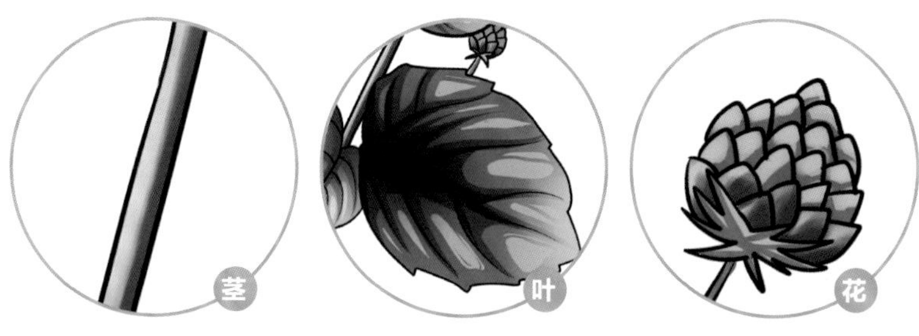

用量用法 6 ~ 10克。外用：20% ~ 30%酊剂涂患处。

精选验方 ①肾虚遗精：补骨脂、青盐各适量。研末，每次6克，每日2次。②肾虚型慢性气管炎：补骨脂、半夏、五味子、麻黄、当归各15克。水煎服。③阳痿：补骨脂50克，核桃仁、杜仲各30克。共研细末，每日2次，每次9克。④慢性腹泻：补骨脂、神曲各15克，党参、白术各20克，炙甘草、炮姜各10克。水煎服。⑤腰膝酸软、遗精：补骨脂、炒杜仲、枸杞子各15克，菟丝子、沙苑子各25克。水煎服。⑥肾虚腰痛：补骨脂、核桃仁各150克，金毛狗脊100克。共研细粉，每服15克，每日2次，温水调下。⑦脾肾虚寒泄泻：补骨脂、肉豆蔻各15克。水煎服；或为末制成丸，每日2次，每次服15克。

使用注意 本品温燥，伤阴助火，故阴虚火旺、大便秘结者不宜用。

青果

别名 橄榄、黄榄、白榄。

来源 本品为橄榄科植物橄榄*Canarium album* Raeusch.的干燥成熟果实。

生境分布 生长于低海拔的杂木林中，有栽培。主要分布在福建、广东（多属乌榄），其次广西、台湾，此外还有四川、云南、浙江南部。

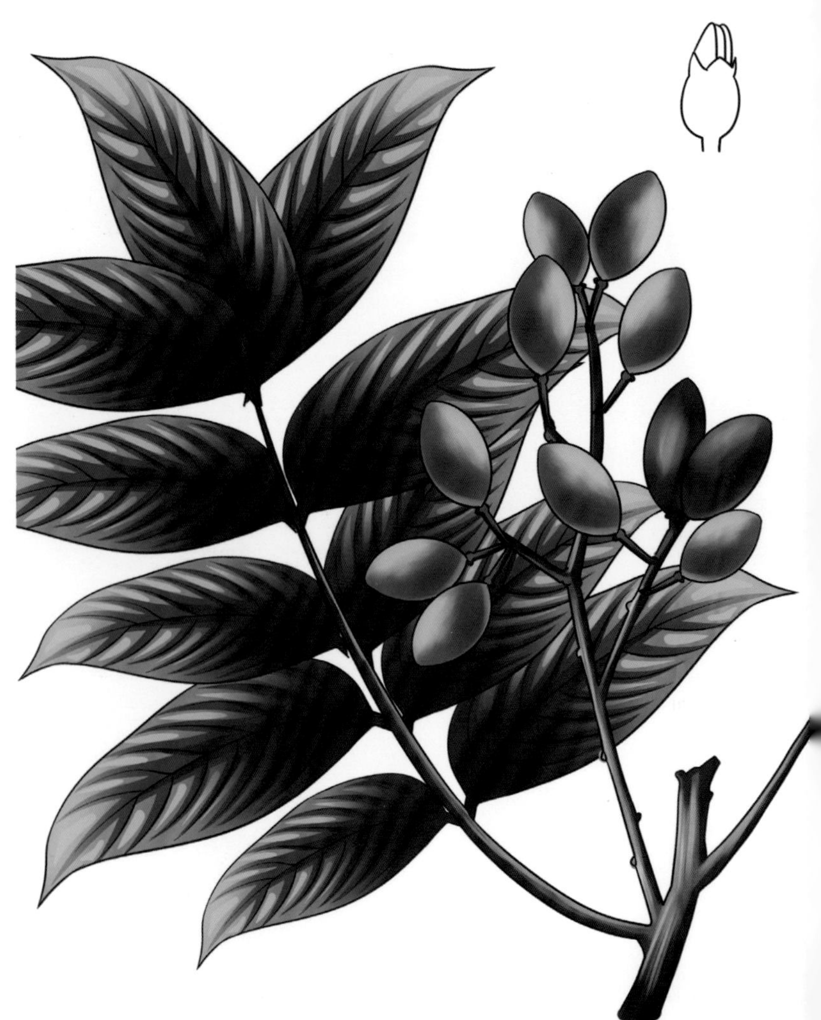

识别特征 常绿乔木，高10～20米。有胶黏性芳香的树脂。树皮淡灰色，平滑；幼枝、叶柄及叶轮均被极短的柔毛，有皮孔。奇数羽状复叶互生，长15～30厘米；小叶11～15，长圆状披针形，长6～15厘米，宽2.5～5厘米，先端渐尖，基部偏斜，全缘，秃净，网脉两面均明显，下面网脉上有小窝点，略粗糙。圆锥花序顶生或腋生，与叶等长或略短；萼杯状，3浅裂，稀5裂；花瓣3～5，白色，芳香，长约为萼的2倍；雄蕊6，插生于环状花盘外侧；雌蕊1，子房上位。核果卵形，长约3厘米，初时黄绿色，后变黄白色，两端锐尖。花期5～7月，果期8～10月。

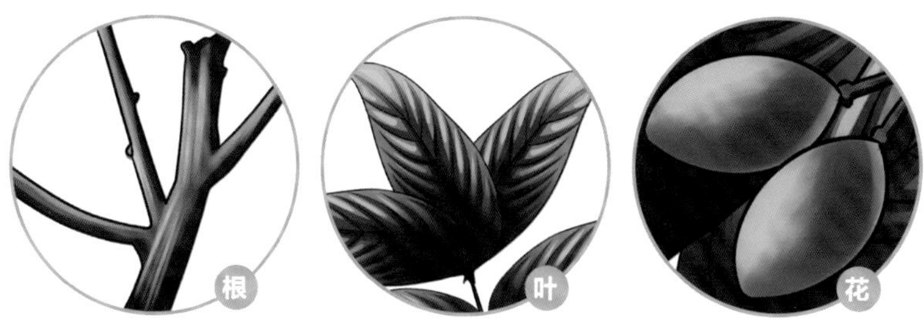

用量用法 5～10克。

精选验方 ①咽喉肿痛、失音声哑、口干舌燥、肺燥咳嗽：青果、金银花、黄芩、北豆根、麦冬、玄参、白芍、桔梗各100克。炼蜜为丸，每次服8克，每日2次，每次2丸。②急性扁桃体炎：青果4个，玄参9克。水煎代茶饮。③咽喉炎：生青果（去核）、鲜苇茎各30克。水煎服。④流行性耳下腺炎：青果3个，老姜2片，干燥牡蛎60克，豆腐半块。共煮食用。

使用注意 表证初起者慎用。

采收加工

秋季果实成熟时采收，干燥。

性味归经

甘、酸，平。归肺、胃经。

功效主治

清热解毒，利咽，生津。主治咽喉肿痛，咳嗽痰黏，烦热口渴，鱼蟹中毒。

罗汉果

别名 拉汗果、假苦瓜、金不换、罗汉表、裸龟巴、光果木鳖。

来源 本品为葫芦科植物罗汉果*Siraitia grosvenorii*（*Swingle*）C. Jeffrey ex A. M.Lu et Z. Y. Zhang的干燥果实。

生境分布 生长于海拔300～500米的山区；有栽培。主产广西地区，多为栽培品。

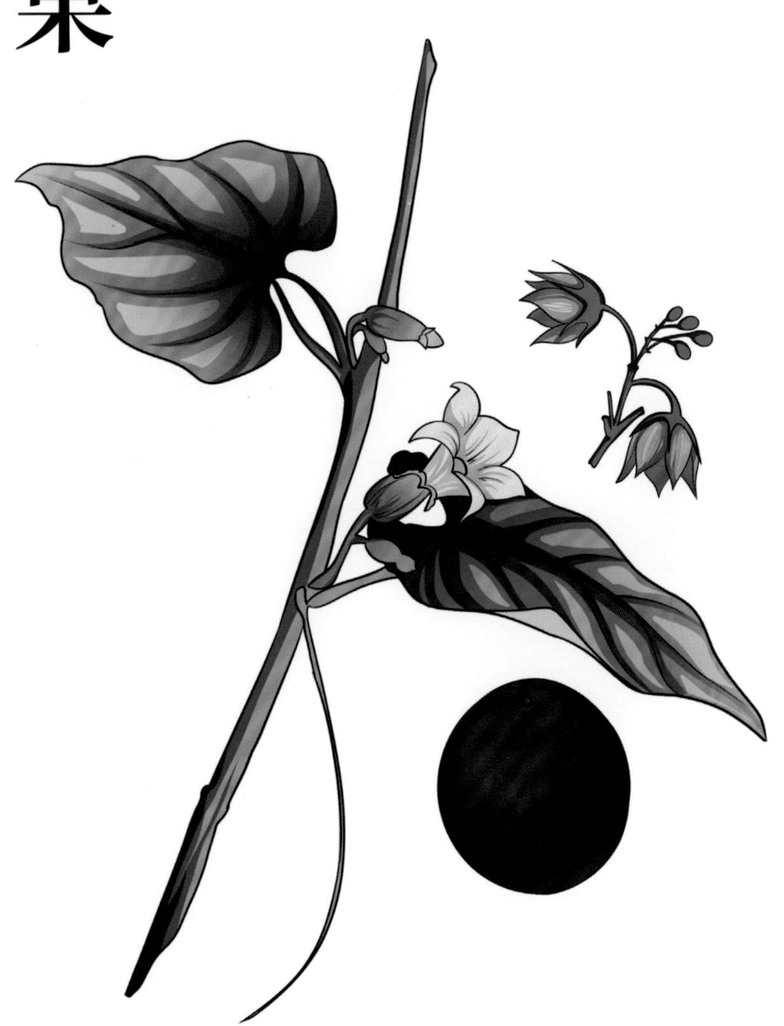

识别特征 一年生草质藤本，长2～5米。根块状，茎纤细，具纵棱，暗紫色，被白色或黄色柔毛，卷须2分叉。叶互生，叶柄长2～7厘米，稍扭曲，被短柔毛；叶片心状卵形，膜质，先端急尖或渐尖，基部耳状心形，全缘，两面均被白色柔毛，背面尚有红棕色腺毛。花单性，雌雄异株；雄花腋生，数朵排成总状花序，长达12厘米，花萼漏斗状，被柔毛。果圆形、长圆形或倒卵形。种子淡黄色，扁长圆形，边缘具不规则缺刻，中央稍凹。花期6～8月，果期8～10月。

用量用法 9～15克。

精选验方 ①咽喉炎：罗汉果1个，胖大海3枚。泡水，徐徐咽下。②百日咳：罗汉果1个，柿饼15克。水煎服。③颈部淋巴结炎、百日咳：罗汉果1个，猪肺100克（切小块）。同煮汤食用。④喉痛失音：罗汉果1个。切片水煎，待冷后，频频饮服。⑤急性扁桃体炎：罗汉果1个，桔梗10克，岗梅根30克，甘草6克。水煎服，每日1～2次。

使用注意 脾胃虚寒者忌服。

采收加工

秋季果实由嫩绿色变深绿色时采收，晾数天后，低温干燥。

性味归经

甘，凉。归肺、大肠经。

功效主治

清热润肺，利咽开音，滑肠通便。主治肺热燥咳，咽痛失音，肠燥便秘。

使君子

别名 留求子、史君子、五棱子、索子果、冬均子、病柑子。

来源 本品为使君子科植物使君子*Quisqualis indica* L.的干燥成熟果实。

生境分布 生长于山坡、平地、路旁等向阳灌木丛中，也有栽培。分布于四川、广东、广西、云南等地。

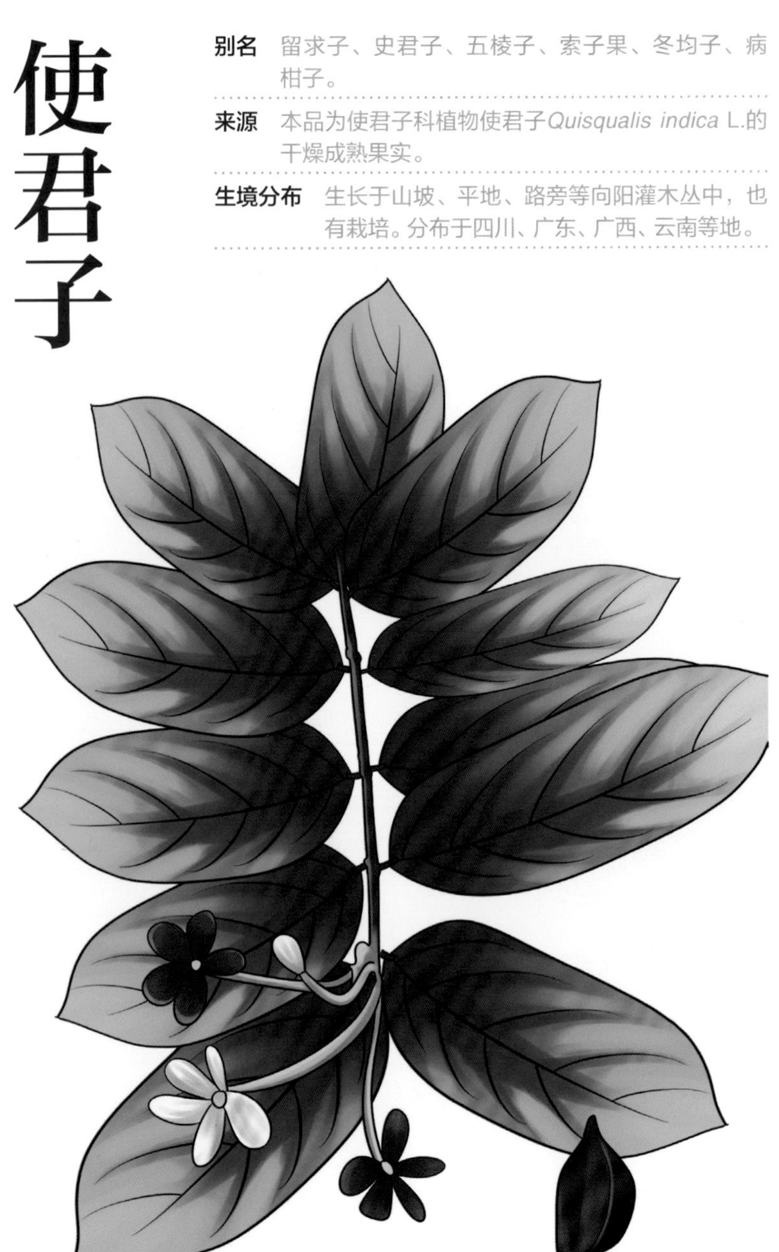

识别特征 落叶性藤本灌木，幼时各部有锈色短柔毛。叶对生，长椭圆形至椭圆状披针形，长5～15厘米，宽2～6厘米，叶成熟后两面的毛逐渐脱落；叶柄下部有关节，叶落后关节下部宿存，坚硬如刺。穗状花顶生，花芳香两性；萼筒延长成管状。果实橄榄状，有5棱。花期5～9月，果期6～10月。

采收加工

秋季果皮变紫黑色时采收。晒干，去壳，取种仁生用或炒香用。

性味归经

甘，温。归脾、胃经。

功效主治

杀虫消积。主治蛔虫病，蛲虫病，虫积腹痛，小儿疳积。

用量用法 使君子9～12克，捣碎入煎剂；使君子仁6～9克，多入丸、散或单用，作1～2次分服。小儿每岁1～1.5粒，炒香嚼服，每日总量不超过20粒。

精选验方 ①肠道蛔虫：使君子仁适量。小火炒黄嚼服，每日每岁2～3粒，晨起空腹服用，连用2～3日。②小儿蛲虫：使君子仁、百部各适量。研细粉，每次3克，空腹时服。

使用注意 服药时忌饮浓茶。

金樱子

别名 刺榆子、野石榴、山石榴、刺梨子。

来源 本品为蔷薇科植物金樱子*Rosa laevigata* Michx.的干燥成熟果实。

生境分布 生长于向阳多石山坡灌木丛中。分布于广东、四川、云南、湖北、贵州等地。

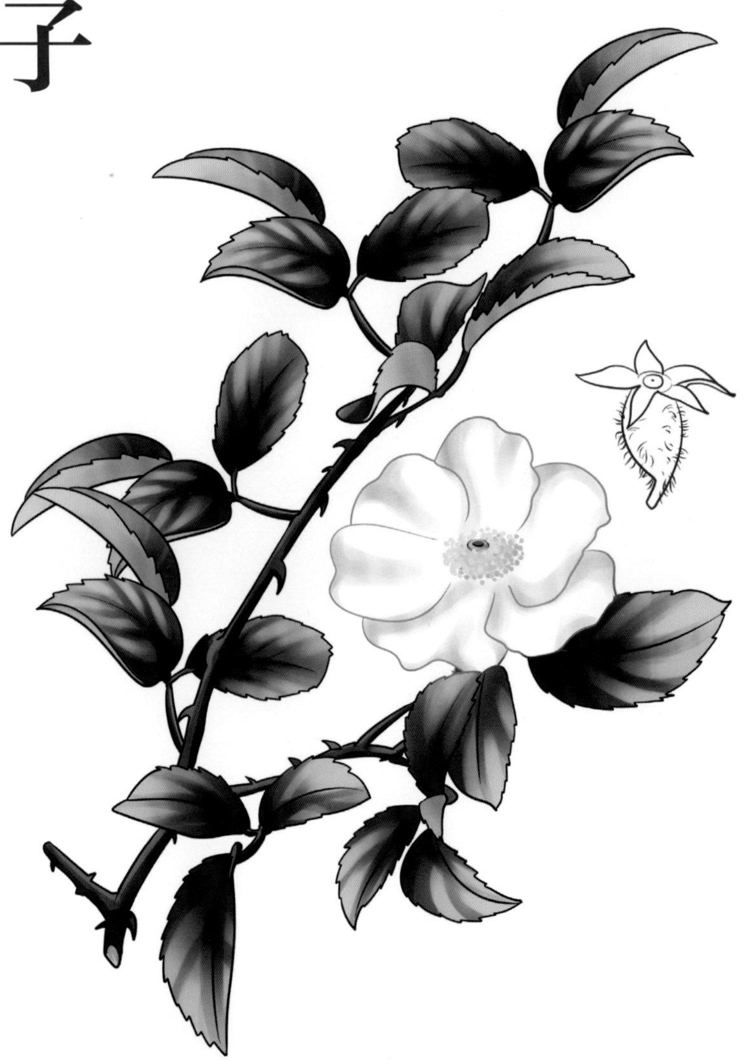

识别特征 常绿攀缘状灌木。茎红褐色，有钩状皮刺。三出复叶互生，小叶椭圆状卵形至卵状披针形，先端尖，边缘有细锐锯齿，下面沿中脉有刺，托叶线状披针形。花单生于侧枝顶端；萼片卵状披针形，被腺毛，花瓣白色，倒广卵形。蔷薇果熟时红色，梨形，外有刚毛，内有多数瘦果。花期5月，果期9～10月。

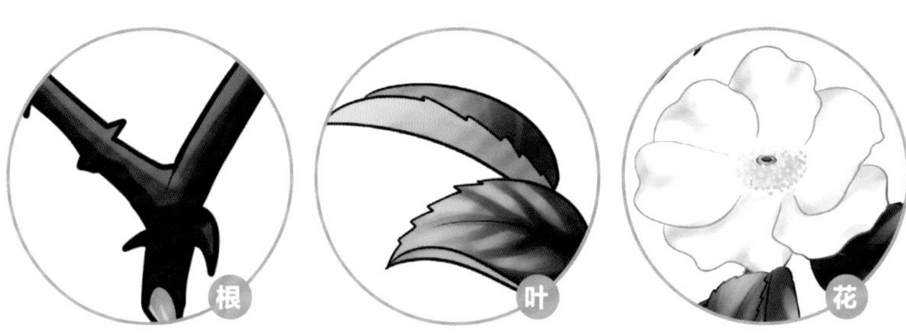

采收加工

10～11月果实成熟变红时采收，干燥，除去毛刺。

性味归经

酸、甘、涩，平。归肾、膀胱、大肠经。

功效主治

固精缩尿，固崩止带，涩肠止泻。主治遗精滑精，遗尿尿频，崩漏带下，久泻久痢。

用量用法 6～12克。

精选验方 ①失眠：金樱子15克，芡实、小金梅草各25克。水煎服。②慢性痢疾、肠结核：金樱子、金樱花、罂粟壳各3克。醋炒，共研细末，蜜丸如桐子大，每次3克，每日3次。

使用注意 本品功专收敛，故有实邪者不宜用。

草果

别名 老蔻、草果仁、草果子。

来源 本品为姜科植物草果*Amomum tsao-ko* Crevost et Lemaire的干燥成熟果实。

生境分布 生长于山谷坡地、溪边或疏林下。分布于云南、广西、贵州等地。

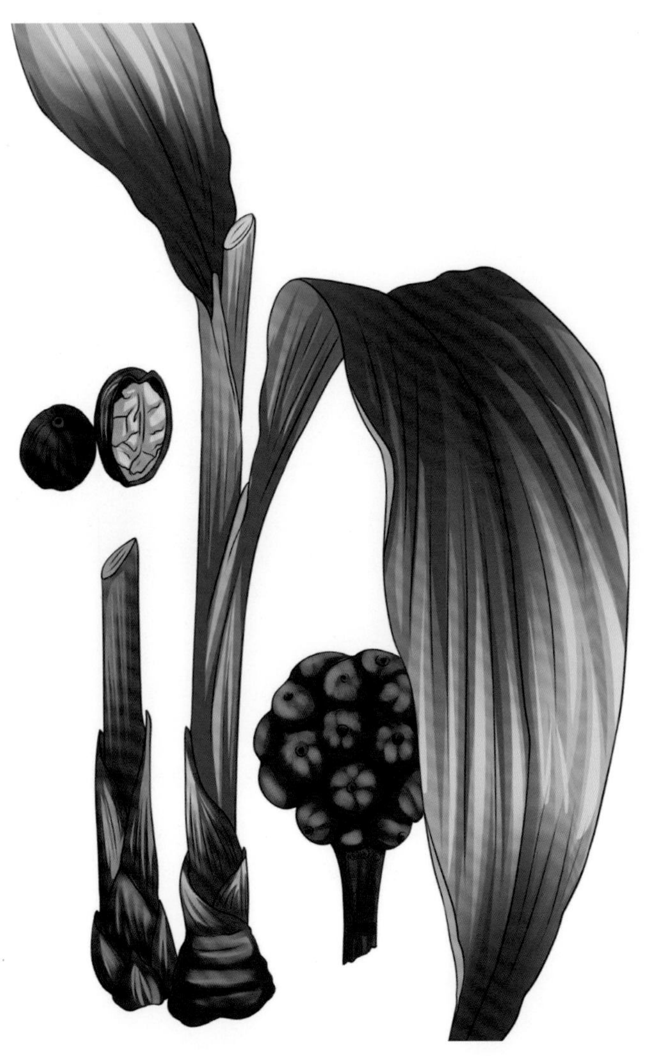

识别特征 多年生草本，丛生，高达2.5米。根茎横走，粗壮有节，茎圆柱状，直立或稍倾斜。叶2列，具短柄或无柄，叶片长椭圆形或狭长圆形，先端渐尖，基部渐狭，全缘，边缘干膜质，叶两面均光滑无毛，叶鞘开放，抱茎。穗状花序从根茎生出。蒴果密集，长圆形或卵状椭圆形，顶端具宿存的花柱，呈短圆状凸起，熟时红色，外表面呈不规则的纵皱纹。花期4～6月，果期9～12月。

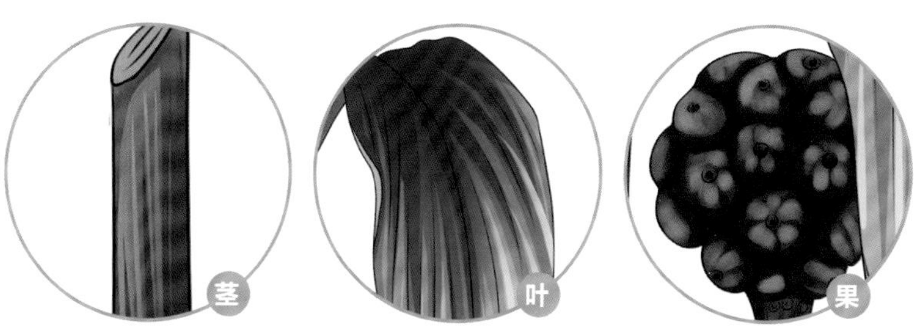

采收加工

秋季果实成熟时采收，除去杂质，晒干或低温干燥。

性味归经

辛，温。归脾、胃经。

功效主治

燥湿温中，截疟除痰。主治寒湿内阻，脘腹胀痛，痞满呕吐，疟疾寒热，瘟疫发热。

用量用法 3～6克。

精选验方 ①乙型肝炎：草果40克，人中黄50克，地骨皮60克。水煎服。②斑秃：草果15克，山奈、官桂、诃子、樟脑各5克。共为细末，用香油125克调成油浸剂，每次用手蘸擦患处1～2分钟，早、晚各1次。③脾胃虚寒、反胃呕吐：草果1.25克，枣肉20克，熟附子、生姜各10克。水煎服。④脾痛胀满：草果仁2个。酒煎服。

使用注意 去壳用，体弱者慎用。

茺蔚子

别名 小胡麻、苦草子、益母草子、三角胡麻。

来源 本品为唇形科植物益母草*Leonurus japonicus* Houtt.的干燥成熟果实。

生境分布 生长于山野荒地、田埂、草地等。全国大部地区均有分布。

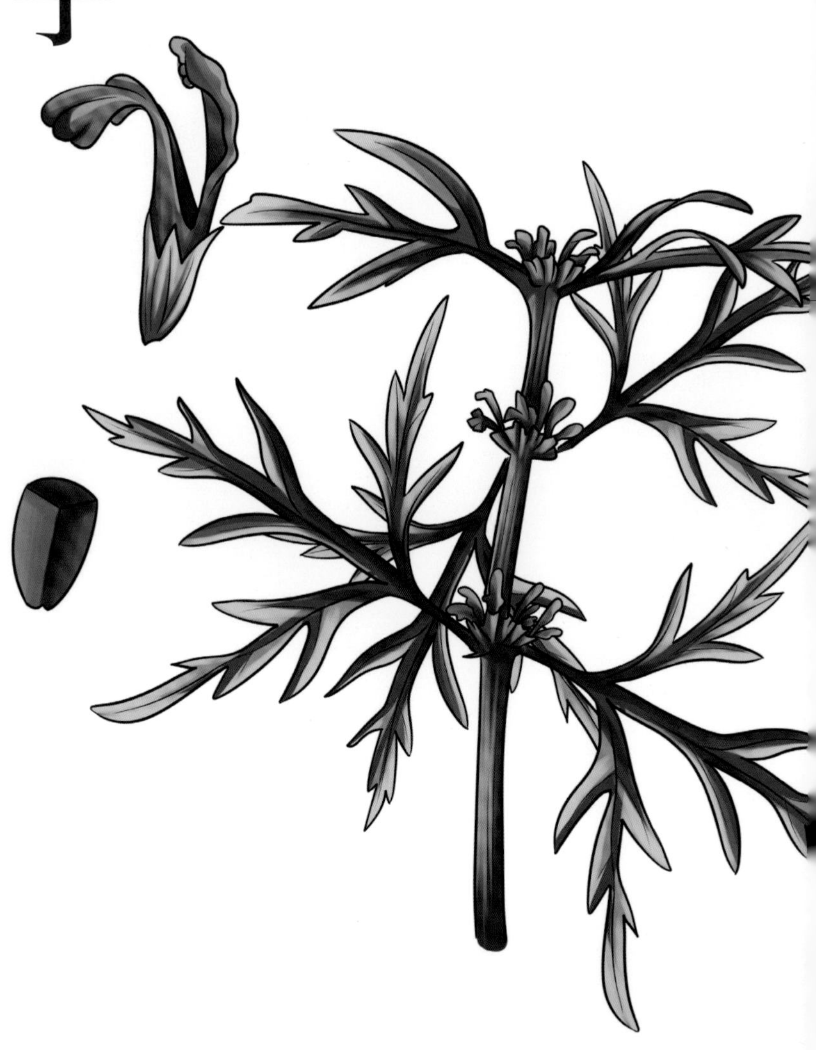

识别特征 一年生或两年生草本，高60～100厘米。茎直立，四棱形，被微毛。叶对生，叶形多种，叶柄长0.5～8厘米。轮伞花序腋生，具花8～15朵；小苞片针刺状，无花梗；花萼钟形，外面贴生微柔毛，先端5齿裂，具刺尖，下方2齿比上方2齿长，宿存；花冠唇形，淡红色或紫红色，长9～12毫米，外面被柔毛，上唇与下唇几等长，上唇长圆形，全缘，边缘具纤毛，下唇3裂，中央裂片较大，倒心形；雄蕊4，二强，着生在花冠内面近中部，花丝疏被鳞状毛，花药2室；雌蕊1，子房4裂，花柱丝状，略长于雄蕊，柱头2裂。小坚果褐色，三棱形，先端较宽而平截，基部楔形，长2～2.5毫米，直径约1.5毫米。花期6～9月，果期7～10月。

采收加工

秋季果实成熟时采割地上部分，晒干，打下果实，除去杂质。

性味归经

辛、苦，微寒。归心包、肝经。

功效主治

活血调经，清肝明目。主治月经不调，经闭痛经，目赤翳障，头晕胀痛。

用量用法 5～10克。

精选验方 子宫脱垂：茺蔚子15克，枳壳12克。水煎服。

使用注意 瞳孔散大者慎用。

胡椒

别名 浮椒、玉椒、味履支。

来源 本品为胡椒科植物胡椒*Piper nigrum* L.的干燥近成熟果实或成熟果实。

生境分布 生长于荫蔽的树林中。分布于海南、广东、广西、云南等地。

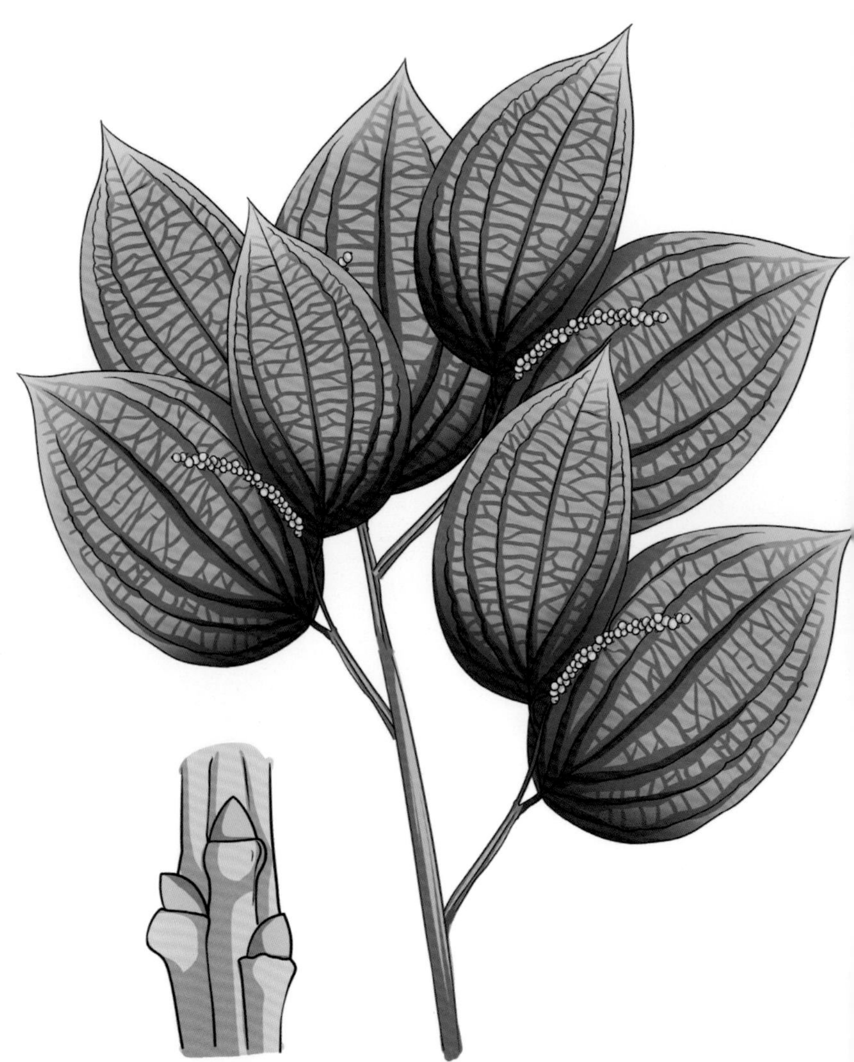

识别特征 常绿藤本。茎长约5米，多节，节处略膨大，幼枝略带肉质。叶互生，叶柄长1.5～3厘米，上面有浅槽；叶革质，阔卵形或卵状长椭圆形，长8～16厘米，宽4～7厘米，先端尖，基部近圆形，全缘，上面深绿色，下面苍绿色，基出脉5～7条，在下面隆起。花单性，雌雄异株，或为杂性，呈穗状花序，侧生茎节上；总花梗与叶柄等长，花穗长约10厘米；每花有一盾状或杯状苞片，陷入花轴内，通常具侧生的小苞片；无花被；雄蕊2，花丝短，花药2室；子房圆形，1室，无花柱，柱头3～5枚，有毛。浆果球形，直径4～5毫米，稠密排列，果穗圆柱状，幼时绿色，熟时红黄色。种子小。花期4～10月，果期10月至次年4月。

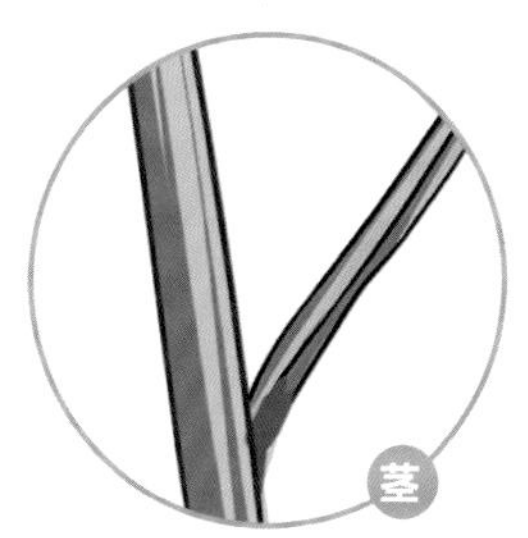

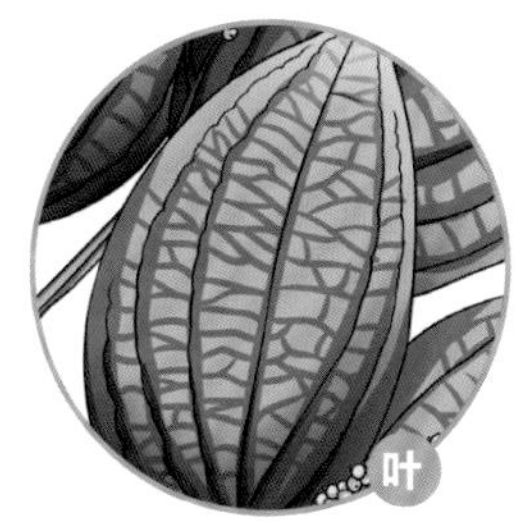

采收加工

秋末至次春果实呈暗绿色时采收，晒干，为黑胡椒；果实变红时采收，用水浸渍数日，擦去果肉，晒干，为白胡椒。

性味归经

辛，热。归胃、大肠经。

功效主治

温中止痛，下气，消痰。主治胃寒呕吐，腹痛泄泻，食欲不振，癫痫痰多。

用量用法 0.6～1.5克，研粉吞服。外用：适量。

精选验方 ①胃寒呕吐：胡椒粉末12克，生姜片30克。水煎取液200毫升，分3次温服。②蜈蚣咬伤：胡椒适量。嚼烂，敷患处。③冻疮：胡椒浸泡于9倍量白酒中7日，涂抹冻伤处，每日多次。

使用注意 胃热或胃阴虚者忌用。

南鹤虱

别名 虱子草、野胡萝卜子。

来源 本品为伞形科植物野胡萝卜*Daucus carota* L.的干燥成熟果实。

生境分布 生长于山野草丛中。分布于江苏、河南、湖北、浙江等地。

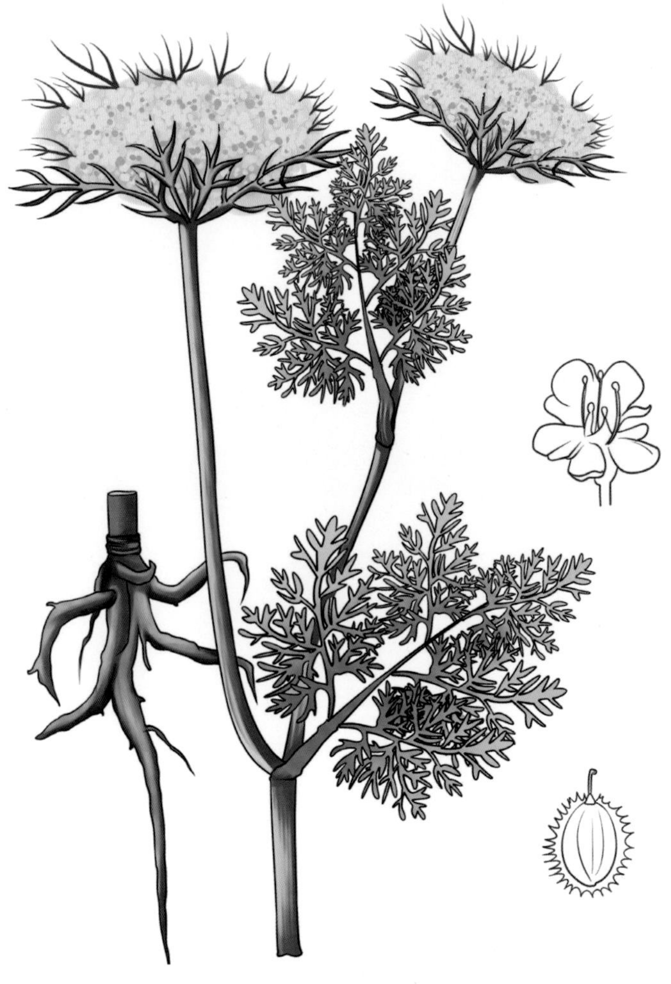

识别特征 两年生草本，高15～120厘米，全株有粗硬毛。基生叶长圆形，2～3回羽状分裂，最终裂片线形至披针形，长2～14毫米，宽0.4～2毫米。复伞形花序顶生，总花梗长10～60厘米；总苞片多数，羽状分裂，伞幅多数，小总苞片5～7，线形；花梗15～25；花白色，在小伞形花序中心的花呈紫色。双悬果卵圆形，棱有狭翅，翅上密生短钩刺。花期5～7月，果期7～8月。

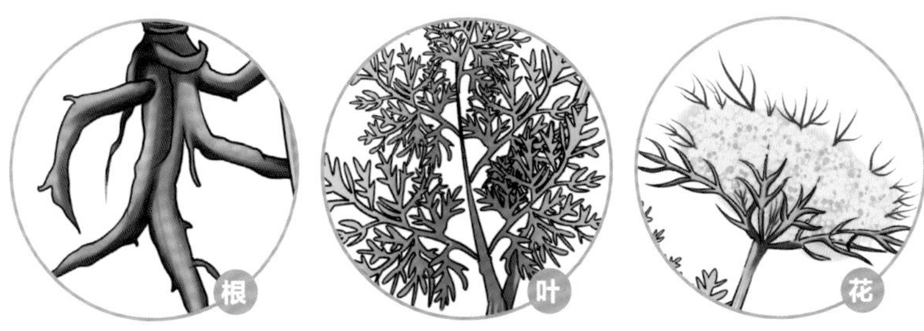

采收加工

秋季果实成熟时割取果枝，晒干，打下果实，除去杂质。

性味归经

苦、辛，平；有小毒。归脾、胃经。

功效主治

杀虫消积。主治蛔虫病，蛲虫病，绦虫病，虫积腹痛，小儿疳积。

用量用法 3～9克。

精选验方 ①蛔虫、蛲虫：南鹤虱、使君子、槟榔各9克。水煎服。②湿热疮发痒：南鹤虱、千里光、马桑叶各适量。水煎服。③妇女气虚腹胀：南鹤虱、隔山撬各适量。水煎服。④妇女干病：南鹤虱、童子鸡各适量。同炖服。

使用注意 无。

枳实

别名 臭橙、香橙、枸头橙。

来源 本品为芸香科植物酸橙*Citrus aurantium* L.及其栽培变种等的干燥幼果。

生境分布 见“枳壳”项下。

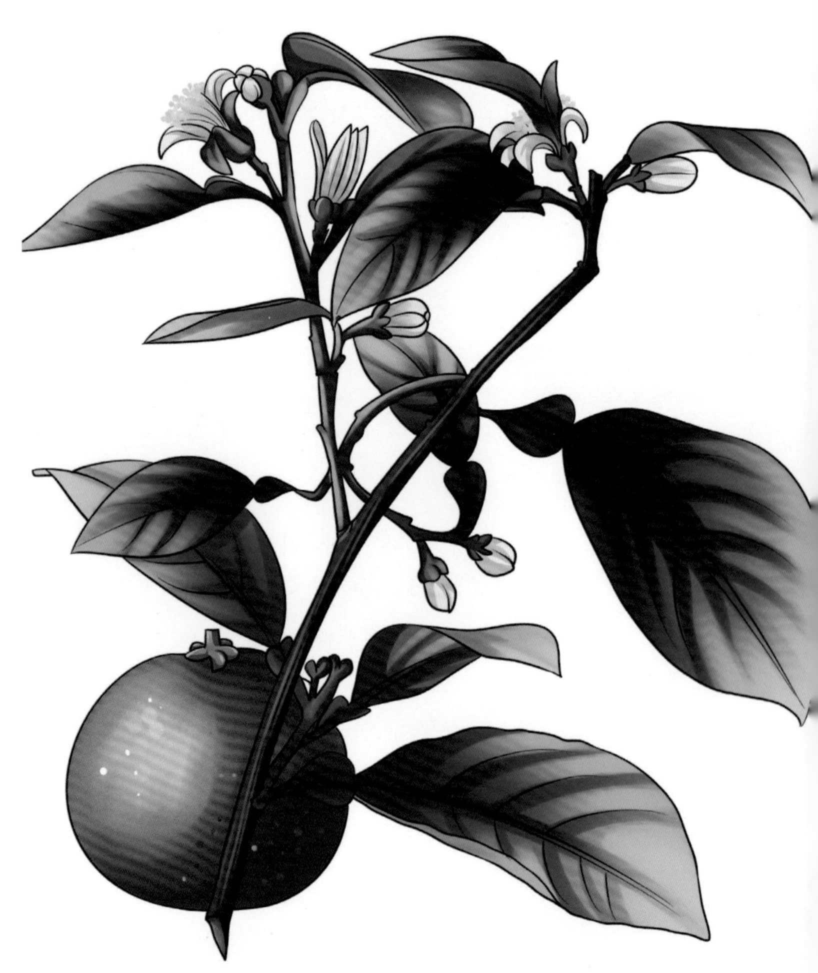

识别特征 见“枳壳”项下。

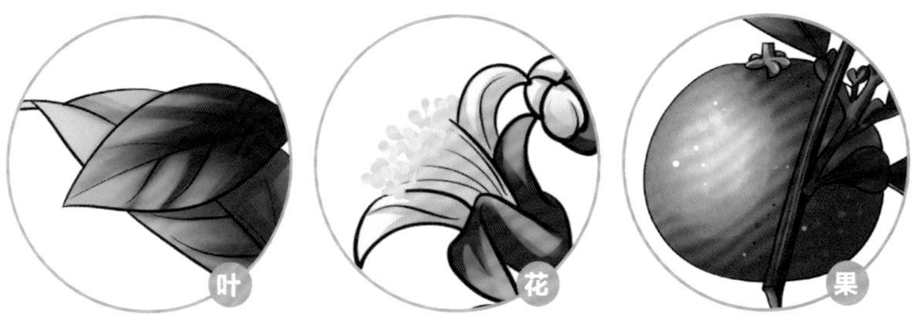

采收加工

5～6月收集自落的果实，除去杂质，自中部横切为两半，晒干或低温干燥，较小者直接晒干或低温干燥。

性味归经

苦、辛、酸，微寒。归脾、胃经。

功效主治

破气消积，化痰散痞。主治积滞内停，痞满胀痛，泻痢后重，大便不通，痰滞气阻，胸痹，结胸，脏器下垂。

用量用法 3～10克。

精选验方 ①痞、消食、强胃：枳实（麸炒黄色，去瓤）30克，白术60克。上药共为极细末，荷叶裹炒，饭为丸如梧子大，每服50丸，多以白汤下，无时。②产后腹痛、烦满不得卧：枳实（烧令黑，勿太过）、芍药各等份。杵为散，服方寸匕，每日3服；并主痈脓，以麦粥下之。③屡患胸痹痛：枳实适量。捣为末，宜服方寸匕，每日3服，每夜1服。

使用注意 孕妇慎用。

枸杞子

别名 西枸杞、枸杞豆、枸杞果、山枸杞、枸杞红实。

来源 本品为茄科植物宁夏枸杞*Lycium barbarum* L.的干燥成熟果实。

生境分布 生长于山坡、田野向阳干燥处。分布于宁夏、内蒙古、甘肃、新疆等地。以宁夏产者质地最优，有“中宁枸杞甲天下”之美誉。

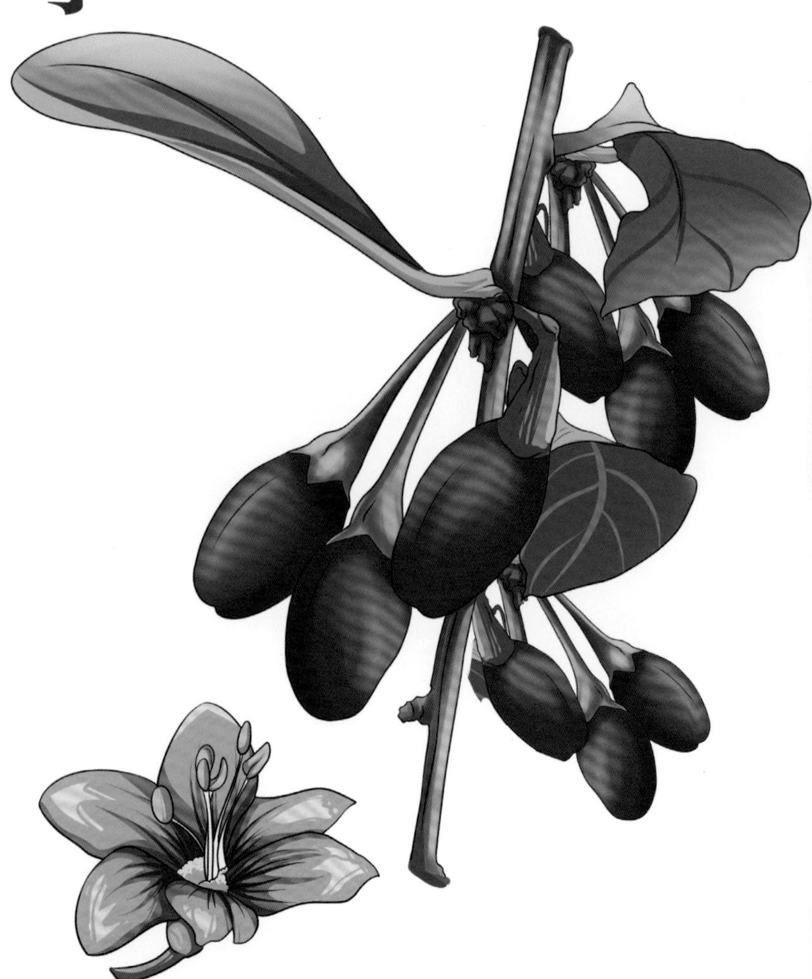

识别特征 灌木或小乔木。主枝数条，粗壮，果枝细长，先端通常弯曲下盘，外皮淡灰黄色，刺状枝短而细，生于叶腋。叶互生或丛生于短枝上。叶片披针形或卵状长圆形，花腋生，花冠漏斗状，粉红色或深紫红色。果实熟时鲜红，种子多数。花期5～10月，果期6～10月。

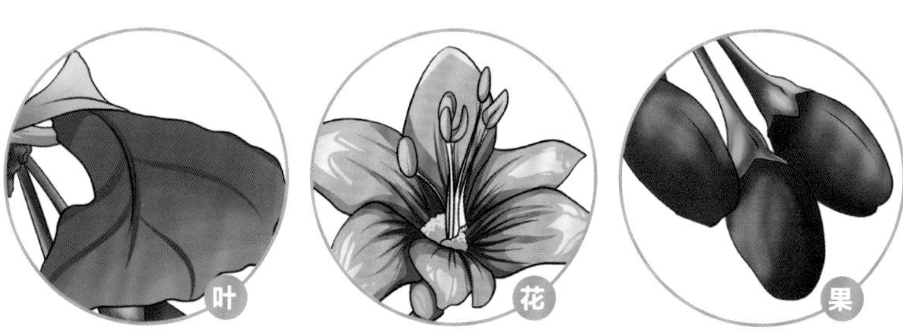

采收加工

夏、秋两季果实呈红色时采收，热风烘干，除去果梗，或晾至皮皱后，晒干，除去果梗。

性味归经

甘，平。归肝、肾经。

功效主治

滋补肝肾，益精明目。主治虚劳精亏，腰膝酸痛，眩晕耳鸣，阳痿遗精，内热消渴，血虚萎黄，目昏不明。

用量用法 6～12克。

精选验方 ①肝肾不足、头晕盗汗、迎风流泪：枸杞子、熟地黄、菊花、怀山药各20克，牡丹皮、山萸肉、泽泻各15克。水煎服。②肾虚腰痛：枸杞子、金毛狗脊各20克。水煎服。③血脂异常症：枸杞子、女贞子、红糖适量。制成冲剂，每日2次，每次6克，4～6周为1个疗程。④萎缩性胃炎：枸杞子适量。晒干，每日20克，分2次空腹时嚼服，2个月为1疗程。

使用注意 外有表邪、内有实热、脾胃湿盛肠滑者忌用。

砂仁

别名　阳春砂、春砂仁、蜜砂仁。

来源　本品为姜科植物阳春砂*Amomum villosum* Lour.等的干燥成熟果实。

生境分布　生长于气候温暖、潮湿、富含腐殖质的山沟林下阴湿处。分布于我国广东、广西等地。

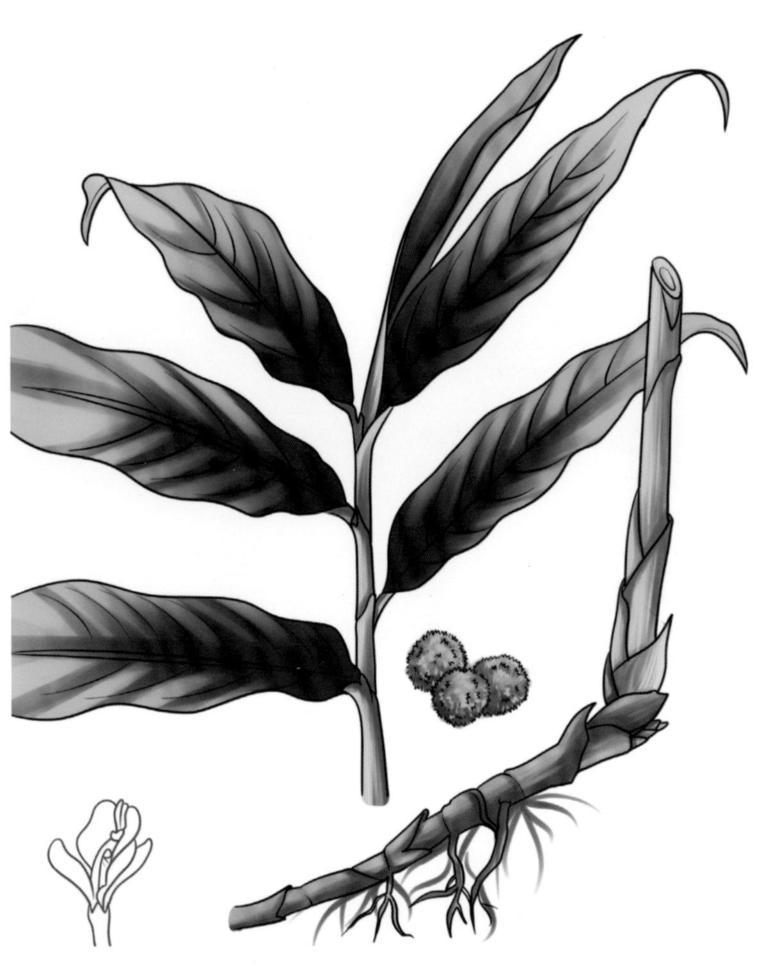

识别特征 多年生草本，高约1.5米或更高，茎直立。叶二列，叶片披针形，长20～35厘米，宽2～5厘米，上面无毛，下面被微毛；叶鞘开放，抱茎，叶舌短小。花茎由根茎上抽出；穗状花序成球形，有一枚长椭圆形苞片，小苞片成管状，萼管状，花冠管细长，白色，裂片长圆形，先端兜状、唇状或倒卵状，中部有淡黄色及红色斑点，外卷；雌蕊花柱细长，先端嵌生药室之中，柱头漏斗状，高于花药。蒴果近球形，不开裂，直径约1.5厘米，具软刺，熟时棕红色。种子多数，芳香。花期3～6月，果期6～9月。

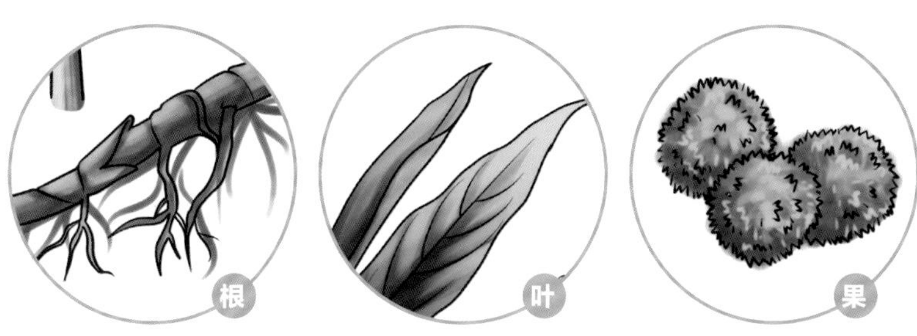

采收加工

夏、秋两季果实成熟时采收，晒干或低温干燥。

性味归经

辛，温。归脾、胃、肾经。

功效主治

化湿开胃，温脾止泻，理气安胎。主治湿浊中阻，脘痞不饥，脾胃虚寒，呕吐泄泻，妊娠恶阻，胎动不安。

用量用法 3～6克，后下。

精选验方 ①妊娠呕吐：砂仁适量。研细末，每次6克，姜汁少许，沸汤服。②消食和中、下气止心腹痛：砂仁适量。炒研，袋盛浸酒，煮饮。③大肠虚而夹热、脱肛红肿：砂仁、黄连、木贼各适量。为末，每服6克，米饮下。④冷滑下痢不禁、虚羸：砂仁、炮附子（末）、干姜、厚朴、陈橘皮各等份。为丸，每日2次，每服40丸。

使用注意 阴虚内热者禁服。

香橼

别名 枸橼、香圆、钩缘子、香泡树、香橼柑。

来源 本品为芸香科植物枸橼*Citrus medica* L.等的干燥成熟果实。

生境分布 生长于沙壤土中较湿润的环境。分布于浙江、江苏、广东、广西等地。

采收加工

秋季果实成熟时采收，趁鲜切片，晒干或低温干燥。

性味归经

辛、苦、酸，温。归肝、脾、胃、肺经。

功效主治

疏肝解郁，宽中，化痰。主治肝胃气滞，胸胁胀痛，脘腹痞满，呕吐噫气，痰多咳嗽。

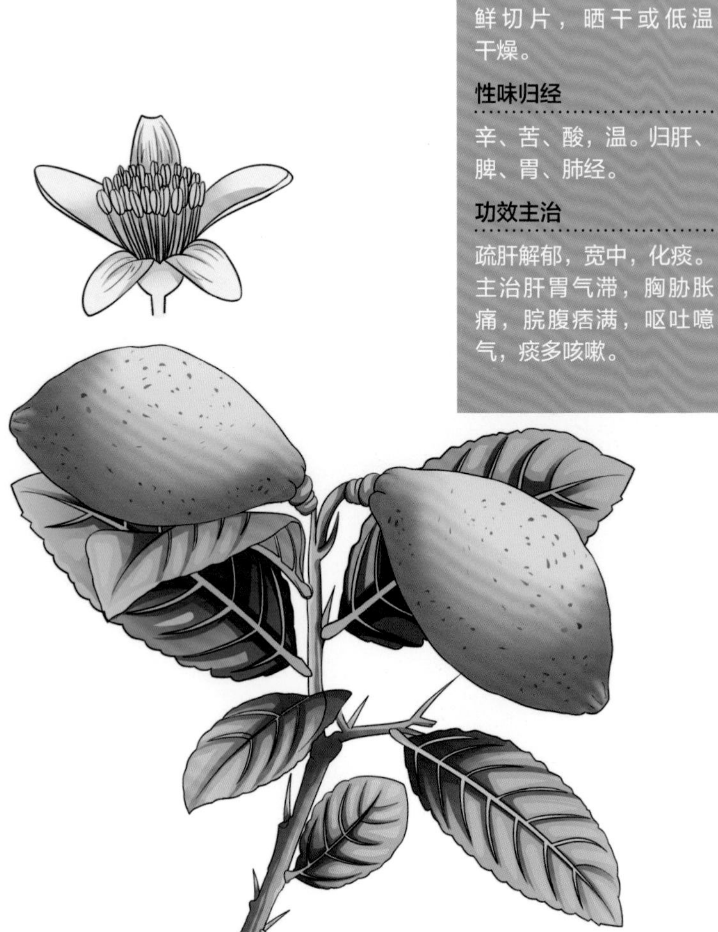

识别特征 常绿小乔木，高2米左右。枝具短而硬的刺，嫩枝幼时紫红色，叶大，互生，革质；叶片长圆形或长椭圆形，长8～15厘米，宽3.5～6.5厘米，先端钝或钝短尖，基部阔楔形，边缘有锯齿；叶柄短而无翼，无节或节不明显。短总状花序，顶生及腋生，花3～10朵丛生，有两性花及雄花之分，萼片5，合生如浅杯状，上端5浅裂；花瓣5，肉质，白色，外面淡紫色；雄蕊约30；雌蕊1，子房上部渐狭，花柱有时宿存。柑果长椭圆形或卵圆形，果顶有乳状凸起，长径10～25厘米，横径5～10厘米，熟时柠檬黄色，果皮粗厚而芳香，瓤囊细小，12～16瓣，果汁黄色，味极酸而苦；种子10枚左右，卵圆形；子叶白色。花期4月，果期8～9月。

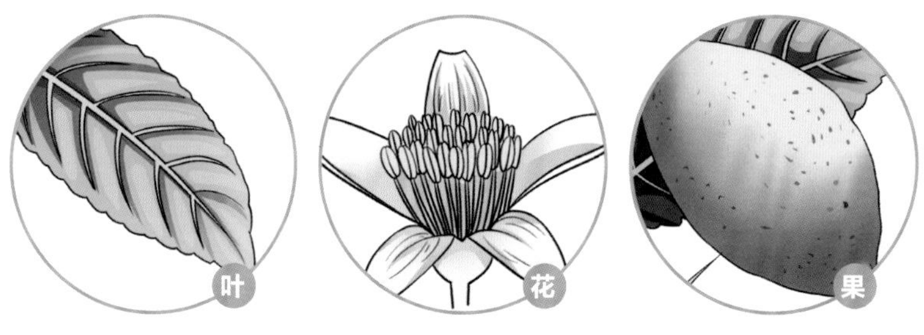

用量用法 3～10克。

精选验方 ①喘咳痰多：鲜香橼50克。切碎放在有盖的碗中，加入等量的麦芽糖，隔水蒸数小时，以香橼稀烂为度，每次1匙，早、晚各1次。②肝痛、胃气痛：鲜香橼10～15克（干品6克）。开水冲泡代茶饮。③胃痛胸闷、消化不良：陈香橼（焙干）、花椒、小茴香各12克。共研细末，每次3克，每日2次，温开水送服。

使用注意 阴虚血燥及孕妇气虚者慎服。

夏枯草

别名 铁色草、春夏草、棒槌草、羊肠菜、夏枯头、白花草。

来源 本品为唇形科植物夏枯草*Prunella vulgaris* L.的干燥果穗。

生境分布 均为野生，多生长于路旁、草地、林边。分布于浙江、江苏、安徽、河南等地。

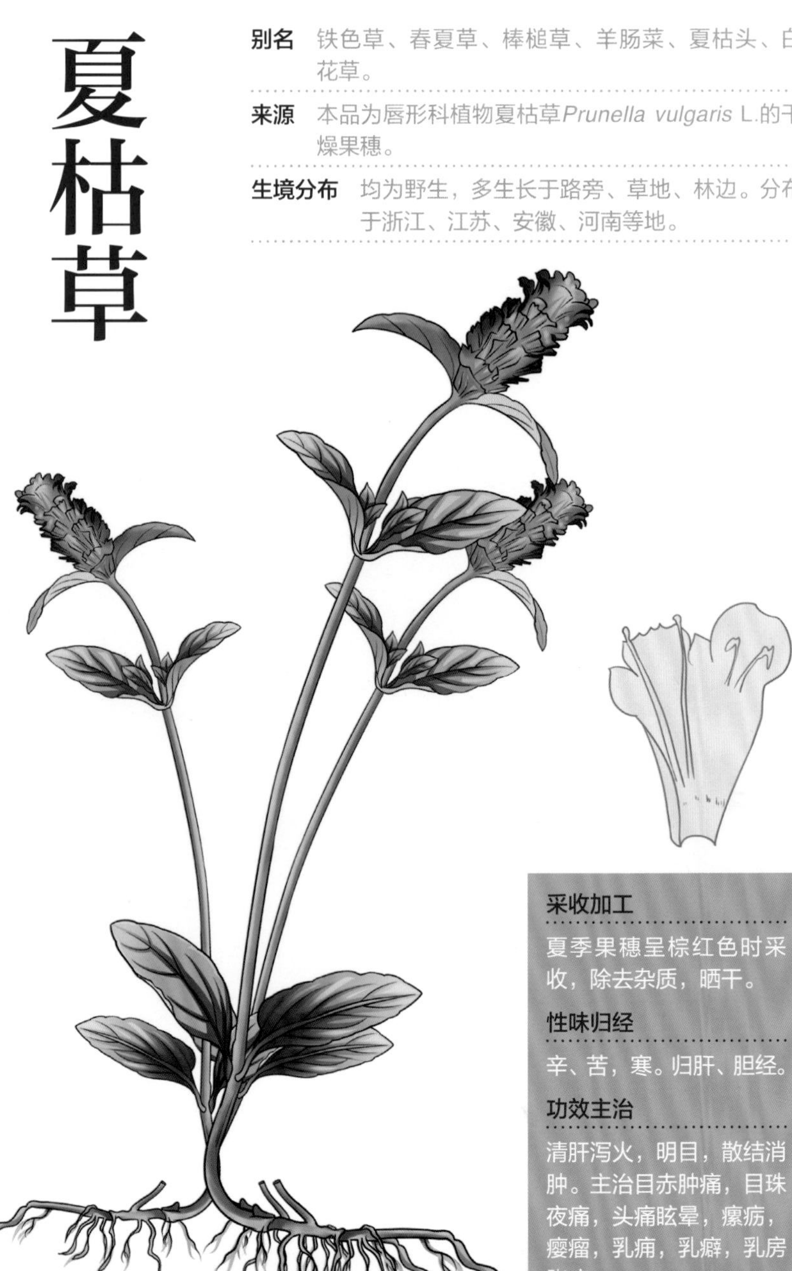

采收加工

夏季果穗呈棕红色时采收，除去杂质，晒干。

性味归经

辛、苦，寒。归肝、胆经。

功效主治

清肝泻火，明目，散结消肿。主治目赤肿痛，目珠夜痛，头痛眩晕，瘰疬，瘿瘤，乳痈，乳癖，乳房胀痛。

识别特征 多年生草本。茎方形，基部匍匐，高约30厘米，全株密生细毛。叶对生；近基部的叶有柄，上部叶无柄；叶片椭圆状披针形，全缘，或略有锯齿。轮伞花序顶生，呈穗状；苞片肾形，基部截形或略呈心脏形，顶端突成长尾状渐尖形，背面有粗毛；花萼唇形，前方有粗毛，后方光滑，上唇长椭圆形，3裂，两侧扩展成半披针形，下唇2裂，裂片三角形，先端渐尖；花冠紫色或白色，唇形，下部管状，上唇作风帽状，2裂，下唇平展，3裂；雄蕊4，2强，花丝顶端分叉，其中一端着生花药；子房4裂，花柱丝状。小坚果褐色，长椭圆形，具3棱。花期5～6月，果期6～7月。

用量用法 9～15克。

精选验方 ①肝虚目痛（冷泪不止、羞明畏日）：夏枯草25克，香附子50克。共研为末，每服5克，茶汤调下。②黄疸型肝炎：夏枯草、金钱草各30克，丹参18克。水煎分3次服，连服7～15日，未愈，再服7日。③跌打伤、刀伤：夏枯草适量。在口中嚼碎后敷在伤处。④巩膜炎：夏枯草、野菊花各30克。水煎分2～3次服。⑤急性乳腺炎：夏枯草、败酱草各30克，赤芍18克。水煎服，每日2次。⑥喉癌：夏枯草、山豆根、龙葵各30克，嫩薄荷3克。水煎取药汁，每日1剂，分2次服用。

使用注意 脾胃虚弱者慎用。

益智

别名 益智仁、益智子。

来源 本品为姜科植物益智*Alpinia oxyphylla* Miq.的干燥成熟果实。

生境分布 生长于林下阴湿处或栽培。分布于广东、雷州半岛、海南岛山区、广西、云南、福建等地。

采收加工

夏、秋间果实由绿转红时采收，晒干或低温干燥。

性味归经

辛，温。归肾、脾经。

功效主治

温肾固精缩尿，温脾止泻摄涎。主治肾虚遗尿，小便频数，遗精白浊，脾寒泄泻，腹中冷痛，口多唾涎。

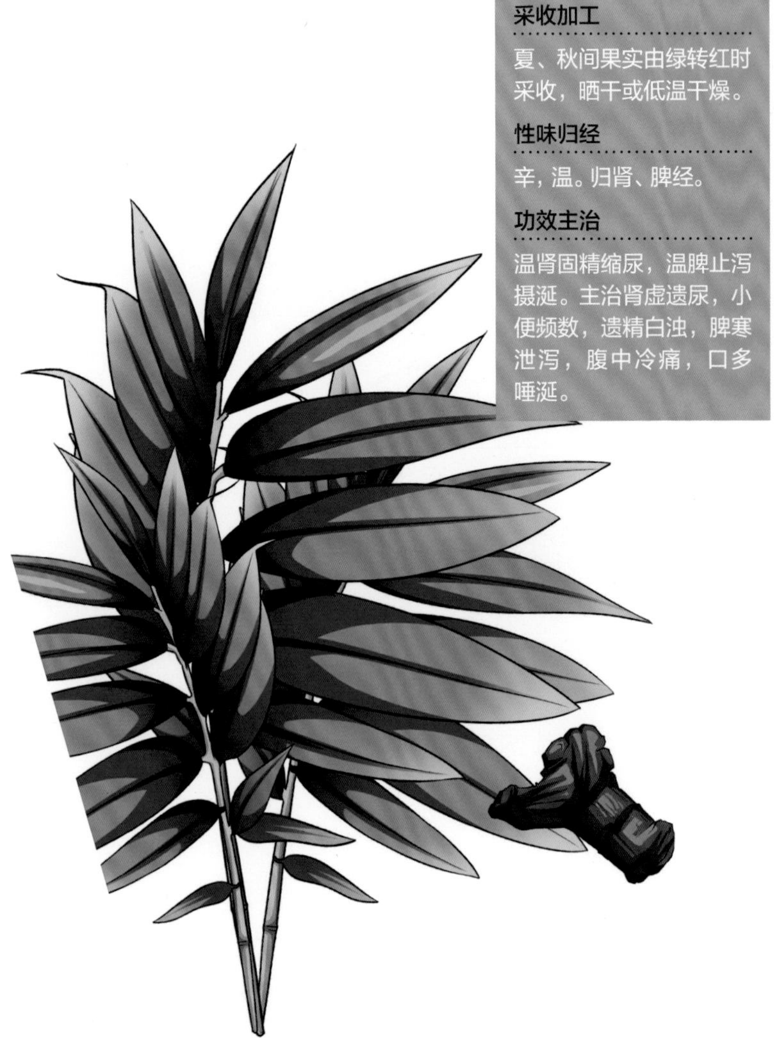

识别特征 多年生草本，高1～3米。根茎延长。茎直立，丛生。叶2列，具短柄；叶片披针形，长20～35厘米，宽3～6厘米，先端尾状渐尖，基部宽楔形，边缘具脱落性小刚毛，基残痕呈细齿状，两面无毛；叶舌膜质，二裂，被淡棕色柔毛。总状花序顶生，在花蕾时包藏于鞘状的总状苞片内；花序轴被极短的柔毛；小花梗长1～2毫米；苞片膜质，棕色；花萼管状，长约1.2厘米，先端3浅齿裂，一侧深裂，外被短柔毛；花冠管与萼管几等长，裂片3，长圆形，长约1.8厘米，上方1片稍大，先端略呈兜状，白色，外被短柔毛；唇瓣倒卵形，长约2厘米，粉红色，并有红色条纹，先端边缘皱波状；侧生退化雄蕊锥状，长约2毫米；雄蕊1，花丝扁平，线形，长约1.2厘米，花药长6～7毫米，药隔先端具圆形鸡冠状附属物；子房下位，密被茸毛。蒴果球形或椭圆形，干时纺锤形，果皮上有明显的纵向维管束条纹，长约1.2厘米，直径约1厘米，不开裂，果熟时黄绿色或乳黄色。种子多数，不规则扁圆形，被淡黄色假种皮。花期2～4月，果期5～8月。

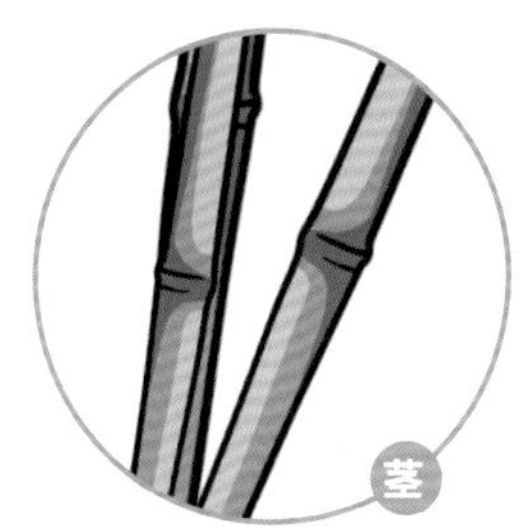

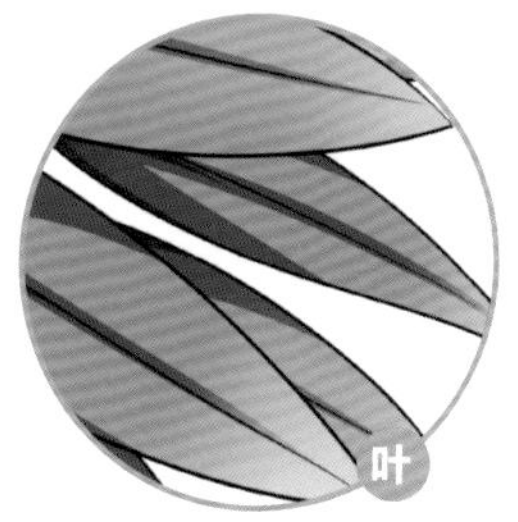

用量用法 3～10克。

精选验方 ①腹胀腹泻：益智100克。浓煎饮用。②妇人崩中：益智（炒）适量。碾细，米饮入盐，每次5克。③香口辟臭：益智50克，甘草10克。碾粉舔舐。④小便赤浊：益智仁、茯神各60克，远志、甘草（水煮）各150克。为末，酒糊丸如梧子大。空腹姜汤下五十丸。⑤妇人崩中：益智子适量。炒研细，米饮入盐服3克。

使用注意 阴虚火旺者忌服。因热而致遗尿、尿频、崩漏者忌用。

预知子

别名 八月炸、八月扎、野香蕉。

来源 本品为木通科植物木通*Akebia quinata*（*Thunb.*）Decne.等的干燥近成熟果实。

生境分布 生长于山林灌木丛。分布于河南、浙江、陕西、山东、江苏、安徽、广东、湖北等地。

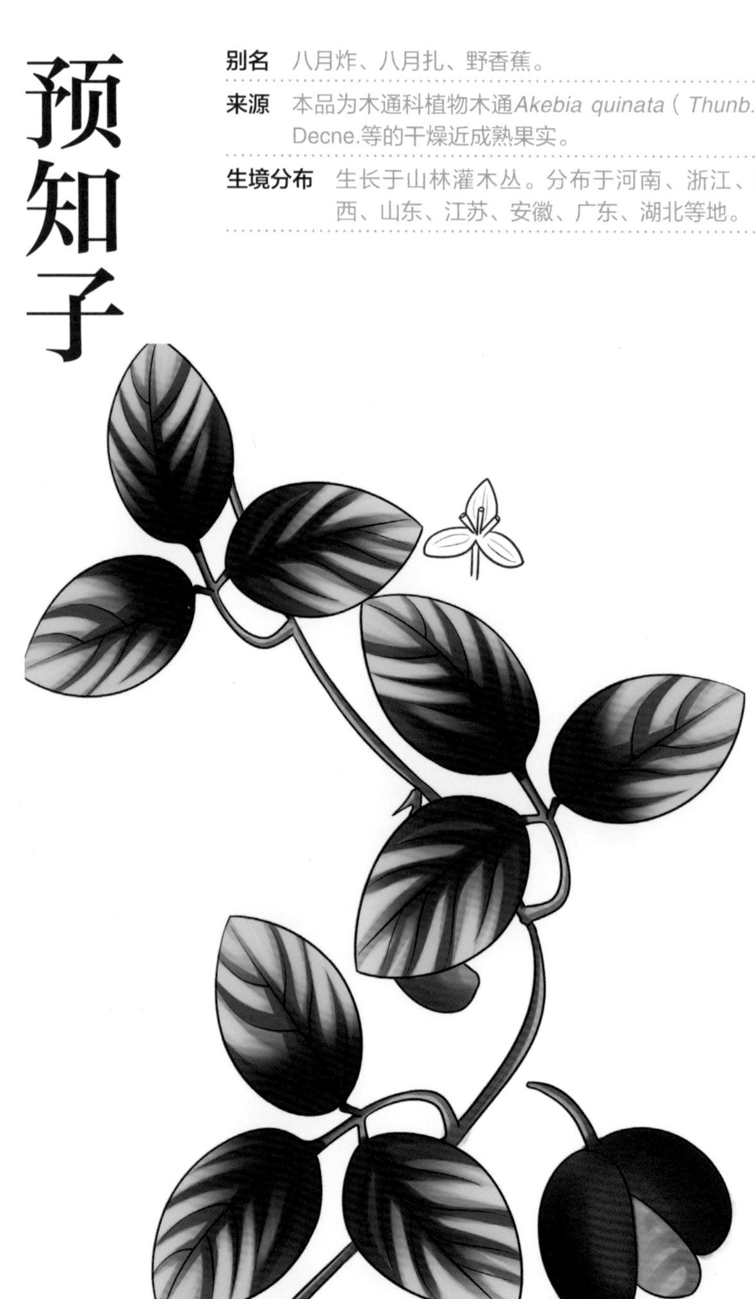

识别特征 落叶或半常绿藤木。掌状复叶互生，小叶5，倒卵形或长倒卵形，长3～6厘米，先端圆、微凹或有短尖，全缘。花单性同株，总状花序腋生；雌花生于花序上部，花被片3，淡紫色，雄蕊6，雌花生于花序下部，花被3，退化雄蕊6，雌蕊6。果实肉质，长椭圆形，两端圆形，成熟时沿腹缝线开裂。花期4～5月，果期8月。

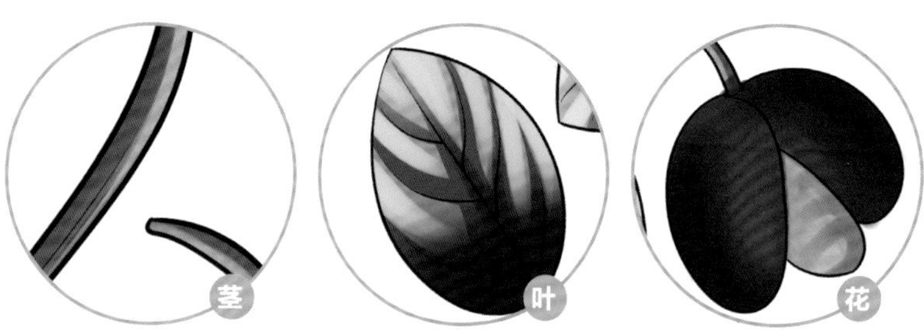

采收加工

夏、秋两季果实绿黄时采摘，晒干，或置于沸水中略烫后晒干。

性味归经

苦，寒。归肝、胆、胃、膀胱经。

功效主治

疏肝理气，活血止痛，散结，利尿。主治脘胁胀痛，痛经经闭，痰核痞块，小便不利。

用量用法 3～9克。

精选验方 ①大风腹脏有虫，令人皮肤生疮、语声变、眉鬓落：预知子（捣末）、雄黄（研细）各60克，乳香90克（研细）。上味药，先以乳香末用水一斗，于银锅内以慢火煎至五升，入预知子并雄黄,慢火熬成膏，入瓷器中盛，空腹以温酒调下，每日1茶匙，后有虫如马尾随大便出。②淋巴结核：预知子、金樱子、海金沙根各12克，天葵子24克。煎汤分3日服。

使用注意 凡病人脾虚作泄泻者勿服。

蛇床子

别名 蛇珠、野茴香、秃子花、蛇床实、蛇床仁、野萝卜碗子。

来源 本品为伞形科植物蛇床*Cnidium monnieri*（*L.*）Cuss.的干燥成熟果实。

生境分布 生长于弱碱性稍湿的草甸子、河沟旁、碱性草原、田间路旁。分布于广东、广西、安徽、江苏等地。

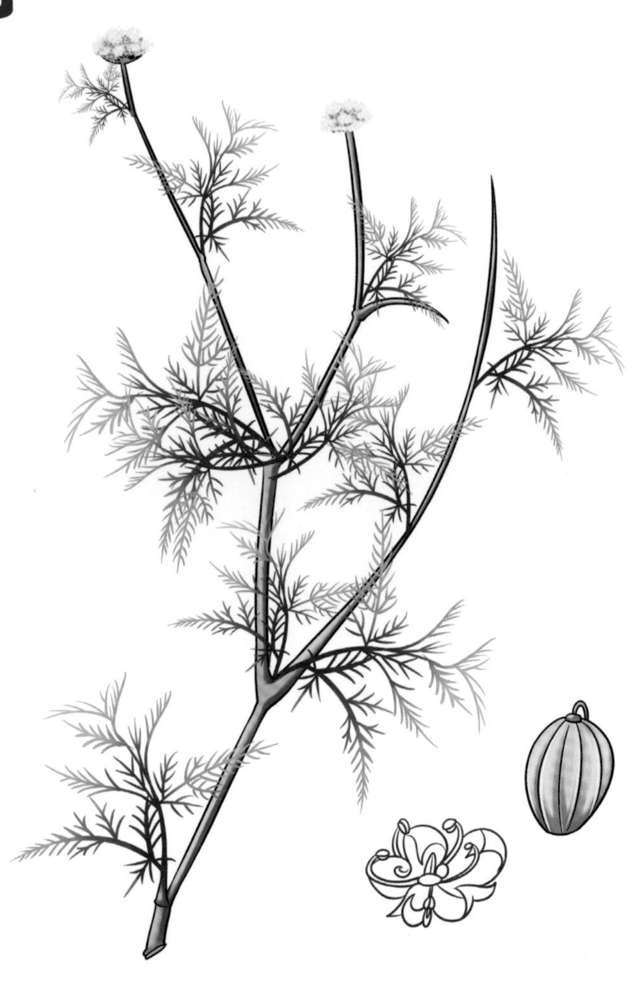

识别特征 一年生草本，高30～80厘米；茎直立，多分枝，中空，表面具深纵条纹，疏生细柔毛。基生叶有柄，茎基部叶有短阔的叶鞘，边缘有膜质，茎上部叶几乎全部简化成鞘状；叶片轮廓卵形至卵状披针形。复伞形花序顶生或侧生，总苞片8～10，线形有长尖；花瓣白色。双悬果长圆形，分果具5棱，果棱成翅状，无毛。果实呈椭圆形，由两个分果合抱而成。花期4～7月，果期6～8月。

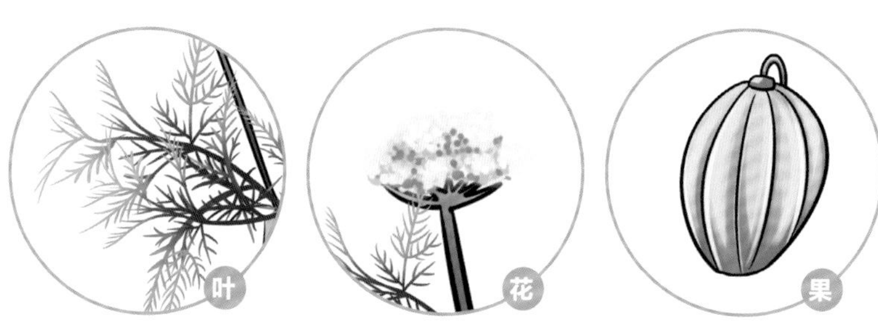

用量用法 3～10克。外用：适量，多煎汤熏洗，或研末调敷。

精选验方 ①阴囊湿疹：蛇床子25克。煎水洗阴部。②滴虫阴道炎：蛇床子50克，黄柏15克。以甘油明胶为基质做成（2克重）栓剂，每日于阴道内置放1枚。③阳痿：蛇床子、菟丝子、五味子各等份。研末，蜜丸如梧桐子大，每次30丸，每日3次。④滴虫阴道炎：蛇床子25克。水煎，灌洗阴道。⑤妇人阴痒：蛇床子50克，白矾10克。煎汤频洗。⑥滴虫性阴道炎：蛇床子25克，川椒10克，白矾、苦参各15克。每日1剂，煎汤熏洗阴道1～2次；本方亦可治湿疹。

使用注意 肾阴不足、相火易动、精关不固、下焦湿热者不宜服用。

采收加工

夏、秋两季果实成熟时采收，除去杂质，晒干。

性味归经

辛、苦，温；有小毒。归肾经。

功效主治

燥湿祛风，杀虫止痒，温肾壮阳。主治阴痒带下，湿疹瘙痒，湿痹腰痛，肾虚阳痿，宫冷不孕。

紫苏子

别名 苏子、任子、黑苏子、铁苏子。

来源 本品为唇形科植物紫苏*Perilla frutescens*（*L.*）Britt.的干燥成熟果实。

生境分布 多为栽培。分布于湖北、江苏、河南、山东、江西、浙江、四川等地。

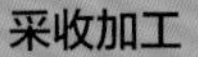

采收加工

秋季果实成熟时采收，除去杂质，晒干。

性味归经

辛，温。归肺经。

功效主治

降气化痰，止咳平喘，润肠通便。主治痰壅气逆，咳嗽气喘，肠燥便秘。

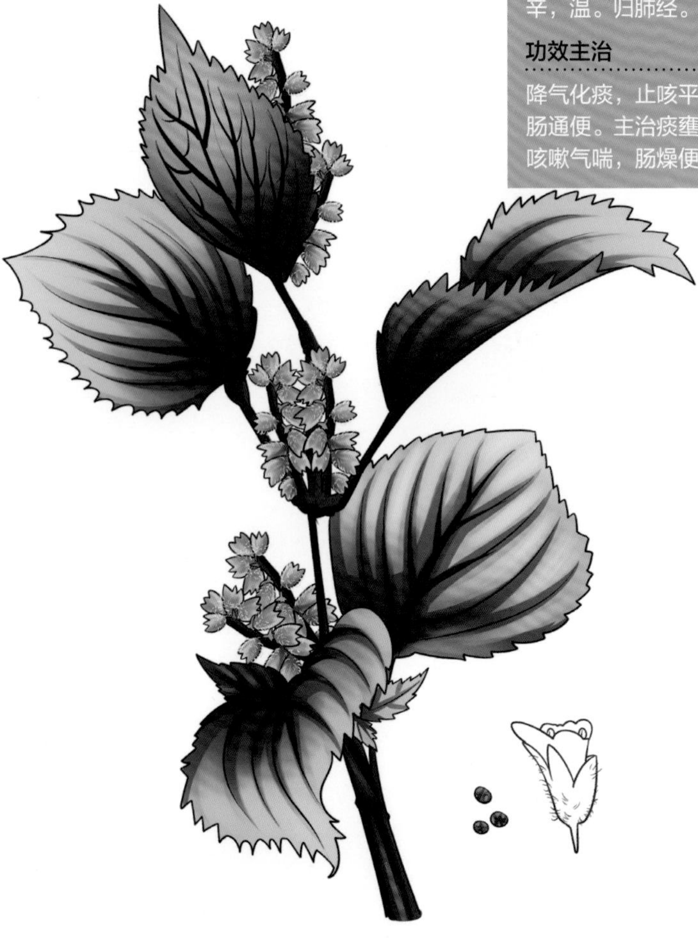

识别特征 一年生草本，高30～200厘米。茎直立，多分枝，紫色、绿紫色或绿色，钝四棱形，密被长柔毛。叶对生，叶柄长3～5厘米，紫红色或绿色，被长茸毛；叶片阔卵形、卵状圆形或卵状三角形，长4～13厘米，宽2.5～10厘米，先端渐尖或突尖，有时呈短尾状，基部圆形或阔楔形，边缘具粗锯齿，有时锯齿较深或浅裂，两面紫色或仅下面紫色，上下两面均疏生柔毛，沿叶脉处较密，叶下面有细油腺点；侧脉7～8对，位于下部者稍靠近，斜上升。轮伞花序，由2花组成偏向一侧成假总状花序，顶生和腋生，花序密被长柔毛；苞片卵形、卵状三角形或披针形，全缘，具缘毛，外面有腺点，边缘膜质；花梗长1～1.5毫米，密被柔毛；花萼钟状，长约3毫米，10脉，外面密被长柔毛和黄色腺点，顶端5齿，2唇，上唇宽大，有3齿，下唇有2齿，结果时增大，基部呈囊状；花冠唇形，长3～4毫米，白色或紫红色，花冠筒内有毛环，外面被柔毛，上唇微凹，下唇3裂，裂片近圆形，中裂片较大。小坚果近球形，灰棕色或褐色，直径1～1.3毫米，有网纹，果萼长约10毫米。花期6～8月，果期7～9月。

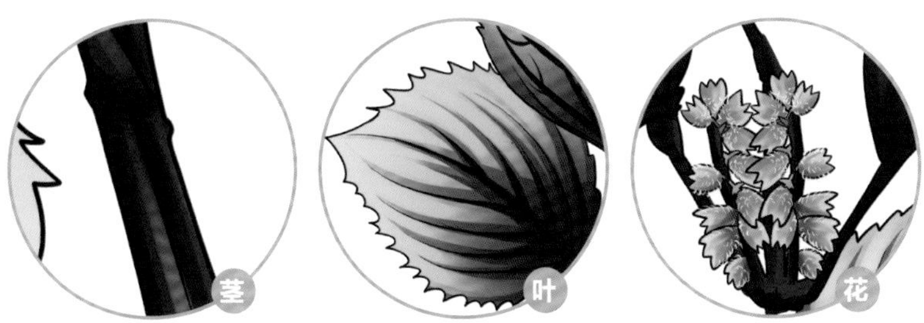

用量用法 3～10克。

精选验方 ①慢性支气管炎、支气管哮喘（对于咳嗽气喘、胸满胁痛者）：紫苏子、油菜子各9克，白芥子6克。水煎服。②咳嗽气喘：紫苏子、杏仁各15克，麻黄、贝母、甘草各10克。水煎服。③百日咳：紫苏子、杏仁、川贝母、百部、米壳、陈皮、法半夏各等份。研为极细末，满周岁每次0.5克，每日3～4次，不足1周岁每次服0.25克，每日3次。④咳嗽痰喘：紫苏子、芥子、莱菔子各15克。水煎服。

使用注意 气虚久嗽、阴虚喘逆、脾虚便滑者皆不可用。

蒺藜

别名 硬蒺藜、蒺骨子、刺蒺藜。

来源 本品为蒺藜科植物蒺藜*Tribulus terrestris* L.的干燥成熟果实。

生境分布 生长于田野、路旁及河边草丛。全国各地均产；主要分布于河南、河北、山东、安徽、江苏、四川、山西、陕西等地。

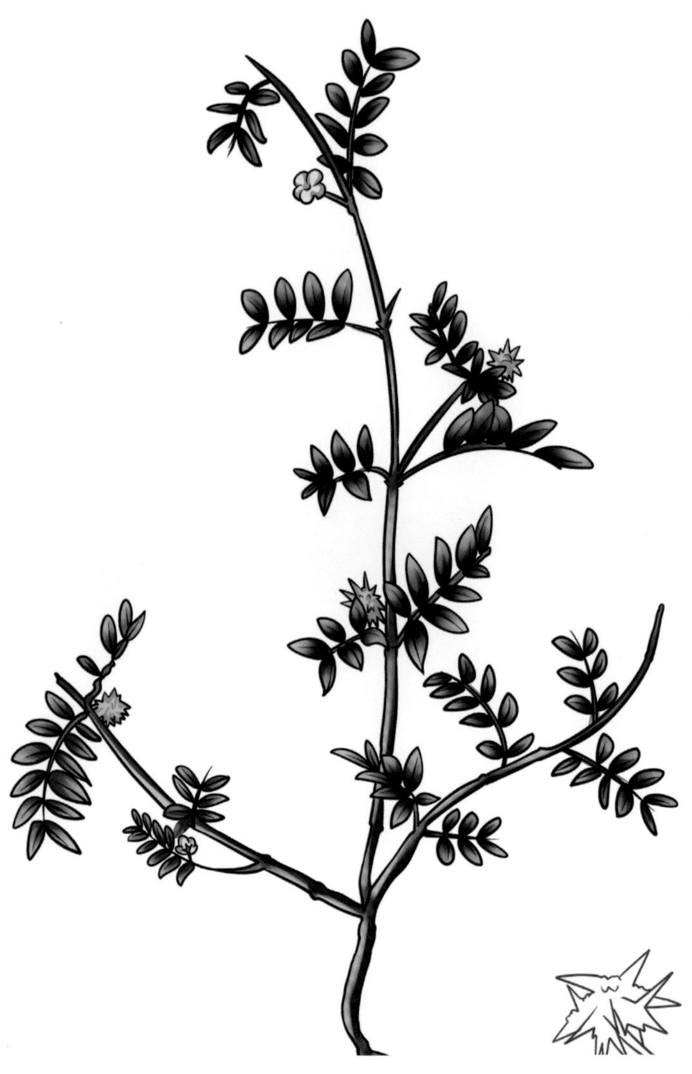

识别特征 一年生匍匐草本，多分枝，全株有柔毛。羽状复叶互生或对生；小叶5～7对，长椭圆形，长6～15毫米，宽2～5毫米，基部常偏斜，有托叶。花单生于叶腋，萼片5，花瓣5，黄色，早落；雄蕊10，5长5短；子房上位，5室，柱头5裂。花期6～7月，果实8～9月。

采收加工

秋季果实成熟时采割植株，晒干，打下果实，除去杂质。

性味归经

辛、苦，微温；有小毒。归肝经。

功效主治

平肝解郁，活血祛风，明目，止痒。主治头痛眩晕，胸胁胀痛，乳闭乳痈，目赤翳障，风疹瘙痒。

用量用法 6～10克。

精选验方 ①眼疾、翳障不明：蒺藜200克（带刺炒），葳蕤150克（炒）。共为散，每早饭后白汤调服15克。②肝虚视物模糊：刺蒺藜、女贞子、枸杞子、生地黄、菊花各10克。水煎服，每日1剂。③白癜风：白蒺藜子240克。生捣为末，每服6克，热水送下，每日服2次，一月后断根；服至半月时，白处见红点，即预示有效。④通身浮肿：蒺藜适量。每日煎汤洗。

使用注意 无。

路路通

别名 枫果、狼眼、枫球、枫木上球。

来源 本品为金缕梅科植物枫香树*Liquidambar formosana* Hance的干燥成熟果序。

生境分布 生长于湿润及土壤肥沃的地方。分布于江苏、浙江、福建、江西、广东等地。

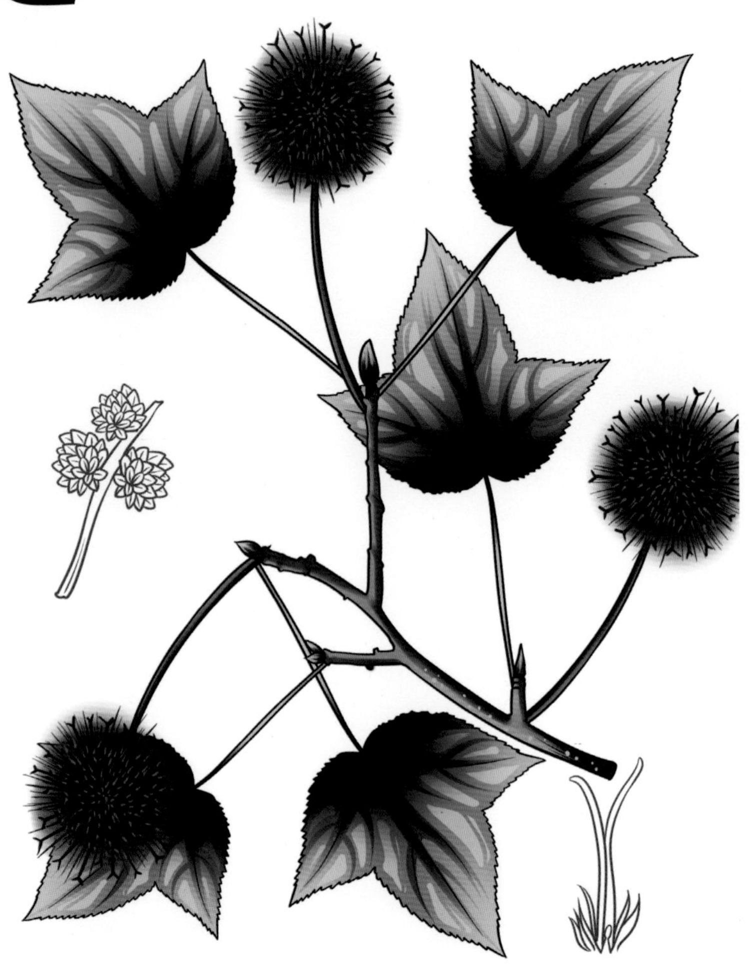

识别特征 落叶乔木，高20～40米。树皮灰褐色，方块状剥落。叶互生，叶柄长3～7厘米，托叶线形，早落；叶片心形，常3裂，幼时及萌发枝上的叶多为掌状5裂，长6～12厘米，宽8～15厘米，裂片卵状三角形或卵形，先端尾状渐尖，基部心形，边缘有细锯齿，齿尖有腺状突。花单性，雌雄同株，无花被；雄花淡黄绿色，成葇荑花序再排成总状，生于枝顶；雄蕊多数，花丝不等长；雌花排成圆球形的头状花序；萼齿5，钻形；子房半下位，2室，花柱2，柱头弯曲。头状果序圆球形，直径2.5～4.5厘米，表面有刺，蒴果有宿存花萼和花柱，两瓣裂开，每瓣2浅裂。种子多数，细小，扁平。花期3～4月，果期9～10月。

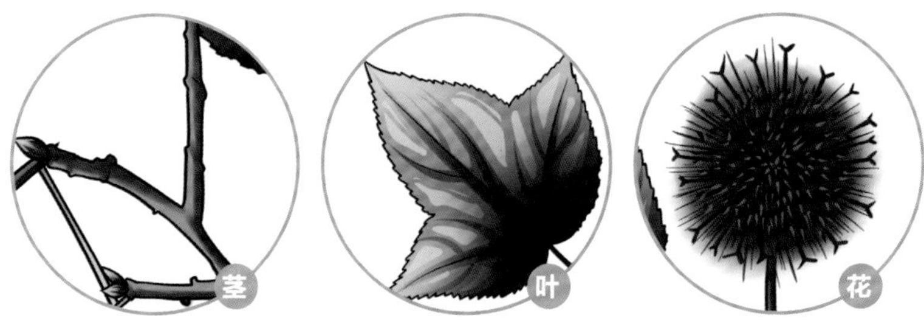

采收加工

冬季果实成熟后采收，除去杂质，干燥。

性味归经

苦，平。归肝、肾经。

功效主治

祛风活络，通经，利水。主治关节痹痛，麻木拘挛，水肿胀满，乳少，经闭。

用量用法 5～10克。

精选验方 ①风湿肢节痛：路路通、秦艽、桑枝、海风藤、橘络、薏苡仁各适量。水煎服。②脏毒：路路通1个。煅存性，研末酒煎服。③耳内流黄水：路路通15克。水煎服。④荨麻疹：路路通300克。煎浓汁，每日3次，每次18克，空心服。

使用注意 孕妇忌服。

锦灯笼

别名 挂金灯、灯笼果、红灯笼。

来源 本品为茄科植物酸浆*Physalis alkekengi* L.var. franchetii（Mast.）Makino的干燥宿萼或带果实的宿萼。

生境分布 生长于山野、林缘等地。分布于吉林、河北、新疆、山东等地。

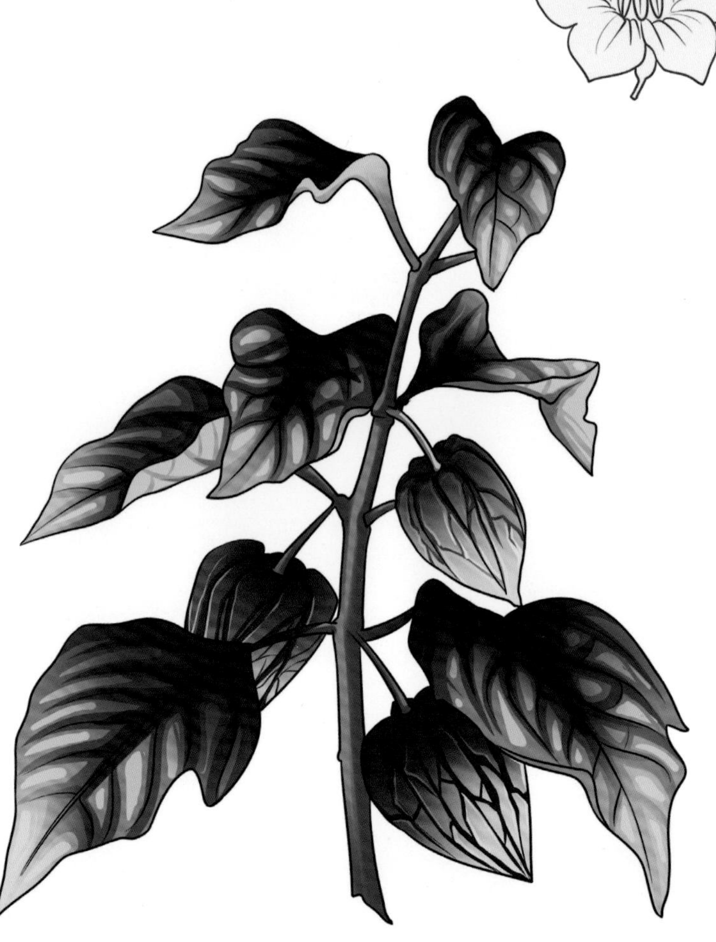

识别特征 多年生草本，基部常匍匐生根。茎高40～80厘米，基部略带木质。叶互生，常2枚生于一节；叶柄长1～3厘米；叶片长卵形至阔形，长5～15厘米，宽2～8厘米，先端渐尖，基部不对称狭楔形，下延至叶柄，全缘而波状或有粗芽齿，两面具柔毛，沿叶脉也有短硬毛。花单生于叶腋，花梗长6～16毫米，开花时直立，后来向下弯曲，密生柔毛而果时也不脱落；花萼阔钟状，密生柔毛，5裂，萼齿三角形，花后萼筒膨大，弯为橙红或深红色，呈灯笼状包被浆果；花冠辐状，白色，5裂，裂片开展，阔而短，先端骤然狭窄成三角形尖头，外有短柔毛；雄蕊5，花药淡黄绿色；子房上位，卵球形，2室。浆果球状，橙红色，直径10～15毫米，柔软多汁。种子肾形，淡黄色。花期5～9月，果期6～10月。

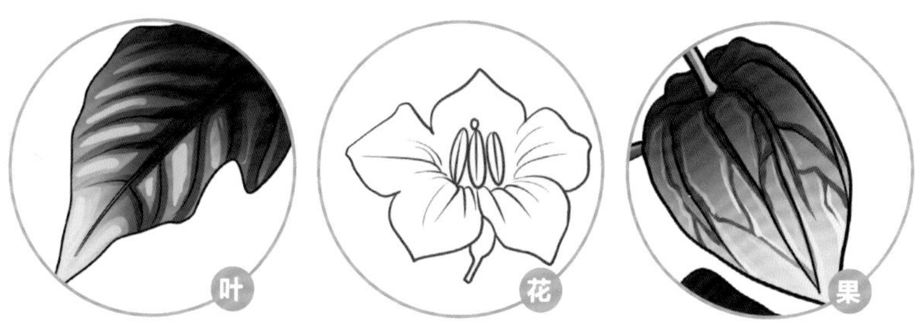

用量用法 5～9克。外用：适量，捣敷患处。

精选验方 ①热咳咽痛：锦灯笼适量。研末，开水送服；同时以醋调药末敷喉外。②痔疮：锦灯笼叶适量。贴疮上。③天疱疮：锦灯笼适量。捣烂外敷；或干果适量，研末，调油外敷。

使用注意 脾虚泄泻者忌用；有堕胎作用，孕妇忌用。

采收加工

秋季果实成熟、宿萼呈红色或红黄色时摘下，晒干。

性味归经

苦，寒。归肺经。

功效主治

清热解毒，利咽化痰，利尿通淋。主治咽痛音哑，痰热咳嗽，小便不利，热淋涩痛；外治天疱疮，湿疹。

辣椒

别名 番椒、辣茄、辣虎、腊茄、海椒、辣角、鸡嘴椒、红海椒。

来源 本品为茄科植物辣椒*Capsicum annuum* L.或其栽培变种的干燥成熟果实。

生境分布 我国大部分地区均有栽培。

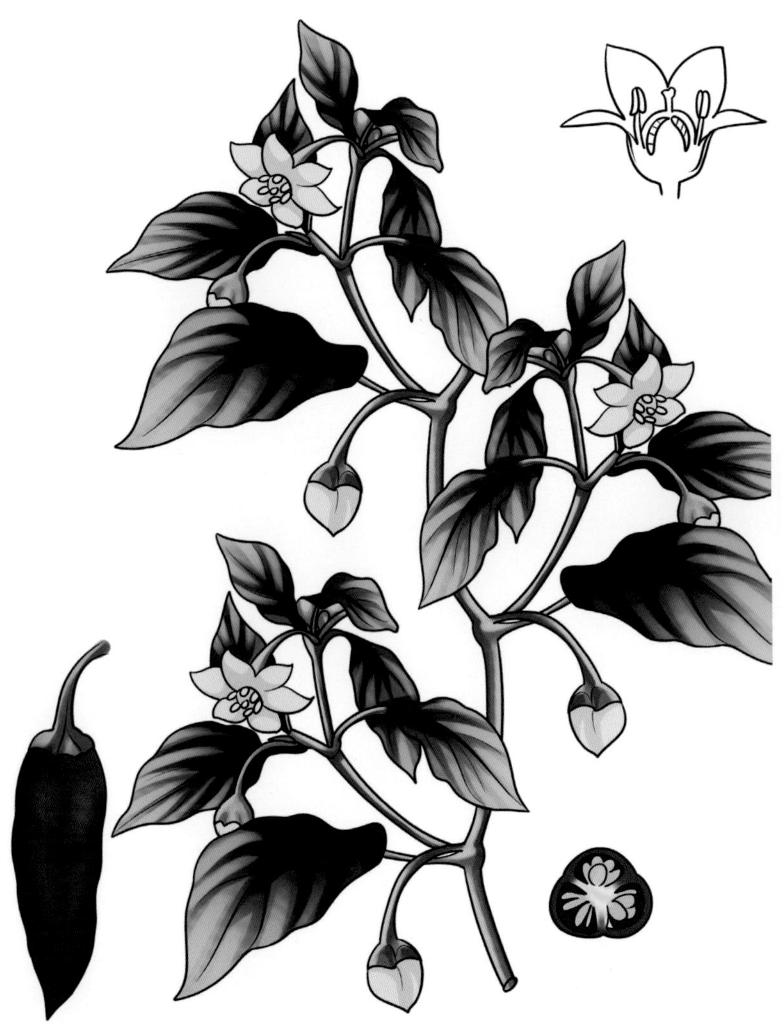

识别特征 一年生或多年生草本，高40～80厘米。单叶互生，枝顶端节不伸长而成双生或簇生状；叶片长圆状卵形、卵形或卵状披针形，长4～13厘米，宽1.5～4厘米，全缘，先端尖，基部渐狭。花单生，俯垂；花萼杯状，不显著5齿；花冠白色，裂片卵形；雄蕊5；雌蕊1，子房上位，2室，少数3室，花柱线状。浆果长指状，先端渐尖且常弯曲，未成熟时绿色，成熟后呈红色、橙色或紫红色，味辣。种子多数，扁肾形，淡黄色。花、果期5～11月。

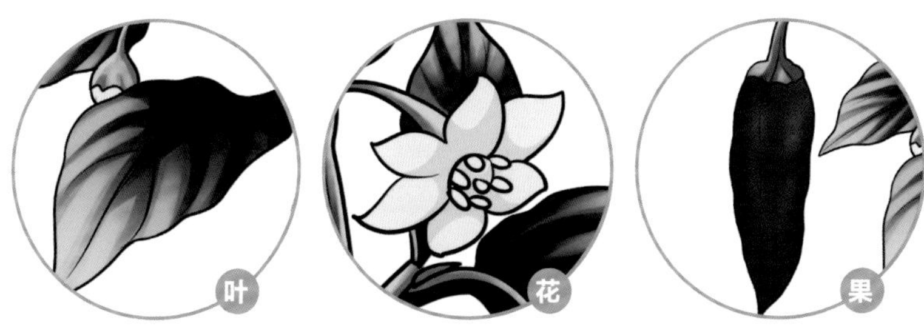

采收加工

夏、秋两季果皮变红色时采收，除去枝梗，晒干。

性味归经

辛，热。归心、脾经。

功效主治

温中散寒，开胃消食。主治寒滞腹痛，呕吐，泻痢，冻疮。

用量用法 0.9～2.4克。外用：适量。

精选验方 ①关节痛：干辣椒适量。研末，加面粉适量，用水调成糊状，摊在塑料纸上，敷于患处，然后用胶布固定。②腮腺炎：红辣椒适量。焙干研末，加凡士林适量调成糊状，敷于患处，每日2次。③跌打损伤：辣椒末40克，乳香、当归各30克，凡士林500克。调匀成膏，取适量敷于患处，外用纱布包裹，胶布固定，每日或隔日1次。④蜂窝组织炎：干红辣椒适量。焙焦研末，用麻油调成糊状，敷于秃患处。

使用注意 无。

蕤仁

别名 蕤核、蕤子、白桵仁、棫仁、美仁子。

来源 本品为蔷薇科植物蕤核*Prinsepia uniflora* Batal.等的干燥成熟果核。

生境分布 生长于山坡或川河间沙丘上。分布于山西、陕西、甘肃、内蒙古、河南等地。

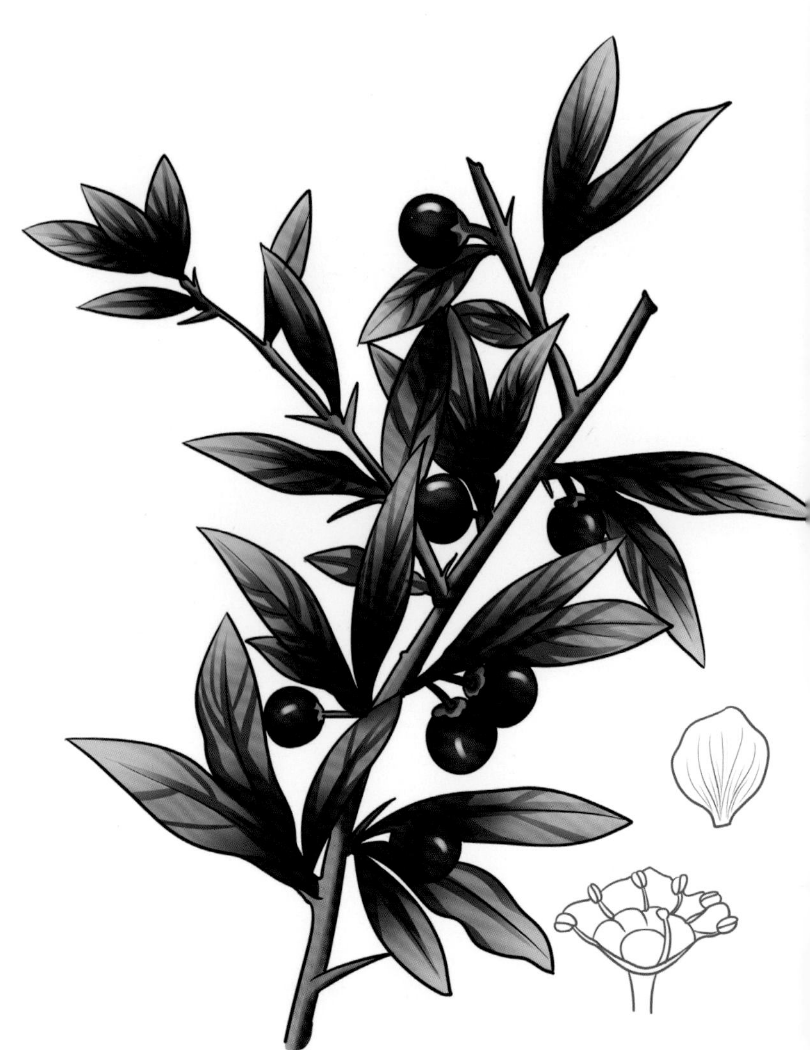

识别特征 落叶灌木，高约1.5米。茎多分枝，外皮棕褐色；叶腋有短刺。单叶互生或丛生；柄长1～5毫米；叶片线状长圆形、狭倒卵形或卵状披针形，长3～6厘米，宽5～10毫米，先端钝，有小凸尖或微凹，基部楔形，两侧下延成叶柄，全缘或具疏锯齿。花1～3朵簇生叶腋，直径约1.5厘米，花梗长5～10毫米；萼筒杯状，裂片5，阔而短，绿色，花瓣5，近圆形，有爪，白色；雄蕊10，花药卵圆形，花丝短；雌蕊子房卵圆形，花柱插生于近基部处，柱头头状。核果球形，直径1～1.5厘米，熟时黑色，表面微被蜡质白粉。花期4～6月，果期7～8月。

用量用法 5～9克。

精选验方 ①取下翳膜：蕤仁（去油）30克，白蓬砂3克，麝香0.6克。研匀，收点之。②赤烂眼：蕤仁、杏仁各30克。去皮研匀，入腻粉少许为丸，每用热汤化洗。③肝经不足、内受风热、上攻眼目、昏暗痒痛、隐涩难开、昏眩赤肿、怕日羞明、不能远视、迎风有泪、多见黑花：蕤仁（去皮壳，压去油）6克，脑子（研）7.5克。上用生蜜18克，将脑子、蕤仁同搜和，每用少许点之。

使用注意 目病非关风热，而因于肝肾两虚者，不宜用。

采收加工

夏、秋间采摘成熟果实，除去果肉，洗净，晒干。

性味归经

甘，微寒。归肝经。

功效主治

养肝明目，疏风散热。主治目赤肿痛，睑弦赤烂，目暗羞明。

鹤虱

别名 鹄虱、鬼虱、北鹤虱。

来源 本品为菊科植物天名精*Carpesium abrotanoides* L.的干燥成熟果实。

生境分布 生长于沙质壤土、路边、田边，农田附近较为常见。分布于东北、华北及河南、陕西、甘肃等地。

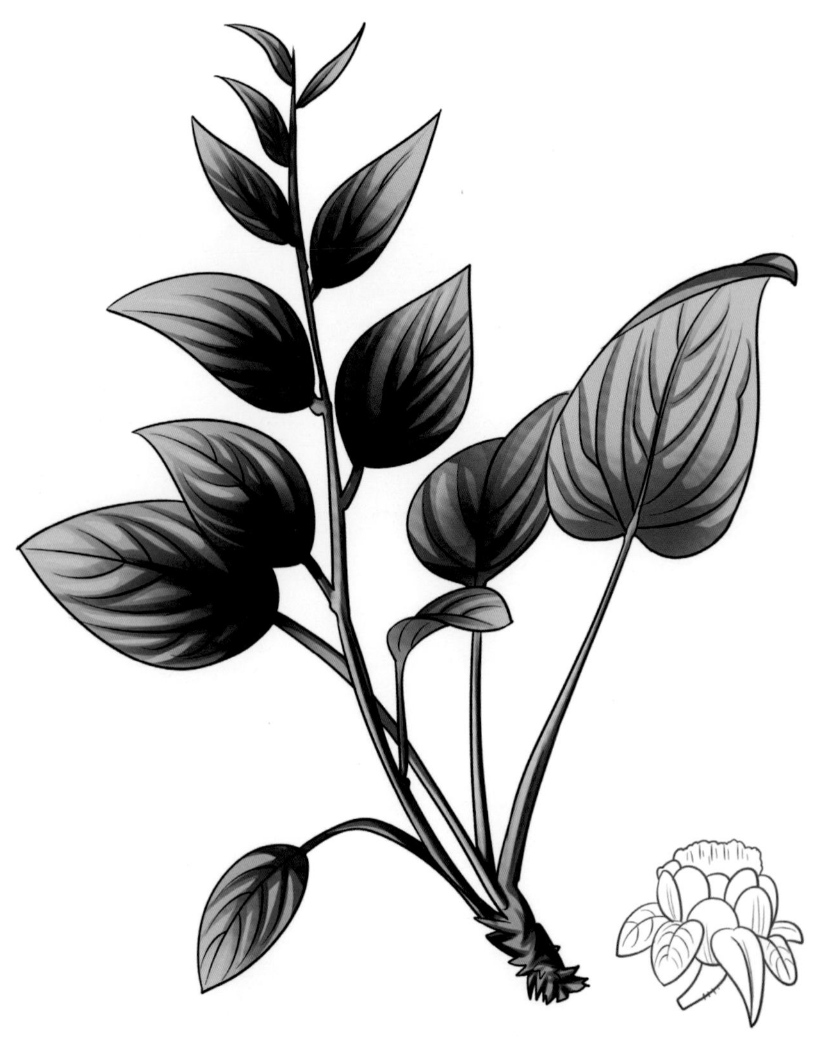

识别特征 多年生草本，高50～100厘米。茎直立，上部多分枝，密生短柔毛，下部近无毛。叶互生，下部叶片宽椭圆形或长圆形，长10～15厘米，宽5～8厘米，先端尖或钝，基部狭成具翅的叶柄，边缘有不规则的锯齿或全缘，上面贴生短毛，下面有短柔毛和腺点，上部叶片渐小，长圆形，无柄。头状花序多数，沿茎枝腋生，有短梗或近无梗，直径6～8毫米，平立或稍下垂；总苞钟状球形，总苞片3层，外层极短，卵形，先端尖，有短柔毛，中层和内层长圆形，先端圆钝，无毛；花黄色，外围的雌花花冠丝状。花期6～8月，果期9～10月。

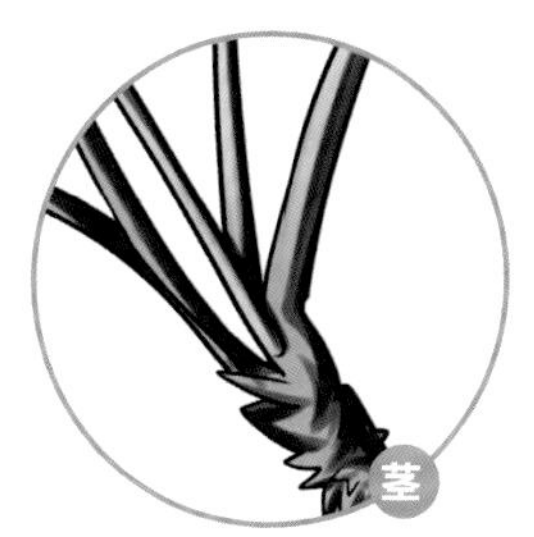

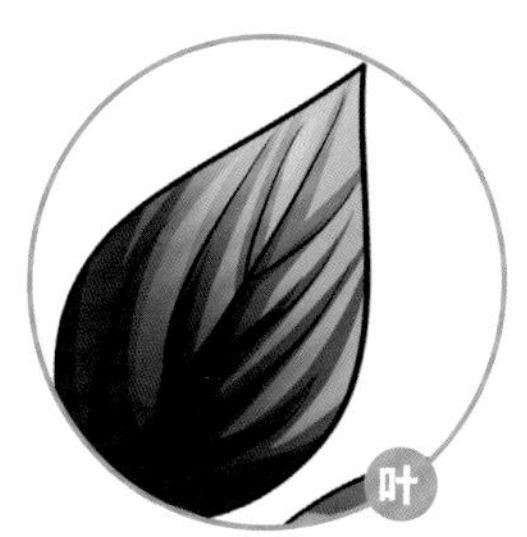

用量用法 3～9克。

精选验方 ①蛔咬痛：鹤虱300克。捣筛，蜜和丸如梧子大，以蜜汤空腹吞下40丸，每日增至50丸，慎酒肉。②大肠虫出不断、断之复生、行坐不得：鹤虱末适量。以水调服。③齿痛：鹤虱1枚。擢置齿中；或鹤虱煎米醋漱口。

使用注意 有小毒，服数小时或第二天可有轻微头晕、恶心、耳鸣、腹痛等反应，一般可自行消失。

采收加工

秋季果实成熟时采收，晒干，除去杂质。

性味归经

辛、苦，平；有小毒。归脾、胃经。

功效主治

杀虫消积。主治蛔虫病，蛲虫病，绦虫病，虫积腹痛，小儿疳积。

覆盆子

别名　翁扭、种田泡、牛奶母。

来源　本品为蔷薇科植物华东覆盆子*Rubus chingii* Hu的干燥果实。

生境分布　生长于向阳山坡、路边、林边及灌木丛中。分布于浙江、湖北、四川、安徽等地。

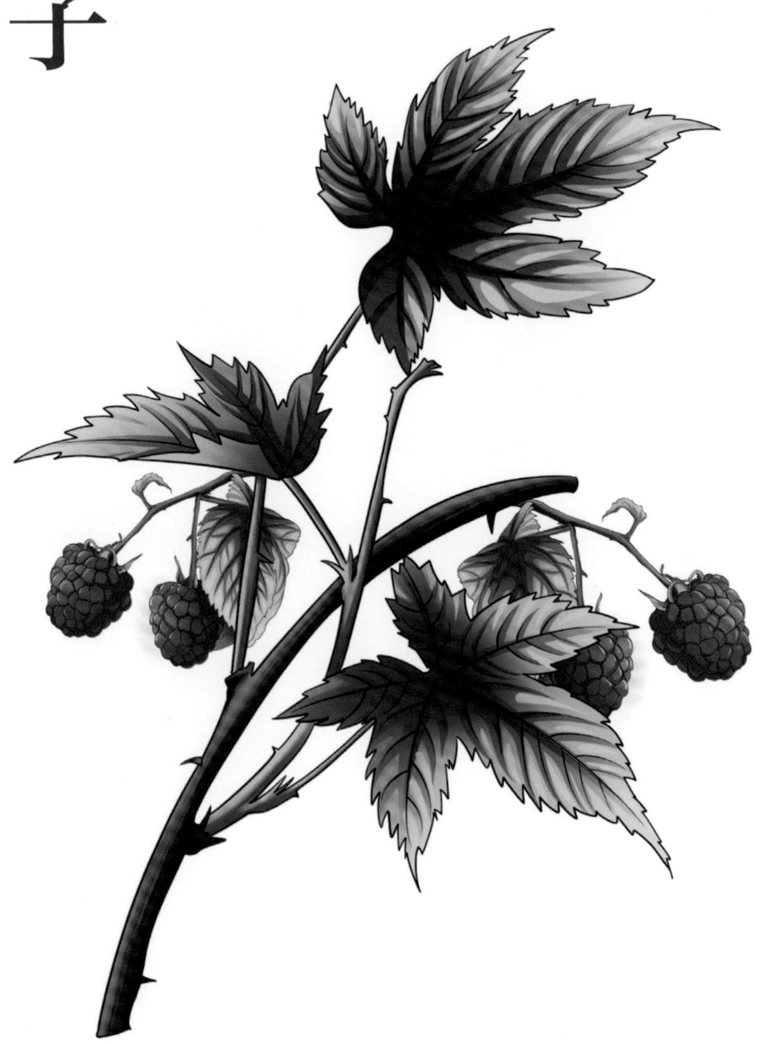

识别特征 落叶灌木，高2～3米，幼枝有少数倒刺。单叶互生，掌状5裂，中裂片菱状卵形，边缘有重锯齿，两面脉上被白色短柔毛，叶柄细长，散生细刺。花单生于叶腋，白色或黄白色，具长梗；花萼卵状长圆形，内外均被毛；花瓣近圆形；雌雄蕊多数，生于凸起的花托上。聚合果球形，红色。花期4月，果期6～8月。

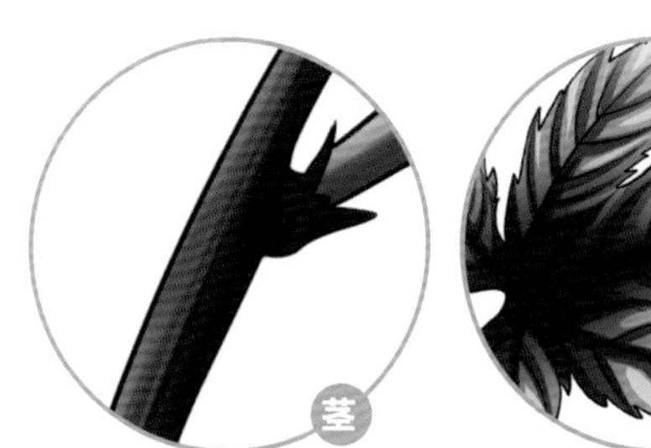

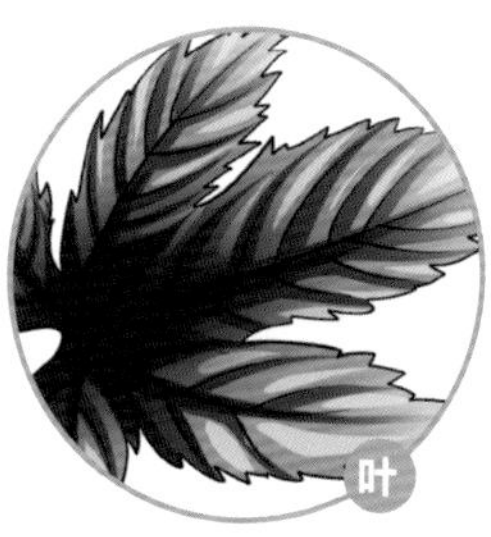

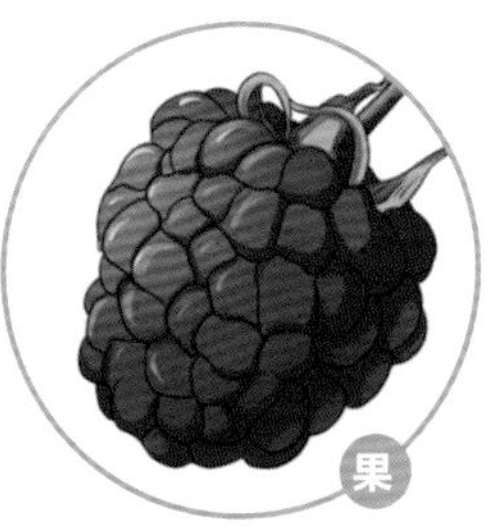

用量用法 6～12克。

精选验方 ①阳痿：覆盆子适量。酒浸，焙研为末，每日早晨用酒送服15克。②遗精：覆盆子15克，绿茶适量。泡茶饮用。③肺虚寒：覆盆子适量。取汁作煎为丸，加少量蜜或熬为稀膏，温服。④缺铁性贫血：覆盆子15克，菠菜60克，红枣12克。每日1剂，水煎分2～3次服。⑤前列腺肥大：覆盆子15克，白茅根30克，蒲黄6克。每日1剂，水煎分2次服。⑥尿频、遗尿：覆盆子、沙苑子、补骨脂各10克，山药15克。水煎服。

使用注意 肾虚有火，小便短涩者不宜服用。

采收加工

夏初果实由绿变绿黄时采收，除去梗、叶，置沸水中略烫或略蒸，取出，干燥。

性味归经

甘、酸，微温。归肝、肾、膀胱经。

功效主治

益肾固精缩尿，养肝明目。主治遗精滑精，遗尿尿频，阳痿早泄，目暗昏花。

刀豆

别名 葛豆、挟剑豆、刀豆角、大弋豆、关刀豆、马刀豆、野刀板藤。

来源 本品为豆科植物刀豆*Canavalia gladiata*（*Jacq.*）DC.的干燥成熟种子。

生境分布 生长于排水良好、肥沃疏松的土壤。分布于江苏、安徽、湖北、四川等地。

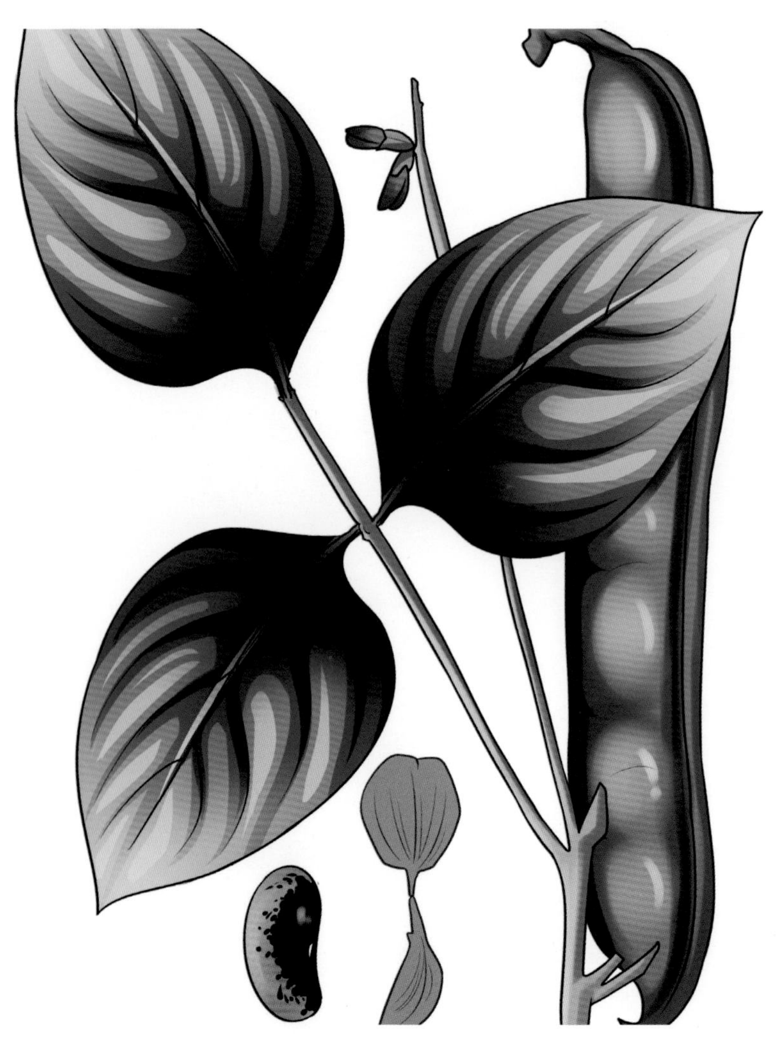

识别特征 一年生半直立缠绕草本，高60 ~ 100厘米。三出复叶互生，小叶阔卵形或卵状长椭圆形。总状花序腋生，花萼唇形，花冠蝶形，淡红紫色，旗瓣圆形，翼瓣狭窄而分离，龙骨瓣弯曲。荚果带形而扁，略弯曲，长可达30厘米，边缘有隆脊。种子椭圆形，红色或褐色。花期7 ~ 9月，果期10月。

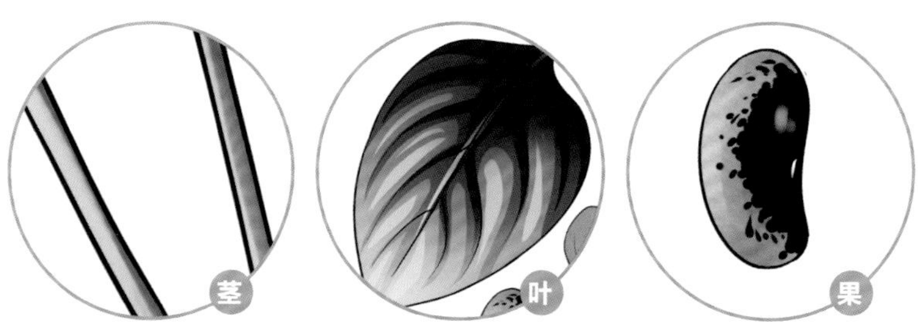

采收加工

秋季采收成熟果实，剥取种子，晒干。

性味归经

甘，温。归胃、肾经。

功效主治

温中，下气，止呃。主治虚寒呃逆，呕吐。

用量用法 6 ~ 9克。

精选验方 ①小儿疝气：刀豆子研粉。每次1.25克，开水冲服。②落枕：刀豆15克，羌活、防风各9克。水煎服，每日1剂。③扭伤腰痛：刀豆15克，泽兰、苦楝子各12克。水煎服。④百日咳：刀豆子10粒（打碎），甘草5克。加冰糖适量，水一杯半，煎至一杯，去渣，频服。⑤肾虚腰痛：刀豆子2粒。包于猪腰子内，外裹叶，烧熟食。

使用注意 胃热盛者慎服。

千金子

别名 续随子、打鼓子、一把伞、小巴豆、看园老。

来源 本品为大戟科植物续随子*Euphorbia lathyris* L.的干燥成熟种子。

生境分布 生长于向阳山坡，各地也有野生。主产于河南、浙江、河北、四川、辽宁、吉林等地。

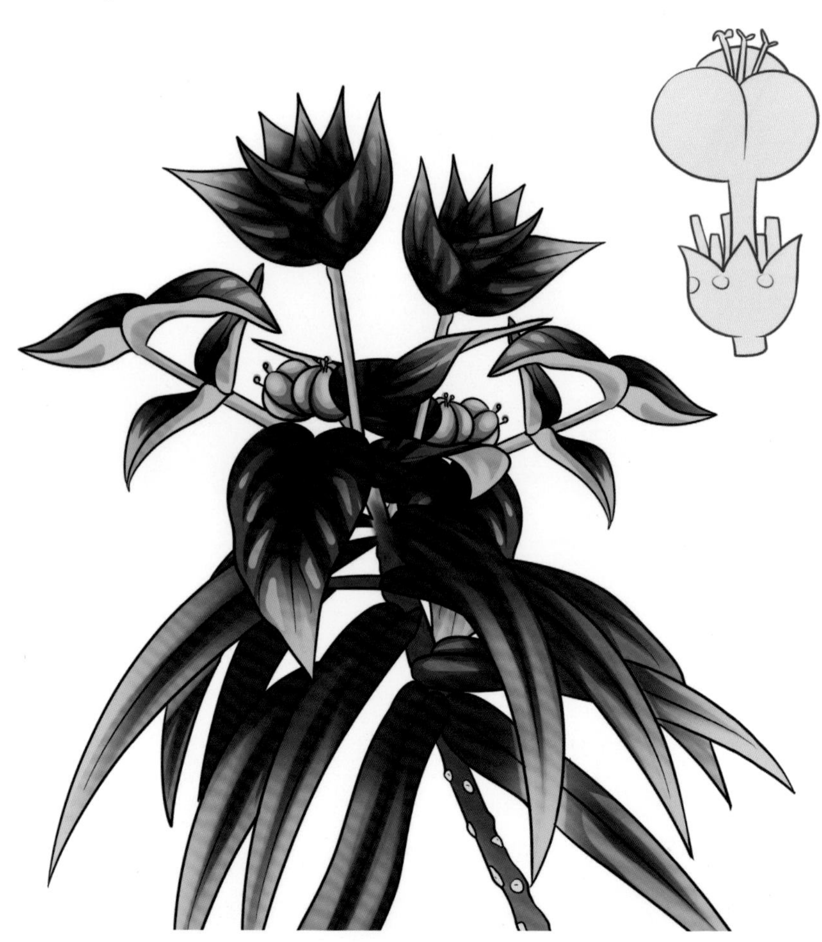

识别特征 二年生草木，高达1米，全株表面微被白粉，含白色乳汁；茎直立，粗壮，无毛，多分枝。单叶对生，茎下部叶较密而狭小，线状披针形，无柄；往上逐渐增大，茎上部叶具短柄，叶片广披针形，长5～15厘米，基部略呈心形而多少抱茎，全缘。花单性，呈圆球形杯状聚伞花序，再排成聚伞花序；各小聚伞花序有卵状披针形苞片2枚，总苞杯状，4～5裂；裂片三角状披针形，腺体4，黄绿色，肉质，略成新月形；雄花多数，无花被，每花有雄蕊1枚，略长于总苞，药黄白色；雌花1朵，子房三角形，3室，每室具一胚珠，花柱3裂。蒴果近球形。花期6～7月，果期8月。

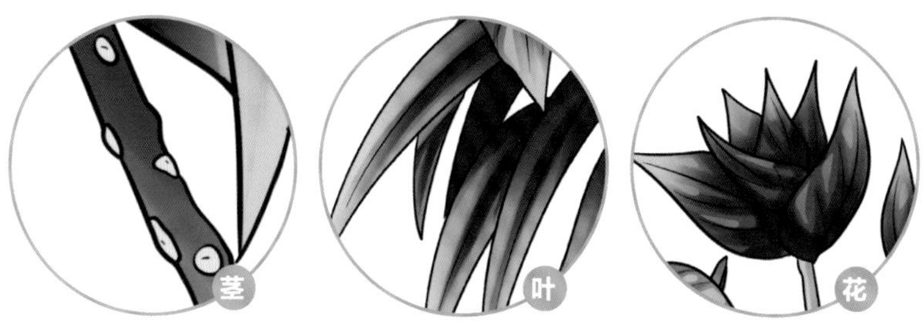

用量用法 1～2克，去壳，去油用，多入丸、散服。外用：适量，捣烂敷患处。

精选验方 ①毒蛇咬伤：千金子20～30粒（小儿量酌减）。捣烂，用米泔水调服。神昏者加龙胆草30克，煎服。②晚期血吸虫病腹水：新鲜千金子适量。去壳捣泥装入胶囊，根据腹围大小决定用量。腹围较大者，每次6～9克，早晨空腹服，5日服药1次。

使用注意 孕妇及体虚便溏者忌服。

采收加工

夏、秋两季果实成熟时采收，除去杂质，干燥。

性味归经

辛，温；有毒。归肝、肾、大肠经。

功效主治

泻下逐水，破血消癥；外用疗癣蚀疣。主治二便不通，痰饮，水肿，积滞胀满，血瘀经闭；外治顽癣，赘疣。

马钱子

别名 马前、大方八、马前子、油马钱子。

来源 本品为马钱科植物马钱*Strychnos nux-vomica* L.的干燥成熟种子。

生境分布 生长于热带。分布于印度、越南、缅甸、泰国、斯里兰卡等地，我国海南、云南、广西等地有分布。

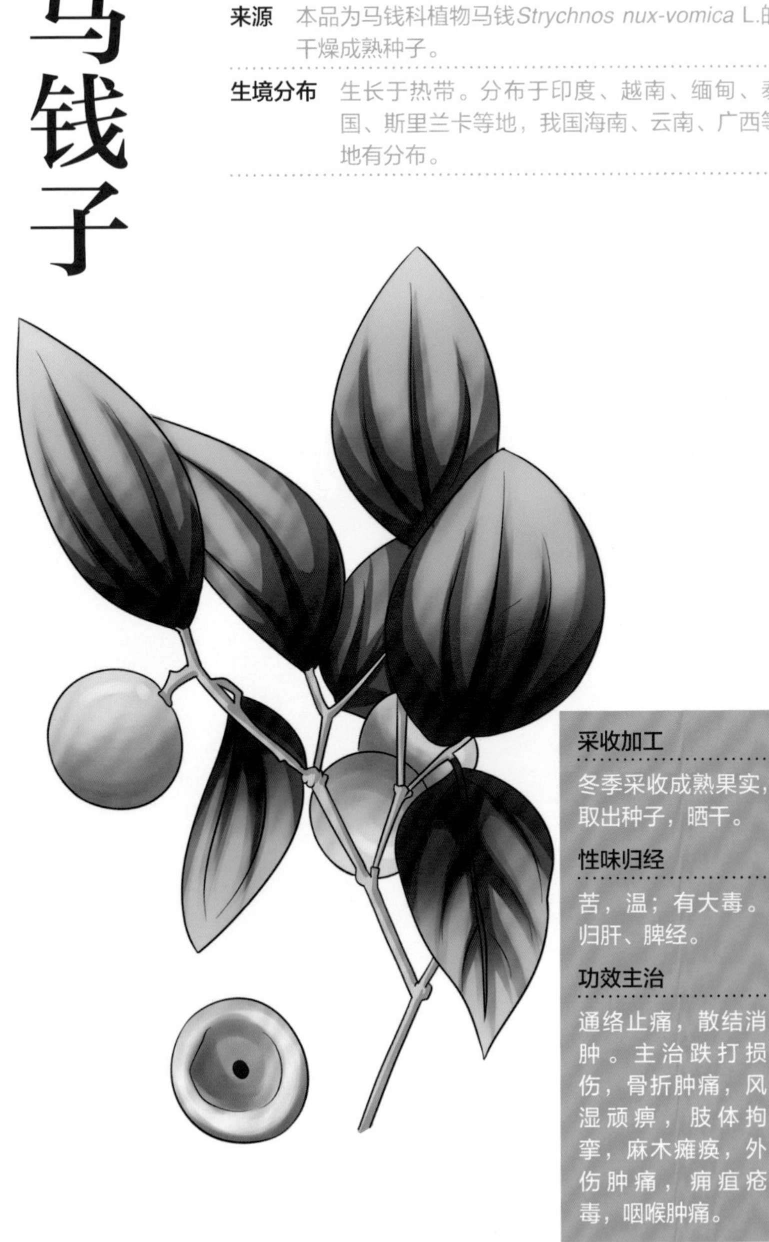

采收加工

冬季采收成熟果实，取出种子，晒干。

性味归经

苦，温；有大毒。归肝、脾经。

功效主治

通络止痛，散结消肿。主治跌打损伤，骨折肿痛，风湿顽痹，肢体拘挛，麻木瘫痪，外伤肿痛，痈疽疮毒，咽喉肿痛。

识别特征 乔木，高10 ~ 13米。树皮灰色，具皮孔，枝光滑。叶对生，叶柄长4 ~ 6毫米；叶片草质，广卵形或近于圆形，长6 ~ 15厘米，宽3 ~ 8.5厘米，先端急尖或微凹，基部广楔形或圆形，全缘，两面均光滑无毛，有光泽，主脉5条，罕3条，在背面凸起，两侧者较短，不达叶端，细脉呈不规则的网状，在叶的两面均明显；叶腋有短卷须。聚伞花序顶生枝端，被短柔毛；总苞片及小苞片均小，三角形，先端尖，被短柔毛；花白色，几无梗，花萼绿色，先端5裂，被短柔毛；花冠筒状，先端5裂，裂片卵形，内面密生短毛；雄蕊5，花药黄色，椭圆形，无花丝；子房卵形，光滑无毛，花柱细长，柱头头状。浆果球形，幼时绿色，成熟时橙色，表面光滑。种子3 ~ 5粒或更多，圆盘形，表面灰黄色，密被银色茸毛，并生于一面的中央，另一面略凹入，有丝光。花期春、夏两季，果期8月至翌年1月。

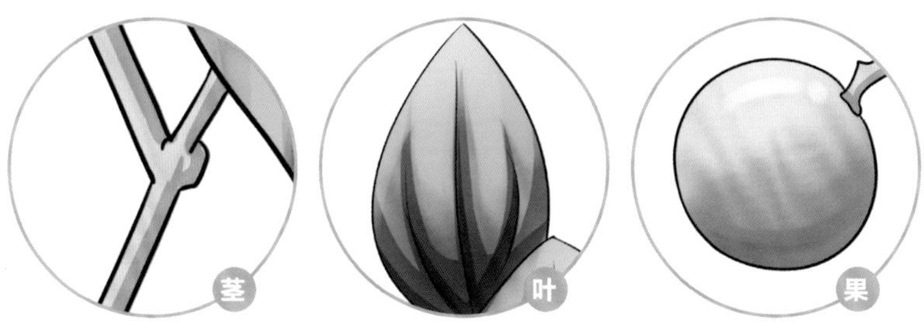

用量用法 0.3 ~ 0.6克，炮制后入丸、散。

精选验方 ①喉炎肿痛：马钱子、青木香、山豆根各适量。研末，吹入喉中。②功能性不射精：马钱子（制）0.3克，蜈蚣0.5克，冰片0.1克。共研细末，每晚睡前1.5小时吞服。

使用注意 孕妇禁用；不宜多服、久服及生用；运动员慎用；有毒成分能经皮肤吸收，外用不宜大面积涂敷。

王不留行

别名 奶米、大麦牛、不母留、王母牛、禁宫花、剪金花、金盏银台。

来源 本品为石竹科植物麦蓝菜*Vaccaria segetalis*（*Neck.*）Garcke的干燥成熟种子。

生境分布 生长于山地、路旁及田间。全国各地均产，分布于江苏、河北、山东及东北等地。以河北产量为最大，习惯认为产于河北邢台者质优。

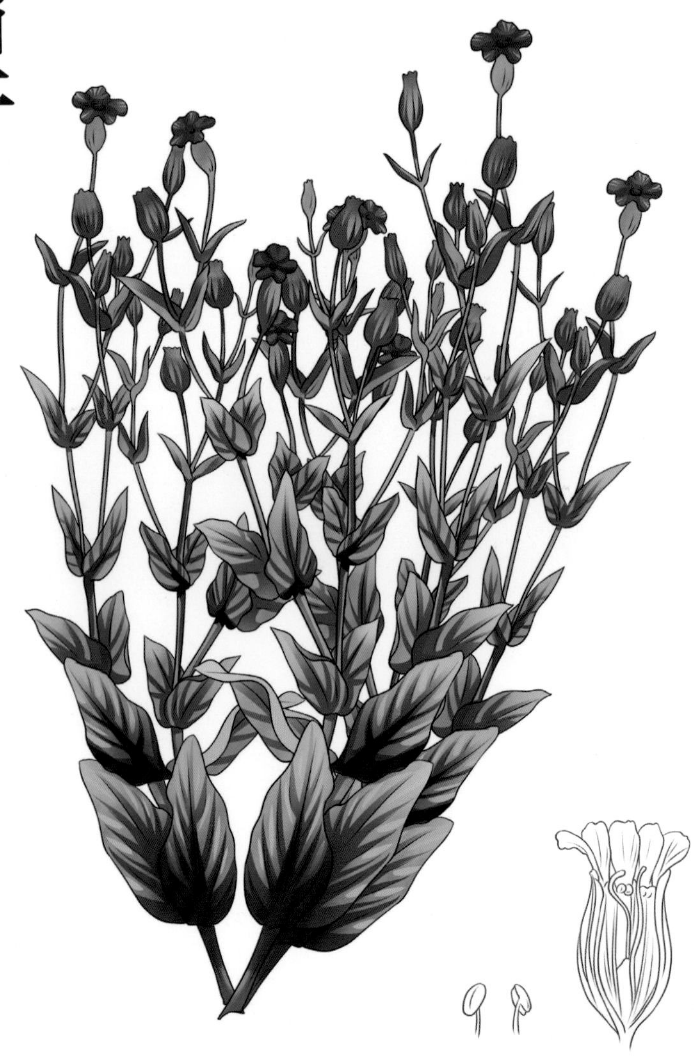

识别特征 一年或两年生草本，高30～70厘米，全株无毛。茎直立，节略膨大。叶对生，卵状椭圆形至卵状披针形，基部稍连合抱茎，无柄。聚伞花序顶生，下有鳞状苞片2枚；花瓣粉红色，倒卵形，先端具不整齐小齿，基部具长爪。蒴果卵形，包于宿萼内，成熟后，先端十字开裂。花期4～5月，果期5～6月。

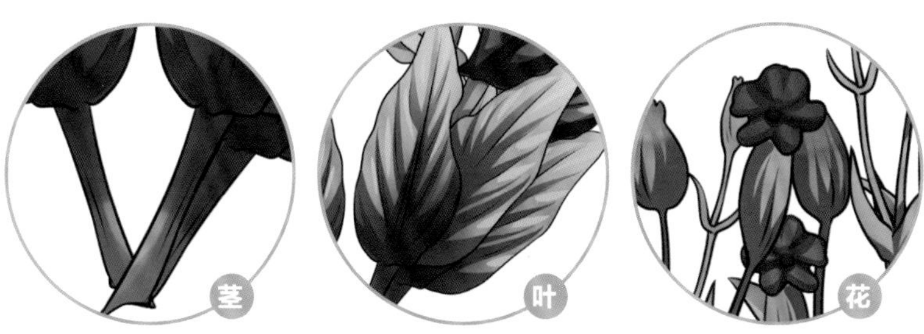

采收加工

夏季果实成熟、果皮尚未开裂时采割植株，晒干，打下种子，除去杂质，再晒干。

性味归经

苦，平。归肝、胃经。

功效主治

活血通经，下乳消肿，利尿通淋。主治经闭，痛经，乳汁不下，乳痈肿痛，淋证涩痛。

用量用法 5～10克。

精选验方 ①血闭不行：王不留行30克，当归梢、红花、玄胡索、牡丹皮、生地黄、川芎、乌药各9克。共为细末，每早服9克。②乳汁不通：王不留行15克，穿山甲（醋炙）5克。炖猪蹄筋膜服。③乳痈初起：王不留行30克，蒲公英、瓜蒌仁各15克，当归梢9克。酒煎服。

使用注意 孕妇慎用。

天仙子

别名 莨菪子。

来源 本品为茄科植物莨菪*Hyoscyamus niger* L.的干燥成熟种子。

生境分布 生长于海拔1700～2600米的山坡、林旁和路边。分布于华北、东北、西北诸省（区）及河南、河北、辽宁等地。

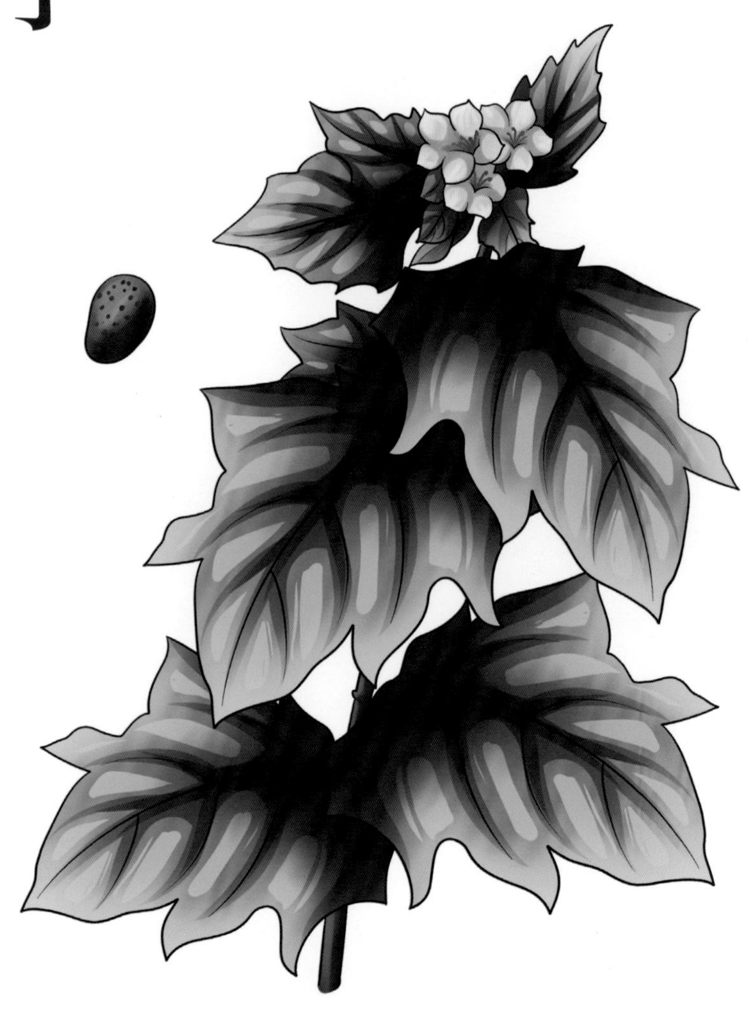

识别特征 两年生草本植物，高15～70厘米，有特殊臭味，全株被黏性腺毛。根粗壮，肉质，茎直立或斜上伸。密被柔毛。单叶互生，叶片长卵形或卵状长圆形，顶端渐尖，基部包茎，茎下部的叶具柄。花淡黄绿色，基部带紫色、花萼筒状钟形、花冠钟形、花药深紫色、子房略呈椭圆形。蒴果包藏于宿存萼内。种子多数，近圆盘形，淡黄棕色。花期5月，果期6月。

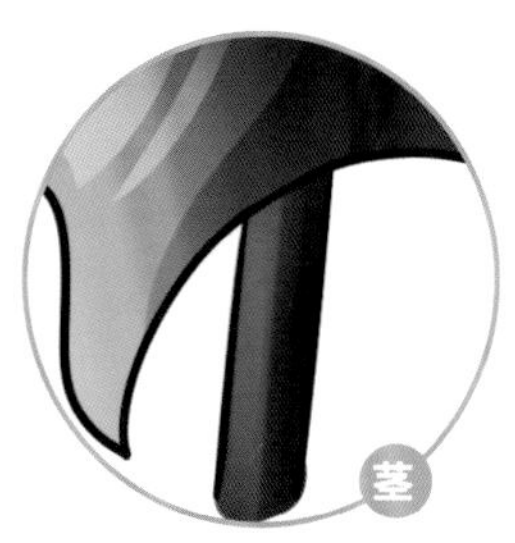

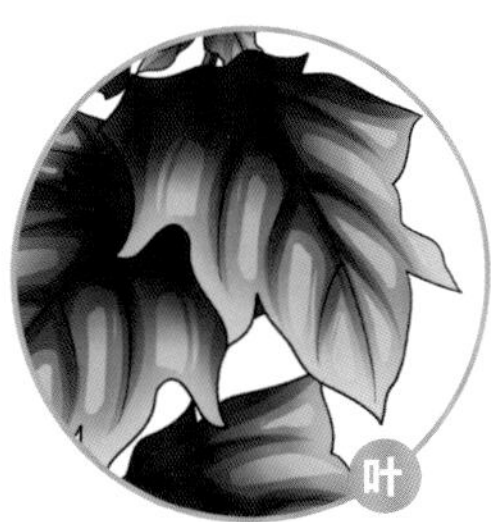

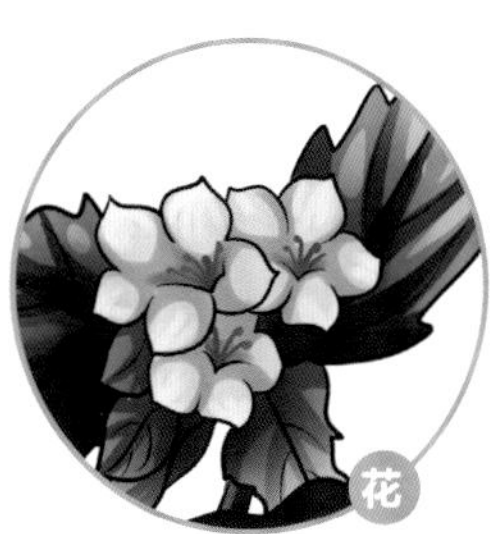

采收加工

夏、秋两季果实成熟时采摘果实，曝晒，打下种子，筛去枝梗、果皮，晒干。

性味归经

苦、辛，温；有大毒。归心、胃、肝经。

功效主治

解痉止痛，平喘，安神。主治胃脘挛痛，喘咳，癫狂。

用量用法 0.06～0.6克。

精选验方 ①气管炎：天仙子、三颗针、金刚骨各适量。为末，每次服0.35克。②龋齿：天仙子适量。烧烟，用竹筒抵牙，以烟熏之。③赤白痢、脐腹疼痛、肠滑后重：天仙子50克，大黄25克。上捣罗为散，每服5克，饭前以米饮调下。④石痈坚如石、不作脓者：天仙子末少许。醋和敷头上。

使用注意 本品大毒，内服宜慎重，不能过量或持续服用。心脏病、心动过速、青光眼患者及孕妇禁用。

木蝴蝶

别名 纸肉、故纸、千张纸、白玉纸、玉蝴蝶、云故纸、破布子、白故纸。

来源 本品为紫葳科植物木蝴蝶*Oroxylum indicum*（*L.*）Vent.的干燥成熟种子。

生境分布 生长于山坡、溪边、山谷及灌木丛中。分布于云南、广西、贵州等地。

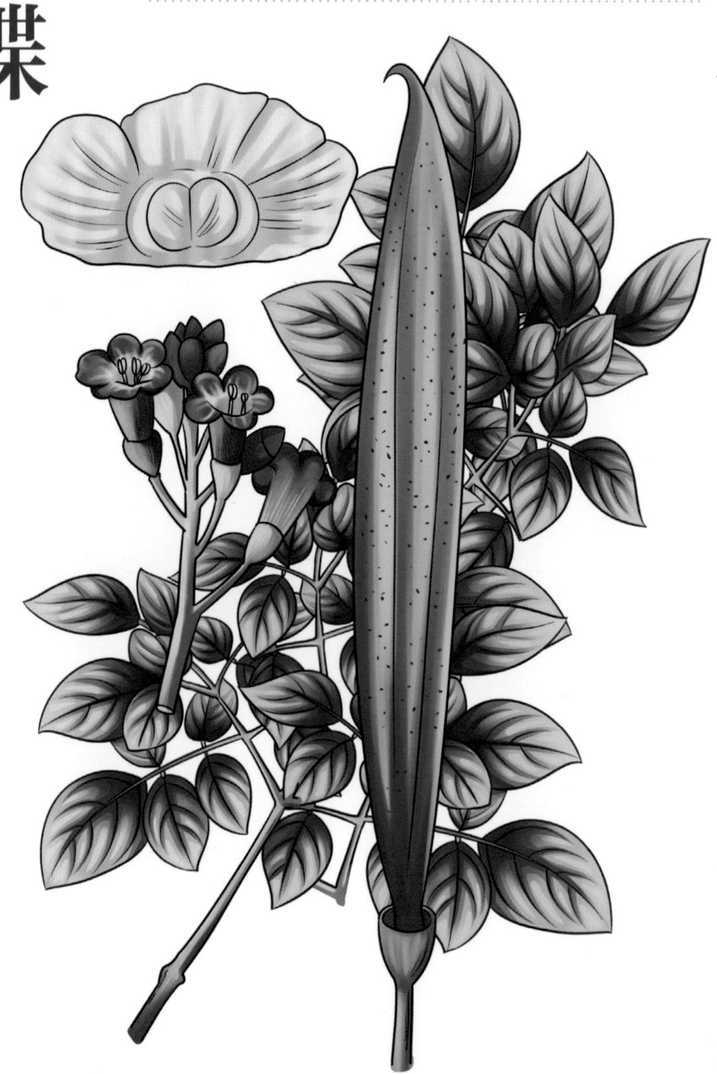

识别特征 落叶乔木，高7～12米。树皮灰色，厚而有皮孔，有细纵裂纹，小枝皮孔极多而凸起，叶痕明显而大。叶交互对生，3～4回羽状复叶，长60～160厘米，宽20～80厘米；小叶柄长5～10毫米；小叶片椭圆形至宽卵形，长6～13厘米，宽4.5～10厘米，先端短尾尖，基部圆形或宽楔形而偏斜。总状花序顶生；花大钟形，花萼肉质；花冠橙红色，长约6.5厘米，裂片5；雄蕊5个，伸出花冠外，花丝基部被绵毛，第5个雄蕊较其他4个短，花柱长6厘米，柱头为2个半圆形的薄片。蒴果扁平，长30～90厘米，宽5～8.5厘米，厚达1厘米，边缘稍内弯似马刀，成熟时棕黄色，开裂成两片木质的果瓣。种子多数，薄而扁平，卵圆形，有白色透明的膜翅，似蝴蝶。花期夏、秋。

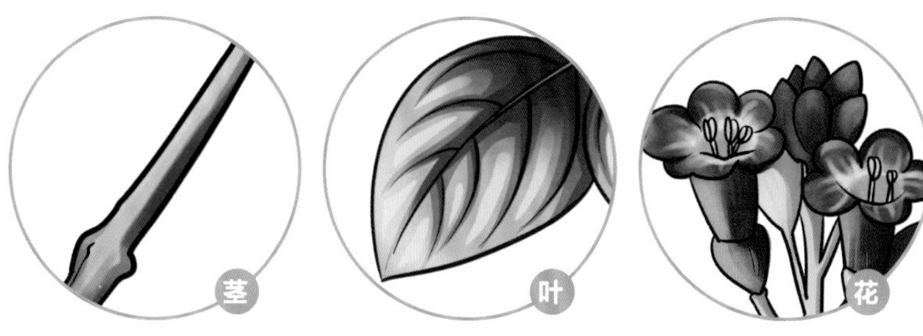

用量用法 1～3克。

精选验方 ①久咳音哑：木蝴蝶、桔梗、甘草各6克。水煎服。②胁痛、胃脘疼痛：木蝴蝶2克。研粉，好酒调服。③慢性咽喉炎：木蝴蝶3克，金银花、菊花、沙参、麦冬各9克。煎水当茶饮。

使用注意 本品苦寒，脾胃虚弱者慎用。

采收加工

秋、冬两季采摘成熟果实，暴晒至果实开裂，取出种子，晒干。

性味归经

苦、甘，凉。归肺、肝、胃经。

功效主治

清肺利咽，疏肝和胃。主治肺热咳嗽，喉痹咽痛，音哑，肝胃气痛。

木鳖子

别名 木鳖、漏苓子、糯饭果、藤桐子、番木鳖。

来源 本品为葫芦科植物木鳖*Momordica cochinchinensis*（*Lour.*）Spreng.的干燥成熟种子。

生境分布 生长于山坡、林缘，土层较深厚的地方。分布广西、四川、湖北、河南、安徽、浙江、福建、广东、贵州、云南等地。

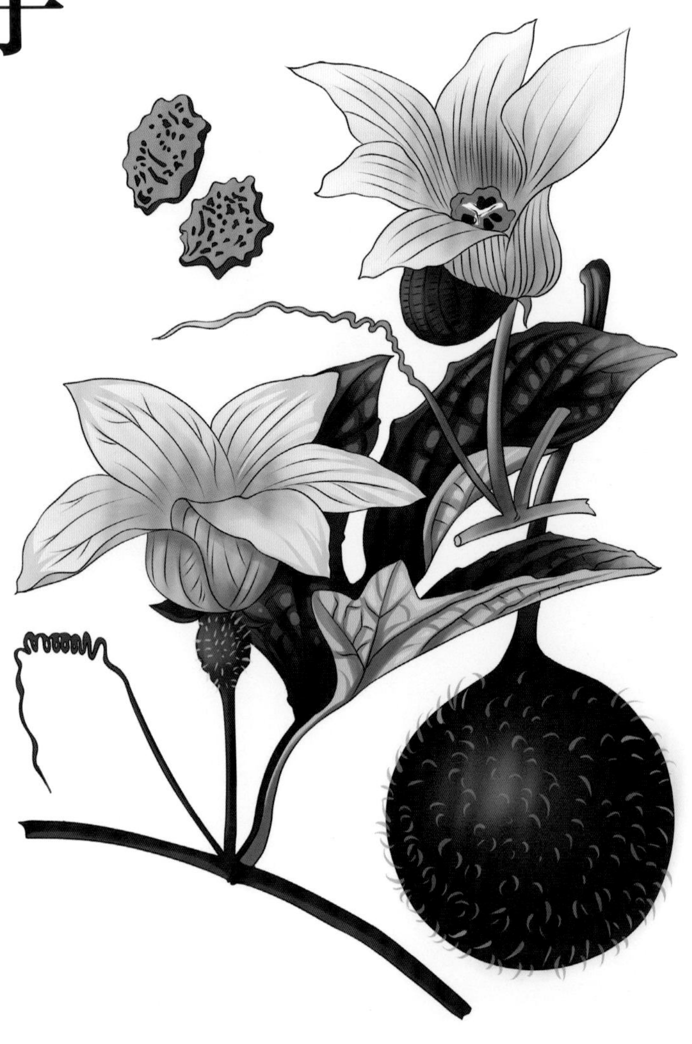

识别特征 叶互生，圆形至阔卵形，长7～14厘米，通常3浅裂或深裂，裂片略呈卵形或长卵形，全缘或具微齿，基部近心形，先端急尖，上面光滑，下面密生小乳突，3出掌状网脉；叶柄长5～10厘米，具纵棱，在中部或近叶片处具2～5腺体。花单性，雌雄同株，单生叶腋，花梗细长，每花具1片大型苞片，黄绿色。瓠果椭圆形，成熟后红色，肉质，外被软质刺尖，种子略呈扁圆形或近椭圆形，边缘四周具不规则的凸起，呈龟板状，灰棕色。花期6～8月，果期9～11月。

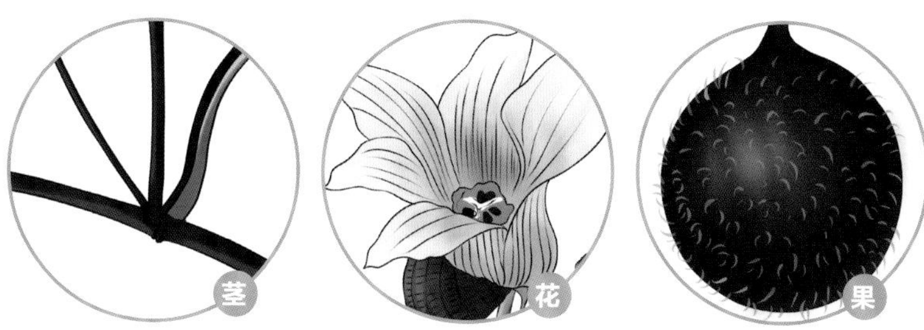

采收加工

冬季采收成熟果实，剖开，晒至半干，除去果肉，取出种子，干燥。

性味归经

苦、微甘，凉；有毒。归肝、脾、胃经。

功效主治

散结消肿，攻毒疗疮。主治疮疡肿毒，乳痈，瘰疬，痔瘘，干癣，秃疮。

用量用法 0.9～1.2克。外用：适量，研末，用油或醋调涂患处。

精选验方 ①痔疮：木鳖子、荆芥、朴硝各适量。上药煎汤，放入瓶内，熏后，汤温洗之。②血管瘤：鲜木鳖子适量。去壳研如泥，以醋调敷患处，每日3～5次。

使用注意 孕妇慎用。

车前子

别名 车前实、虾蟆衣子、凤眼前仁、猪耳朵穗子。

来源 本品为车前科植物车前*Plantago asiatica* L.等的干燥成熟种子。

生境分布 生长于山野、路旁、沟旁及河边。分布于全国各地。

采收加工

夏、秋两季种子成熟时采收果穗，晒干，搓出种子，除去杂质。

性味归经

甘，寒。归肝、肾、肺、小肠经。

功效主治

清热利尿通淋，渗湿止泻，明目，祛痰。主治热淋涩痛，淋浊带下，水肿胀满，暑湿泄泻，目赤肿痛，痰热咳嗽。

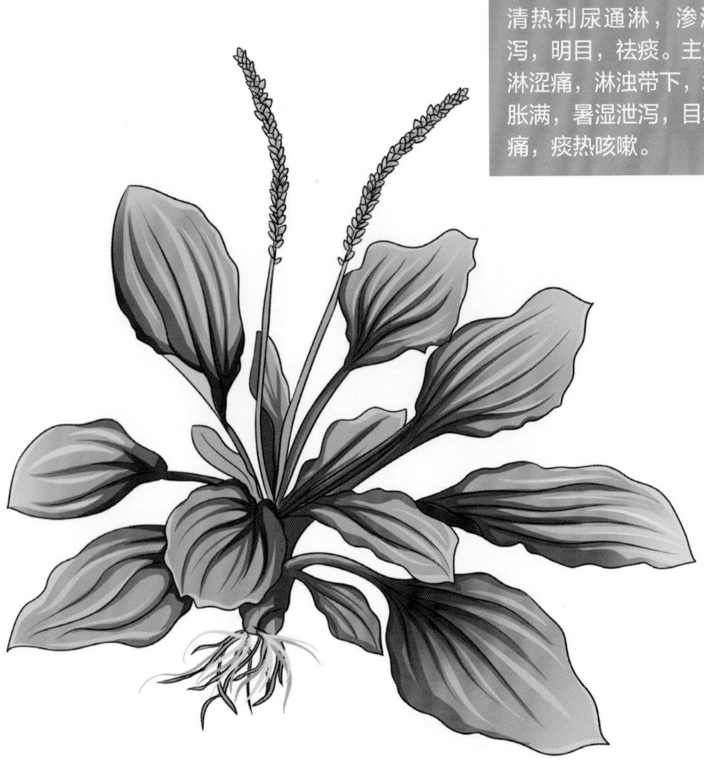

识别特征 多年生草本，连花茎可高达50厘米。具长柄，几与叶片等长或长于叶片，基部扩大；叶片卵形或椭圆形，长4～12厘米，宽2～7厘米，先端尖或钝，基部狭窄成长柄，全缘或呈不规则的波状浅齿，通常有5～7条弧形脉。花茎数个，高12～50厘米，具棱角，有疏毛，穗状花序为花茎的2/5～1/2；花淡绿色，每花有宿存苞片1枚，三角形；花萼4，基部稍合生，椭圆形或卵圆形，宿存；花冠小，膜质，花冠管卵形，先端4裂片三角形，向外反卷；雄蕊4，着生于花冠管近基部，与花冠裂片互生，花药长圆形，先端有三角形突出物，花丝线形；雌蕊1；子房上位，卵圆形，2室（假4室），花柱1，线形有毛。蒴果卵状圆锥形，成熟后约在下方2/5外周裂，下方2/5宿存。种子4～8颗或9颗，近椭圆形，黑褐色。花期6～9月，果期10月。

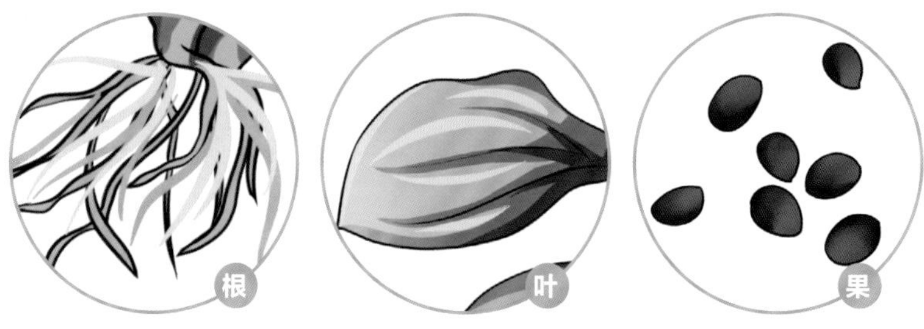

用量用法 9～15克，包煎。

精选验方 ①小便热秘不通：车前子30克，川黄柏15克，白芍药6克，甘草3克。水煎徐徐服。②小便赤涩、热淋血淋：车前子、瞿麦、萹蓄、滑石、山栀子仁、甘草（炙）、木通、大黄（面裹煨，去面，切，焙）各300克。上为散，每服6克，入灯心水煎，去滓温服，食后临卧。③小便血淋作痛：车前子适量。晒干为末，每服6克，车前叶煎汤下。

使用注意 内伤劳倦，阳气下陷，肾虚精滑，内无湿热者慎服。

火麻仁

别名 火麻、大麻仁、线麻子。

来源 本品为桑科植物大麻*Cannabis sativa* L.的干燥成熟种子。

生境分布 我国各地均有栽培，也有半野生。分布于东北、华北、华东、中南等地。

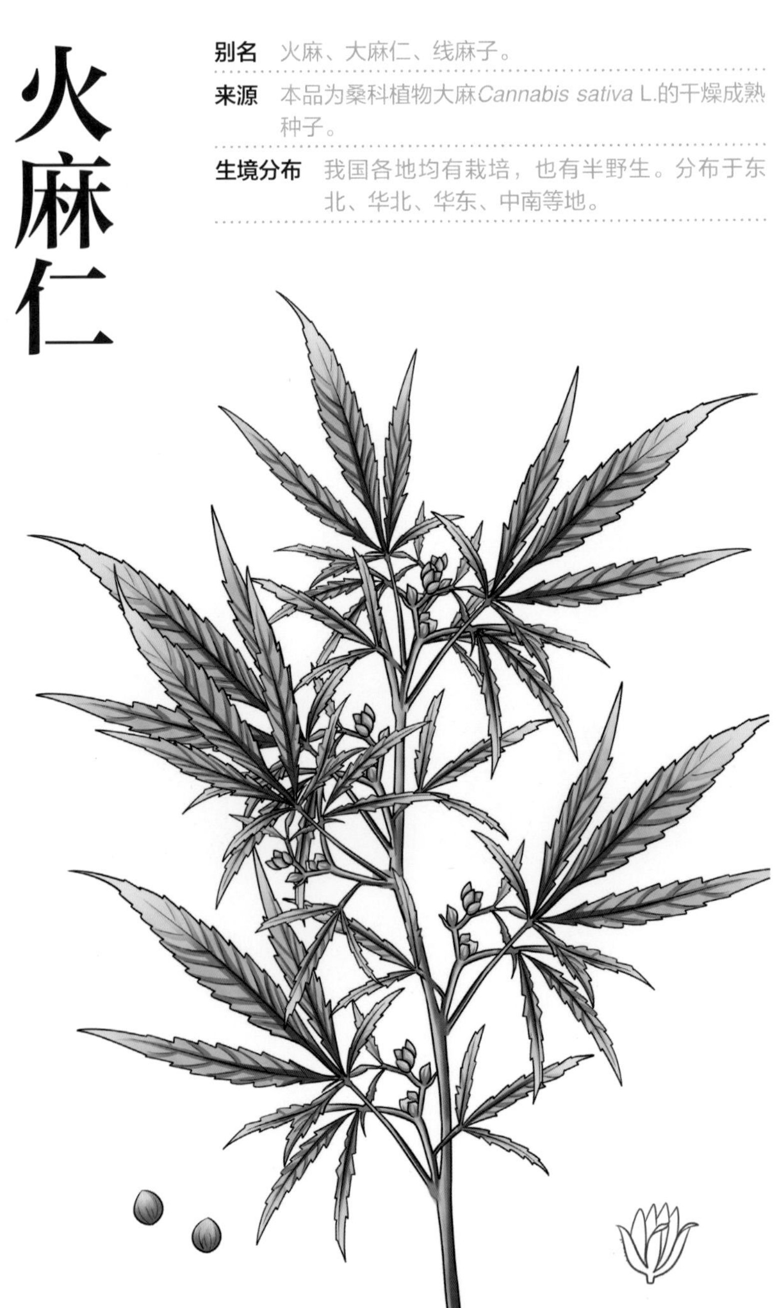

识别特征 一年生直立草本，高1～3米。茎直立，表面有纵沟，密被短柔毛，皮层富纤维，基部木质化。掌状叶互生或下部对生，全裂，裂片3～11枚，披针形至条状披针形，下面密被灰白色毡毛。花单性，雌雄异株；雄花序为疏散的圆锥花序，黄绿色，花被片5；雌花簇生于叶腋，绿色，每朵花外面有一卵形苞片。瘦果卵圆形，质硬，灰褐色，有细网状纹，为宿存的黄褐色苞片所包裹。花期5～6月，果期7～8月。

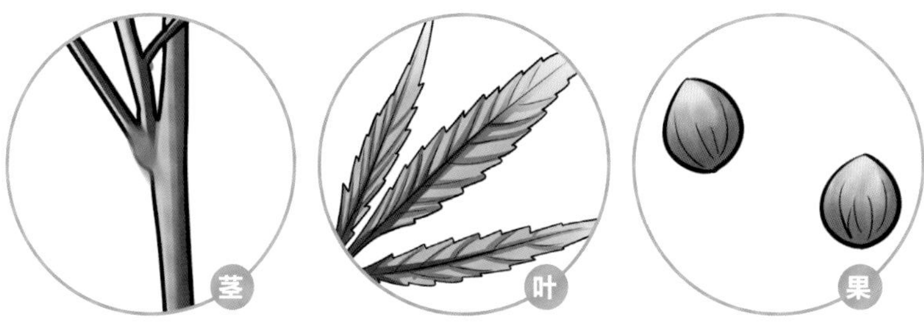

采收加工

秋季果实成熟时采收，除去杂质，晒干。

性味归经

甘，平。归脾、胃、大肠经。

功效主治

润肠通便。主治血虚津亏，肠燥便秘。

用量用法 10～15克。

精选验方 ①虚劳、下焦虚热、骨节烦疼、肌肉急、小便不利、大便数少：火麻仁500克。研细，水2000毫升，煮至1000毫升服用。②大便不通：火麻仁适量。加米少许煮粥食用。

使用注意 火麻仁大量食入可引起中毒。

白果

别名 灵眼、银杏核、公孙树子、鸭脚树子。

来源 本品为银杏科植物银杏*Ginkgo biloba* L.的干燥成熟种子。

生境分布 生长于海拔500～1000米的酸性土壤、排水良好地带的天然林中。全国各地均有栽培，分布于广西、四川、河南、山东等地。以广西产者品质最优。

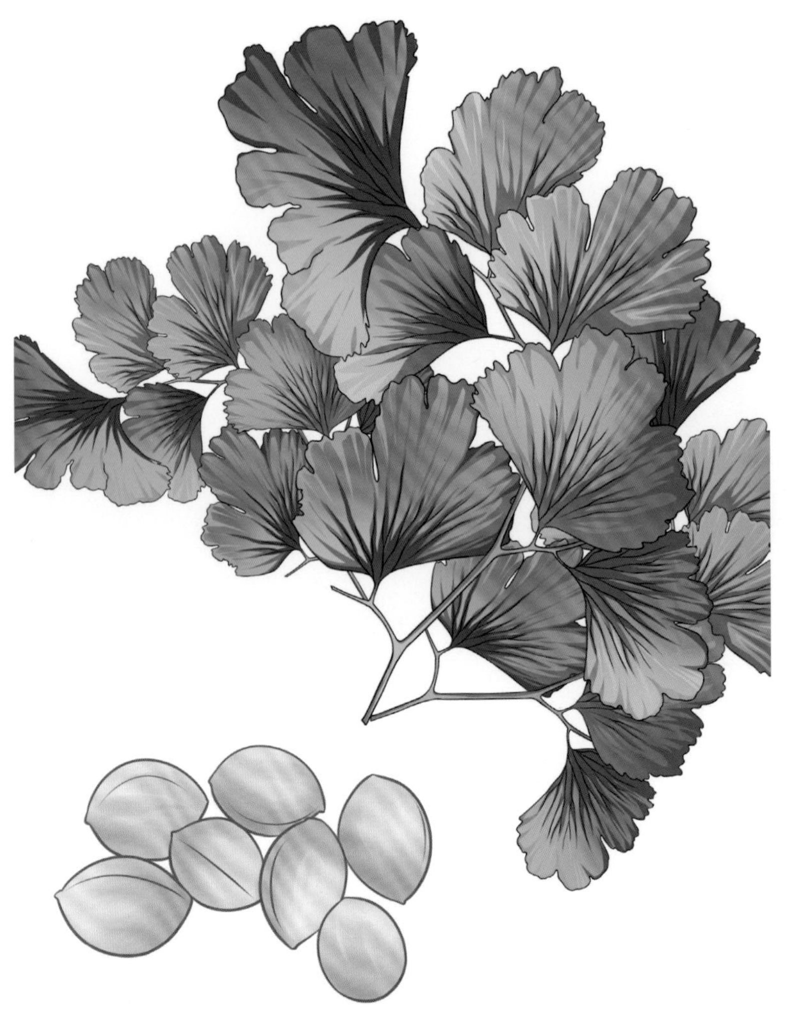

识别特征 落叶乔木，高可达40米。树干直立，树皮灰色。枝有长短两种，叶在短枝上簇生，在长枝上互生。叶片扇形，长4～8厘米，宽5～10厘米，先端中间2浅裂，基部楔形，叶脉平行，叉形分歧；叶柄长2.5～7厘米。花单性，雌雄异株；雄花呈下垂的短柔荑花序，4～6个生于短枝上的叶腋内，有多数雄蕊，花药2室，生于短柄的顶端；雌花每2～3个聚生于短枝上，每花有一长柄，柄端两叉，各生1心皮，胚珠附生于上，通常只有1个胚珠发育成熟。种子核果状，倒卵形或椭圆形，淡黄色，被白粉状蜡质；外种皮肉质，有臭气；内种皮灰白色，骨质，两侧有棱边；胚乳丰富，子叶2。花期4～5月，果期7～10月。

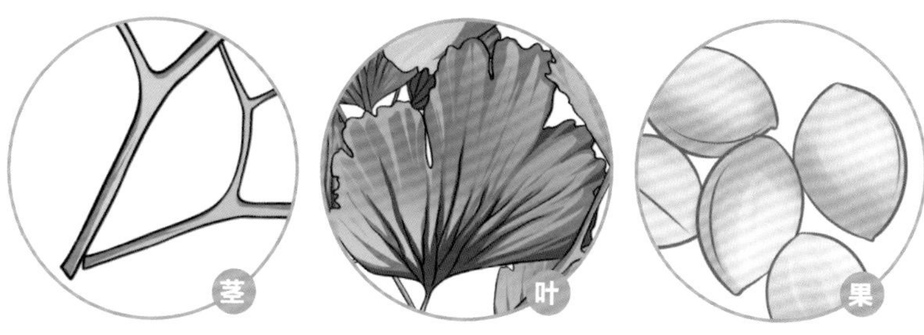

用量用法 5～10克。

精选验方 ①齁喘：白果（去壳砸碎，炒黄色）21枚，麻黄、款冬花、桑白皮（蜜炙）、法制半夏（如无，用甘草汤泡7次，去脐用）各9克，紫苏子6克，甘草3克，杏仁（去皮尖）、黄芩（微炒）各0.45克。水煎，不拘时服。②赤白带下、下元虚惫：白果、莲肉、江米各15克。共研为末，用乌骨鸡1只，去肠盛药煮烂，空心食。

使用注意 生食有毒。

采收加工

秋季种子成熟时采收，除去肉质外种皮，洗净，稍蒸或略煮后，烘干。

性味归经

甘、苦、涩，平；有毒。归肺、肾经。

功效主治

敛肺定喘，止带缩尿。主治痰多喘咳，带下白浊，尿频遗尿。

白扁豆

别名 眉豆、树豆、藤豆、沿篱豆、蛾眉豆、火镰扁豆。

来源 本品为豆科植物扁豆*Dolichos lablab* L.的干燥成熟种子。

生境分布 均为栽培品，分布于湖南、安徽、河南等地。

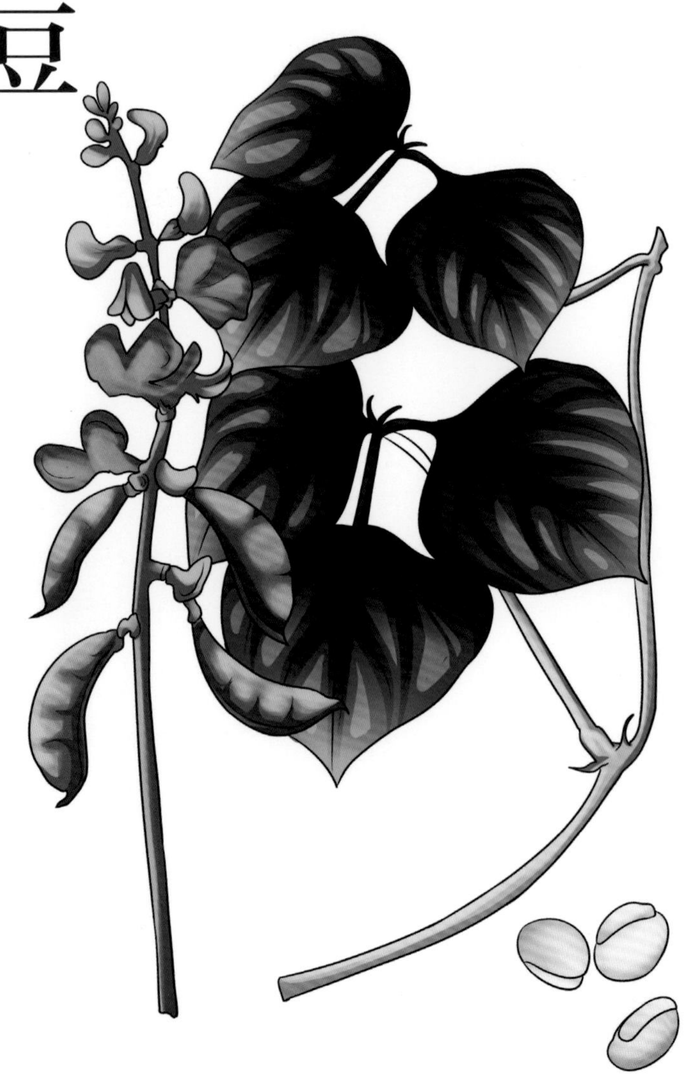

识别特征 一年生缠绕草本。茎常呈淡紫色或淡绿色，无毛或疏被柔毛。三出复叶，先生小叶菱状广卵形，侧生小叶斜菱状广卵形，长6~11厘米，宽4.5~10.5厘米，顶端短尖或渐尖，两面沿叶脉处有白色短柔毛。总状花序腋生，花2~4朵丛生于花序轴的节上。花冠白色或紫红色；子房有绢毛，基部有腺体，花柱近顶端有白色髯毛。种子2~5颗，扁椭圆形，白色、红褐色或近黑色。花期6~8月，果期9月。

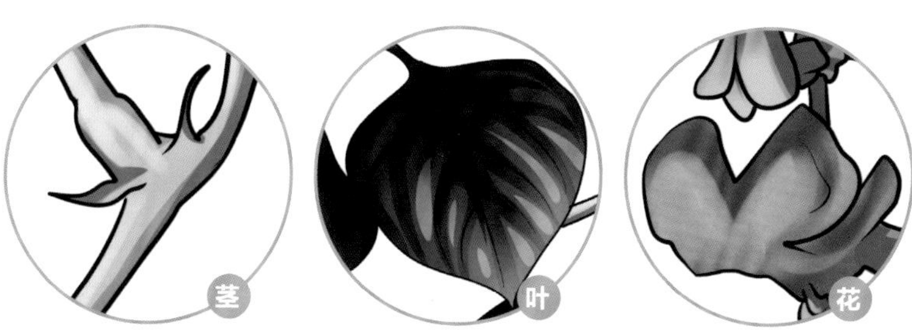

用量用法 9~15克。

精选验方 ①脾胃虚弱、饮食不进而呕吐泄泻者：白扁豆（姜汁浸，去皮，微炒）450克，人参（去芦）、白茯苓、白术、甘草（炒）、山药各600克，莲子肉（去皮）、桔梗（炒令深黄色）、薏苡仁、缩砂仁各300克。上为细末，每服6克，枣汤调下，小儿量岁数加减服。②恶疮连痂痒痛：白扁豆适量。捣封，敷患处。③霍乱：扁豆、香薷各300克。以水6000毫升煮取2000毫升，分服。单用亦可。④中砒霜毒：白扁豆适量。生研，水绞汁饮。

使用注意 多食能壅气，伤寒邪热炽者勿服。患疟者忌用。因含毒性蛋白质，生用有毒，加热毒性大减。故生用研末服宜慎。

采收加工

秋、冬两季采收成熟果实，晒干，取出种子，再晒干。

性味归经

甘，微温。归脾、胃经。

功效主治

健脾化湿，和中消暑。主治脾胃虚弱，食欲不振，大便溏泻，白带过多，暑湿吐泻，胸闷，脘腹胀痛。

亚麻子

别名 胡麻子、亚麻仁、大胡麻、胡麻仁、壁虱胡麻。

来源 本品为亚麻科植物亚麻*Linum usitatissimum* L.的干燥成熟种子。

生境分布 本品适应性强，我国大部分地区有栽培。

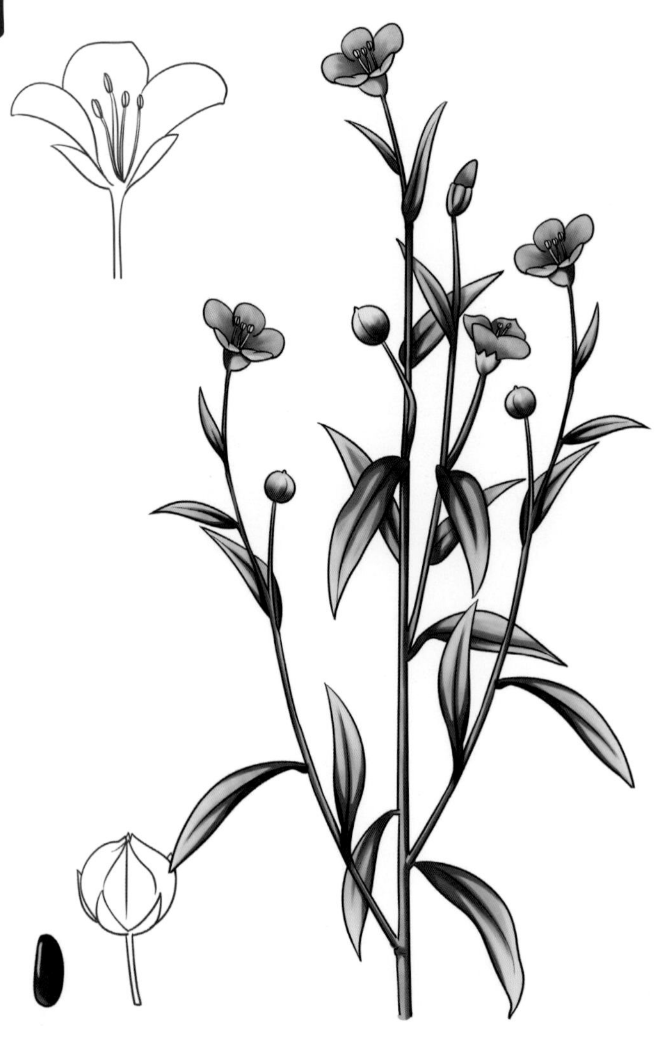

识别特征 一年生草木，高40～70厘米。茎直立，上部多分枝。叶线形至线状披针形，长1～3厘米，宽1.5～2.5厘米，先端锐尖，全缘，无柄。花萼片卵状披针形，边缘有纤毛；花瓣蓝色或白色；雄蕊5，退化雄蕊5；子房5室，花柱分离，柱头棒状。蒴果球形，直径约7毫米，顶端5瓣裂。种子10。花期5～6月，果期6～9月。

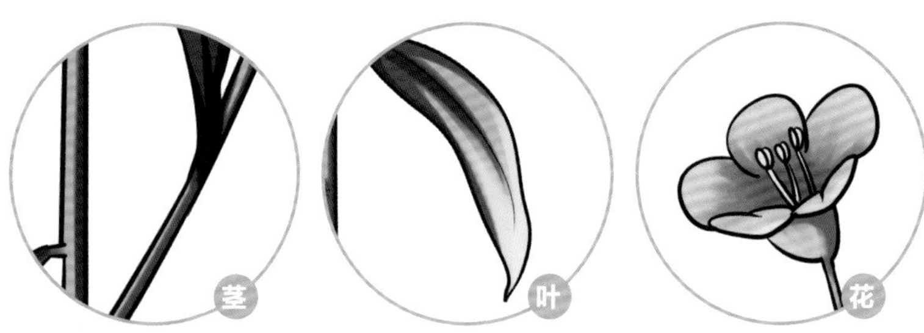

采收加工

秋季果实成熟时采收全株，晒干，打下种子，除净去杂质，再晒干。

性味归经

甘，平。归肺、肝、大肠经。

功效主治

润燥通便，养血祛风。主治肠燥便秘，皮肤干燥，瘙痒，脱发。

用量用法 9～15克。

精选验方 ①老人皮肤干燥、起鳞屑：亚麻子、当归各150克，紫草50克。做蜜丸，每服15克，开水送服，每日2次。②过敏性皮炎、皮肤瘙痒：亚麻子、白鲜皮、地骨皮各100克。做蜜丸，每服15克，开水送服，每日2次。③疮疡湿疹：亚麻子30克，白鲜皮20克，地肤子、苦参各25克。水煎，熏洗患处。

使用注意 大便滑泻者禁用。

决明子

别名 羊明、羊角、草决明、还瞳子、马蹄决明。

来源 本品为豆科植物决明*Cassia obtusifolia* L.等的干燥成熟种子。

生境分布 生长于村边、路旁和旷野等处。分布于安徽、广西、四川、浙江、广东等地，南北各地均有栽培。

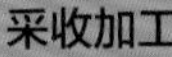

采收加工

秋季采收成熟果实，晒干，打下种子，除去杂质。

性味归经

甘、苦、咸，微寒。归肝、肾、大肠经。

功效主治

清肝明目，润肠通便。主治目赤涩痛，羞明多泪，头痛眩晕，目暗不明，大便秘结。

识别特征 一年生半灌木状草本，高1～2米，上部多分枝，全体被短柔毛。双数羽状复叶互生，有小叶2～4对，在下面两小叶之间的叶轴上有长形暗红色腺体；小叶片倒卵形或倒卵状短圆形，长1.5～6.5厘米，宽1～3厘米，先端圆形，有小突尖，基部楔形，两侧不对称，全缘。幼时两面疏生柔毛。花成对腋生，小花梗长1～2.3厘米；萼片5，分离；花瓣5，黄色，倒卵形，长约12毫米，具短爪，最上瓣先端有凹，基部渐窄；发育雄蕊7，3枚退化。子房细长弯曲，柱头头状。荚果4棱柱状，略扁，稍弯曲。长15～24厘米，果柄长2～4厘米。种子多数，菱状方形，淡褐色或绿棕色，有光泽，两侧面各有一条线形的宽0.3～0.5毫米的浅色斜凹纹。花期6～8月，果期9～10月。

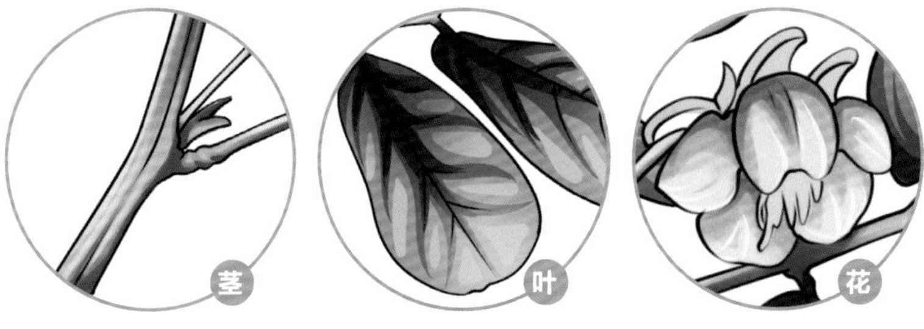

用量用法 9～15克。

精选验方 ①肥胖症：决明子、泽泻各12克，番泻叶1.5克。水煎取药汁，每日1剂，分2次服用。②夜盲症：决明子、枸杞子各9克，猪肝适量。水煎，食肝服汤。③雀目：决明子100克，地肤子50克。上药捣细罗为散，每于食后，以清粥饮调。

使用注意 气虚便溏者慎用。

赤小豆

别名 赤豆、红小豆、野赤豆。

来源 本品为豆科植物赤小豆*Vigna umbellata* Ohwi et Ohashi等的干燥成熟种子。

生境分布 全国各地普遍栽培。分布于吉林、北京、天津、河北、陕西、山东、安徽、江苏、浙江、江西、广东、四川等地。

采收加工

秋季果实成熟而未开裂时拔取全株，晒干，打下种子，除去杂质，再晒干。

性味归经

甘、酸，平。归心、小肠经。

功效主治

利水消肿，解毒排脓。主治水肿胀满，脚气浮肿，黄疸尿赤，风湿热痹，痈肿疮毒，肠痈腹痛。

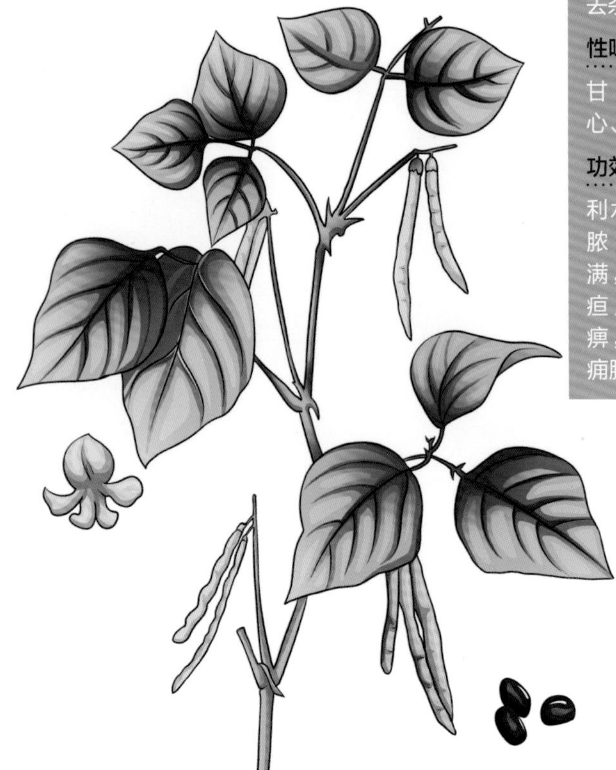

识别特征 属豆科菜豆属，一年生草本植物。主根不发达，侧根细长，株高80 ~ 100厘米，有直立丛生型、半蔓生型及蔓生缠绕型。叶为3小叶组成的复叶。小叶圆头型或剑头型。花梗自叶腋生出，梗的先端，着生数花，为自花授粉作物，花小，开黄花或淡灰色花，龙骨瓣呈螺旋形，每花梗上结荚1 ~ 5个，荚长7 ~ 16厘米，果荚内包着4 ~ 18粒椭圆或长椭圆形种子。种子多为赤褐色，也有黑、灰、白、绿杂、浅黄色等。种子千粒重50 ~ 210克，大多在130克左右。

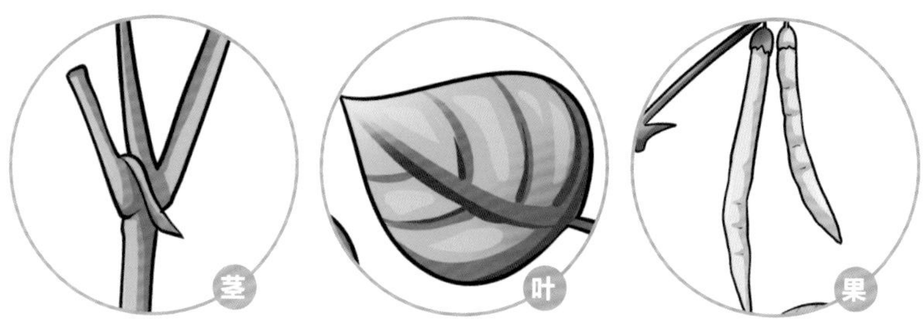

用量用法 9 ~ 30克。外用：适量，研末调敷。

精选验方 ①流行性腮腺炎：赤小豆50 ~ 70粒。研成细粉，和入温水、鸡蛋清或蜜调成稀糊状，摊在布上，敷于患处。②肝硬化腹水：赤小豆500克，活鲤鱼1条（重500克以上）。同放锅内，加水2000 ~ 3000毫升清炖，至赤小豆烂透为止。将赤小豆、鱼和汤分数次服下。每日或隔日1剂，连续服用，以愈为止。③脾虚水肿或脚气、小便不利：赤小豆60克，桑白皮15克。水煎煮，去桑白皮，饮汤食豆。④水肿、小便不利：赤小豆120克，白茅根250克。加水煮至水干，去白茅根，分数次嚼食豆。⑤妇女气血不足、乳汁不下：赤小豆120克，粳米30克。加水适量，煮粥食用，分2次食用。

使用注意 阴虚而无湿热者及小便清长者忌食。

芥子

别名 芥菜子、青菜子、白芥子。

来源 本品为十字花科植物白芥*Sinapis alba* L.的干燥成熟种子。习称“白芥子”。

生境分布 主产于安徽、河南、河北、山西、山东、四川等地。

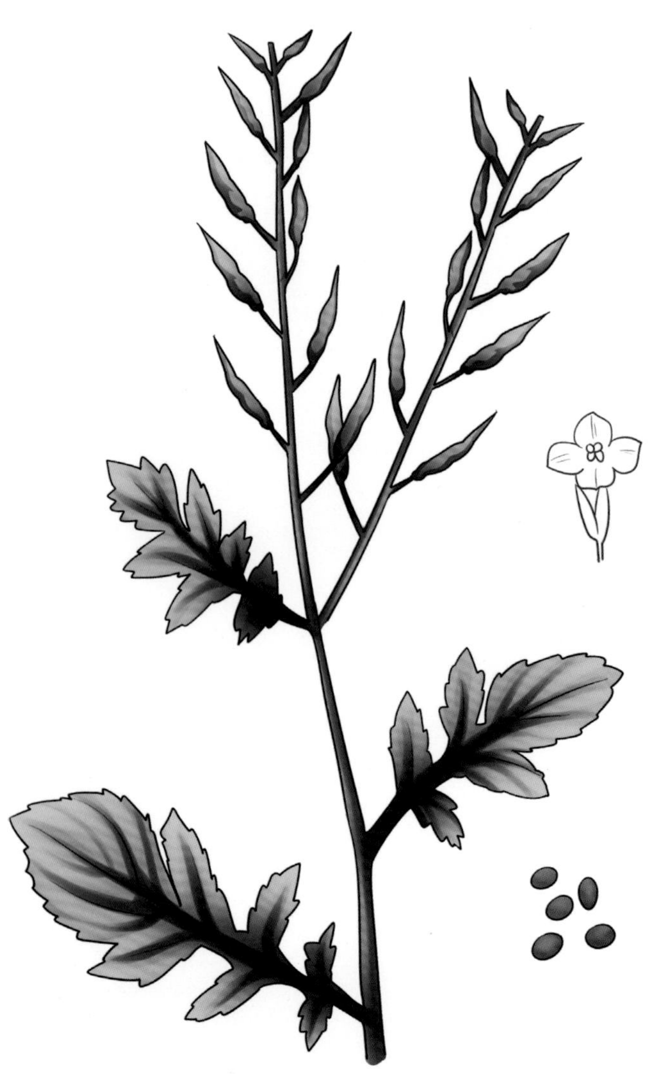

识别特征 一年生草本，高50～150厘米。无毛，有时具刺毛，常带粉霜。茎有分枝。基生叶叶柄有小裂片；叶片宽卵形至倒卵形，长15～35厘米，宽5～17厘米，先端圆钝，不分裂或大头羽裂，边缘有缺刻或齿牙；下部叶较小，边缘有缺刻，有时具圆钝锯齿，不抱茎；上部叶窄披针形至条形，具不明显疏齿或全缘。总状花序花后延长，花淡黄色；花瓣4，鲜黄色，宽椭圆形或宽楔形，长达1.1～1.4厘米，先端平截，全缘，基部具爪；雄蕊6，4长2短，长雄蕊长8毫米，短雄蕊长6毫米；雌蕊1，子房圆柱形，长约1毫米，花柱细，柱头头状。长角果条形，长3～5.5厘米，具细喙，长6～12毫米；果梗长5～15毫米。种子近球形，直径1～1.8毫米，鲜黄色至黄棕色，少数为暗红棕色，表面具网纹。花期4～5月，果期5～6月。

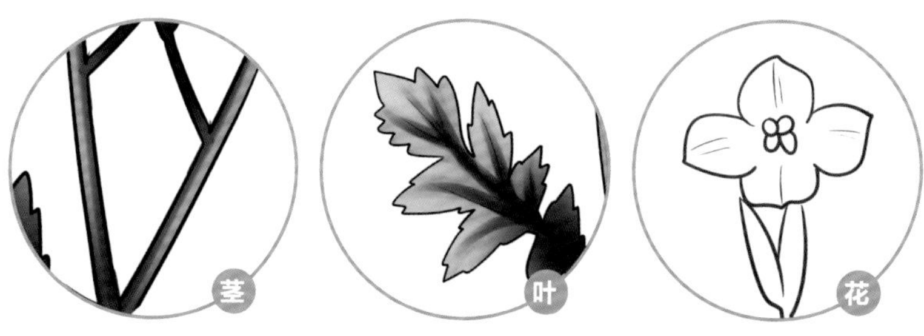

用量用法 3～9克。外用：适量。

精选验方 ①感冒无汗：芥子末适量。水调填脐内，以热物隔衣熨取汗。②痈肿：芥子末少许。汤和敷纸上贴患处。③淋巴结结核：芥子、葱头各3克。捣烂，敷患处，隔日1次，每次4～5小时。

使用注意 脾虚咳嗽及阴虚火旺者忌服。

采收加工

夏末秋初果实成熟时采割植株，晒干，打下种子，除去杂质。

性味归经

辛，温。归肺经。

功效主治

温肺豁痰利气，散结通络止痛。主治寒痰咳嗽，胸胁胀痛，痰滞经络，关节麻木、疼痛，痰湿流注，阴疽肿毒。

芡实

别名 肇实、鸡头米、鸡头苞、鸡头莲、刺莲藕。

来源 本品为睡莲科植物芡*Euryale ferox* Salisb.的干燥成熟种仁。

生境分布 生长于池沼湖泊中。分布于湖南、江苏、安徽、山东等地。

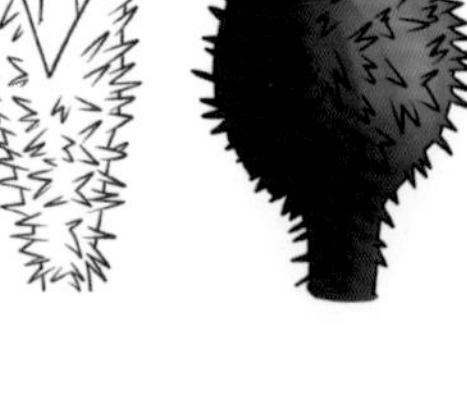

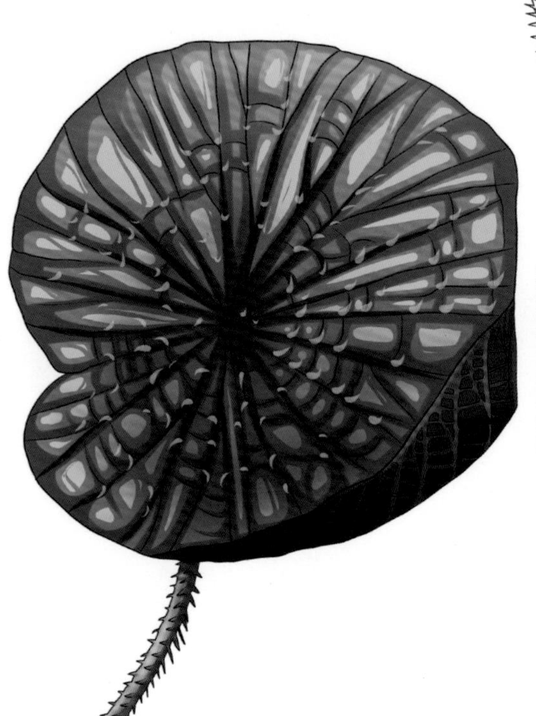

采收加工

秋末冬初采收成熟果实，除去果皮，取出种子，洗净，再除去硬壳（外种皮），晒干。

性味归经

甘、涩，平。归脾、肾经。

功效主治

益肾固精，补脾止泻，除湿止带。主治遗精滑精，遗尿尿频，脾虚久泻，白浊，带下。

识别特征 一年生水生草本，具白色须根及不明显的茎。初生叶沉水，箭形；后生叶浮于水面，叶柄长，圆柱形中空，表面生多数刺，叶片椭圆状肾形或圆状盾形，直径65 ~ 130厘米，表面深绿色，有蜡被，具多数隆起，叶脉分歧点有尖刺，背面深紫色，叶脉凸起，有茸毛。花单生，花梗粗长，多刺，伸出水面；萼片4，直立，披针形，肉质，外面绿色，有刺，内面带紫色；花瓣多数，分3轮排列，带紫色；雄蕊多数；子房半下位，8室，无花柱，柱头红色。浆果球形，海绵质，污紫红色，外被皮刺，上有宿存萼片。种子球形，黑色，坚硬，具假种皮。花期6 ~ 9月，果期7 ~ 10月。

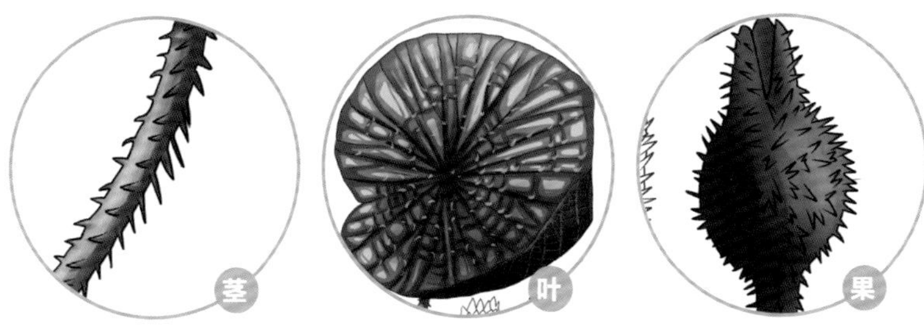

用量用法 9 ~ 15克。

精选验方 ①白浊：芡实、茯苓各适量。为蜜丸服。②尿频：芡实、桑螵蛸、益智仁各适量。水煎服。③脾虚腹泻：芡实、莲子肉、白术各20克，党参25克，茯苓15克。共研细粉，每服5 ~ 10克，每日2 ~ 3次。④白带症：芡实、桑螵蛸各30克，白芷20克。共为细末，以醋调敷脐部，每日1换，连用1周。⑤肾炎：芡实、生龙骨、生牡蛎各50克。水煎服。

使用注意 芡实为滋补敛涩之品，故大小便不利者不宜用。

沙苑子

别名 潼蒺藜、夏黄草、蔓黄芪、沙苑蒺藜。

来源 本品为豆科植物扁茎黄芪*Astragalus complanatus* R.Br.的干燥成熟种子。

生境分布 生长于山野、路旁；多栽培。分布于陕西大荔、兴平等地。四川也有出产。

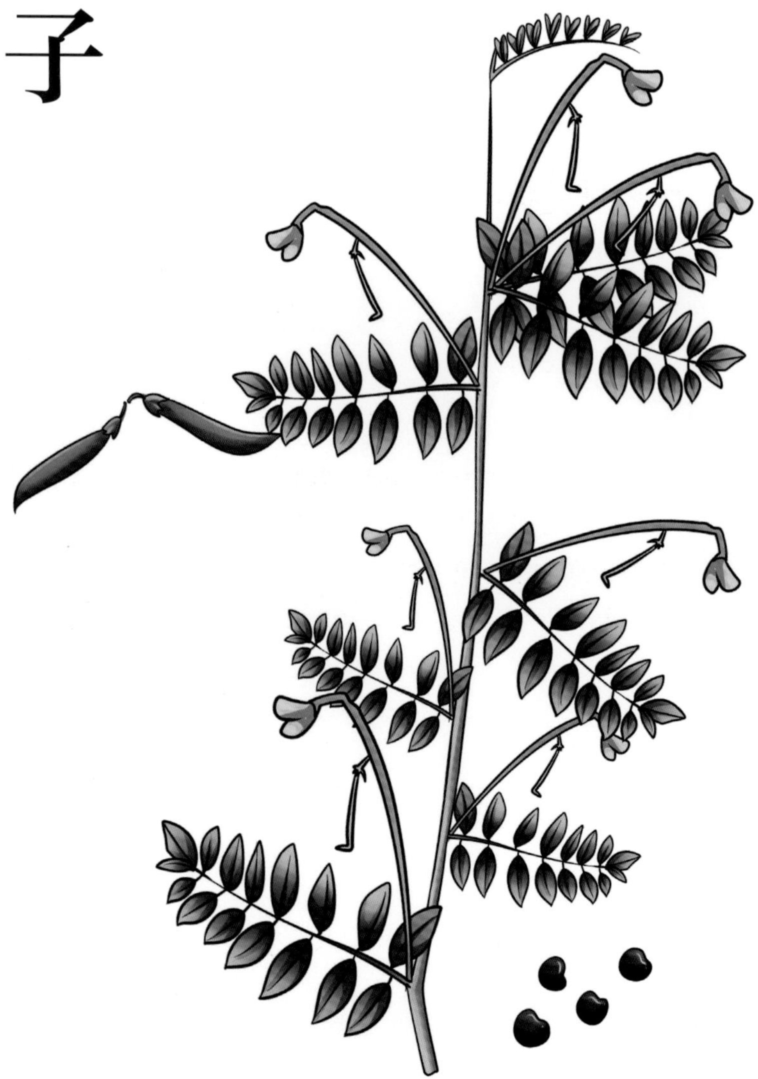

识别特征 多年生草本。茎较细弱，略扁，基部常倾卧，有白色柔毛。羽状复叶互生；小叶椭圆形，下面有白色柔毛；托叶小，披针形。总状花序腋生，有花3~7朵；花萼钟形，与萼筒近等长，有白色柔毛；花冠蝶形，浅黄色。荚果膨胀，纺锤形，长2~3.5厘米，先端有喙。种子圆肾形。花期8~9月，果期9~10月。

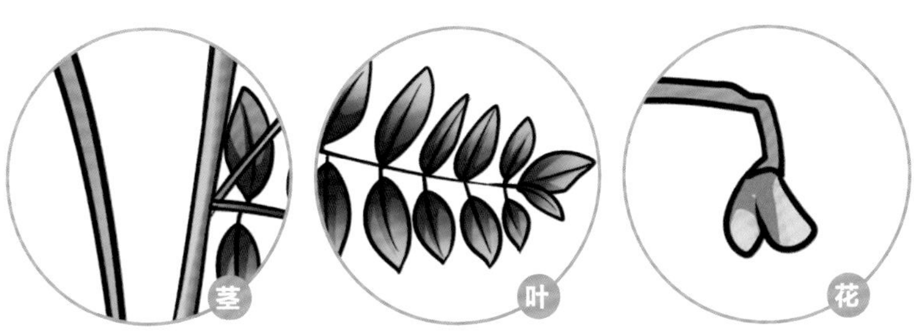

用量用法 9~15克。

精选验方 ①精滑不禁：沙苑子（炒）、芡实（蒸）、莲须各100克，龙骨（酥炙）、牡蛎（盐水煮24小时，煅粉）各50克，共为末，莲子粉糊为丸，盐汤下。②目昏不明：沙苑子、青葙子各9克，茺蔚子6克。共研细末，每次3克，每日2次。③肾虚腰疼：沙苑子30克。水煎服，每日2次。④脾胃虚、饮食不消：沙苑子60克（酒拌炒），苍术240克（米泔水浸每日，晒干，炒）。共研为末。每服9克，米汤调服。

使用注意 本品为温补固涩之品，阴虚火旺及小便不利者忌服。

采收加工

秋末冬初果实成熟尚未开裂时采割植株，晒干，打下种子，除去杂质，晒干。

性味归经

甘，温。归肝、肾经。

功效主治

补肾助阳，固精缩尿，养肝明目。主治肾虚腰痛，遗精早泄，遗尿尿频，白浊带下，眩晕，目暗昏花。

青葙子

别名　鸡冠苋、狼尾花、狗尾巴子、野鸡冠花、牛尾花子、大尾鸡冠花。

来源　本品为苋科植物青葙*Celosia argentea L.*的干燥成熟种子。

生境分布　生长于平原或山坡；有栽培。分布几遍全国。

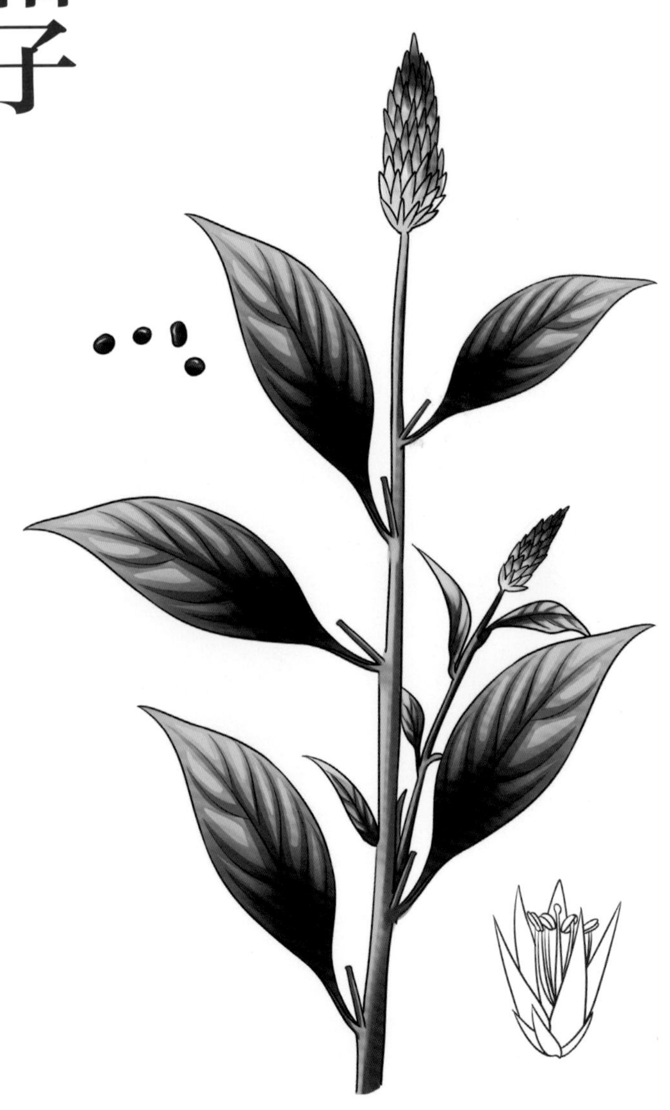

识别特征 一年生草本，高达1米。茎直立，绿色或带红紫色，有纵条纹。叶互生，披针形或椭圆状披针形，长5～9厘米，宽1～3厘米。穗状花序顶生或腋生；苞片、小苞片和花被片干膜质，淡红色，后变白色，苞片3；花被片5；雄蕊5，花丝下部合生成杯状；子房上位，柱头2裂。胞果卵形，盖裂。种子扁圆形，黑色，有光泽。花期5～7月，果期8～9月。

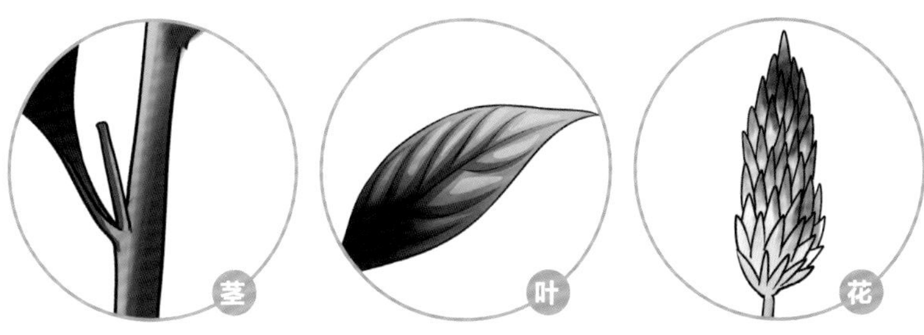

采收加工

秋季果实成熟时采割植株或摘取果穗，晒干，收集种子，除去杂质。

性味归经

苦，微寒。归肝经。

功效主治

清肝泻火，明目退翳。主治肝热目赤，目生翳膜，视物昏花，肝火眩晕。

用量用法 9～15克。

精选验方 ①头风痛：青葙子25～50克。水煎服。②夜盲、目翳：青葙子25克，乌枣50克。开水冲炖，于饭前服。③鼻衄出血不止：青葙子汁适量。灌鼻中。④高血压：青葙子、夏枯草、菊花、决明子各9克，石决明12克。水煎服。⑤慢性葡萄膜炎：青葙子、白扁豆各15克，元明粉（冲）4.5克，酸枣仁、茯苓各12克，密蒙花、决明子各9克。水煎服。

使用注意 本品有扩散瞳孔作用，青光眼患者禁用。

苦杏仁

别名 杏仁、北杏、光北杏、光中杏。

来源 本品为蔷薇科植物山杏*Prunus armeniaca* L. var. ansu Maxim.等的干燥成熟种子。

生境分布 多栽培于低山地或丘陵山地。我国大部分地区均产，分布于东北各省，以内蒙古、辽宁、河北、吉林产量最大。山东产品质优。

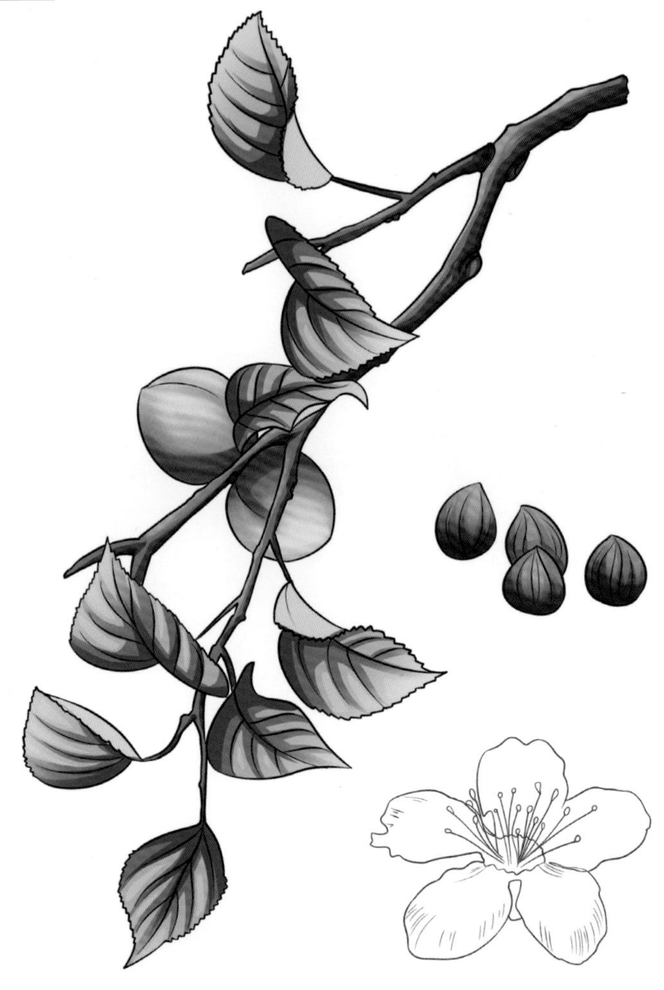

识别特征 落叶乔木，高达6米。叶互生，广卵形或卵圆形，先端短尖或渐尖，基部阔楔形或截形，边缘具细锯齿或不明显的重锯齿；叶柄多带红色，近基部有2腺体。花单生，先叶开放，几无花梗；萼筒钟状，带暗红色，萼片5，裂片比萼筒稍短，花后反折；花瓣白色或粉红色。核果近圆形，果肉薄，种子味苦。核坚硬，扁心形，沿腹缝有沟。花期3～4月，果期5～6月。

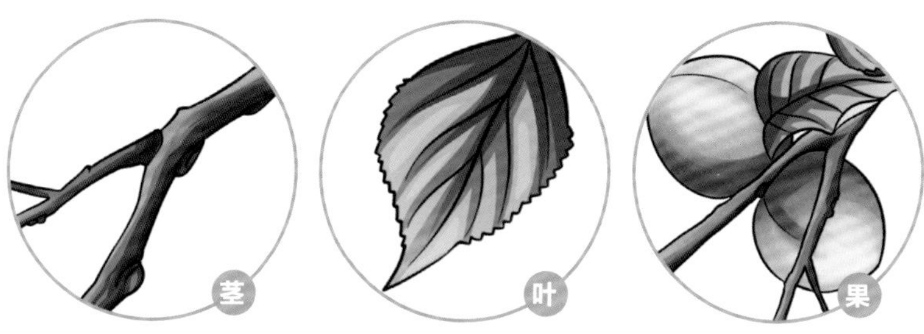

采收加工

夏季采收成熟果实，除去果肉及核壳，取出种子，晒干。

性味归经

苦，微温；有小毒。归肺、大肠经。

功效主治

降气止咳平喘，润肠通便。主治咳嗽气喘，胸满痰多，肠燥便秘。

用量用法 5～10克，生品入煎剂后下。

精选验方 ①诸疮肿痛：苦杏仁适量。去皮，研滤取膏，入轻粉、麻油调搽，不拘大人小儿。②狗咬伤：苦杏仁适量。炒黑，碎研成膏，敷患处。

使用注意 内服不宜过量，以免中毒。

郁李仁

别名 郁子、山梅子、小李仁、郁里仁、李仁肉。

来源 本品为蔷薇科植物郁李*Prunus japonica* Thunb.的干燥成熟种子。

生境分布 生长于荒山坡或沙丘边。分布于黑龙江、吉林、辽宁、内蒙古、河北、山东等地。

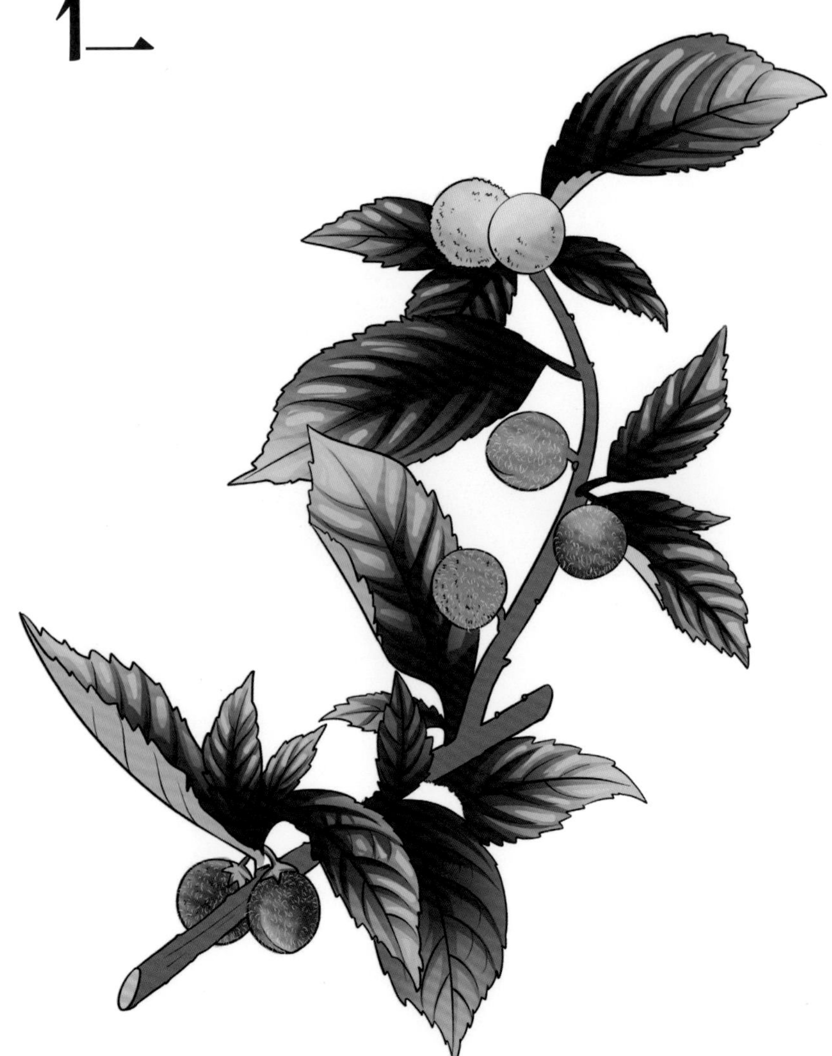

识别特征 落叶灌木，高1～1.5米。树皮灰褐色，多分枝，小枝纤细，无毛。叶互生，叶柄短，叶片卵形或宽卵形，先端长尾状，基部圆形，边缘有锐重锯齿，下面沿主脉散生短柔毛；托叶线形，边缘有腺齿，早落。花与叶同时开放，单生或2朵并生，花梗有稀疏短柔毛，花萼钟状，萼片5，花后反折；花瓣5，白色或粉红色；倒卵形，长4～6毫米；雄蕊多数，花丝线形，雌蕊1，子房近球形，1室。核果近球形，直径约1厘米，熟时暗红色，味酸甜。核近球形，顶端微尖，表面有1～3条沟。种子卵形稍扁。花期5月，果期7～8月。

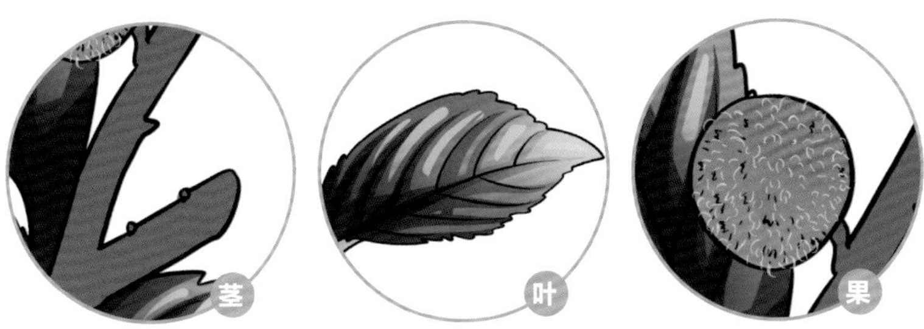

采收加工

夏、秋两季采收成熟果实，除去果肉和核壳，取出种子，干燥。

性味归经

辛、苦、甘，平。归脾、大肠、小肠经。

功效主治

润肠通便，下气利水。主治津枯肠燥，食积气滞，腹胀便秘，水肿，脚气，小便不利。

用量用法 6～10克。

精选验方 ①风热气秘：郁李仁、酒陈皮、京三棱各30克。共捣为散，每次6克，水煎空腹服。②肺气虚弱：郁李仁30粒。研末，生梨汁调和糊状，敷内关穴，胶布固定，每12小时更换1次。

使用注意 孕妇慎用。

草豆蔻

别名 偶子、草蔻、草蔻仁。

来源 本品为姜科植物草豆蔻*Alpinia katsumadai* Hayata的干燥近成熟种子。

生境分布 生长于林缘、灌木丛或山坡草丛中。分布于广东、广西等地。

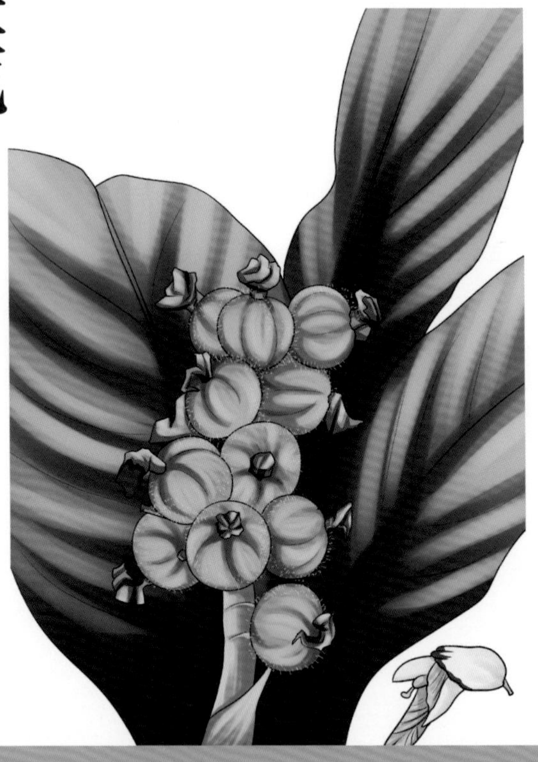

采收加工

夏、秋两季采收，晒至九成干，或用水略烫，晒至半干，除去果皮，取出种子团，晒干。

性味归经

辛，温。归脾、胃经。

功效主治

燥湿行气，温中止呕。主治寒湿内阻，脘腹胀满冷痛，嗳气呕逆，不思饮食。

识别特征 多年生草本，高1～2米。叶2列，叶舌卵形，革质，长3～8厘米，密被粗柔毛，叶柄长不超过2厘米，叶片狭椭圆形至披针形，先端渐尖；基部楔形，全缘；下面被茸毛。总状花序顶生，总花梗密被黄白色长硬毛；花疏生，花梗长约3毫米，被柔毛；小苞片阔而大，紧包着花芽，外被粗毛，花后苞片脱落；花萼筒状，白色，长1.5～2厘米，先端有不等3钝齿，外被疏长柔毛，宿存；花冠白色，先端三裂，裂片为长圆形或长椭圆形，上方裂片较大，长约3.5厘米，宽约1.5厘米；唇瓣阔卵形，先端3个浅圆裂片，白色，前部具红色或红黑色条纹，后部具淡紫色红色斑点；雄蕊1，花丝扁平，长约1.2厘米；子房下位，密被淡黄色绢状毛，上有二棒状附属体，花柱细长，柱头锥状。蒴果圆球形，不开裂，直径约3.5厘米，外被粗毛，花萼宿存，熟时黄色。种子团呈类圆球形或长圆形，略呈钝三棱状。花期4～6月，果期5～8月。

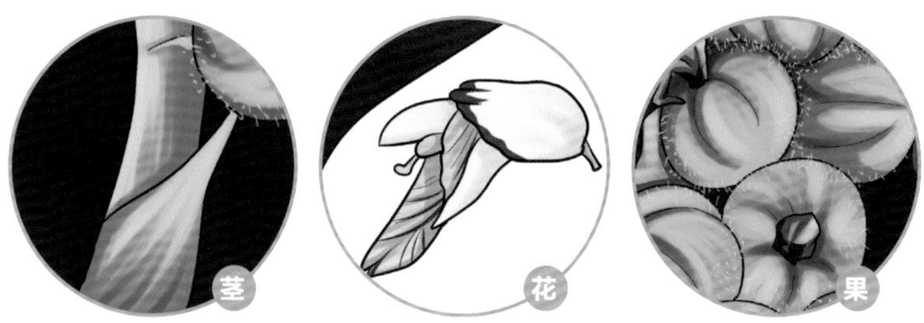

用量用法 3～6克。

精选验方 ①虚寒泄泻、腹痛无度：草豆蔻10枚，厚朴（姜制）60克，肉豆蔻（煨）10枚。研为粉末，水煎，每次服6克。②小儿霍乱吐泻：草豆蔻、槟榔、甘草各适量。研为末，取3克，姜汤煎服，空腹服。

使用注意 阴虚血少者禁服。

荔枝核

别名 荔核、枝核、荔支、丹荔、丽枝、荔仁、大荔核。

来源 本品为无患子科植物荔枝*Litchi chinensis* Sonn.的干燥成熟种子。

生境分布 多栽培于果园。分布于福建、广东、广西等地。

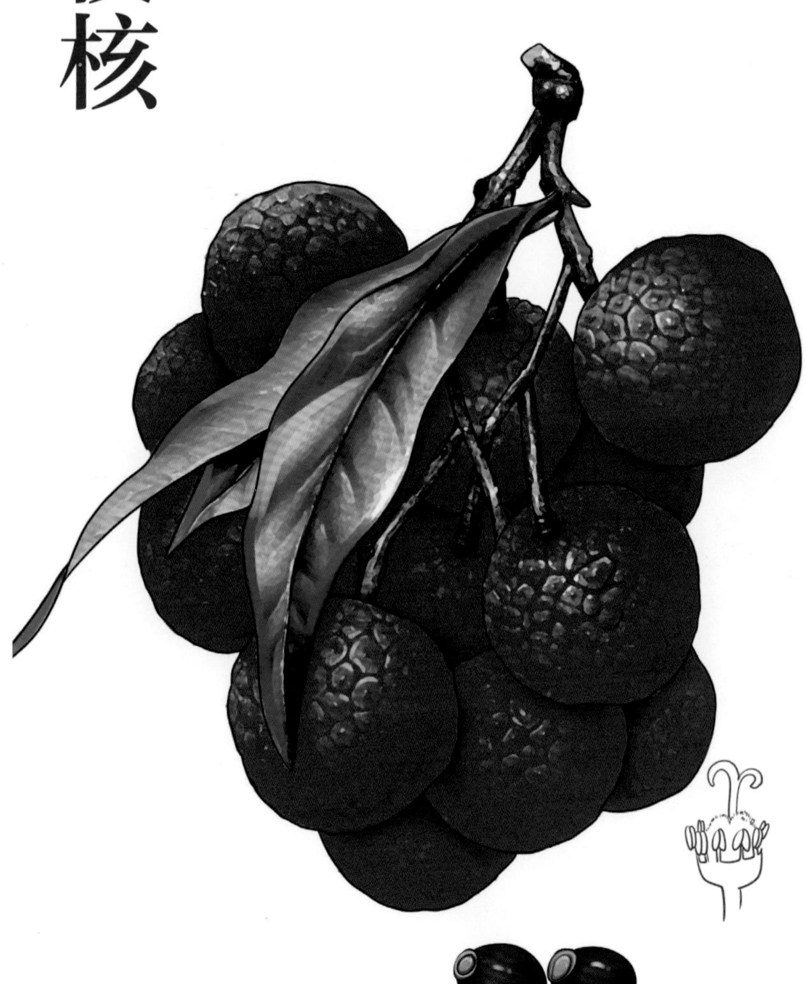

识别特征 常绿乔木，高约10米；树冠广阔，枝多扭曲。羽状复叶，互生；小叶2 ~ 4对，革质而亮绿，矩圆形或矩圆状披针形，先端渐尖，基部楔形而稍斜，全缘，新叶橙红色。圆锥花序顶生，花小，杂性，青白色或淡黄色。核果球形或卵形，直径约3厘米，外果皮革质，有瘤状凸起，熟时赤色。种子矩圆形，褐色而明亮，假种皮肉质，白色，半透明，与种子极易分离。花期春季，果期夏季。

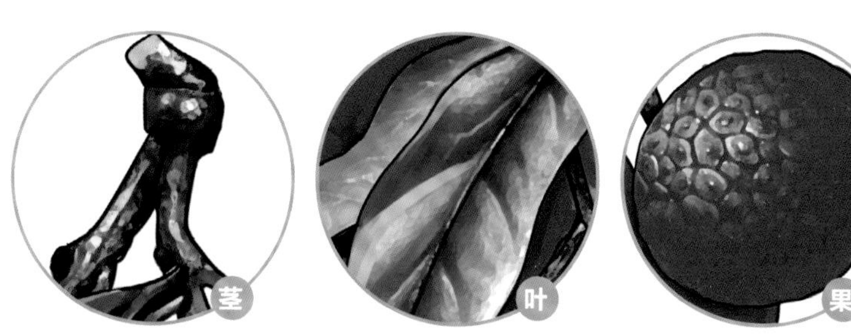

采收加工

夏季采摘成熟果实，除去果皮及肉质假种皮，洗净，晒干。

性味归经

甘、微苦，温。归肝、肾经。

功效主治

行气散结，散寒止痛。主治寒疝腹痛，睾丸肿痛。

用量用法 5 ~ 10克。

精选验方 ①心腹胃脘久痛、屡触屡发者：荔枝核3克，木香2.4克。为末，每服3克，清汤调服。②心痛及小肠气：荔枝核1枚。煅存性，酒调服。③疝气腿肿：荔枝核49个，陈皮（连白）27克，硫黄12克。为末，温水打面糊丸绿豆大。遇痛时，空腹酒服9丸，良久再服，亦治诸气痛。

使用注意 无寒湿气滞者慎服。

柏子仁

别名 柏仁、柏子、柏实、侧柏仁、柏子仁霜。

来源 本品为柏科植物侧柏*Platycladus orientalis*（*L.*）Franco的干燥成熟种仁。

生境分布 生长于山地阳坡、半阳坡以及轻盐碱地和沙地。全国大部分地区有产。主要分布于山东、河南、河北、江苏等地。

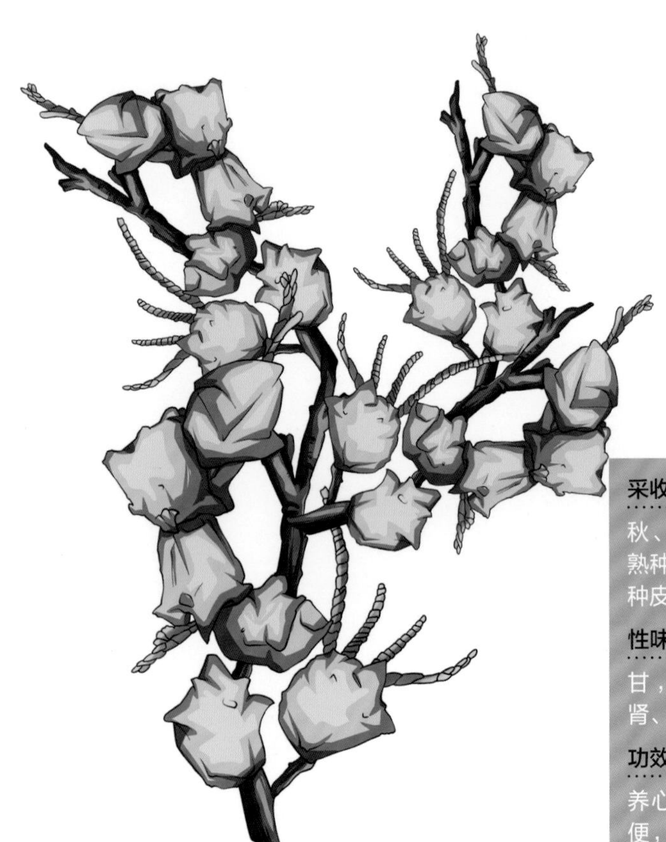

采收加工

秋、冬两季采收成熟种子，晒干，除去种皮，收集种仁。

性味归经

甘，平。归心、肾、大肠经。

功效主治

养心安神，润肠通便，止汗。主治阴血不足，虚烦失眠，心悸怔忡，肠燥便秘，阴虚盗汗。

识别特征 常绿乔木，高约20米，胸径约1米。树皮薄，浅灰褐色，纵裂成条片。小枝扁平，直展，排成一平面。叶鳞形，交互对生，长1～3毫米，先端微钝，位于小枝上下两面之叶露出部分为倒卵状菱形或斜方形，两侧的叶折覆着上下之叶的基部两侧，呈龙骨状。叶背中部均有腺槽。雌雄同株，球花单生于短枝顶端；雄球花黄色，卵圆形，长约2毫米。球果当年成熟，卵圆形，长1.5～2厘米，熟前肉质，蓝绿色，被白粉；熟后木质，张开，红褐色；种鳞4对，扁平，背部近先端有反曲的尖头，中部种鳞各有种子1～2颗。种子卵圆形或长卵形，长4～6毫米，灰褐色或紫褐色，无翅或有棱脊，种脐大而明显。花期3～4月，球果9～11月成熟。

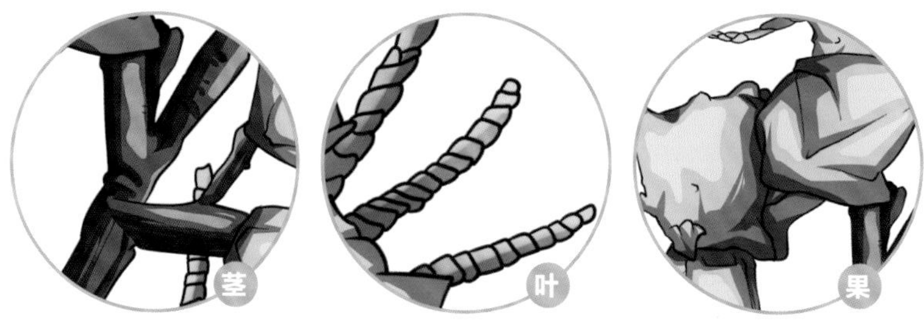

用量用法 3～10克。

精选验方 ①老人虚秘：柏子仁、大麻子仁、松子仁各等份。同研，熔白蜡丸桐子大，以少黄丹汤服二三十丸，餐前服。②肠风下血：柏子仁14枚。燃破，纱囊贮，以好酒三盏，煎至八分服用；初服反觉加多，再服立止；非饮酒而致斯疾，以艾叶煎汤服之。③脱发：柏子仁、当归各300克。共研细末，炼蜜为丸。每日3次，每次饭后服6～9克。

使用注意 本品易走油变化，不宜曝晒。便溏及痰多者不宜用。

牵牛子

别名 黑丑、白丑、二丑、喇叭花。

来源 本品为旋花科植物圆叶牵牛*Pharbitis purpurea*（*L.*）Voigt的干燥成熟种子。

生境分布 生长于山野灌木丛中、村边、路旁；多为栽培。全国各地均有分布。

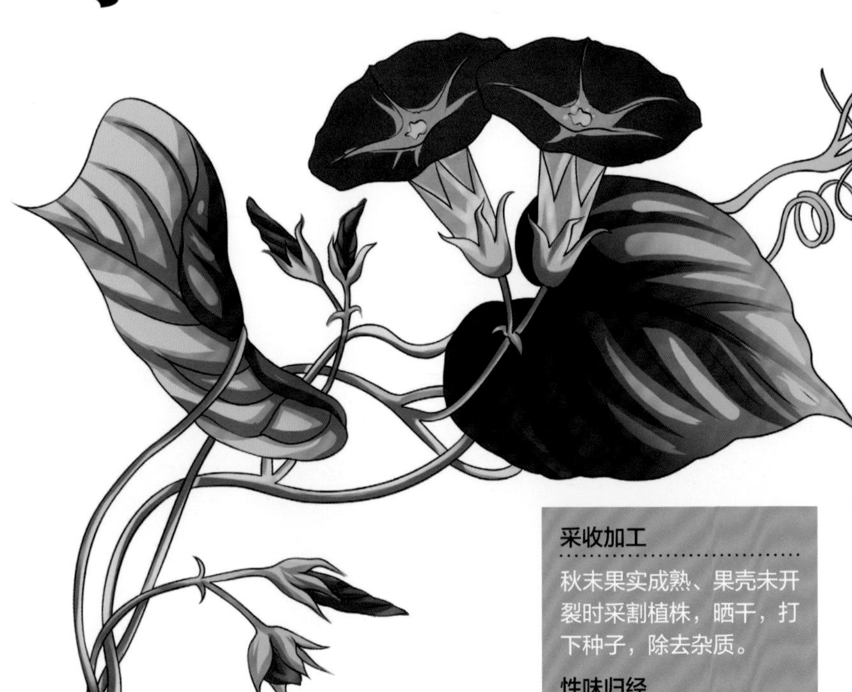

采收加工

秋末果实成熟、果壳未开裂时采割植株，晒干，打下种子，除去杂质。

性味归经

苦，寒；有毒。归肺、肾、大肠经。

功效主治

泻水通便，消痰涤饮，杀虫攻积。主治水肿胀满，二便不通，痰饮积聚，气逆喘咳，虫积腹痛。

识别特征 一年生缠绕性草质藤本，全株密被粗硬毛。叶阔心形，常不裂，总花梗比叶柄长。萼片卵状披针形，先端短尖。种子呈三棱状卵形，似橘瓣状，长4～8毫米，表面黑灰色（黑丑）或淡黄白色（白丑），背面正中有纵直凹沟，两侧凸起部凹凸不平，腹面棱线下端有类圆形浅色的种脐。花期7～8月，果期9～10月。

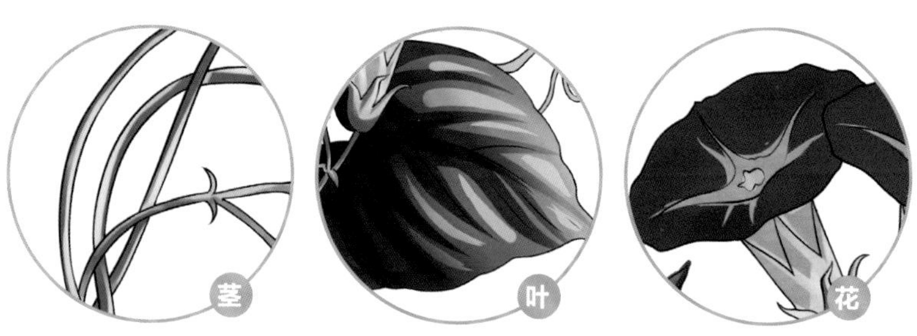

用量用法 3～9克。入丸、散服，每次1.5～3克。

精选验方 ①水肿：牵牛子适量。研为末，每次2克，每日1次，以小便利为度。②肠道寄生虫：牵牛子100克（炒，研为末），槟榔50克，使君子肉50个（微炒）。均研为末，每次10克，砂糖调下，小儿减半。③脚气胫已满、捏之没指者：牵牛子适量。捣为蜜丸如小豆大五丸，吞之。④肠痈有脓、胀闭不出：牵牛子头末9克，大黄、穿山甲（煅）各6克，乳香、没药各3克。共研为末，每服9克，白汤调服。

使用注意 孕妇禁用；不宜与巴豆、巴豆霜同用。

韭菜子

别名　韭子、韭菜仁。

来源　本品为百合科植物韭菜*Allium tuberosum* Rottl. ex Spreng的干燥成熟种子。

生境分布　生长于田园。全国各地有栽培，以河北、河南、山西、江苏、山东、安徽、吉林产量最大。

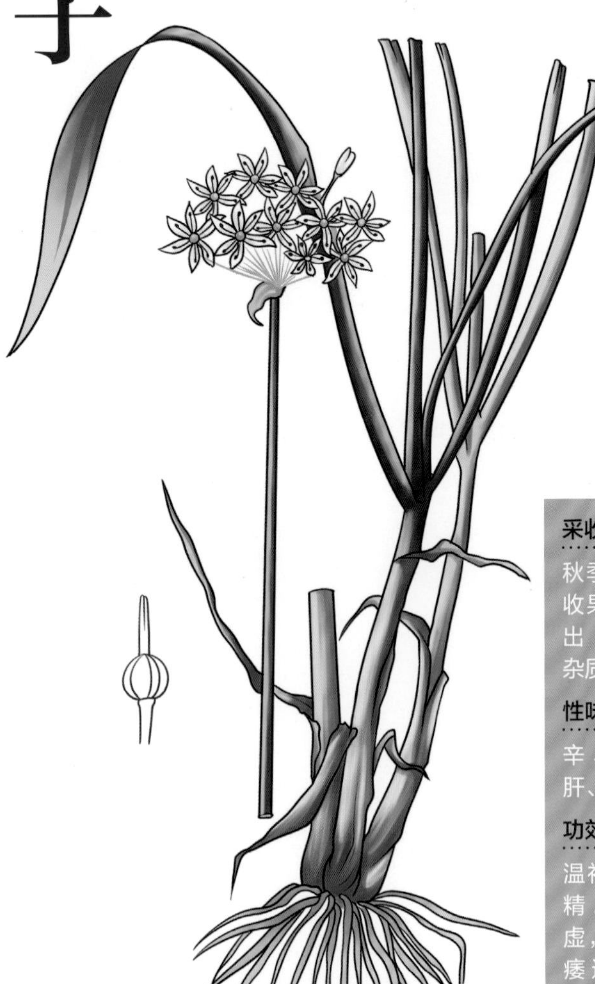

采收加工

秋季果实成熟时采收果序，晒干，搓出种子，除去杂质。

性味归经

辛、甘，温。归肝、肾经。

功效主治

温补肝肾，壮阳固精。主治肝肾亏虚，腰膝酸痛，阳痿遗精，遗尿尿频，白浊带下。

识别特征 多年生草本，全草有异臭。鳞茎狭圆锥形。叶基生，扁平，狭线形，长15～30厘米，宽1.5～6毫米。花茎长30～50厘米，顶生伞形花序，具20～40朵花；总苞片膜状，宿存；花梗长为花被的2～4倍；花被基部稍合生，裂片6，白色，长圆状披针形，长5～7毫米；雄蕊6；子房三棱形。蒴果倒卵形，有三棱。种子6，黑色。花期7～8月，果期8～9月。

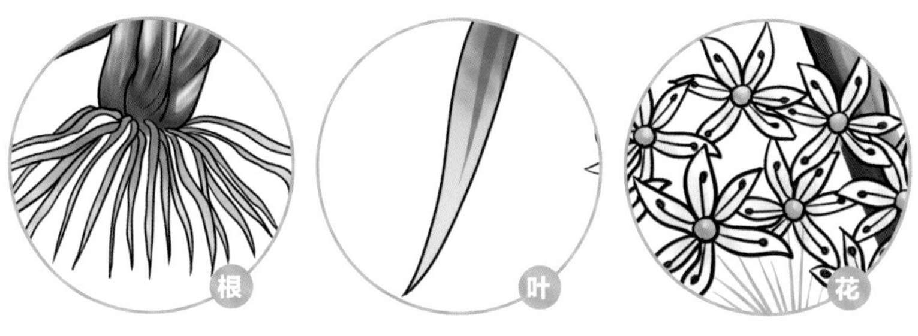

用量用法 3～9克。

精选验方 ①肾与膀胱虚冷、真气不固、小便滑数：韭菜子200克，茴香（炒）、补骨脂（炒）、益智仁、鹿角霜、白龙骨各150克。上研为细末，加青盐、鹿角胶各50克，同煮酒，糊为丸如梧子大，每次服50丸，空腹温酒或盐汤送服。②烟熏虫牙：韭菜子数粒。瓦片煅红放韭菜子，清油数点，待烟起，用筒吸，引烟至痛处，良久，温水漱口。③遗精：韭菜子适量。每日生吞10～20粒，淡盐汤送下。④肾虚遗精、小便频数：韭菜子15克，粳米50克。先煎韭菜子，去渣取汁，入米煮粥，空腹食用。⑤小儿遗尿：韭菜子、面粉各适量。韭菜子研细和面粉制成面饼，蒸熟，每日2次。

使用注意 阴虚火旺者忌服。

胖大海

别名 大海榄、大海子、大洞果、安南子。

来源 本品为梧桐科植物胖大海*Sterculia lychnophora* Hance的干燥成熟种子。

生境分布 生长于热带地区。分布于越南、印度、马来西亚、泰国、印度尼西亚等热带地区。我国广东、海南也有分布。

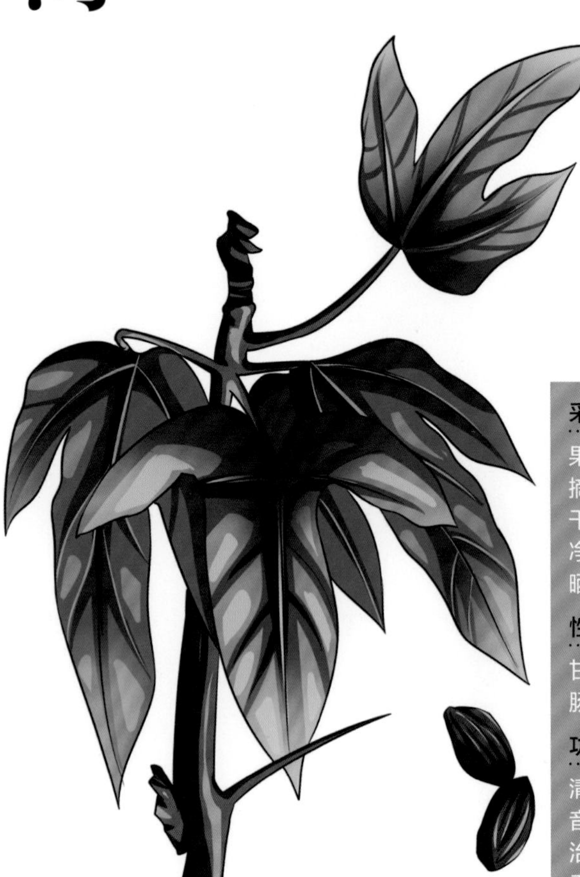

采收加工

果实成熟时分批采摘成熟果荚，晒干、打出种子，除净杂质及果荚，再晒干。

性味归经

甘，寒。归肺、大肠经。

功效主治

清热润肺，利咽开音，润肠通便。主治肺热声哑，干咳无痰，咽喉干痛，热结便闭，头痛目赤。

识别特征 落叶乔木，高30～40米。树皮粗糙而略具条纹。叶互生，叶柄长5～15厘米；叶片革质，卵形或椭圆状披针形，长10～20厘米，宽6～14厘米，先端钝或锐尖，基部圆形或几近截形，全缘，光滑无毛。花杂性同株，呈顶生或腋生的圆锥花序；花萼钟状，宿存，裂片披针形；雄花具雄蕊10～15，罕至30，花药及花丝均具疏柔毛，不育心皮被短茸毛；雌花具雌蕊1，子房由5个被短茸毛的心皮组成，具1细长纤弱的子房柄，柱头2～5裂，退化雄蕊为一簇无柄花药。蓇葖果1～5个，着生于果梗，长18～24厘米，基部宽5～6厘米，呈船形，在成熟之前裂开。种子梭形或倒卵形，长18～25毫米，直径约12毫米，深黑褐色，表面具皱纹；子叶大，长12毫米，宽10毫米，半圆形，胚乳丰富。

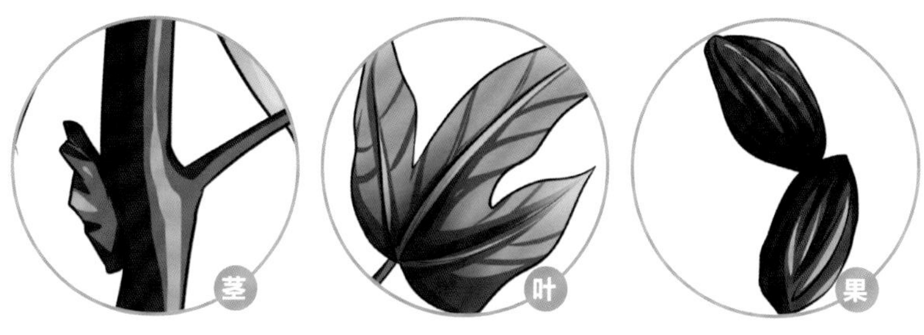

用量用法 2～3枚，沸水泡服或煎服。

精选验方 ①肺热咳嗽、咽痛音哑：胖大海2个，桔梗10克，甘草6克。煎汤饮。②肠道燥热、大便秘结：胖大海4个，蜂蜜适量。沸水浸泡饮。③急性扁桃体炎：胖大海4～8枚。放入碗内，开水冲泡，闷盖半小时左右，慢慢服完；间隔4小时，如法再泡服1次。④急性咽炎：胖大海2枚，金银花1.5克，玄参3克，生甘草2克。每日1包，代茶饮。⑤肺热音哑：胖大海3枚，金银花、麦冬各10克，蝉蜕5克。水煎服。⑥慢性咽炎：胖大海5克，杭菊花、生甘草各15克。水煎服。

使用注意 感冒者禁用。

急性子

别名 透骨草、凤仙花、指甲花。

来源 本品为凤仙花科植物凤仙花*Impatiens balsamina* L.的干燥成熟种子。

生境分布 全国各地均有栽培。分布于江苏、浙江、河北、安徽等地。

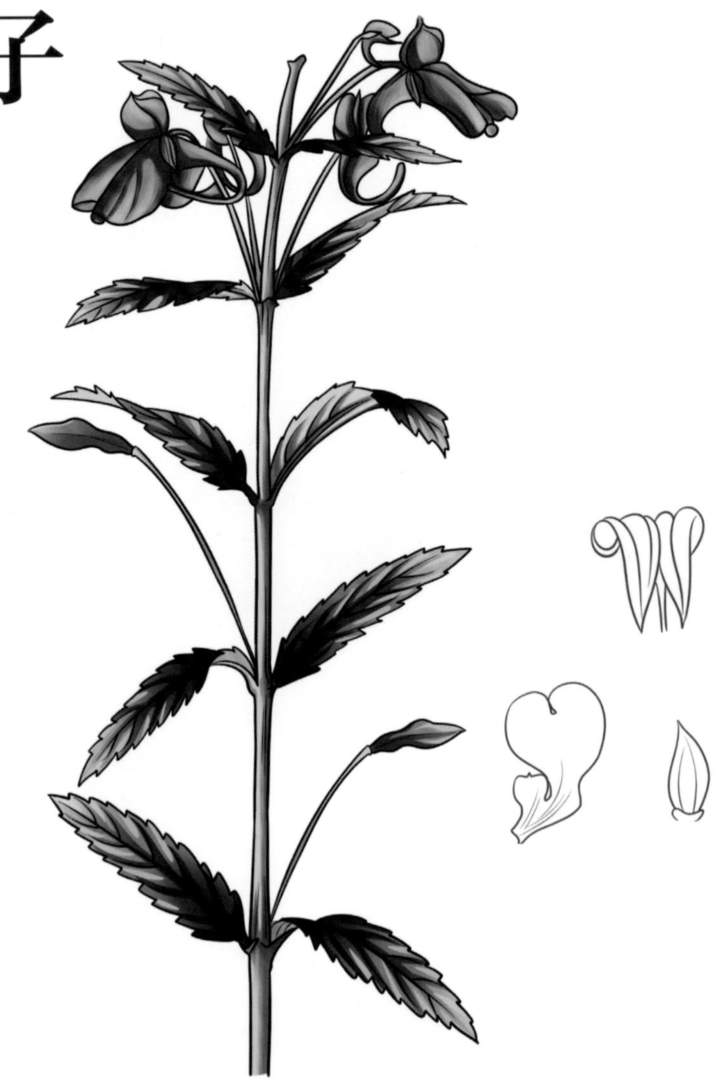

识别特征 一年生草本，高60～80厘米。茎粗壮，肉质，常带红色，节略膨大。叶互生，披针形，长6～15厘米，宽1.5～2.5厘米，先端长渐尖，基部楔形，边缘有锐锯齿；叶柄两侧有腺体。花不整齐，单一或数朵簇生于叶腋，密生短柔毛，粉红色、红色、紫红色或白色;萼片3，后面一片大，花瓣状，向后延伸成距；花瓣5，侧瓣合生，不等大；雄蕊5，花药黏合；子房上位，5室。蒴果密生茸毛。种子圆形，黄褐色。花期6～8月，果期9月。

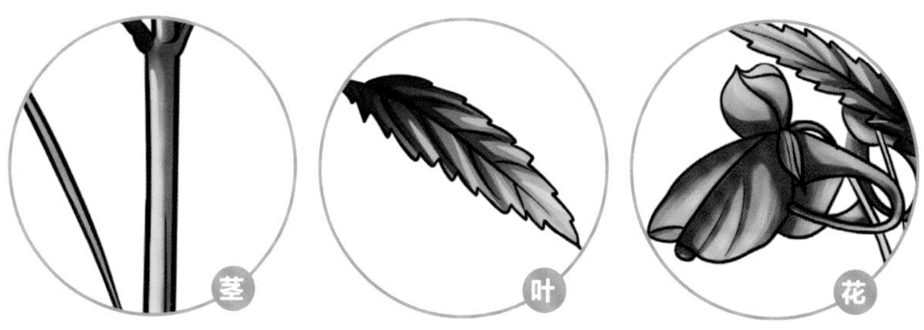

采收加工

夏、秋季果实即将成熟时采收，晒干，除去杂质和果皮。

性味归经

微苦、辛，温；有小毒。归肺、肝经。

功效主治

破血，软坚，消积。主治癥瘕痞块，经闭，噎膈。

用量用法 3～5克。

精选验方 ①产难催生：急性子6克。研末，水服，勿近牙；外以蓖麻子，随年数捣涂足心。②胎衣不下：急性子适量。炒黄为末，黄酒温服3克。③肾囊烂尽，只留二睾丸：急性子、甘草各适量。为末，麻油调敷，即生肌。④噎食不下：急性子适量。酒浸三宿，晒干为末，酒丸绿豆大，每服八粒，温酒下，不可多用。

使用注意 内无瘀积者及孕妇忌用。

莱菔子

别名 萝卜子、萝白子、菜头子。

来源 本品为十字花科植物萝卜*Raphanus sativus* L.的干燥成熟种子。

生境分布 我国各地均产。

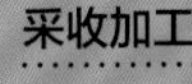

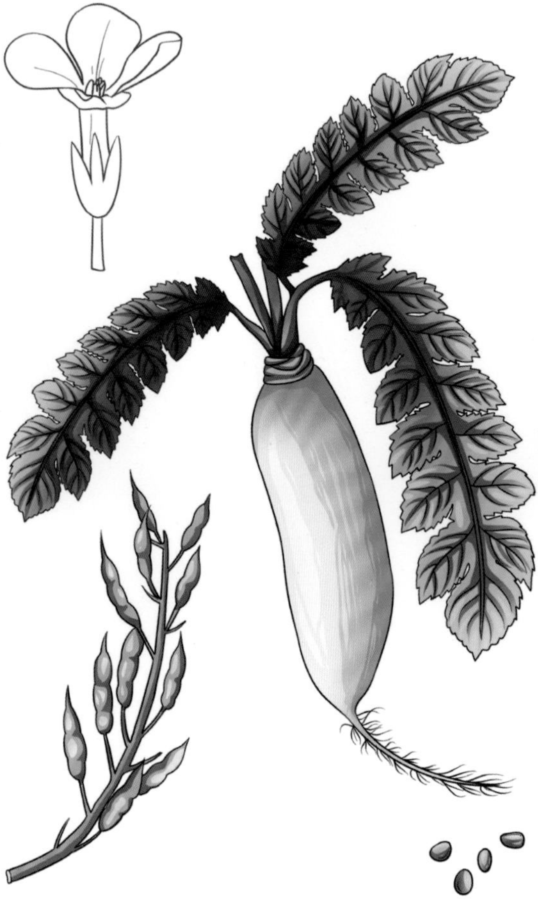

采收加工

夏季果实成熟时采割植株，晒干，搓出种子，除去杂质，再晒干。

性味归经

辛、甘，平。归脾、胃、肺经。

功效主治

消食除胀，降气化痰。主治饮食停滞，脘腹胀痛，大便秘结，积滞泻痢，痰壅喘咳。

识别特征 一年生或两年生直立草本，高30～100厘米。直根，肉质，长圆形、球形或圆锥形，外皮绿色、白色或红色。茎分枝，无毛，稍具粉霜。基生叶和下部茎生叶大头羽状半裂，长8～30厘米，宽3～5厘米，顶裂片卵形，侧裂片4～6对，长圆形，有钝齿，疏生粗毛；上部叶长圆形，有锯齿或近全缘。总状花序顶生或腋生，萼片长圆形，花瓣4，白色、紫色或粉红色，直径1.5～2厘米，倒卵形，长1～1.5毫米，具紫纹，下部有长5毫米的爪；雄蕊6，4长2短；雌蕊1，子房钻状，柱头柱状。长角果圆柱形，长3～6厘米，在种子间处缢缩，形成海绵质横膈，先端有喙长1～1.5毫米；种子1～6颗，卵形，微扁，长约3毫米，红棕色，并有细网纹。花期4～5月，果期5～6月。

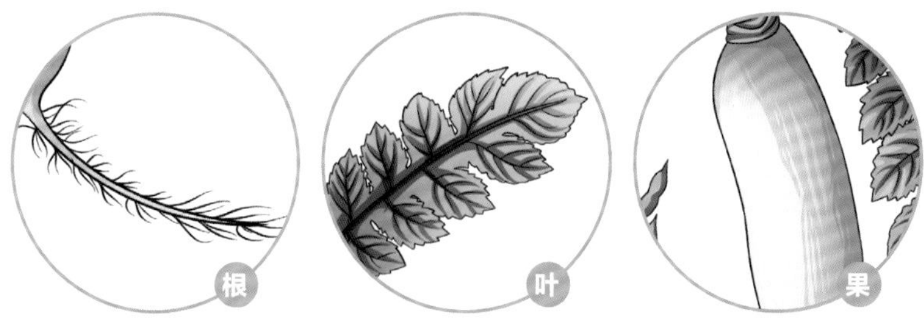

用量用法 5～12克。

精选验方 ①食积嗅、脘腹饱胀：炒莱菔子、炒神曲、焦山楂各9克，陈皮6克。水煎服。②夜盲症：炒莱菔子（去皮）适量。研粉，以动物肝烤干为末，各等份混和，每次服2克，开水冲服。③慢性气管炎、咳嗽痰多：炒莱菔子、紫苏子各9克，白芥子4.5克。水煎服；或炒莱菔子、苦杏仁、牛蒡子各9克。水煎服。④支气管哮喘：莱菔子、紫苏子、白芥子各9克。水煎服，每日3次。⑤崩漏症：莱菔子120～150克。水煎分3次服，每日1剂，连服1～2剂。

使用注意 本品辛散耗气，气虚及无积滞者忌用。不宜与人参同用。

桃仁

别名 毛桃仁、扁桃仁、大桃仁。

来源 本品为蔷薇科植物桃*Prunus persica*（*L.*）Batsch等的干燥成熟种子。

生境分布 全国各地均有栽培。

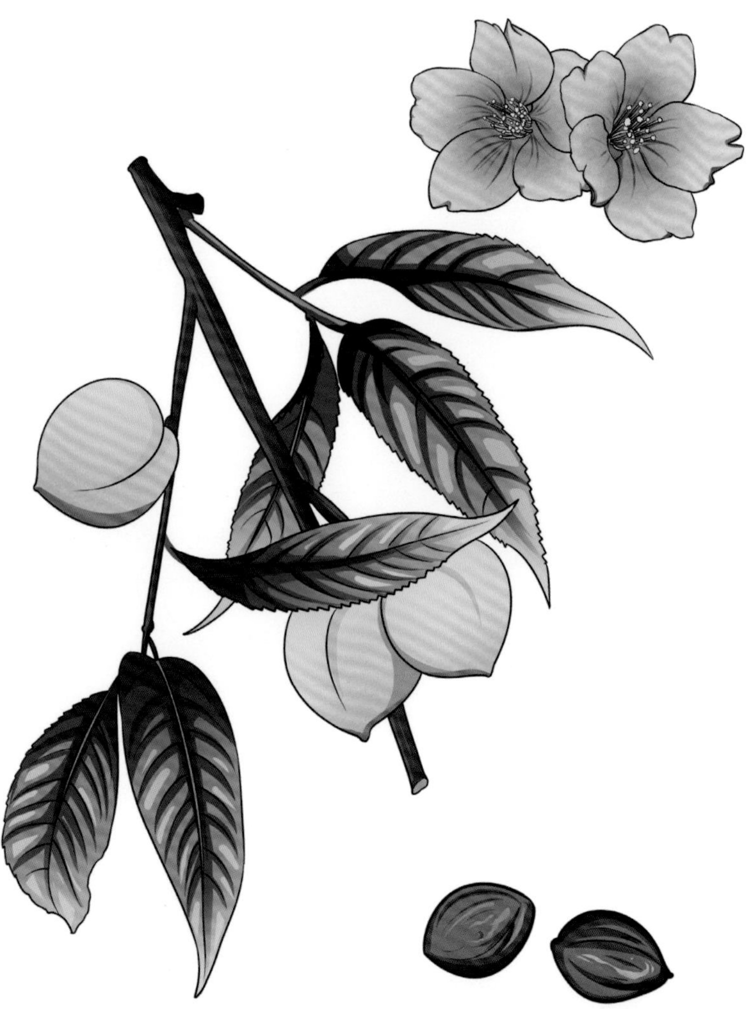

识别特征 落叶小乔木，高3~8米。叶互生，在短枝上呈簇生状；长8~15厘米，宽2~3.5厘米，先端渐尖，基部阔楔形，边缘有锯齿。花单生，先叶开放；萼片5，外面被毛；花瓣5，淡红色，稀白色；雄蕊多数，短于花瓣；心皮1，稀2，有毛。核果肉质，多汁，心状卵形至椭圆形，1侧有纵沟，表面具短柔毛；果核坚硬，木质，扁卵圆形，顶端渐尖，表面具不规则的深槽及窝孔。种子1粒。花期4月，果期5~9月。

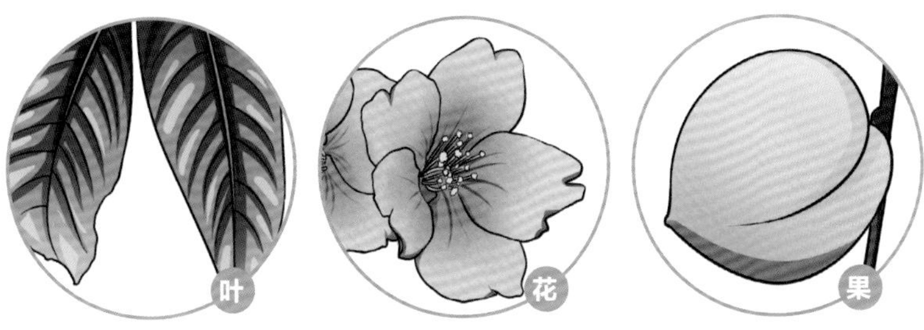

用量用法 5~10克。

精选验方 ①妇人室女、血闭不通、五心烦热：桃仁（焙）、红花、当归（洗焙）、杜牛膝等份为末。每服9克，温酒调下，空腹饭前服。②产后腹痛、干血着脐下，亦主经水不利：桃仁20枚，大黄90克，䗪虫（熬，去足）20只。上三味，研细末，炼蜜和为4丸，以酒1000毫升煎1丸，取八合，顿服，新血下如豚肝。③产后血闭：桃仁（去皮、尖）20枚，藕1块。水煎服。④产后恶露不净、脉弦滞涩者：桃仁、当归各9克，赤芍、桂心各4.5克，砂糖（炒炭）9克。水煎，去渣温服。

使用注意 孕妇慎用。

采收加工

果实成熟后采收，除去果肉和核壳，取出种子，晒干。

性味归经

苦、甘，平。归心、肝、大肠经。

功效主治

活血祛瘀，润肠通便，止咳平喘。主治经闭痛经，癥瘕痞块，肺痈肠痈，跌仆损伤，肠燥便秘，咳嗽气喘。

核桃仁

别名 胡桃仁、胡桃肉。

来源 本品为胡桃科植物胡桃*Juglans regia* L.的干燥成熟种子。

生境分布 喜生长于较温润的肥沃土壤中，多栽培于平地。各地均有栽培，分布于华北、东北、西北地区。

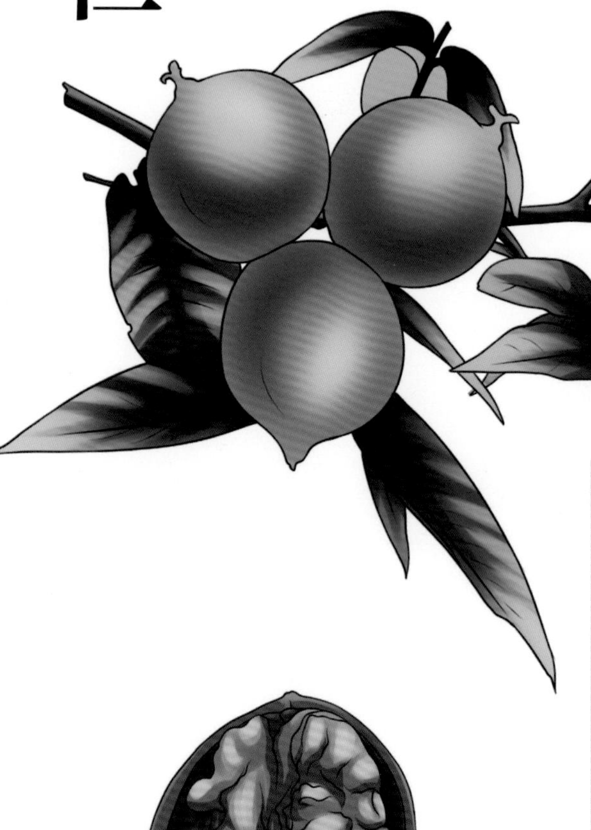

采收加工

秋季果实成熟时采收，除去肉质果皮，晒干，再除去核壳和木质隔膜。

性味归经

甘，温。归肾、肺、大肠经。

功效主治

补肾，温肺，润肠。主治肾阳不足，腰膝酸软，阳痿遗精，虚寒喘嗽，肠燥便秘。

识别特征 落叶乔木，高3～3.5米。枝幼时被短腺毛，髓部片状。单数羽状复叶，小叶5～11片，长圆状卵形、椭圆形或倒卵形，长5～13厘米，宽2～7厘米，先端钝或锐尖，基部圆形，或略偏斜，全缘，幼时有波状锯齿，上面无毛，下面幼时脉腋间有毛。花单性，雌雄同株；雄花集成葇荑花序，腋生，下垂，长5～12厘米，花小而密生；苞片1，矩圆形，两侧2小苞片长卵形，花被通常3片，苞片及花被均被白色柔毛；雄蕊15～30；雌花序生于幼枝顶端，排列呈穗状；苞片3，长卵形；花被4裂，裂片线形；子房下位，花柱短，柱头2裂。果实近球形，径3～5厘米，外果皮肉质，灰绿色，有棕色斑点；内果皮坚硬，有浅皱褶，黄褐色。花期4～5月，果期10月。

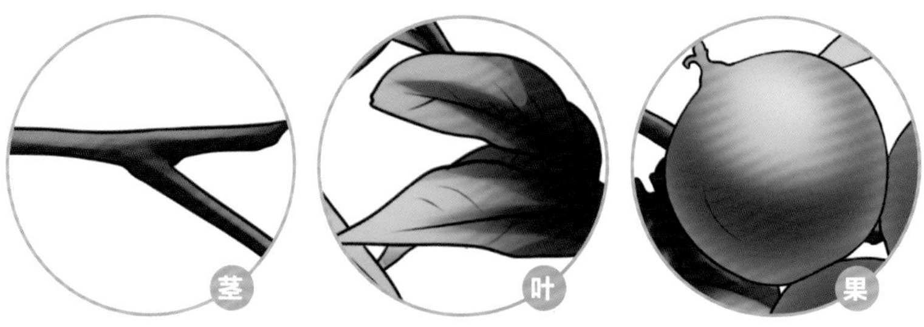

用量用法 6～9克。

精选验方 ①湿伤于内外、阳气衰绝、虚寒喘嗽、腰脚疼痛：核桃仁（捣烂）600克，补骨脂（酒蒸）300克。共研末，蜜调如饴服。②久嗽不止：核桃仁（煮熟，去皮）50个，人参250克，杏仁（麸炒，汤浸去皮）350个。研匀，入炼蜜，丸梧子大，每空腹细嚼一丸，人参汤下，临卧再服。

使用注意 肺热咳嗽、阴虚有热者忌服。

娑罗子

别名 开心果、苏罗子、梭椤子、索罗果。

来源 本品为七叶树科植物天师栗*Aesculus wilsonii* Rehd.等的干燥成熟种子。

生境分布 生长于低海拔的丛林中，多为栽培，少有野生。分布于浙江、江苏、河南、陕西等地。

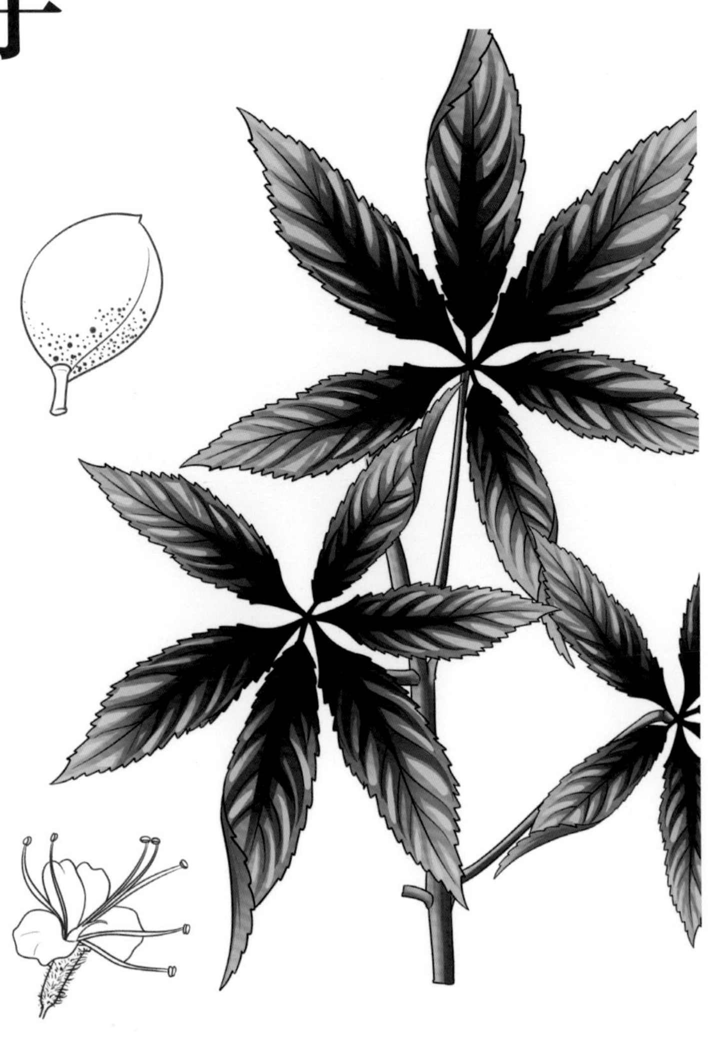

识别特征 落叶乔木，高约25米。掌状复叶对生，小叶5～7，长椭圆形或长椭圆状卵形，长9～16厘米，宽3～5.5厘米，先端渐尖，基部楔形，边缘有锯齿，侧脉13～17对，有小叶柄；总叶柄长。圆锥花序大型，花萼筒状；花瓣4，白色，有爪；雄蕊6，花丝不等长；子房上位。蒴果近球形，顶端扁平，棕黄色，有小凸起，熟时3瓣裂，种子近球形。花期5～7月，果期8～9月。

采收加工

秋季果实成熟时采收，除去果皮，晒干或低温干燥。

性味归经

甘，温。归肝、胃经。

功效主治

疏肝理气，和胃止痛。主治肝胃气滞，胸腹胀闷，胃脘疼痛。

用量用法 3～9克。

精选验方 ①胃痛：娑罗子1枚（去壳）。捣碎煎服，能令虫从大便出，连服3次。②九种心痛：娑罗干适量。烧灰，冲酒服。

使用注意 气虚及阴虚者忌用。

菟丝子

别名 萝丝子、豆寄生、豆须子、巴钱天、黄鳝藤、金黄丝子。

来源 本品为旋花科植物菟丝子*Cuscuta chinensis* Lam.的干燥成熟种子。

生境分布 生长于田边、荒地及灌木丛中，常寄生于豆科等植物上。分布于东北辽阳、盖平，河南、山东、山西等地。

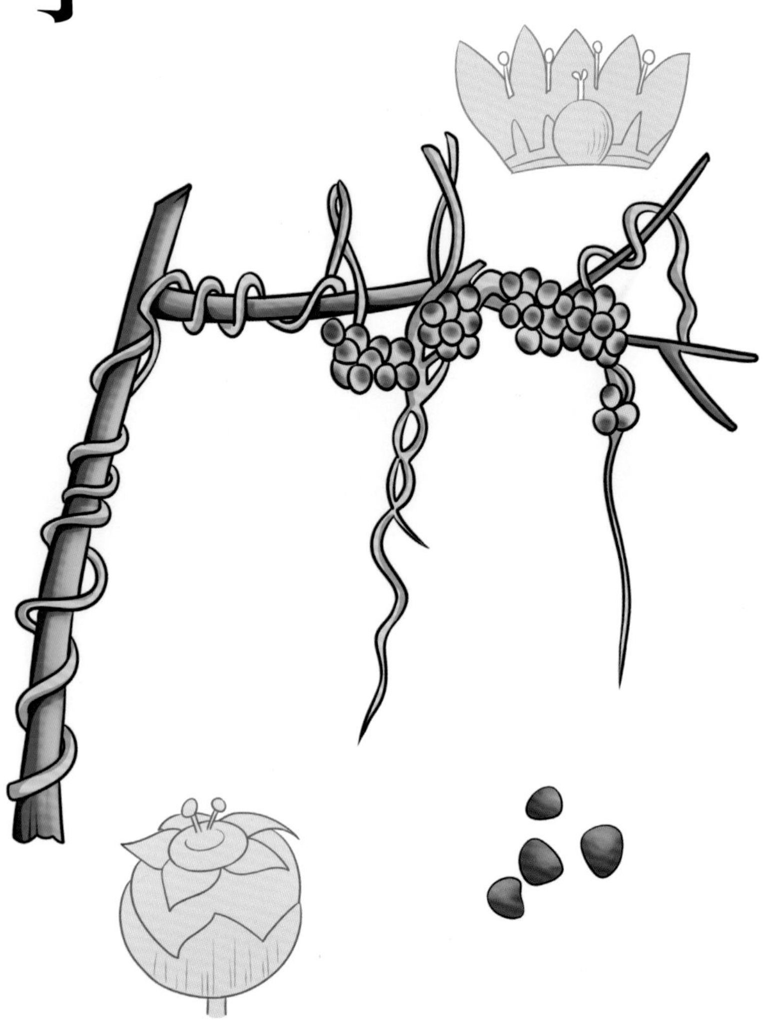

识别特征 一年生寄生草本，全株无毛。茎细，缠绕，黄色，无叶。花簇生于叶腋，苞片及小苞片鳞片状；花萼杯状，花冠白色，钟形，长为花萼的2倍，先端5裂，裂片向外反曲；雄蕊花丝扁短，基部生有鳞片，矩圆形，边缘流苏状。蒴果扁球形，被花冠全部包住，盖裂。种子2～4颗，黄色或黄褐色，卵形，长1.4～1.6毫米，表面粗糙。花期7～9月，果期8～10月。

采收加工

秋季果实成熟时采收植株，晒干，打下种子，除去杂质。

性味归经

辛、甘，平。归肝、肾、脾经。

功效主治

补益肝肾，固精缩尿，安胎，明目，止泻；外用消风祛斑。主治肝肾不足，腰膝酸软，阳痿遗精，遗尿尿频，肾虚胎漏，胎动不安，目昏耳鸣，脾肾虚泻；外治白癜风。

用量用法 6～12克。外用：适量。

精选验方 ①肾虚阳痿、遗精及小便频数：菟丝子、枸杞子、覆盆子、五味子、车前子各9克。水煎服。②乳汁不通：菟丝子15克。水煎服。③脾虚泄泻：菟丝子15克，生白术10克。水煎服。④腰膝酸软、遗精早泄、小便频数、带下过多：菟丝子适量，黑豆60粒，红枣5枚。水煎服。

使用注意 阴虚火旺、大便燥结、小便短赤者不宜服用。

甜瓜子

别名 甘瓜子、甜瓜仁、甜瓜瓣。

来源 本品为葫芦科植物甜瓜*Cucumis melo* L.的干燥成熟种子。

生境分布 主产于山东、河北、陕西、河南、江苏等地。

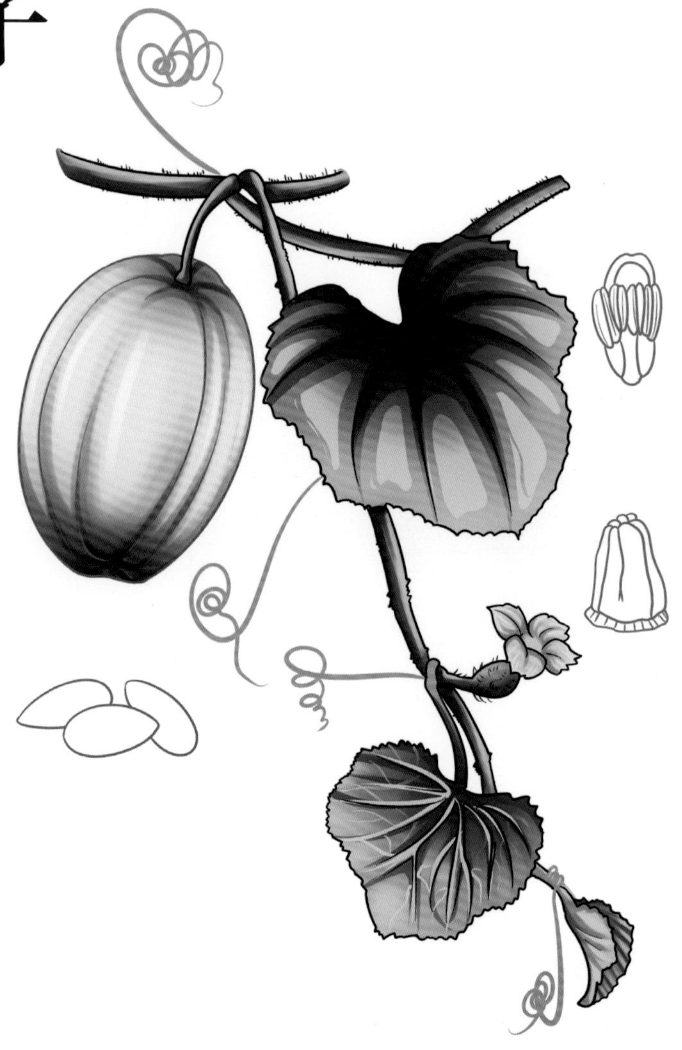

识别特征 一年生蔓生草本，全体有粗毛，枝有条纹或棱。叶片圆卵形或近肾形，基部心形，长宽各8~15厘米，3~7浅裂，边缘有微波状锯齿，两面有长毛或粗糙；叶柄与叶片等长，被刚毛。雄花簇生，雌花单生；花萼狭钟形，稍有纵沟，初有柔毛，后变光滑。果实深绿、浅绿或黄等颜色，果肉绿色、黄色或白色。味香甜。种子多数。花、果期7~8月。

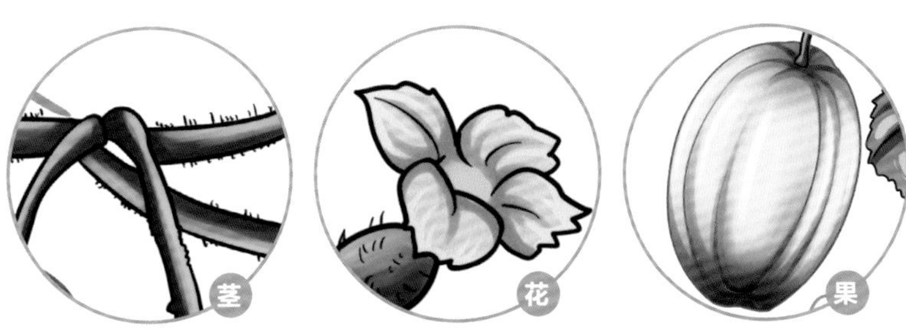

采收加工

夏、秋两季果实成熟时收集，洗净，晒干。

性味归经

甘，寒。归肺、胃、大肠经。

功效主治

清肺，润肠，化瘀，排脓，疗伤止痛。主治肺热咳嗽，便秘，肺痈，肠痈，跌打损伤，筋骨折伤。

用量用法 9~30克。

精选验方 ①肠痈已成、小腹肿痛、小便似淋或大便艰涩、下脓：甜瓜子1.5克，当归（炒）50克，蛇蜕皮1条。研粗末，水一盏半，煎一盏，食前服20克。②口臭：甜瓜子适量。作末，蜜和，每日空心洗漱讫，含一丸如枣核大；另敷齿。③腰腿疼痛：甜瓜子150克。酒浸10日，研为末，空心酒下15克，每日3次。

使用注意 脾胃虚寒、腹泻者忌服。

旋覆花

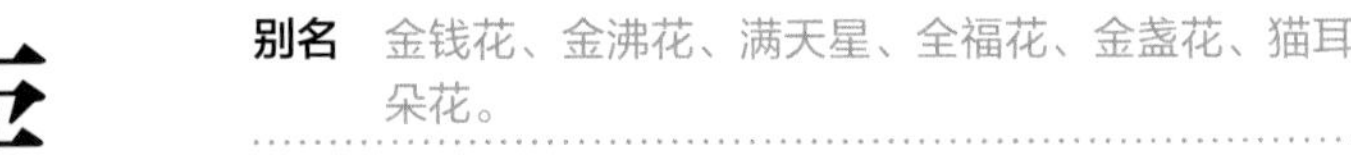

别名 金钱花、金沸花、满天星、全福花、金盏花、猫耳朵花。

来源 本品为菊科植物旋覆花*Inula japonica* Thunb.等的干燥头状花序。

生境分布 生长于海拔150～2400米的山坡路旁、湿润草地、河岸和田埂上。广布于东北、华北、华东、华中及广西等地。

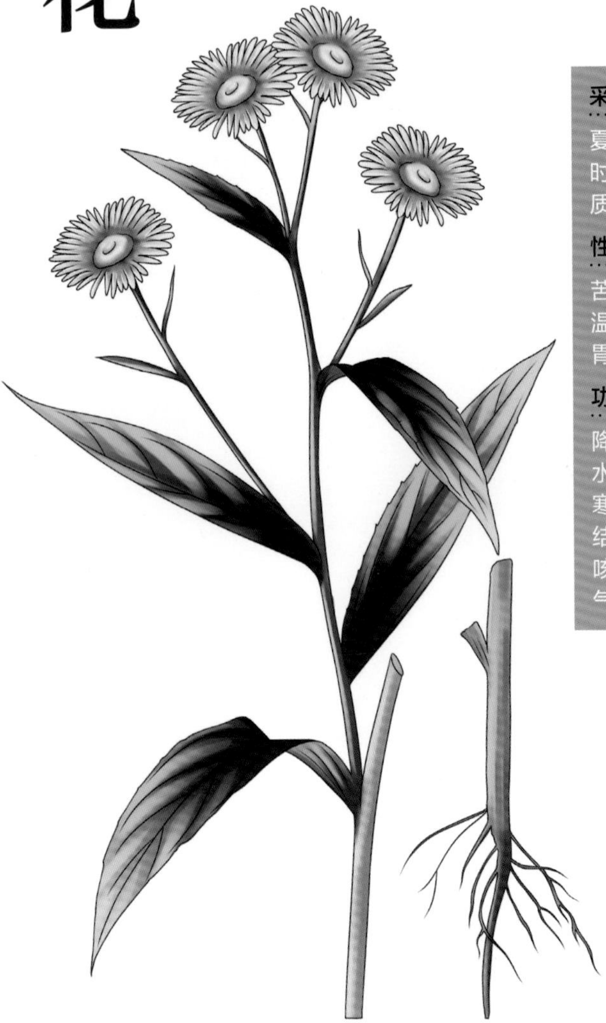

采收加工

夏、秋两季花开放时采收，除去杂质，阴干或晒干。

性味归经

苦、辛、咸，微温。归肺、脾、胃、大肠经。

功效主治

降气，消痰，行水，止呕。主治风寒咳嗽，痰饮蓄结，胸膈痞闷，喘咳痰多，呕吐噫气，心下痞硬。

识别特征 多年生草本，高30～80厘米。根状茎短，横走或斜升，具须根。茎单生或簇生，绿色或紫色，有细纵沟，被长伏毛。基部叶花期枯萎，中部叶长圆形或长圆状披针形，长4～13厘米，宽1.5～4.5厘米，先端尖，基部渐狭，常有圆形半抱茎的小耳，无柄，全缘或有疏齿，上面具疏毛或近无毛，下面具疏伏毛和腺点，中脉和侧脉有较密的长毛；上部叶渐小，线状披针形。头状花序，径3～4厘米，多数或少数排列成疏散的伞房花序，花序梗细长，总苞半球形，径1.3～1.7厘米，总苞片约5层，线状披针形，最外层带叶质而较长，外层基部革质，上部叶质，内层干膜质，舌状花黄色，较总苞长2～2.5倍，舌片线形，长10～13毫米，管状花花冠长约5毫米，有三披针形裂片，冠毛白色，1轮，有20余个粗糙毛。瘦果圆柱形，长1～1.2毫米，有10条纵沟，被疏短毛。花期6～10月，果期9～11月。

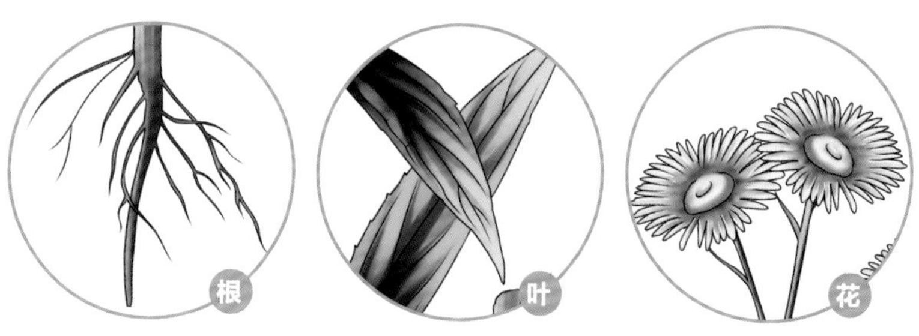

用量用法 3～9克，包煎。

精选验方 ①神经性呕吐：旋覆花、代赭石、制半夏各15克，党参、生甘草各10克，生姜3片，大枣5枚。水煎服。②乳岩、乳痈：旋覆花6克，白芷、青皮、蒲公英3克，甘草节2.4克。水酒为引，水煎服。③小便不行、因痰饮留闭者：旋覆花1握。捣汁，和生白酒服。④月食耳疮：旋覆花适量。烧研，羊脂和涂。

使用注意 阴虚燥咳、大便泄泻者不宜用。

葶苈子

别名 丁历、大适、大室、辣辣菜、北葶苈子、甜葶苈子。

来源 本品为十字花科植物独行菜*Lepidium apetalum* Willd.的干燥成熟种子。

生境分布 生长于路旁、沟边或山坡、田野。分布于河北、辽宁、内蒙古、吉林等地；后者习称“南葶苈子”，分布于江苏、山东、安徽、浙江等地。

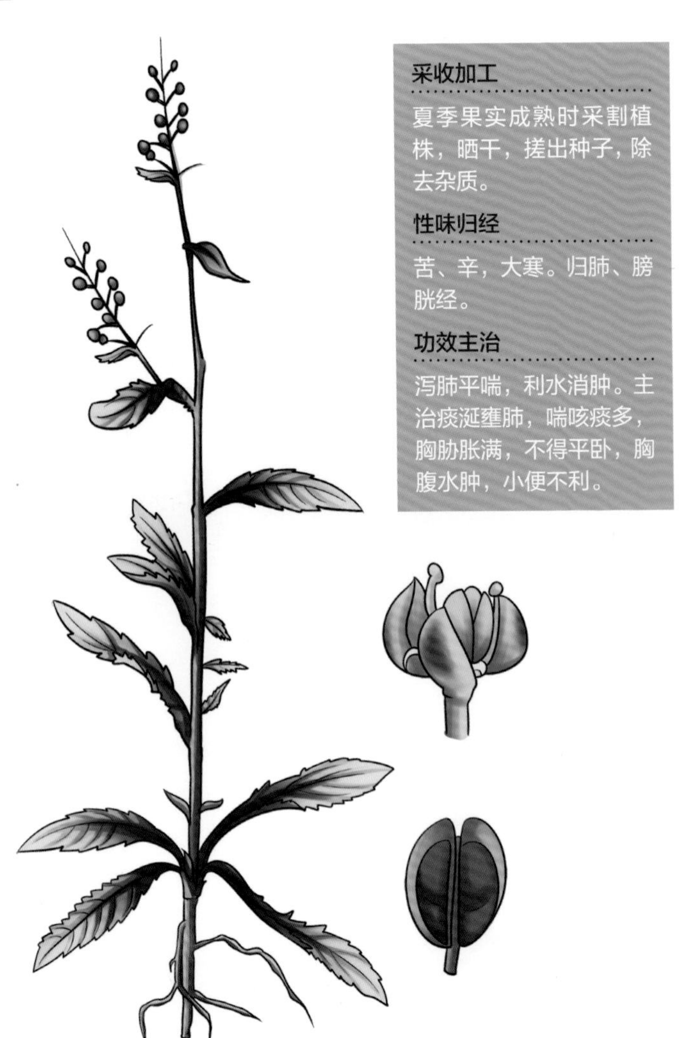

采收加工

夏季果实成熟时采割植株，晒干，搓出种子，除去杂质。

性味归经

苦、辛，大寒。归肺、膀胱经。

功效主治

泻肺平喘，利水消肿。主治痰涎壅肺，喘咳痰多，胸胁胀满，不得平卧，胸腹水肿，小便不利。

识别特征 一年或两年生草本，高5～30厘米，茎直立，有分枝，无毛或具微小头状毛。基生叶窄匙形，一回羽状浅裂或深裂，长3～5厘米，宽1～1.5厘米；叶柄长1～2厘米，茎上部叶线形，有疏齿或全缘。总状花序在果期可延长至5厘米，萼片早落，卵形，长约0.8毫米，外面有柔毛。花瓣不存或退化成丝状，比萼片短。短角果近圆形或宽椭圆形，扁平，长2～3毫米，宽约2毫米，顶端微缺，上部有短翅，隔膜宽不到1毫米；果梗弧形，长约3毫米。种子椭圆形，长约1毫米，平滑，棕红色。花、果期5～7月。

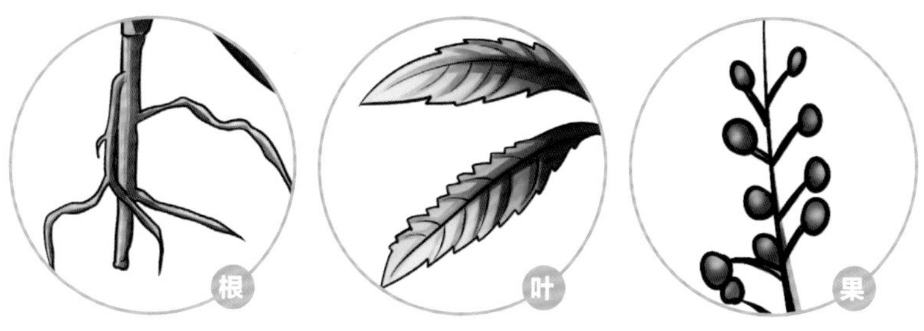

用量用法 3～10克，包煎。

精选验方 ①卒大腹水病：葶苈30克，杏仁20枚。共熬黄色，捣，分十服，小便去，瘥。②疳虫蚀齿：葶苈、雄黄各等份。为末，腊月猪脂和成，以绵裹槐枝蘸点。③肿满腹大、四肢枯瘦、小便涩浊：甜葶苈（纸隔炒）、荠菜根各等份。上为末，蜜丸如弹子大，每服一丸，陈皮汤嚼下，只三丸，小便清，数丸，腹当依旧。

使用注意 本品性泄利易伤正，故凡肺虚喘促、脾虚肿满、膀胱气虚、小便不利者均当忌用。

黑芝麻

别名 芝麻、脂麻、油麻、乌麻子、乌芝麻、胡麻子。

来源 本品为脂麻科植物芝麻*Sesamum indicum* L.的干燥成熟种子。

生境分布 常栽培于夏季气温较高、气候干燥、排水良好的沙壤土或壤土地区。我国各地均有栽培。

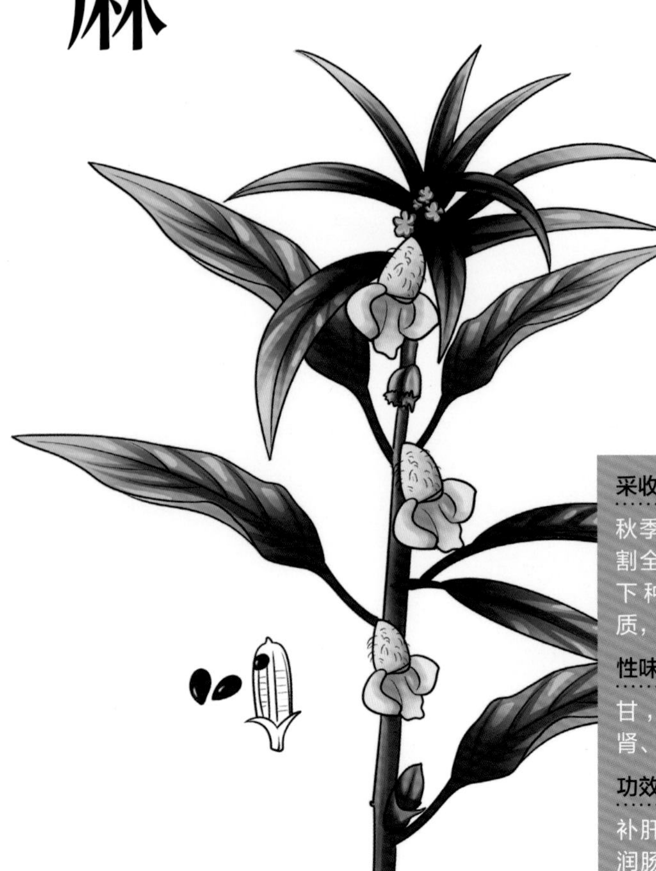

采收加工

秋季果实成熟时采割全株，晒干，打下种子，除去杂质，再晒干。

性味归经

甘，平。归肝、肾、大肠经。

功效主治

补肝肾，益精血，润肠燥。主治精血亏虚，头晕眼花，耳鸣耳聋，须发早白，病后脱发，肠燥便秘。

识别特征 一年生草本，高80～180厘米。茎直立，四棱形，棱角突出，基部稍木质化，不分枝，具短柔毛。叶对生，或上部者互生；叶柄长1～7厘米；叶片卵形、长圆形或披针形，长5～15厘米，宽1～8厘米，先端急尖或渐尖，基部楔形，全缘、有锯齿或下部叶3浅裂，表面绿色，背面淡绿色，两面无毛或稍被白色柔毛。花单生，或2～3朵生于叶腋，直径1～1.5厘米；花萼稍合生，绿色，5裂，裂片披针形，长5～10厘米，具柔毛；花冠筒状，唇形，长1.5～2.5厘米，白色，有紫色或黄色彩晕，裂片圆形，外侧被柔毛；雄蕊4，着生于花冠筒基部，花药黄色，呈矢形；雌蕊1，心皮2，子房圆锥形，初期呈假4室，成熟后为2室，花柱线形，柱头2裂。蒴果椭圆形，长2～2.5厘米，多4棱或6、8棱，纵裂，初期绿色，成熟后黑褐色，具短柔毛。种子多数，卵形，两侧扁平，黑色、白色或淡黄色。花期5～9月，果期7～9月。

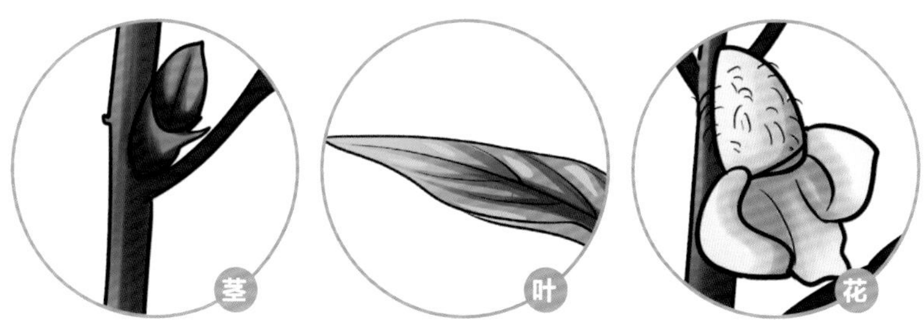

用量用法 9～15克。

精选验方 ①风寒感冒：黑芝麻适量。炒焦，趁热和酒饮用，暖卧出汗则愈。②血热便血、痢疾下血：炒香黑芝麻15克，生黑木耳、炒焦黑木耳各30克，共研末，装瓶备用，每次取5克，沸水冲代茶饮。③支气管哮喘：黑芝麻500克（炒香研末），甜杏仁100克，白糖、蜂蜜各125克。捣烂成泥，与白糖、蜂蜜共置瓷盆内，上锅隔水蒸2个小时，离火，冷却，每日2次，每次2～4匙，温开水送服。

使用注意 大便溏泻者慎服。

黑种草子

别名 黑种草。

来源 本品系维吾尔族习用药材。为毛茛科植物瘤果黑种草*Nigella glandulifera* Freyn et Sint.的干燥成熟种子。

生境分布 新疆、云南、西藏有栽培。

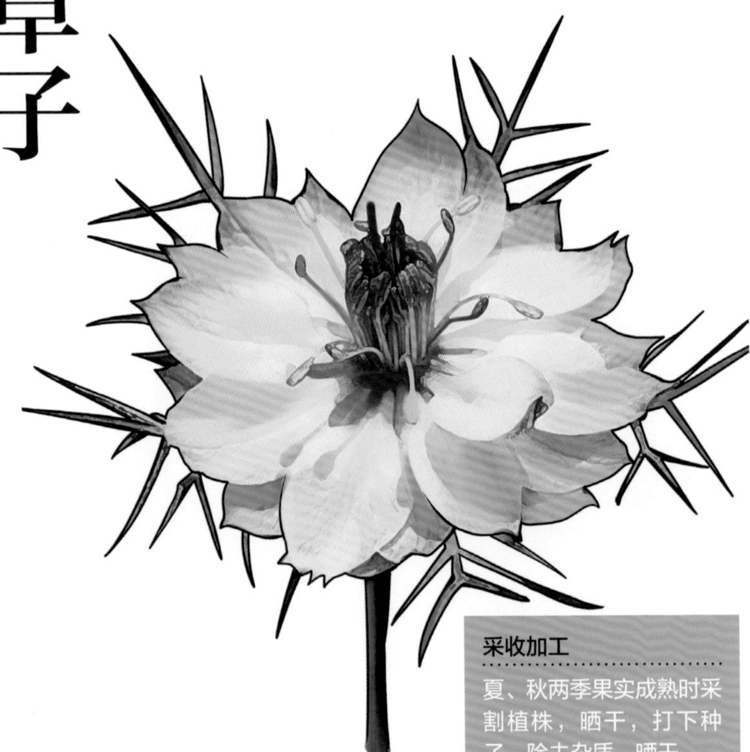

采收加工

夏、秋两季果实成熟时采割植株，晒干，打下种子，除去杂质，晒干。

性味归经

甘、辛，温。

功效主治

补肾健脑，通经，通乳，利尿。主治耳鸣健忘，经闭乳少，热淋，石淋。

识别特征 一年生草本，高35～50厘米。茎直立，上部分枝，具纵棱，被短腺毛和短柔毛。叶互生，二回羽状复叶，茎中部叶有短柄，叶片轮廓卵形，长约5厘米，宽约3厘米，羽片约4对，近对生，末回裂片线形或线状披针形，宽0.6～1毫米，上面无毛，下面疏被短腺毛。花两性，直径约2厘米，单生枝端；萼片5，花瓣状，白色或带蓝色，卵形，长约1.2厘米，宽约6毫米，基部有短爪，无毛；花瓣约8，小，长约5毫米，有短爪，唇形，上唇较下唇略短，披针形，下唇2裂超过中部，裂片宽菱形，先端近球形变粗，基部有蜜槽，边缘有少数柔毛；雄蕊多数，长约8毫米，无毛，花药椭圆形，花丝丝状；心皮5，基部合生至花柱基部，散生圆形小鳞片状凸起，花柱与子房等长。蒴果长约1厘米，有圆形鳞状凸起，宿存花柱与果实近等长。种子多数，三棱形，长约2.5毫米，有横皱纹。花期6～7月，果期8月。

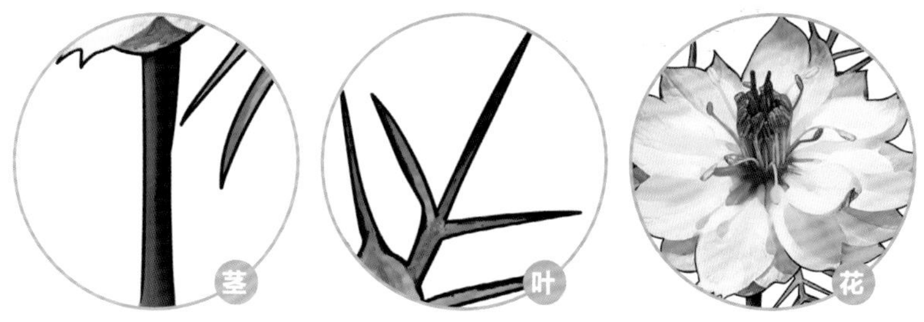

用量用法 2～6克。

精选验方 胃火衰败、胃肠胀满：黑种草子、紫硇砂、干姜、胡椒、肉桂、白豆蔻各3克，荜茇6克，全石榴24克。制成散剂，每次1.5～3克，每日1～2次，冰糖水调服。

使用注意 孕妇及热性病患者禁用。

蓖麻子

别名 萆麻子、蓖麻仁、大麻子、红大麻子。

来源 本品为大戟科植物蓖麻*Ricinus communis* L.的干燥成熟种子。

生境分布 全国大部分地区有栽培。

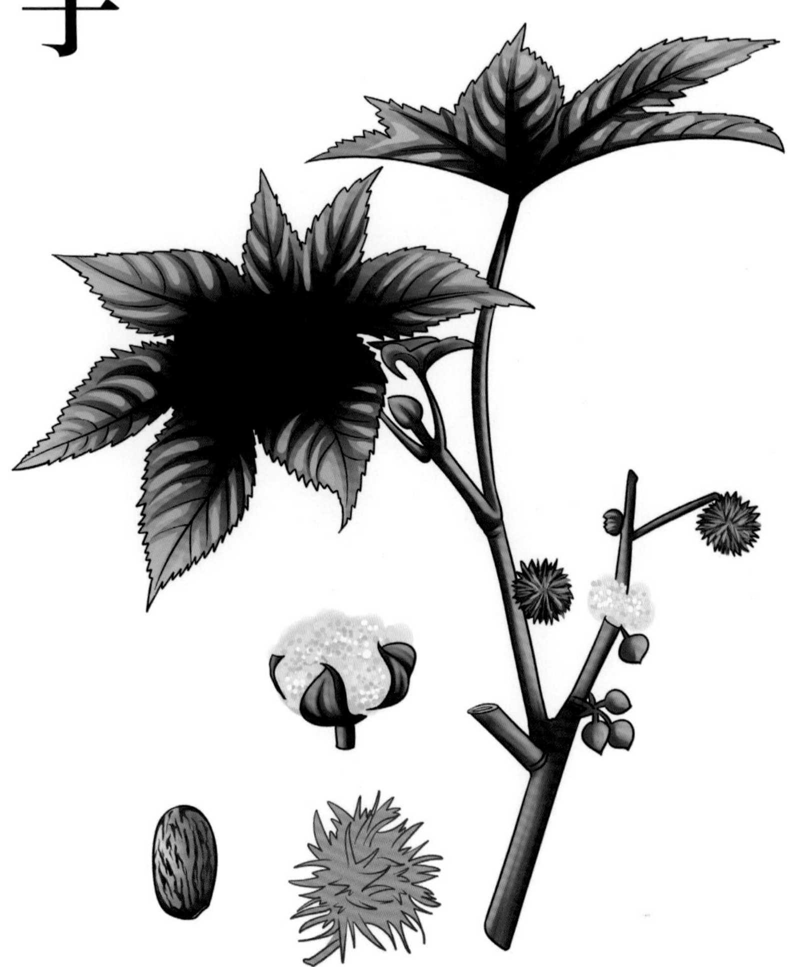

识别特征 一年生草本，在热带变成多年生灌木，高2～3米，茎直立，无毛，绿色或稍紫色。具白粉。单叶互生，具长柄；叶片盾状圆形。直径20～40厘米，掌状分裂至叶片的一半以下，7～9裂。边缘有不规则锯齿，主脉掌状。花单性，总状或圆锥花序，顶生，下部生雄花，上部生雌花；苞及小苞卵形或三角形；雄花花被3～5，裂片卵状三角形，无花盘，雄蕊多而密，合生成束；雌花的苞与雄花的相同，雌蕊卵形，子房3室，花柱3，红色，顶端2叉。蒴果球形，有刺，成熟时开裂。花期5～8月，果期7～10月。

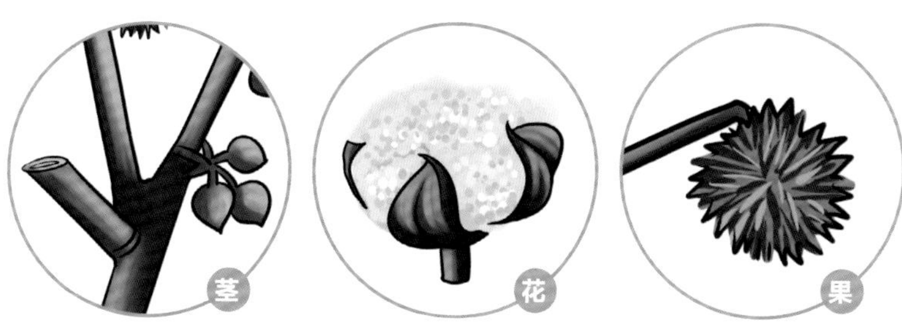

用量用法 2～5克。外用：适量。

精选验方 ①疗疮脓肿：蓖麻子约20颗。去壳，和盐少量、稀饭捣匀，外敷患处，每日2换。②犬咬伤：蓖麻子50粒。去壳，井水研膏，先以盐水洗咬处，再以蓖麻子膏贴。③瘰疬：蓖麻子适量。炒热，去皮，嚼烂，临睡服2～3枚，渐加至10数枚。④汤火伤：蓖麻子、蛤粉各等份。研膏，汤损用油调涂，火疮用水调涂。

使用注意 孕妇及便滑者忌服。

采收加工

秋季果实变棕色、果皮未开裂时分批采摘，晒干，除去果皮。

性味归经

辛、甘，平；有毒。归肺、大肠经。

功效主治

泻下通滞，消肿拔毒。主治大便燥结，痈疽肿毒，喉痹，瘰疬。

榧子

别名 彼子、榧实、柀子、赤果、玉榧、香榧、玉山果、野杉子。

来源 本品红豆杉科植物榧*Torreya grandis* Fort.的干燥成熟种子。

生境分布 生长于山坡，野生或栽培。分布于安徽、福建、江苏、浙江、湖南、湖北等地。

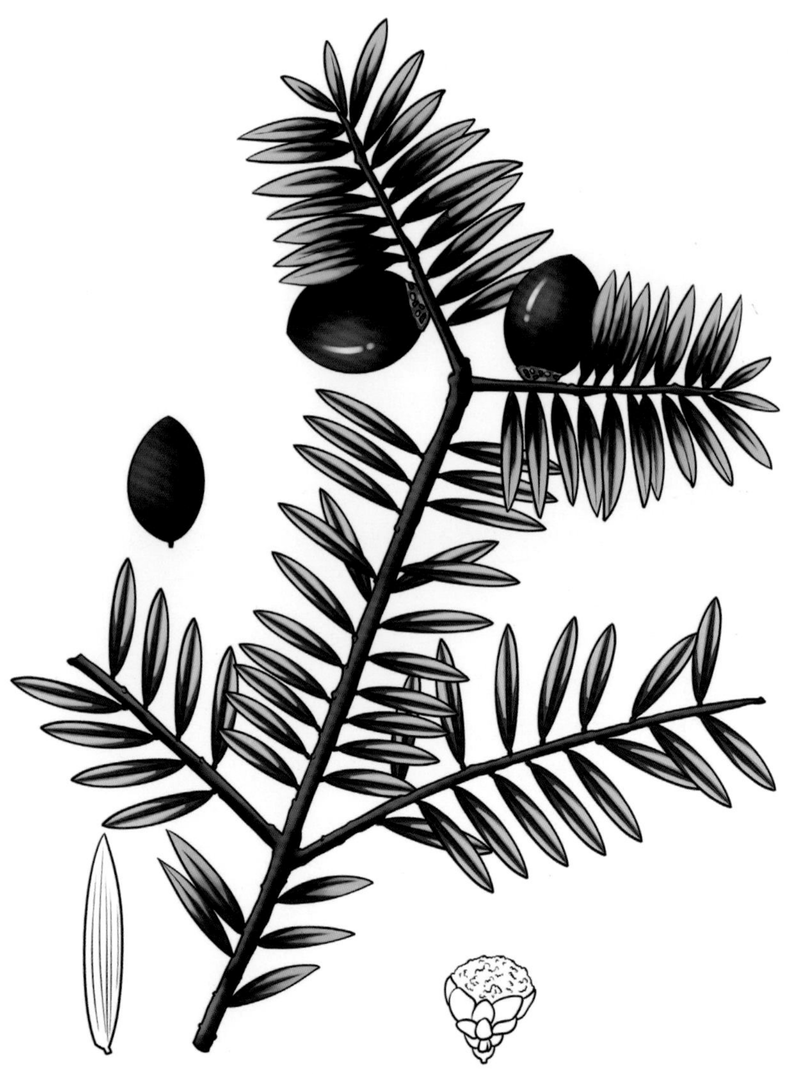

识别特征 常绿乔木，高约25米，树皮灰褐色，枝开张，小枝无毛。叶呈假二列状排列，线状披针形，愈向上部愈狭，先端突刺尖，基部几成圆形，全缘，质坚硬，上面暗黄绿色，有光泽，下面淡绿色，中肋显明，在其两侧各有一条凹下的黄白色气孔带。花单性，通常雌雄异株；雄花序椭圆形至矩圆形，具总花梗。种子核果状、矩状椭圆形或倒卵状长圆形，长2～3厘米，先端有小短尖，红褐色，有不规则的纵沟，胚乳内缩或微内缩。花期4月，种子成熟期为次年10月。

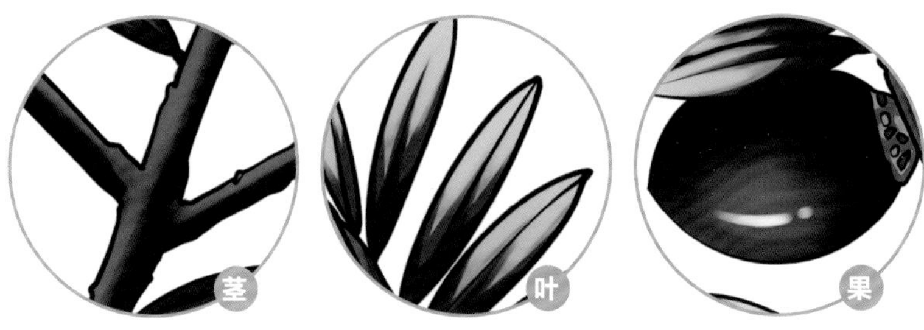

用量用法 9～15克。

精选验方 ①丝虫病：榧子肉250克，血余炭50克。研为细末，混合调蜜搓成150丸，每次2丸，每日3次。②蛲虫病：榧子适量。每日7颗，连服7日。③肠道寄生虫病：榧子（切碎）、使君子仁（切细）、大蒜瓣（切细）各50克。水煎去滓，每日3次，饭前空腹时服。④小儿疳积：榧子肉、仙鹤草、使君子、鹤虱、槟榔各等份。研为细末，乳食前温米饮调下。

使用注意 入煎剂宜生用，大便溏薄者不宜用。

采收加工

秋季种子成熟时采收，除去肉质假种皮，洗净，晒干。

性味归经

甘，平。归肺、脾、胃、大肠经。

功效主治

杀虫消积，润肺止咳，润燥通便。主治钩虫病，蛔虫病，绦虫病，虫积腹痛，小儿疳积，肺燥咳嗽，大便秘结。

槟榔

别名 仁频、宾门、槟榔玉、白槟榔、橄榄子、槟榔子、大腹槟榔、宾门药饯。

来源 本品为棕榈科植物槟榔*Areca catechu* L.的干燥成熟种子。

生境分布 生长于阳光较充足的林间或林边。分布于海南、福建、云南、广西、台湾等地。

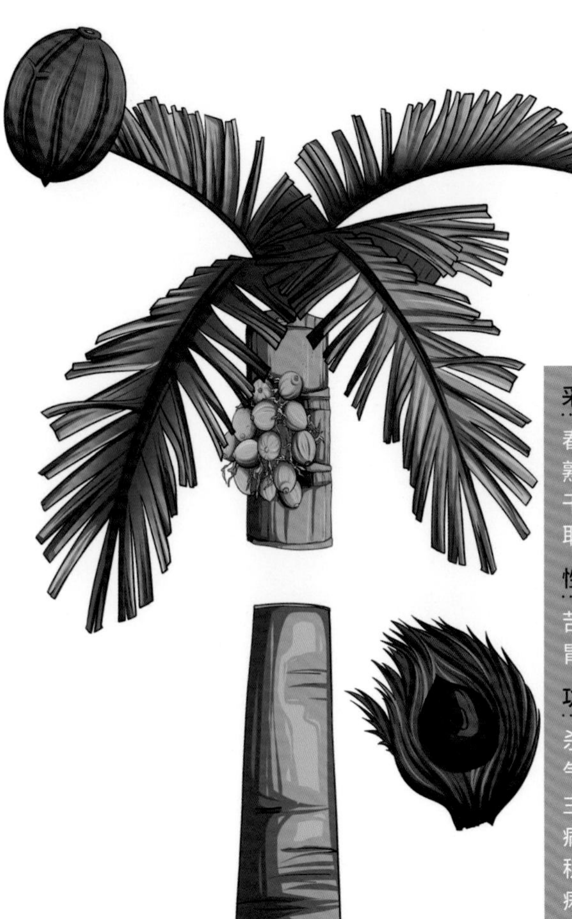

采收加工

春末至秋初采收成熟果实，用水煮后，干燥，剥去果皮，取出种子，干燥。

性味归经

苦、辛，温。归胃、大肠经。

功效主治

杀虫，消积，行气，利水，截疟。主治绦虫病，蛔虫病，姜片虫病，虫积腹痛，积滞泻痢，里急后重，水肿脚气，疟疾。

识别特征 乔木，高10～18米，不分枝，叶脱落后形成明显的环纹。叶在顶端丛生，羽状复叶，长1.3～2米，光滑，叶轴3棱形，小叶披针状线形或线形，长30～70厘米，宽2.5～6厘米，基部较狭，先端小叶愈合，有不规则分裂。花序着生于最下一叶的基部，有佛焰苞状大苞片，长倒卵形，长达40厘米，光滑，花序多分枝；花单性，雌雄同株；雄花小，多数，无柄，紧贴分枝上部，通常单生，很少对生，花萼3，厚而细小，花瓣3，卵状长圆形，长5～6毫米，雄蕊6，花丝短小，退化雌蕊3，丝状；雌花较大而少，无柄，着生于花序轴或分枝基部，花萼3，长圆状卵形，长12～15毫米。坚果卵圆形或长圆形，长5～6厘米，花萼和花瓣宿存，熟时红色。每年二次开花，花期3～8月，冬花不结果，果期12月至翌年2月。

用量用法 3～10克；驱杀绦虫、姜片虫时30～60克。

精选验方 ①心脾疼：槟榔、高良姜各等份（各炒）。研为细末，米饮调下。②绦虫病：槟榔片100克。水煎服。③蛔虫攻痛：槟榔60克，酒二盏。煎一盏，分2次服。④脾胃两虚，水谷不能以时消化，腹中为胀满痛者：槟榔、麦芽各60克，白术90克，砂仁30克。俱炒燥为末，每早服9克，白汤调服。

使用注意 脾虚便溏或气虚下陷者当忌用。

酸枣仁

别名 枣仁、酸枣核。

来源 本品为鼠李科植物酸枣*Ziziphus jujuba* Mill.var. spinosa（Bunge）Hu ex H.F.Chou的干燥成熟种子。

生境分布 生长于向阳或干燥的山坡、山谷、丘陵、平原、路旁以及荒地。性耐干旱，常形成灌木丛。分布于华北、西北及辽宁、山东、江苏、安徽、河南、湖北、四川等地。

采收加工

秋末冬初采收成熟果实，除去果肉和核壳，收集种子，晒干。

性味归经

甘、酸，平。归肝、胆、心经。

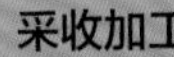

功效主治

养心补肝，宁心安神，敛汗，生津。主治虚烦不眠，惊悸多梦，体虚多汗，津伤口渴。

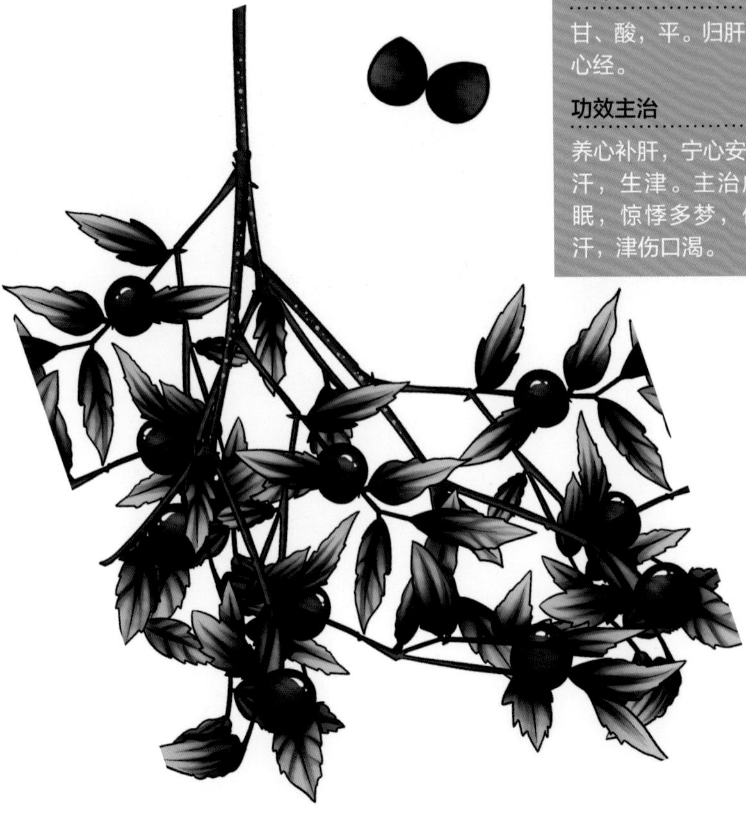

识别特征 落叶灌木，稀为小乔木，高1～3米。老枝灰褐色，幼枝绿色；于分枝基部处具刺1对，1枚针形直立，长约3厘米，另1枚向下弯曲，长约0.7厘米。单叶互生，托叶针状，叶片长圆状卵形至卵状披针形，先端钝，基部圆形，稍偏斜，边缘具细锯齿。花小，2～3朵簇生于叶腋；花萼5裂，裂片卵状三角形；花瓣5，黄绿色，与萼片互生，雄蕊5，与花瓣对生；花盘明显，10浅裂；子房椭圆形，埋于花盘中，花柱2裂。核果肉质，近球形，成熟时暗红褐色，果皮薄，有酸味。花期6～7月，果期9～10月。

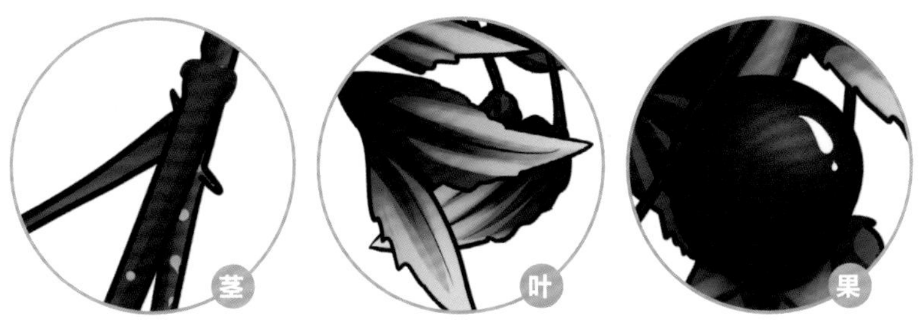

用量用法 10～15克。

精选验方 ①心悸不眠：酸枣仁适量。研末，每次6克，每日2次，淡竹叶煎汤送服，宜连服1周。②气虚自汗：酸枣仁、党参各15克，黄芪30克，白术12克，五味子9克，大枣4枚。水煎，分3次服。③胆气不足所致的惊悸、恐惧、虚烦不寐：酸枣仁、川贝母、知母各9克，茯苓15克，甘草6克。水煎服，每日1剂。④心气亏虚、神志不安者：酸枣仁、朱砂、人参、乳香各适量。共研细末，炼蜜为丸服，每次9克，每日2～3次。

使用注意 无。

薏苡仁

别名 解蠡、起英、赣米、感米、薏珠子、回回米、草珠儿。

来源 本品为禾本科植物薏苡*Coix lacryma-jobi*.L.var. mayuen（Roman.）Stapf的干燥成熟种仁。

生境分布 生长于河边、溪潭边或阴湿山谷中。我国各地均有栽培；长江以南各地有野生。

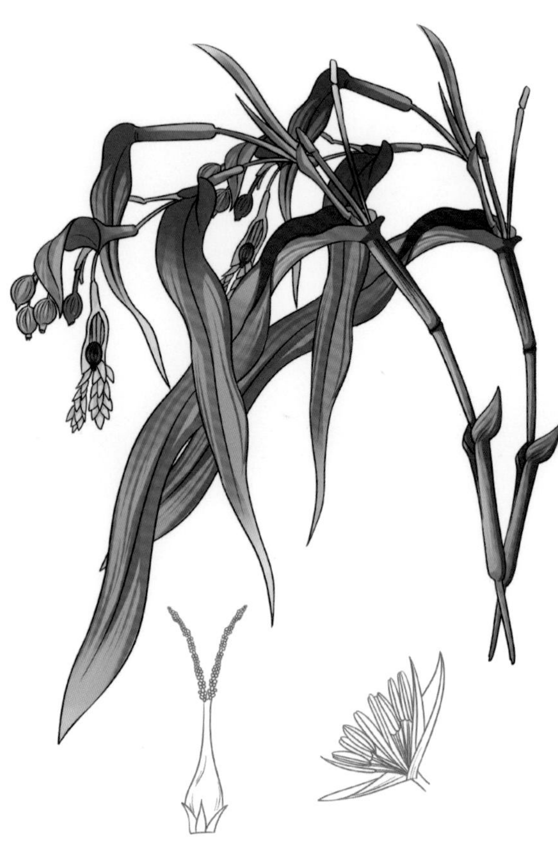

采收加工

秋季果实成熟时割取全株，晒干，打下果实，除去外壳、黄褐色外皮和杂质，收集种仁。

性味归经

甘、淡，凉。归脾、胃、肺经。

功效主治

利水渗湿，健脾止泻，除痹，排脓，解毒散结。主治水肿，脚气，小便不利，脾虚泄泻，湿痹拘挛，肺痈，肠痈，赘疣，癌肿。

识别特征 一年生草本。秆直立，高1～1.5米，约有10节。叶鞘光滑，上部者短于节间；叶舌质硬，长约1毫米；叶片线状披针形，长约30厘米，宽1.5～3厘米。总状花序，腋生成束，长6～10厘米，直立或下垂，具总柄；雌小穗位于花序的下部，长7～9毫米，外包以念珠状总苞，小穗和总苞等长，能育小穗。果实成熟时，总苞坚硬具珐琅质，卵形或卵状球形，内包颖果，长约5毫米。花、果期7～10月。

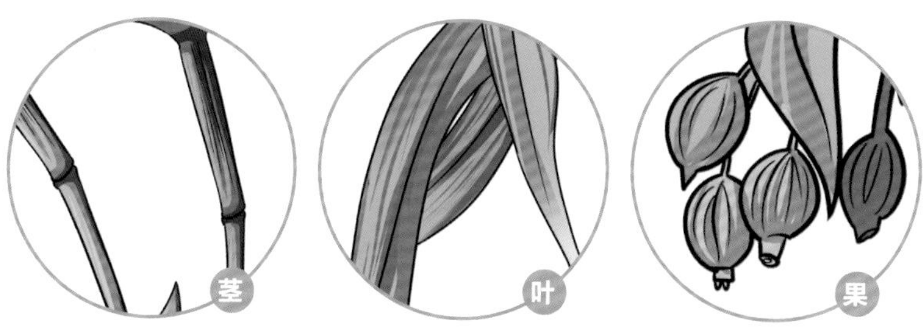

用量用法 9～30克。

精选验方 ①扁平疣：生薏苡仁末30克，白砂糖30克。拌匀，每次1匙，开水冲服，每日3次，7～10日为1个疗程。②尿路结石：薏苡仁茎、叶、根适量（鲜品约250克，干品减半）。水煎去渣，每日2～3次。③慢性结肠炎：薏苡仁500克，山药100克。炒黄研粉，每次2匙，每日2次，温水、红糖水或蜂蜜水冲服。

使用注意 孕妇慎用。

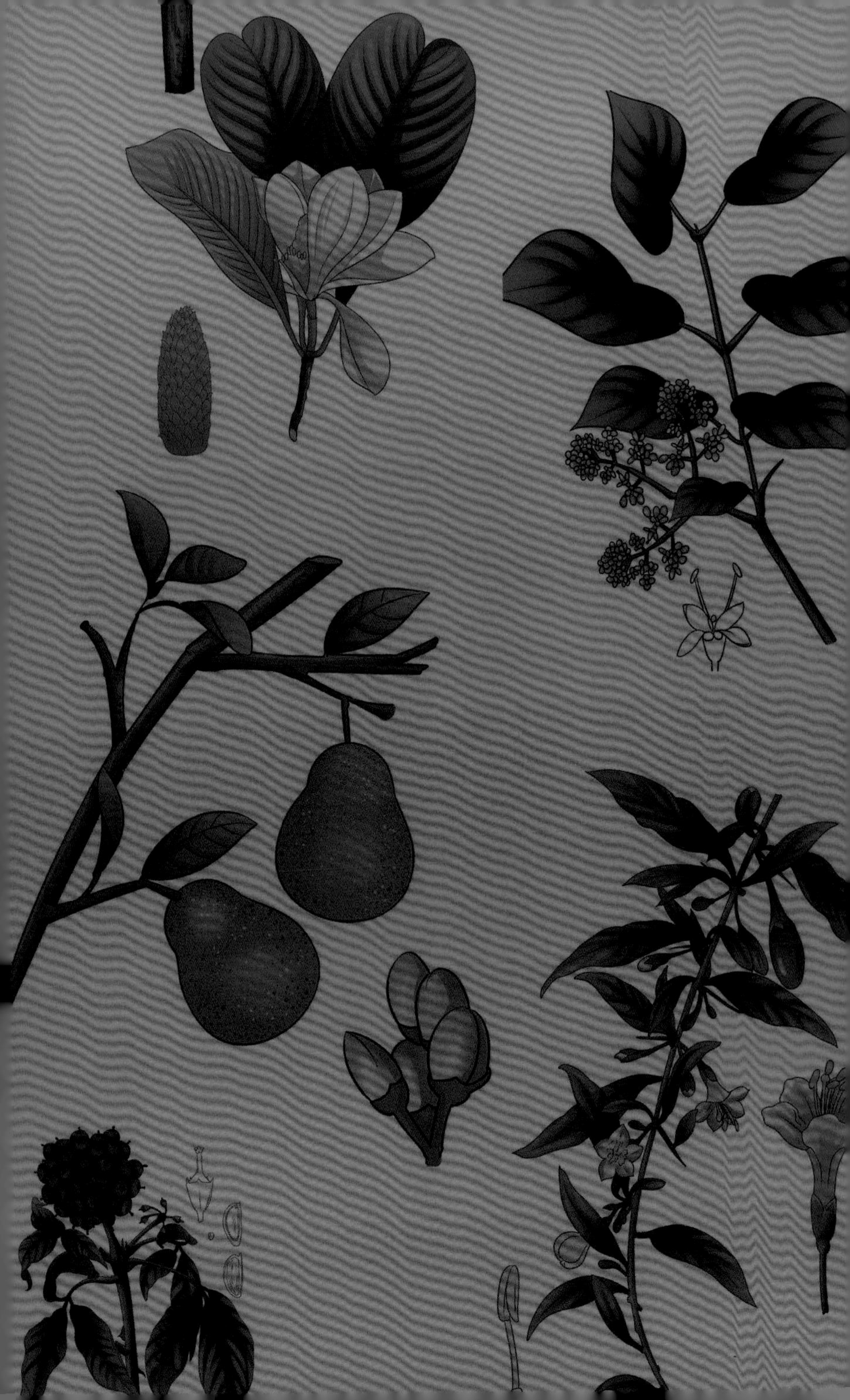

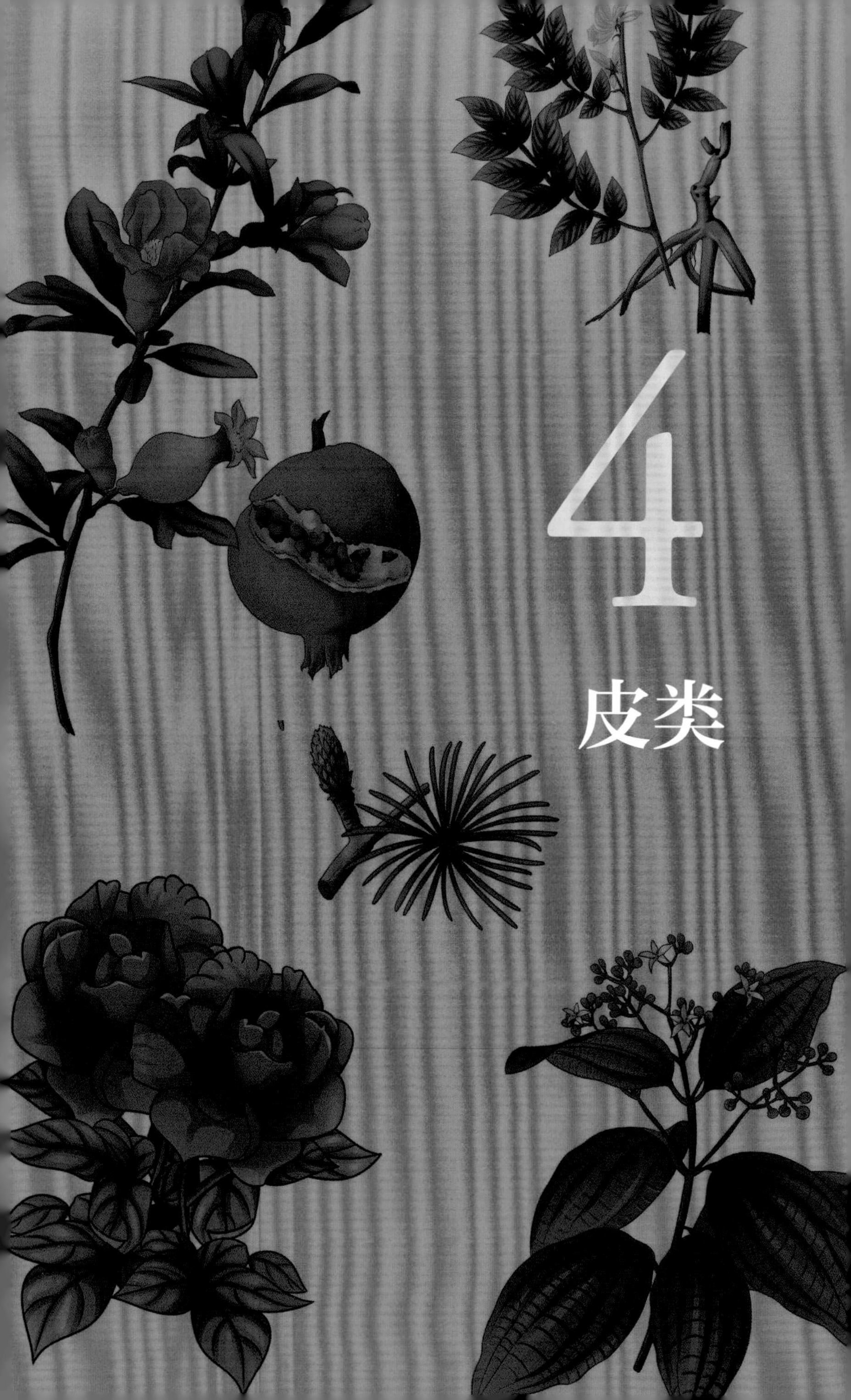

4

皮类

土荆皮

别名 土槿皮、荆树皮、金钱松皮。

来源 本品为松科植物金钱松*Pseudolarix amabilis*（*Nelson*）Rehd.的干燥根皮或近根树皮。

生境分布 喜生长于多阳光处。分布于浙江、安徽、江苏等地。

采收加工

夏季剥取，晒干。

性味归经

辛，温；有毒。归肺、脾经。

功效主治

杀虫，疗癣，止痒。主治疥癣瘙痒。

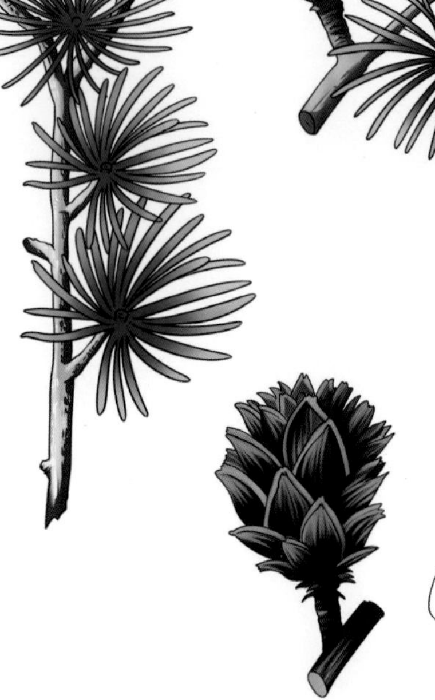

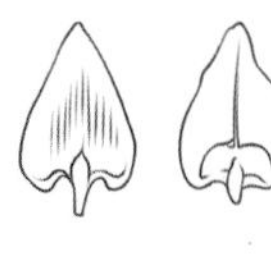

识别特征 落叶乔木，高20～40米。茎干直立，枝轮生平展；长枝有纵纹细裂，叶散生其上，短枝有轮纹密生，叶簇生其上，作辐射状；叶线形，长3～7厘米，宽1～2毫米，先端尖，基部渐狭，至秋后叶变金黄色。花单性，雌雄同株；雄花为葇荑状，下垂，黄色，数个或数十个聚生在小枝顶端，基部包有无数倒卵状楔形膜质鳞片；雌花单生于有叶枝短枝顶端，由多数螺旋状排列的鳞片组成。球果卵形，直立，长5～7.5厘米，径3～6厘米，鳞片木质，广卵形至卵状披针形，先端微凹或钝头，基部心脏形，成热后脱落，苞片披针形，长6～7毫米，先端长尖，中部凸起。种子每鳞2个，长8毫米，富油脂，有膜质长翅，与鳞片等长或稍短。花期4～5月，果期10～11月。

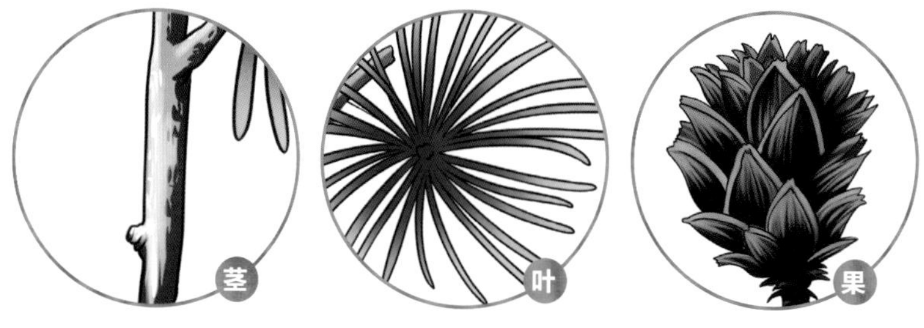

用量用法 外用：适量，醋或酒浸涂擦，或研末调涂患处。

精选验方 ①手足癣、体癣、牛皮癣：土荆皮、黄柏、当归、苦参、白鲜皮、狼毒、大枫子、木鳖子、露蜂房、硼砂、百部各10克，花椒、甘草、蜈蚣、全蝎、樟脑、冰片、硫黄各5克，乌梢蛇50克，斑蝥3克。用烧开的食醋600克，浸泡一个月；外涂患处，早、晚各1次。②局限性神经性皮炎：土荆皮、蛇床子、百部根各30克，五倍子、密陀僧各24克，轻粉6克。共研细末备用；先以皂角煎水洗患处，再以元醋调药粉呈糊状，涂敷患部，上盖一层油纸以保持药物潮润，每日换1次，直至痊愈；对于病程短病情不太严重或散漫的患者，可用纱布包药糊，每日擦数次。

使用注意 本品有毒，一般不作内服。

大腹皮

别名 茯毛、槟榔皮、大腹毛、槟榔衣、大腹绒。

来源 本品为棕榈科植物槟榔*Areca catechu* L.的干燥果皮。

生境分布 生长于无低温地区和潮湿疏松肥沃的土壤、高环山梯田。分布于海南、广西、云南等地。

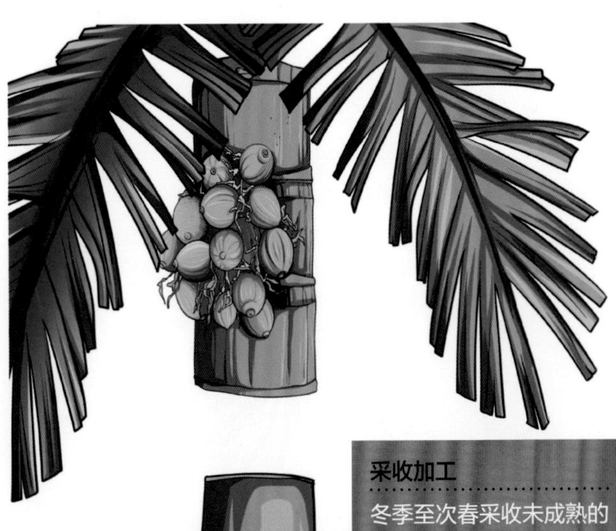

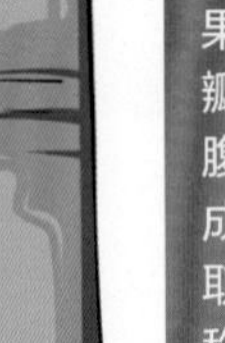

采收加工

冬季至次春采收未成熟的果实，煮后干燥，纵剖两瓣，剥取果皮，习称“大腹皮”；春末至秋初采收成熟果实，煮后干燥，剥取果皮，打松，晒干，习称“大腹毛”。

性味归经

辛，微温。归脾、胃、大肠、小肠经。

功效主治

行气宽中，行水消肿。主治湿阻气滞，脘腹胀闷，大便不爽，水肿胀满，脚气浮肿，小便不利。

识别特征 乔木，高10～18米，不分枝，叶脱落后形成明显的环纹。叶在顶端丛生，羽状复叶，长1.3～2米，光滑，叶轴3棱形，小叶披针状线形或线形，长30～70厘米，宽2.5～6厘米，基部较狭，先端小叶愈合，有不规则分裂。花序着生于最下一叶的基部，有佛焰苞状大苞片，长倒卵形，长达40厘米，光滑，花序多分枝；花单性，雌雄同株；雄花小，多数，无柄，紧贴分枝上部，通常单生，很少对生，花萼3，厚而细小，花瓣3，卵状长圆形，长5～6毫米，雄蕊6，花丝短小，退化雌蕊3，丝状；雌花较大而少，无柄，着生于花序轴或分枝基部，花萼3，长圆状卵形，长12～15毫米。坚果卵圆形或长圆形，长5～6厘米，花萼和花瓣宿存，熟时红色。每年二次开花，花期3～8月，冬花不结果，果期12月至翌年2月。

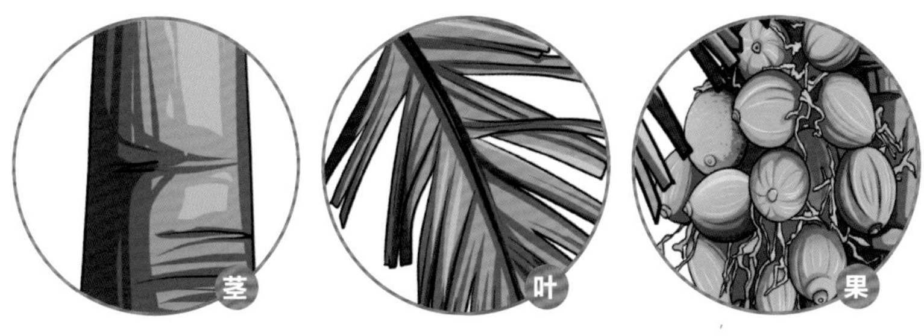

用量用法 5～10克。

精选验方 ①全身浮肿：大腹皮20克，陈皮、姜皮各1.25克，茯苓皮25克，桑白皮15克。水煎服。②妊娠气壅攻腰、疼痛不可忍：大腹皮（锉）、郁李仁（汤浸，去皮尖，微炒）、泽泻各50克。共研为散，每服20克，水一中盏，生姜0.25克，煎至6分，去滓温服，不拘时。③心中寒发痛甚：大腹皮（锉）25克，高良姜、芍药各50克，吴茱萸（汤浸1宿，焙干，炒）0.5克。每服10克，温酒调下；生姜汤亦可。**使用注意** 本品辛散耗气，气虚者慎用。

五加皮

别名 五谷皮、南五加皮、红五加皮。

来源 本品为五加科植物细柱五加*Acanthopanax gracilistylus* W.W.Smith的干燥根皮。

生境分布 生长于路边、林缘或灌木丛中。分布于湖北、河南、辽宁、安徽等地。

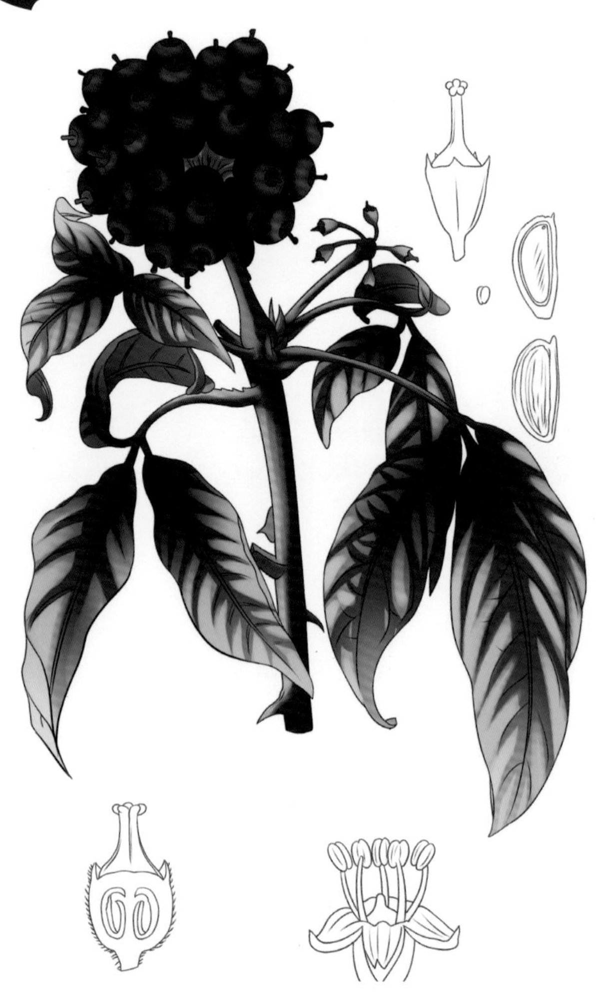

识别特征 落叶灌木，高2～3米，枝呈灰褐色，无刺或在叶柄部单生扁平刺。掌状复叶互生，在短枝上簇生，小叶5，稀3～4，中央一片最大，倒卵形或披针形，长3～8厘米，宽1～3.5厘米，边缘有钝细锯齿，上面无毛或沿脉被疏毛，下面腋腑有簇毛。伞形花序单生于叶腋或短枝上，总花梗长2～6厘米，花小，黄绿色，萼齿，花瓣及雄蕊均为5数。子房下位，2室，花柱2，丝状分离。浆果近球形，侧扁，熟时黑色。花期4～6月，果期6～10月。

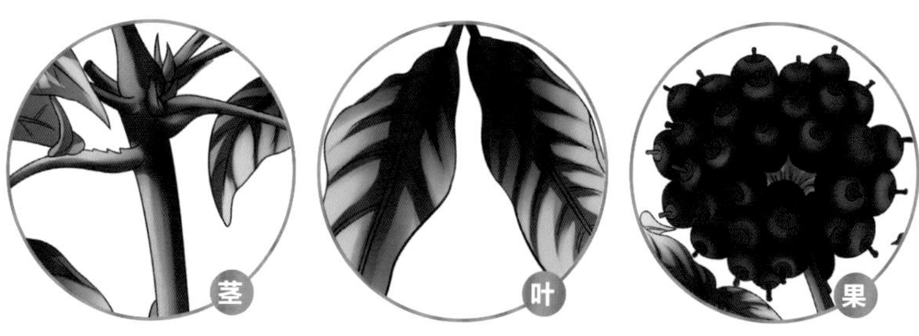

用量用法 5～10克。

精选验方 ①男子妇人脚气、骨节皮肤肿湿疼痛：五加皮（酒浸）、远志（去心）各120克（酒浸令透，易为剥皮）。上药曝干为末；春秋冬用浸药酒为糊，夏则用酒为糊，丸如梧子大，每服40～50丸，空心温酒送下。②一切风湿痿痹：五加皮适量。洗刮去骨，煎汁和曲米酿成饮之；或切碎用袋盛，浸酒煮饮；或加当归、牛膝、地榆诸药。③妇人无病而不生育：远志30克，当归身60克。炒燥和匀，每用药30克，浸酒二壶，每日随量，早、晚饮用。

使用注意 阴虚火旺者慎用。

采收加工

夏、秋两季采挖根部，洗净，剥取根皮，晒干。

性味归经

辛、苦，温。归肝、肾经。

功效主治

祛风除湿，补益肝肾，强筋壮骨，利水消肿。主治风湿痹病，筋骨痿软，小儿行迟，体虚乏力，水肿，脚气。

石榴皮

别名 石榴壳、酸榴皮、西榴皮、酸石榴皮。

来源 本品为石榴科植物石榴*Punica granatum* L.的干燥果皮。

生境分布 生长于山坡向阳处或栽培于庭园。我国大部分地区有分布。

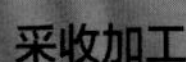

采收加工

秋季果实成熟后收集果皮，晒干。

性味归经

酸、涩，温。归大肠经。

功效主治

涩肠止泻，止血，驱虫。主治久泻久痢，便血，脱肛，崩漏下血，带下，虫积腹痛。

识别特征 落叶灌木或乔木，高2～5米。树皮青灰色；幼枝近圆形或微呈四棱形，枝端通常呈刺状，无毛，叶对生或簇生；叶片倒卵形至长椭圆形，长2.5～6厘米，宽1～1.8厘米，先端尖或微凹；基部渐狭，全缘，上面有光泽，无毛，下面有隆起的主脉，具短柄。花1至数朵，生小枝顶端或腋生，花梗长2～3毫米；花的直径约3厘米；萼筒钟状，肉质而厚，红色，裂片6，三角状卵形；花瓣6，红色，与萼片互生，倒卵形，有皱纹；雄蕊多数，着生于萼管中部，花药球形，花丝细短；雌蕊1，子房下位或半下位，上部6室，具侧膜胎座，下部3室，具中轴胎座，花柱圆形，柱头头状。浆果近球形，果皮肥厚革质，熟时黄色，或带红色，内具薄隔膜，顶端有宿存花萼。种子多数，倒卵形，带棱角。花期5～6月，果期7～8月。

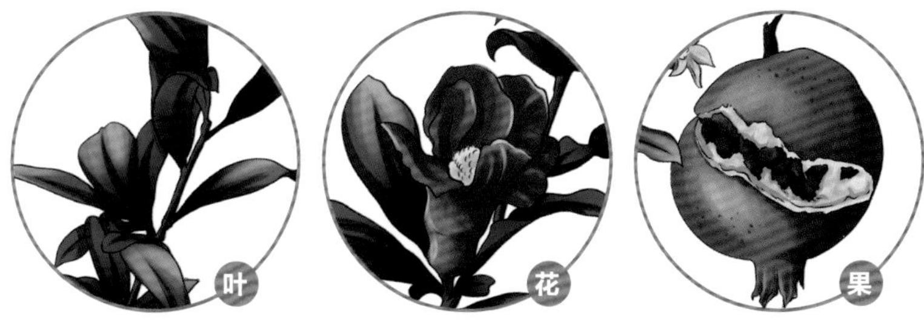

用量用法 3～9克。

精选验方 ①细菌性痢疾：石榴皮25克。水煎加红糖适量，分2次服，连服3～5日。②脱肛：石榴皮、红枣树皮（炒）各15克，白矾5克。共研细粉，每次便后先清洗肛门周围，然后敷患处。③蛲虫病：石榴皮5克，槟榔1.25克。水煎服；或石榴皮15克，煎汤约100毫升，睡前灌肠。④霉疮：石榴皮、香附子各30克，甘草0.6克。上三味，以水一升，煮取五合，去渣温服。

使用注意 阴虚火旺者忌服，恶小蓟。

龙眼肉

别名 元肉、圆眼、龙目、桂圆、比目、龙眼干、桂圆肉、荔枝奴。

来源 本品为无患子科植物龙眼*Dimocarpus longan* Lour.的假种皮。

生境分布 生长于低山丘陵台地半常绿季雨林。分布于福建、广西、台湾、广东等地，云南、贵州、四川等地也有栽培。

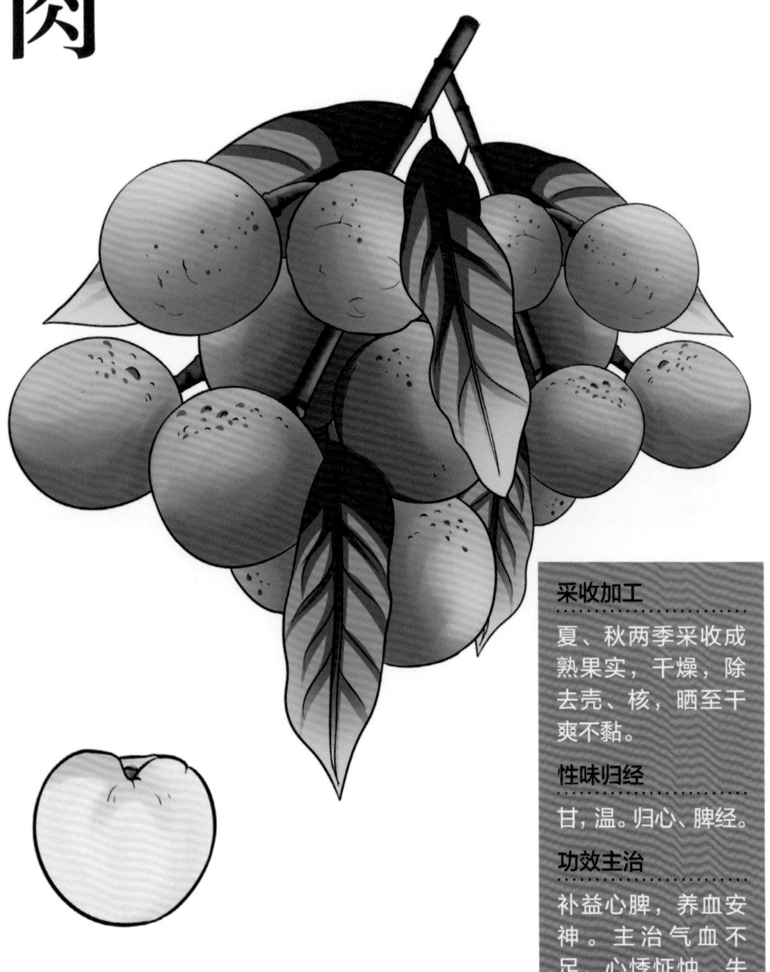

采收加工

夏、秋两季采收成熟果实，干燥，除去壳、核，晒至干爽不黏。

性味归经

甘，温。归心、脾经。

功效主治

补益心脾，养血安神。主治气血不足，心悸怔忡，失眠健忘，血虚萎黄。

识别特征 常绿乔木，高达10米以上。幼枝被锈色柔毛。双数羽状复叶，互生，长15～20厘米；小叶2～5对，通常互生，革质，椭圆形至卵状披针形，长6～15厘米。先端短尖或钝，基部偏斜，全缘或波浪形，暗绿色，嫩时褐色，下面通常粉绿色。花两性，或单性花与两性花共存；为顶生或腋生的圆锥花序；花小，黄白色，直径4～5毫米，被锈色星状小柔毛；花萼5深裂，裂片卵形；花瓣5，匙形，内面有毛，雄蕊通常8；子房2～3室，柱头2裂。核果球形，直径1.5～2厘米，外皮黄褐色，粗糙，假种皮白色肉质，内有黑褐色种子1颗。花期3～4月，果期7～9月。

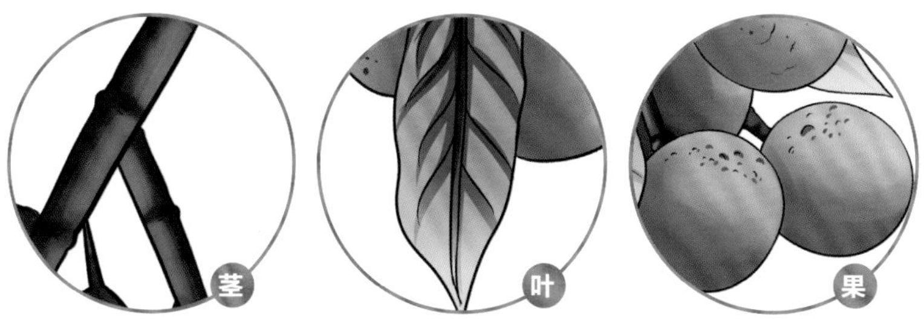

用量用法 9～15克。

精选验方 ①产后浮肿：龙眼肉、大枣、生姜各等份。煎汤服。②虚弱衰老：龙眼肉30克。加白糖少许，一同蒸至稠膏状，分2次用沸水冲服。③贫血、神经衰弱、心悸怔忡、自汗盗汗：龙眼肉4～6枚，莲子、芡实各适量。加水炖汤于睡前服。④温补脾胃，助精神：龙眼肉不拘多少。上好烧酒内浸百日，常饮数杯；若内有痰火及食滞停饮者忌服，以免引起淤痰堵塞在胸口而引起哮喘。

使用注意 湿阻中满及有停饮者不宜用。

白鲜皮

别名 藓皮、臭根皮、北鲜皮、白膻皮。

来源 本品为芸香科植物白鲜*Dictamnus dasycarpus* Turcz.的干燥根皮。

生境分布 生长于土坡、灌木丛中、森林下及山坡阳坡。分布于辽宁、河北、四川、江苏等地。

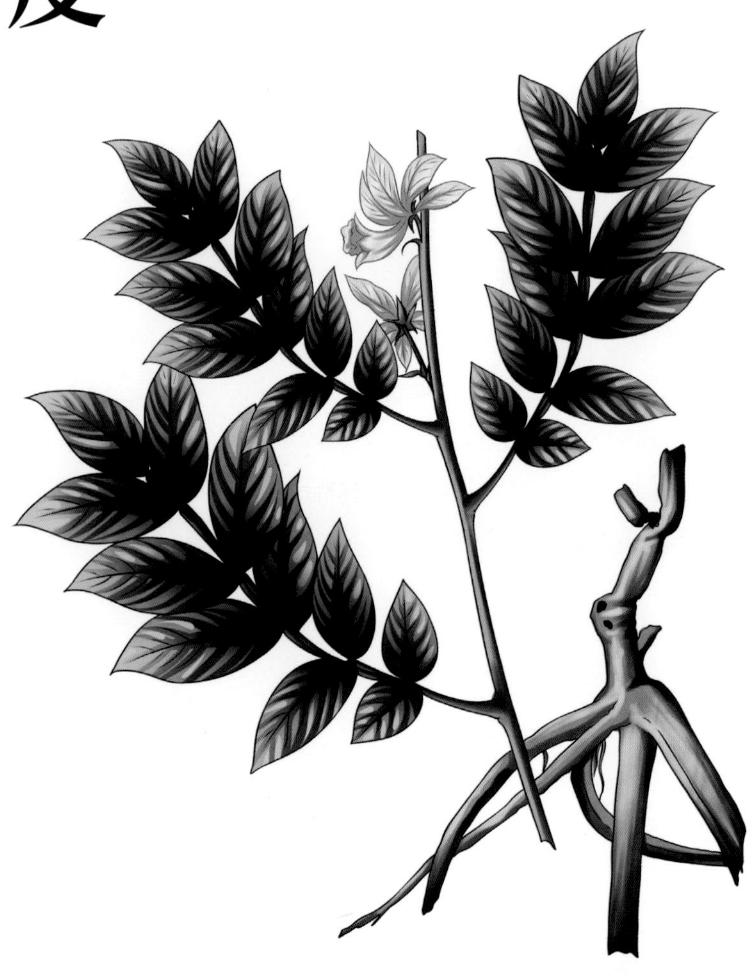

识别特征 多年生草本。根木质化，数条丛生，外皮淡黄白色。茎直立，高50～65厘米。单数羽状复叶互生，有叶柄，叶轴有狭翼，小叶通常9～11片，无柄，卵形至长圆状椭圆形，长3.5～9厘米，宽2～4厘米，先端锐尖，边缘具细锯齿，表面密布腺点，叶两面沿脉有柔毛，尤以背面较多，至果期脱落，近光滑。总状花序，花轴及花梗混生白色柔毛及黑色腺毛，花梗基部有线状苞片1枚，花淡红色而有紫红色线条；萼片5，长约花瓣的1/5；花瓣5，倒披针形或长圆形，基部渐细呈柄状；雄蕊10；子房5室。蒴果，密被腺毛，成熟时5裂，每瓣片先端有一针尖。种子2～3枚，黑色，近圆形。花期4～5月，果期5～6月。

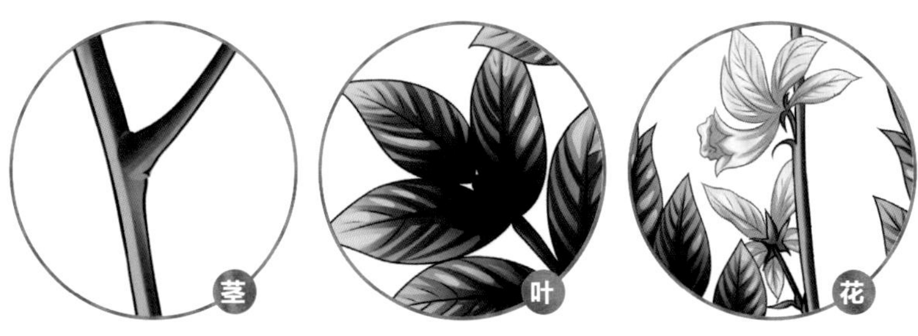

用量用法 5～10克。外用：适量，煎汤洗或研粉敷。

精选验方 ①外伤出血：白鲜皮适量。研细粉，敷患处。②痫黄：白鲜皮、茵陈蒿各等份。水煎服，每日2次。③产后中风，虚人不可服他药者：白鲜皮150克。以水三升，煮取一升，分服，耐酒者可酒、水等份煮之。④急性肝炎：白鲜皮、栀子、大黄各9克，茵陈15克。水煎服。

使用注意 虚寒患者慎用。

采收加工

春、秋两季采挖根部，除去泥沙及粗皮，剥取根皮，干燥。

性味归经

苦，寒。归脾、胃、膀胱经。

功效主治

清热燥湿，祛风解毒。主治湿热疮毒，黄水淋漓，湿疹，风疹，疥癣疮癞，风湿热痹，关节肿痛，黄疸尿赤。

冬瓜皮

别名 白瓜皮、白东瓜皮。

来源 本品为葫芦科植物冬瓜*Benincasa hispida*（*Thunb.*）Cogn.的干燥外层果皮。

生境分布 全国大部分地区有产。均为栽培。

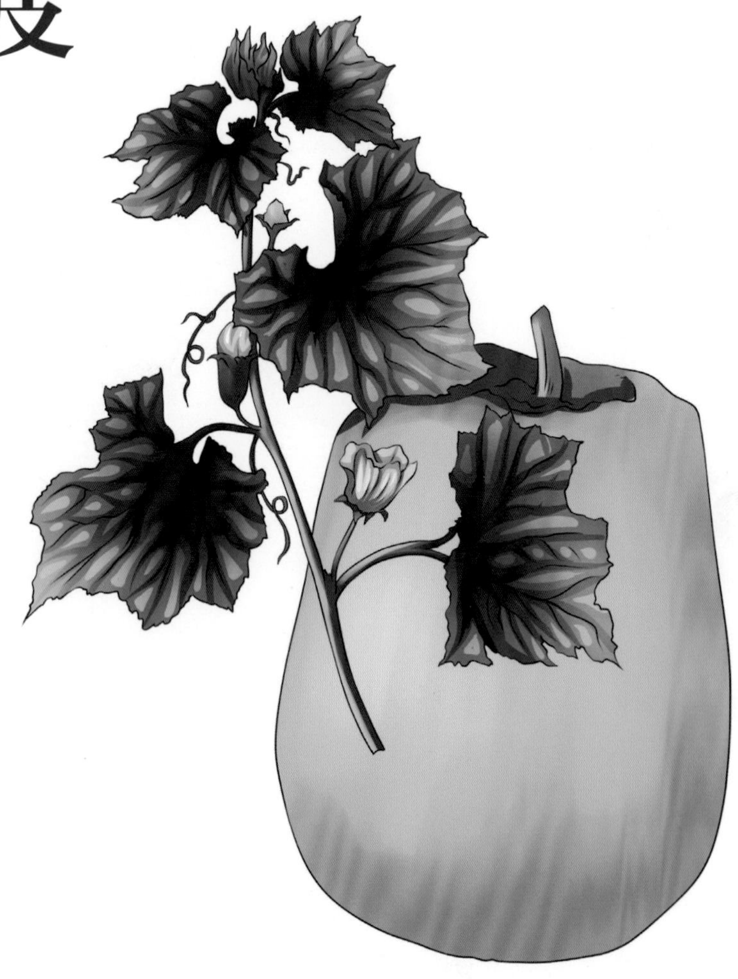

识别特征 一年生攀缘草本，多分枝，枝蔓粗壮，全体有白色刚毛；卷须2～3叉。叶片心状卵形，长宽均10～25厘米，通常5～7浅裂，裂片三角形或卵形，先端短尖，边缘有波状齿或钝齿。雌雄花均单生叶腋，黄色；花萼裂片三角状卵形，绿色，边缘有锯齿或波状浅裂，叶状，反折。果实长椭圆形，长25～60厘米，直径20～30厘米，幼时绿色，表面密被针状毛，成熟后有白色蜡质白粉，果肉肥厚纯白，疏松多汗。种子卵形，白色或黄白色，扁平，有窄缘。花期6～9月，果期7～10月。

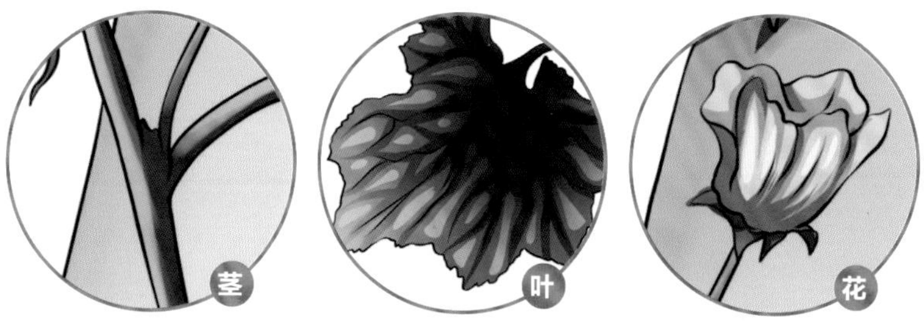

用量用法 9～30克。

精选验方 ①肾脏炎、小便不利、全身浮肿：冬瓜皮、白茅根、西瓜皮各30克，赤豆150克，玉蜀黍蕊20克。水煎，每日分3次服。②损伤腰痛：冬瓜皮适量。烧研，调酒服5克。③巨大荨麻疹：冬瓜皮适量。水煎当茶饮。④咳嗽：冬瓜皮（经霜）25克。调蜂蜜少许，水煎服。

使用注意 因营养不良而致虚肿慎服。

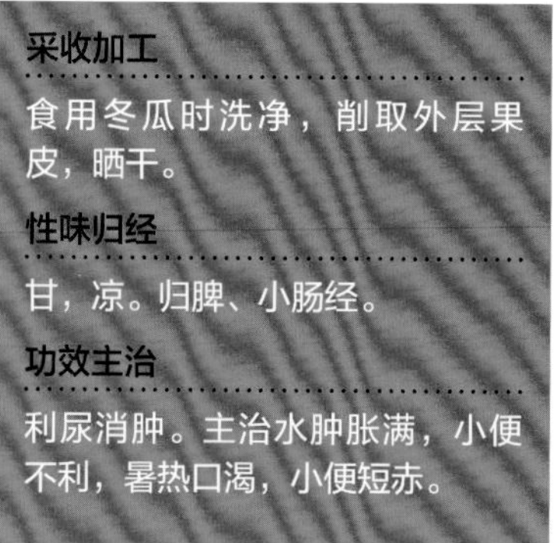

地枫皮

别名 地风、追地风、钻地风、南宁地枫皮。

来源 本品为八角科植物地枫皮 *Illicium difengpi* K. I. B. et K. I. M.的干燥树皮。

生境分布 生长于海拔200～500米石灰岩山地的山顶或石山疏林下。分布于广西西南部地区。

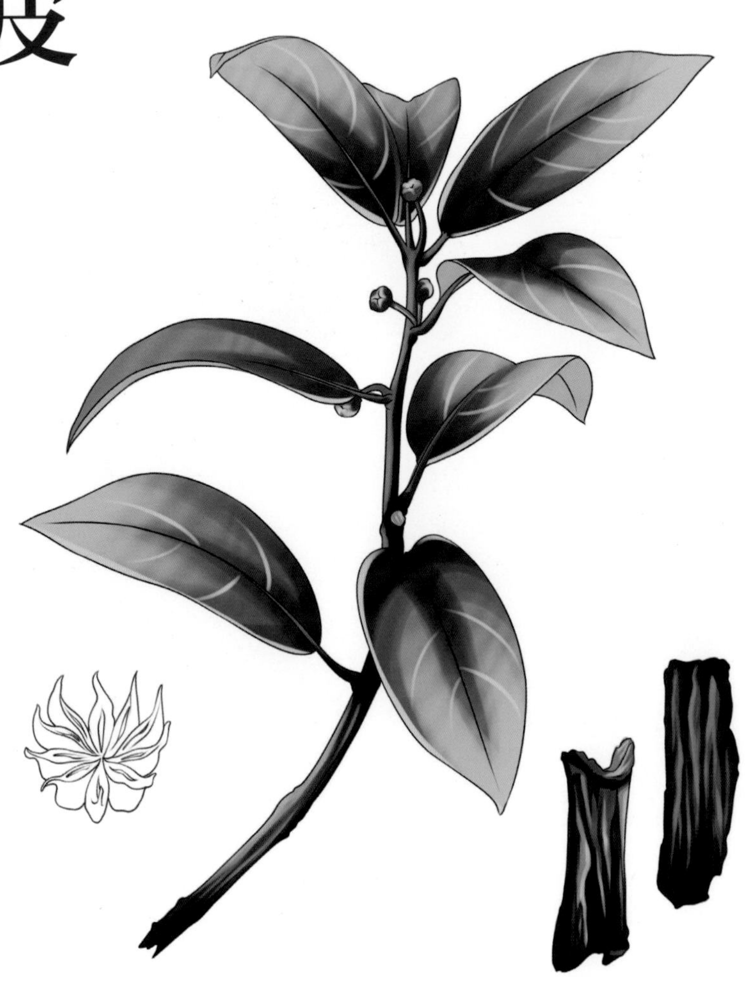

识别特征 常绿灌木，高1～3厘米。树皮灰褐色，有纵皱纹，质松脆易折断，断面颗粒性，芳香；嫩枝褐色。叶常3～5片集生于枝顶；叶柄较粗，长1.3～2.5厘米；叶片革质或厚革质，有光泽，倒披针形，长椭圆形或卵状椭圆形，长10～14厘米，宽3～6厘米，先端短渐尖，基部楔形或宽楔形，全缘，边缘稍向背面反转。花红色，腋生或近顶生，花梗长0.6～1.5厘米，花被片15～17枚，少数达20枚，最大一片宽椭圆形或近圆形，长约1.3厘米，宽1厘米，肉质；雄蕊21，稀18、20或22，长3.5～4毫米；心皮常为13，离生，轮状排列。蓇葖果9～11，先端有弯曲的尖头，长3～5毫米，果梗长1～4厘米。花期4～6月，果期7～9月。

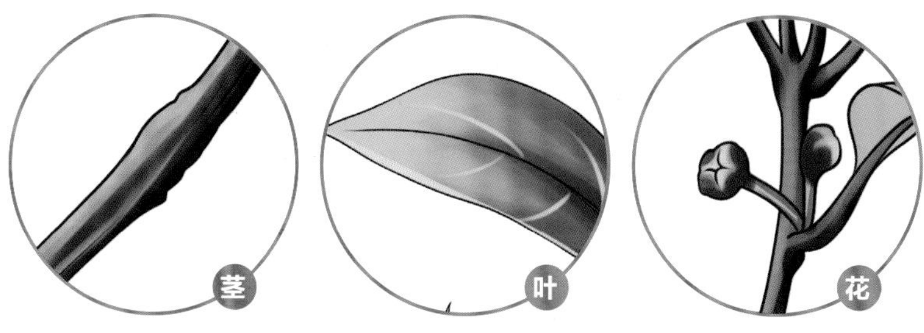

采收加工

春、秋两季剥取，晒干或低温干燥。

性味归经

微辛、涩，温；有小毒。归膀胱、肾经。

功效主治

祛风除湿，行气止痛。主治风湿痹痛，劳伤腰痛。

用量用法 6～9克。

精选验方 ①风湿关节痛、腰肌劳损：地枫皮6～9克。水煎服。②蜈蚣咬伤：地枫皮适量。研粉酒调外涂患处。

使用注意 无。

地骨皮

别名 杞根、地辅、地骨、地节、枸杞根、枸杞根皮。

来源 本品为茄科植物枸杞*Lycium chinense* Mill.的干燥根皮。

生境分布 生长于田野或山坡向阳干燥处；有栽培。主产于河北、河南、陕西、四川、江苏、浙江等地。

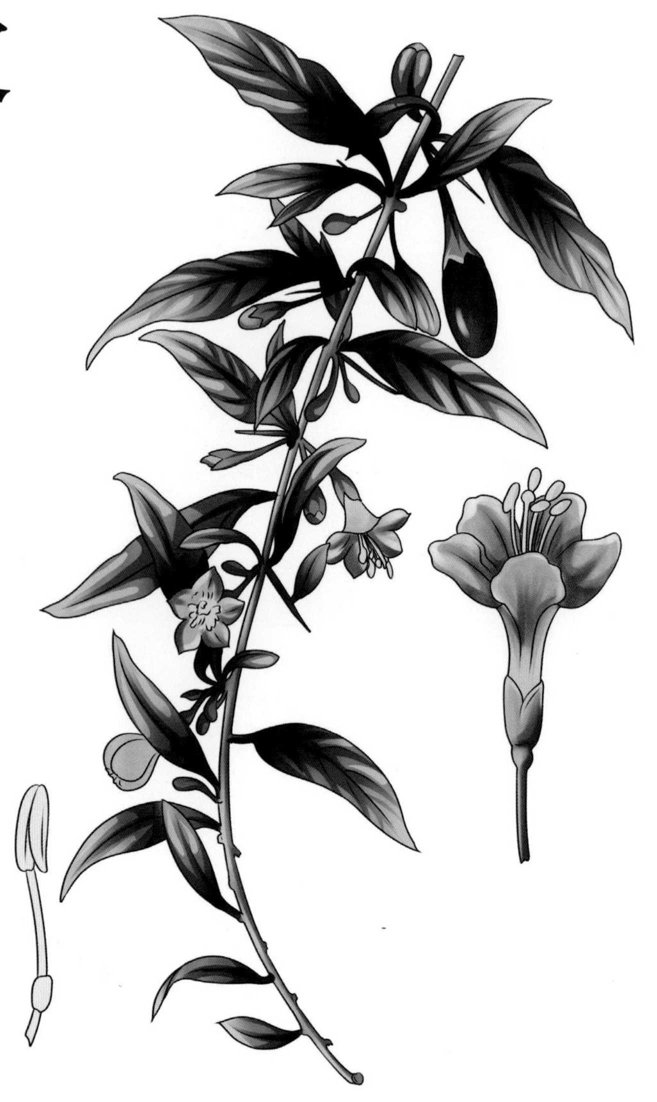

识别特征 灌木，高1～2米。枝细长，常弯曲下垂，有棘刺。叶互生或簇生于短枝上，叶片长卵形或卵状披针形，长2～5厘米，宽0.5～1.7厘米，全缘，叶柄长2～10毫米。花1～4朵簇生于叶腋，花梗细；花萼钟状，3～5裂；花冠漏斗状，淡紫色，5裂，裂片与筒部几等长，裂片有缘毛；雄蕊5，子房2室。浆果卵形或椭圆状卵形，长0.5～1.5厘米，红色，内有多数种子，肾形，黄包。花、果期6～11月。

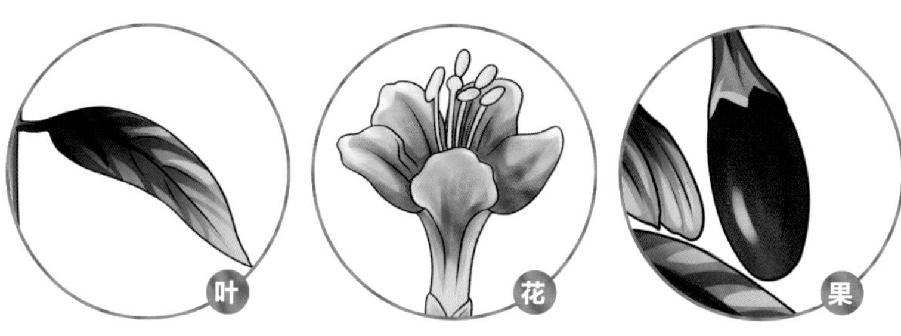

用量用法 9～15克。

精选验方 ①骨蒸肌热、解一切虚烦躁、生津液：地骨皮（洗，去心）、防风（去钗股）各50克，炙甘草0.5克。研细末，每服10克，以水一盏，生姜三片，竹叶7片，水煎服。②热劳：地骨皮100克，柴胡（去苗）50克。捣罗为散，每服10克，用麦门冬（去心）煎汤调下。③小儿肺盛、气急喘嗽：地骨皮、炒桑白皮各50克，炙甘草5克。上锉散，加粳米1撮，水二小盏，煎至七分，饭前服。④风虫牙痛：地骨皮适量。煎醋漱口；煎水饮亦可。⑤血淋：地骨皮适量。煎酒服；若新地骨皮加水捣汁，每盏入酒少许，空心温服效果更佳。

使用注意 外感风寒发热及脾虚便溏者不宜用。

采收加工

春初或秋后采挖根部，剥取根皮，晒干。

性味归经

甘，寒。归肺、肝、肾经。

功效主治

凉血除蒸，清肺降火。主治阴虚潮热，骨蒸盗汗，肺热咳嗽，咯血，衄血，内热消渴。

肉桂

别名 玉桂、牡桂、菌桂、筒桂、大桂、辣桂。

来源 本品为樟科植物肉桂*Cinnamomum cassia* Presl的干燥树皮。

生境分布 多为栽培。分布于广东、海南、云南等地。

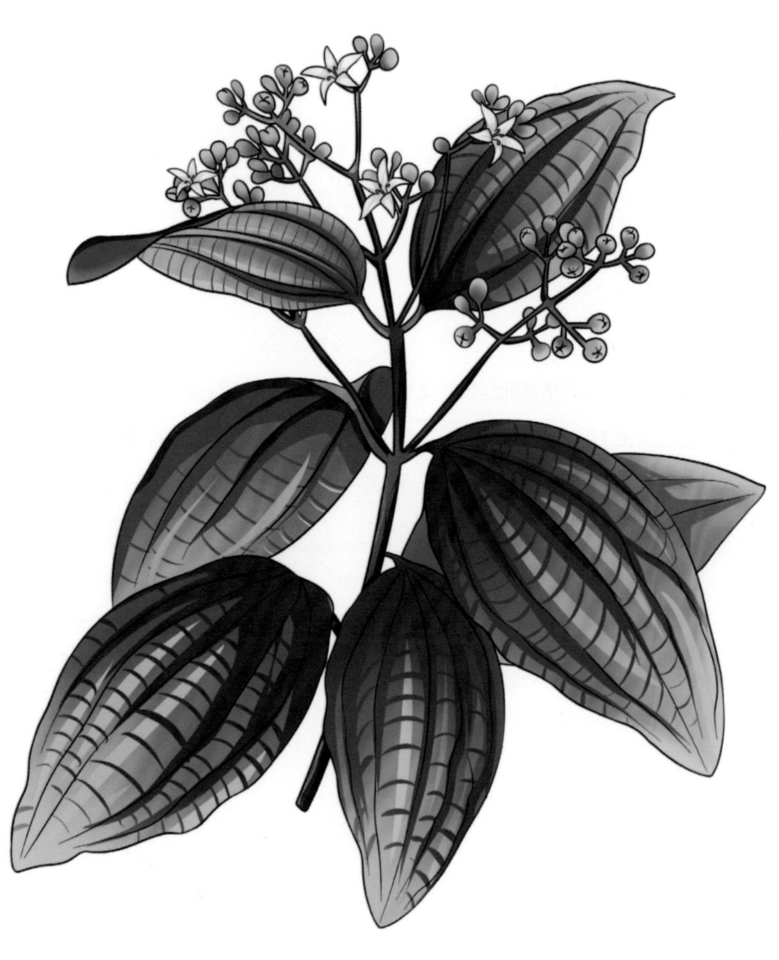

识别特征 常绿乔木，树皮灰褐色，幼枝多有4棱。叶互生，叶片革质长椭圆形或近披针形，先端尖，基部钝，全缘，3出脉于背面明显隆起。圆锥花序腋生或近顶生，花小白色，花被6片，能育雄蕊9，子房上位，胚珠1枚。浆果椭圆形，长1厘米，黑紫色，基部有浅杯状宿存花被。种子长圆形，紫色。花期5 ~ 7月，果期至次年2 ~ 3月。

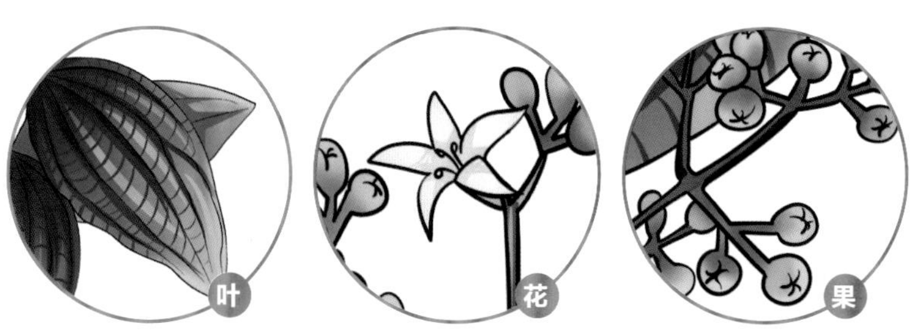

用量用法 1 ~ 5克。

精选验方 ①面赤口烂、腰痛足冷：肉桂、细辛各3克，玄参、熟地黄、知母各15克。水煎服。②支气管哮喘：肉桂粉1克。加入无水酒精10毫升，静置10小时后取上清液0.15 ~ 0.3毫升，加2％普鲁卡因至2毫升混匀，注入两侧肺俞穴，每穴0.1毫升。此法对心脏机能代偿不全及高衰竭患者忌用。③老年性支气管肺炎对本病阳虚型患者：肉桂9克。捣冲，分3次服，症状减轻后改为6克，服3剂；再用肾气丸18克，调理1周。④肾阳虚腰痛：肉桂粉适量。每次5克，每日2次，3周为1个疗程。

使用注意 有出血倾向者及孕妇慎用；不宜与赤石脂同用。

采收加工

多于秋季剥取，阴干。

性味归经

辛、甘，大热。归肾、脾、心、肝经。

功效主治

补火助阳，引火归元，散寒止痛，温通经脉。主治阳痿宫冷，腰膝冷痛，肾虚作喘，虚阳上浮，眩晕目赤，心腹冷痛，虚寒吐泻，寒疝腹痛，痛经经闭。

合欢皮

别名 合昏皮、夜合皮、合欢木皮。

来源 本品为豆科植物合欢*Albizia julibrissin* Durazz.的干燥树皮。

生境分布 生长于山谷、林缘、坡地，南北多有栽培。分布于辽宁、河北、陕西、甘肃、宁夏、新疆、山东、江苏、安徽、江西、福建、河南、湖北、湖南、广西、广东、四川、贵州、云南等地。

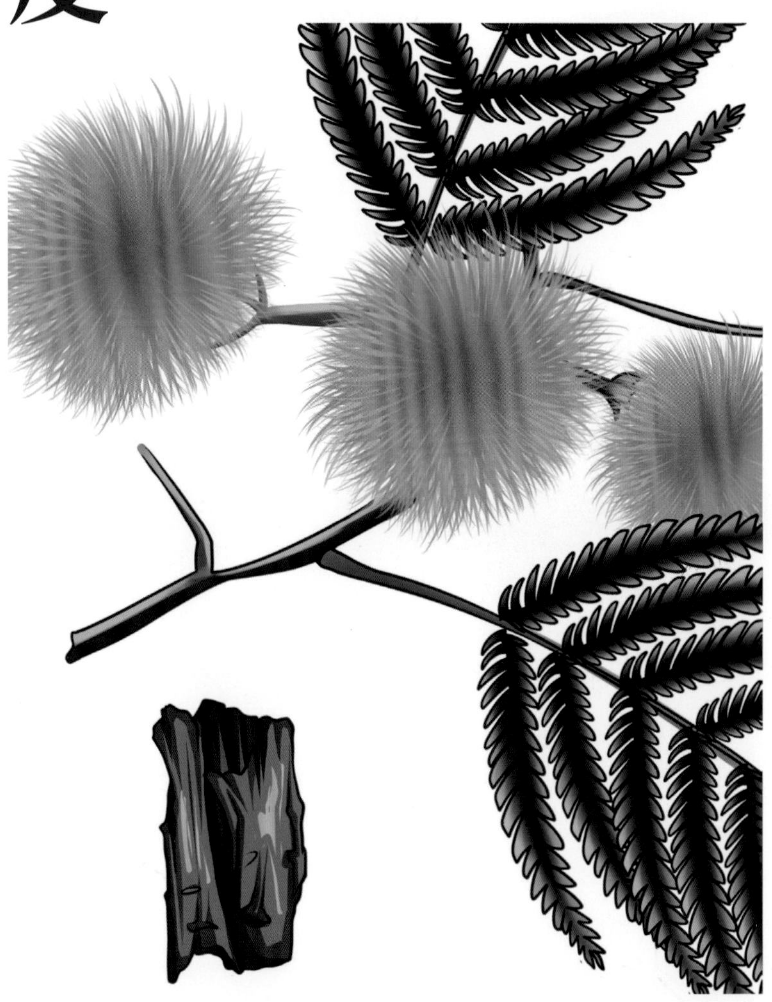

识别特征 落叶乔木，伞形树冠。叶互生，伞房状花序，雄蕊花丝犹如缕状，半白半红，故有“马缨花”“绒花”之称。树干浅灰褐色，树皮轻度纵裂。枝粗而疏生，幼枝带棱角。叶为偶数羽状复叶，小叶10～30对，镰刀状圆形，昼开夜合。伞房花序头状，萼及花瓣均为黄绿色，五裂，花丝上部为红色或粉红色丝状，簇结成球。果实为荚果。花期6～7月，果期为10月。

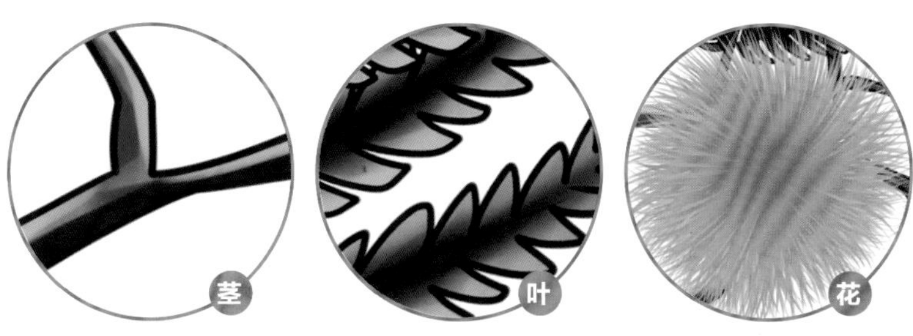

采收加工

夏、秋两季剥取，晒干。

性味归经

甘，平。归心、肝、肺经。

功效主治

解郁安神，活血消肿。主治心神不安，忧郁失眠，肺痈，疮肿，跌仆伤痛。

用量用法 6～12克。外用：适量，研末调敷。

精选验方 ①夜盲：合欢皮、千层塔各10克。水煎服。②肺痈久不敛口：合欢皮、白蔹各适量。上二味同煎水服。③伤损筋骨：合欢皮200克（炒干，研末），麝香、乳香各5克。每服15克，调温酒于不饥不饱时服。④打仆伤损骨折：合欢皮（去粗皮，取白皮，锉碎，炒令黄微黑色）200克，炒芥菜子50克。研为细末，调酒临夜服；粗滓罨疮上，扎缚之。⑤蜘蛛咬疮：合欢皮适量。捣末，和铛下墨，调生油外涂。

使用注意 阴虚津伤者慎用。

关黄柏

别名 关柏、檗木。

来源 本品为芸香科植物黄檗*Phellodendron amurense* Rupr.的干燥树皮。

生境分布 生长于深山、河边、溪旁林中。分布于辽宁、吉林、河北等地。

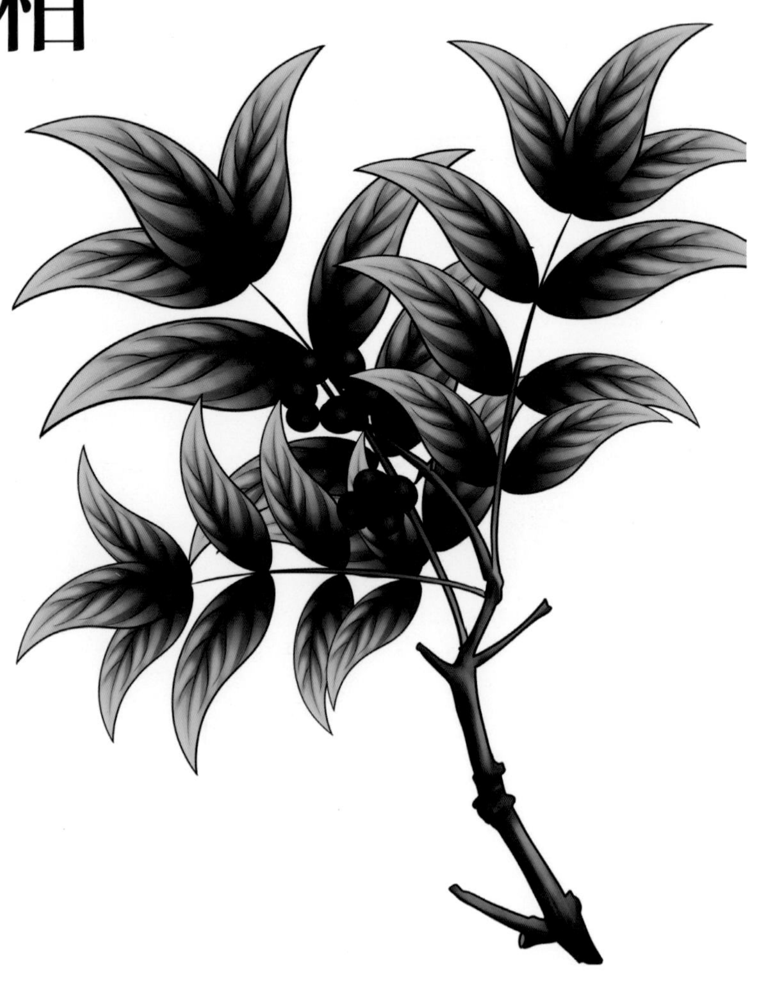

识别特征 乔木，高10～25米。树皮淡黄褐色或淡灰色，木栓层厚而软，有规则深纵沟裂。叶对生，羽状复叶，小叶5～13厘米，卵形或卵状披针形，长5～12厘米，宽3～4.5厘米，边缘具细锯齿或波状，有缘毛，上面暗绿色，下面苍白色。圆锥花序顶生，雌雄异株，花小而多，黄绿色。浆果状核果球形，紫黑色，有香气。花期5～6月，果期9～10月。

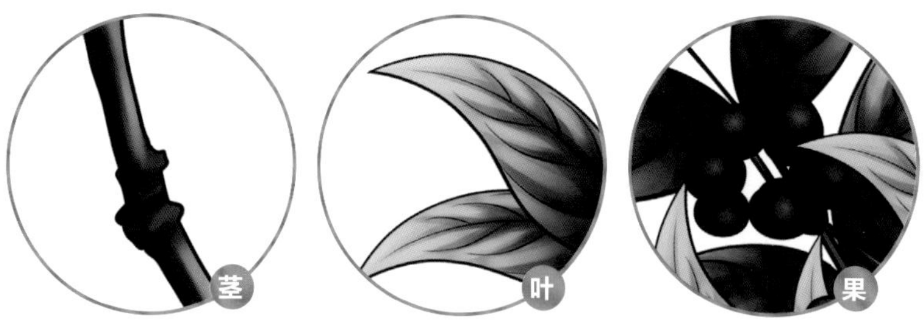

用量用法 3～12克。外用：适量。

精选验方 ①小儿热痢下血：关黄柏15克，赤芍药12克。上研为细末，饭和丸，麻子大，每服一二十丸，餐前米饮下，大者加丸数。②消渴尿多能食：关黄柏300克。以水一升，煮三、五沸，渴即饮之，恣饮数日。③肺壅，鼻中生疮，肿痛：关黄柏、槟榔等份。捣罗为末，以猪脂调敷之。④小儿脓疮，遍身不干：关黄柏末适量。入枯矾少许掺之。

使用注意 脾虚泄泻、胃弱食少者忌服。

采收加工

剥取树皮后，除去粗皮，晒干。

性味归经

苦，寒。归肾、膀胱经。

功效主治

清热燥湿，泻火除蒸，解毒疗疮。主治湿热泻痢，黄疸尿赤，带下阴痒，热淋涩痛，脚气痿躄，骨蒸劳热，盗汗，遗精，疮疡肿毒，湿疹湿疮。

花椒

别名 香椒、青椒、山椒、蜀椒、红椒、大花椒、青花椒、红花椒、大红袍。

来源 本品为芸香科植物花椒*Zanthoxylum bungeanum* Maxim.的干燥成熟果皮。

生境分布 生长于温暖湿润、土层深厚肥沃的壤土、沙壤土中。我国大部分地区有分布，但以四川产者为佳。

采收加工

秋季采收成熟果实，晒干，除去种子和杂质。

性味归经

辛，温。归脾、胃、肾经。

功效主治

温中止痛，杀虫止痒。主治脘腹冷痛，呕吐泄泻，虫积腹痛；外治湿疹，阴痒。

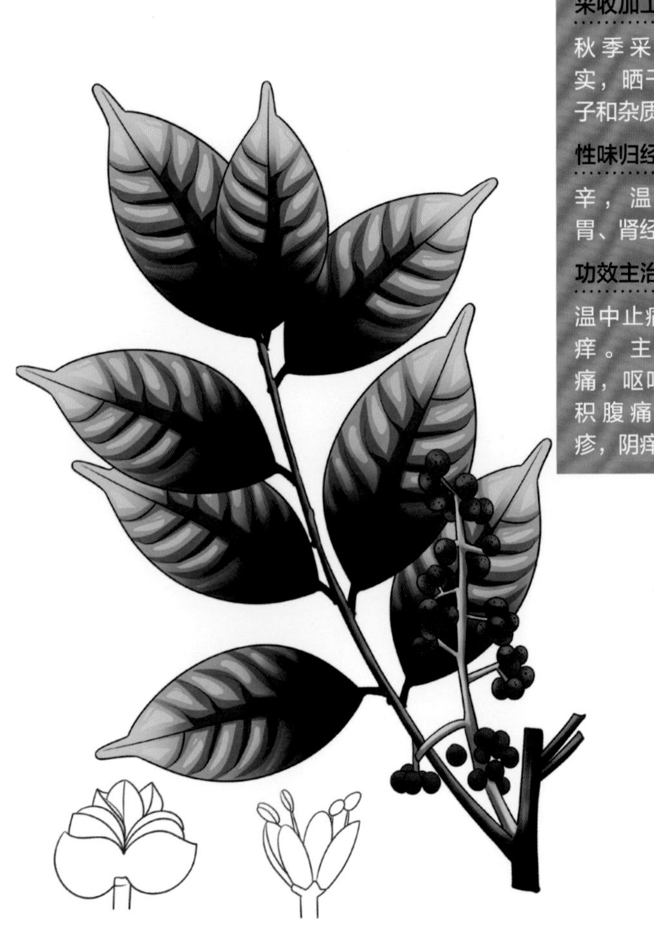

识别特征 灌木或小乔木，高3～6米。茎枝疏生略向上斜的皮刺，基部侧扁；嫩枝被短柔毛。叶互生，单数羽状复叶，长8～14厘米，叶轴具狭窄的翼，小叶通常5～9片，对生，几无柄，叶片卵形；椭圆形至广卵形，长2～5厘米，宽1.5～3厘米，先端急尖；通常微凹，基部为不等的楔形，边缘钝锯齿状，齿间具腺点，下面在中脉基部有丛生的长柔毛。伞房状圆锥花序，顶生或顶生于侧枝上，花单性，雌雄异株，花轴被短柔毛，花被片4～8，三角状披针形，雄花具雄蕊5～7，花药矩圆形，药隔近顶端具腺点，花丝线形，退化心皮2，先端2叉裂；雌花心皮通常3～4，子房背脊上部有凸出的腺点，花柱略外弯，柱头头状，子房无柄。成熟心皮通常2～3。果实红色至紫红色，密生疣状凸起的腺点。种子1，黑色，有光泽。花期3～5月，果期7～10月。

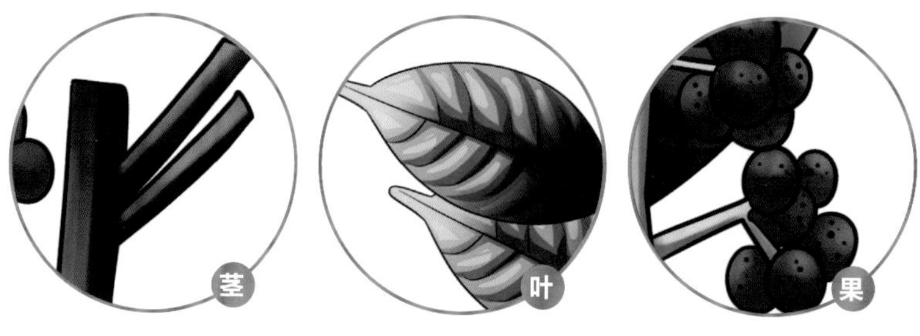

用量用法 3～6克，煎服。外用：适量，煎汤熏洗。

精选验方 ①胃腹冷痛：花椒、干姜各10克，党参20克。煎后去渣，加入饴糖少许温服。②蛔虫性肠梗阻：花椒15克，麻油200克。将麻油放锅中煎熬，投入花椒至微焦为止，捞出冷却，去花椒服油，每次服完；如梗阻时间过长，中毒症状明显，并有肠坏死或有阑尾蛔虫可能者，皆不宜服用。③早、中期血吸虫病：花椒（去椒目及杂质）适量。小火微炒约10分钟，磨成细粉，装入胶囊，每粒含量为0.4克，成人每日5克（儿童酌减），分3次服，20～25日为1个疗程。

使用注意 阴虚火旺者及孕妇忌用。

杜仲

别名 胶树、棉树皮、丝棉皮、丝楝树皮。

来源 本品为杜仲科植物杜仲*Eucommia ulmoides* Oliv.的干燥树皮。

生境分布 生长于山地林中或栽培。分布于四川大巴山区、陕西、贵州、河南伏牛山区、湖南湘西苗族自治州、常德、湖北恩施等地。此外，广西、浙江、甘肃也有分布。

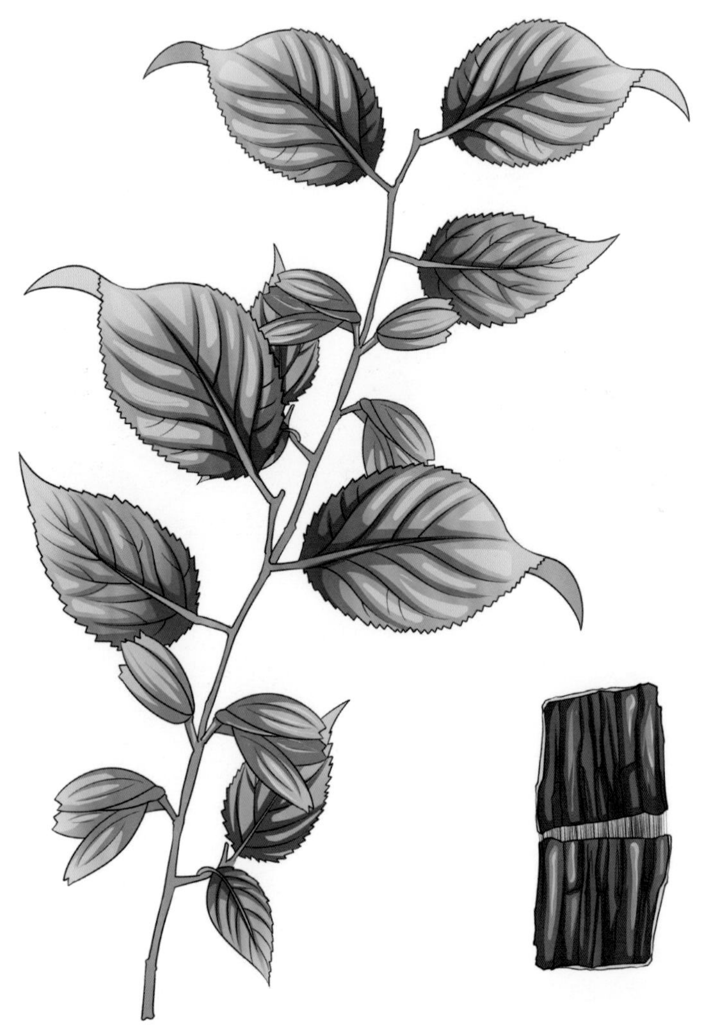

识别特征 落叶乔木，高达20米。树皮和叶折断后均有银白色细丝。叶椭圆形或椭圆状卵形，先端长渐尖，基部圆形或宽楔形，边缘有锯齿。花单性，雌雄异株，无花被，先叶或与叶同时开放，单生于小枝基部。翅果长椭圆形而扁，长约3.5厘米，先端凹陷，种子1粒。果期10~11月。

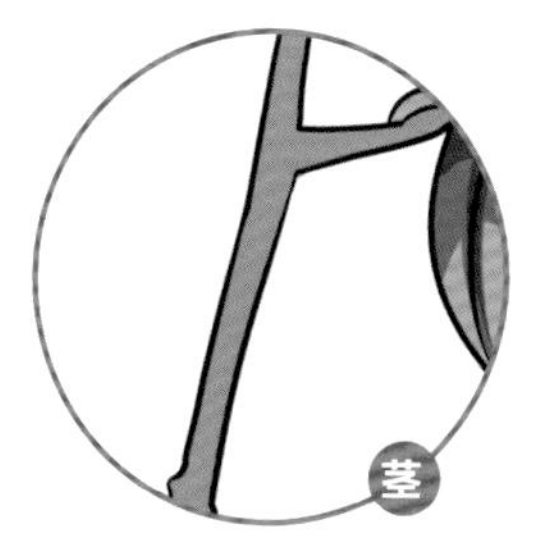

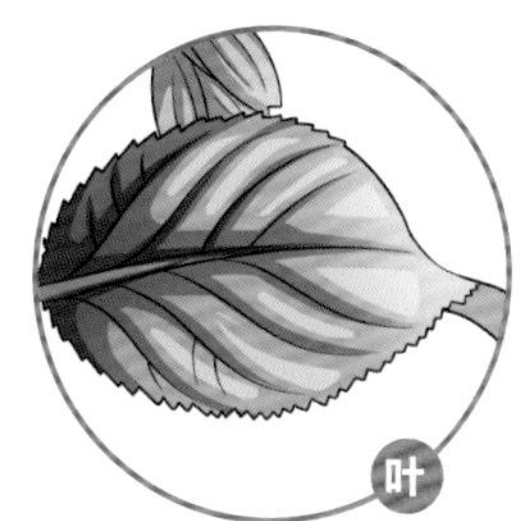

用量用法 6~10克。

精选验方 ①腰痛：杜仲（炒去丝）、八角茴香各15克，川木香5克。水1盅，酒半盅，煎服，渣再煎。②小便淋漓、阴部湿痒：杜仲15克，丹参l0克，川芎、桂枝各6克，细辛3克。水煎服，每日1剂。③早期高血压病：生杜仲20克，桑寄生25克，生牡蛎30克，白菊花、枸杞子各15克。水煎服。④预防流产：杜仲、当归各10克，白术8克，泽泻6克。加水煎至150毫升，每日1剂，分3次服。⑤筋脉挛急、腰膝无力：杜仲15克，川芎6克，炙附子3克。水煎服，每日1剂。⑥胎动不安：杜仲（焙干）适量。研为细末，煮枣肉糊丸，每丸10克，早、晚各服1丸。

使用注意 阴虚火旺者慎用。

采收加工

4~6月剥取，剥去粗皮，堆置“发汗”至内皮呈紫褐色，晒干。

性味归经

甘，温。归肝、肾经。

功效主治

补肝肾，强筋骨，安胎。主治肝肾不足，腰膝酸痛，筋骨无力，头晕目眩，妊娠漏血，胎动不安。

牡丹皮

别名 丹皮、丹根、牡丹根皮。

来源 本品为毛茛科植物牡丹*Paeonia suffruticosa* Andr.的干燥根皮。

生境分布 生长于向阳、不积水的斜坡、沙质地。分布于河南、安徽、山东等地，以安徽凤凰山等地的质量最佳。

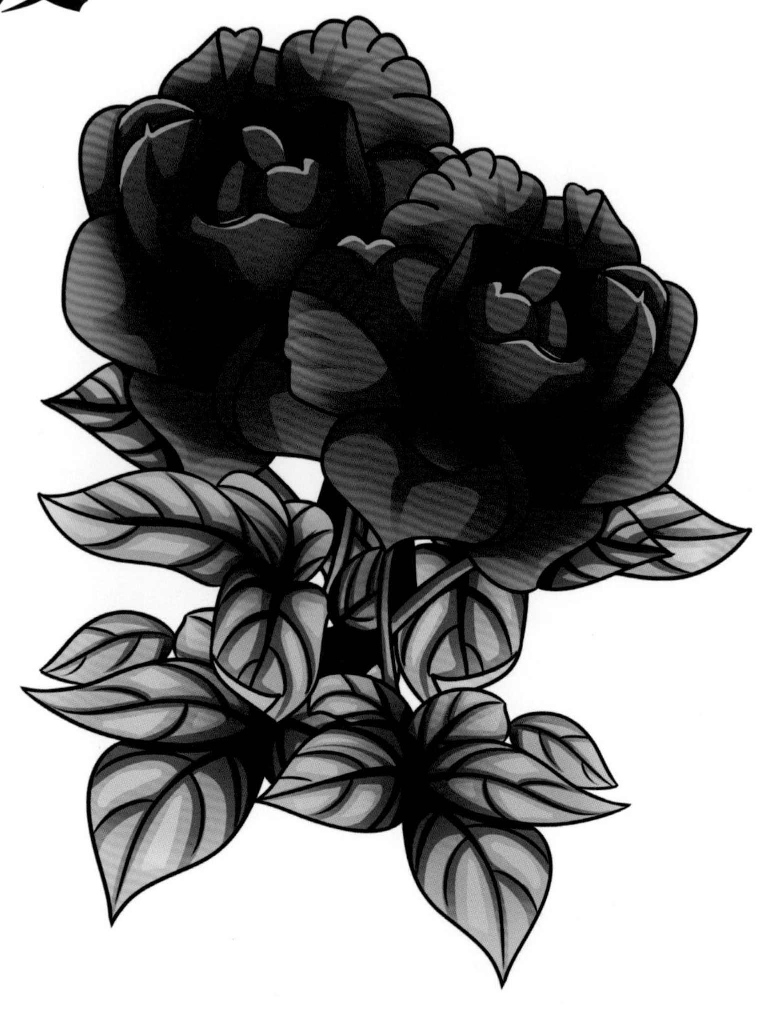

识别特征 落叶小灌木，高1～2米，主根粗长。根皮呈圆筒状或槽状，外表灰棕色或紫褐色，有横长皮孔及支根痕。去栓皮的外表粉红色，内表面深棕色，并有多数光亮细小结晶（牡丹酚）附着。质硬脆，易折断。叶为2回3出复叶，小叶卵形或广卵形，顶生小叶片通常3裂。花大型，单生枝顶，萼片5，花瓣5至多数，白色、红色或浅紫色，雄蕊多数；心皮3～5枚，离生。聚合蓇葖果，表面密被黄褐色短毛。花期5～7月，果期7～8月。

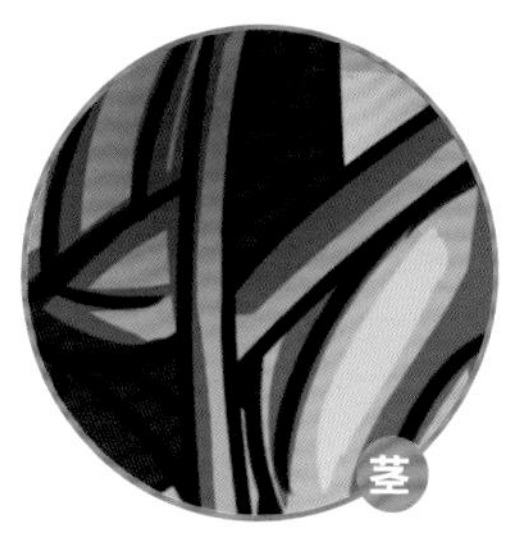

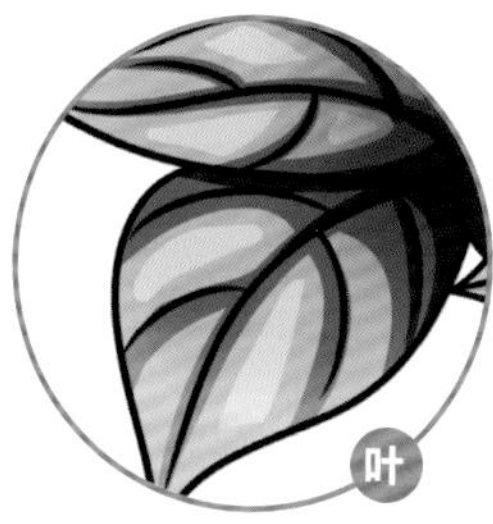

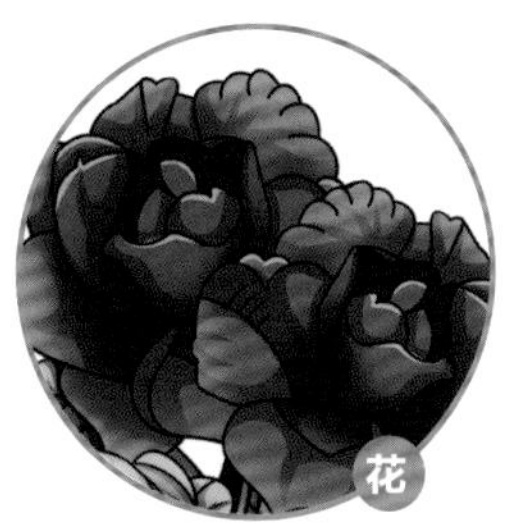

用量用法 6～12克。

精选验方 ①肾虚腰痛：牡丹皮、萆薢、白术、桂（去粗皮）各等份。上四味药，捣罗为散。每服15克，温酒调下。②过敏性鼻炎：牡丹皮9克。水煎服，连服10日为1个疗程。③牙痛：牡丹皮、防风、生地黄、当归各20克，升麻15克，青皮12克，细辛5克。水煎服。④阑尾炎初起、腹痛便秘：牡丹皮12克，生大黄8克，红藤、金银花各15克。水煎服。

使用注意 孕妇慎用。

采收加工

秋季采挖根部，除去细根和泥沙，剥取根皮，晒干或刮去粗皮，除去木心，晒干。前者习称连丹皮，后者习称刮丹皮。

性味归经

苦、辛，微寒。归心、肝、肾经。

功效主治

清热凉血，活血化瘀。主治热入营血，温毒发斑，吐血衄血，夜热早凉，无汗骨蒸，经闭痛经，跌仆伤痛，痈肿疮毒。

陈皮

别名 橘皮、贵老、柑皮、红皮、黄橘皮、广橘皮、新会皮、广陈皮。

来源 本品为芸香科植物橘*Citrus reticulata* Blanco及其栽培变种的干燥成熟果皮。药材分为“陈皮”和“广陈皮”。

生境分布 栽培于丘陵、低山地带、江河湖泊沿岸或平原。分布于广东、福建、四川、重庆、浙江、江西、湖南等地。其中以广东新会、四会、广州近郊产者质佳，以四川、重庆等地产量大。

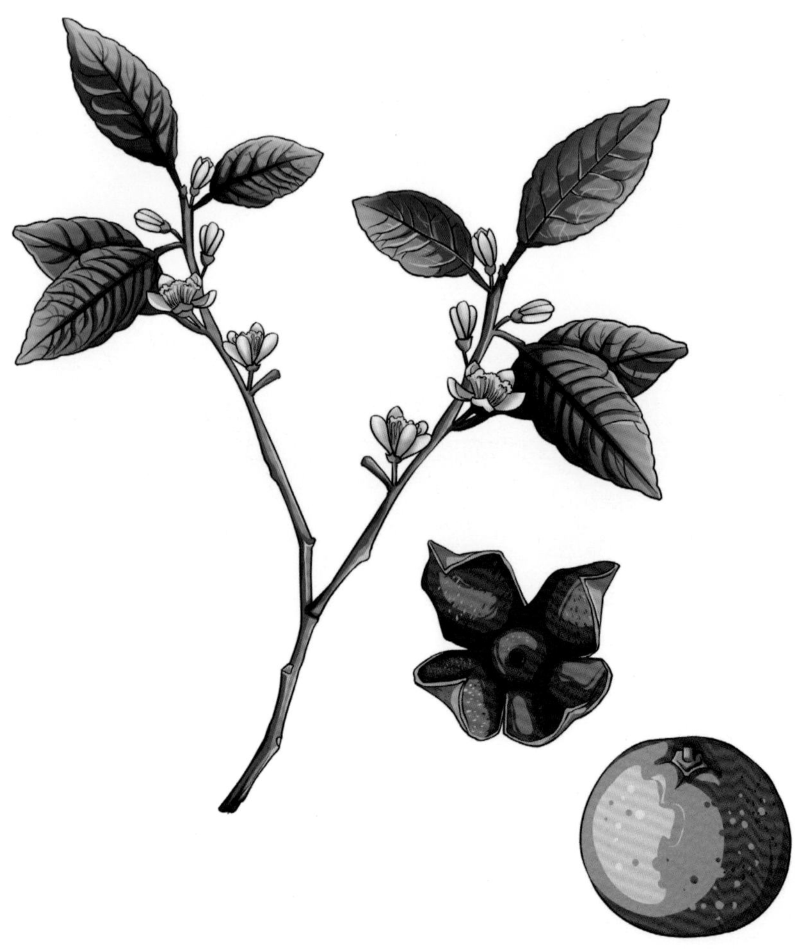

识别特征 常绿小乔木，高约3米。小枝柔弱，通常有刺。叶互生，叶柄细长，翅不明显，叶革质，披针形或卵状披针形，长5.5～8厘米，宽2.5～4厘米，先端渐尖，基部楔形，全缘或有钝齿，上面深绿色，下面淡绿色，中脉稍凸起。春季开黄白色花，单生或簇生叶腋，芳香。萼片5，花瓣5，雄蕊18～24，花丝常3～5枚合生，子房9～15室，柑果扁圆形或圆形，直径5～7厘米，橙黄色或淡红色，果皮疏松，肉瓤极易分离。种子卵形，白黄色，先端有短嘴状凸起。果期10～12月。

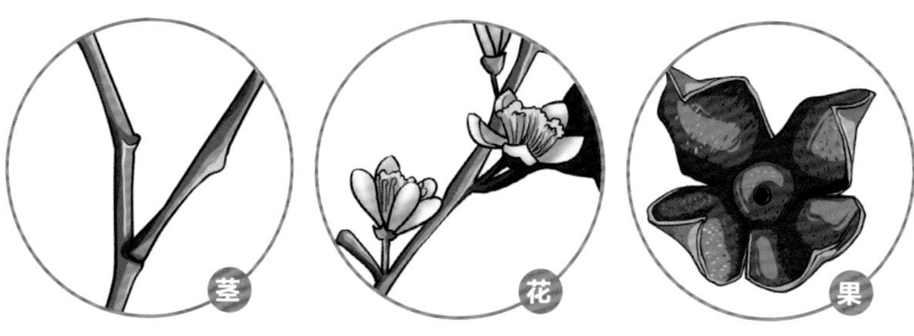

采收加工

采摘成熟果实，剥取果皮，晒干或低温干燥。

性味归经

苦、辛，温。归肺、脾经。

功效主治

理气健脾，燥湿化痰。主治脘腹胀满，食少吐泻，咳嗽痰多。

用量用法 3～10克。

精选验方 ①脾胃不调、冷气暴折，客乘于中，寒则气收聚，聚则壅遏不通，是以胀满，其脉弦迟：陈皮120克，白术60克。上为细末，酒糊和丸如梧桐子大，煎木香汤下30丸，食前。②体质壮实之高血脂病：陈皮25克，山楂15克，丹参10克，甘草5克。以1500毫升煮沸，小火再煮20分钟，过滤即可服用；经常腹泻或消化性溃疡者不宜。

使用注意 气虚体燥、阴虚燥咳、吐血及内有实热者慎服。

青皮

别名 个青皮、青皮子、四花青皮。

来源 本品为芸香科植物橘 *Citrus reticulata Blanco*及其栽培变种的干燥幼果或未成熟果实的果皮。

生境分布 栽培于丘陵、低山地带、江河湖泊沿岸或平原。分布于广东、福建、四川、浙江、江西等地。

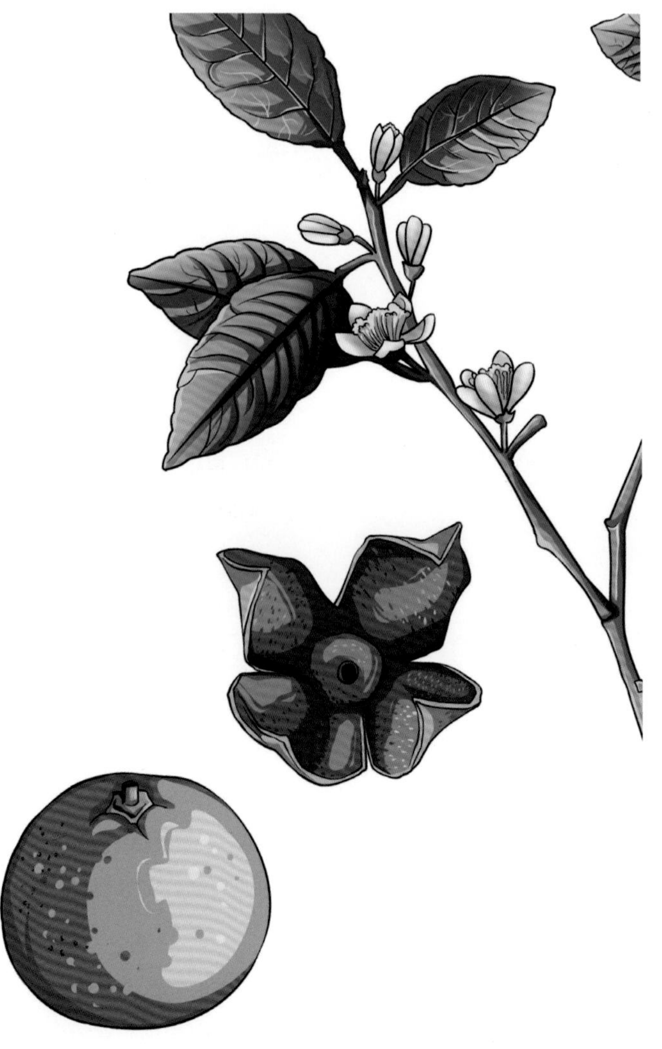

识别特征 常绿小乔木或灌木，高约3米；枝柔弱，通常有刺。叶互生，革质，披针形至卵状披针形，长5.5~8厘米，宽2.9~4厘米，顶端渐尖，基部楔形，全缘或具细钝齿；叶柄细长，翅不明显。花小，黄白色，单生或簇生于叶腋，萼片5，花瓣5，雄蕊18~24，花丝常3~5枚合生；子房9~15室。柑果扁球形，直径5~7厘米，橙黄色或淡红黄色，果皮疏松，肉瓤极易分离。花期3~4月，果期10~12月。

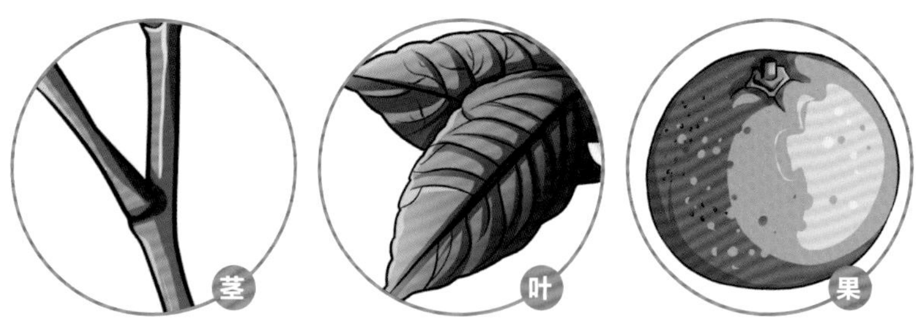

用量用法 3~10克。

精选验方 ①疝气冲筑，小便牵强作痛：青皮240克（醋炒），葫芦巴100克，当归、川芎、小茴香各30克（俱酒洗炒）。研为末，每早服15克，白汤调下。②疟疾寒热：青皮50克（烧存性）。研末，病发前温酒服5克，临时再服。③乳癌：青皮20克。水一盏半，煎一盏，徐徐服之，每日1服；或用酒服。④伤寒呃逆：青皮（全者）适量。研末，每服10克，白汤下。

使用注意 本品性峻烈，易耗损正气，故气虚者慎用。

采收加工

5~6月收集幼果，晒干，习称“个青皮”；7~8月采收未成熟的果实，在果皮上纵剖成四瓣至基部，除尽瓤瓣，晒干，习称“四花青皮”。

性味归经

苦、辛，温。归肝、胆、胃经。

功效主治

疏肝破气，消积化滞。主治胸胁胀痛，疝气疼痛，乳癖，乳痈，食积气滞，脘腹胀痛。

苦楝皮

别名 苦楝、森树、翠树、楝树果、楝枣子、苦楝树、紫花树、川楝皮。

来源 本品为楝科植物楝*Melia azedarach* L.的干燥树皮和根皮。

生境分布 生长于土壤湿润、肥沃的杂木林和疏林内，栽培于村旁附近或公路边。前者全国大部分地区均产，后者分布于四川、湖北、贵州、河南等地。

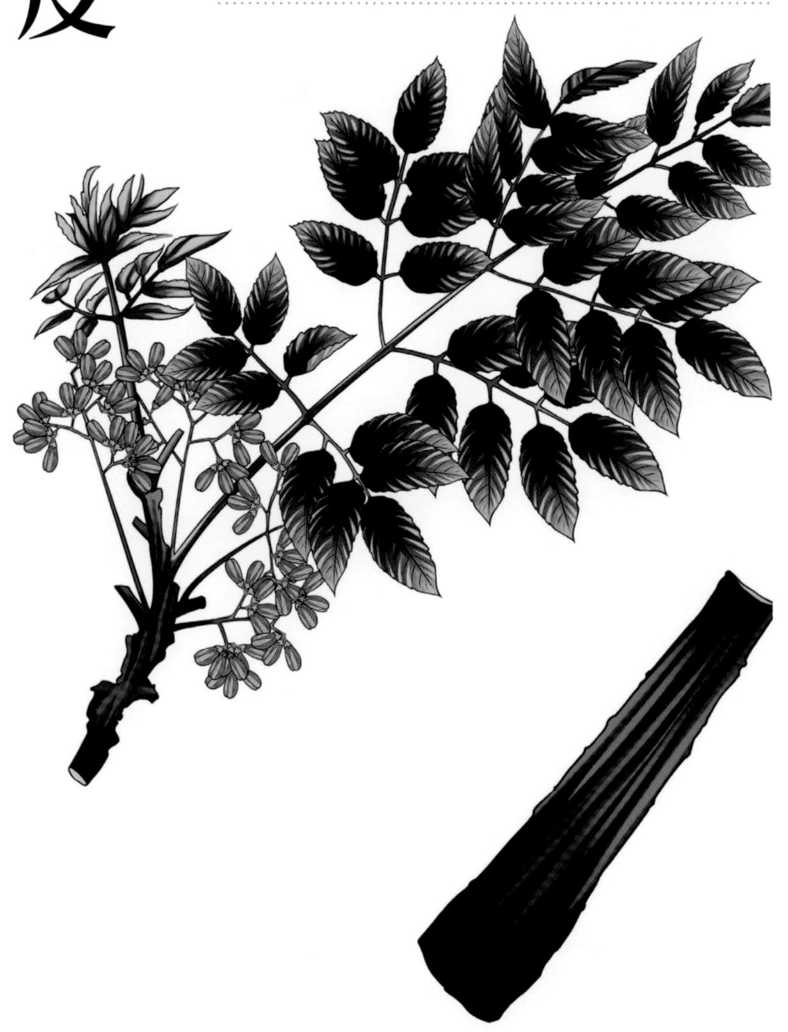

识别特征 落叶乔木，高15～20米。树皮暗褐色，幼枝有星状毛，旋即脱落，老枝紫色，有细点状皮孔。2回羽状复叶，互生，长20～80厘米；小叶卵形至椭圆形，长3～7厘米，宽2～3厘米，基部阔楔形或圆形，先端长尖，边缘有齿缺，上面深绿，下面浅绿，幼时有星状毛，稍后除叶脉上有白毛外，余均无毛。圆锥花序腋生；花淡紫色，长约1厘米；花萼5裂，裂片披针形，两面均有毛；花瓣5，平展或反曲，倒披针形；雄蕊管通常暗紫色，长约7毫米。核果圆卵形或近球形，长约3厘米，淡黄色，4～5室，每室具种子1枚。花期4～5月，果期10～11月。

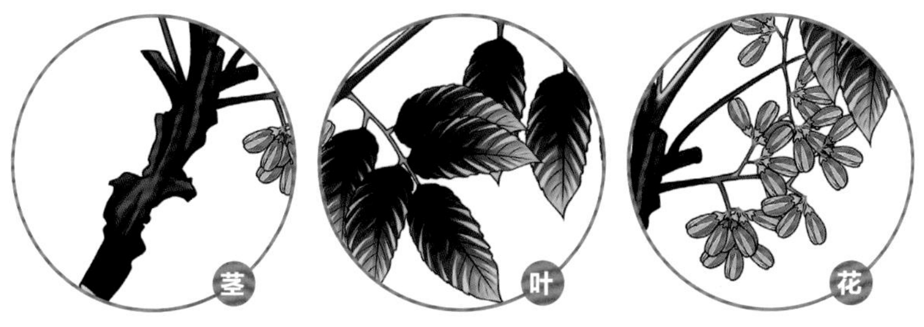

用量用法 3～6克。外用：适量，研末，用猪油调敷患处。

精选验方 ①疥疮风虫：楝根皮、皂角（去皮子）各等份。研为末，猪油调涂。②小儿虫痛不可忍者：苦楝根白皮100克，白芜荑25克。上药为末，每服10克，水200毫升煎取100毫升，放冷，待发时服，量大小加减，无时。③痢疾：苦楝树皮12克，骨碎补、樾木花各9克，荆芥、青木香6克。水煎服。④虫牙痛：苦楝树皮适量。煎汤漱口。

使用注意 孕妇及肝肾功能不全者慎用。

采收加工

春、秋两季剥取，晒干，或除去粗皮，晒干。

性味归经

苦，寒；有毒。归肝、脾、胃经。

功效主治

杀虫，疗癣。主治蛔虫病，蛲虫病，虫积腹痛；外治疥癣瘙痒。

厚朴

别名 厚皮、重皮、赤朴、烈朴、川朴、紫油厚朴。

来源 本品为木兰科植物厚朴*Magnolia officinalis* Rehd. et Wils.的干燥干皮、根皮及枝皮。

生境分布 常混生于落叶阔叶林内或生长于常绿阔叶林缘。分布于四川、安徽、湖北、浙江、贵州等地。以湖北恩施地区所产质量最佳，其次四川、浙江产者也佳。

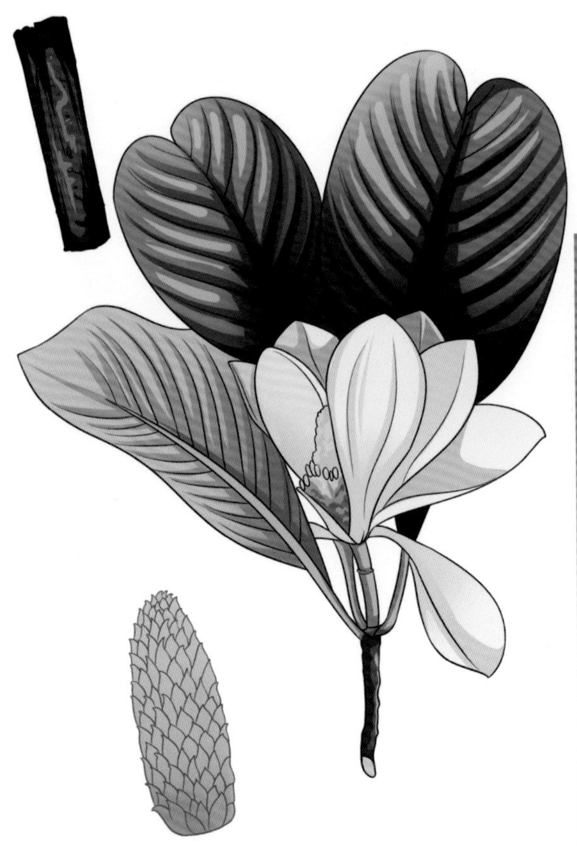

采收加工

4～6月剥取根皮及枝皮直接阴干；干皮置沸水中微煮后，堆置阴湿处，“发汗”至内表面变紫褐色或棕褐色时，蒸软，取出，卷成筒状，干燥。

性味归经

苦、辛，温。归脾、胃、肺、大肠经。

功效主治

燥湿消痰，下气除满。主治湿滞伤中，脘痞吐泻，食积气滞，腹胀便秘，痰饮喘咳。

识别特征 落叶乔木，高5～15米。树皮紫褐色。小枝幼时有细毛，老时无毛，冬芽粗大，圆锥状，芽鳞密被淡黄褐色茸毛。叶互生，椭圆状倒卵形，长35～45厘米，宽12～20厘米，先端圆而有短急尖头，稀钝，基部渐狭成楔形，有时圆形，全缘，上面淡黄绿色，无毛，幼叶下面密生灰色毛，侧叶呈白粉状，侧脉上密生长毛；叶柄长3～4厘米。花与叶同时开放，单生枝顶，杯状，白色，芳香，直径约15厘米；花梗粗短，长2～3.5厘米，密生丝状白毛；萼片与花瓣共9～12，或更多，肉质，几等长；萼片长圆状倒卵形，淡绿白色，常带紫红色；花瓣匙形，白色；雄蕊多数，螺旋状排列；雌蕊心皮多数，分离，子房长圆形。聚合果长椭圆状卵形，长9～12厘米，直径5～6.5厘米，心皮排列紧密，成熟时木质，顶端有弯尖头。种子三角状倒卵形，外种皮红色。花期4～5月，果期9～10月。

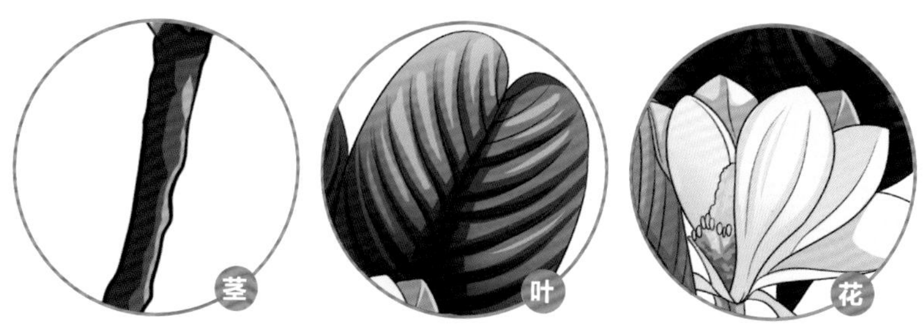

用量用法 3～10克。

精选验方 ①腹满痛大便闭者：厚朴400克，大黄200克，枳实5枚。上三味药以水一斗二升，先煮二味，取五升，内大黄煮取三升，温服一升，以利为度。②水谷痢久不瘥：厚朴、黄连各150克。锉，水三升，煎取一升，空心细服。③中寒洞泄：厚朴、干姜各等份。上为末，蜜丸梧子大，任下三十丸。④虫积：厚朴、槟榔各10克，乌梅2个。水煎服。

使用注意 本品辛苦温燥湿，易耗气伤津，故气虚津亏者及孕妇当慎用。

香加皮

别名 臭槐、羊奶条、羊角槐、羊交叶、狭叶萝。

来源 本品为萝藦科植物杠柳*Periploca sepium* Bge.的干燥根皮。

生境分布 生长于河边、山野、沙质地。分布于吉林、辽宁、内蒙古、河北、山西、陕西、四川等地。

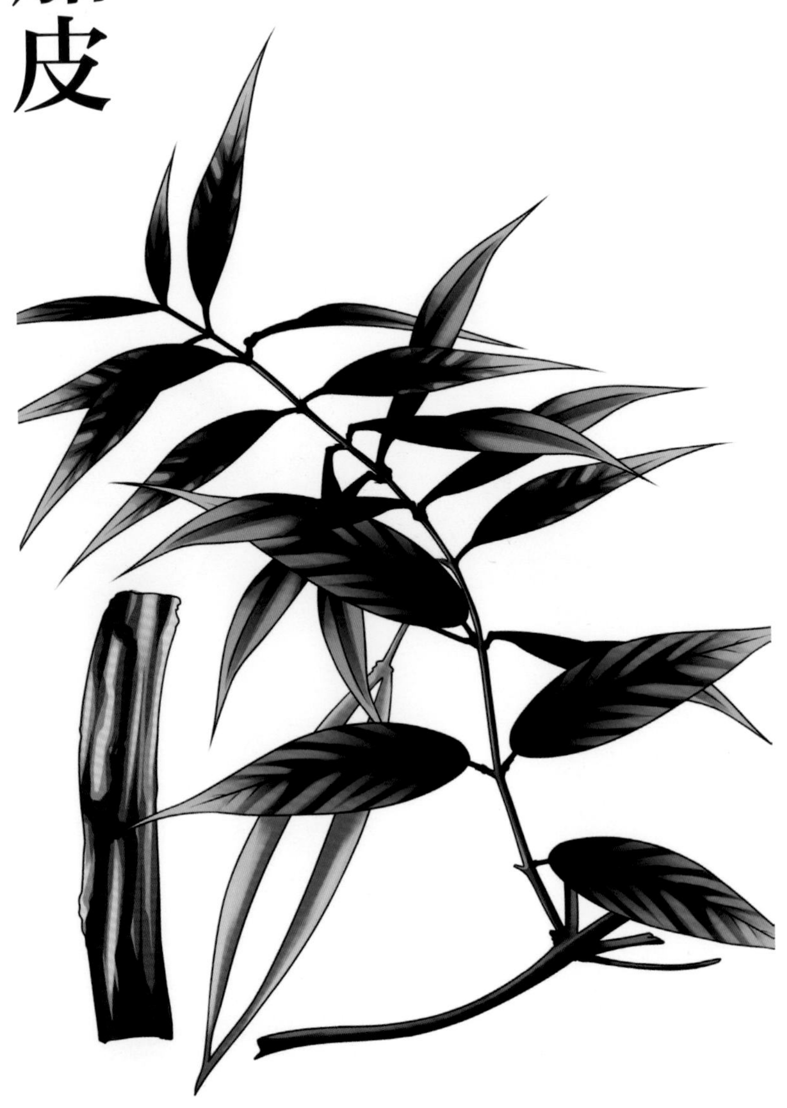

识别特征 落叶蔓性灌木，高约1.5米。具乳汁，除花外全株无毛。叶对生，叶柄长约3厘米，叶片膜质，卵状长圆形，长5～9厘米，宽1.5～2.5厘米，先端渐尖，基部楔形；侧脉多数，聚伞花序腋生，有花数朵；花萼5深裂，裂片先端钝，花萼内面基部有10个小腺体；花冠紫红色，裂片5，中间加厚呈纺锤形，反折，内面被长柔毛；副花冠5枚，10裂，其中5裂片丝状伸长，被柔毛；雄花着生于副花冠内面，花药包围着柱头，心皮离生，花粉颗粒状，藏在直立匙形的载粉器内。蓇葖果双生，圆柱状，长7～12厘米，直径约5毫米，具纵条纹。种子长圆形，先端具长约3厘米的白色绢质种毛。花期5～6月，果期7～9月。

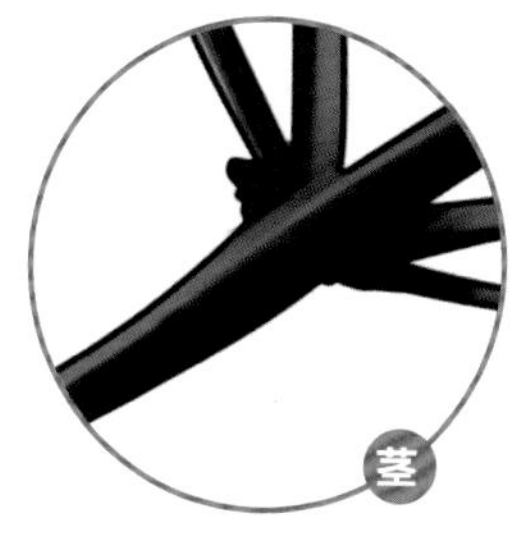

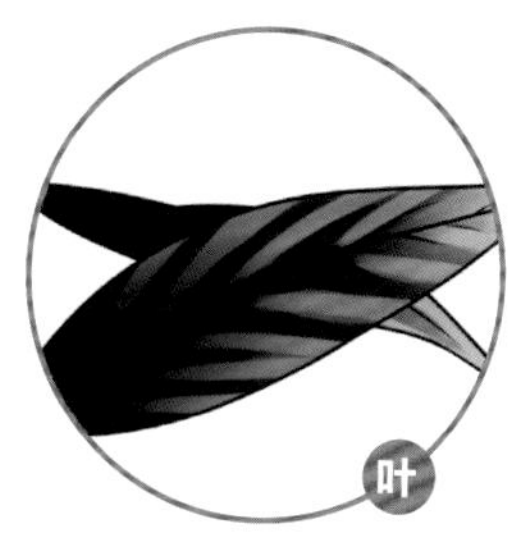

用量用法 3～6克。

精选验方 ①风湿性关节炎，关节拘挛疼痛：香加皮、白鲜皮、穿山龙各15克。白酒浸泡24小时，每日服10毫升。②筋骨软弱、脚痿行迟：香加皮、牛膝、木瓜各等份为末。每次3克，每日3次。③水肿、小便不利：香加皮、生姜皮、茯苓皮、陈皮、大腹皮各9克。水煎服。④水肿：香加皮4.5～9克。水煎服。

使用注意 不宜过量服用。

采收加工

春、秋两季采挖，剥取根皮，晒干。

药性物能

辛、苦，温；有毒。归肝、肾、心经。

功效主治

利水消肿，祛风湿，强筋骨。主治下肢浮肿，心悸气短，风寒湿痹，腰膝酸软。

秦皮

别名 梣皮、鸡糠树、青榔木、白荆树。

来源 本品为木犀科植物苦枥白蜡树*Fraxinus rhynchophylla* Hance等的干燥枝皮或干皮。

生境分布 生长于山沟、山坡及丛林中。分布于陕西、河北、河南、吉林、辽宁等地。

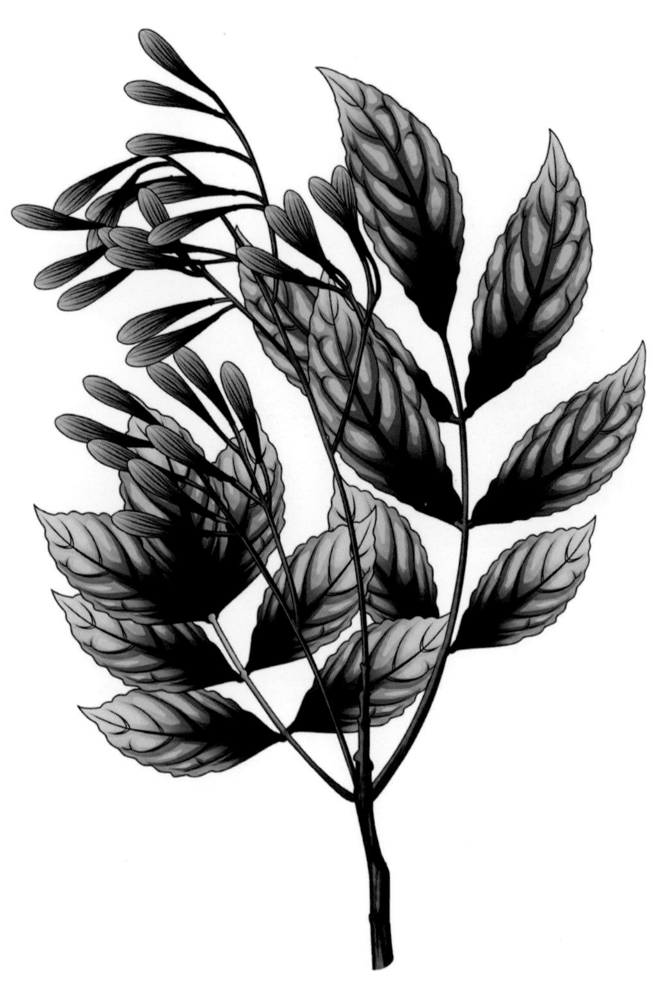

识别特征 落叶乔木，高10米左右。叶对生，单数羽状复叶，小叶5～9枚，以7枚为多数，椭圆或椭圆状卵形，顶端渐尖或钝。花圆锥形，花小；雄性花、两性花异株，通常无花瓣，花轴无毛，雌雄异株。花期5～6月，果期8～9月。

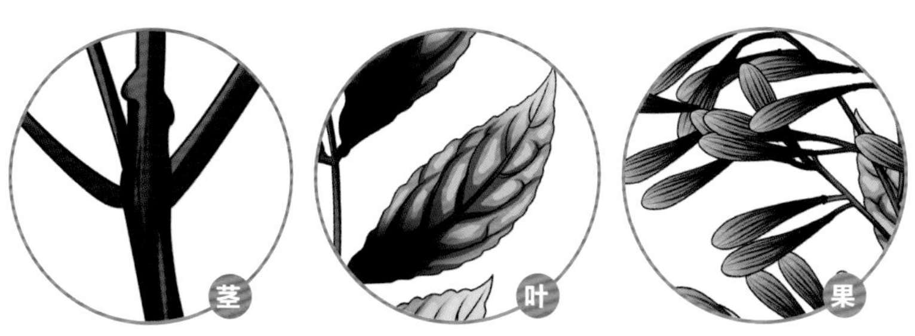

采收加工

春、秋两季剥取，晒干。

性味归经

苦、涩，寒。归肝、胆、大肠经。

功效主治

清热燥湿，收涩止痢，止带，明目。主治湿热泻痢，赤白带下，目赤肿痛，目生翳膜。

用量用法 6～12克。外用：适量，煎洗患处。

精选验方 ①急性肝炎：秦皮、黄柏、大黄各9克，茵陈、蒲公英各30克。水煎服。②慢性细菌性痢疾：秦皮20克，生地榆、椿皮各15克。水煎服。③腹泻：秦皮15克。水煎加糖，分服。④麦粒肿、大便干燥：秦皮15克，大黄10克。水煎服；孕妇忌服。

使用注意 胃虚食少者不宜用。

桑白皮

别名 桑皮、桑根皮、白桑皮、桑根白皮。

来源 本品为桑科植物桑*Morus alba* L.的干燥根皮。

生境分布 见“桑叶”项下。

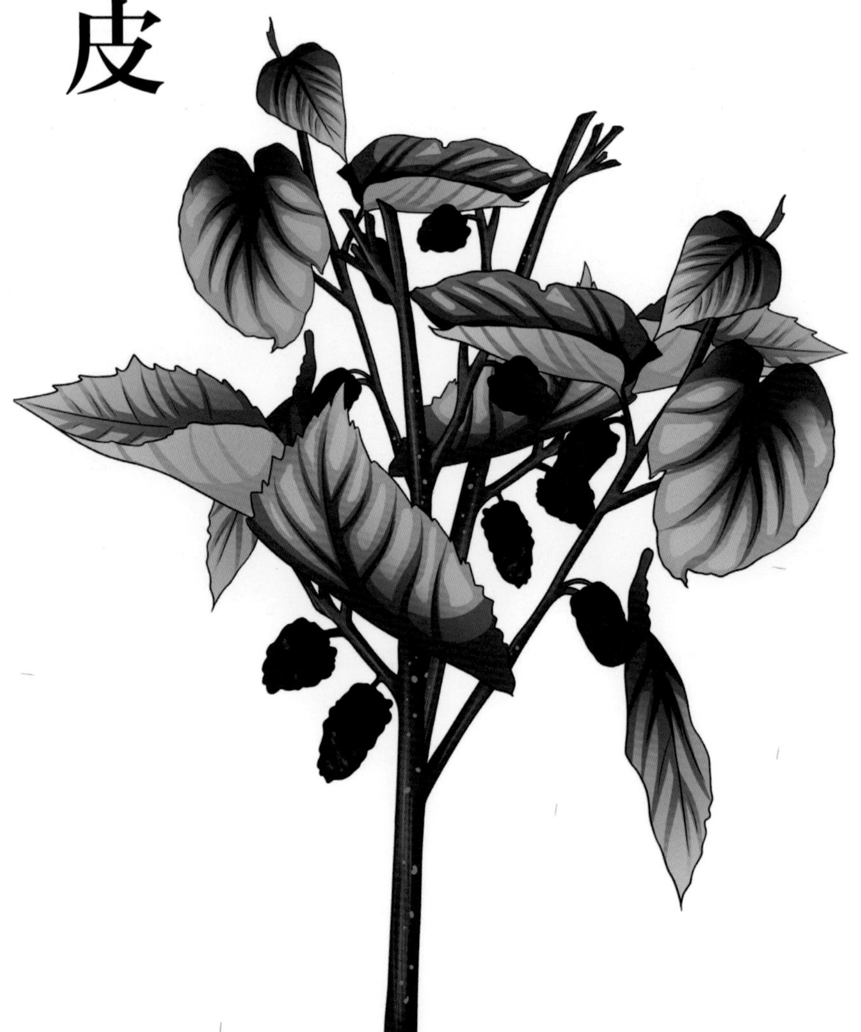

识别特征 见“桑叶”项下。

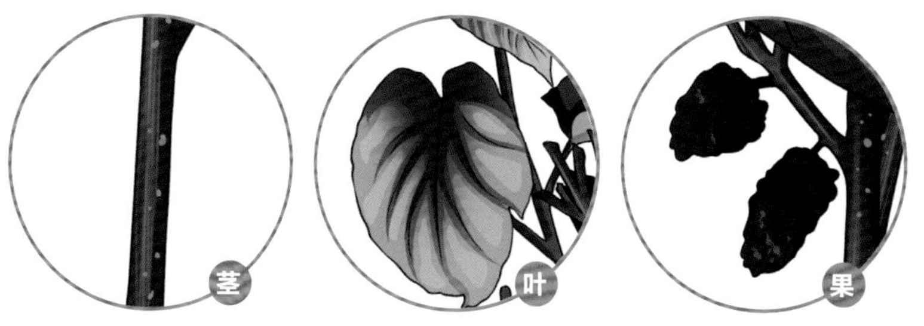

采收加工

秋末落叶时至次春发芽前挖根部，刮去黄棕色粗皮，纵向剖开，剥取根皮，晒干。

性味归经

甘，寒。归肺经。

功效主治

泻肺平喘，利水消肿。主治肺热喘咳，水肿胀满尿少，面目肌肤浮肿。

用量用法 6～12克。

精选验方 ①蜈蚣、蜘蛛咬伤：桑白皮适量。捣汁敷。②小儿肺盛，气急喘嗽：地骨皮、桑白皮（炒）各30克，甘草（炙）3克。锉散，入粳米一撮，水二小盏，煎七分，食前服。③齿龈出血：桑白皮20克，白茅根30克。水煎2次，混合后早、晚分服，每日1剂。④脱发：桑白皮120克。水煎，去渣取汁洗发。⑤白发：桑白皮30克，青葙子60克，五倍子15克。水煎取汁，外洗。

使用注意 肺虚无火喘嗽者慎服。

黄柏

别名 黄檗、元柏、檗木、檗皮。

来源 本品为芸香科植物黄皮树 *Phellodendron chinense* Schneid.的干燥树皮。习称“川黄柏”。

生境分布 生长于沟边、路旁，土壤比较肥沃的潮湿地。分布于四川、贵州、湖北、云南等地。

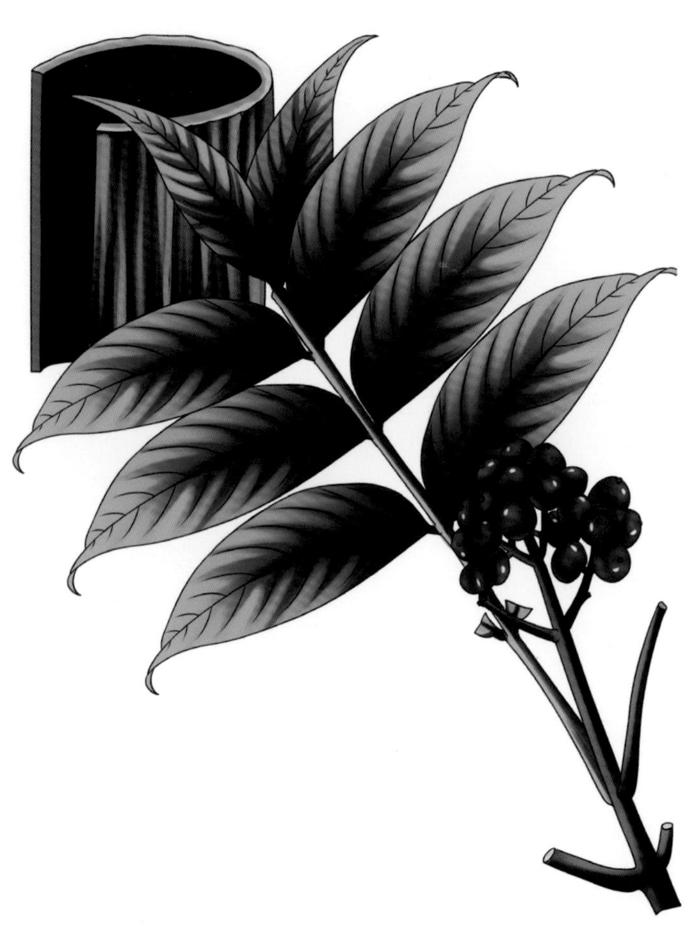

识别特征 落叶乔木，高10～12米。单数羽状复叶，对生；小叶7～15，矩圆状披针形及矩圆状卵形，长9～15厘米，宽3～15厘米，顶端长渐尖，基部宽楔形或圆形，不对称，上面仅中脉密被短毛，下面密被长柔毛，花单性，雌雄异株，排成顶生圆锥花序，花序轴密被短毛；果轴及果枝粗大，常密被短毛；浆果状核果球形，熟时黑色，有核5～6。花期5～6月，果期10～11月。

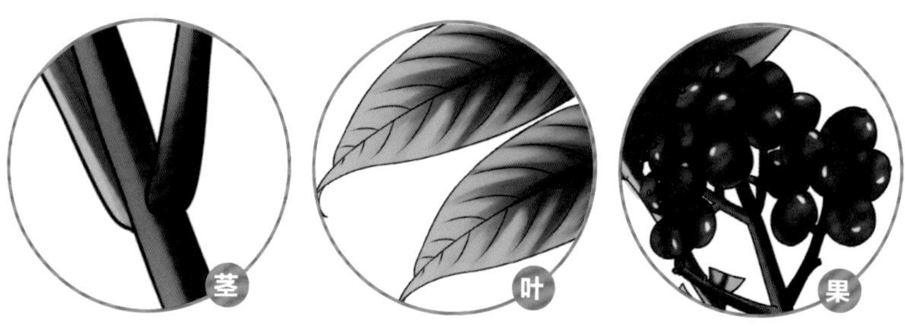

用量用法 3～12克。外用：适量。

精选验方 ①下阴自汗、头晕腰酸：黄柏9克，苍术12克，川椒30粒。加水2000毫升，煎至600毫升，每次服100毫升，每日3次，2日服完。②痢疾：黄柏、秦皮各300克，翻白草450克。将翻白草、秦皮全部及黄柏200克，共水煎2次，合并煎液，用小火浓缩成膏状，将剩余100克黄柏研细粉加入膏中，搅匀，低温烘干，研细粉。每次1～2克，每日3次。

使用注意 脾胃虚寒者忌用。

采收加工

剥取树皮后，除去粗皮，晒干。

性味归经

苦，寒。归肾、膀胱经。

功效主治

清热燥湿，泻火除蒸，解毒疗疮。主治湿热泻痢，黄疸尿赤，带下阴痒，热淋涩痛，脚气痿躄，骨蒸劳热，盗汗，遗精，疮疡肿毒，湿疹湿疮。盐黄柏滋阴降火。主治阴虚火旺，盗汗骨蒸。

救必应

别名 白木香、羊不吃、山冬青、白银木、过山风、土千年健。

来源 本品为冬青科植物铁冬青*Ilex rotunda* Thunb.的干燥树皮。

生境分布 生长于山下疏林或沟、溪边。分布于江苏、安徽、浙江、江西、福建、台湾、湖南、广东、广西、云南等地。

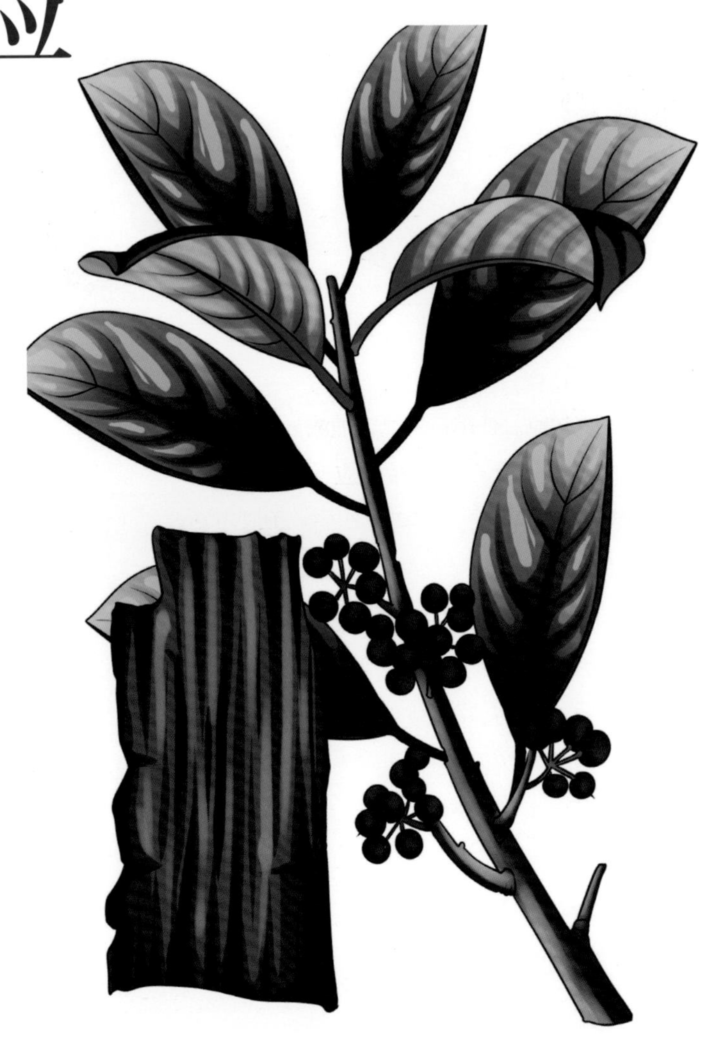

识别特征 常绿乔木或灌木，高5～15米。枝灰色，小枝多少有棱，红褐色。叶互生，卵圆形至椭圆形，长4～10厘米，宽2～4厘米。花单性，雌雄异株，排列为具梗的伞形花序；雄花序梗长2～8毫米，花柄长2～4毫米；萼长约1毫米；花瓣4～5，绿白色，卵状矩圆形，长约2.5毫米；雄蕊4～5；雌花较小，花柄较粗壮，长3～5毫米；子房上位。核果球形至椭圆形，长4.5～6毫米，熟时红色，顶端有宿存柱头。花期5～6月，果期9～10月。

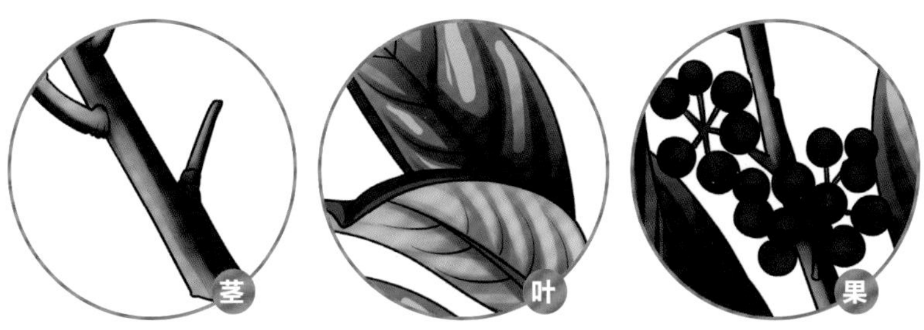

用量用法 9～30克。外用：适量，煎浓汤涂敷患处。

精选验方 ①痧疹、绞肠痧：救必应、龙牙草各60克，山豆根30克，路边菊90克。水煎服。②外感风热头痛：救必应30克。水煎服，每日3次。③喉痛：干救必应9克。水煎作茶饮。④跌打肿痛：救必应树皮（研粉）6克，白糖30克。开水冲服。⑤汤火伤：干救必应适量。研细粉，用冷开水调成糊状，每日涂5～6次。⑥一般胃病：救必应、绯红南五味子、白及各9克，鸡蛋壳15克，石菖蒲3克。共研细粉，每次服15克，每日2次，饭后服。

使用注意 无。

采收加工

夏、秋两季剥取，晒干。

性味归经

苦，寒。归肺、胃、大肠、肝经。

功效主治

清热解毒，利湿止痛。主治暑湿发热，咽喉肿痛，湿热泻痢，脘腹胀痛，风湿痹痛，湿疹，疮疖，跌打损伤。

椿皮

别名 椿根皮、椿白皮、椿根白皮。

来源 本品为苦木科植物臭椿*Ailanthus altissima*（*Mill.*）Swingle的干燥根皮或干皮。

生境分布 生长于山坡、路旁，或栽培于庭院、村边。分布于山西、江苏、甘肃、河北等地。

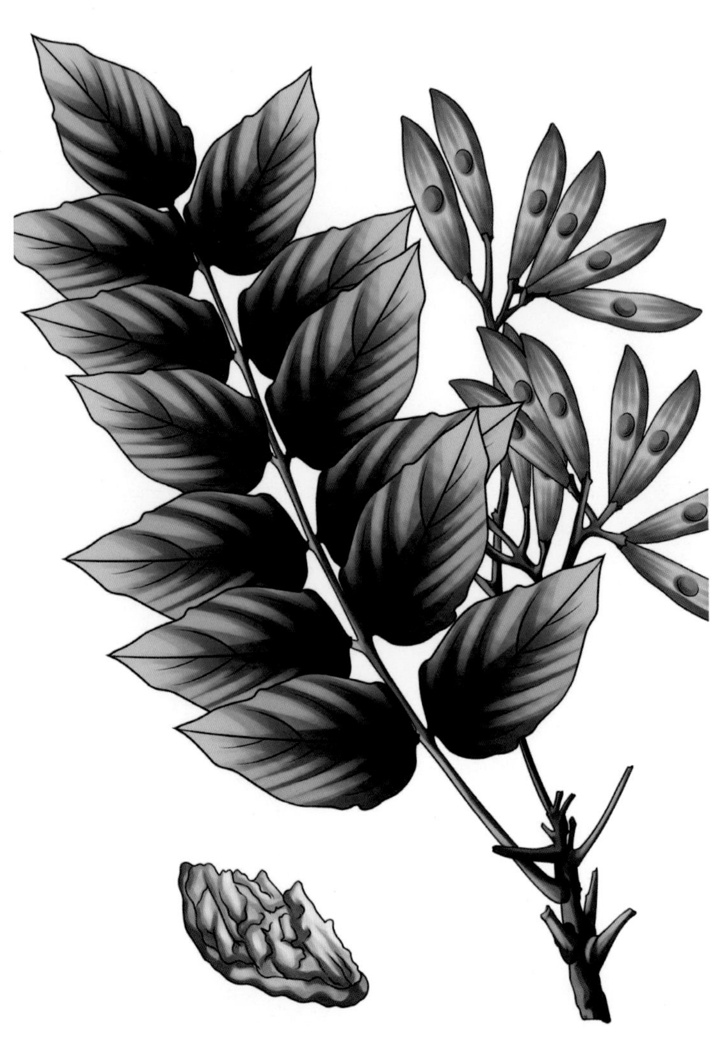

识别特征 落叶乔木，树皮灰褐色。叶互生，羽状复叶，小叶13~25，卵状披针形，长7~12厘米，宽2~4.5厘米，先端渐尖，基部截形，近基部有1~2对粗齿，齿尖背面有1腺体，揉碎有臭气。圆锥花序顶生，花小，白色带绿，杂性。翅果扁平，长椭圆形，1~6个着生于1果柄上，每个翅果中部具1枚种子。花期6~7月，果期9月。

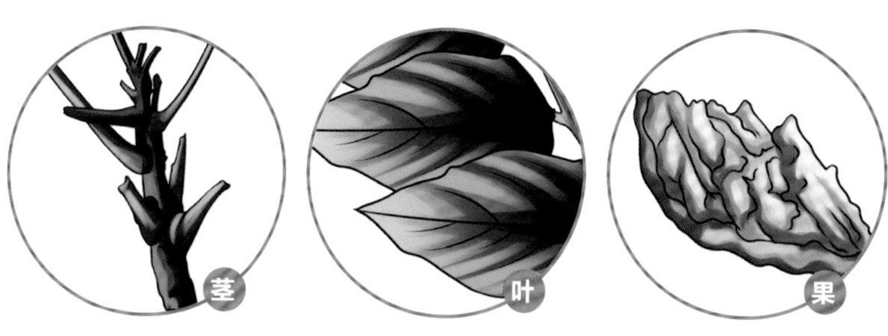

用量用法 6~9克。

精选验方 ①痢疾：椿皮30克，爵床9克，凤尾草15克。水煎服。②慢性痢疾：椿皮120克。焙干研粉，开水冲服，每次6克，每日2次。③肠风下血不止，兼医血痢：椿皮（不以多少）。用水洗净锉碎，于透风处挂令干，杵，罗为细末，每称60克，入寒食面30克，搅拌令匀，再罗过，新汲水和丸如梧桐子大，阴干。每服20丸，先以水湿药丸令润，后于碟子内用白面滚过，水煮五七沸，倾出，用煮药水放温下，不拘时服。

使用注意 虚寒患者慎用。

采收加工

全年均可剥取，晒干，或刮去粗皮晒干。生用或麸炒用。

性味归经

苦、涩，寒。归大肠、胃、肝经。

功效主治

清热燥湿，收涩止带，止泻，止血。主治赤白带下，湿热泻痢，久泻久痢，便血，崩漏。

暴马子皮

别名 暴马丁香。

来源 本品为木犀科植物暴马丁香*Syringa reticulate*（*Bl.*）Hara var. mandshurica（Maxim.）Hara 的干燥干皮或枝皮。

生境分布 生长于河岸、林缘及针阔叶混交林内。分布于我国东北、华北和西北各省区；朝鲜、日本、俄罗斯也有分布。

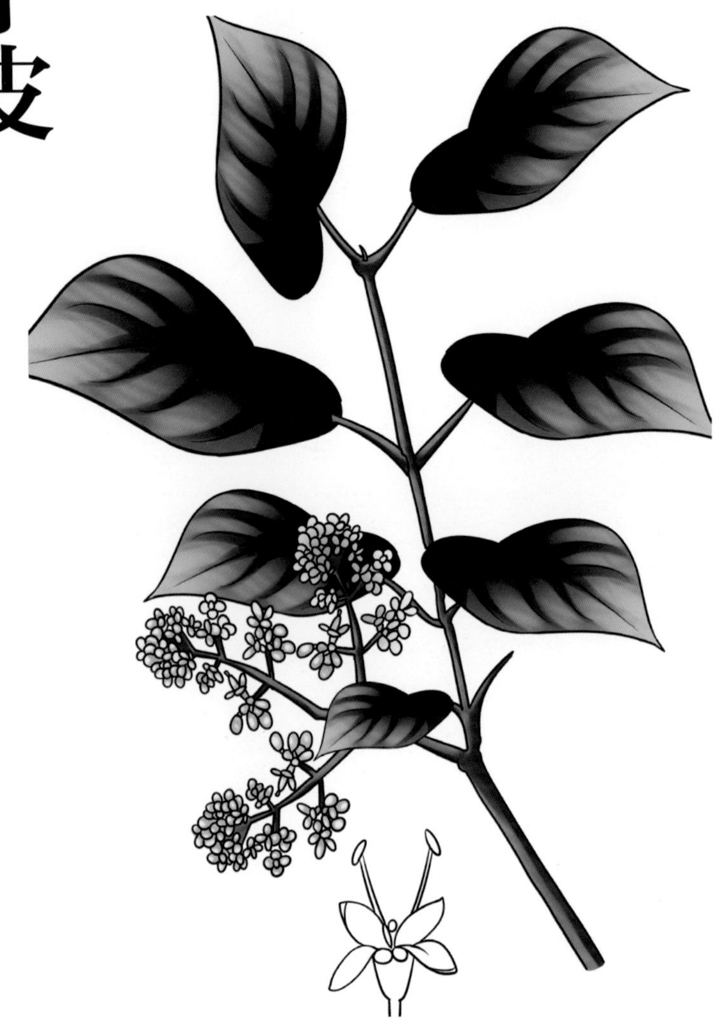

识别特征 落叶小乔木，高4～10米。树皮紫灰褐色，具细裂纹。当年生枝绿色或略带紫晕，疏生皮孔。单叶对生，叶柄长1～2.5厘米，无毛；叶片厚纸质，宽卵形、卵形至椭圆状卵形，或为长圆状披针形，长2.5～13厘米，宽1～6厘米，先端短，尾尖至尾状渐尖或锐尖，基部常圆形。圆锥花序由1至多对着生于同一枝条上的侧芽抽生；花序轴具皮孔，花梗约2毫米，花萼长1.5～2毫米，萼齿钝、凸尖或截平；花冠白色，呈辐状，直径4～5毫米，花冠管长约1.5毫米，裂片卵形，长2～3毫米，先端锐尖；花丝细长，雄蕊几乎为花冠裂片的2倍长，花药黄色。蒴果长椭圆形，长1.5～2厘米，先端常钝，或为锐尖、凸尖，光滑或具细小皮孔。花期6～7月，果期8～10月。

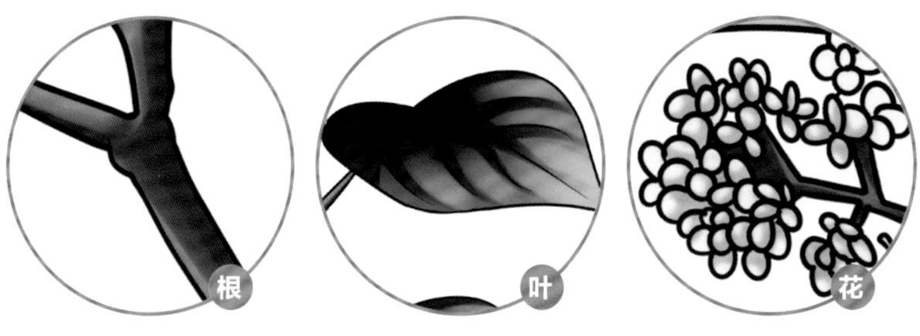

采收加工

春、秋两季剥取，干燥。

性味归经

苦，微寒。归肺经。

功效主治

清肺祛痰，止咳平喘。主治咳喘痰多。

用量用法 30～45克。

精选验方 ①痰喘咳嗽（慢性支气管炎，哮喘）：暴马子一寸长。切条，水煎频饮。②心脏性浮肿：暴马子30克。切碎，水煎服，每日2次。

使用注意 无。

橘红

别名 芸皮、芸红。

来源 本品为芸香科植物橘*Citrus reticulata* Blanco及其栽培变种的干燥外层果皮。

生境分布 栽培于丘陵、低山地带、江河湖泊沿岸或平原。在江苏、安徽、浙江、江西、台湾、湖北、湖南、广东、广西、海南、四川、贵州、云南等地均有栽培。

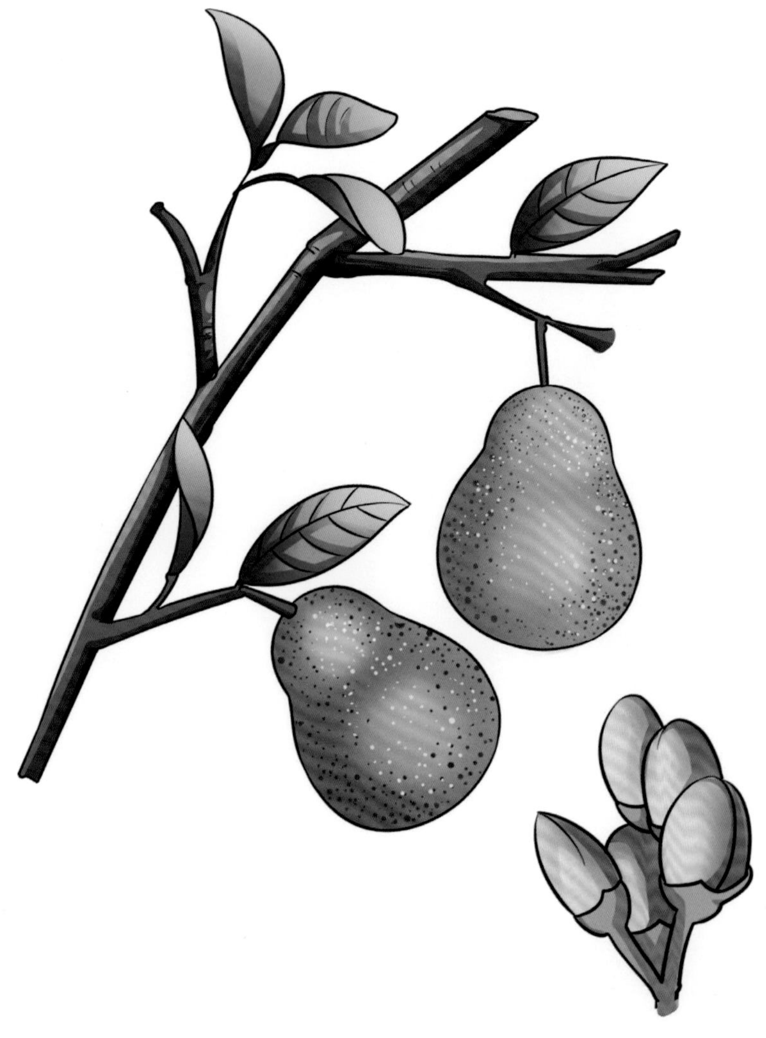

识别特征 常绿小乔木或灌木，高3～4米。枝细，多有刺。叶互生；叶柄长0.5～1.5厘米，有窄翼，顶端有关节；叶片披针形或椭圆形，长4～11厘米，宽1.5～4厘米，先端渐尖微凹，基部楔形，全缘或为波状，具不明显的钝锯齿，有半透明油点。花单生或数朵丛生于枝端或叶腋；花萼杯状，5裂；花瓣5，白色或带淡红色，开时向上反卷；雄蕊15～30，长短不一，花丝常3～5个连合成组；雌蕊1，子房圆形，柱头头状。柑果近圆形或扁圆形，横径4～7厘米，果皮薄而宽，容易剥离，囊瓣7～12，汁胞柔软多汁。种子卵圆形，白色，一端尖，数粒至数十粒或无。花期3～4月，果期10～12月。

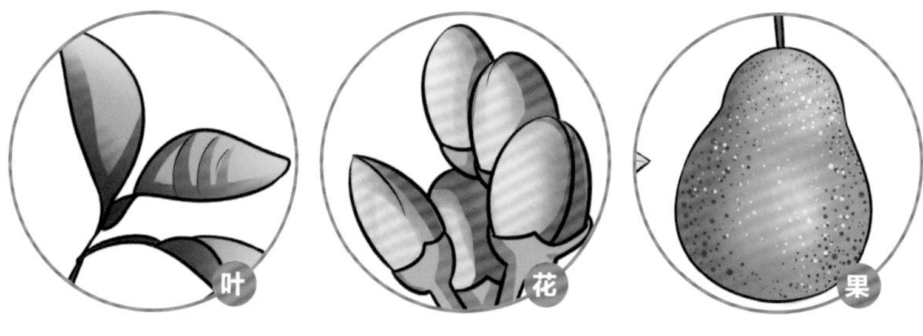

用量用法 3～10克。

精选验方 ①嘈杂吐水：橘红（去白）适量。研末，五更安五分于掌心舐之，即睡。②痰饮为患，或呕吐恶心，或头眩心悸，或中脘不快，或发为寒热，或因食生冷，脾胃不和：橘红、半夏（汤洗七次）各150克，白茯苓90克，甘草（炙）45克。上细锉，每服12克，用水一盏，生姜七片，乌梅一个，同煎六分，去滓热服，不拘时候。

使用注意 阴虚燥咳及嗽气虚者不宜服。

采收加工

秋末冬初果实成熟后采收，用刀削下外果皮，晒干或阴干。

性味归经

辛、苦，温。归肺、脾经。

功效主治

理气宽中，燥湿化痰。主治咳嗽痰多，食积伤酒，呕恶痞闷。

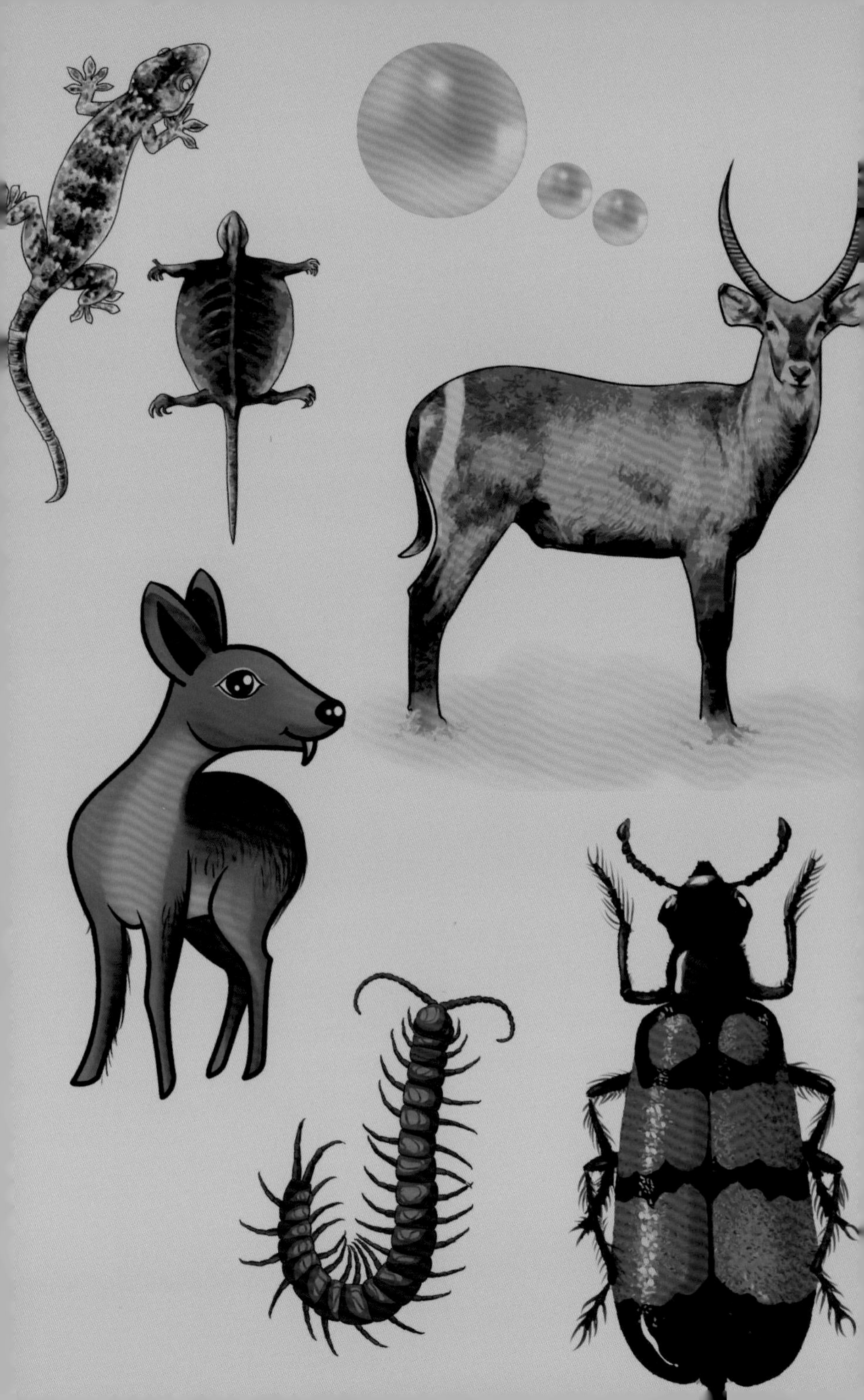

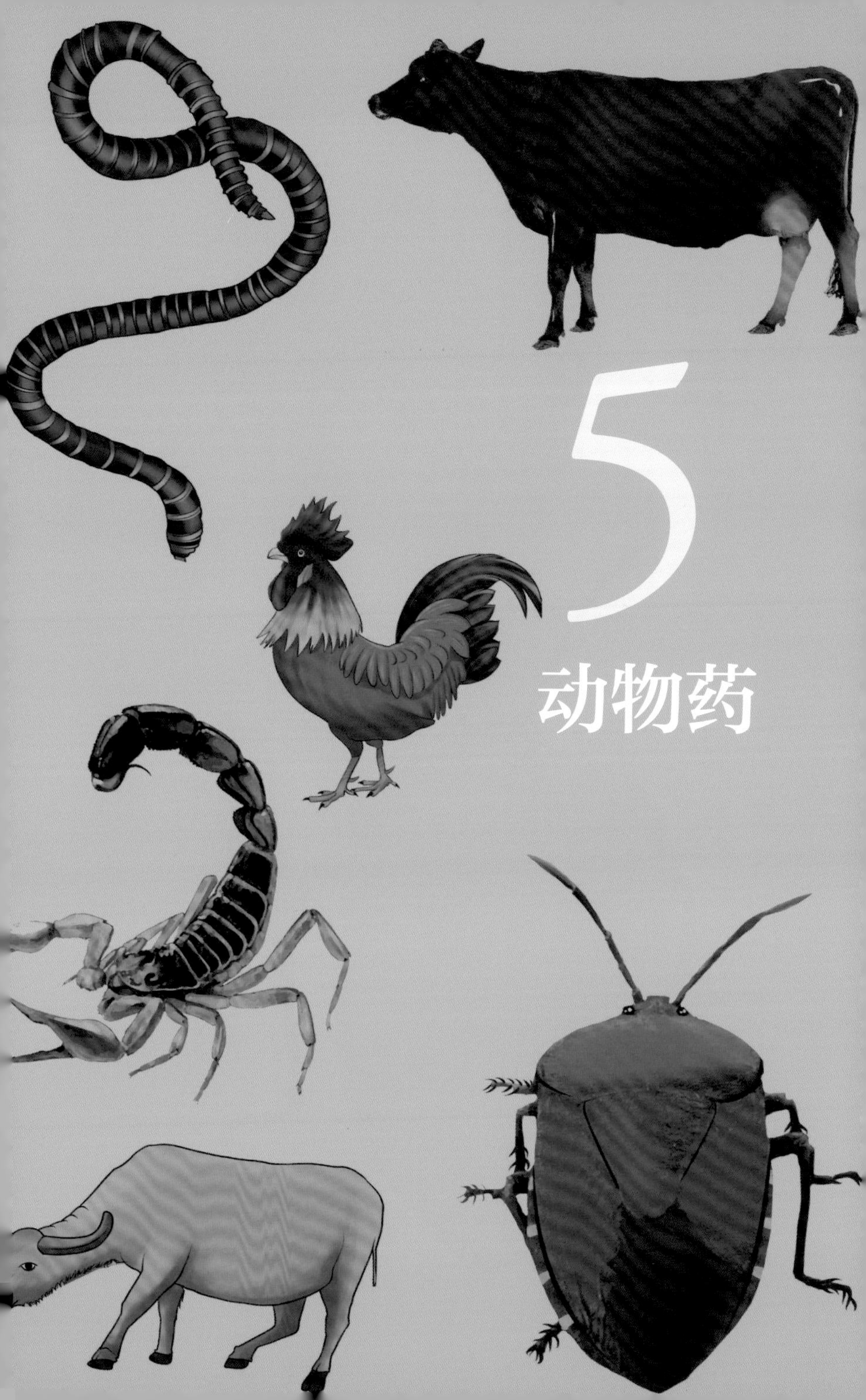

5 动物药

九香虫

别名 黑兜虫、瓜黑蝽、屁板虫、打屁虫、屁巴虫。

来源 本品为蝽科昆虫九香虫*Aspongopus chinensis* Dallas的干燥体。

生境分布 此虫以成虫越冬，隐藏于石隙间。分布于云南、贵州、四川、广西等地。

采收加工

11月至次年3月前捕捉，置适宜容器内，用酒少许将其闷死，取出阴干；或置沸水中烫死，取出，干燥。

性味归经

咸，温。归肝、脾、肾经。

功效主治

理气止痛，温中助阳。主治胃寒胀痛，肝胃气痛，肾虚阳痿，腰膝酸。

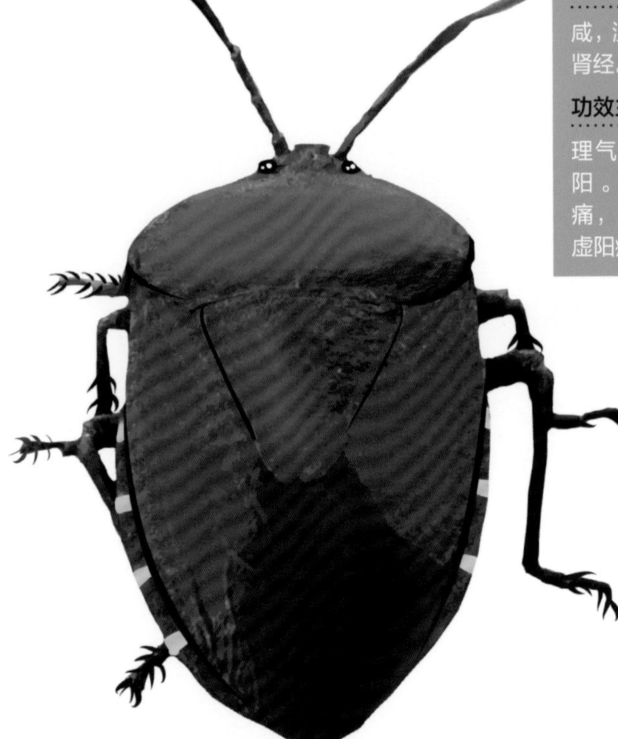

识别特征 全体椭圆形，长1.7～2.2厘米，宽1～1.2厘米，体一般紫黑色，带铜色光泽，头部、前胸背板及小盾片较黑。头小，略呈三角形；复眼突出，呈卵圆形，位于近基部两侧；单眼1对，橙黄色；喙较短，触角6节，第1节较粗，圆筒形，其余4节较细长而扁，第2节长于第3节。前胸背板前狭后阔，九香虫前缘凹进，后缘略拱出，中部横直，侧角显著；表面密布细刻点，并杂有黑皱纹，前方两侧各有1相当大的眉形区，色泽幽暗，仅中部具刻点。小盾片大。翅2对，前翅为半鞘翅，棕红色，翅末为膜质，纵脉很密。足3对，后足最长，跗节3节。腹面密布细刻及皱纹，后胸腹板近前缘区有2个臭孔，位于后足基前外侧，能由此放出臭气。雄虫第9节为生殖节，其端缘弧形，中央尤为弓凸。

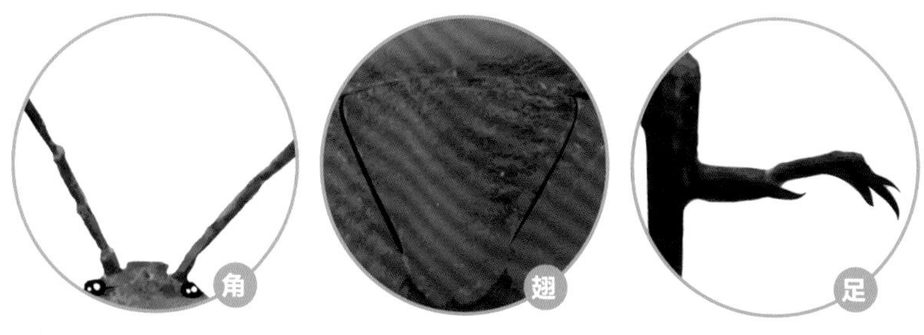

用量用法 3～9克。

精选验方 ①胸脘胁痛：九香虫90克，炙全蝎60克。研末，蜜丸，每丸3克重，每次半丸，每日服2次。②肾虚阳痿：九香虫30克。油炒熟，放入花椒粉、盐少许嚼食，用酒或温开水送下，多食有效。③利膈间滞气、助肝肾亏损：九香虫（半生半熟）30克，车前子（微炒）、陈皮各12克，白术15克，杜仲（酥炙）24克。上为细末，炼蜜丸如梧桐子大，每服4.5克，盐白汤或盐酒送下，空心服，临卧仍服1次。

使用注意 阴虚内热者禁服。

土鳖虫

别名 地鳖、土鳖、土元、簸箕虫、地鳖虫。

来源 本品为鳖蠊科昆虫地鳖*Eupolyphaga sinensis* Walker的雌虫干燥体。

生境分布 生活于阴暗、潮湿、腐殖质丰富的松土中。全国均有，主要分布于浙江、湖北、江苏、河南等地。

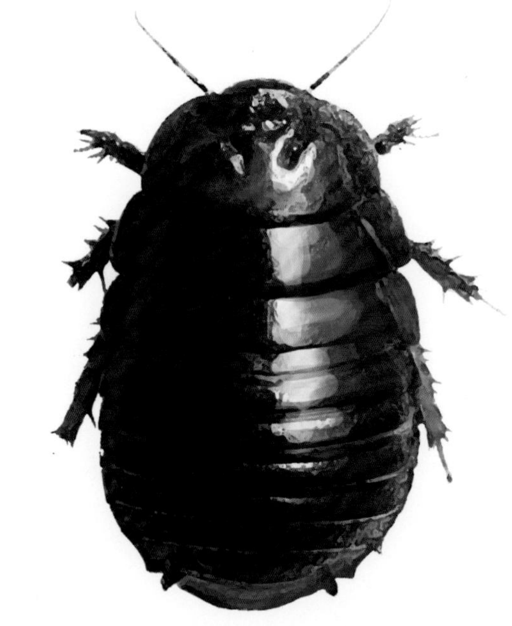

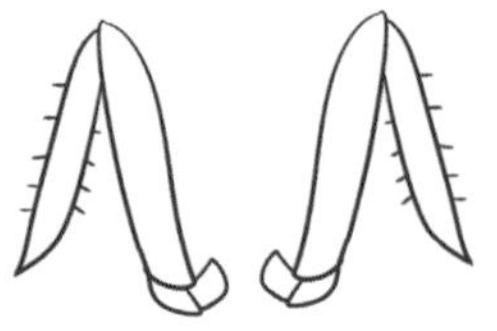

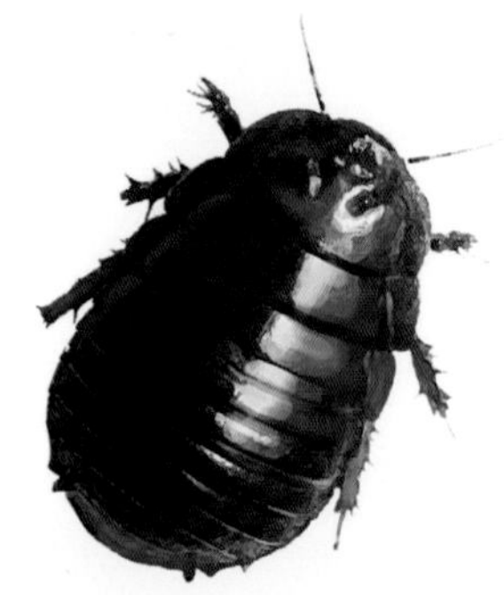

识别特征 雌雄异形，雄虫有翅，雌虫无翅。雌虫长约3厘米，体上下扁平，黑色而带光泽。头小，向腹面弯曲。口器咀嚼式，大颚坚硬。复眼发达，肾形；单眼2个。触角丝状，长而多节。前胸盾状，前狭后阔，盖子头上。雄虫前胸呈波状纹，有缺刻，具翅2对。生活于地下或沙土间，多见于粮仓底下或油坊阴湿处。

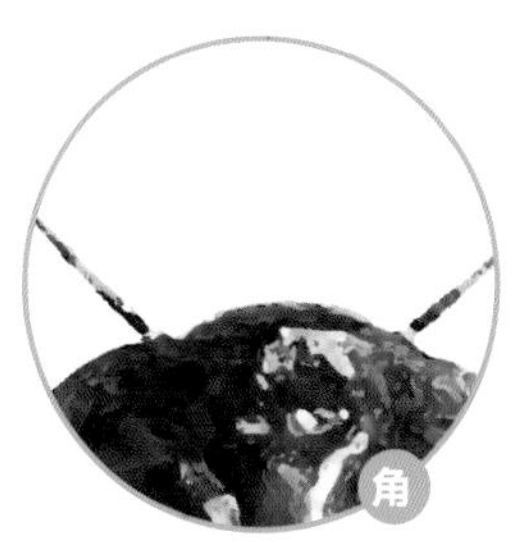

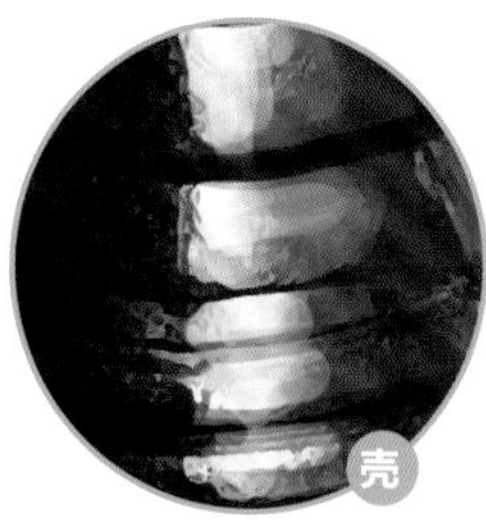

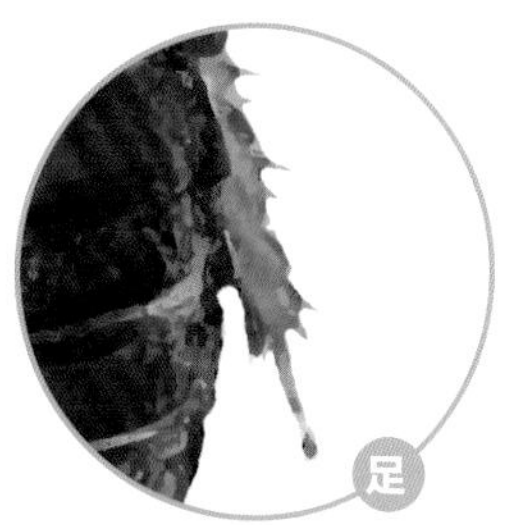

采收加工

捕捉后，置沸水中烫死，晒干或烘干。

性味归经

咸，寒；有小毒。归肝经。

功效主治

破血逐瘀，续筋接骨。主治跌打损伤，筋骨折伤，瘀血经闭，产后瘀阻腹痛，癥瘕块。

用量用法 3～10克。

精选验方 ①碰伤、摔伤、伤处疼痛：土鳖虫30克。焙干，研末，每服3克，黄酒冲服，每日2次。②经闭、痛经：土鳖虫6克，丹参15克，赤芍、香附各12克，桃仁、延胡索各9克。水煎服。③折伤、接骨：土鳖虫适量。焙存性，研为末，每服6～9克。

使用注意 孕妇禁用。

瓦楞子

别名 蛤壳、瓦屋子、蜡子壳、瓦垄子、花蚬壳、瓦垄蛤皮、血蛤皮毛蚶皮。

来源 本品为软体动物蚶科毛蚶*Arca subcrenata* Lischke等的贝壳。

生境分布 生活于浅海泥沙底，尤其喜在有淡水流入的河口附近。产于各地沿海地区。

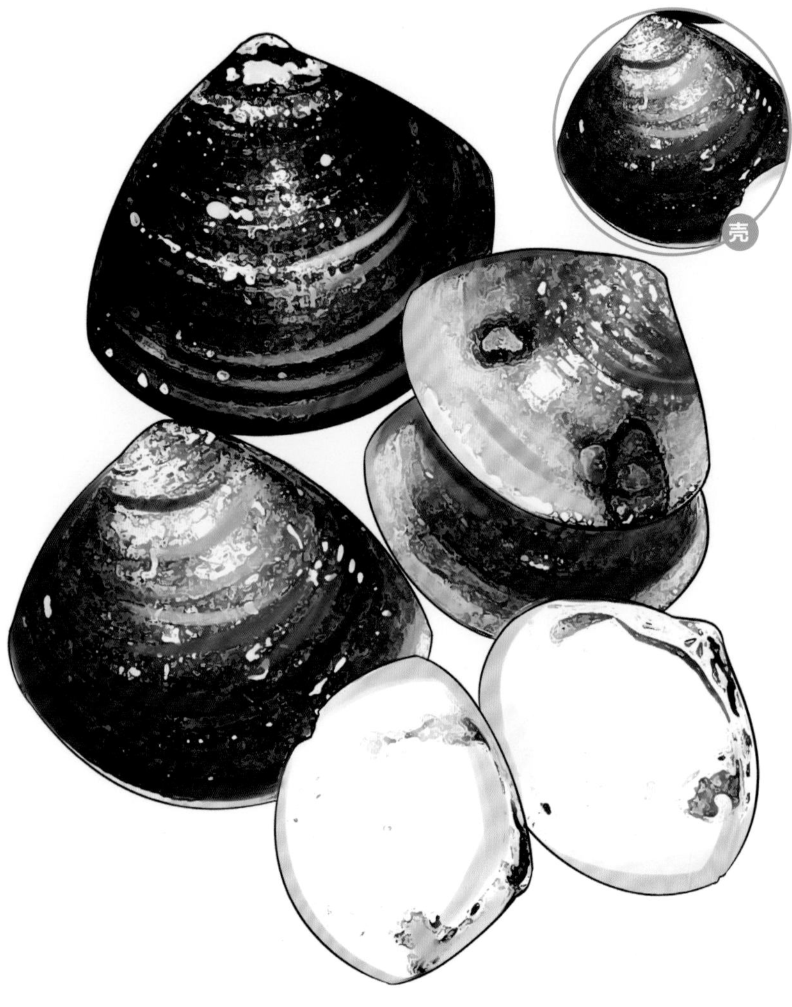

识别特征 成体壳长4～5厘米，壳面膨胀呈卵圆形，两壳不等，壳顶突出而内卷且偏于前方；壳面放射肋30～44条，肋上显出方形小结节；铰合部平直，有齿约50枚；壳面白色，被有褐色茸毛状表皮。

采收加工

秋、冬至次年春捕捞，洗净，置沸水中略煮，去肉，干燥。

性味归经

咸，平。归肺、胃、肝经。

功效主治

消痰化瘀，软坚散结，制酸止痛。主治顽痰胶结，黏稠难咯，瘿瘤，瘰疬，乳癖，痰核，癥瘕痞块，胃痛泛酸。

用量用法 9～15克，先煎。

精选验方 ①胃痛吐酸水、噫气，甚则吐血者：瓦楞子（醋煅七次）27克，乌贼骨18克，广皮（炒）9克。研极细末，每日3次，每次6克，饭后开水送下。②一切气血癥瘕，次能消痰：瓦楞子适量。烧，以醋淬三度，埋令坏，醋膏丸。③消化道溃疡：瓦楞子、甘草各等份。共为细粉，每服10克。④烧烫伤：将煅瓦楞子研成细末，加冰片少许，用香油调匀，涂患处。

使用注意 无瘀血痰积者勿用。

牛黄

别名 西黄、丑宝。

来源 本品为牛科动物牛*Bos taurus* domesticus Gmelin的干燥胆结石。

生境分布 主产我国西北、东北及河北等地。国外产于南美洲（金山牛黄）及印度（印度牛黄）等地。由牛胆汁或猪胆汁经提取加工而制成者称人工牛黄。近年又试对活牛进行手术方法培育天然牛黄，即在牛胆囊内埋置黄核，注入非致病性大肠杆菌，使胆汁中成分在黄核上沉淀附着，形成结石，称人工天然牛黄。

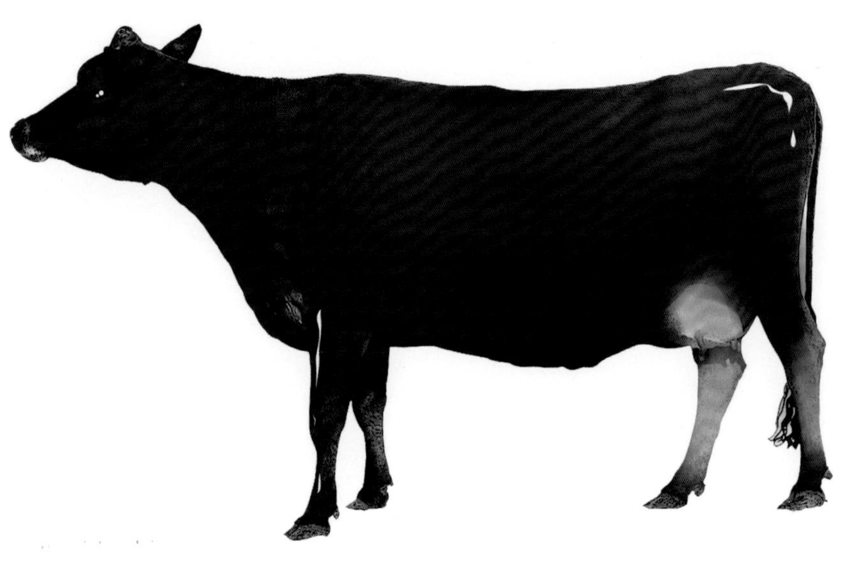

识别特征 为哺乳动物。体长1.5～2米，体重一般在250千克左右。体格强壮结实，头大，额广，鼻阔，口大。上唇上部有2个大鼻孔，其间皮肤硬而光滑，无毛，称为鼻镜。眼、耳都很大。头上有角1对，左右分开，角之长短、大小随品种而异，弯曲，无分枝，中空，内有骨质角髓。四肢匀称。4趾，均有蹄甲，其后方2趾不着地，称悬蹄。尾端具丛毛。毛色大部为黄色，无杂毛掺混。

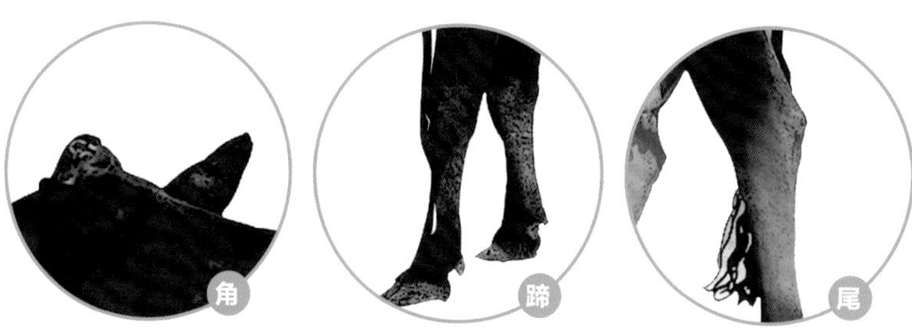

用量用法 0.15～0.35克，多入丸、散用。外用：适量，研末敷患处。

精选验方 ①热入血室、发狂不认人者：牛黄7.5克，朱砂、牡丹皮、郁金各9克，脑子、甘草各3克。上为细末，炼蜜为丸，如皂子大，新水化下。②中风痰厥、不省人事、小儿急慢惊风：牛黄3克，辰砂1.5克，白牵牛（头末）0.06克。共研为末，作1服，小儿减半；痰厥温香油下；急慢惊风，黄酒入蜜少许送下。

使用注意 非实热证不宜用，孕妇慎用。

采收加工

宰牛时，如发现有牛黄，应立即滤去胆汁，将牛黄取出，除去外部薄膜，阴干。

性味归经

甘，凉。归心、肝经。

功效主治

清心，豁痰，开窍，凉肝，息风，解毒。主治热病神昏，中风痰迷，惊痫抽搐，癫痫发狂，咽喉肿痛，口舌生疮，痈肿疔疮。

乌梢蛇

别名 乌蛇、南蛇、乌花蛇、黑风蛇、剑脊蛇、黄风蛇、剑脊乌梢蛇。

来源 本品为游蛇科动物乌梢蛇*Zaocys dhumnades*（*Cantor*）的干燥体。

生境分布 生活在我国东部、中部、东南部和西南的海拔1600米以下中低山地带平原、丘陵地带或低山地区。全国大部分地区有分布。

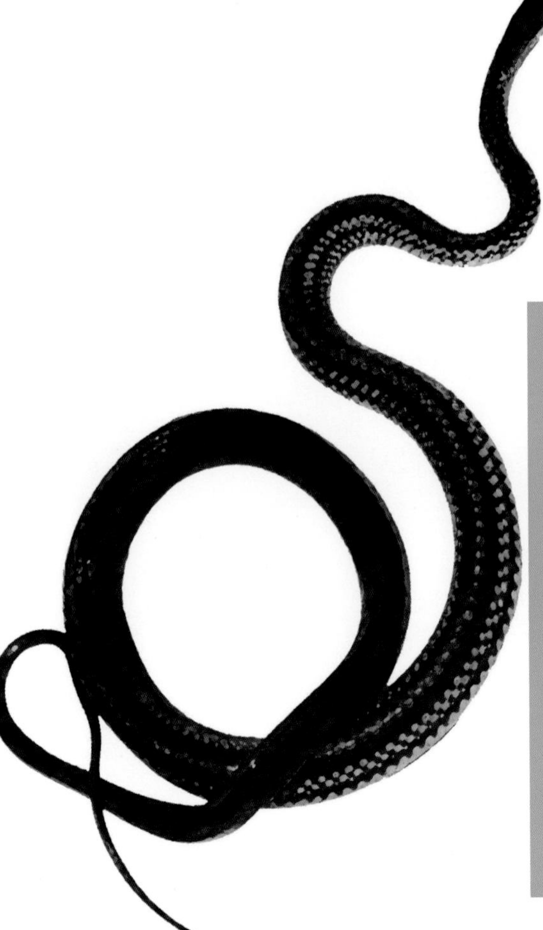

采收加工

多于夏、秋两季捕捉，剖开蛇腹或先剥去蛇皮留头尾，除去内脏，盘成圆盘状，干燥。

性味归经

甘，平。归肝经。

功效主治

祛风，通络，止痉。主治风湿顽痹，麻木拘挛，中风口眼歪斜，半身不遂，癫痫抽搐，手足痉挛，破伤风，麻风，疥癣。

识别特征 体长可达2米，鼻孔大，椭圆形。眼也大。体背呈青灰褐色，各鳞片的边缘黑褐色。背中央的2行鳞片黄色或黄褐色，其外侧的2行鳞片呈黑色纵线。上唇及喉部淡黄色，腹鳞灰白色，其后半部则呈青灰色。鼻间鳞宽大于长，眼上鳞大，长与其额鳞前缘至吻端的距离相等，有一较小的眼前下鳞，眼后鳞2片，上唇鳞8片，第4、5片入眼，下唇鳞9～11片，第6片最大。体鳞16～16～14行，少数17～14～14行。从颈的后部起背中央有2～4行鳞片起棱。腹鳞186、205片，肛鳞2裂。尾下鳞101～128对。

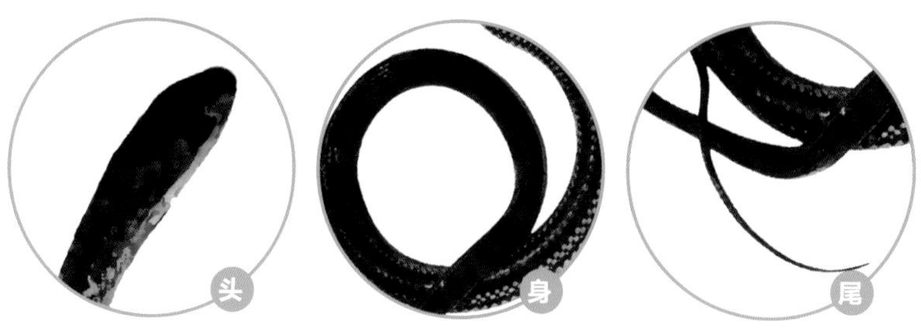

用量用法 6～12克。

精选验方 ①白虎风及产后病后之贫血：乌蛇1条。刷去尘土，用好酒一斗浸七日，温服，每次5～10毫升，每日2次。②坐骨神经痛：乌梢蛇10克，威灵仙、独活、千年健、红花各15克，土鳖虫5克，川芎10克，当归、鸡血藤、黄芪各15克，细辛5克。将上药放入瓶内，然后加黄酒至瓶满，封闭瓶口，3日后开始服用（随服用随加酒），每次10毫升，每日2次。

使用注意 乌梢蛇虽甘平无毒，但如属阴亏血虚或内热生风，仍应慎用。

水牛角

别名 牛角尖。

来源 本品为牛科动物水牛*Bubalus bubalis* Linnaeus的角。

生境分布 全国各地均有饲养。主产华南、华东地区。

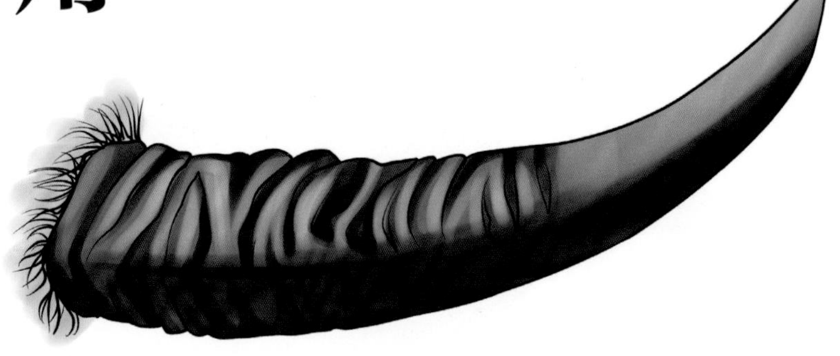

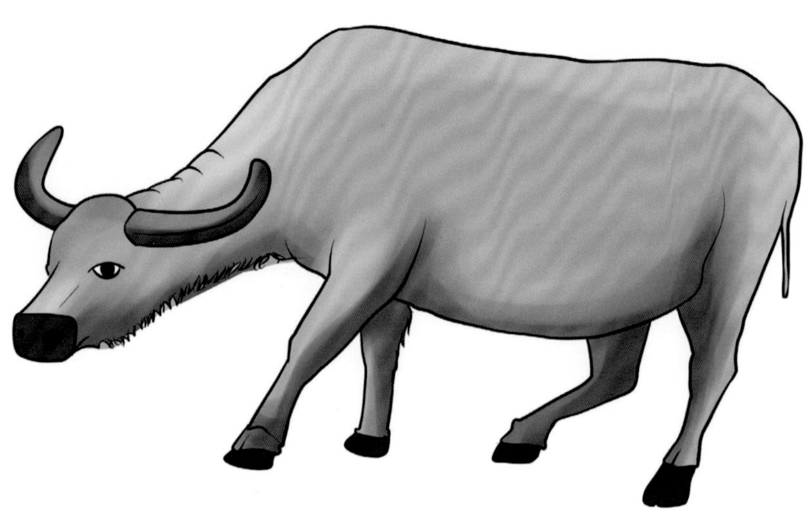

识别特征 水牛为大家畜，体壮，蹄大，额方，鼻宽，嘴向前伸，下颌和颈几乎与地面平行。公母牛皆有角，角呈方棱状或成三角形，弧形对生，角面多带纹。上颚无门齿及犬齿，臼齿皆强大，颈较短。体躯肥满，腰隆凸，四肢强健，肢具四趾，各有蹄，前2趾着地，后2趾不着地而悬蹄。毛粗硬，稀疏，皮毛黑灰色而有光泽，冬季则为青灰色，品种不多，毛色以灰青、石板青为多，黑色、黄褐色为少，纯白色则较罕见。

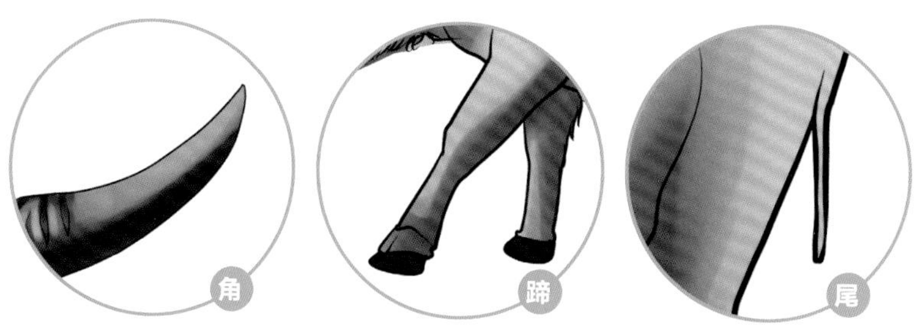

用量用法 15～30克，宜先煎3小时以上。

精选验方 ①出血：牛、羊角及蹄甲各适量。洗净后，放入密闭容器里焚烧炭化，研成细粉过筛。内出血，每日3次，每次2克，口服；外出血，撒于患处。②喉痹肿塞欲死者：水牛角适量。烧，刮取灰，细筛，和酒服枣许大，水调亦得。又小儿饮乳不快觉似喉痹者，亦取此灰涂乳上，咽下。③石淋、破血：牛角适量。烧灰，酒服方寸匕，每日3次。

使用注意 脾胃虚寒者不宜用。

采收加工

取角后，水煮，除去角塞，干燥。

性味归经

苦，寒。归心、肝经。

功效主治

清热凉血，解毒，定惊。主治温病高热，神昏谵语，头痛，喉痹咽肿，发斑发疹，吐血衄血，惊风，癫狂。

水蛭

别名 马蛭、蚂蟥、烫水蛭。

来源 本品为水蛭科动物水蛭*Hirudo nipponica* Whitman的干燥全体。

生境分布 生长于稻田、沟渠、浅水污秽坑塘等处。全国大部分地区均有出产，多属野生。主要产于我国南部地区。

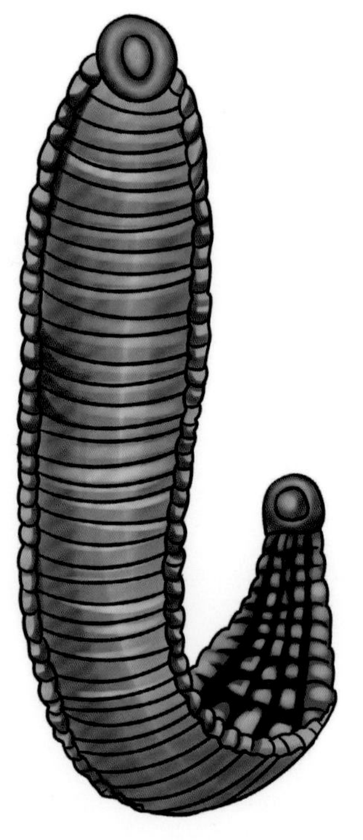

采收加工

夏、秋两季捕捉，用沸水烫死，晒干或低温干燥。

性味归经

咸、苦，平；有小毒。归肝经。

功效主治

破血通经，逐瘀消癥。主治血瘀经闭，癥瘕痞块，腹痛，痈肿丹毒，中风偏瘫，跌仆损伤。

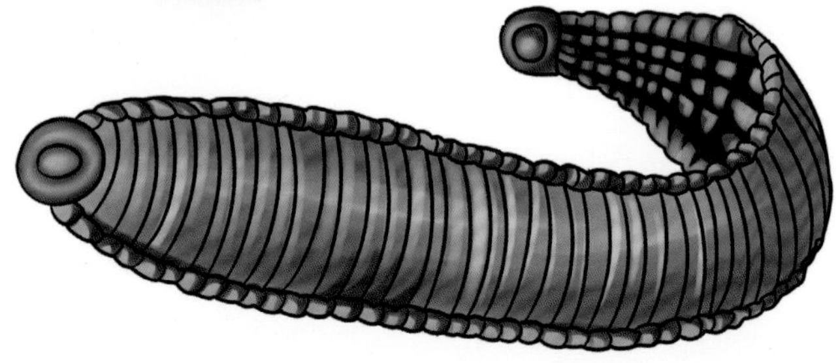

识别特征 体长稍扁，乍视之似圆柱形，体长2~2.5厘米，宽2~3毫米。背面绿中带黑，有5条黄色纵线，腹面平坦，灰绿色，无杂色斑，整体环纹显著，体节由5环组成，每环宽度相似。眼10个，呈∩形排列，口内有3个半圆形的颚片围成一Y形，当吸着动物体时，用此颚片向皮肤钻进，吸取血液，由咽经食道而贮存于整个消化道和盲囊中。身体各节均有排泄孔，开口于腹侧。雌雄生殖孔相距4环，各开口于环与环之间。前吸盘较易见，后吸盘更显著，吸附力也强。

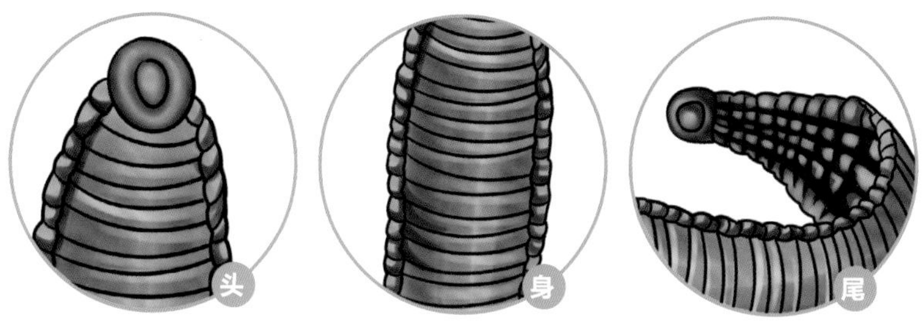

用量用法 1~3克。

精选验方 ①伤骨损折疼痛：水蛭（糯米炒黄，去米）、白绵（烧灰）、没药（另研）、乳香（另研）各等份，血余（童子小发）十五团（烧灰）。上为末，五十岁以上服3克，二十岁以下服1.5克，小儿服0.15克，温酒调下。②妇人腹内有瘀血、月水不利或断或来、心腹满急：水蛭（炒微黄）、虻虫（炒微黄，去翅、足）各40枚，桃仁（汤浸，去皮、尖、双仁，麸炒微黄）、川大黄（锉碎微炒）各90克。水煎服。③小儿丹毒：水蛭数条。放于红肿处，令吃出毒血。④发背、初作赤肿：水蛭（活）适量。置肿上，令饮血。

使用注意 孕妇禁用。

石决明

别名 海决明、关海决、鲍鱼壳、真珠母、鳆鱼甲、鲍鱼皮、金蛤蜊皮。

来源 本品为鲍科动物杂色鲍 *Haliotis diversicolor* Reeve 等的贝壳。

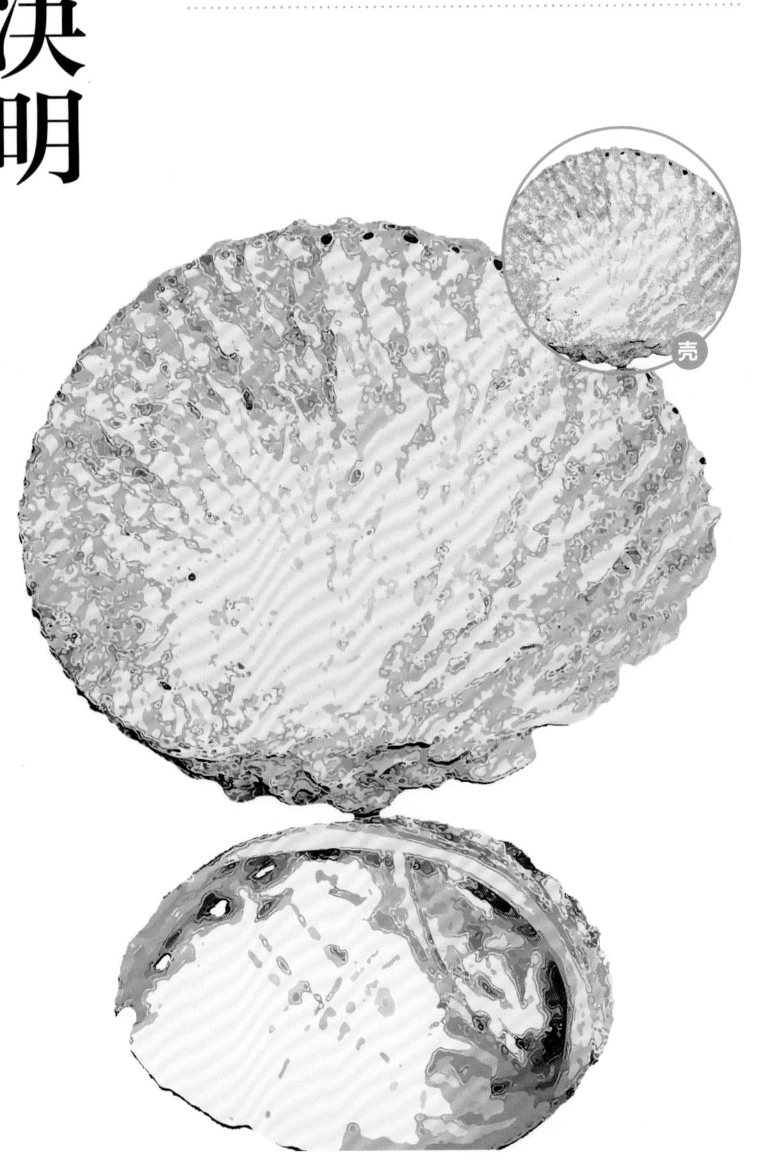

识别特征 贝壳呈卵圆形，壳质坚实，壳长80～93毫米，宽58～68毫米，壳顶钝，位于壳后端，螺旋部矮小，略高于体螺层的壳面。壳表有30多个排成一列整齐而逐渐增大的凸起和小孔，前端凸起小而不显着，不开孔的凸起顶部呈下陷凹窝；有6～9个凸起特大，开孔与内部相通，形成呼水孔，有呼吸及排泄作用，亦可从孔道伸出触手。体螺层被凸起和小孔隔成的螺肋区，成一宽大的倾斜面；其表面还生有不甚规则的螺肋和细密的生长线，随着贝壳的生长时期，发达的生长线逐渐形在明显的褶襞。体柔软，头部背面两侧各有一细长的触角和有柄的眼各1对，在腹面有一向前伸展的吻，口纵裂于其前端，内有颚片和舌齿，足极发达，口与壳口相等，分为上足和下足两部，下足呈盘状，整个足部背面中央的肌肉呈圆柱状，构成大型的右侧壳肌，背面与贝壳相连。于右侧壳肌下缘；生殖季节的生殖腺，雌性呈灰绿色，雄性呈乳黄色。无厣。

采收加工

夏、秋两季捕捞，去肉，洗净，干燥。

性味归经

咸，寒。归肝经。

功效主治

平肝潜阳，清肝明目。主治肝阳上亢，头痛眩晕，目赤翳障，视物昏花，青盲雀目。

用量用法 6～20克，先煎。

精选验方 ①畏光：石决明、黄菊花、甘草各3克。水煎，冷后服。②痘后目翳：石决明（火煅过）适量。研末，加谷精草等份，共研细，可烤猪肝蘸吃。③肝虚目翳（气虚、血虚、肝虚、眼睛充血，夜如鸡啄，生出浮翳）：石决明（烧成灰）、木贼（焙）等份为末。每取6克，与姜、枣同用水煎，连渣服下，每日3次。

使用注意 本品咸寒易伤脾胃，故脾胃虚寒，食少便溏者慎用。

地龙

别名 曲蟮、抽串、坚蚕、引无、却行、黄犬。

来源 本品为钜蚓科动物通俗环毛蚓*Pheretima vulgaris Chen*的干燥体。

生境分布 生长于潮湿、疏松的泥土中，行运迟缓，主产于广东、广西、福建等地。

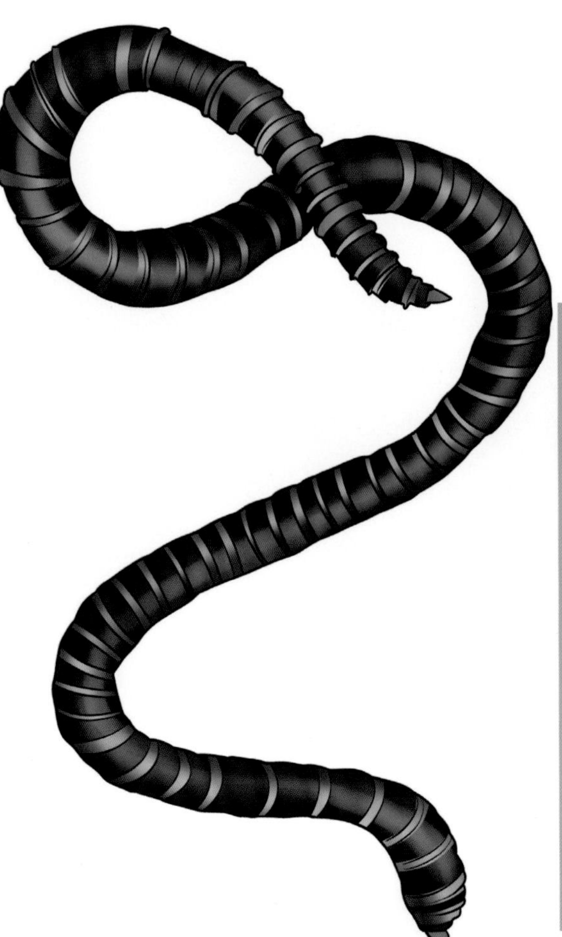

采收加工

春季至秋季捕捉，及时剖开腹部，除去内脏及泥沙，洗净，晒干或低温干燥。

性味归经

咸，寒。归肝、脾、膀胱经。

功效主治

清热定惊，通络，平喘，利尿。主治高热神昏，惊厥抽搐，癫痫，关节痹痛，肢体麻木，半身不遂，肺热喘咳，水肿尿少。

识别特征 环带在XIV-XVI节，呈戒指状，无刚毛。体上刚毛环生。前端腹面刚毛也不粗而疏。受精囊腔较深广，前后缘均隆肿，外面可见到腔内大小各一的乳突。雄交配腔深而大，内壁多皱纹，有平顶乳突3个。雄孔位于腔底的一个乳突上，能全部翻出，形如阴茎。受精囊3对。前列腺1对，盲肠简单。体背色为草绿色，背中浅为深青色。

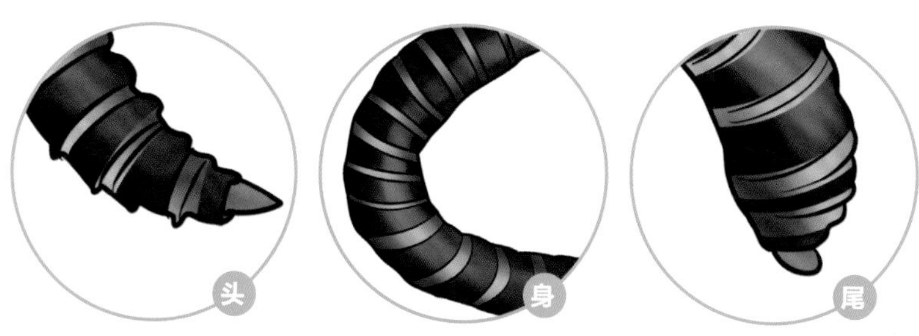

用量用法 5～10克。

精选验方 ①抽筋：地龙1条，胡黄连3克。水煎服，每日3次。②偏头痛：地龙、羌活各12克，川芎30～40克，天麻、白芷、醋延胡索、白芍各15克，细辛9克，甘草10克。水煎分3次温服。③支气管哮喘：地龙15克，海螵蛸、天竺黄各9克。研末，每服1.5克，每日3次，汤药送服。④闭经：地龙干3条，黄酒适量。浸出味，早、晚饮用，连服数日。

使用注意 脾胃素虚及血虚无瘀或出血者慎服。地龙有毒，有溶血作用，内服过量可产生毒副反应。

全蝎

别名 全虫、钳蝎、蝎子。

来源 本品为钳蝎科动物东亚钳蝎*Buthus martensii* Karsch的干燥体。

生境分布 生长于阴暗潮湿处。分布于河南、山东、湖北、安徽等地。

采收加工

春末至秋初捕捉，除去泥沙，置沸水或沸盐水中，煮至全身僵硬，捞出，置通风处，阴干。

性味归经

辛，平；有毒。归肝经。

功效主治

息风镇痉，通络止痛，攻毒散结。主治肝风内动，痉挛抽搐，小儿惊风，中风口㖞，半身不遂，破伤风，风湿顽痹，偏正头痛，疮疡，瘰疬。

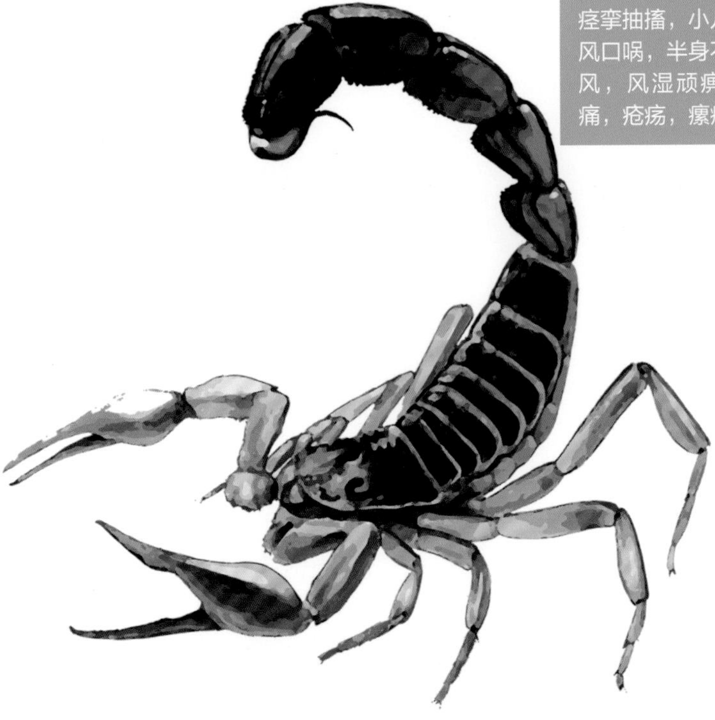

识别特征 钳蝎体长约6厘米，分为头胸部及腹部2部。头胸部较短，7节，分节不明显，背面覆有头胸甲，前端两侧各有1对单眼，头胸甲背部中央处，另有1对，如复眼。头部有附肢2对，1对为钳角，甚小；1对为强大的脚须，形如蟹螯。胸部有步足4对，每足分为7节，末端各有钩爪2枚。腹部甚长，分前腹及后腹两部，前腹部宽广，共有7节，第1节腹面有一生殖厣，内有生殖孔；第2节腹面有1对栉板，上有齿16～25个；第3～6节的腹面，各有肺书孔1对。后腹部细长，分为5节和1节尾刺，后腹部各节皆有颗粒排列而成的纵棱数条。尾刺呈钩状，上屈，内有毒腺。卵胎生。

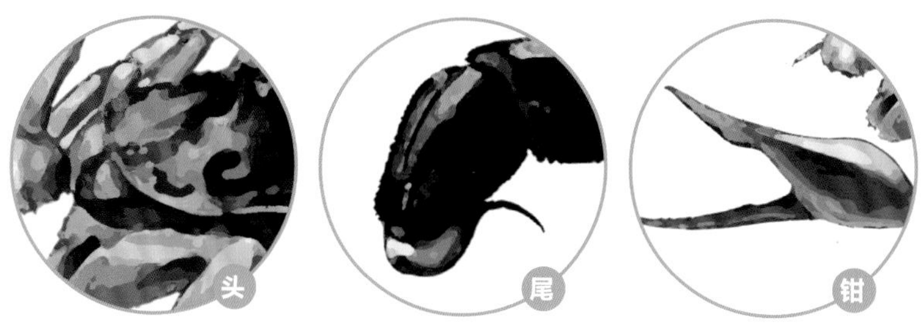

用量用法 3～6克。

精选验方 ①小儿惊风：全蝎1个。不去头尾，薄荷4叶裹合，火上炙令薄荷焦，同研为末，分4次服，汤下；大人风涎只需1服。②天钓惊风、翻眼向上：干蝎（瓦炒好）1个，朱砂（绿豆大）3粒。共研为细末，饭丸，绿豆大，外以朱砂少许，同酒化下1丸。③乙型脑炎抽搐：全蝎、天麻、蜈蚣各30克，僵蚕60克。共研细末，每服0.09～0.15克；严重的抽搐痉厥，可先服3克，以后每隔4～6小时，再服0.09～0.15克。

使用注意 孕妇禁用。

牡蛎

别名 蛎蛤、牡蛤、海蛎子、海蛎子壳、海蛎子皮。

来源 本品为牡蛎科动物长牡蛎*Ostrea gigas* Thunberg的贝壳。

生境分布 生活于低潮线附近至水深7米左右的江河入海近处，适盐度为10%~25%。我国沿海均有分布，山东、福建、广东沿海已人工养殖。

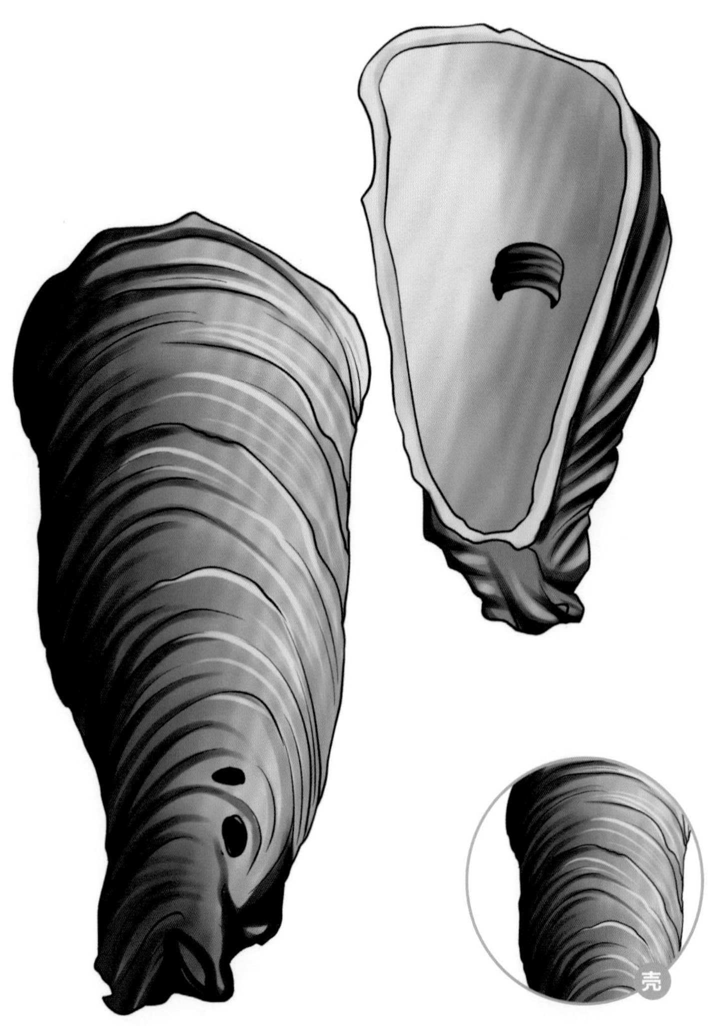

识别特征 体呈长片状，背腹缘几平行，长10～50厘米，高4～15厘米。右壳较小，鲜片坚厚，层状或层纹状排列，壳外面平坦或具数个凹陷，淡紫色、灰白色或黄褐色，内面瓷白色，壳顶二侧无小齿。左壳凹下很深，鳞片较右壳粗大，壳顶附着面小。质硬，断面层状，洁白。无臭，味微咸。

采收加工

全年均可捕捞，去肉，洗净，晒干。

性味归经

咸，微寒。归肝、胆、肾经。

功效主治

重镇安神，潜阳补阴，软坚散结。主治惊悸失眠，眩晕耳鸣，瘰疬痰核，癥瘕痞块。煅牡蛎收敛固涩，制酸止痛。主治自汗盗汗，遗精滑精，崩漏带下，胃痛吞酸。

用量用法 9～30克，先煎。

精选验方 ①眩晕：牡蛎、龙骨各18克，菊花9克，枸杞子、何首乌各12克。水煎服。②百合病、渴不瘥者：牡蛎（熬）、瓜蒌根各等份。为细末，饮服方寸匕，每日3服。③疟疾寒热：牡蛎粉、杜仲各等份。为末，加蜜做成丸子，如梧子大，每服五十丸，温水送下。④崩中漏下赤白不止、气虚竭：牡蛎、鳖甲各90克。上二味，治下筛，酒服方寸匕，每日3次。

使用注意 本品多服久服，易引起消化不良。

龟甲

别名 龟板、下甲、血板、烫板、乌龟壳、乌龟板。

来源 本品为龟科动物乌龟*Chinemys reevesii*（*Gray*）的背甲及腹甲。

生境分布 生长于江河、水库、池塘、湖泊及其他水域。分布于河北、河南、江苏、山东、安徽、广东、广西、湖北、四川、陕西、云南等地。

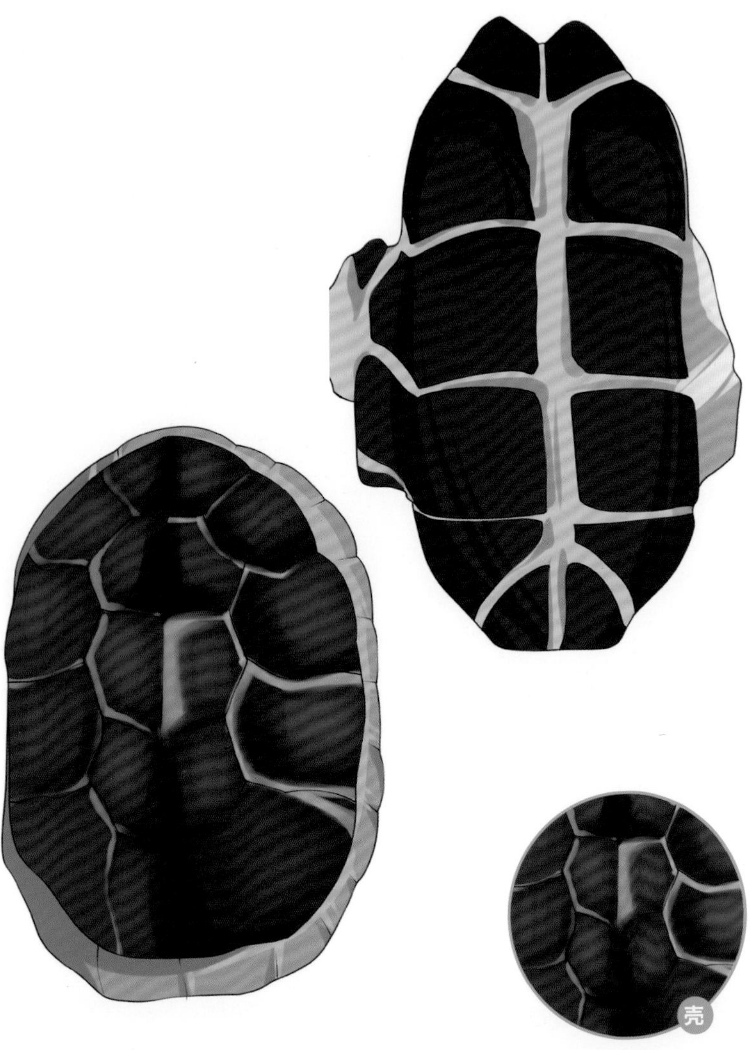

识别特征 乌龟体呈扁圆形，腹背均有坚硬的甲，甲长约12厘米，宽8.5厘米，高5.5厘米。头形略方，头部光滑，后端具小鳞，鼓膜明显。吻端尖圆，颌无齿而形成角质喙；颈能伸缩。甲由真皮形成的骨板组成，骨板外被鳞甲，也称角板；背面鳞甲棕褐色，顶鳞甲后端宽于前端；中央为5枚脊鳞甲，两侧各有4枚肋鳞甲，缘鳞甲每侧11枚，肛鳞甲2枚。腹面鳞甲12枚，淡黄色。背腹鳞甲在体侧相连。尾短而尖细。四肢较扁平，指趾间具蹼，后肢第5趾无爪，余皆有爪。多群居，常栖息在川泽湖池中，肉食性，常以蠕虫及小鱼等为食。生活力很强，数

采收加工

全年均可捕捉，以秋、冬两季为多，捕捉后杀死，或用沸水烫死，剥取背甲及腹甲，除去残肉，晒干。

性味归经

咸、甘，微寒。归肝、肾、心经。

功效主治

滋阴潜阳，益肾强骨，养血补心，固经止崩。主治阴虚潮热，骨蒸盗汗，头晕目眩，虚风内动，筋骨痿软，心虚健忘，崩漏经多。

月断食，可以不死。

用量用法 9~24克，先煎。

精选验方 ①五痔结硬、焮痛不止：龟甲（涂醋炙令黄）60克，蛇蜕皮（烧灰）、猪后悬蹄甲（炙令微黄）各30克，露蜂房（微炒）15克，麝香（研入）0.3克。上为细散，每服3克，食前以温粥饮调下。②健忘：龟甲（炙）、木通（锉）、远志（去心）、菖蒲各15克。上四味，捣罗为细散，空腹时用酒调服1.5克，渐加至3克。③崩中漏下、赤白不止、气虚竭：龟甲、牡蛎各90克。上药治下筛，每服方寸匕，以酒送下，每日3次。

使用注意 脾胃虚寒及孕妇不宜用。

阿胶

别名 驴皮胶、傅致胶、盆覆胶。

来源 本品为马科动物驴*Equus asinus* L.的干燥皮或鲜皮经煎煮、浓缩而制成的固体胶。

生境分布 分布于山东的东阿市、浙江等地。上海、北京、天津、武汉、沈阳、河南禹州等地也产。

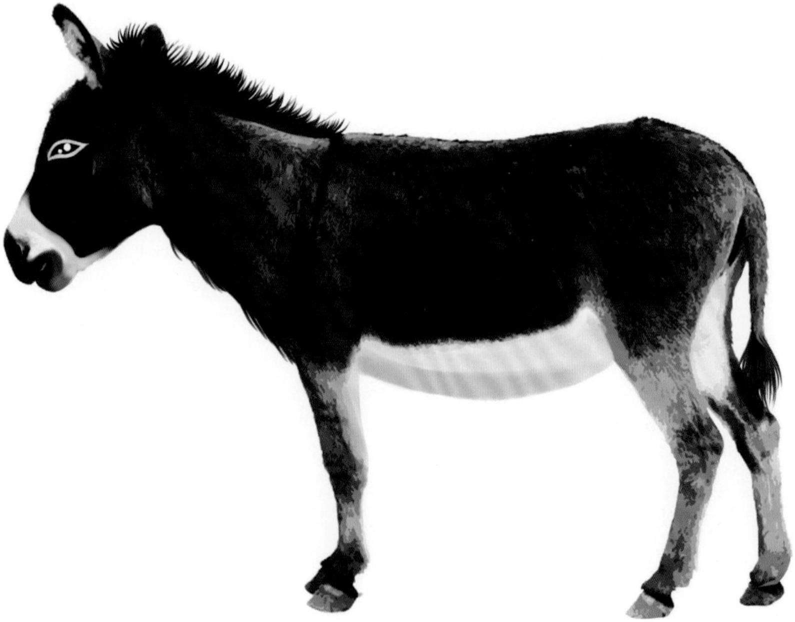

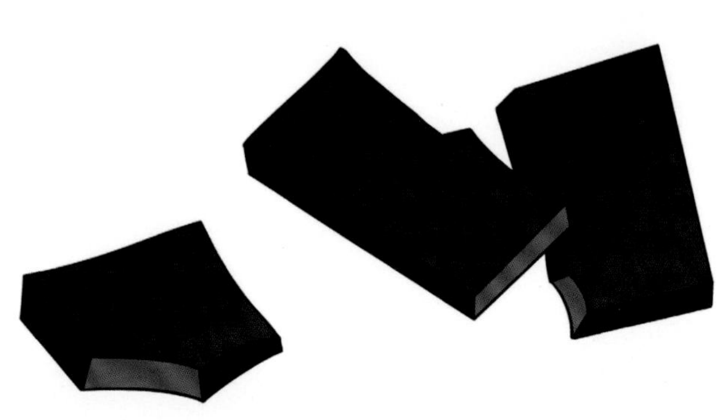

识别特征 驴为我国的主要役用家畜之一。一般体重在200千克左右。头大，眼圆，耳长。面部平直，头颈高扬，颈部较宽厚，肌肉结实。鬣毛稀少。四肢粗短，蹄质坚硬。尾基部粗而末梢细。体形呈横的长方形。毛色有黑色、栗色、灰色三种。毛厚而短。全身的背部及四肢外侧、面颊部如同身色，唯颈背部有一条短的深色横纹。咀部有明显的白色咀圈。耳廓背面如同身色，内面色较浅，尖端色较深，几呈黑褐色。腹部及四肢内侧均为白色。

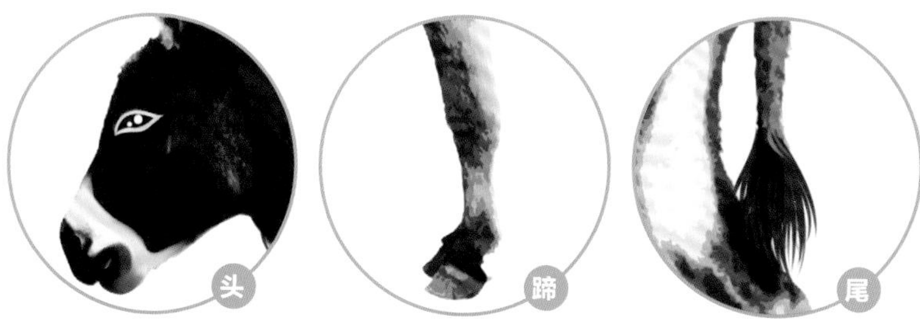

用量用法 3～9克。烊化兑服。

精选验方 ①肺结核咳血：阿胶适量。研成细末，每次20～30克，每日2～3次，温开水送下，或熬成糊状饮下；均配用常量西药抗结核药。②胎动不安、滑胎：阿胶12克，鸡子2枚，红糖30克。打荷包蛋服。③老人虚人大便秘涩：阿胶（炒）6克，连根葱白3片。蜜二匙新水煎，去葱，入阿胶、蜜溶开，食前温服。④损动母胎、去血腹痛：阿胶（炙）、艾叶60克。上二味，以水五升，煮取二升半，分3次服。

使用注意 脾胃虚弱、食少便溏者不宜。

采收加工

将驴皮漂泡去毛，切块洗净，分次水煎，滤过，合并滤液，浓缩（或加适量黄酒，冰糖，豆油）至稠膏状，冷凝，切块，晾干即得。

性味归经

甘，平。归肺、肝、肾经。

功效主治

补血滋阴，润燥，止血。主治血虚萎黄，眩晕心悸，肌痿无力，心烦不眠，虚风内动，肺燥咳嗽，劳嗽咯血，吐血尿血，便血崩漏，妊娠胎漏。

金钱白花蛇

别名　过基峡、白节黑、银甲带、银包铁、金钱白花蛇。

来源　本品为眼镜蛇科动物银环蛇*Bungarus multicinctus* Blyth的幼蛇干燥体。

生境分布　栖息于平原、丘陵的多水地带或山坡、田野、路旁。分布于安徽、浙江、福建、台湾、湖北、湖南、广东、广西、海南、贵州、云南等地。

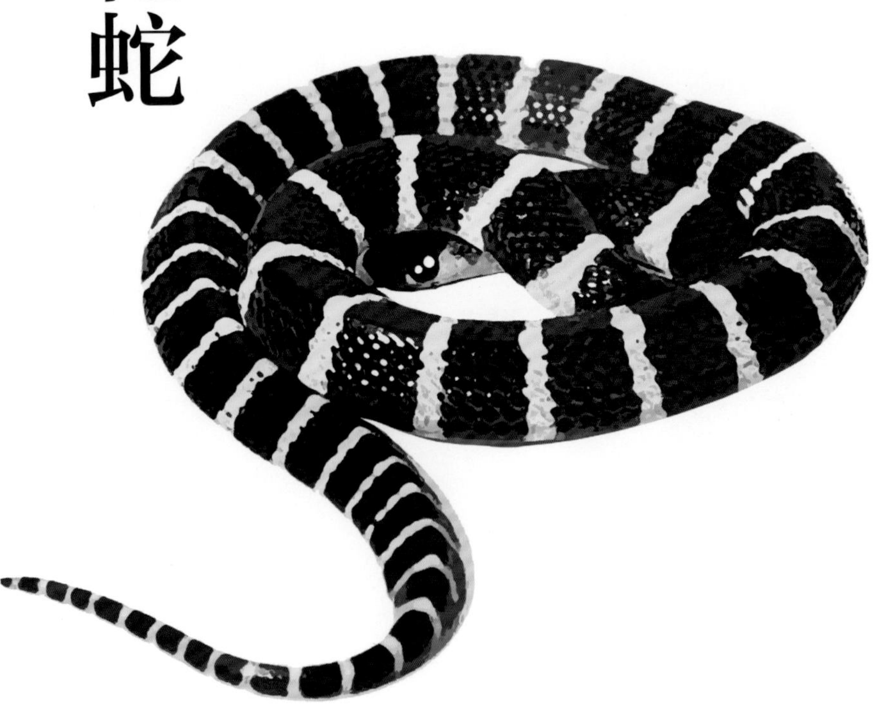

识别特征 银环蛇头呈椭圆形，身长0.6～1.2米，背部黑白相间的横纹，腹面、上唇、颈部均呈乳白色，尾梢细长。银环蛇腹面白色。背鳞通身15行，正中1行鳞片（脊鳞）扩大呈六角形。常出现于住宅附近，昼伏夜出，喜横在湿润的路上或水边石缝间捕食黄鳝、泥鳅、蛙类或其他蛇。卵生，产卵4～18个。银环蛇是神经性毒的毒蛇，毒腺小，但毒性剧烈。性情温顺，动作迟缓，若不过重触它，一般不会咬人。幼蛇3年后性成熟。银环蛇毒性很强，上颌骨前端有1对较长的沟牙（前沟牙）。

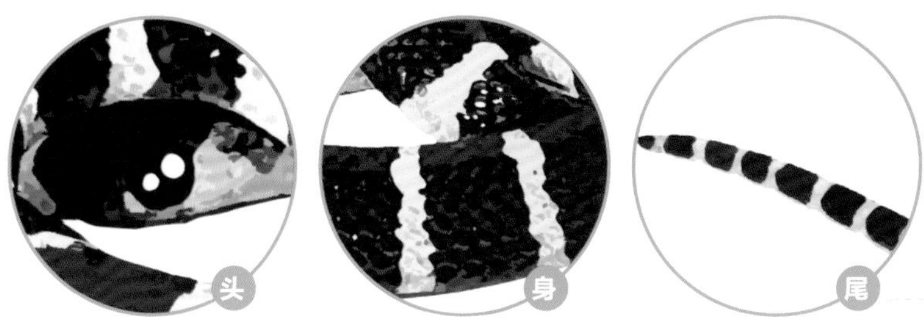

采收加工

夏、秋两季捕捉，剖开腹部，除去内脏，擦净血迹，用乙醇浸泡处理后。盘成圆形，用竹签固定，干燥。

性味归经

甘、咸，温；有毒。归肝经。

功效主治

祛风，通络，止痉。主治风湿顽痹，麻木拘挛，中风口眼㖞斜，半身不遂，抽搐痉挛，破伤风，麻风，疥癣。

用量用法 2～5克。研粉吞服1～1.5克。

精选验方 游走性关节疼痛：金钱白花蛇1条，烧酒1000毫升。蛇躯干剪断，浸入1000毫升烧酒内，隔7日服用。每晚临睡前服10～30毫升。

使用注意 阴虚血少及内热生风者禁服。

珍珠

别名 真朱、真珠、蚌珠、珠子、濂珠。

来源 本品为珍珠贝科动物马氏珍珠贝*Pteria martensii*（*Dunker*）等双壳类动物受刺激形成的珍珠。

生境分布 分布于西沙群岛、海南、广西及广东沿海。

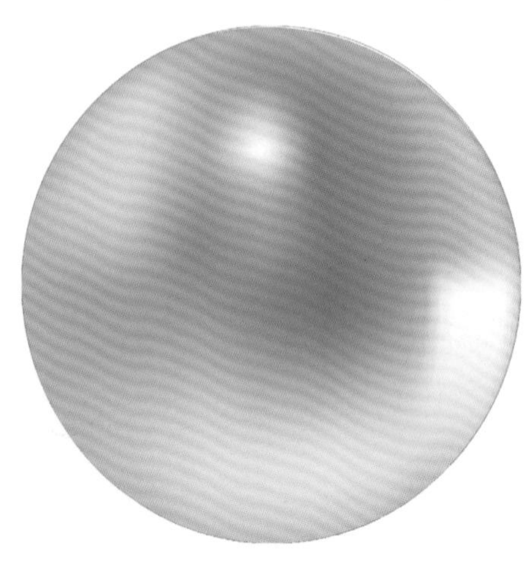

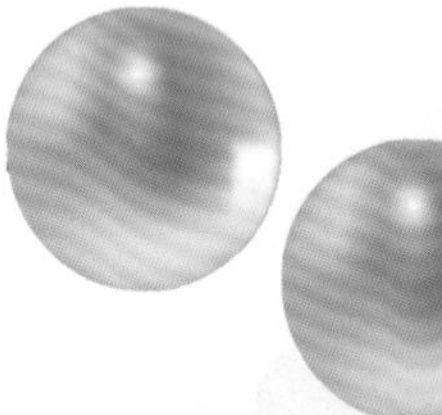

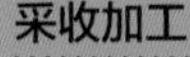

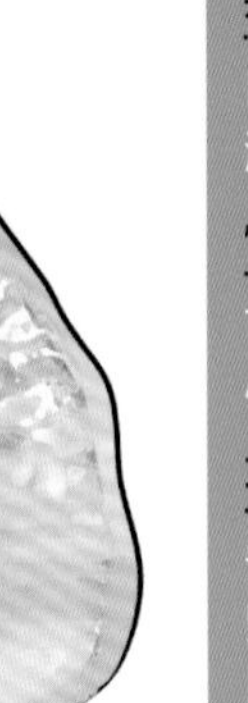

采收加工

自动物体内取出，洗净，干燥。

性味归经

甘、咸，寒。归心、肝经。

功效主治

安神定睛，明目消翳，解毒生肌，润肤祛斑。主治惊悸失眠，惊风癫痫，目赤翳障，疮疡不敛，皮肤色斑。

识别特征 贝壳2片，大而坚厚，略呈圆形；左右两壳不等，左壳较大于右壳。壳的长度与高度几相等，通常长10～15厘米，大者可达20厘米。壳顶向前弯，位于背缘中部靠前端，右壳顶前方有一凹陷，为足丝的出孔。壳顶前后有两耳，后耳较大。壳表面黑褐色。左壳稍凸，右壳较平，壳顶光滑，绿色。其余部分被有同心形鳞片，鳞片自边缘向外延伸呈棘状；有些鳞片呈锯齿状，色淡白。贝壳中部锯齿状鳞片脱落，留有明显的放射纹痕迹。壳内面珍珠层厚，有虹光色彩，边缘黄褐色。铰合线直，在壳顶下有1～2个主齿，韧带细长，紫褐色。闭壳肌痕大，长圆形，略呈葫芦状。外套痕简单，足舌状，具足丝。

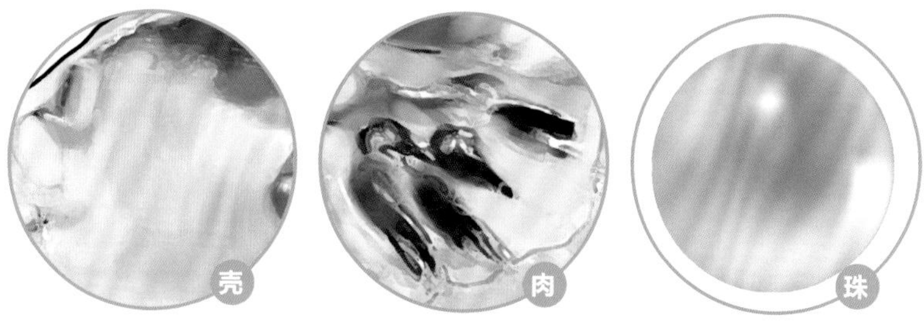

用量用法 0.1～0.3克，多入丸、散用。外用：适量。

精选验方 ①小儿惊啼及夜啼不止：珍珠末、伏龙肝、丹砂各0.3克，麝香3克。同研如粉，炼蜜和丸如绿豆大。候啼即温水下1丸；量大小，以意加减。②小儿中风、手足拘急：珍珠末（水飞）30克，石膏末3克。每服3克，水七分，煎四分，温服，每日3次。③发斑：珍珠7个。研碎，用新水调匀服之。

使用注意 病不属火热者勿用。疮毒若内毒未净，勿以珍珠收口。

穿山甲

别名 鲮鲤、陵鲤、龙鲤、石鲮鱼。

来源 本品为鲮鲤科动物穿山甲*Manis pentadactyla* Linnaeus的鳞甲。

生境分布 栖息于丘陵山地的树林、灌木丛、草莽等各种环境中但极少在石山秃岭地带。分布于广东、广西、云南、贵州、浙江、福建、湖南、安徽等地。

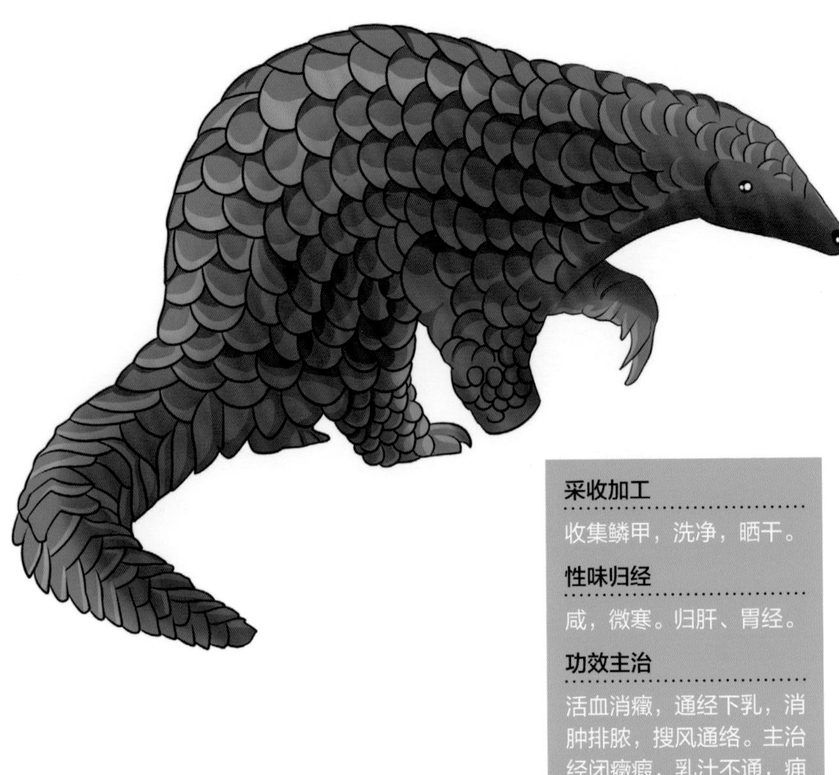

采收加工

收集鳞甲，洗净，晒干。

性味归经

咸，微寒。归肝、胃经。

功效主治

活血消癥，通经下乳，消肿排脓，搜风通络。主治经闭癥瘕，乳汁不通，痈肿疮毒，风湿痹痛，中风瘫痪，麻木拘挛。

识别特征 体形狭长，全身有鳞甲，四肢粗短，尾扁平而长，背面略隆起。成体身长50～100厘米，尾长10～30厘米，体重1.5～3千克。不同个体的体重和身长差异极大。头呈圆锥状，眼小，吻尖。舌长，无齿。耳不发达。足具5趾，并有强爪；前足爪长，尤以中间第3爪特长，后足爪较短小。全身鳞甲如瓦状。自额顶部至背、四肢外侧、尾背腹面都有。鳞甲从背脊中央向两侧排列，呈纵列状。鳞片呈黑褐色。鳞有三种形状，背鳞成阔的菱形，鳞基有纵纹，边缘光滑。纵纹条数不一，随鳞片大小而定。腹侧、前肢近腹部内侧和后肢鳞片成盾状，中央有龙骨状凸起，鳞基也有纵纹。尾侧鳞成折合状。鳞片之间杂有硬毛。两颊、眼、耳以及颈腹部、四肢外侧、尾基都生有长的白色和棕黄色稀疏的硬毛。茸毛极少。成体两相邻鳞片基部毛相合，似成束状。雌体有乳头1对。

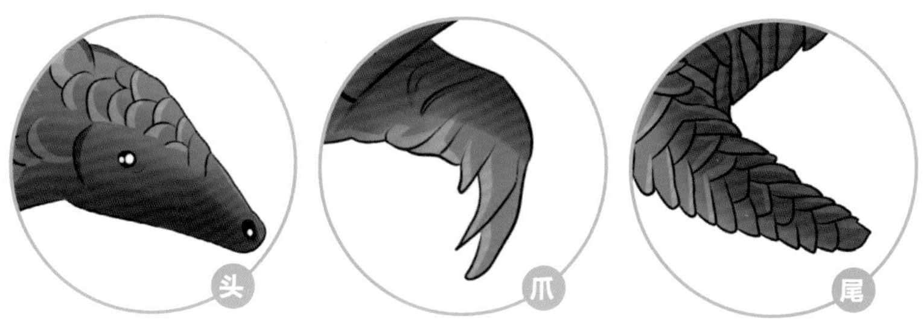

用量用法 5～10克，一般炮制后用。

精选验方 ①痈疽无头：穿山甲、猪牙皂角（去皮、弦）各30克。共炙焦黄，研为末，每用3克，热酒调下；其疮破，以冬瓜藤为末敷，疮干即水调敷之，诸疖疮皆可用。②乳汁不通：穿山甲适量。炮，研末，酒服方寸匕，每日2服。③但热不寒疟：穿山甲30克，干枣10枚。上同烧灰留性，研为细末，每服6克，当发日，日未出时井水调下。④妇人阴颓、硬如卵状：穿山甲15克。以沙炒焦黄为末，每服6克，酒下。

使用注意 孕妇慎用。

蛇蜕

别名 蛇符、蛇退、蛇壳、蛇皮、龙衣、龙子衣、龙子单衣。

来源 本品为游蛇科动物黑眉锦蛇*Elaphe taeniuraCope*等蜕下的干燥表皮膜。

生境分布 分布于安徽、江苏、浙江、福建、台湾、广东、江西、湖北、四川、云南等地。

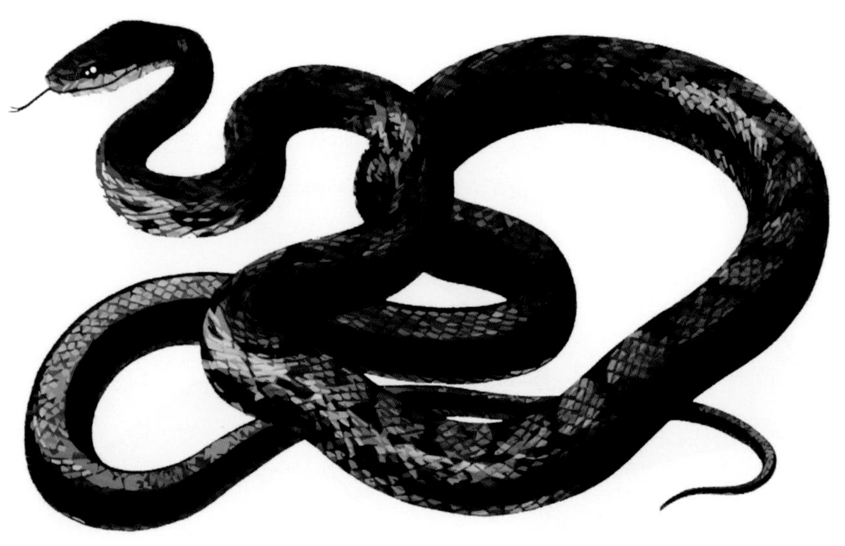

采收加工

春末夏初或冬初收集，除去泥沙，干燥。

性味归经

咸、甘，平。归肝经。

功效主治

祛风，定惊，退翳，解毒。主治小儿惊风，抽搐痉挛，翳障，喉痹，疔肿，皮肤瘙痒。

识别特征 大型无毒蛇，全长可达2米左右。上唇鳞9（4~2~3）或8，10，7；颊鳞1；眶后鳞2；中央9~17行微棱；腹鳞222~267；肛鳞2片；尾下鳞76~122对。头和体背黄绿色或棕灰色；眼后有一条明显的黑纹，也是该蛇命名的主要依据；体背的前、中段有黑色梯形或蝶状斑纹，略似秤星，故又名秤星蛇；由体背中段往后斑纹渐趋隐失，但有4条清晰的黑色纵带直达尾端，中央数行背鳞具弱棱。

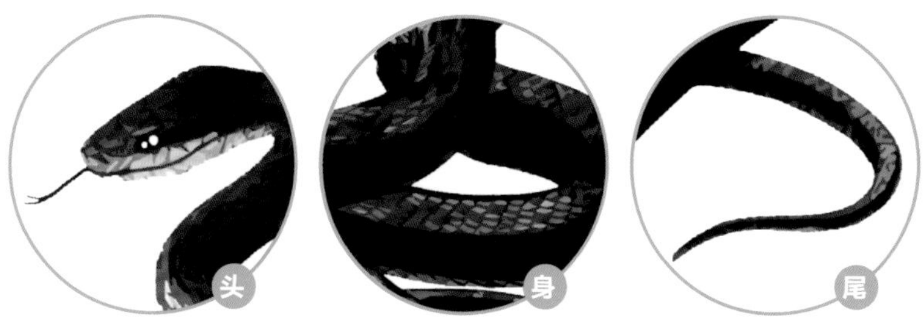

用量用法 2~3克；研末吞服0.3~0.6克。

精选验方 ①缠喉风，咽中如束，气不通：蛇蜕（炙黄）、当归各等份。为末，温酒调5克，得吐愈。②破伤风：蝉蜕（去土）不以多少。为细末，掺在疮口上，毒气自散。③胃热吐食：蝉蜕50个（去泥），滑石50克。共研为末，每服10克，水一碗，加蜜调服。

使用注意 孕妇忌服。

鹿角

别名 斑龙角。

来源 本品为鹿科动物梅花鹿*Cervus nippon Temminck*已骨化的角或锯茸后翌年春季脱落的角基。

生境分布 我国东北、西北、内蒙古、新疆及西南山区均有分布。主产于吉林、黑龙江、内蒙古、新疆、青海等地。

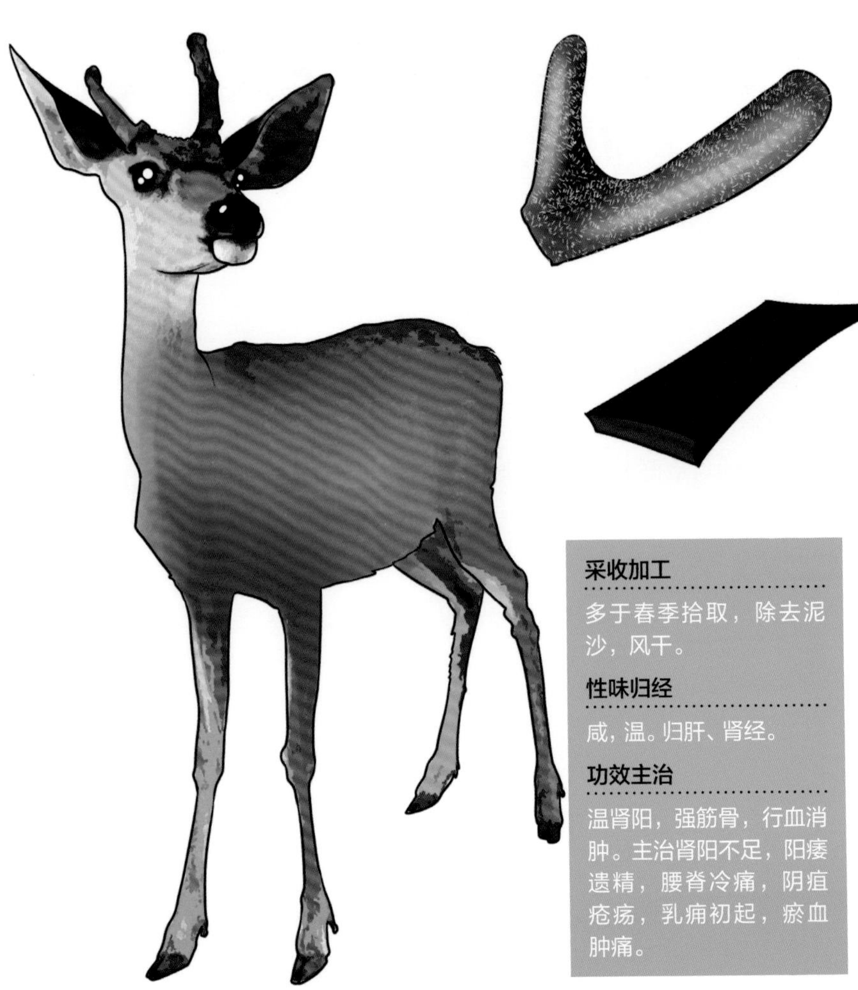

采收加工

多于春季拾取，除去泥沙，风干。

性味归经

咸，温。归肝、肾经。

功效主治

温肾阳，强筋骨，行血消肿。主治肾阳不足，阳痿遗精，腰脊冷痛，阴疽疮疡，乳痈初起，瘀血肿痛。

识别特征 一种中型的鹿。体长约1.5米，肩高约90厘米。雄鹿有角，生长完全的共有四叉，眉叉斜向前伸；第二叉与眉叉相距较远，主干末端再分一叉。雌鹿无角。眶下腺明显，呈裂缝状。耳大直立。颈细长，颈和胸部下方有长毛。尾短，臀部有明显白斑。四肢细长，后肢外侧踝关节下有褐色腺体，名为跖腺；主蹄狭尖，侧蹄小。冬毛厚密，棕灰色或棕黄色，有白色斑点，夏季白斑更明显。腹部毛白色，四肢毛色较淡，背部有深棕色的纵纹。大都人工饲养。野生者栖息于混交林、山地草原和森林边缘附近；冬季多在山地南坡，春秋多在旷野，夏季常在密林。晨昏活动较多。以青草、树叶、嫩芽、树皮、苔藓为食。春、夏季喜食盐。雄鹿每年4～5月脱落旧角，随后长出茸角，外被天鹅绒状的茸皮。

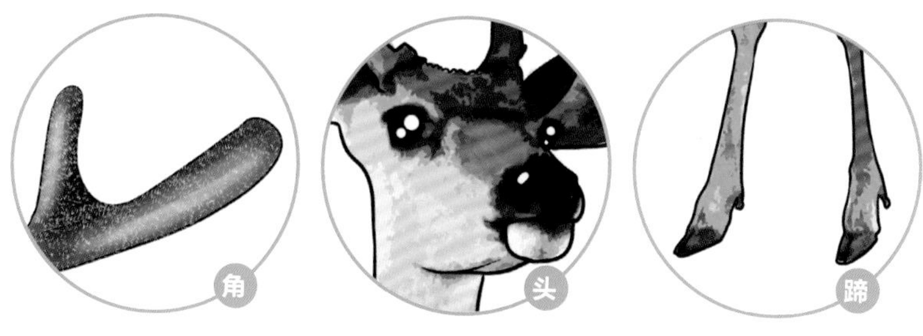

用量用法 6～15克。

精选验方 ①奶发、诸痈疽发背：鹿角适量。烧存性捣末，以苦酒和涂。②下注脚疮：鹿角适量。烧存性，入轻粉同研，油调涂。③妊娠忽下血、腰痛不可忍：鹿角（锉）100克，当归（锉）50克。上二味作一服，以水二盏煎至一盏，去滓温服，食前。④筋骨疼痛：鹿角适量。烧存性，为末，酒服5克，每日2次。⑤胞衣不下：鹿角屑1.5克。为末，姜汤调下。

使用注意 阴虚阳亢者忌服。

鹿茸

别名 斑龙珠。

来源 本品为鹿科动物梅花鹿*Cervus nippon* Temminck的雄鹿未骨化密生茸毛的幼角。

生境分布 见“鹿角”项下。

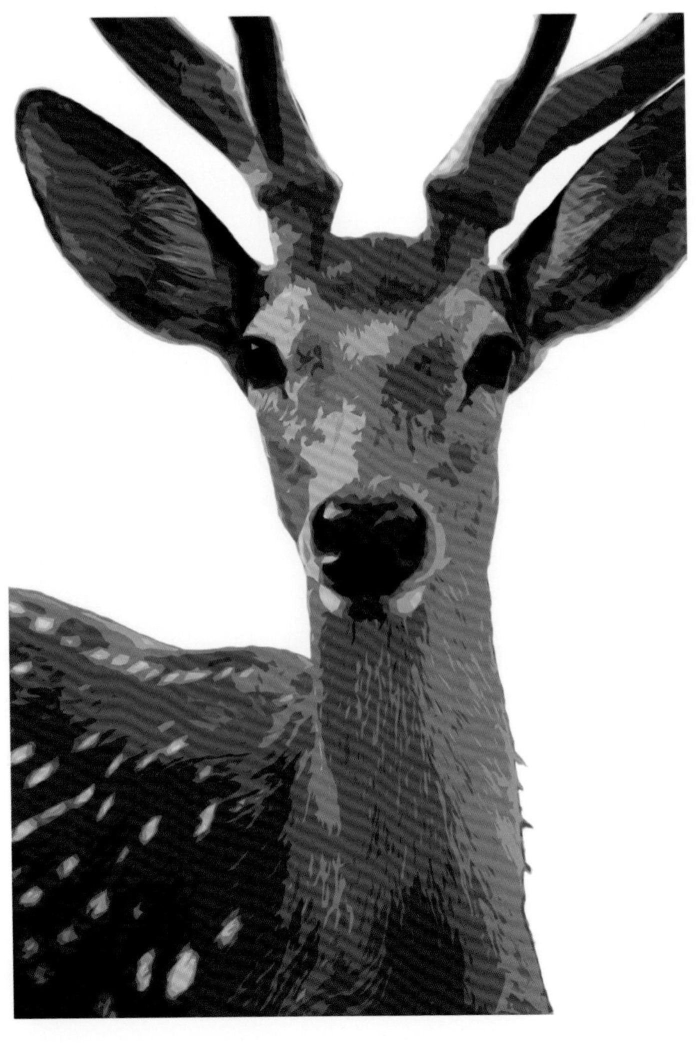

识别特征 见“鹿角”项下。

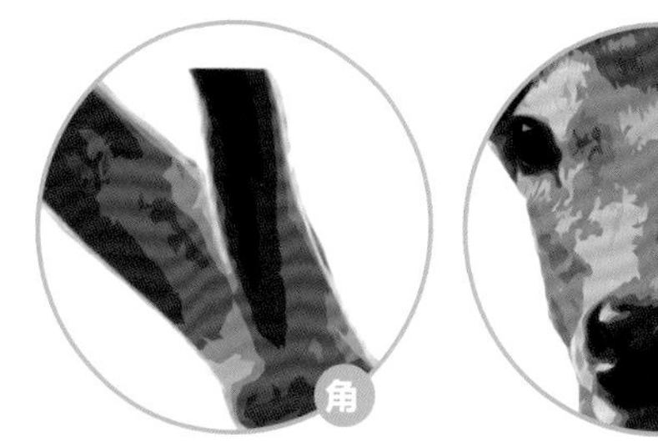

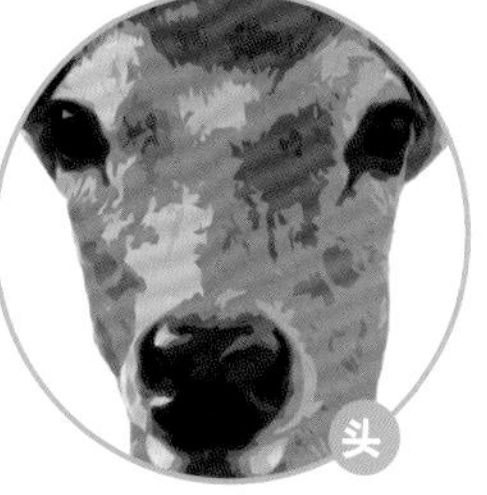

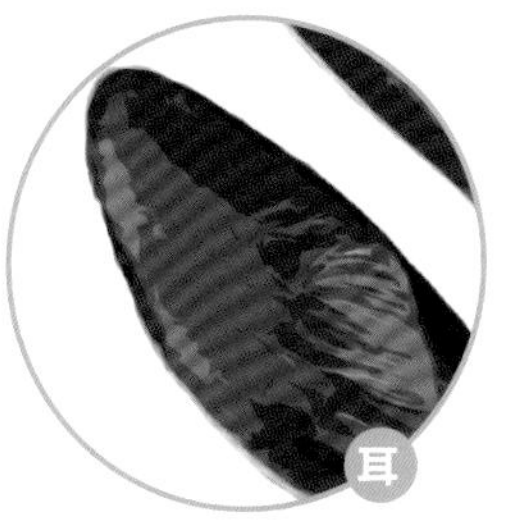

用量用法 1~2克，研末冲服。

精选验方 ①精血耗竭、面色黧黑、耳聋目昏、口干多渴、腰痛脚弱、小便白浊、上燥下寒、不受峻补：鹿茸（酒浸）、当归（酒浸）各等份。研细末，煮乌梅膏子为丸，如梧桐子大，每服50丸，空心用米饮送下。②精血俱虚、营卫耗损、潮热自汗、怔忡惊悸、肢体倦乏、一切虚弱之症：鹿茸（酒蒸）、附子（炮）各30克。上细切，分作4副，水2盏，生姜10片，煎至八分，去渣，食前温服。③虚弱阳事不举、面色不明、小便频数、饮食不思：鹿茸15克，干山药（为末）30克。上以生薄绢裹，用酒浸7日后，饮酒，日3盏为度，酒尽，将鹿茸焙干，留为补药继续使用。

使用注意 高血压、肝炎、肾炎患者忌用。不宜与降糖药、水杨酸类药物合用。

采收加工

夏、秋两季锯取鹿茸，经加工后，阴干或烘干。

性味归经

甘、咸，温。归肝、肾经。

功效主治

壮肾阳，益精血，强筋骨，调冲任，托疮毒。主治肾阳不足，精血亏虚，阳痿滑精，宫冷不孕，羸瘦，神疲，畏寒，眩晕，耳鸣，耳聋，腰膝冷痛，筋骨痿软，崩漏带下，阴疽不敛。

羚羊角

别名 高鼻羚羊。

来源 本品为牛科动物赛加羚羊*Saiga tatarica* Linnaeus的角。

生境分布 主要栖于半沙漠地区。夏季大多居于空旷的荒漠地带，晚秋至冬季则在盐沼半荒漠地带。群栖。分布于新疆等地。

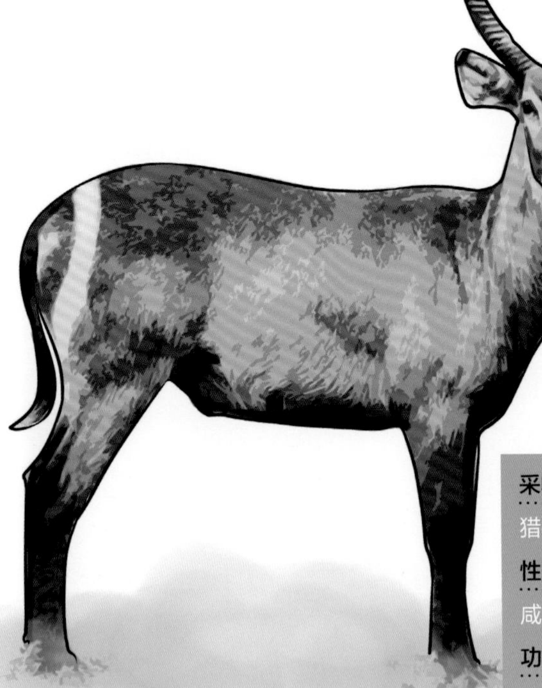

采收加工

猎得后锯取其角，晒干。

性味归经

咸，寒。归肝、心经。

功效主治

平肝息风，清肝明目，散血解毒。主治肝风内动，惊痫抽搐，妊娠子痫，高热痉厥，癫痫发狂，头痛眩晕，目赤翳障，温毒发斑，痈肿疮毒。

识别特征 体形中等，身长1～1.4米。肩高：雄兽为70～83厘米，雌兽为63～74厘米。体重：雄兽为37～60千克，雌兽为29～37千克。头大。鼻吻膨大，鼻孔亦大，且能灵活伸缩和左右摆动。额前部分较隆突。眼大。耳短。四肢细小，蹄低而长。尾细短，下垂。雌兽有乳头4对。夏毛短而密，紧贴皮肤。全身呈棕黄色或栗色，脸面部较淡，背脊中央有狭长的一条呈肉桂色；颈下方、胸腹部及四肢内侧几呈白色。雄兽具角，长于眼眶之上，向后微倾。角基部为棕黄色，上部黄白色如蜡，表面约有20个轮脊，角上部至尖端处光滑无轮脊。雌兽无角，仅有短的凸起。

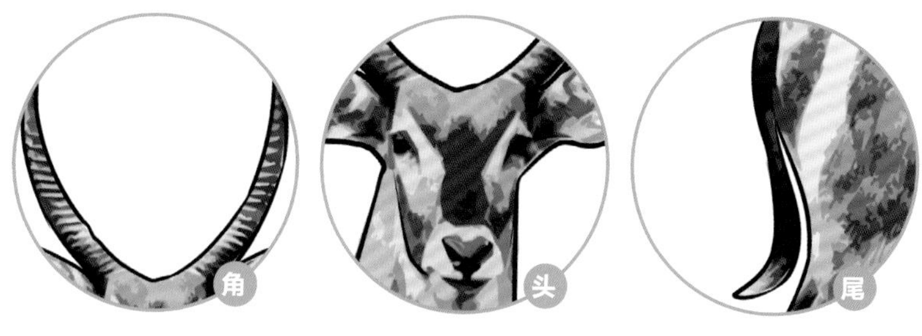

用量用法 1～3克，宜另煎2小时以上；磨汁或研粉服，每次0.3～0.6克。

精选验方 ①伤寒时气、寒热伏热、汗下、吐下余热不退，或心惊狂动、烦乱不宁，或谵语无伦、人情颠倒、脉仍数急、迁延不愈：羚羊角适量。磨汁半盏，以甘草、灯心草各3克，煎汤和服。②阳厥气逆、多怒：羚羊角、人参各150克，赤茯苓100克（去皮），远志（去心）、大黄（炒）各25克，甘草0.5克（炙）。上为末，每服15克，水一盏半，煎至八分，去滓温服，不计时候。③中风手颤、亸曳语涩：羚羊角（镑）50克，犀角（镑）1.5克，羌活（去芦头）、防风（去叉）各75克，薏苡仁（炒）、秦艽（洗）各100克。共研细末，炼蜜丸如梧桐子大，每服二十丸，煎竹叶汤下，渐加至三十丸。

使用注意 脾虚慢惊患者禁服。

斑蝥

别名 斑猫、龙尾、斑蚝、龙蚝、斑菌、斑毛、班蝥。

来源 本品为芫菁科昆虫南方大斑蝥*Mylabris phalerata* Pallas的干燥体。

生境分布 主要产于河南、广西、安徽、四川、江苏、湖南等地。

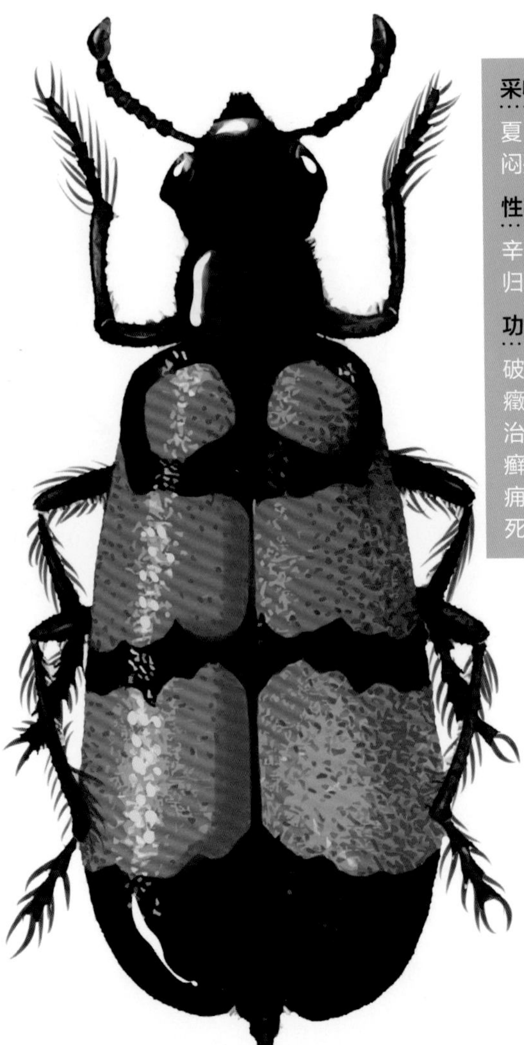

采收加工

夏、秋两季捕捉，闷死或烫死，晒干。

性味归经

辛，热；有大毒。归肝、胃、肾经。

功效主治

破血逐瘀，散结消癥，攻毒蚀疮。主治癥瘕，经闭，顽癣，瘰疬，赘疣，痈疽不溃，恶疮死肌。

识别特征 体长15～30毫米，底色黑色，被黑茸毛。头部圆三角形，具粗密刻点，额中央有一条光滑纵纹。复眼大，略呈肾脏形。触角1对，线状，11节，末端数节膨大呈棒状，末节基部狭于前节。前胸长稍大于阔，前端狭于后端；前胸背板密被刻点，中央具一条光滑纵纹，后缘前面中央有一凹陷，后缘稍向上翻，波曲形。小楯片长形，末端圆钝。鞘翅端部阔于基部，底色黑色，每翅基部各有2个大黄斑，个别个体中斑点缩小；翅中央前后各有一黄色波纹状横带；翅面黑色部分刻点密集，密生茸毛，黄色部分刻点及茸毛较疏。鞘翅下为1对透明的膜质翅，带褐色。足3对，有黑色长茸毛，前足和中足跗节均为5节；后足的跗节则为4节，跗节先端有2爪；足关节处能分泌黄色毒液，接触皮肤，能起水泡。腹面也具黑色长茸毛。具复变态，幼虫共6龄，以假蛹越冬。成虫4～5月开始为害，7～9月为害最烈，多群集取食大豆之花、叶，花生、茄子叶片及棉花的芽、叶、花等。

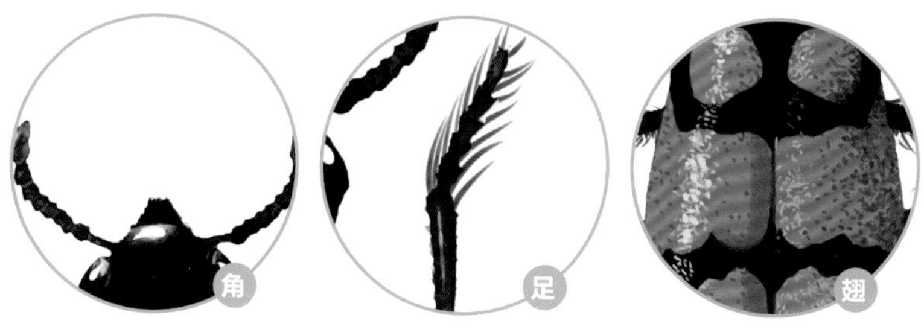

用量用法 0.03～0.06克，炮制后多入丸、散。外用：适量，研末或酒醋，或制油膏涂敷患处，不宜大面积用。

精选验方 ①痈疽、拔脓、痈疽不破，或破而肿硬无脓：斑蝥适量。研细末，以蒜捣膏，和水一豆许贴之，少顷脓出，即去药。②疔肿：斑蝥1枚。捻破，然后以针画疮上，作米字，以封上。③牛皮癣：斑蝥1个，甘遂3克。共研细末，以醋调和，日擦数次。④颜面神经麻痹：斑蝥1个。研细，水调贴颊上，向左歪斜贴右侧，向右歪斜贴左侧，起泡即取去。

使用注意 本品有大毒，内服宜慎，孕妇禁服。

蛤壳

别名 文蛤、海蛤壳、蛤蜊皮。

来源 本品为帘蛤科动物文蛤*Meretrix meretrix* Linnaeus的贝壳。

生境分布 生活于浅海泥沙中，我国沿海均有分布。

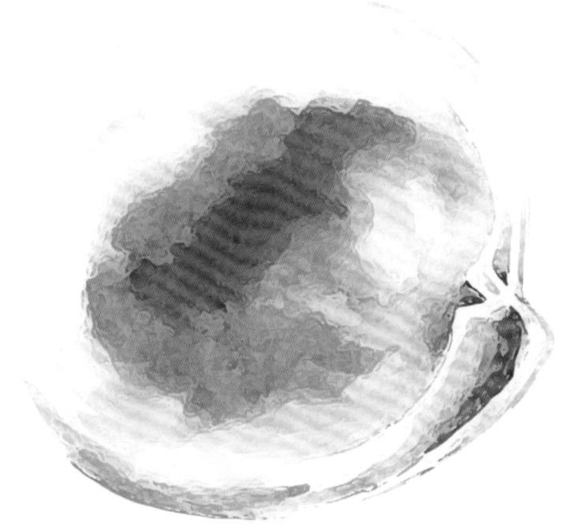

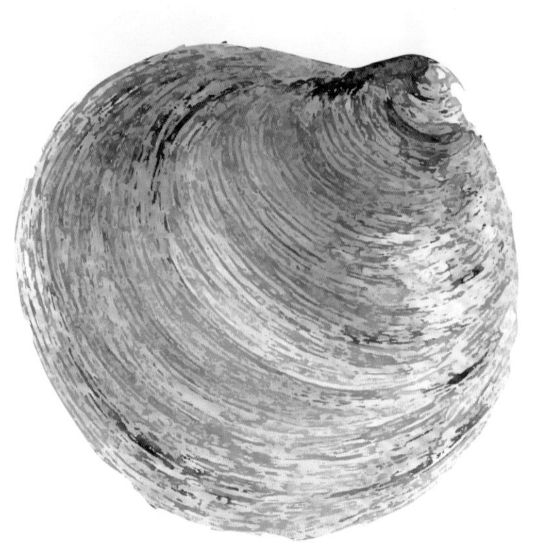

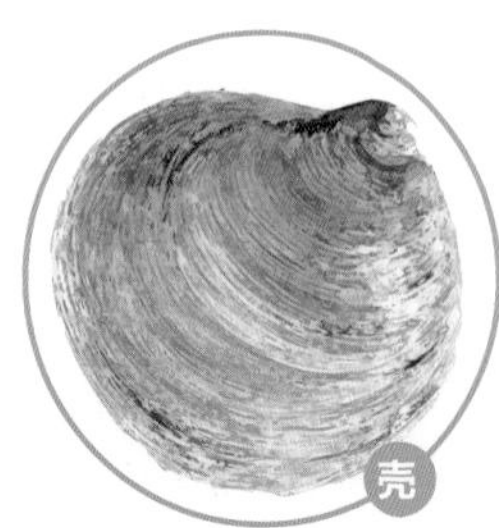

识别特征 贝壳呈三角状卵圆形，质坚硬，壳长60～122毫米，高约为长的4/5，宽约为长的1/2。两壳顶紧靠，壳顶突出，位于背面稍靠前方，略呈三角形。小月面矛头状，狭长，楯面卵圆形，宽大。韧带黑褐色，粗短凸出表面，壳表膨胀，光滑，壳皮黄褐色或红褐色，光亮如漆。自壳顶始，常有许多环形的褐色带及呈放射状W或V字样的齿状花纹。生长线明显，放射线和轮线不明显，腹缘圆。壳皮有时磨损脱落，显出白色。壳内面白色，前后缘略带紫色，无珍珠光泽。铰合部宽，左壳主齿3枚，前2枚短，后1枚长而宽，齿面具纵沟；前侧齿1枚，短突。右壳主齿3枚，前2枚短，呈人字排列，后1枚斜长而大；前侧齿2枚，1枚稍向腹面弯曲。外套痕明显，外套窦短而宽，呈半圆形。前闭壳肌痕小，略呈半圆形；后闭壳肌痕大，呈卵圆形。足扁平，舌状。

采收加工

夏、秋两季捕捞，去肉，洗净，晒干。

性味归经

苦、咸，寒。归肺、肾、胃经。

功效主治

清热化痰，软坚散结，制酸止痛；外用收湿敛疮。主治痰火咳嗽，胸胁疼痛，痰中带血，瘰疬瘿瘤，胃痛吞酸；外治湿疹，烫伤。

用量用法 6～15克，煎汤，或入丸、散。外用：适量，研极细粉撒布或油调后敷患处。

精选验方 ①痰火咳嗽、面鼻发红者：蛤粉（新瓦煅）、青黛（水飞净）各9克。蜜丸指头大，临卧，噙化3丸。②雀目：蛤粉、铅丹、夜明砂各等份。研末，猪肝切开入药末，用线扎，米泔水煮熟，不拘时候嚼服，原汁送下。③鼻衄不止：蛤粉（研极细，罗五、七遍）30克，槐花（炒令焦，碾为末）15克。上研令极匀细。每服3克，新汲水调下；如小可只用半钱；兼治便血不止，不拘时候。

使用注意 脾胃虚寒者慎服。

蛤蚧

别名 蛤解、蛤蟹、仙蟾、蚧蛇、大壁虎。

来源 本品为壁虎科动物蛤蚧*Gekko gecko* Linnaeus的干燥体。

生境分布 多栖于山岩及树洞中，或居于墙壁上。分布于广西南宁、梧州及广东肇庆地区，我国贵州、云南，以及越南也有分布。

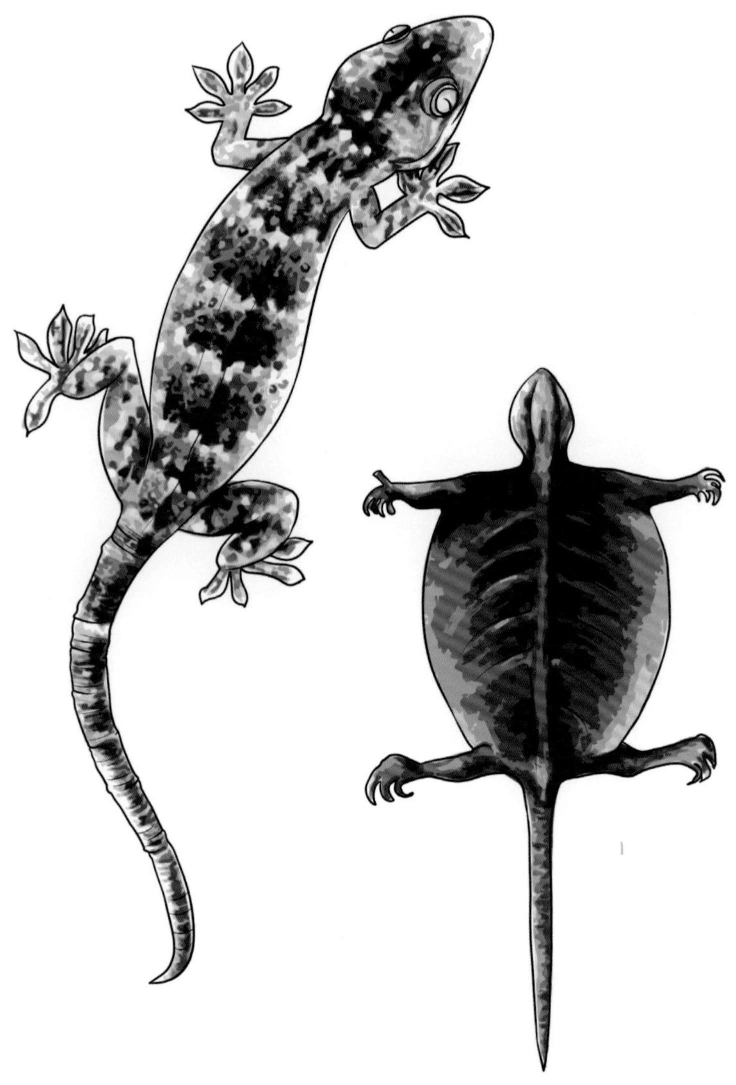

识别特征 陆栖爬行动物。形如大壁虎，全长34厘米。体尾等长。头呈三角形，长大于宽，吻端凸圆。鼻孔近吻端，耳孔椭圆形，其直径为眼径之半。头及背面鳞细小，成多角形，尾鳞不甚规则，近于长方形，排成环状；胸腹部鳞较大，均匀排列成复瓦状。指、趾间具蹼；指趾膨大，底部具有单行劈褶皮瓣，第一指趾不特别短小但无爪，余者末端均具小爪。体背为紫灰色，有砖红色及蓝灰色斑点。

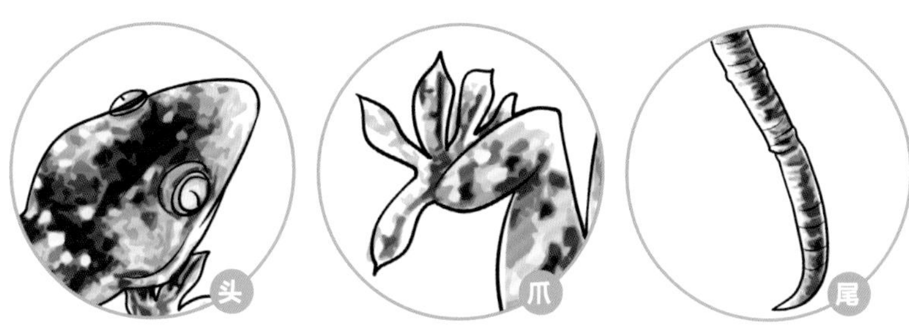

采收加工

全年均可捕捉，除去内脏，拭净，用竹片撑开，使全体扁平顺直，低温干燥。

性味归经

咸，平。归肺、肾经。

功效主治

补肺益肾，纳气定喘，助阳益精。主治肺肾不足，虚喘气促，劳嗽咳血，阳痿，遗精。

用量用法 3～6克，多入丸、散或酒剂。

精选验方 ①咳嗽面浮、老人肺虚咳喘：蛤蚧（连尾）1对。涂以蜜、酒，放火上烤脆，研细末，加东北红参等量，共研匀，蜂蜜炼为丸如小豆大，每服3克，每日2次。②久咳肺痨：蛤蚧（焙干）10克，党参、山药、麦冬、百合各30克。共研末蜜丸，每服3克，每日2次，温开水送服。

使用注意 风寒及实热咳喘者均忌。

蜈蚣

别名 吴公、百脚、天龙、百足虫、千足虫。

来源 本品为蜈蚣科动物少棘巨蜈蚣*Scolopendra subspinipes* mutilans L.Koch的干燥体。

生境分布 生长于山坡、田野、路边或杂草丛生的地方，或栖息在井沿、柴堆以及砖瓦缝隙间，特别喜欢阴湿、陈旧的地面。分布于江苏、浙江、湖北、湖南、河南、陕西等地。

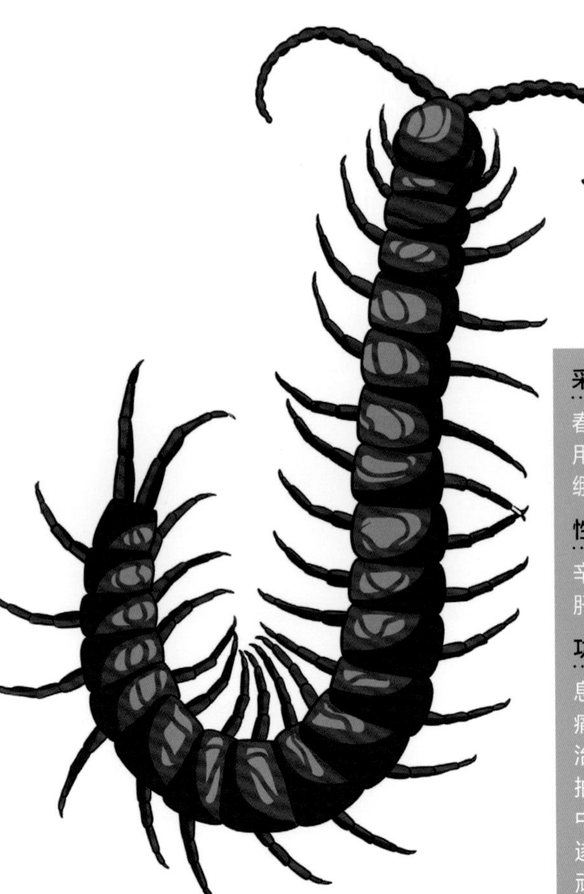

采收加工

春、夏两季捕捉，用竹片插入头尾，绷直，干燥。

性味归经

辛，温；有毒。归肝经。

功效主治

息风镇痉，通络止痛，攻毒散结。主治肝风内动，痉挛抽搐，小儿惊风，中风口㖞，半身不遂，破伤风，风湿顽痹，偏正头痛，疮疡，瘰疬，蛇虫咬伤。

识别特征 体形扁平而长，全体由22个同型环节构成，长6～16厘米，宽5～11毫米，头部红褐色；头板近圆形，前端较窄而突出，长约为第一背板之2倍。头板和第一背板为金黄色，生触角1对，17节，基部6节少毛。单眼4对；头部之腹面有颚肢1对，上有毒钩；颚肢底节内侧有1矩形凸起，上具4枚小齿，颚肢齿板前端也具小齿5枚。身体自第2背板起为墨绿色，末板黄褐色。背板自2～19节各有2条不显著的纵沟，第2、4、6、9、11、13、15、17、19各节之背板较短；腹板及步肢均为淡黄色，步肢21对，足端黑色，尖端爪状；末对附肢基侧板端有2尖棘，同肢前腿节腹面外侧有2棘，内侧1棘，背面内侧1～3棘。

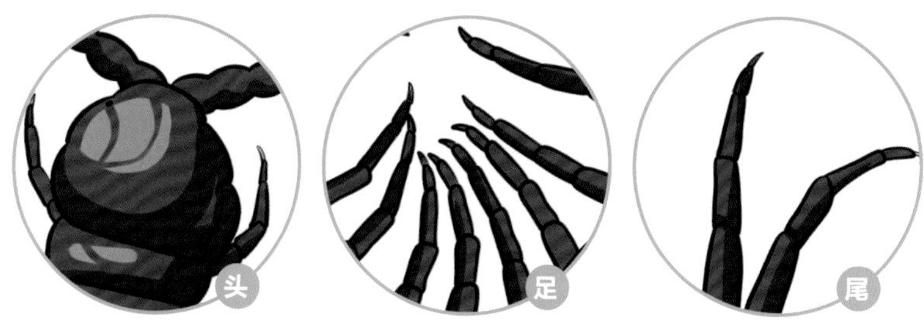

用量用法 3～5克。

精选验方 ①中风抽掣及破伤后受风抽掣者：全蜈蚣大者2条，生箭芪18克，当归12克，羌活、独活、全蝎各6克。煎汤服。②口眼㖞斜、口内麻木者：蜈蚣3条（一蜜炙，一酒浸，一纸裹煨，并去失足），天南星1个，半夏、白芷各15克。天南星切作四片（一蜜炙，一酒浸，一纸裹煨，一生用）；上药共为末，入麝少许，每服3克，熟（酒）调下，每日1服。③中风口眼㖞斜：蜈蚣1条。焙干研末，猪胆汁调敷患处。④惊痫：蜈蚣、全蝎各等份。研细末，每次0.9～1.5克，每日服2次。

使用注意 本品有毒，用量不宜过大。孕妇忌用。

蜂房

别名 蜂巢、露蜂房、马蜂窝、野蜂窝、黄蜂窝、百穿之巢。

来源 本品为胡蜂科昆虫马蜂*Polistes olivaceous*（*DeGeer*）的巢。

生境分布 群栖性，营巢于树木上或屋檐下。我国各地均有，南方地区尤多。

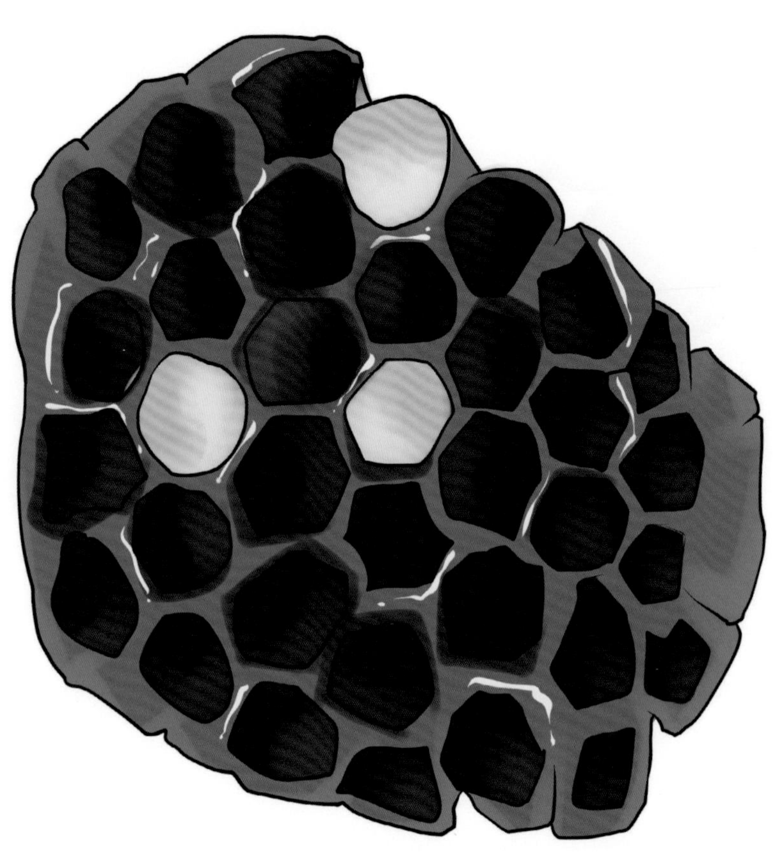

识别特征 雌蜂体形狭长，长20～25毫米，呈黑色。头部三角形。复眼1对，暗褐色，分列于头之两侧；单眼3个，位于头之前上方。触角1对，细长弯曲，基部黑色，鞭节12节，呈黄褐色。颜面、头顶、后头、唇基、上颚及颊部都有黄褐色斑纹。胸部有刻点，前胸背部后缘及中胸背板中，有2条黄色纵线。翅2对，透明膜质，带黄色。前翅大，后翅小，静止时，其翅半开。翅基片及小盾片黑色，中央有两条黄褐色线。胸腹节呈黑色，有4条黄褐色纵线。足3对，细长，5节，黄褐色，腹部呈纺锤形，两侧稍狭，第1腹节并入胸部，形成并胸腹节；第1腹节与第2腹节间紧缩成狭腰状。各节中央，有黑色纵线，尾端有能自由伸缩的毒针。春季产卵。幼虫乳白色，形略如蛆，头部小，节明显。

采收加工

秋、冬两季采收，晒干，或略蒸，除去死蜂死蛹，晒干。

性味归经

甘，平。归胃经。

功效主治

攻毒杀虫，祛风止痛。主治疮疡肿毒，乳痈，瘰疬，皮肤顽癣，鹅掌风，牙痛，风湿痹痛。

用量用法 3～5克。外用：适量，研末油调敷患处，或煎水漱口，或洗患处。

精选验方 ①赤白痢、少腹痛不可忍、里急后重：蜂房、阿胶各9克。同溶化，入黄连末15克，搅匀，分3次热服。②呃逆不止：蜂房适量。烧烟熏二三次。③头癣：蜂房1个，蜈蚣2条，明矾适量。将明矾研末，入蜂房孔中，连同蜈蚣置瓦片上小火烤焦，共研细末，麻油调涂外擦。④蜂蜇人：蜂房适量。研末，猪油和敷。

使用注意 气血虚弱者不宜服。

蕲蛇

别名 棋盘蛇、五步蛇、百步蛇、大白花蛇。

来源 本品为蝰科动物五步蛇*Agkistrodon acutus*（*Guenther*）的干燥体。

生境分布 生长于山地森林中，常盘踞落叶下或岩洞内。分布于湖北、湖南、江西、浙江、四川等地；产湖北蕲州质佳，故名蕲蛇。

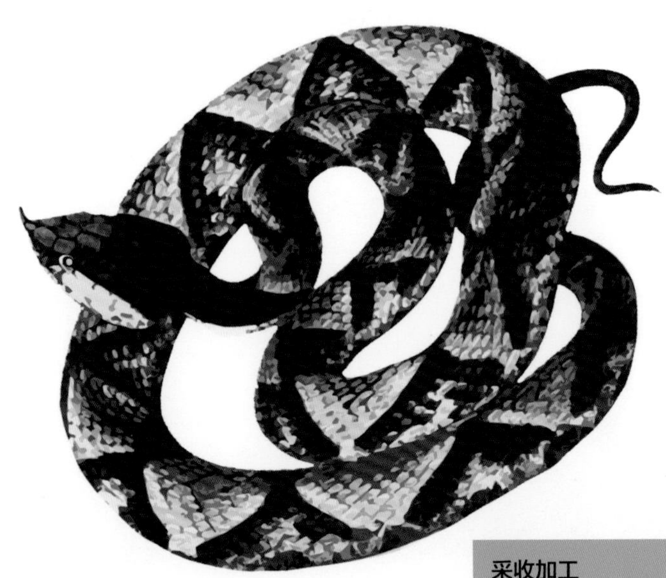

采收加工

夏、秋两季捕捉，剖开腹部，除去内脏，洗净，用竹片撑开腹部，盘成圆盘状，干燥后拆除竹片。

性味归经

甘、咸，温；有毒。归肝经。

功效主治

祛风，通络，止痉。主治风湿顽痹，麻木拘挛，中风口眼歪斜，半身不遂，抽搐痉挛，破伤风，麻风，疥癣。

识别特征 头大扁平，呈三角形，吻端翘起，背面棕黑色，头侧土黄色，二色截然分明，背上具灰白色菱方形块17～19个，尾部3～5个。此斑由左右两侧大三角斑在背正中合拢形成，偶尔也有交错排列的，斑边缘色深，腹面乳白色；咽喉部有排列不规则的小黑点；腹中央和两侧有大黑圆斑。尾末端有一尖突。具长管牙，吻端由鼻间鳞与吻鳞尖出形成一上翘的凸起，鼻孔与眼之间有一椭圆形颊窝，是热测位器。体鳞23～21～17行，具强棱。腹鳞157～171片。尾下鳞40～60，其前端约20枚为单行，个别成对，后段为双行。末端鳞片角质化形成一尖突物。

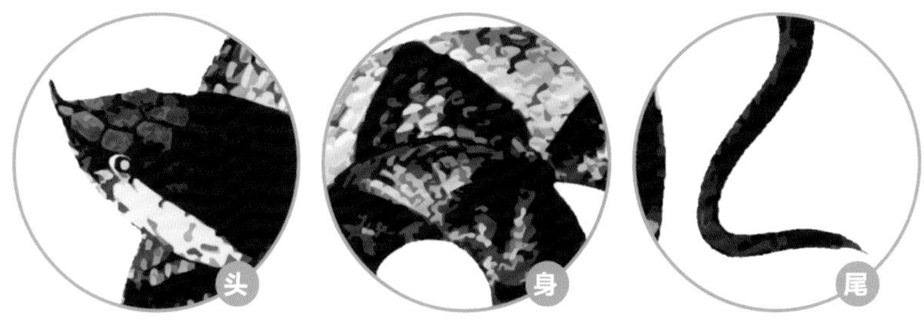

用量用法 3～9克；研末吞服，每次1～1.5克，每日2～3次。

精选验方 ①腰腿痛：活蕲蛇（约500克）1条，熟地黄、党参各100克，酒白芍20克，当归、甜苁蓉、巴戟天、杜仲、三七、鸡血藤胶、炒白术各30克，枸杞子300克，炙黄芪50克。随症加减，先将活蛇浸酒中醉死，加药、蜂蜜或冰糖密封浸一二个月后服用，每次服50～100毫升，每日服1～2次，连服1～2个月。②风湿性或类风湿性关节炎、关节疼痛等：蕲蛇12克，红花9克，羌活、天麻、五加皮、当归、秦艽各6克，防风3克，白糖90克。将上药粉碎成粗粉，按渗漉法制成药酒1000毫升即成，口服，每次最多不能超过60毫升，每日2次。

使用注意 本品性温有毒，如属阴亏血虚或内热生风之症，则当忌用。

麝香

别名 遗香、脐香、生香、心结香、当门子、麝脐香、四味臭、元寸香。

来源 本品为鹿科动物林麝*Moschus berezovskii* Flerov等成熟雄体香囊中的干燥分泌物。

生境分布 栖息于多岩石的针叶林和针、阔混交林中。分布于四川、西藏、云南、陕西、内蒙等地。

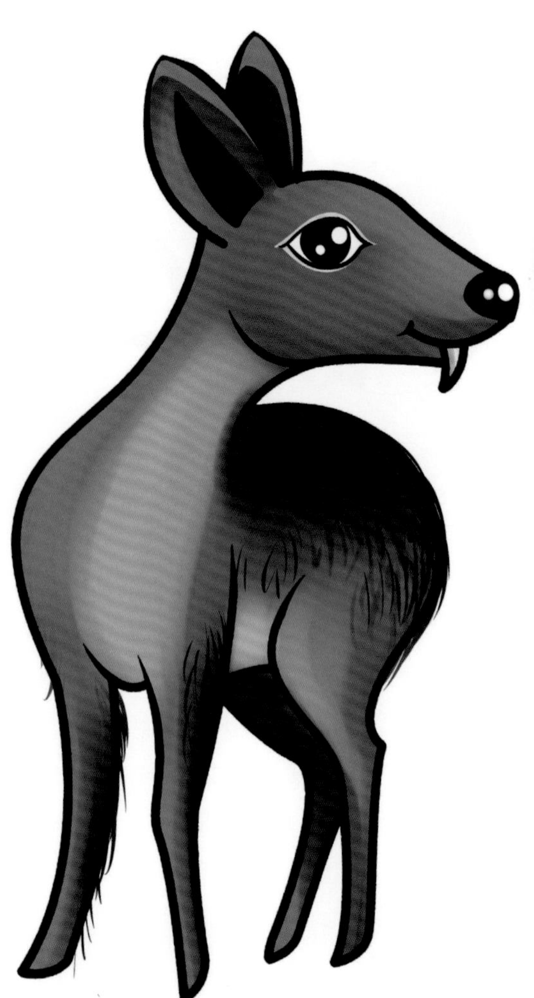

采收加工

野麝多在冬季至次春猎取，猎获后，割取香囊，阴干，习称“毛壳麝香”；剖开香囊，除去囊壳，习称“麝香仁”。家麝直接从其香囊中取出麝香仁，阴干或用干燥器密闭干燥。

性味归经

辛，温。归心、脾经。

功效主治

开窍醒神，活血通经，消肿止痛。主治热病神昏，中风痰厥，气郁暴厥，中恶昏迷，经闭，癥瘕，难产死胎，胸痹心痛，心腹暴痛，跌仆伤痛，痹痛麻木，痈肿瘰疬，咽喉肿痛。

识别特征 体形小，长65～95厘米，体重8～13千克。体毛粗硬，曲折如波浪状，易折断。雌雄均无角。耳长直立，上部圆形。眼大，吻端裸露，无眶下腺，雄兽上犬齿发达，露出唇外，向下微曲。四肢细长，后肢较前肢长；主蹄狭尖，侧蹄显著，尾短，雄兽鼠蹊部有香腺囊，囊内分泌麝香，外部略隆起；香囊外毛细短，稀疏，皮肤外裸，囊的外皮中央有2小口，在前面的为香囊口，在后面的为尿道，口外都有细毛一撮。体毛深棕色，体背、体侧较深，腹毛较淡，下颌白色，颈两侧各有白色毛延至腋下，呈两条白带纹，颈背、体背有土黄色斑点，排列成四五纵行，在腰及臀部两侧的斑点，明显而密集。

用量用法 0.03～0.1克，多入丸、散用。外用：适量。

精选验方 ①猝中风：麝香适量。青州白丸子，入麝香同研碎为末，生姜自然汁调灌之，如牙紧，可自鼻中灌入。②中风不醒：麝香6克。研末，入植物油60毫升，和匀灌之。③痰迷心窍：麝香0.5克，月石、牙皂、明矾、雄精各5克。上共研匀，密贮，每服2.5克。④跌打气闭：麝香、牙皂、北细辛、天南星、冰片各等份。为末，吹鼻。

使用注意 孕妇禁用。

鸡内金

别名 鸡肫、鸡胗、鸡肫皮、鸡黄皮。

来源 本品为雉科动物鸡*Gallus gallus* domesticus Brisson的干燥沙囊内壁。

生境分布 各地均产。

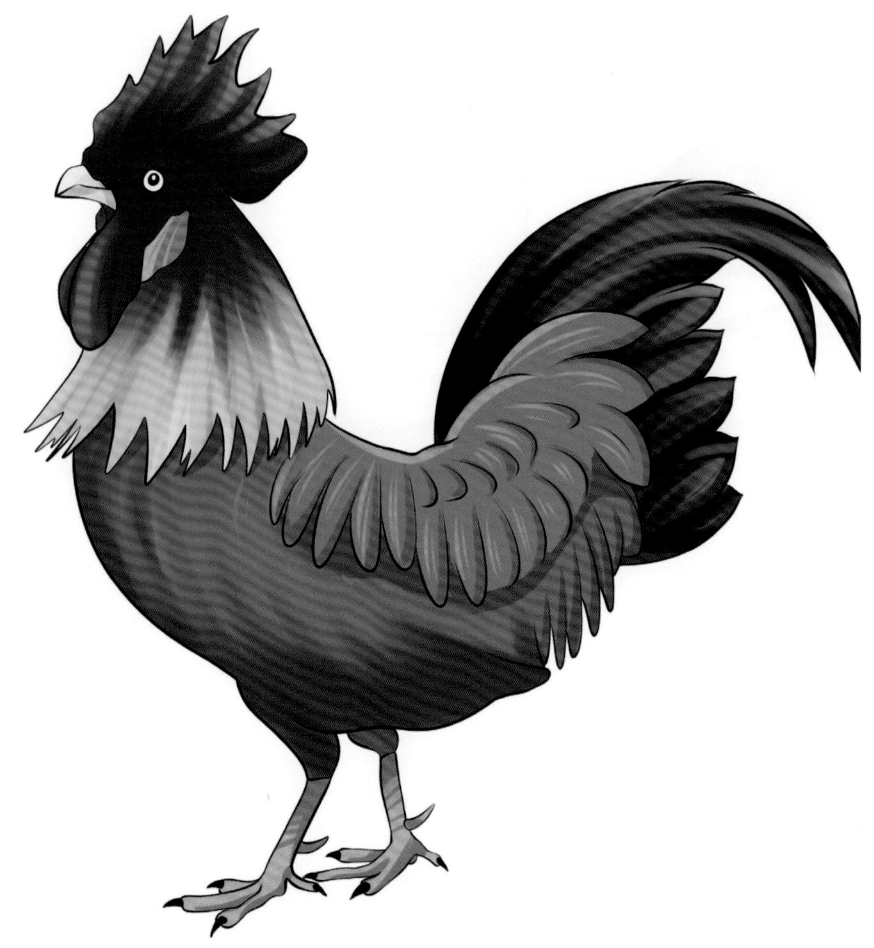

识别特征 嘴短而坚，略呈圆锥状，上嘴稍弯曲。鼻孔裂状，被鸡内金有鳞状瓣。眼有瞬膜。头上有肉冠，喉部两侧有肉垂，通常呈褐红色；肉冠以雄者为高大，雌者低小；肉垂也以雄者为大。翼短，羽色雌、雄不同，雄者羽色较美，有长而鲜丽的尾羽；雌者尾羽甚短。足健壮，跗、跖及趾均被有鳞板；趾4，前3趾，后1趾，后趾短小，位略高，雄者跗跖部后方有距。

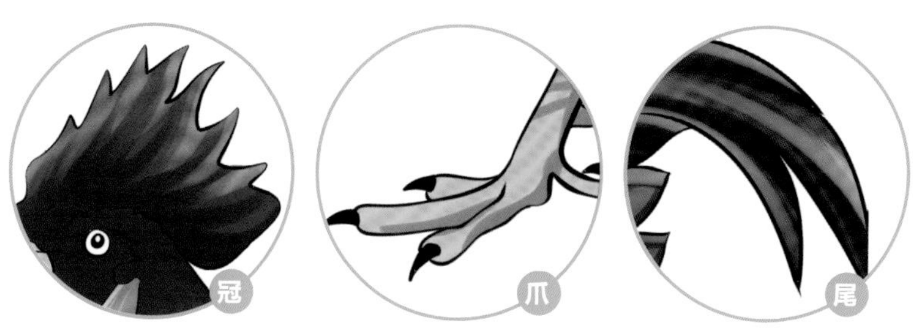

用量用法 3～10克。

精选验方 ①食积腹满：鸡内金适量。研末，乳服。②痞气积：公鸡鸡内金1个，黄牛脑子1个（同鸡肶胵酒浸一宿），朴硝1碗（提净），轻粉、沉香、砂仁、木香各5克。上件牛脑用铜锅焙干，将各项药入杵千下，焙，每服5克，烧酒调下，每日3次。③反胃、食即吐出、上气：鸡内金适量。烧灰，酒服。④脾胃湿寒、饮食减少、长作泄泻、完谷不化：鸡内金、干姜各100克，白术200克，熟枣肉250克。上几味药，白术、鸡内金各自轧细焙熟；再将干姜轧细，共和枣肉，同捣如泥，作小饼，木炭火上炙干，空心时当点心，细嚼咽之。

使用注意 脾虚无积滞者慎用。

采收加工

杀鸡后，取出鸡肫，立即剥下内壁，洗净，干燥。

性味归经

甘，平。归脾、胃、小肠、膀胱经。

功效主治

健脾消食、固精止遗、通淋化石。主治食积不消，呕吐泻痢，小儿疳积，遗尿，遗精，石淋涩痛，胆胀胁痛。

海龙

别名 水雁、海蛇。

来源 本品为海龙科动物刁海龙 *Solenognathus hardwickii*（*Gray*）等的干燥体。

生境分布 栖息于沿海藻类繁茂处；分布于南海近陆海域。

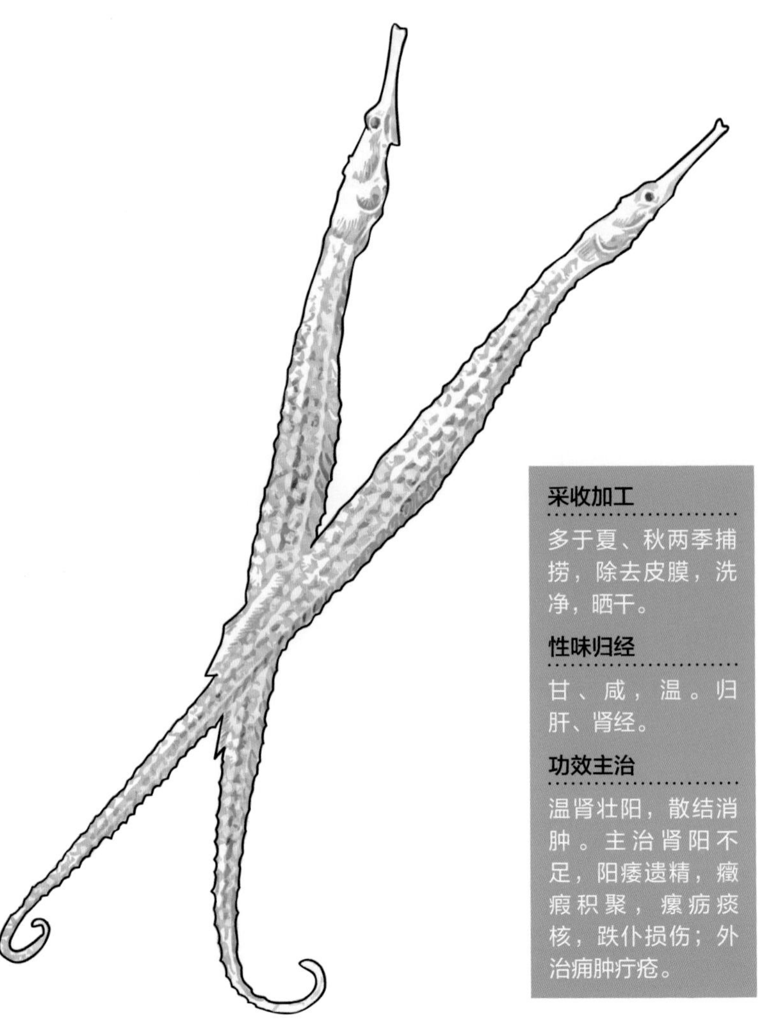

采收加工

多于夏、秋两季捕捞，除去皮膜，洗净，晒干。

性味归经

甘、咸，温。归肝、肾经。

功效主治

温肾壮阳，散结消肿。主治肾阳不足，阳痿遗精，癥瘕积聚，瘰疬痰核，跌仆损伤；外治痈肿疔疮。

识别特征 体形狭长而侧扁。体全长37～50厘米。体高远大于体宽。躯干部五棱形，尾部前方六棱形，后方逐渐变细，为四棱形；尾端卷曲。腹部中央棱特别突出，体上棱脊粗壮。头长，与体轴在同一水平线上，或成大钝角。眼眶四周、吻管背腹面及顶部的后端，均被有大小不等粗糙颗粒状棘；颈部背方呈棱脊状，具颈棘2个。吻特别延长，约为眶后头长的2倍。眼大而圆，眼眶突出。鼻孔每侧两个。口小，前位。鳃盖突出，具明显的放射状线纹。鳃孔小，位近头背缘。全体无鳞，外覆环状骨片，体部的骨环25～26，尾部骨环56～57；背鳍较长，41～42，始于尾环第1节，止于第10或11节。臀鳍4，极短小。胸鳍23，短宽，侧位，较低。无尾鳍。体淡黄色，于躯干部上侧棱骨环相接处有一列黑褐色斑点。

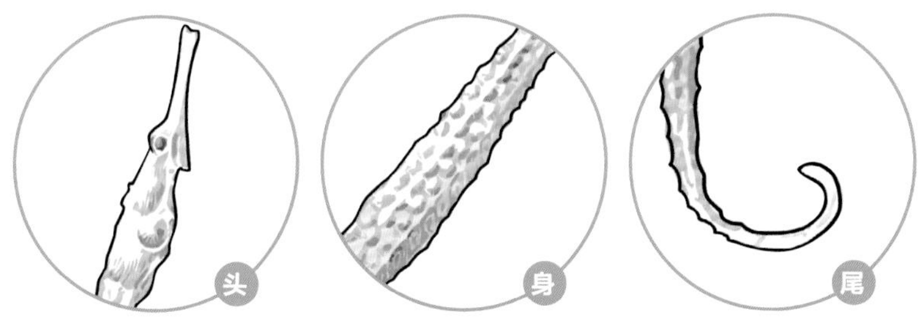

用量用法 3～9克。外用：适量，研末敷患处。

精选验方 ①瘰疬（慢性淋巴结炎、淋巴结核）、瘿瘤（单纯性甲状腺肿）：海龙、紫菜各9克，冬菇（连脚）18克，大枣31克。水煎服。②跌打内伤：海龙适量。焙干研末，每服3克，温酒送服。

使用注意 孕妇及阴虚火旺者忌用。

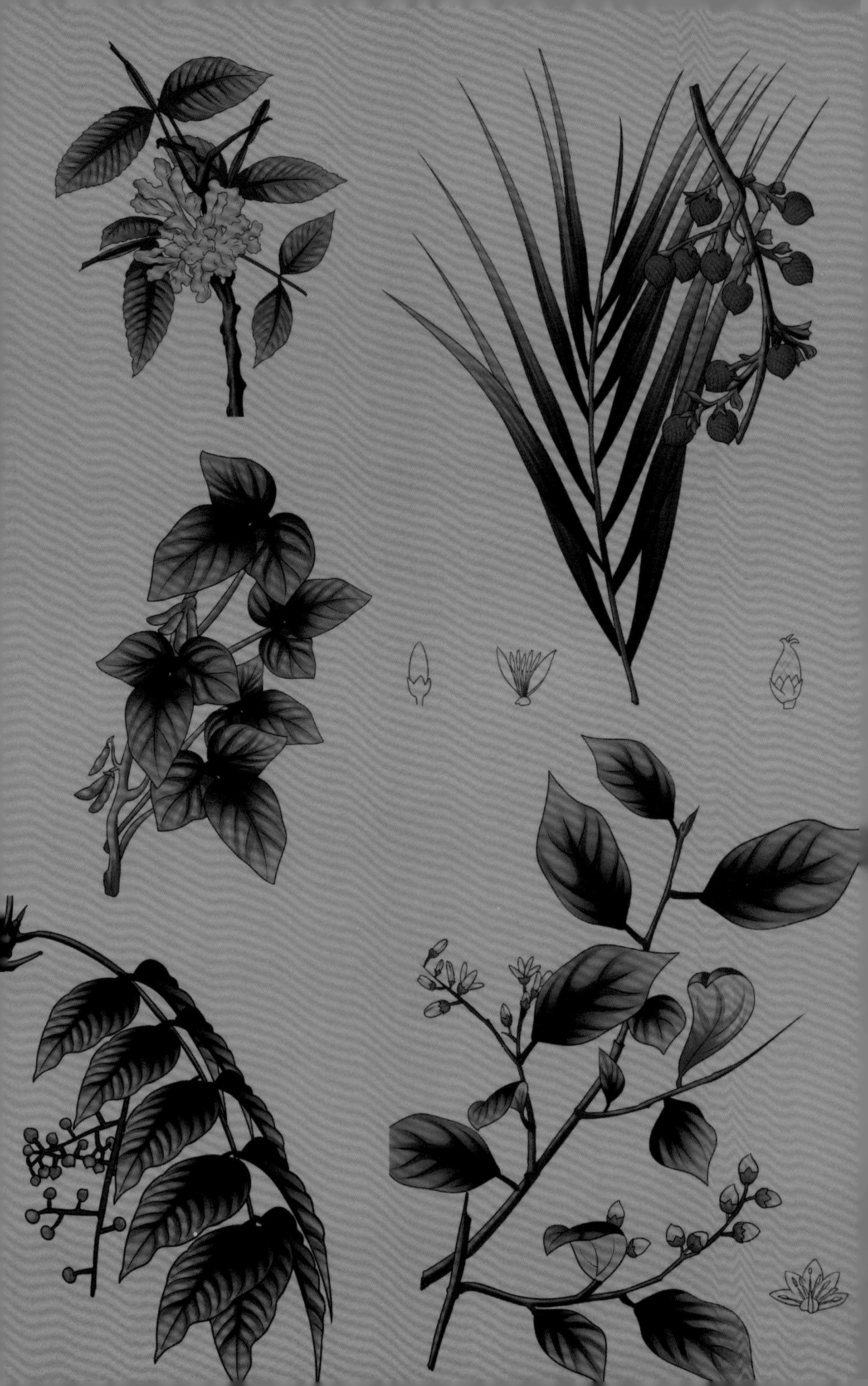

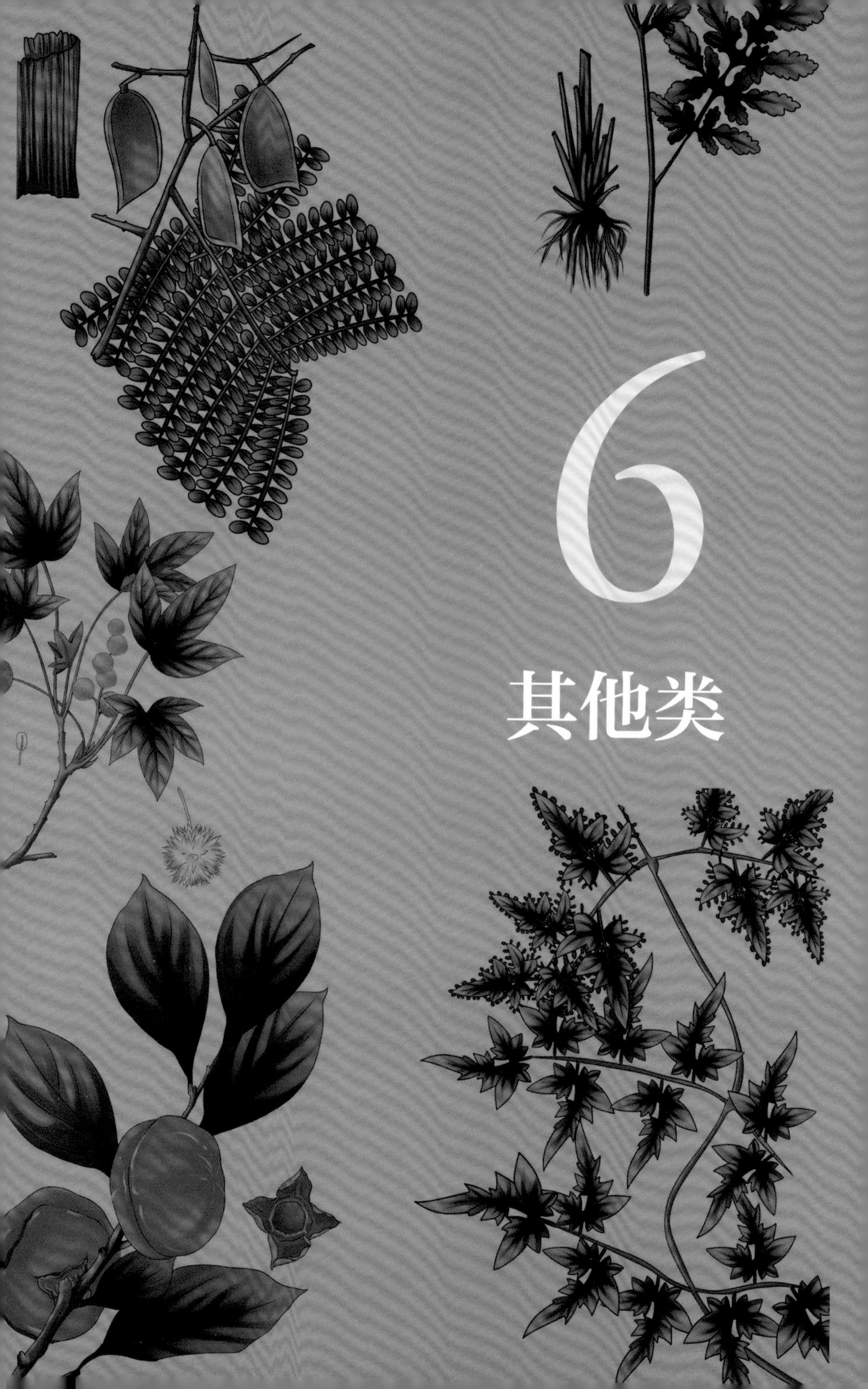

6

其他类

儿茶

别名 孩儿茶、黑儿茶、乌爹泥。

来源 本品为豆科植物儿茶*Acacia catechu*（*L.f.*）Willd.的去皮枝、干的干燥煎膏。

生境分布 生长于向阳坡地。分布于云南西双版纳傣族自治州，广西等地也有栽培。

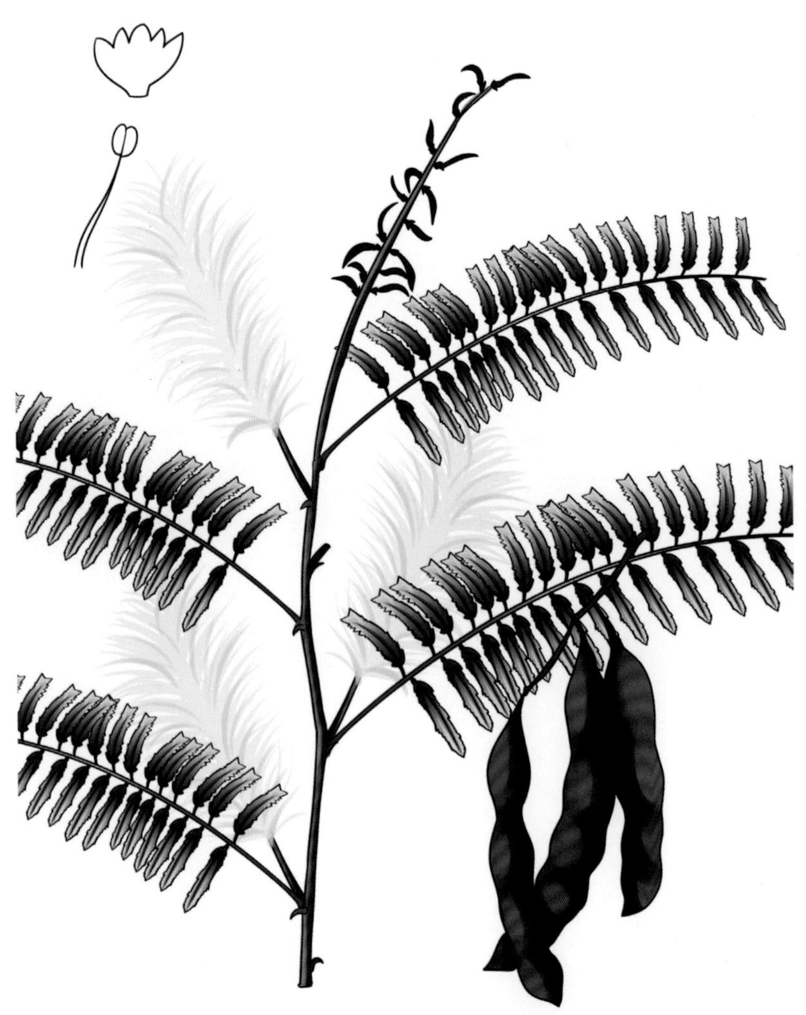

识别特征 落叶乔木，皮棕色或灰棕色，常呈条状薄片开裂，不脱落，小枝细，有棘刺。叶为偶数2回羽状复叶，互生。总状花序腋生，花黄色或白色。荚果扁而薄，紫褐色，有光泽，有种子7~8枚。花期8~9月，果熟期翌年2~3月。

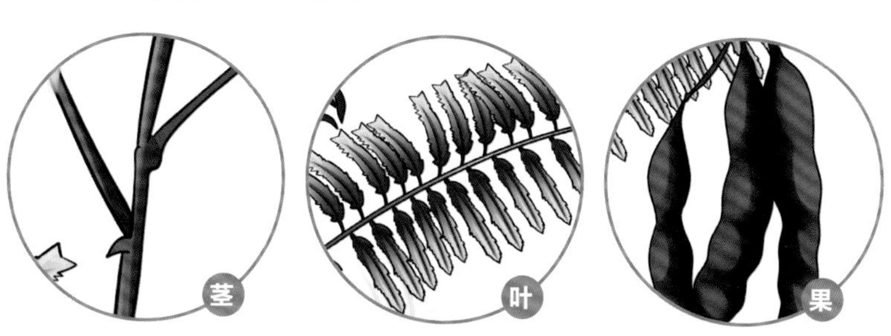

采收加工

冬季采收枝、干，除去外皮，砍成大块，加水煎煮，浓缩，干燥。

性味归经

苦、涩，微寒。归肺、心经。

功效主治

活血止痛，止血生肌，收湿敛疮，清肺化痰。主治跌仆伤痛，外伤出血，疮疡不敛，吐血衄血，湿疹、湿疮，肺热咳嗽。

用量用法 1~3克，包煎；多入丸、散剂。外用：适量。

精选验方 ①肺结核咯血：儿茶30克，明矾24克。共研细末，每次0.1~0.2克，每日3次；中等量咯血（大咯血者不宜采用），每次服0.2~0.3克，每4小时1次。②疮疡久不收口、湿疹：儿茶、龙骨各3克，冰片0.03克。共研细粉，敷患处。③口疮糜烂：儿茶3克，硼砂0.15克。共研粉，敷患处。④扁桃体炎：儿茶、柿霜各9克，冰片0.06克，枯矾6克。共研细粉，用甘油调成糊状，擦患处。

使用注意 寒湿之证忌用。

干漆

别名 漆底、漆脚、漆渣、山漆。

来源 本品为漆树科植物漆树*Toxicodendron vernicifluum*（*Stokes*）F.A.Barkl.的树脂经加工后的干燥品。

生境分布 在灰岩、板岩、砂岩及千枚岩上发育的山地黄壤、山地黄棕壤、山地棕壤上均可生长；主要分布于甘肃、陕西、山西、河南、山东、云南等地。

采收加工

一般收集盛漆器具底留下的漆渣，干燥。

性味归经

辛，温；有毒。归肝、脾经。

功效主治

破瘀通经，消积杀虫。主治瘀血经闭，癥瘕积聚，虫积腹痛。

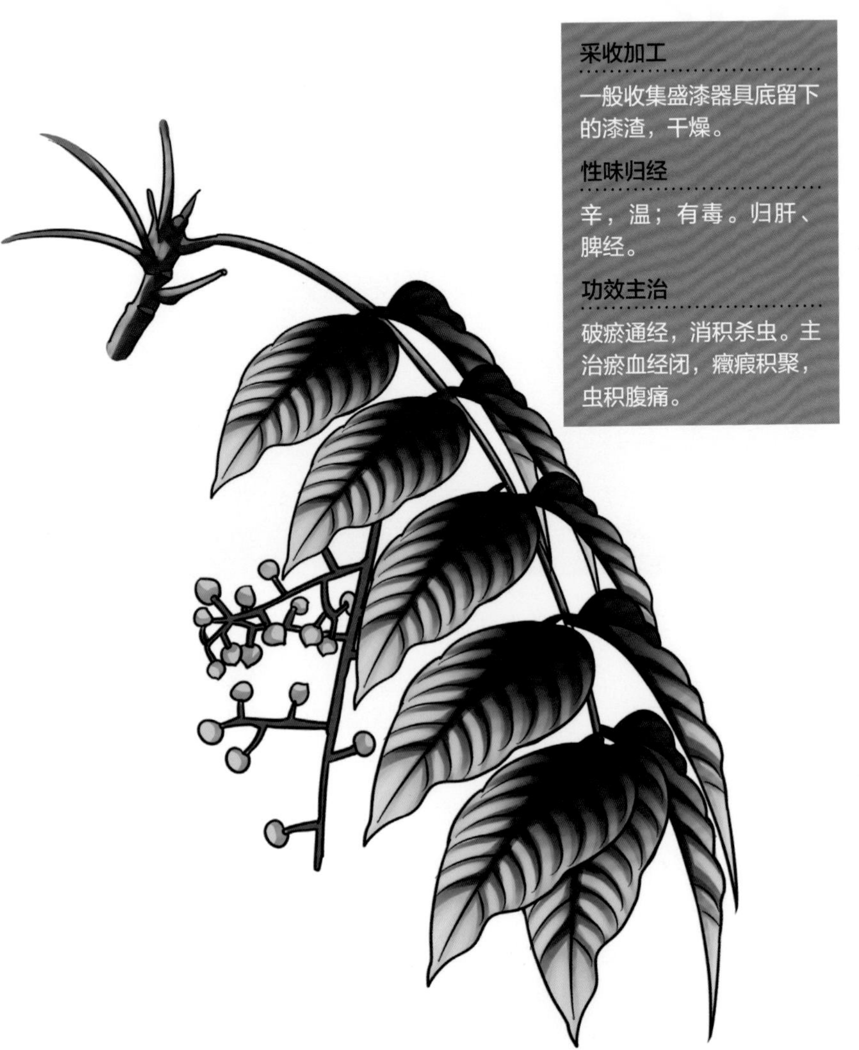

识别特征 落叶乔木，高达20米。树皮灰白色，粗糙，呈不规则纵裂，小枝粗壮，被棕色柔毛；冬芽生枝顶，大而显著，被棕黄色茸毛。奇数羽状复叶螺旋状，互生，长22～75厘米；叶柄长7～14厘米，被微柔毛，近基部膨大，半圆形，上面平；小叶4～6对，小叶柄长4～7毫米，卵形、卵状椭圆形或长圆形，长6～13厘米，宽3～6厘米，先端渐尖或急尖，基部偏斜，圆形或阔楔形，全缘，上面无毛或中脉被微毛，下面初有细毛，老时沿脉密被淡褐色柔毛；例脉10～15对，两面略凸，膜质至薄纸质。圆锥花序长15～30厘米，被灰黄色微柔毛；花杂性或雌雄异株，花黄绿色。果序稍下垂，发核果肾形或椭圆形，不偏斜，略压扁，长5～6毫米，宽7～8毫米，外果皮黄色，无毛，具光泽，成熟后不裂，中果皮蜡质，具树脂条纹，果核棕色，与果同形，长约3毫米，宽约5毫米，坚硬。花期5～6月，果期7～10月。

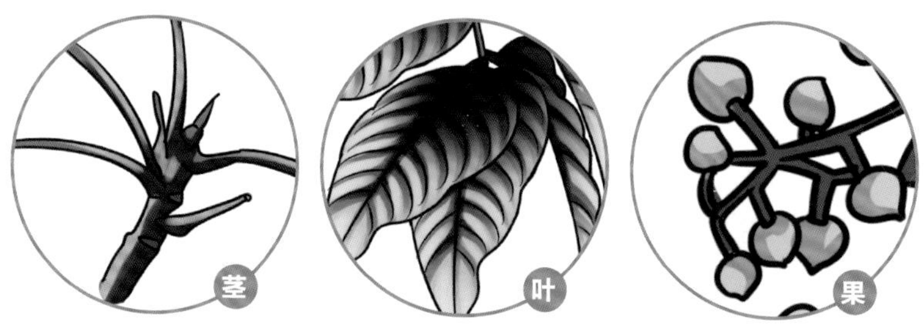

用量用法 2～5克。

精选验方 ①胞衣不出及恶血不行：干漆（碎，炒令烟）、当归（切，焙）各30克。上二味捣罗为散，每服6克，用荆芥酒调下，时一服，以下为度。②小儿蛔虫心痛：干漆（捣碎，炒令烟出）30克。捣细，罗为散，每服以新汲水一合，生油一橡斗子，空心调下0.3克。③九种心痛及腹胁积聚滞气：筒子干漆60克。捣碎，炒烟出，细研，醋煮面糊和丸，如梧桐子大，每服5～7丸，热酒下，醋汤亦得，无时服。

使用注意 孕妇及对漆过敏者禁用。

大豆黄卷

别名 豆蘖、黄卷、卷蘖、菽蘖、大豆卷、大豆蘖、黄卷皮、豆黄卷。

来源 本品为豆科植物大豆*Glycine max*（*L.*）Merr.的成熟种子经发芽干燥的炮制加工品。

生境分布 全国各地广泛栽培。

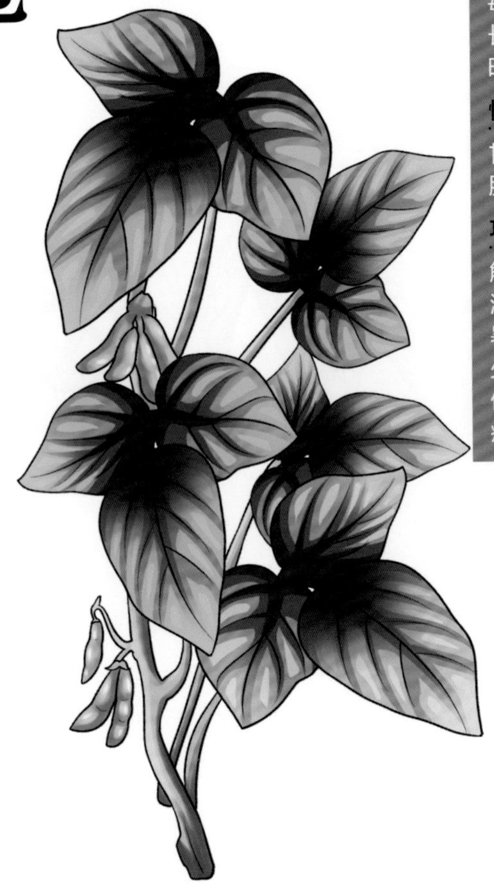

采收加工

取净大豆，用水浸泡至膨胀，放去水，用湿布覆盖，每日淋水2次，待芽长至0.5～1厘米时，取出，干燥。

性味归经

甘，平。归脾、胃、肺经。

功效主治

解表祛暑，清热利湿。主治湿温初起，暑湿感冒，发热汗少，胸闷脘痞，肢体酸重，骨节疼痛，小便不利。

识别特征 一年生直立草本，高60 ~ 180厘米。茎粗壮，密生褐色长硬毛。叶柄长，密生黄色长硬毛；托叶小，披针形；三出复叶，顶生小叶菱状卵形，长7 ~ 13厘米，宽3 ~ 6厘米，先端渐尖，基部宽楔形或圆形，两面均有白色长柔毛，侧生小叶较小，斜卵形；叶轴及小叶柄密生黄色长硬毛。总状花序腋生；苞片及小苞片披针形，有毛；花萼钟状，萼齿5，披针形，下面1齿最长，均密被白色长柔毛；花冠小，白色或淡紫色，稍较萼长；旗瓣先端微凹，翼瓣具1耳，龙骨瓣镰形；雄蕊10，二体；子房线形，被毛。荚果带状长圆形，略弯，下垂，黄绿色，密生黄色长硬毛。种子2 ~ 5颗，黄绿色或黑色，卵形至近球形，长约1厘米。花期6 ~ 7月，果期8 ~ 10月。

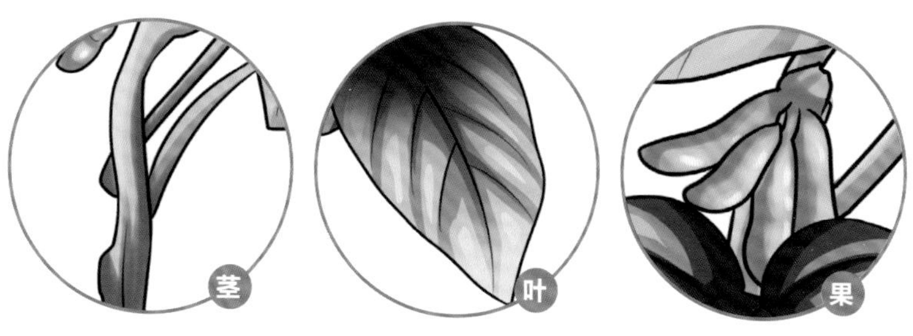

用量用法 9 ~ 15克。

精选验方 ①水病、通身肿满、喘急、大小便涩：大豆黄卷（醋拌炒干）、大黄（微煨去皮）各30克。捣罗为散，每服6克，临卧时，煎葱、橘皮汤调下，平明以利大肠为度。②头风、湿痹、筋挛膝痛、胃中积热、大便结涩：大豆黄卷（炒）1000克，酥15克。研为末，食前温水服1匙，每日2次。

使用注意 恶五参、龙胆。得前胡、附子、杏仁、牡蛎良。杀乌头毒。

马勃

别名 灰菇、药苞、灰菌、马屁勃、灰包菌、大气菌、鸡肾菌。

来源 本品为灰包科真菌大马勃*Calvatia gigantea*（*Batach. ex Pers.*）*Lloyd.*等的干燥子实体。

生境分布 生长于旷野草地上。分布于内蒙古、甘肃、吉林、辽宁等地。

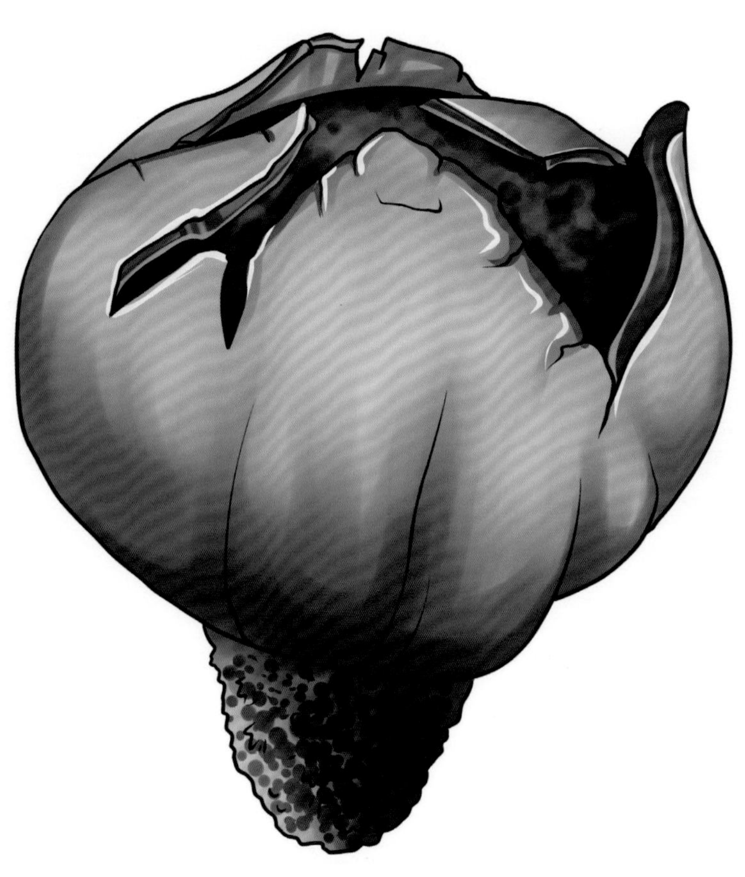

识别特征 寄腐生真菌。子实体球形至近球形，直径15～45厘米或更大，无不孕基部或很小，由粗菌索与地面相连。包被白色，老后污白色，初期有细纤毛，渐变光滑，包被两层，外包被膜状，内包被较厚，成熟后块状脱落，露出浅青褐色孢体。孢子形，具微细小疵，淡青黄色，孢丝分枝，横隔稀少。

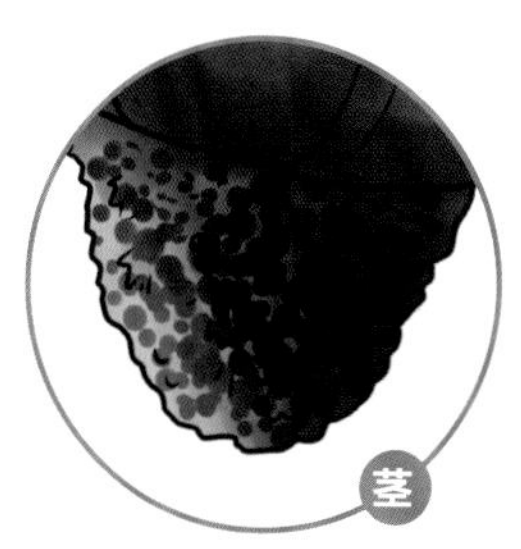

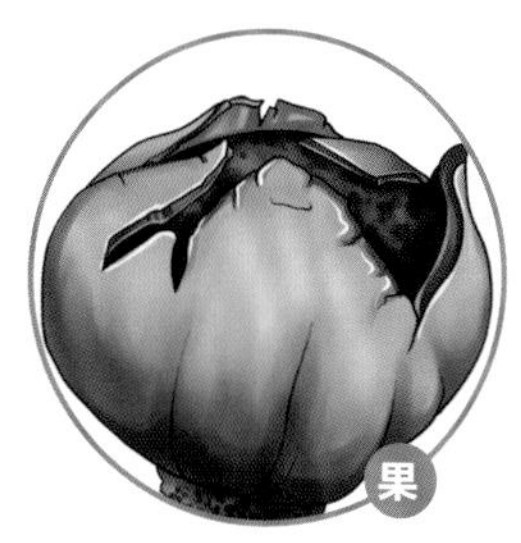

采收加工

夏、秋两季子实体成熟时及时采收，除去泥沙，干燥。

性味归经

辛，平。归肺经。

功效主治

清肺利咽，止血。主治风热郁肺咽痛，音哑，咳嗽；外治鼻衄，创伤出血。

用量用法 2～6克。外用：适量，敷患处。

精选验方 ①外伤出血、鼻出血、拔牙后出血：马勃适量。去皮膜，取内部海绵绒样物压迫出血部位。②痈疽疮疖：马勃孢子粉适量。以蜂蜜调和涂敷患处。③积热吐血：马勃适量。研为末，加砂糖做成丸子，如弹子大，每次半丸，冷水化下。④久咳不止：马勃适量。为末，蜜丸梧子大，每服二十丸，白汤下，即愈。

使用注意 风寒伏肺咳嗽失音者禁服。

云芝

别名 灰芝、瓦菌、红见手、千层蘑、黄云芝、杂色云芝、彩纹云芝。

来源 本品为多孔菌科真菌彩绒革盖菌*Coriolus versicolor*（*L.ex Fr.*）Quel.的干燥子实体。

生境分布 常见大型真菌，主要是野生，生长于多种阔叶树木桩、倒木和枝上。中国各地森林中均有分布。

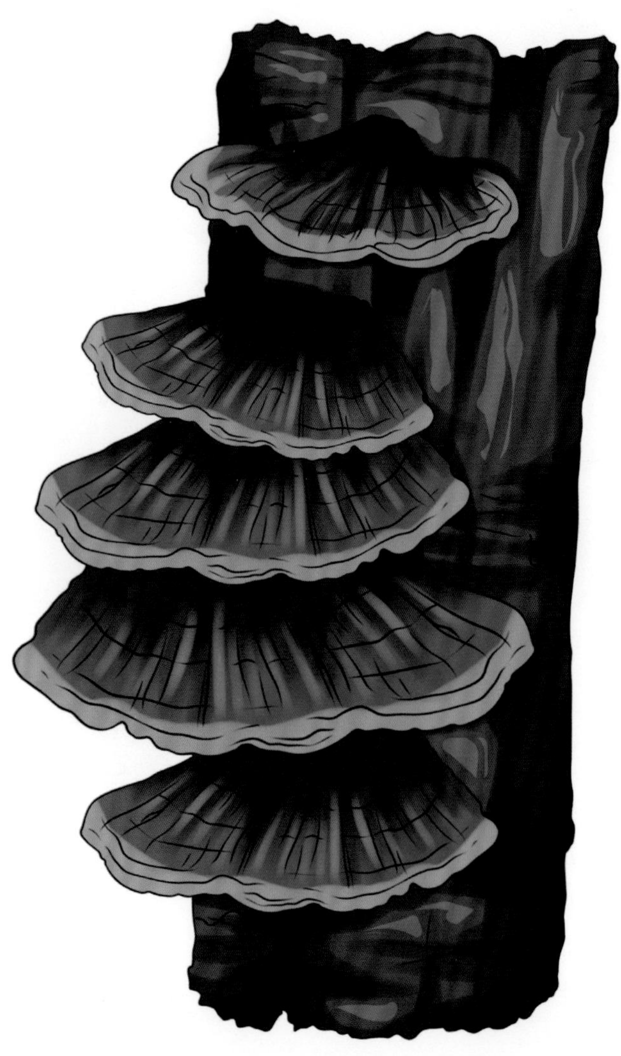

识别特征 彩绒革盖菌子实体一年生。革质至半纤维质，侧生无柄，常覆瓦状叠生，往往左右相连，生于伐桩断面上或倒木上的子实体常围成莲座状。菌盖半圆形至贝壳形，（1~6）厘米×（1~10）厘米，厚1~3毫米；盖面幼时白色，渐变为深色，有密生的细茸毛，长短不等，呈灰、白、褐、蓝、紫、黑等多种颜色，并构成云纹状的同心环纹；盖缘薄而锐，波状，完整，淡色。管口面初期白色，渐变为黄褐色、赤褐色至淡灰黑色；管口圆形至多角形，每1毫米间3~5个，后期开裂，菌管单层，白色，长1~2毫米。菌肉白色，纤维质，干后纤维质至近革质。孢子圆筒状，稍弯曲，平滑，无色，（1.5~2）微米×（2~5）微米。

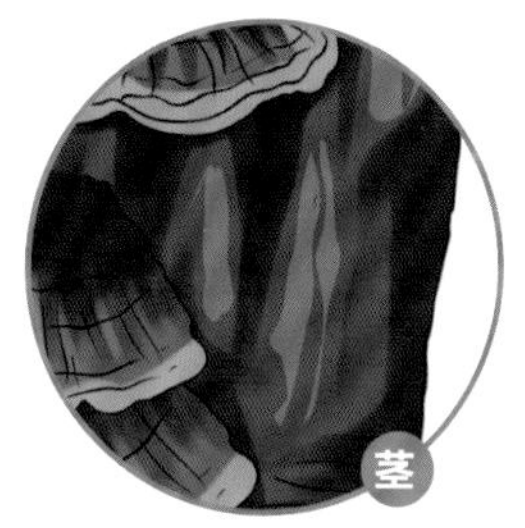

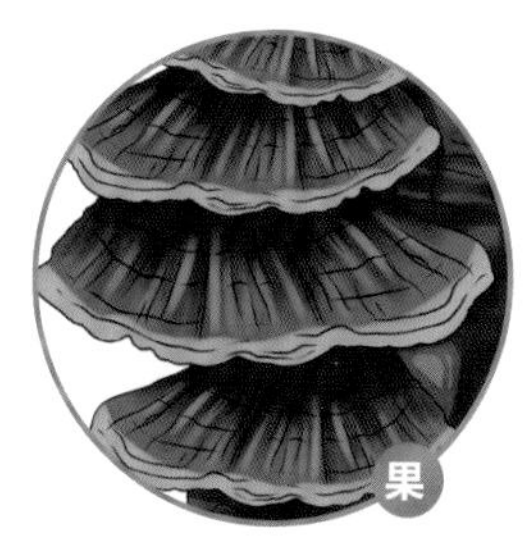

用量用法 9~27克。

精选验方 ①慢性气管、支气管炎：野生云芝24克（培植云芝30克），鱼腥草10克，地龙20克，陈皮0.5克。制成干膏，为每日量，10日为1个疗程，连服2~3个疗程。②肝脾不调型病毒性肝炎：云芝1000克。将干云芝微烘后，研成细末，装入密封防潮的瓶中，备用，每日2次，每次15克，用蜂蜜水送服。

使用注意 无。

采收加工

全年均可采收，除去杂质，晒干。

性味归经

甘，平。归心、脾、肝、肾经。

功效主治

健脾利湿，清热解毒。主治湿热黄疸，胁痛，癥瘕腹痛，纳差，倦怠乏力，咽喉肿痛。

五倍子

别名 角倍、肤杨树、盐肤子、盐酸白、五倍柴。

来源 本品为漆树科植物盐肤木*Rhus chinensis* Mill.等叶上寄生的虫瘿。主要由五倍蚜寄生而形成。

生境分布 生长于向阳的山坡。分布除东北、西北外，大部分地区均有，主要分布于四川。

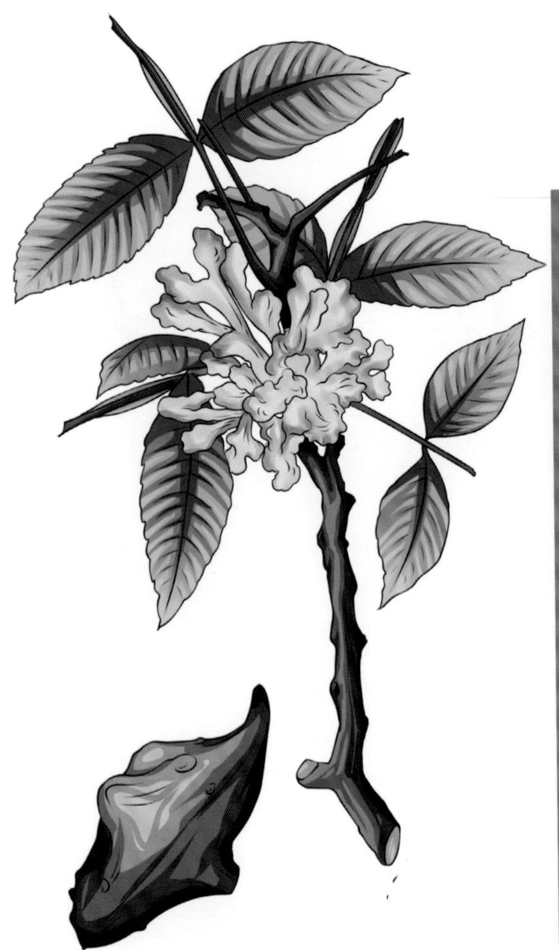

采收加工

秋季采摘，置沸水中略煮或蒸至表面呈灰色，杀死蚜虫，取出，干燥。按外形不同，分为“肚倍”和“脚倍”。

性味归经

酸、涩，寒。归肺、大肠、肾经。

功效主治

敛肺降火，涩肠止泻，敛汗，止血，收湿敛疮。主治肺虚久咳，肺热痰嗽，久泻久痢，自汗盗汗，消渴，便血痔血，脱肛，遗精，白浊，外伤出血，痈肿疮毒，皮肤湿烂。

识别特征 落叶小乔木或灌木，高2～10米；小枝棕褐色，被锈色柔毛，具圆形小皮孔。奇数羽状复叶有小叶（2～）3～6对，叶轴具宽的叶状翅，小叶自下而上逐渐增大，叶轴和叶柄密被锈色柔毛；小叶多形，卵形或椭圆状卵形或长圆形，长6～12厘米，宽3～7厘米，先端急尖，基部圆形。圆锥花序宽大，多分枝，密被锈色柔毛；苞片披针形，被微柔毛，小苞片极小，花白色，花梗长约1毫米，被微柔毛；雄花花萼外面被微柔毛，裂片长卵形；花瓣倒卵状长圆形，开花时外卷；雄蕊伸出，花丝线形，无毛，花药卵形；子房不育；雌花花萼裂片较短，外面被微柔毛，边缘具细睫毛，花瓣椭圆状卵形，里面下部被柔毛，雄蕊极短，花盘无毛，子房卵形，密被白色微柔毛，花柱3，柱头头状。核果球形，略压扁，被具节柔毛和腺毛，成熟时红色。花期8～9月，果期10月。

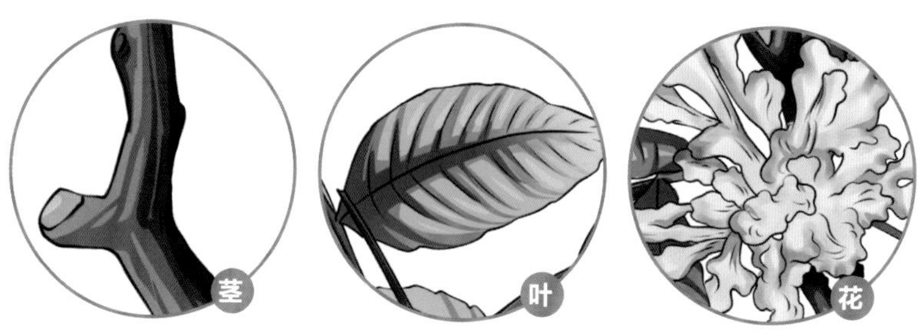

用量用法 3～6克。外用：适量。

精选验方 ①产后肠脱：五倍子适量。末掺之；或以五倍子、白矾煎汤熏洗。②脱肛不收：五倍子末15克。入白矾1块，水1碗，煎汤洗之。③消渴饮水：五倍子适量。为末，水服方寸匕，每日2服。④咽中悬痈、舌肿塞痛：五倍子末、白僵蚕末、甘草末等份。白梅肉捣和丸，弹子大，噙咽，其痈启破。

使用注意 湿热泻痢者忌用。

艾片

别名 艾粉、结片、艾脑香。

来源 本品为菊科植物艾纳香*Blumea balsamifera*（*L.*）DC.的新鲜叶经提取加工制成的结晶。

生境分布 生长于山坡草地或灌木丛中。分布于广东、广西、云南等地。广西及贵州有栽培。

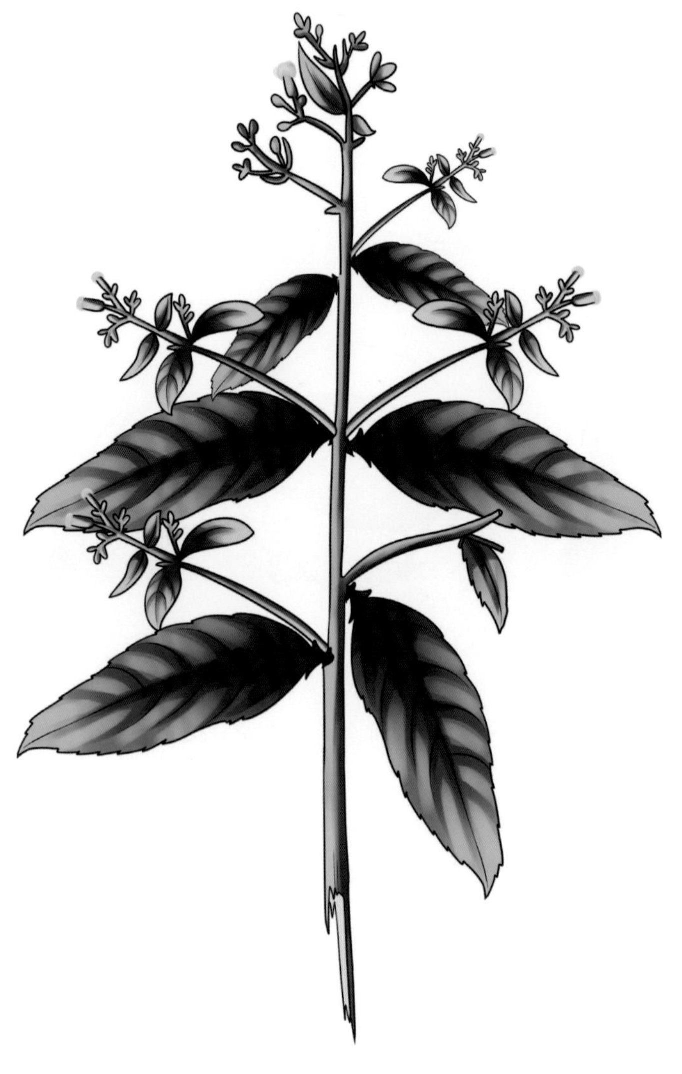

识别特征 多年生木质草本，高1～3米，全体密被黄色茸毛或绢毛，揉碎时有冰片香气。叶互生，叶片椭圆形或矩圆状披针形，长10～17厘米，宽1.2～2.5厘米，先端尖，基部狭窄，下延呈叶柄状，或近深裂，边缘具不规则锯齿，两面密被茸毛。头状花序顶生，伞房状；总苞片数轮，外轮较内轮短；管状花黄色，异形，缘花雌性，盘花两性，子房下位，柱头2裂，线状。瘦果具10棱，冠毛淡白色。花期3～5月，果期9～10月。

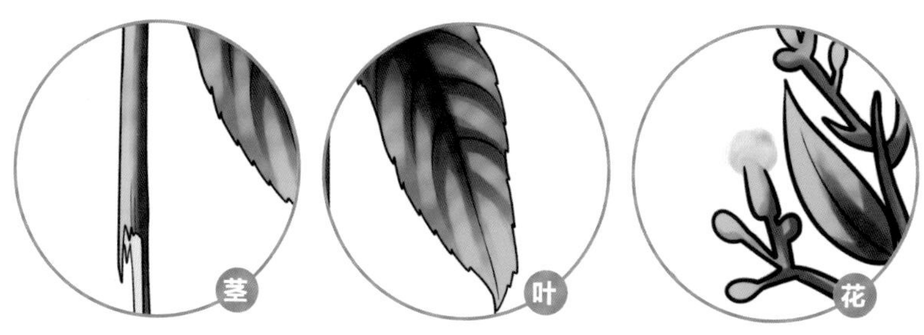

用量用法 0.15～0.3克，入丸、散用。外用：研粉点敷患处。

精选验方 ①瘟热、炽热、讧热：艾片、天竺黄各5克，檀香或查干泵嘎5克，白糖20克。制成散剂，每次1.5～3克，每日1～2次，温开水送服。②讧热、炽热、胸胁刺痛：艾片、天竹黄、牛黄、檀香、红花、胡黄连、地格达各等量，白糖四倍。制成散剂，每次1.5～5克，每日1～2次，温开水送服。

使用注意 孕妇慎用。

采收加工

9～10月间，采取艾纳香叶，入蒸器中加热使之升华，升华所得的结晶为灰白色之粉状物，即称艾粉。经压榨去油，炼成块状结晶，再劈削成颗粒状或片状，即为艾片。

性味归经

辛、苦，微寒。归心、脾、肺经。

功效主治

开窍醒神，清热止痛。主治热病神昏、痉厥，中风痰厥，气郁暴厥，中恶昏迷，目赤，口疮，咽喉肿痛，耳道流脓。

冬虫夏草

别名 虫草、冬虫草。

来源 本品为麦角菌科真菌冬虫夏草菌*Cordyceps sinensis*（*BerK.*）Sacc.寄生在蝙蝠蛾科昆虫幼虫上的子座及幼虫尸体的干燥复合体。

生境分布 生长于海拔3000～4500米的高山草甸区。分布于四川、青海、西藏等地，云南、甘肃、贵州也有。

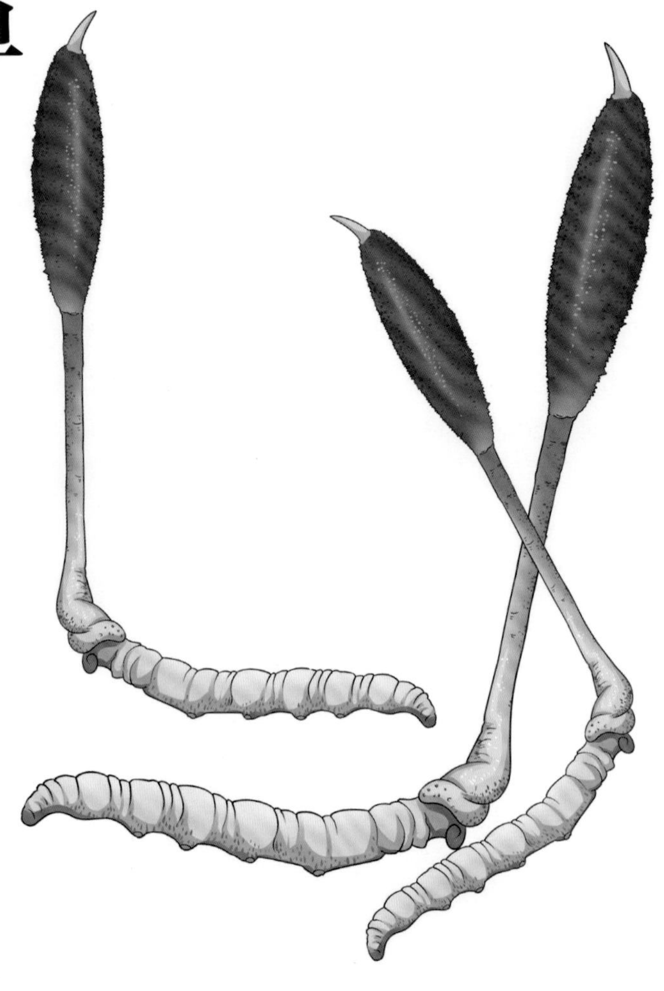

识别特征 冬虫夏草菌子囊菌的子座出自寄主幼虫的头部，单生，细长如棒球棍状，长4～11厘米。上部为子座头部，稍膨大，呈圆柱形，褐色，密生多数子囊壳。子囊壳大部分陷入子座中，先端突出于子座之外，卵形或椭圆形；每一子囊壳内有多数细长的子囊，每一子囊内有8个具有隔膜的子囊孢子，一般只有2个成活，线形。寄主为鳞翅目、鞘翅目等昆虫的幼虫，冬季菌丝侵入蛰居于土中的幼虫体内，使虫体充满菌丝而死亡。夏季长出子座。

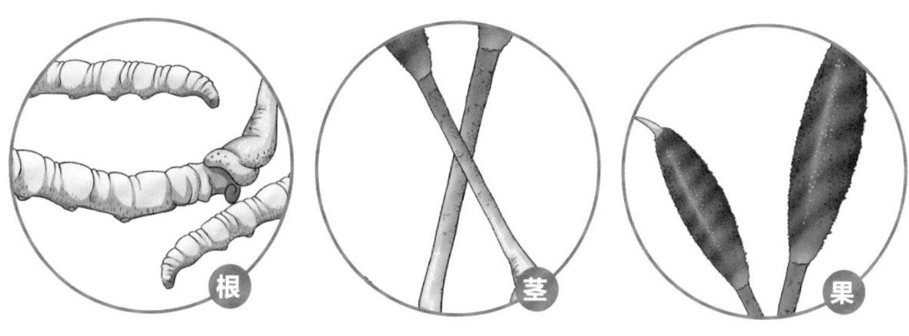

用量用法 3～9克。

精选验方 ①肺结核咳嗽、咯血、老年虚喘：冬虫夏草30克，贝母15克，百合12克。水煎服。②肾虚腰痛：冬虫夏草、枸杞子各30克，黄酒1000毫升。浸泡1星期，每次1小盅，每日2次。③阳痿、遗精：冬虫夏草3～9克，枸杞子、山药、山茱萸肉各10克。水煎服，每日1剂。④肺结核咳嗽、咯血：冬虫夏草、贝母各10克，沙参20克，杏仁、麦冬各15克。水煎服。

使用注意 有表邪者慎用。

采收加工

夏初子座出土，孢子未发散时挖取，晒六七成干，除去似纤维状的附着物及杂质，晒干或低温干燥。

性味归经

甘，平。归肺、肾经。

功效主治

补肾益肺，止血化痰。主治肾虚精亏，阳痿遗精，腰膝酸痛，久咳虚喘，劳嗽咯血。

丝瓜络

别名 瓜络、丝瓜筋、丝瓜布、天萝筋、丝瓜网、丝瓜壳、絮瓜瓤、丝瓜瓤。

来源 本品为葫芦科植物丝瓜*Luffa cylindrica*（*L.*）Roem.的干燥成熟果实中的维管束。

生境分布 我国各地均有栽培。

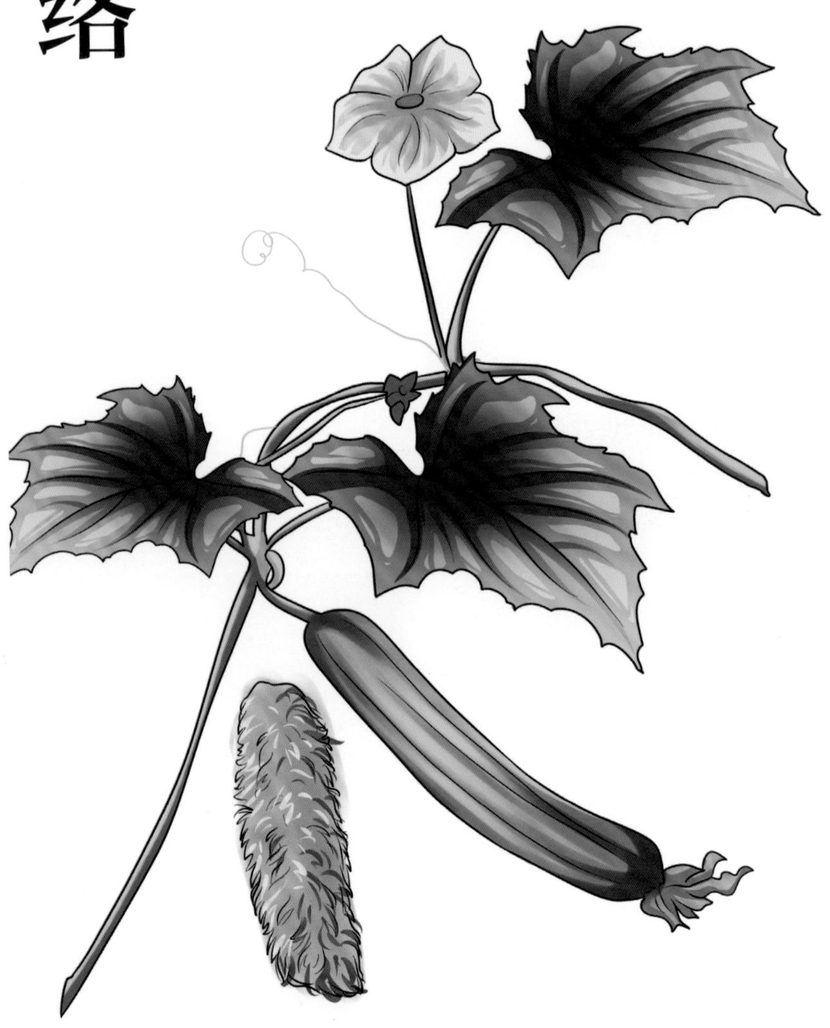

识别特征 一年生攀缘草本。茎有5棱，光滑或棱上有粗毛；卷须通常3裂。叶片掌状5裂，裂片三角形或披针形，先端渐尖，边缘有锯齿，两面均光滑无毛。雄花的总状花序有梗，长10～15厘米，花瓣分离，黄色或淡黄色，倒卵形，长约4厘米；雌花的花梗长2～10厘米。果实长圆柱形，长20～50厘米，直或稍弯，下垂，无棱角，表面绿色，成熟时黄绿色至褐色，果肉内有强韧的纤维成网状。种子椭圆形，扁平，黑色，边缘有膜质狭翅。花、果期8～10月。

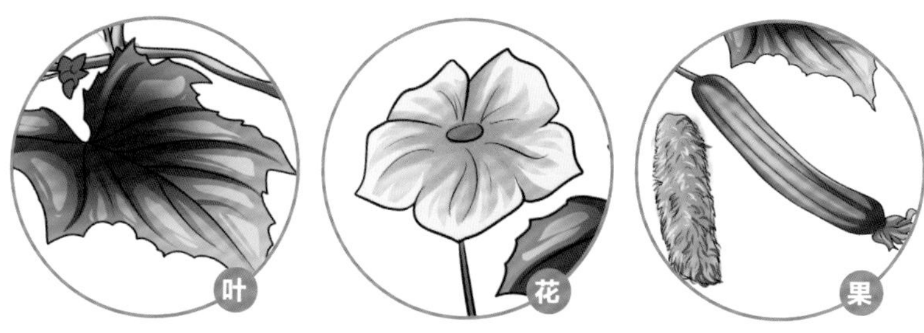

采收加工

夏、秋两季果实成熟、果皮变黄、内部干枯时采摘，除去外皮及果肉，洗净，晒干，除去种子。

性味归经

甘，平。归肺、胃、肝经。

功效主治

祛风，通络，活血，下乳。主治关节痹痛，肢体拘挛，胸胁胀痛，乳汁不通，乳痈肿痛。

用量用法 5～12克。

精选验方 ①痈疽不敛：丝瓜络适量。烧黑后内服。②乳肿疼痛：丝瓜络适量。烧灰存性，冲酒调下。③烫火伤：丝瓜络适量。研末，调香油外涂。④湿疹：丝瓜络60克。水煎，熏洗患处。

使用注意 寒嗽、寒痰者慎用。

虫白蜡

别名 白蜡、木蜡、虫蜡、树蜡、蜡膏。

来源 本品为介壳虫科昆虫白蜡虫*Ericerus pela*（*Chavannes*）Guerin的雄虫群栖于木犀科植物白蜡树*Fraxinus chinensis* Roxb.、女贞*Ligustrum lucidum* Ait.或女贞属他种植物枝干上分泌的蜡，经精制而成。

生境分布 生长于白蜡树或女贞属植物上。分布湖南、四川、贵州、云南等地。以四川产量为最大。

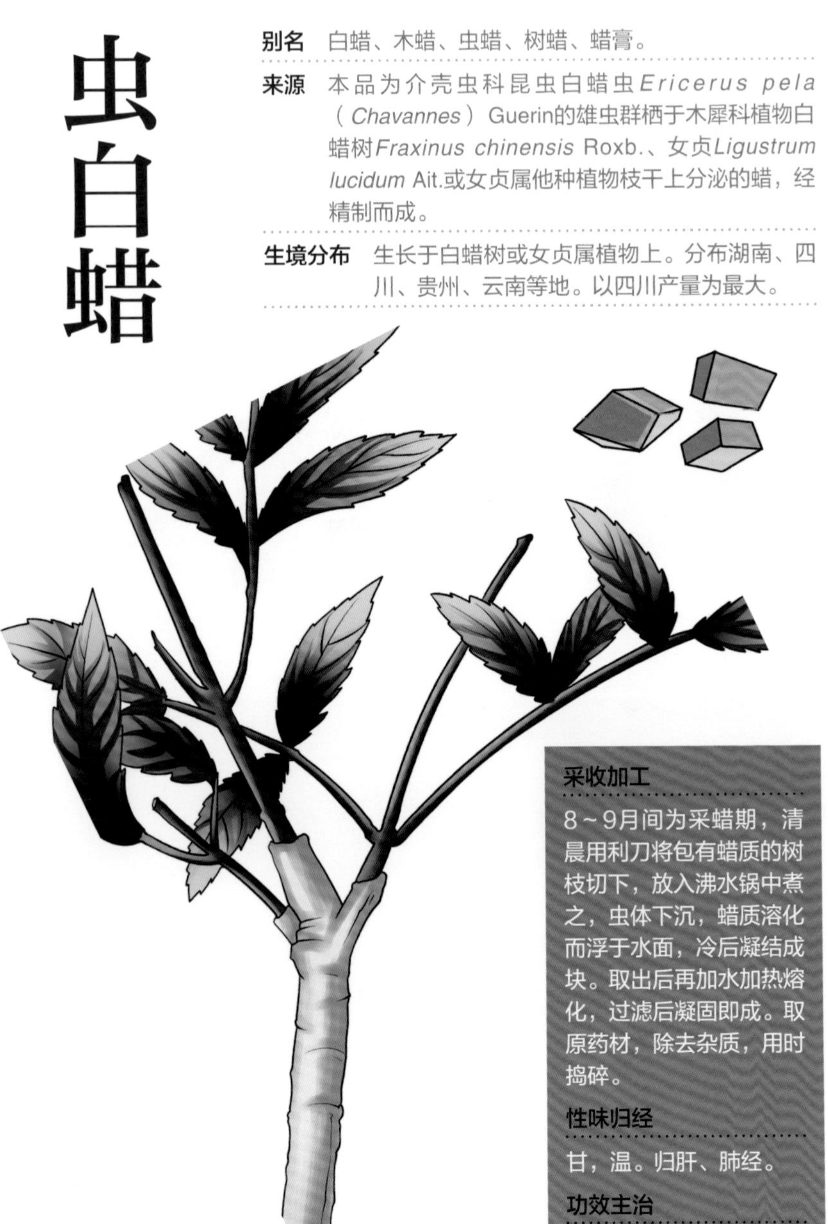

采收加工

8～9月间为采蜡期，清晨用利刀将包有蜡质的树枝切下，放入沸水锅中煮之，虫体下沉，蜡质溶化而浮于水面，冷后凝结成块。取出后再加水加热熔化，过滤后凝固即成。取原药材，除去杂质，用时捣碎。

性味归经

甘，温。归肝、肺经。

功效主治

止血生肌，敛疮。主治创伤出血，疮口久溃不敛。

识别特征 雌虫体椭圆形，长1.2～1.5毫米。体表褐色，有深黑斑点。单眼1对，口器为甲壳质针状吸收器。环节不明显，无翅，触角及足皆不发达。腹面灰黄色，有多个尖棘，沿身体边缘排列。尾端有深凹陷。雄虫体色与雌虫相同。初孵化时，形与雌虫相似，但有粗大的足，腹部有硬刺及很多泌蜡孔。头部两侧有大小不等的单眼各5个；触角1对，分为7节。胸部圆形，有翅1对，长约5毫米，膜质透明。经泌蜡后，虫体变成圆形。白蜡虫雌性无蛹期，雄虫有蛹期。卵分雌雄两性，被一层角质囊包围。春季孵化，雄性幼虫在树枝上固定不动，并分泌白色蜡质，包围体外。蜡质分泌盛时相互连贴一起，使枝条呈雪白色棒状。

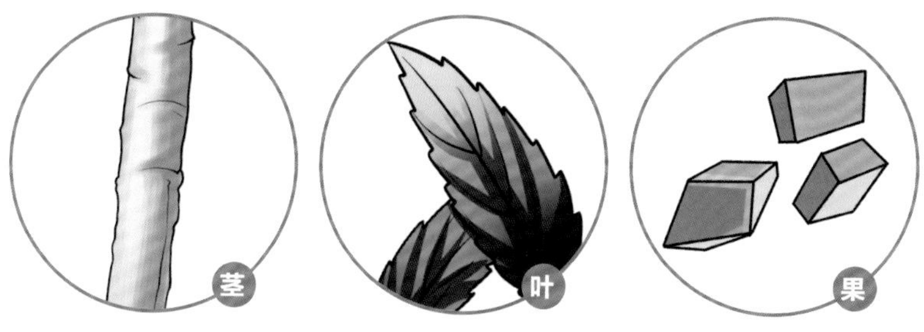

用量用法 3～6克，外用：适量。多用于赋形药入膏、丸剂，外用：研粉撒敷患处。

精选验方 ①心急、心律不齐等：猪心1个洗净剖开，放入虫白蜡花适量。蒸熟，每日1个，分早晨空腹和睡前吃。②杖疮：真白蜡30克，猪骨髓5个，潮脑9克。共入铫内熬成膏，用甘草煮油纸摊贴。③外臁：白蜡3克，轻粉3克，猪油90克。锤烂以油纸摊膏贴之。

使用注意 常作为赋形剂，制丸、片的润滑剂。

血竭

别名 海蜡、骐驎竭、麒麟血、木血竭。

来源 本品为棕榈科植物麒麟竭*Daemonorops draco* Bl.果实渗出的树脂经加工制成。

生境分布 多为栽培，分布于马来西亚、印度尼西亚、伊朗等地，我国广东、台湾等地也有栽培。

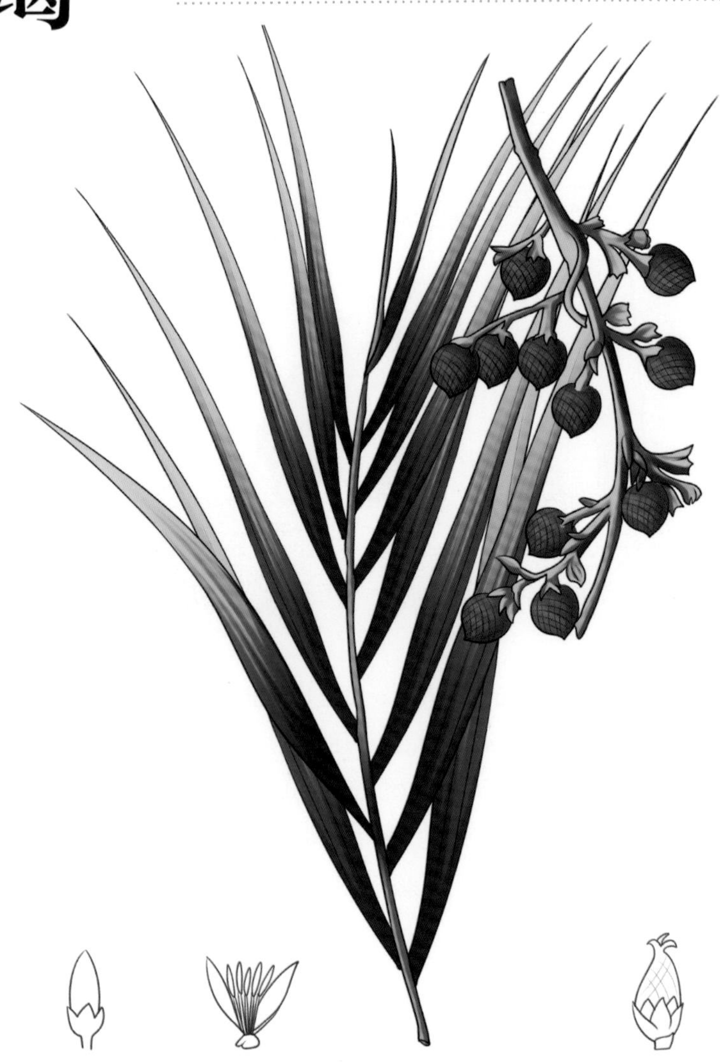

识别特征 多年生常绿藤本。云状复叶在枝梢互生，基部有时近于对生；叶柄和叶轴均被稀疏小刺，小叶片多数，互生，条形至披针形。花单性，雌雄异株，肉穗花序形大，具有圆锥状分枝；基部外被长形蓖包，花黄色。果实核果状，阔卵形或近球形，果皮猩红色，表皮密被覆瓦状鳞片。种子1颗。

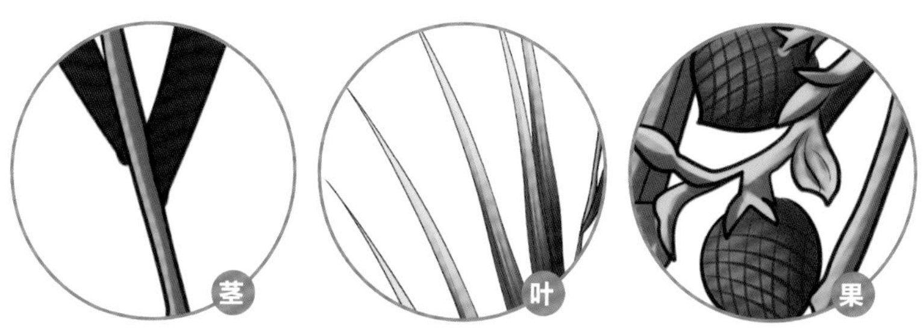

用量用法 研末，1～2克，或入丸剂。外用：研末撒或入膏药用。

精选验方 ①伤损筋骨、疼痛不可忍：血竭、赤芍药、没药、桂心、当归（锉，微炒）各30克，白芷60克。捣细罗为散，以温酒调下6克，每日3～4次。②腹中血块：血竭、没药、滑石、牡丹皮（同煮过）各30克。共为末，醋糊丸，梧桐子大，水冲服。③产后败血冲心、胸满气喘：血竭适量。研为细末，温酒调服。④痔漏疼痛不可忍：血竭适量。为细末，用自津唾调涂，频为妙。

使用注意 无瘀血者不宜用。

采收加工

采收成熟果实捣烂，置布袋中，榨取树脂，然后煎熬至胶状，冷却凝固成块状物；或取果实，置笼内蒸，使树脂渗出；也有将树干砍破或钻以若干个小孔，使树脂自然渗出，凝固而成。

性味归经

甘、咸，平。归心、肝经。

功效主治

活血定痛，化瘀止血，生肌敛疮。主治跌打损伤，心腹瘀痛，外伤出血，疮疡不敛。

冰片（合成龙脑）

别名 片脑、桔片、龙脑香、梅花脑、冰片脑、梅花冰片、羯布罗香。

来源 本品为龙脑香科植物龙脑香树脂的加工品，或龙脑香的树干经蒸馏冷却而得的结晶，称“龙脑冰片”，也称“梅片”。

生境分布 生长于热带雨林。龙脑香分布于东南亚地区，我国台湾有引种。

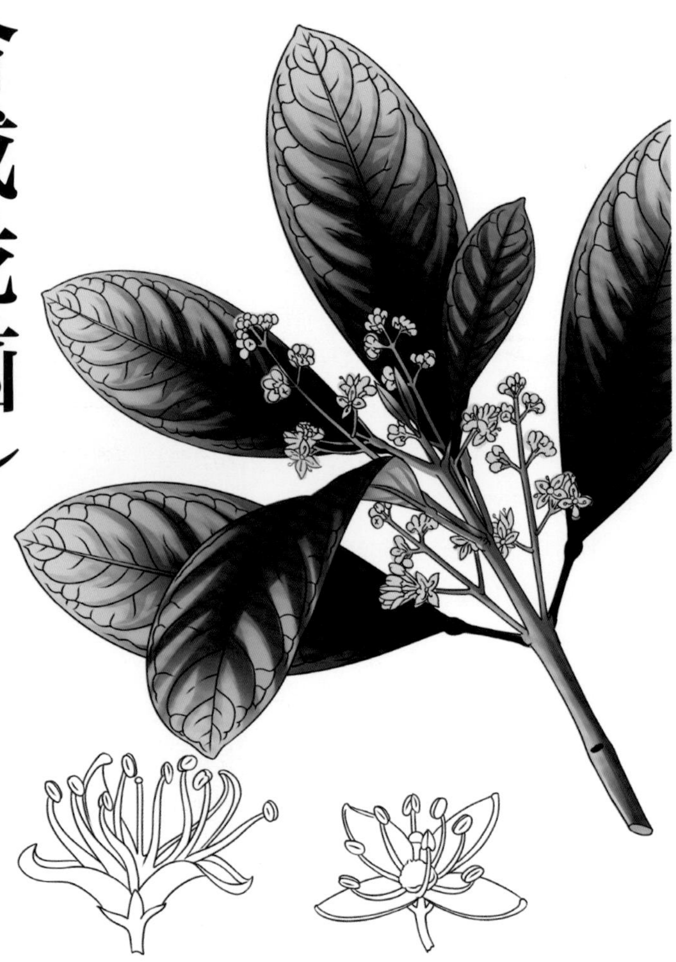

识别特征 常绿乔木，高达5米，光滑无毛，树皮有凹入的裂缝，外有坚硬的龙脑结晶。叶互生，革质；叶柄粗壮；叶片卵圆形，先端尖，基部钝圆形或阔楔形，全缘，两面无毛，有光泽，主脉明显，侧脉羽状，先端在近叶缘处相连。圆锥状花序，着生于枝上部的叶腋间，花两性，整齐；花托肉质，微凹；花萼5，覆瓦状排列，花后继续生长；花瓣5，白色；雄蕊多数，离生，花药线状，药室内向，边缘开裂，药隔延长呈尖尾状，花丝短；雌蕊1，由3心皮组成，子房上位，中轴胎座，3室，每室有胚珠2枚，花柱丝状。干果卵圆形，果皮革质，不裂，花托呈壳斗状，边缘有5片翼状宿存花萼。种子1～2枚，具胚乳。

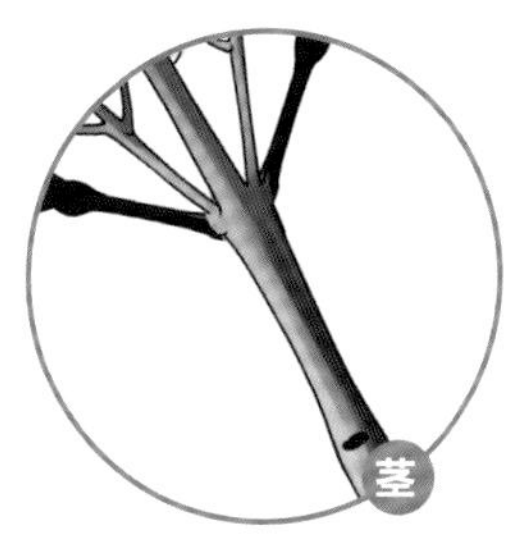

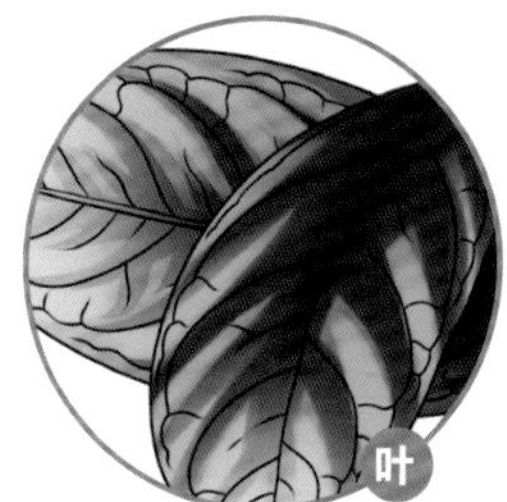

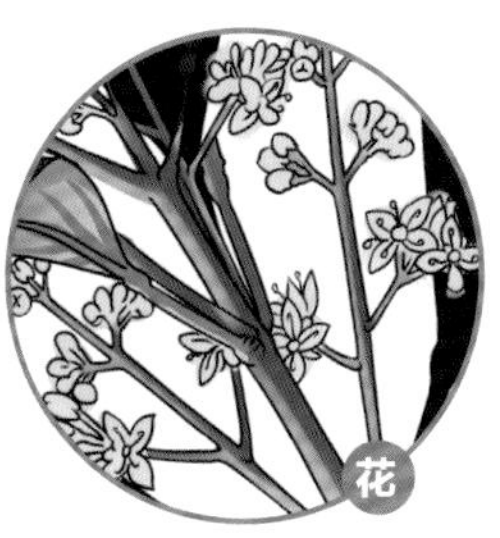

用量用法 0.15～0.3克，入丸、散用。外用：研粉点敷患处。

精选验方 时疾发豌豆疮及赤疮子未透、心烦狂躁、气喘、妄语：冰片3克。细研，旋滴猪心血和丸，如鸡头肉大，每服1丸，紫草汤下，少时心神便定，得睡，疮复发透，依常将息取安。

使用注意 孕妇慎服。忌见火与高热。

采收加工

龙脑冰片是从龙脑树干的裂缝处采取干燥的树脂，或砍下树枝、树干，切成碎片，用水蒸气蒸馏升华，冷却后即成结晶而得。

性味归经

辛、苦，微寒。归心、脾、肺经。

功效主治

开窍醒神，清热止痛。主治热病神昏、惊厥，中风痰厥，气郁暴厥，中恶昏迷，胸痹心痛，目赤，口疮，咽喉肿痛，耳道流脓。

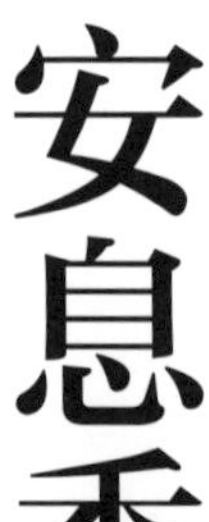

安息香

别名 野茉莉、拙贝罗香。

来源 本品为安息香科植物白花树*Styrax tonkinensis*（*Pierre*）Craib ex Hart.的干燥树脂。

生境分布 分布于越南、老挝及泰国等地，我国云南、广西也产。

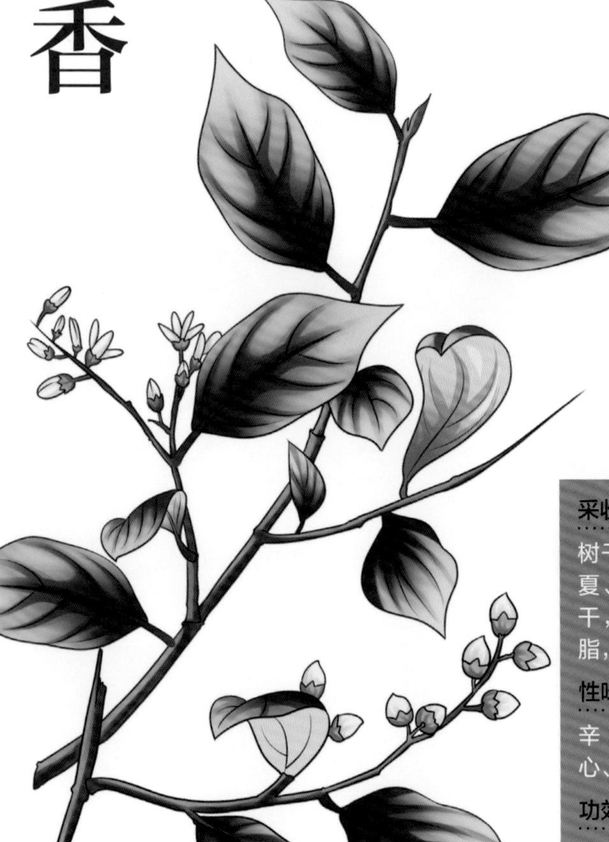

采收加工

树干经自然损伤或夏、秋两季割裂树干，收集流出的树脂，阴干。

性味归经

辛、苦，平。归心、脾经。

功效主治

开窍醒神，行气活血，止痛。主治中风痰厥，气郁暴厥，中恶昏迷，心腹疼痛，产后血晕，小儿惊风。

识别特征 乔木，高5～20米。树皮灰褐色，有不规则纵裂纹；枝稍扁，被褐色长茸毛，后变为无毛。叶互生；柄长8～15毫米，密被褐色星状毛；叶片椭圆形、椭圆状卵形至卵形，长5～18厘米，宽4～10厘米，先端短渐尖，基部圆形或楔形，上面无毛或嫩叶脉上被星状毛，下面密被灰色至粉绿色星状茸毛，边全缘，幼叶有时具2～3个齿裂，侧脉5～6对。顶生圆锥花序较大，长5～15厘米，下部的总状花序较短，花梗和花序梗密被黄褐色星状短柔毛；萼杯状，5齿裂；花白色，长1.2～2.5厘米，5裂，裂片卵状披针形；花萼及花冠均密被白色星状毛；雄蕊10，等长，花丝扁平，疏被白色星状毛，下部联合成筒；花柱长约1.5厘米。果实近球形，直径约1厘米，外面密被星状茸毛。种子卵形，栗褐色，密被小瘤状凸起和星状毛。花期4～6月，果期8～10月。

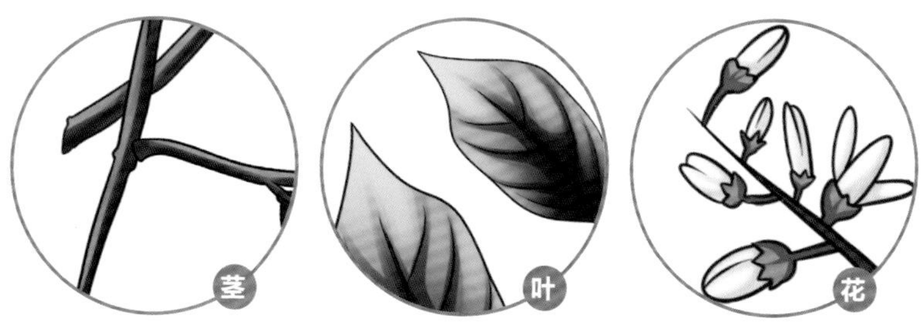

用量用法 0.6～1.5克，多入丸、散服。

精选验方 ①大人小儿卒中风、恶气：安息香3克，鬼臼6克，犀角0.24克，牛黄0.15克，丹砂、乳香、雄黄各3.6克。研极细末，石菖蒲、生姜各3克，泡汤调服1.5克。②卒然心痛或经年频发：安息香适量。研细末，沸汤服1.5克。③妇人产后血晕、血胀、口噤垂死者：安息香3克，五灵脂（水飞净末）15克。共和匀，每服3克，炒姜汤调下。

使用注意 阴虚火旺者慎服。

麦芽

别名 麦蘖、大麦蘖、大麦芽、大麦毛、扩麦蘖、草大麦。

来源 本品为禾本科植物大麦*Hordeum vulgare* L.的成熟果实经发芽干燥的炮制加工品。

生境分布 我国各地普遍栽培。全国各地均产。

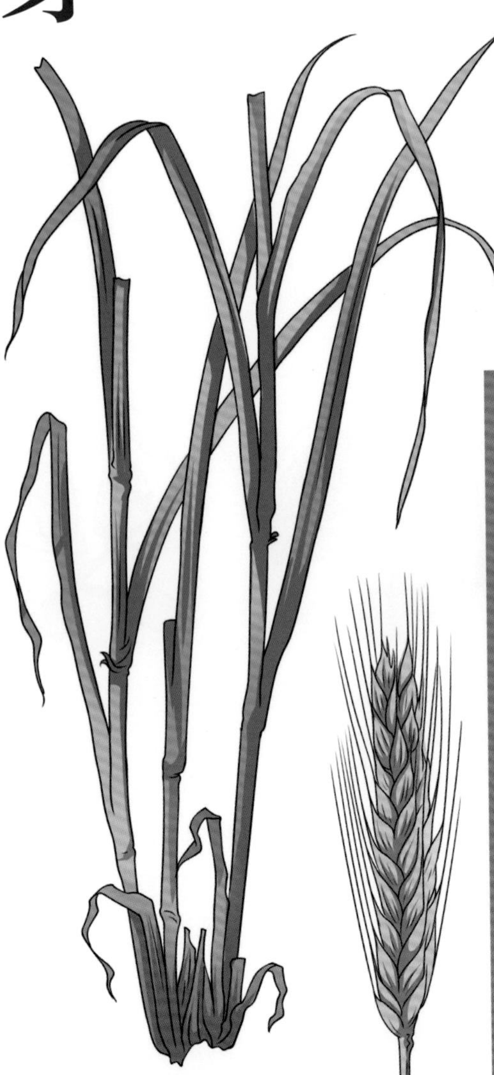

采收加工

将麦粒用水浸泡后，保持适宜温度、湿度，待幼芽长至约0.5厘米时，晒干或低温干燥。

性味归经

甘，平。归脾、胃经。

功效主治

行气消食，健脾开胃，回乳消胀。主治食积不消，脘腹胀痛，脾虚食少，乳汁郁积，乳房胀痛，妇女断乳，肝郁胁痛，肝胃气痛。生麦芽健脾和胃，疏肝行气。主治脾虚食少，乳汁郁积。炒麦芽行气消食回乳。主治食积不消，妇女断乳。焦麦芽消食化滞。主治食积不消，脘腹胀痛。

识别特征 越年生草本。秆粗壮，光滑无毛，直立，高50 ~ 100厘米。叶鞘松弛抱茎；两侧有较大的叶耳；叶舌膜质，长1 ~ 2毫米；叶片扁平，长9 ~ 20厘米，宽6 ~ 20毫米。穗状花序长3 ~ 8厘米（芒除外），径约1.5厘米，小穗稠密，每节着生3枚发育的小穗，小穗通常无柄，长1 ~ 1.5厘米（除芒外）；颖线状披针形，微具短柔毛，先端延伸成8 ~ 14毫米的芒；外稃背部无毛，有5脉，顶端延伸成芒，芒长8 ~ 15厘米，边棱具细刺，内稃与外稃等长。颖果腹面有纵沟或内陷，先端有短柔毛，成熟时与外稃黏着，不易分离，但某些栽培品种容易分离。花期3 ~ 4月，果期4 ~ 5月。

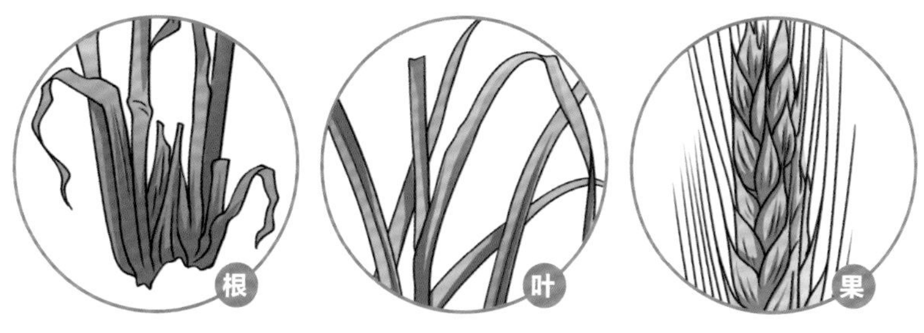

用量用法 10 ~ 15克；回乳炒用60克。

精选验方 ①断乳乳房胀痛：生麦芽或炒麦芽120克（或生、炒麦芽各60克）。单用，水煎服。②快膈进食：麦芽120克，橘皮、白术各30克，神曲60克。上药为末，蒸饼丸梧子大，每人参汤调下30 ~ 50丸。③产后腹中鼓胀、不通转、气急、坐卧不安：麦芽60克。为末，和酒服食，良久通转。

使用注意 哺乳期慎用。

芦荟

别名 卢会、象胆、讷会、奴会、劳伟。

来源 本品为百合科植物库拉索芦荟*Aloe barbadensis* Miller或其他同属近缘植物叶的汁液浓缩干燥物。

生境分布 生长于排水性能良好、不易板结的疏松土质中。福建、台湾、广东、广西、四川、云南等地有栽培。

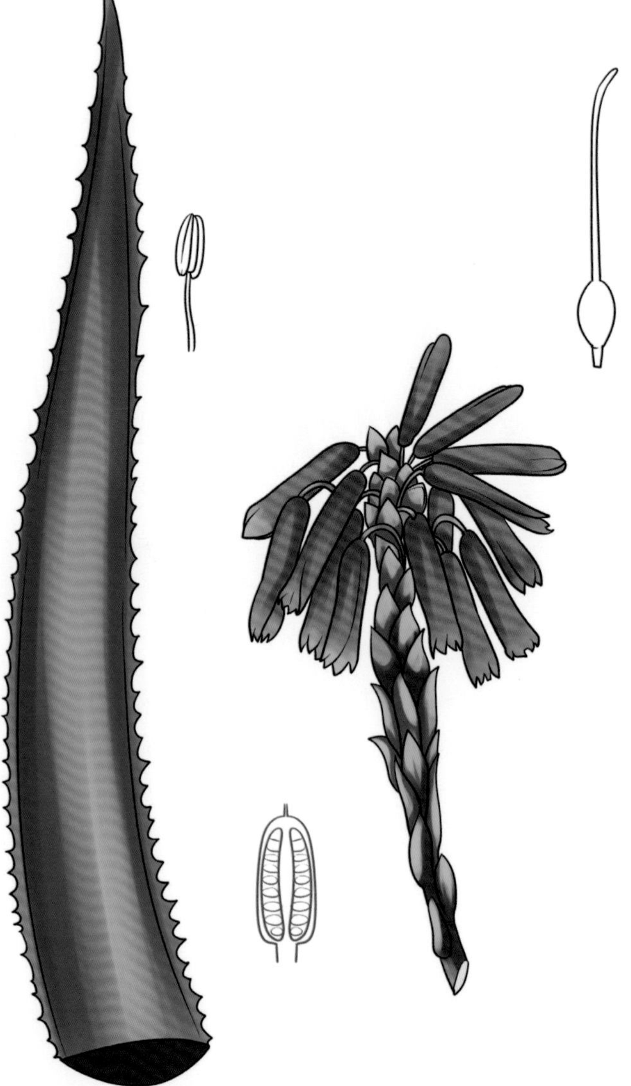

识别特征 多年生草本。茎极短。叶簇生于茎顶，直立或近于直立，肥厚多汁；呈狭披针形，长15～36厘米，宽2～6厘米，先端长渐尖，基部宽阔，粉绿色，边缘有刺状小齿。花茎单生或稍分枝，高60～90厘米，总状花序疏散型，花下垂，长约2.5厘米，黄色或有赤色斑点；花被管状，6裂，裂片稍外弯；雄蕊6，花药丁字着生；雌蕊1，3室，每室有多数胚珠。蒴果，三角形，室背开裂。花期2～3月。

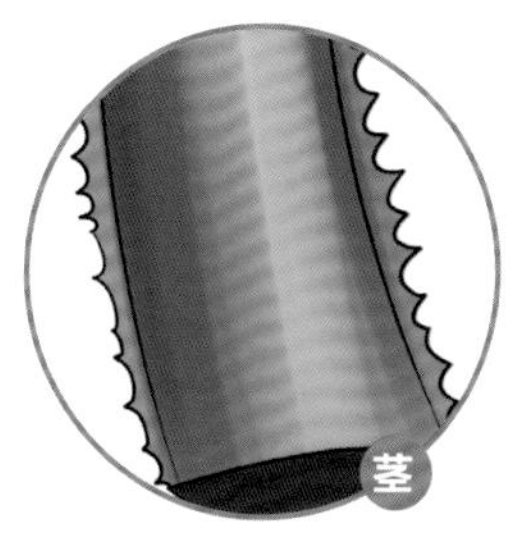

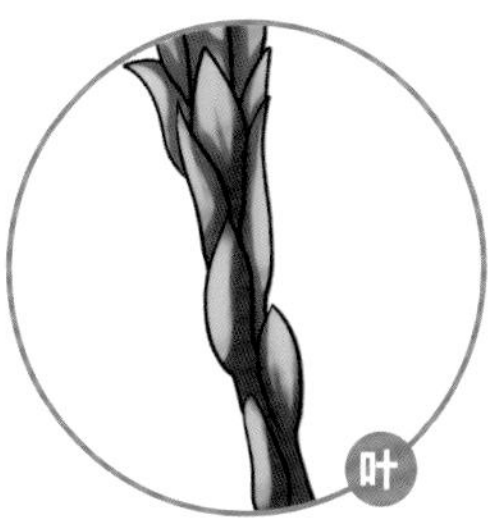

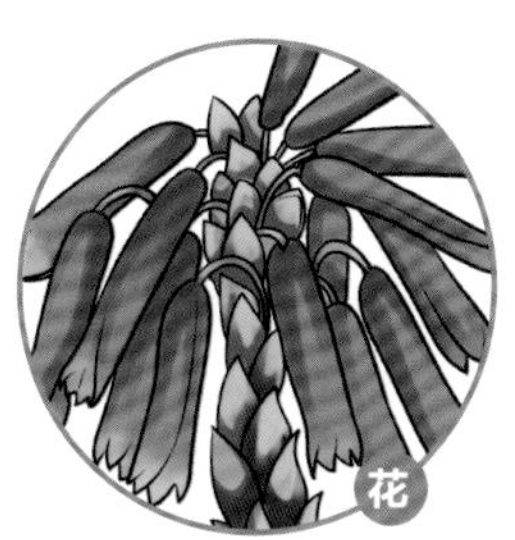

用量用法 2～5克，宜入丸、散。外用：适量，研末敷患处。

精选验方 ①大便不通：芦荟（研细）3.5克，朱砂（研如飞面）25克。加好酒和丸，每酒吞15克。②虫牙：芦荟适量。研末敷上。③大人小儿五种癫痫：芦荟15克，生半夏（切碎，姜汁拌炒）、白术（酒炒）各50克，甘草（炒）25克。共研细末，水泛为丸如黍米大，姜汤送下7.5克。④小儿脾疳：芦荟、使君子各等份。研细末，米饮调下5～10克。

使用注意 孕妇慎用。

采收加工

全年可采，割取植物的叶片，收集流出的液汁，置锅内熬成稠膏，倾入容器，冷却凝固后即得。

性味归经

苦，寒。归肝、胃、大肠经。

功效主治

泻下通便，清肝泻火，杀虫疗疳。主治热结便秘，惊痫抽搐，小儿疳积；外治癣疮。

苏木

别名 苏枋、苏方、苏方木。

来源 本品为豆科植物苏木*Caesalpinia sappan* L.的干燥心材。

生境分布 生长于海拔200～1050米的山谷丛林中或栽培。主产台湾、广东、广西、云南等地。

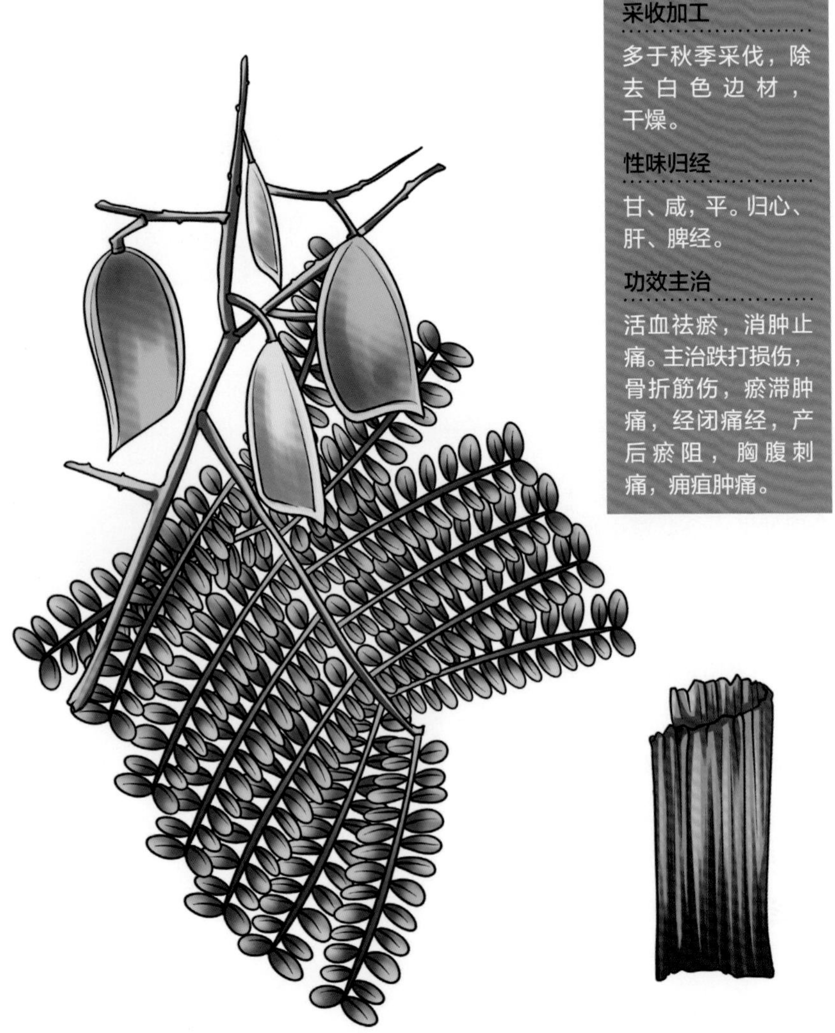

采收加工

多于秋季采伐，除去白色边材，干燥。

性味归经

甘、咸，平。归心、肝、脾经。

功效主治

活血祛瘀，消肿止痛。主治跌打损伤，骨折筋伤，瘀滞肿痛，经闭痛经，产后瘀阻，胸腹刺痛，痈疽肿痛。

识别特征 常绿小乔木，高可达5～10米。树干有小刺，小枝灰绿色，具圆形凸出的皮孔，新枝被微柔毛，其后脱落。叶为2回双数羽状复叶，全长达30厘米或更长；羽片对生，9～13对，长6～15厘米，叶轴被柔毛；小叶9～16对，长圆形，长约14毫米，宽约6毫米，先端钝形微凹，全缘，上面绿色无毛，下面具细点，无柄；具锥刺状托叶。圆锥花序顶生，宽大多花，与叶等长，被短柔毛；花黄色，径10～15毫米；萼基部合生，上部5裂，裂片略不整齐；花瓣5，其中4片圆形，等大，最下1片较小，上部长方倒卵形，基部约1／2处窄缩成爪状；雄蕊10，花丝下部被棉状毛；子房上位，1室。荚果长圆形，偏斜，扁平，厚革质，无刺，无刚毛，顶端一侧有尖喙，长约7.5厘米，直径约3.5厘米，成熟后暗红色，具短茸毛，不开裂，含种子4～5。花期5～6月，果期9～10月。

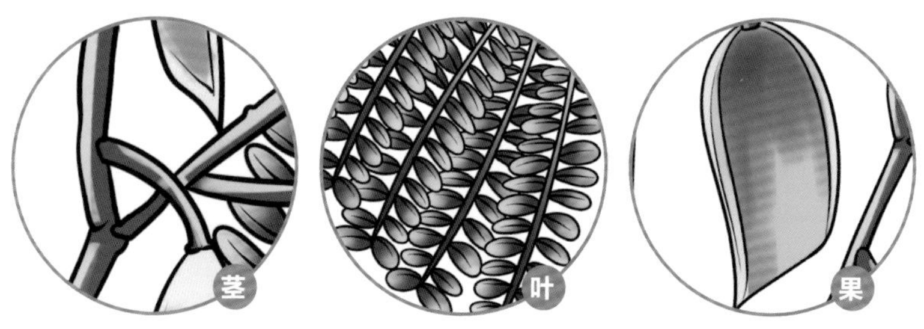

用量用法 3～9克。

精选验方 ①产后气滞作喘：苏木、人参、麦冬各适量。水煎服。②跌打损伤：苏木（槌烂，研）100克。用酒2000毫升，煎取1000毫升，分3服，空腹、午时、夜卧各1服。③偏坠肿痛：苏木100克。好酒1壶，煮熟频饮。

使用注意 孕妇慎用。

苏合香

别名 苏合油、帝油流、苏合香油、流动苏合香。

来源 本品为金缕梅科植物苏合香树*Liquidambar orientalis* Mill.的树干渗出的香树脂经加工精制而成。

生境分布 喜生于湿润肥沃的土壤。分布于非洲、印度及土耳其等地，我国广西有栽培。

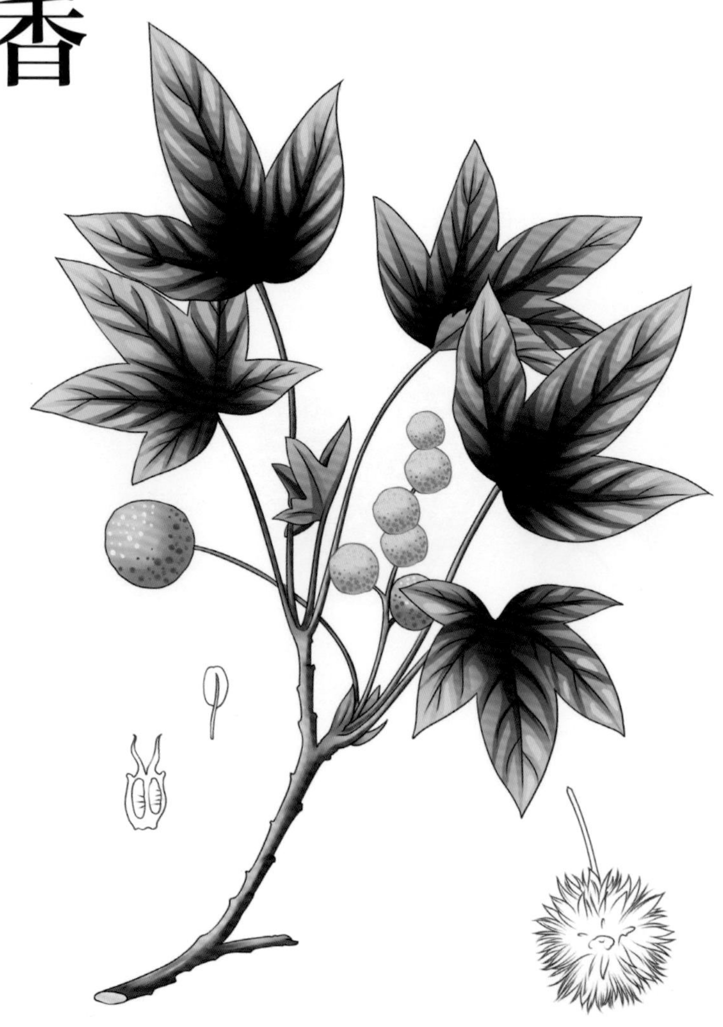

识别特征 乔木，高10～15米。叶互生，具长柄，叶片掌状，多为3～5裂，裂片卵形或长方卵形，边缘有锯齿；花单性，雌雄花序常并生于叶腋，小花多数集成圆头状花序，黄绿色；雄花的圆头状花序成总状排列，花有小苞片，无花被，雄蕊多数，花丝短；雌花序单生，总花梗下垂，花被细小，雌蕊由2心皮合成，子房半下位，2室。果序球形，直径约2.5厘米，由多数蒴果聚生，蒴果先端喙状，熟时顶端开裂，种子1或2粒。

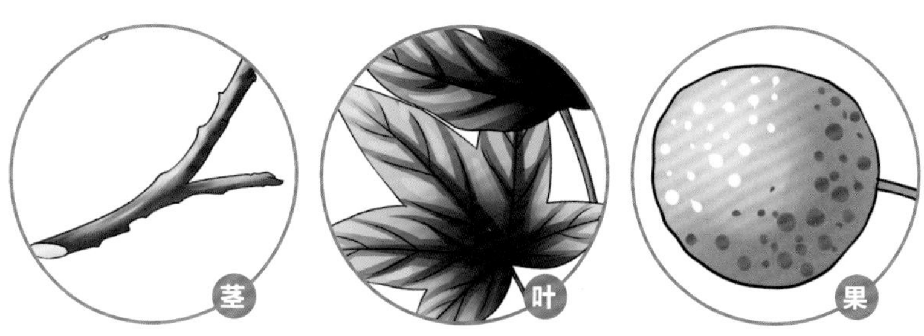

用量用法 0.3～1克，宜入丸、散服。

精选验方 ①小儿喘息：苏合香丸。每服1/3丸，每日2次。②冠心病、心绞痛：多用复方制剂如冠心苏合丸、苏冰滴丸等。对解除胸闷、缓解心绞痛、改善心电图有一定疗效；苏冰滴丸在发病时立即含服1～2粒，能迅速缓解症状。③寒气犯胃呃逆症：苏合香丸。每服1丸，每日3次。④三叉神经痛：苏合香丸。每服1丸，每日2次，连服5日。

使用注意 热闭及虚脱之证不宜使用。

采收加工

初夏时将树皮击伤或割破，深达木部，使香树脂渗入树皮内。至秋季剥下树皮，榨取香树脂，即为普通苏合香。如将其溶解于酒精中，过滤，蒸去酒精，则为精制苏合香。

性味归经

辛，温。归心、脾经。

功效主治

开窍，辟秽，止痛。主治中风痰厥，猝然昏倒，胸痹心痛，胸腹冷痛，惊痫。

皂角刺

别名 皂刺、天丁、皂针、皂荚刺、皂角针。

来源 本品为豆科植物皂荚*Gleditsia sinensis* Lam.的干燥棘刺。

生境分布 生长于路边、沟旁、住宅附近、山地林中。分布于江苏、湖北、河北、山西、河南、山东。此外，广东、广西、四川、安徽、浙江、贵州、陕西、江西、甘肃等地亦产。

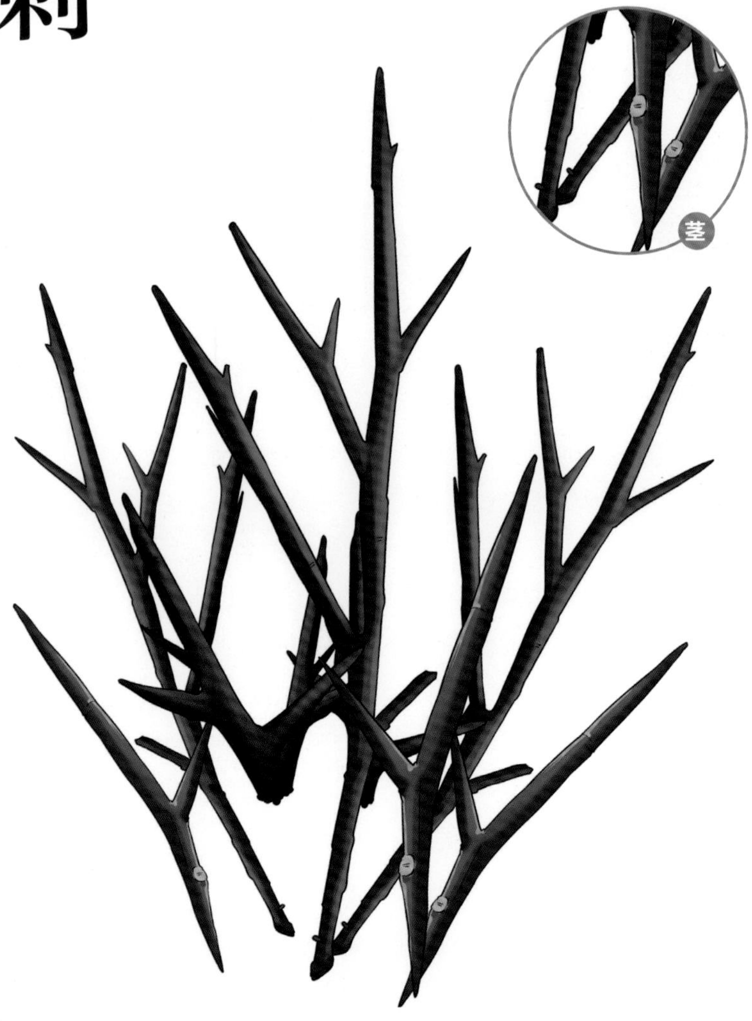

识别特征 乔木，高达15厘米。刺粗壮，通常分枝，长可达16厘米，圆柱形。小枝无毛。一回偶数羽状复叶，长12～18厘米；小叶6～14片，长卵形、长椭圆形至卵状披针形，长3～8厘米，宽1.5～3.5厘米，先端钝或渐尖，基部斜圆形或斜楔形，边缘有细锯齿，无毛。花杂性，排成腋生的总状花序；花萼钟状，有4枚披针形裂片；花瓣4，白色；雄蕊6～8；子房条形，沿缝线有毛。荚果条形，不扭转，长12～30厘米，宽2～4厘米，微厚，黑棕色，被白色粉霜。花期4～5月，果期9～10月。

采收加工

全年均可采收，干燥，或趁鲜切片，干燥。

性味归经

辛，温。归肝、胃经。

功效主治

消肿托毒，排脓，杀虫。主治痈疽初起或脓成不溃；外治疥癣麻风。

用量用法 3～10克。外用：适量，醋蒸取汁涂患处。

精选验方 ①小便淋闭：皂角刺9克，金钱草、车前草各20克，草鞋根、雷公根、玉米须各15克，王不留行、桃仁各10克。水煎服，每日1剂，连服1～2周。②泌尿系结石：皂角刺9克，金钱草30克，海金沙20克，马蹄金、玉米须、车前草、石韦、滑石各15克，桃仁10克。水煎服，每日1剂，分3次服。③肺痈：皂角刺9克，芦根、广地丁、蒲公英、白及各15克，鱼腥草30克，桔梗、薏苡仁、古山龙、金银花、连翘各12克。水煎服，每日1剂，分3次服。

使用注意 凡痈疽已溃不宜服，孕妇亦忌之。

谷芽

别名 蘖米、谷蘖、稻蘖、稻芽。

来源 本品为禾本科植物粟*Setaria italica*（*L.*）Beauv.的成熟果实经发芽干燥的炮制加工品。

生境分布 栽培于水田中。我国各地均产。

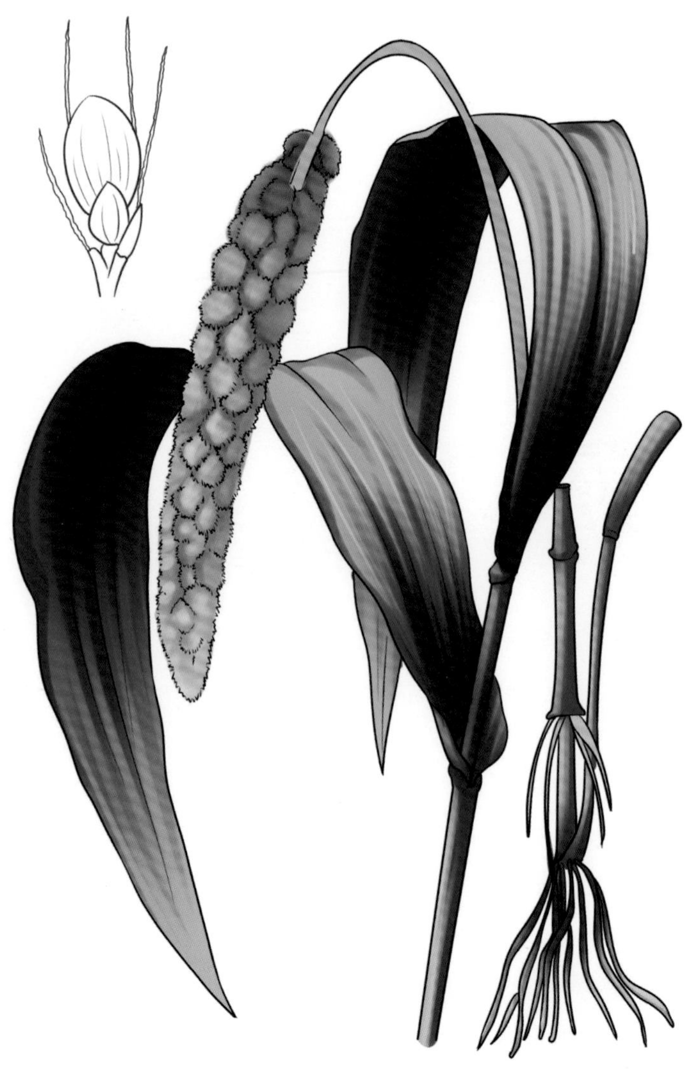

识别特征 粟茎秆圆柱形，高60～150厘米，基部数节可生出分蘖，少数品种上部的节能生出分枝。每节一叶，叶片条状披针形，长10～60厘米，有明显的中脉。须根系，茎基部的节还可生出气生根支持茎秆。穗状圆锥花序。穗的主轴生出侧枝，因第1级侧枝的长短和分布不同而形成不同的穗形。在第3级分枝顶部簇生小穗和刺毛（刚毛）。颖果平滑。花、果期6～10月。

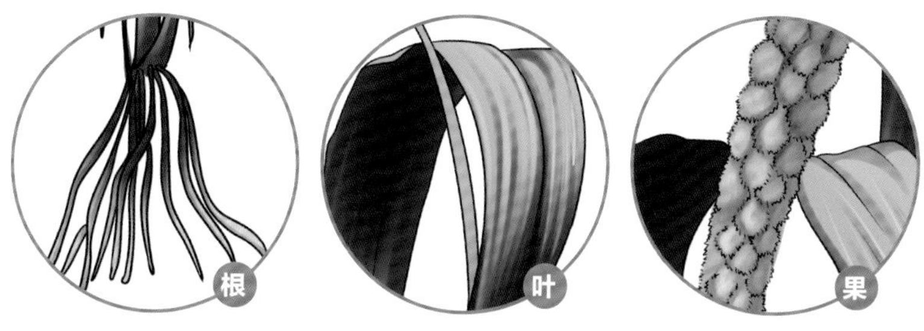

采收加工

将粟谷用水浸泡后，保持适宜的温度、湿度，待须根长至约6毫米时，晒干或低温干燥。

性味归经

甘，温。归脾、胃经。

功效主治

消食和中，健脾开胃。主治食积不消，腹胀口臭，脾胃虚弱，不饥食少。炒谷芽偏于消食，用于不饥食少。焦谷芽善化积滞，用于积滞不消。

用量用法 9～15克。

精选验方 ①启脾进食：谷芽120克，炙甘草、砂仁、白术（麸炒）各30克。捣为末，加入姜汁、盐少许和作饼，焙干，再加入炙甘草、砂仁、白术（麸炒），捣为末，白汤点服之；或为丸服。②病后脾胃不健者：谷芽适量。蒸露，用来代茶饮。

使用注意 胃下垂者忌用。

沉香

别名 蜜香、沉水香。

来源 本品为瑞香科植物白木香*Aquilaria sinensis*（*Lour.*）Gilg含有树脂的木材。

生境分布 生长于中海拔山地、丘陵地。分布于海南、广东、云南、台湾等地。

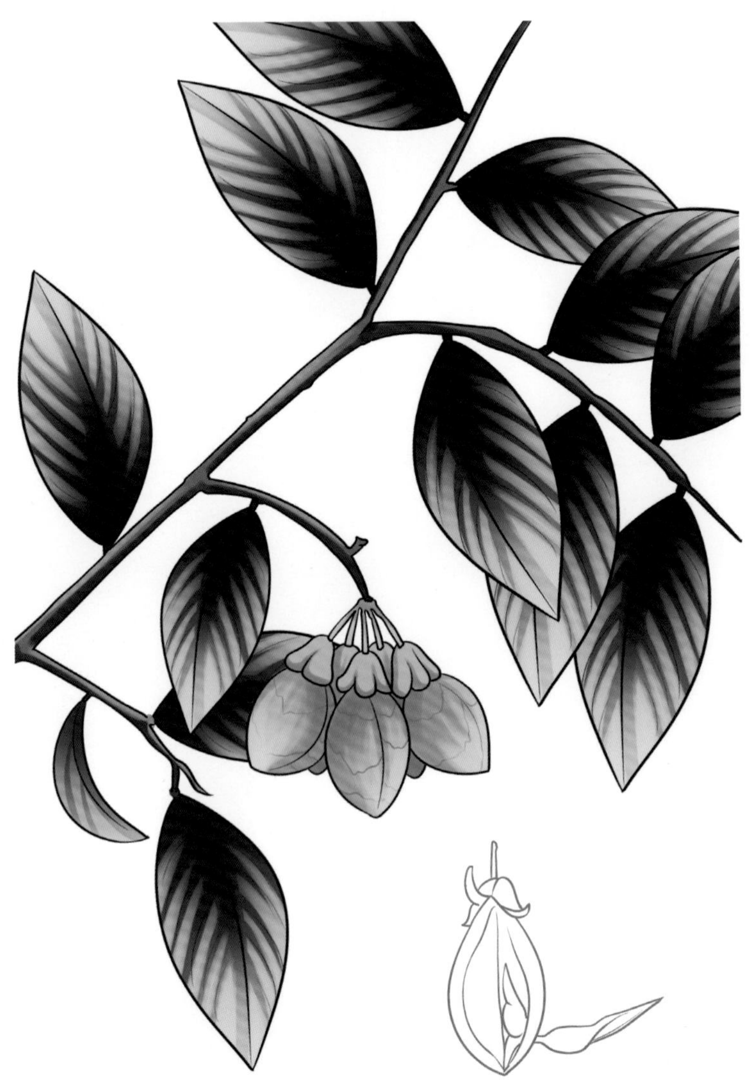

识别特征 常绿乔木，高达30米。幼枝被绢状毛。叶互生，稍带革质；具短柄，长约3毫米；叶片椭圆状披针形、披针形或倒披针形，长5.5～9厘米，先端渐尖，全缘，下面叶脉有时被绢状毛。伞形花序，无梗，或有短的总花梗，被绢状毛；花白色，与小花梗等长或较短；花被钟形，5裂，裂片卵形，长0.7～1厘米，喉部密被白色茸毛的鳞片10枚，外被绢状毛，内密被长柔毛，花冠管与花被裂片略等长；雄蕊10，着生于花被管上，其中有5枚较长；子房上位，长卵形，密被柔毛，2室，花柱极短，柱头扁球形。蒴果倒卵形，木质。花期3～4月，果期5～6月。

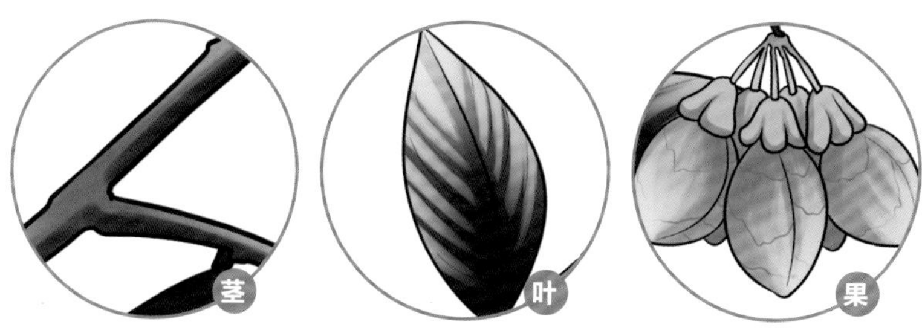

用量用法 1～5克，后下。

精选验方 ①胃冷久呃：沉香、紫苏、白豆蔻各3克。为末。每服1.5～2.7克，柿蒂汤下。②胸中痰热、积年痰火、无血者：沉香、黄连（姜汁炒）各60克，半夏曲（用姜汁一小杯、竹沥一大盏制）240克，木香30克。为细末，甘草汤泛为丸，空心淡姜汤下6克。③胞转不通或过忍小便所致，当治其气则愈，非利药可通也：沉香、木香各6克。为末，白汤空腹服之，以通为度。

使用注意 阴虚火旺、气虚下陷者慎用。

采收加工

全年均可采收，割取含树脂的木材，除去不含树脂的部分，阴干。

性味归经

辛、苦，微温。归脾、胃、肾经。

功效主治

行气止痛，温中止呕，纳气平喘。主治胸腹胀闷疼痛，胃寒呕吐呃逆，肾虚气逆喘急。

灵芝

别名 赤芝、红芝、木灵芝、菌灵芝、万年蕈、灵芝草。

来源 本品为多孔菌科真菌赤芝*Ganoderma lucidum*（*Leyss.ex Fr.*）Karst.等的干燥子实体。

生境分布 全国大部分地区有栽培，南方庐山最为出名。

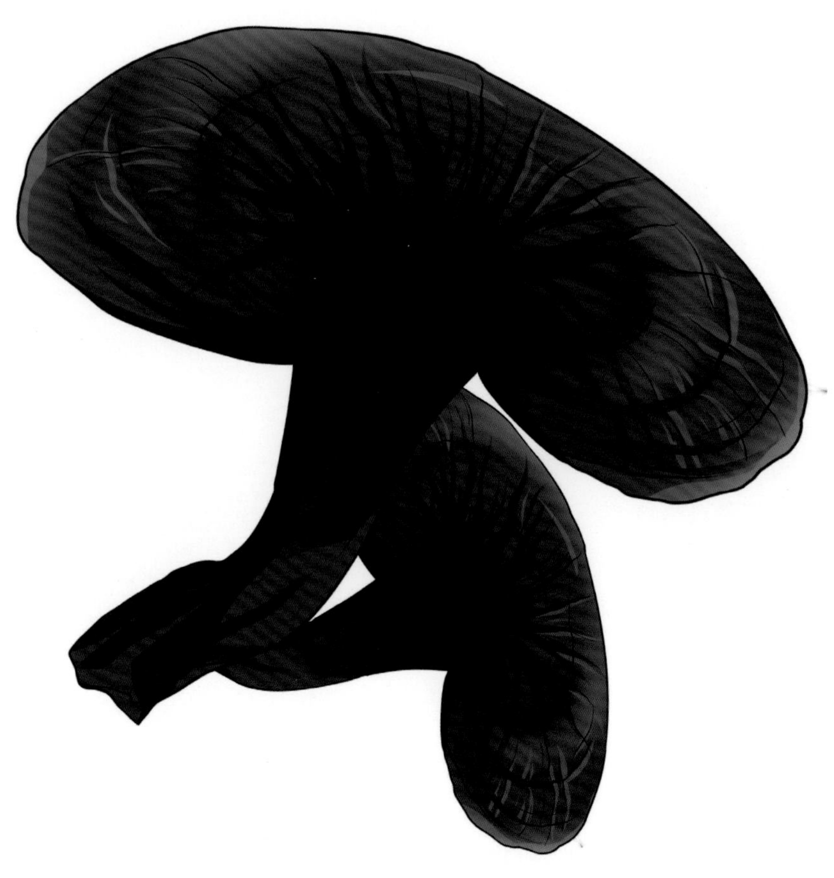

识别特征 菌盖木栓质，肾形，红褐、红紫或暗紫色，具漆样光泽，有环状棱纹和辐射状皱纹，大小及形态变化很大，大型个体的菌盖为20×10厘米，厚约2厘米，一般个体为4×3厘米，厚0.5~1厘米，下面有无数小孔，管口呈白色或淡褐色，每毫米内有4~5个，管口圆形，内壁为子实层，孢子产生于担子顶端。菌柄侧生，极少偏生，长于菌盖直径，紫褐色至黑色，有漆样光泽，坚硬。孢子卵圆形，8~11×7厘米，壁两层，内壁褐色，表面有小疣，外壁透明无色。

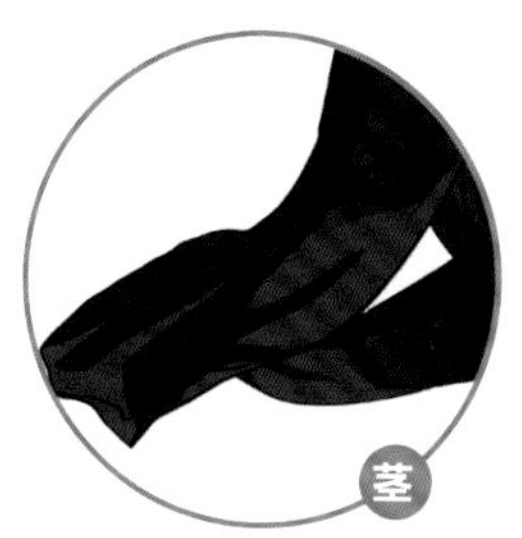

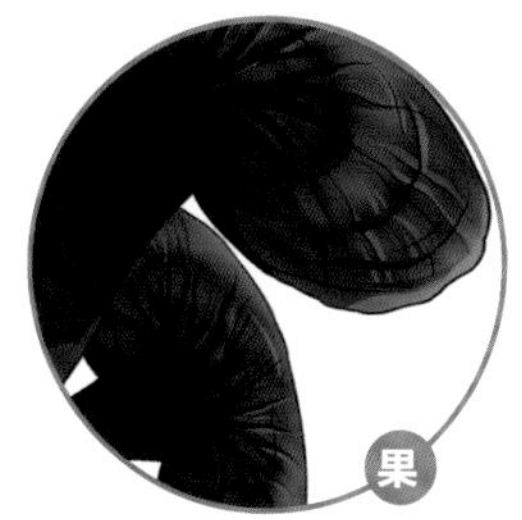

用量用法 6~12克。

精选验方 ①神经衰弱、心悸头晕、夜寐不宁：灵芝1.5~3克。水煎服，每日2次。②慢性肝炎、肾盂肾炎、支气管哮喘：灵芝适量。焙干研末，开水冲服。③过敏性哮喘：灵芝、紫苏叶各6克，半夏4.5克，厚朴3克，茯苓9克。水煎加冰糖服。④失眠：灵芝15克，西洋参3克。水煎代茶饮。

使用注意 实证慎服。

采收加工

全年采收，除去杂质，剪除附有朽木、泥沙或培养基质的下端菌柄，阴干或在40℃~50℃烘干。

性味归经

甘，平。归心、肺、肝、肾经。

功效主治

补气安神，止咳平喘。主治心神不宁，失眠心悸，肺虚咳喘，虚劳短气，不思饮食。

阿魏

别名 阿虞、薰渠、哈昔尼。

来源 本品为伞形科植物新疆阿魏*Ferula sinkiangensis* K. M. Shen等的树脂。

生境分布 生长于多沙地带。产于我国新疆。

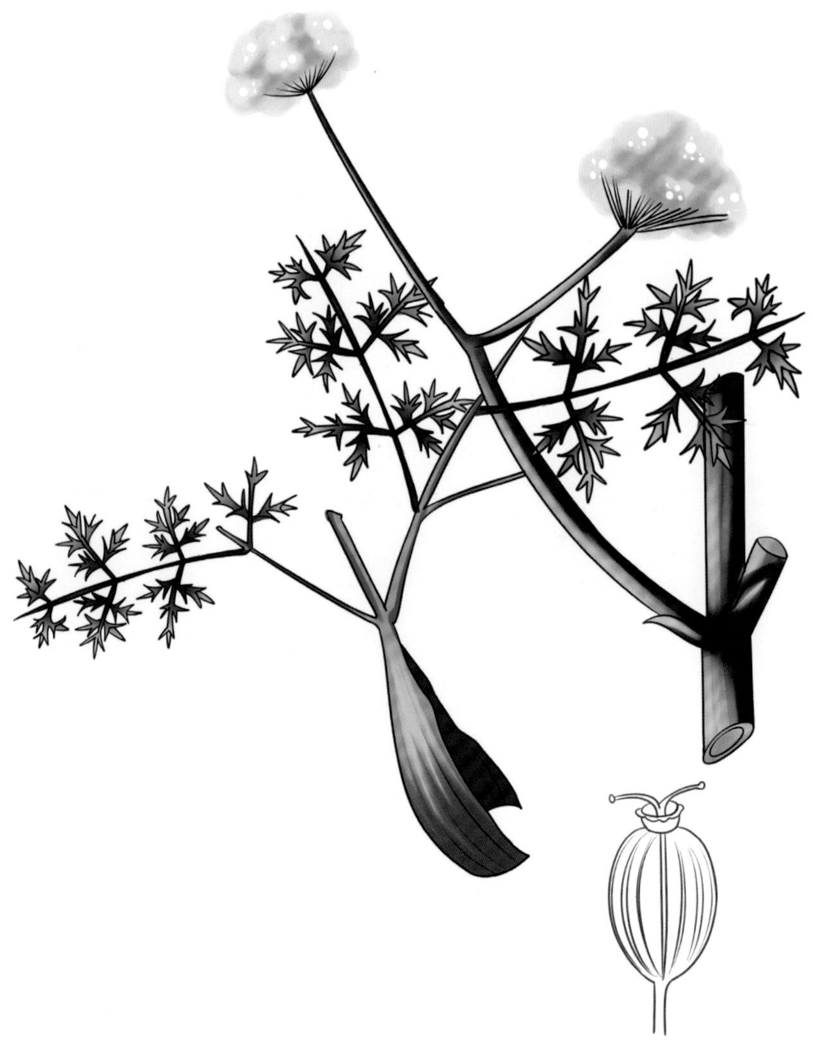

识别特征 多年生草本，初生时只确有根生叶，至第5年始抽花茎；花茎粗壮，高达2米，具纵纹。叶近于肉质，早落，近基部叶为3~4回羽状复叶，长达50厘米，叶柄基部略膨大；最终裂片长方披针形或椭圆披针形，灰绿色，下面常有毛。花单性或两性，复伞形花序，中央花序有伞梗20~30枝，每枝又有小伞梗多枝；两性花与单性花各成单独花序，或两性花序中央着生1个雌花序，两性花黄色。双悬果扁，卵形、长卵形或近方形，背面有毛，棕色。花期3月，果期4月。

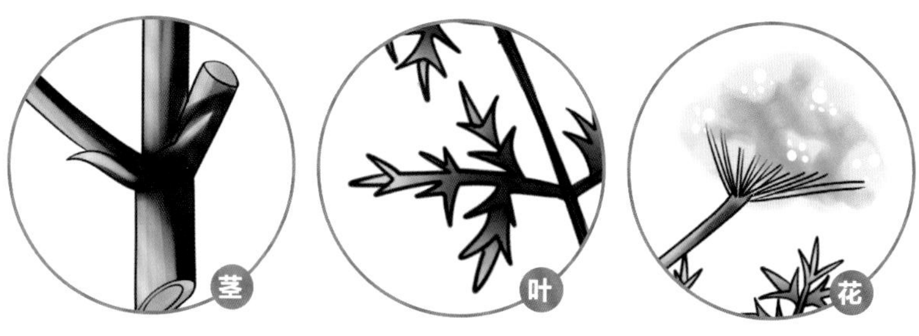

用量用法 1~1.5克，多入丸、散和外用膏药。

精选验方 ①疟疾：阿魏、干姜各3克，细辛2.5克，肉桂1.5克，白芥子6克。共为细末，用风湿膏2张，将药粉分放在两张膏药上，再用斑蝥两只，去头足壳，压碎，每张膏药放1只，病发前6小时贴“神阙”“命门”两穴，贴24小时取下。②血管瘤：阿魏、柴胡、甘草各15克，当归尾、赤芍各6克，桔梗3克。水煎服，每日1剂，需连续服15~30剂。

使用注意 孕妇忌服。

采收加工

春末夏初盛花期至初果期，分次由茎上部往下斜割，收集渗出的乳状树脂，阴干。

性味归经

苦、辛，温。归脾、胃经。

功效主治

消积，化癥，散痞，杀虫。主治肉食积滞，瘀血癥瘕，腹中痞块，虫积腹痛。

附子

别名 侧子、刁附、虎掌、漏篮子、黑附子、明附片、川附子、熟白附子。

来源 本品为毛茛科植物乌头*Aconitum carmichaeli* Debx.的子根的加工品。

生境分布 生长于山地草坡或灌木丛中。分布于四川，湖北、湖南等省也有栽培。

识别特征 多年生草本，高60～150厘米。主根纺锤形至倒卵形，中央的为母根，周围数个子根（附子）。叶片五角形，3全裂，中央裂片菱形，两侧裂片再2深裂。总状圆锥花序狭长，密生反曲的微柔毛；萼片5，蓝紫色（花瓣状），上裂片高盔形，侧萼片近圆形；花瓣退化，其中两枚变成蜜叶，紧贴盔片下有长爪，距部扭曲；雄蕊多数分离，心皮3～5，通常有微柔毛。蓇葖果；种子有膜质翅。花期9～10月，果期10～11月。

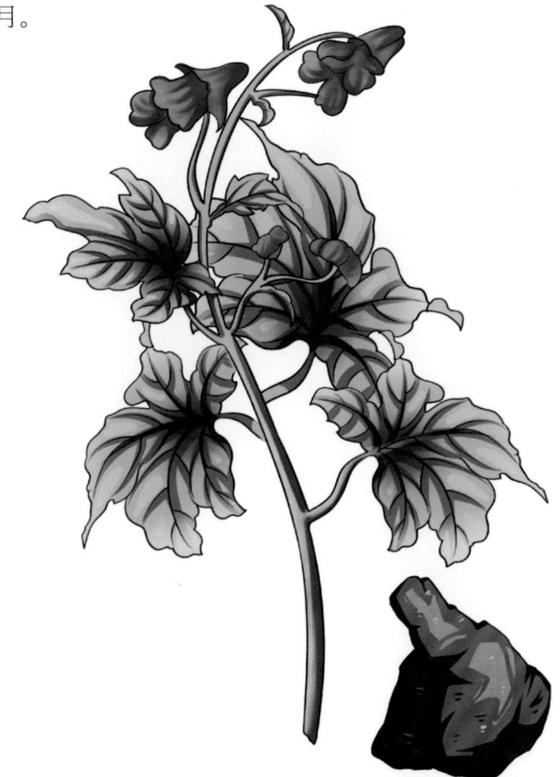

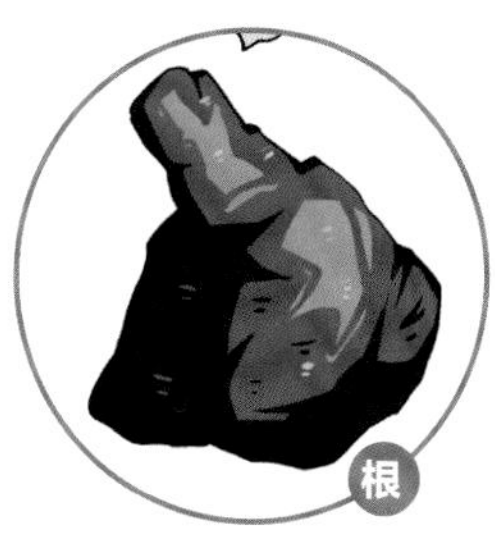

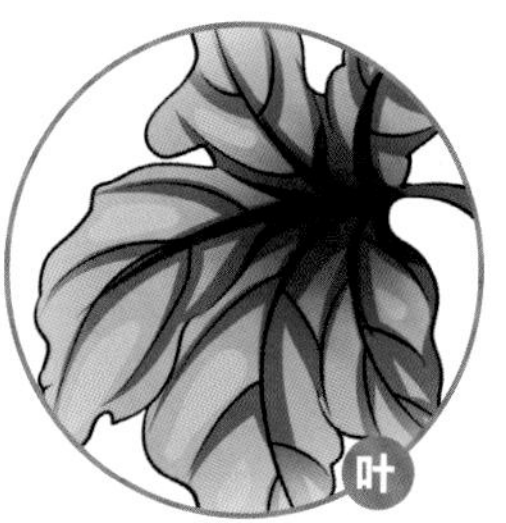

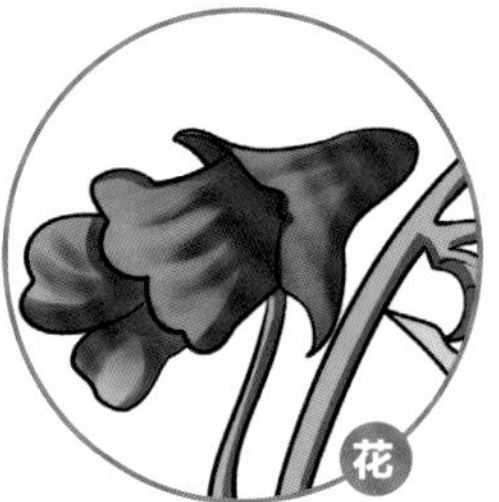

采收加工

6月下旬至8月上旬采挖，除去母根、须根及泥沙，习称“泥附子”，加工成下列规格：选择个大、均匀的泥附子，洗净，浸入食用胆巴的水溶液中，过夜，再加食盐，继续浸泡，每日取出晾晒，并逐渐延长晾晒时间，直到附子表面出现大量结晶盐粒（盐霜）、体质变硬为止，习称“盐附子”。取泥附子，按大小分别洗净，浸入食用胆巴的水溶液中数日，连同浸液煮至透心，捞出，水漂，纵切成约0.5厘米的厚片，再加水浸漂，用调色液使附片染成浓茶色，取出，蒸到出现油面、光泽后，烘至半干，再晒干或继续烘干，习称“黑附片”。选择大小均匀的泥附子，洗净，浸入食用胆巴的水溶液中数日，连同浸液煮至透心，捞出，剥去外皮，纵切成约0.3厘米的薄片，用水浸漂，取出，蒸透，晒至半干，以硫黄熏后晒干，习称“白附片”。

性味归经

辛、甘，大热；有毒。归心、肾、脾经。

功效主治

回阳救逆，补火助阳，散寒止痛。主治亡阳虚脱，肢冷脉微，心阳不足，胸痹心痛，虚寒吐泻，脘腹冷痛，肾阳虚衰，阳痿宫冷，阴寒水肿，阳虚外感，寒湿痹痛。

用量用法 3～15克，先煎，久煎。

精选验方 ①关格脉沉、手足厥冷：熟附子（童便浸）、人参各5克，察香少许。上末，糊丸桐子大，麝香为衣，每服7丸，灯心汤下。②头痛：附子（炮）、石膏（煅）各等份。为末，入脑、麝少许，茶酒下1.5克。

使用注意 孕妇慎用；不宜与半夏、瓜蒌、瓜蒌子、瓜蒌皮、天花粉、川贝母、浙贝母、平贝母、伊贝母、湖北贝母、白蔹、白及同用。

青黛

别名 漂黛粉、飞青黛。

来源 本品为十字花科植物菘蓝*Isatis indigotica* Fort.等的叶或茎叶经加工制得的干燥粉末、团块或颗粒。

生境分布 生长于路旁、山坡、草丛及林边潮湿处。分布于福建、江苏、安徽等地，以福建所产质量最佳。

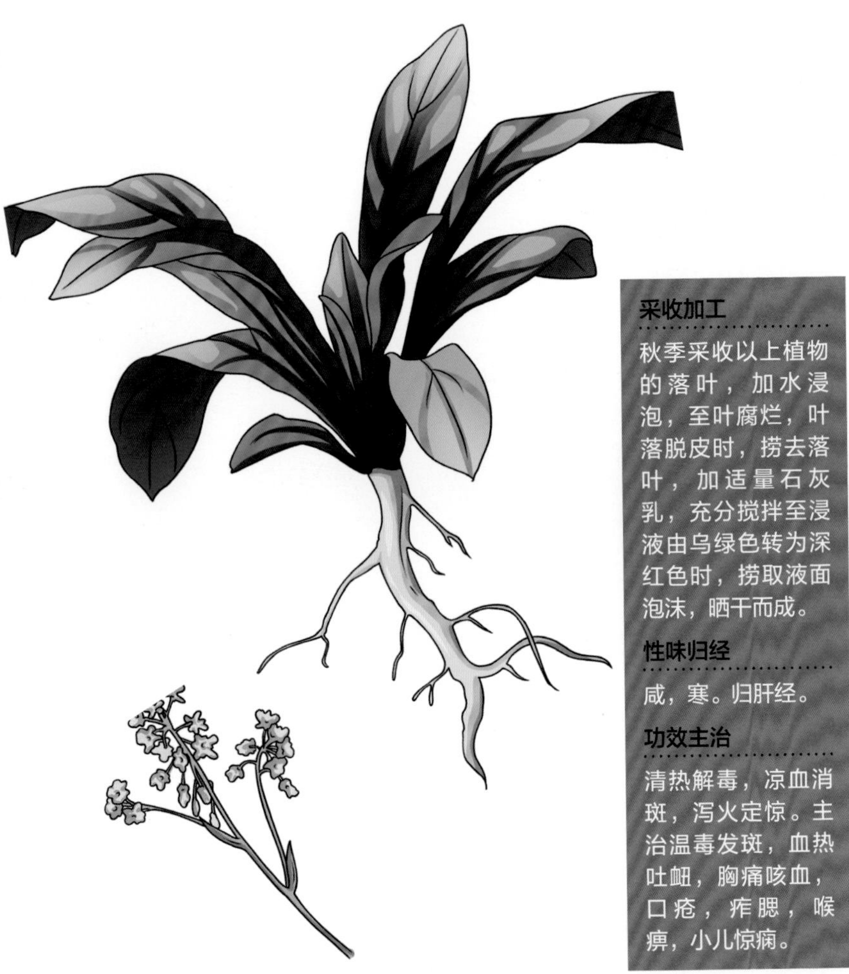

采收加工

秋季采收以上植物的落叶，加水浸泡，至叶腐烂，叶落脱皮时，捞去落叶，加适量石灰乳，充分搅拌至浸液由乌绿色转为深红色时，捞取液面泡沫，晒干而成。

性味归经

咸，寒。归肝经。

功效主治

清热解毒，凉血消斑，泻火定惊。主治温毒发斑，血热吐衄，胸痛咳血，口疮，痄腮，喉痹，小儿惊痫。

识别特征 二年生草本。茎直立，上部多分枝。叶互生，基生叶具柄，叶片长圆状椭圆形，全缘或波状；茎生叶长圆形或长圆状披针形，先端钝或尖，基部垂耳圆形，抱茎，全缘。复总状花序顶生，花黄色，萼片4，花瓣4，雄蕊6，四强。长角果矩圆形，扁平，边缘翅状。花期4～5月，果期5～6月。

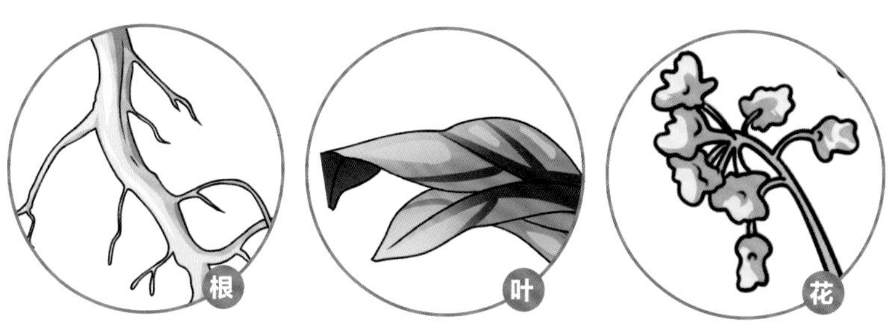

用量用法 1～3克，宜入丸剂服用。外用：适量。

精选验方 ①伤寒赤斑：青黛30克。水研服。②咳嗽吐痰、面鼻发红者：青黛（水飞极细，晒干净再研用）12克，蛤粉9克。二味炼蜜为丸，如指头大，临卧噙3丸。③一切热毒、脓窝疮：青黛、寒水石（煅过，苏为度）各30克。上为细末，用香油调搽。④诸毒虫伤：青黛、雄黄各等份。研末，新汲水服6克。⑤带状疱疹：青黛10克，冰片2克。共研细末，香油调匀涂于患处，溃破处直接撒入药粉，每日涂药1次。

使用注意 胃寒者慎用。

枫香脂

别名 枫脂、白胶、芸香、胶香、白胶香、伯依嘎尔（蒙药名）。

来源 本品为金缕梅科植物枫香树*Liquidambar formosana* Hance的干燥树脂。

生境分布 生长于山地常绿阔叶林中。分布于秦岭及淮河以南各地。

采收加工

7、8月间割裂树干，使树脂流出，10月至次年4月采收，阴干。

性味归经

辛、微苦，平。归肺、脾经。

功效主治

活血止痛，解毒生肌，凉血止血。主治跌仆损伤，痈疽肿痛，吐血，衄血，外伤出血。

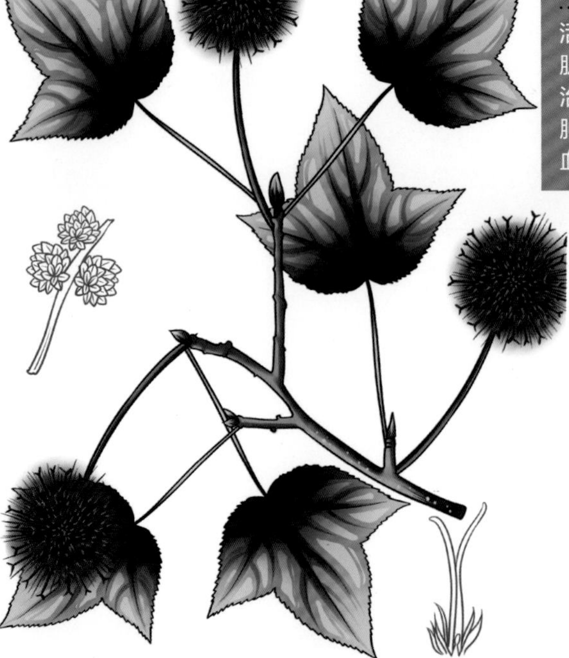

识别特征 落叶乔木，高20～40米。树皮灰褐色，方块状剥落。叶互生，叶柄长3～7厘米，托叶线形，早落；叶片心形，常3裂，幼时及萌发枝上的叶多为掌状5裂，长6～12厘米，宽8～15厘米，裂片卵状三角形或卵形，先端尾状渐尖，基部心形，边缘有细锯齿，齿尖有腺状突。花单性，雌雄同株，无花被；雄花淡黄绿色，成葇荑花序，再排成总状，生于枝顶；雄蕊多数，花丝不等长；雌花排成圆球形的头状花序；萼齿5，钻形；子房半下位，2室，花柱2，柱头弯曲。头状果序圆球形，直径2.5～4.5厘米，表面有刺，蒴果有宿存花萼和花柱，两瓣裂开，每瓣2浅裂。种子多数，细小，扁平。花期3～4月，果期9～10月。

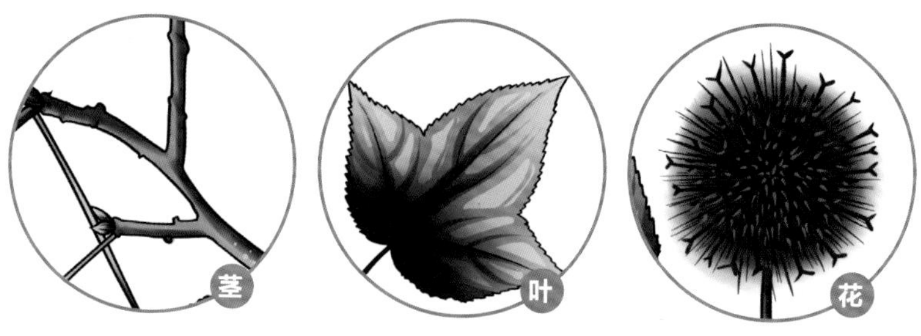

用量用法 1～3克，宜入丸、散服。外用：适量。

精选验方 痰核流注、乳岩瘰疬、横痃恶疮、一切阴疽初起：枫香脂、木鳖子（去壳、油）、地龙（去土酒炒）、草乌（制）、五灵脂（醋炒）各150克，没药（醋制）、当归、乳香（醋炒）各75克，京墨12克，麝香30克。除麝香另研细粉外，其余白胶香等九味粉碎成细粉，过筛，用糯米粉30克打糊制粒，干燥后加入麝香细粉，混匀，压片，每片重0.32克，相当于原药材0.24克，黄酒或温开水送服，每次4片，每日2次；孕妇忌服。

使用注意 孕妇禁服。

昆布

别名 海带、江白菜。

来源 本品为海带科植物海带*Laminaria japonica* Aresch.等的干燥叶状体。

生境分布 生长于较冷的海洋中，多附生于大干潮线以下1～3米深处的岩礁上。分布于辽宁、山东及福建等地。

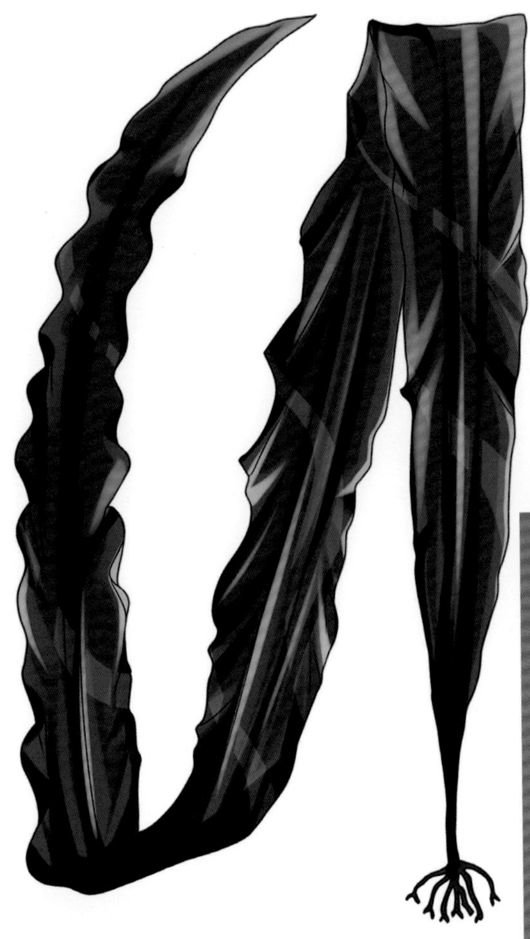

采收加工

夏、秋两季采捞，晒干。

性味归经

咸，寒。归肝、胃、肾经。

功效主治

消痰软坚，利水消肿。主治瘿瘤，瘰疬，睾丸肿痛，痰饮水肿。

识别特征 多年生大型褐藻，植物体成熟时呈带状，长可达6米以上。根状固着器粗纤维状，由数轮叉状分枝的假根组成，假根末端有吸着盘。其上为圆柱状的短柄，长5～15厘米。柄的上部为叶状体，叶状体幼时呈长卵状，后渐伸长成带状，扁平，长2～6米，宽20～50厘米，坚厚，革质状，中部稍厚，两边较薄，有波状皱褶。生殖期在叶状体两面产生孢子囊。

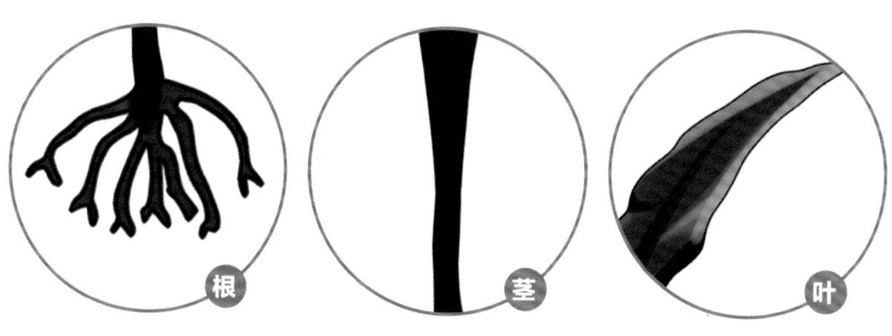

用量用法 6～12克。

精选验方 ①瘿气结核、瘰瘰肿硬：昆布（洗去成味）30克。捣罗为散，每用3克，以绵裹于好醋中浸过，含咽津觉药味尽，即再含之。②瘿气初结、咽喉中壅闷、不治即渐渐肿大：昆布（洗去咸水）、槟榔各90克，海藻（洗去咸）60克。上药，捣罗为末，炼蜜和丸如小弹子大，常含1丸咽津。

使用注意 脾虚便溏及孕妇禁服。本品所含碘化物能使病态的组织崩溃，故对有活动性肺结核者一般不用。

乳香

别名 塌香、熏陆香、马尾香、乳头香、天泽香、摩勒香、多伽罗香。

来源 本品为橄榄科植物乳香树*Boswellia carterii* Birdw.及其同属植物的树皮渗出的树脂。分为索马里乳香和埃塞俄比亚乳香，每种乳香又分为乳香珠和原乳香。

生境分布 生长于热带沿海山地。产于非洲的索马里、埃塞俄比亚及阿拉伯半岛南部，土耳其、利比亚、苏丹、埃及也产。我国海南、广西、云南有分布。

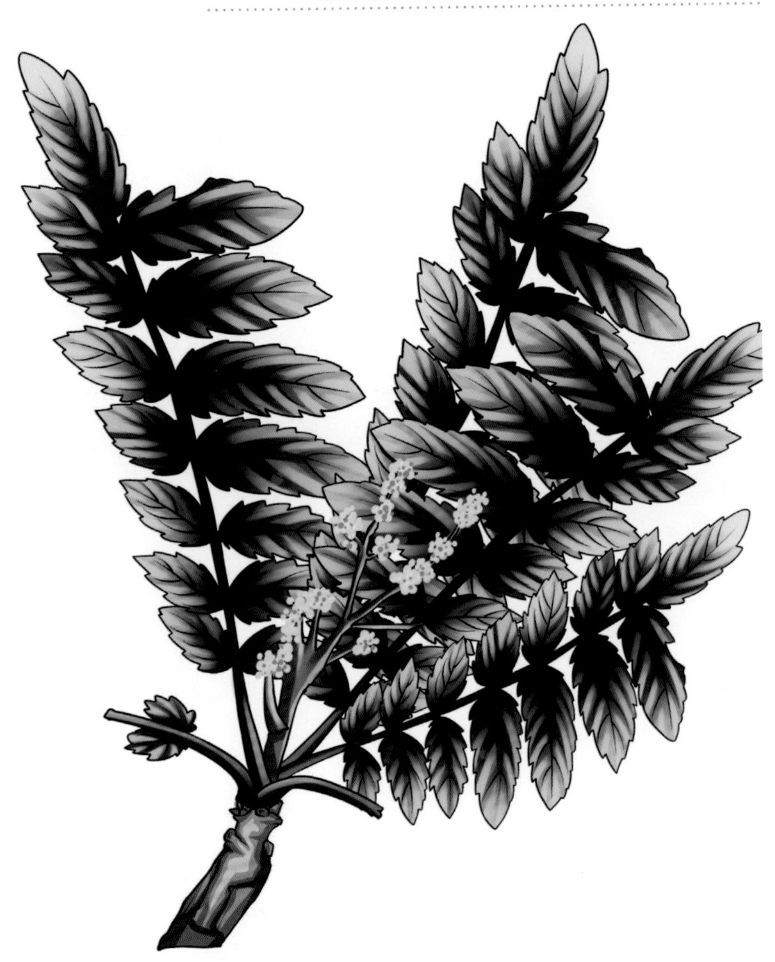

识别特征 矮小灌木，高4～5米，罕达6米。树干粗壮，树皮光滑，淡棕黄色，纸状，粗枝的树皮鳞片状，逐渐剥落。叶互生，密集或于上部疏生，单数羽状复叶，长15～25厘米，叶柄被白毛；小叶7～10对，对生，无柄，基部者最小，向上渐大，小叶片长卵形，长达3.5厘米，顶端者长达7.5厘米，宽1.5厘米，先端钝，基部圆形、近心形或截形，边缘有不规则的圆齿裂，或近全缘，两面均被白毛，或上面无毛。花小，排列成稀疏的总状花序。核果倒卵形，长约1厘米，有三棱，钝头，果皮肉质，肥厚，每室具种子1枚。

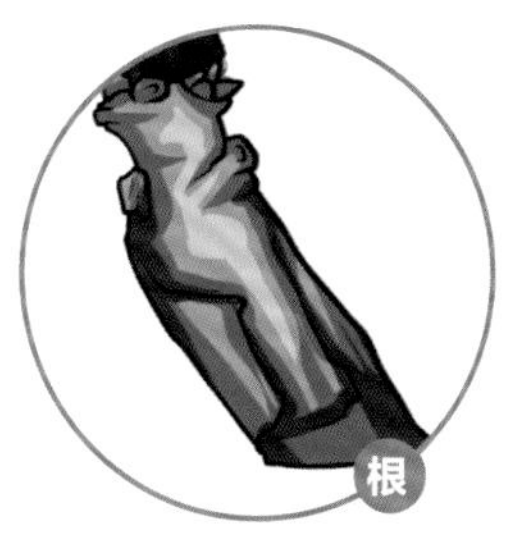

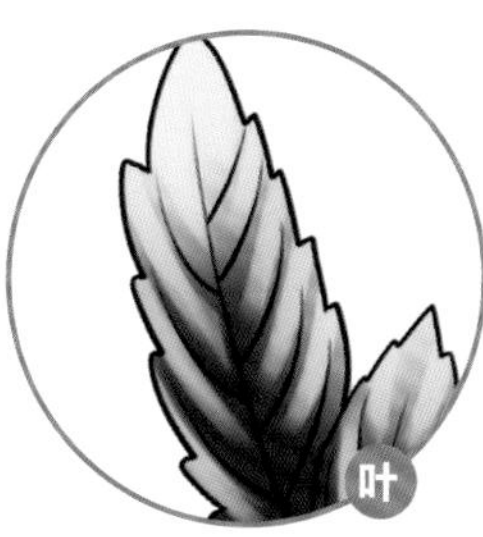

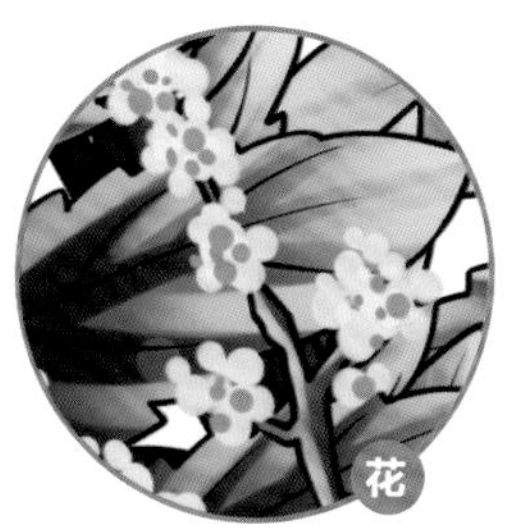

用量用法 煎汤或入丸、散，3～5克。外用：适量，研末调敷。

精选验方 ①冠心病、心绞痛：乳香、没药、郁金、丹参、红花、瓜蒌各9克，降香15克。水煎服。②跌仆折伤筋骨：乳香、真没药各4.5克，当归尾、红花、桃仁各9克。水煎服。③疮疡疼痛不可忍：乳香、没药各6克，寒水石（煅）、滑石各12克，冰片0.3克。研为细末，搽患处。④咽喉骨哽：乳香3克。水研服。

使用注意 孕妇及胃弱者慎用。

采收加工

春、夏季将树干的皮部由下而上用刀顺序切伤，使树脂由伤口渗出，数天后凝成硬块，收集即得。

性味归经

辛、苦，温。归心、肝、脾经。

功效主治

活血止痛，消肿生肌。主治胸痹心痛，胃脘疼痛，痛经经闭，产后瘀阻，癥瘕腹痛，风湿痹痛，筋脉拘挛，跌打损伤，痈肿疮疡。

降香

别名 降真、降真香、紫藤香、花梨母。

来源 本品为豆科植物降香檀*Dalbergia odorifera* T. Chen树干和根的干燥心材。

生境分布 生长于中海拔地区的山坡疏林中、林边或村旁。分布于广东、广西、云南等地。

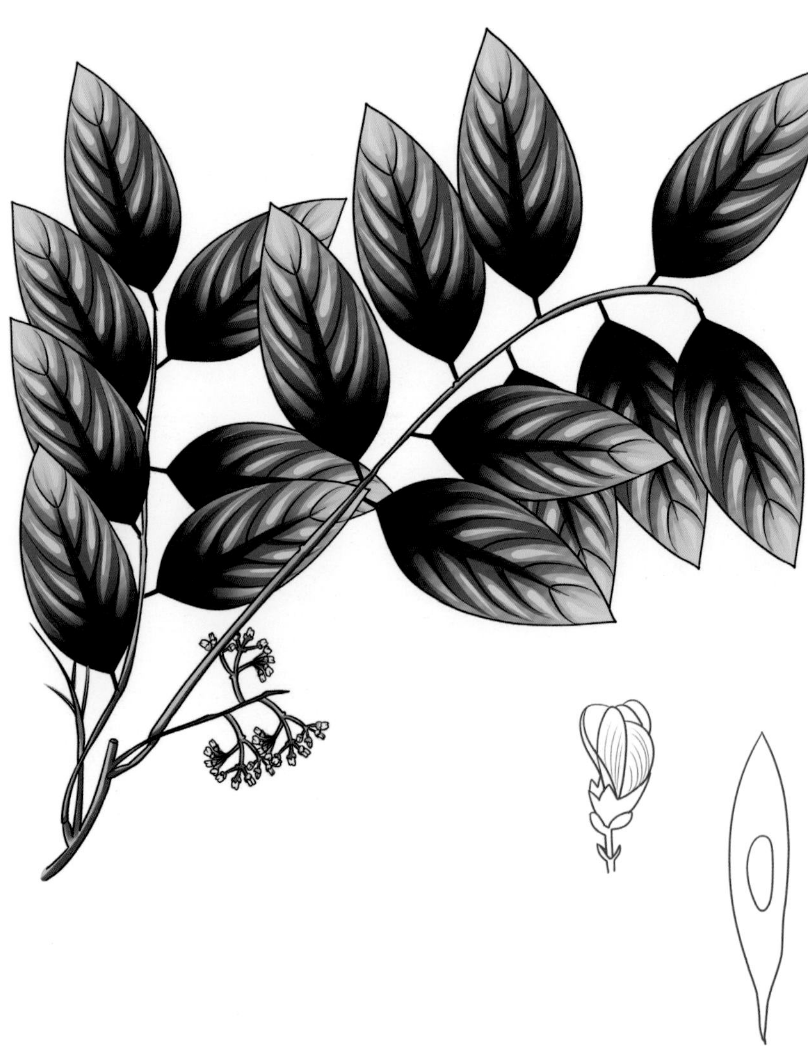

识别特征 高大乔木，树皮褐色，小枝具密集的白色小皮孔。叶互生，近革质，单数羽状复叶，小叶9～13片，叶片卵圆形或椭圆形，长4～7厘米，宽2～3厘米，小叶柄长4～5厘米。圆锥花序腋生，花小，长约5毫米，萼钟状，5齿裂，花冠淡黄色或乳白色，雄蕊9枚一组，子房狭椭圆形，花柱短。荚果舌状椭圆形，长4.5～8厘米，宽1.5～2厘米，种子1枚，稀2枚。花期3～4月，果期10～11月。

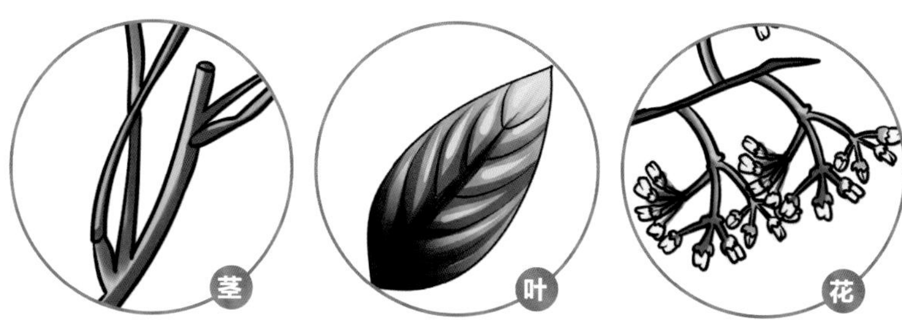

用量用法 9～15克，后下。外用：适量，研末敷患处。

精选验方 ①跌打损伤所致的体内出血、瘀滞疼痛：降香檀末、五倍子末、铜末各等份。或随间加减用，上拌匀敷。②刀伤出血：降香、五味子、铜绿各适量。为末敷患处。③心脑血管病：降香、川芎、赤芍、丹参、红花各等份。水煎服。④外伤性吐血：降香、花蕊石各3克，没药、乳香各1.5克。共研极细末，每服0.3克，黄酒1杯送服。⑤痈疽恶毒：降香末、枫乳香各等份。团成丸子，熏患处。

使用注意 血热妄行、色紫浓厚、脉实便秘者禁用。

采收加工

全年均可采收，除去边材，阴干。

性味归经

辛，温。归肝、脾经。

功效主治

化瘀止血，理气止痛。主治吐血，衄血，外伤出血，肝郁胁痛，胸痹刺痛，跌仆伤痛，呕吐腹痛。

茯苓

别名 茯菟、茯灵、云苓、茯兔、伏苓、伏菟、松腴。

来源 本品为多孔菌科真菌茯苓*Poria cocos*（*Schw.*）Wolf的干燥菌核。

生境分布 生长于松科植物赤松或马尾松等树根上，深入地下20～30厘米。分布于湖北、安徽、河南、云南、贵州、四川等地。

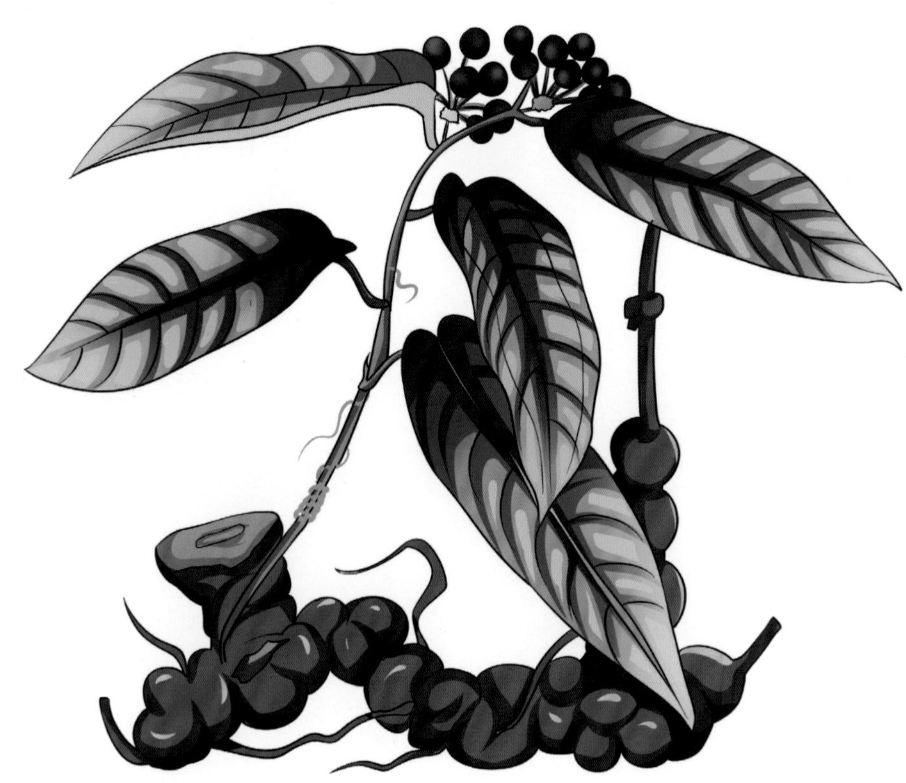

识别特征 寄生或腐寄生。菌核埋在土内，大小不一，表面淡灰棕色或黑褐色，断面近外皮处带粉红色，内部白色。子实体平伏，伞形，直径0.5～2毫米，生于菌核表面成一薄层，幼时白色，老时变浅褐色。菌管单层，孔多为三角形，孔缘渐变齿状。

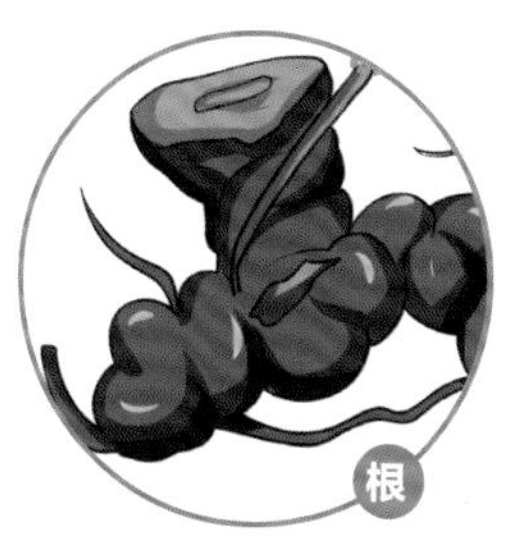

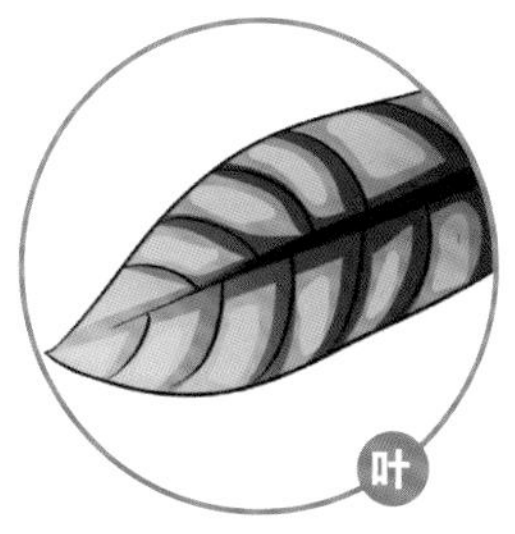

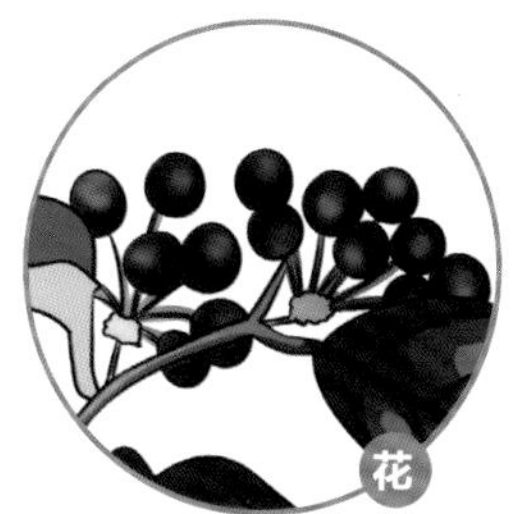

用量用法 10～15克。

精选验方 ①水肿：茯苓、木防己、黄芪各15克，桂枝10克，甘草5克。水煎服。②咳嗽、呕吐：茯苓、清半夏、陈皮各15克，炙甘草5克。水煎服。③湿痰蒙窍、神志不清：茯苓、石菖蒲、远志、郁金、半夏各15克，胆南星10克。水煎服。④尿路感染、小便不利：茯苓皮25克，冬葵子、泽泻各15克，车前子20克。水煎服。

使用注意 虚寒精滑、气虚下陷者宜慎用。入药宜切制成薄片，以利药力溶出。

采收加工

多于7～9月采挖，挖出后除去泥沙，堆置“发汗”后，摊开晾至表面干燥，再“发汗”，反复数次至现皱纹、内部水分大部散失后，阴干，称为“茯苓个”；或将鲜茯苓按不同部位切制，阴干，分别称为“茯苓块”和“茯苓片”。

性味归经

甘、淡，平。归心、肺、脾、肾经。

功效主治

利水渗湿，健脾，宁心。主治水肿尿少，痰饮眩悸，脾虚食少，便溏泄泻，心神不安，惊悸失眠。

柿蒂

别名　柿钱、柿萼、柿丁、柿子把。

来源　本品为柿树科植物柿*Diospyros kaki* Thunb.的干燥宿萼。

生境分布　多为栽培种。分布于四川、广东、广西、福建等地。

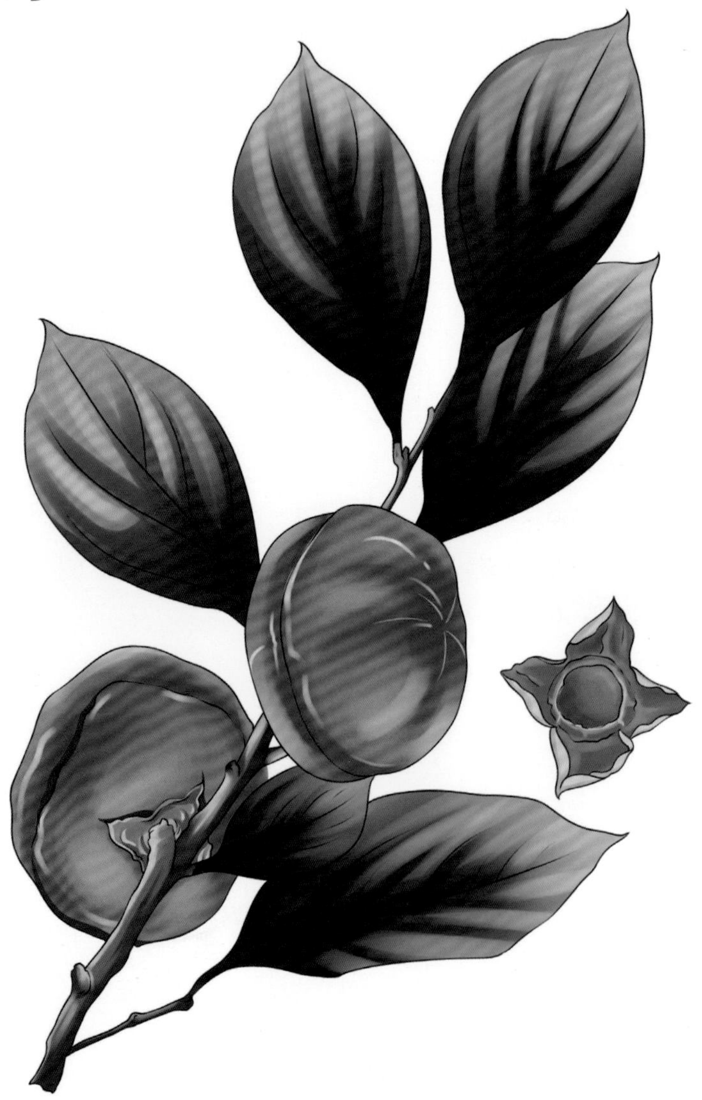

识别特征 落叶大乔木，高约14米。树皮深灰色至灰黑色，长方块状开裂；枝开展，有深棕色皮孔，嫩枝有柔毛。单叶互生，叶片卵状椭圆形至倒卵形或近圆形，先端渐尖或钝，基部阔楔形，全缘，上面深绿色，主脉生柔毛，下面淡绿色，有短柔毛，沿脉密被褐色茸毛。花杂性，雄花成聚伞花序，雌花单生叶腋，花冠黄白色，钟形。浆果形状种种，多为卵圆球形，橙黄色或鲜黄色，基部有宿存萼片。种子褐色，椭圆形。花期4～6月，果期6～11月。

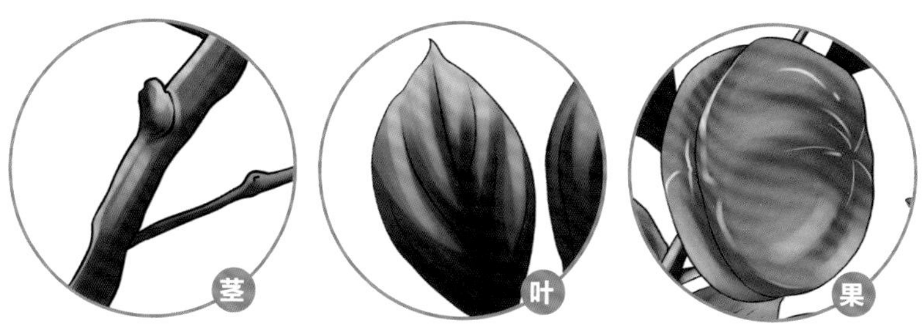

用量用法 5～10克。

精选验方 ①呃逆：柿蒂、丁香、人参各等份。研为细末，水煎，食后服。②呃逆不止：柿蒂（烧灰存性）为末。黄酒调服；或用姜汁、砂糖等份和匀，炖热徐服。③伤寒呕哕不止：干柿蒂7枚，白梅3枚。上二味，粗捣筛，只作一服，用水一盏，煎至半盏，去滓温服，不拘时。④脑满咳逆不止：柿蒂、丁香各30克。上细切，每服12克，水一盏半，姜五片，煎至七分，去滓热服，不拘时候。

使用注意 脾胃泄泻、便溏、体弱多病、外感风寒者忌用。

采收加工

冬季果实成熟时采摘，食用时收集，洗净，晒干。

性味归经

苦、涩，平。归胃经。

功效主治

降气止呃。主治呃逆。

哈蟆油

别名 田鸡油、蛤蚂油、哈士蟆油、哈什蟆油。

来源 本品为蛙科动物中国林蛙雌蛙*Rana temporaria* chensinensis David的输卵管。

生境分布 喜陆地生活，栖息在山坡、树林、农田、草丛中，以潮湿的山林背坡居多。分布于东北、华北及陕西、甘肃、青海、新疆、山东、江苏、湖北、湖南、四川、西藏等地。

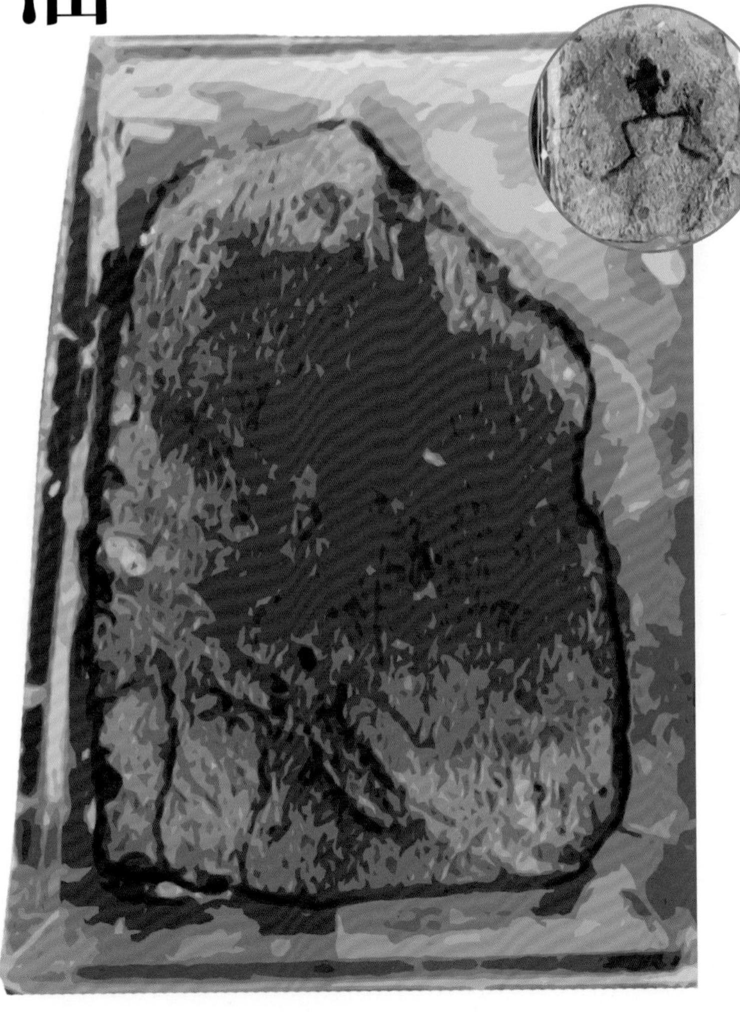

识别特征 雌蛙体长70～90毫米；头较扁平，长、宽相等或略宽；吻端钝圆，略凸出于下颌，吻棱较明显；鼻孔位于吻、眼之间，眼间距大于鼻间距；鼓膜显著，明显大于眼径之半，犁骨齿两短斜行，位于内鼻孔内侧。前肢较短，指端圆，指较细长；关节下瘤、指基下瘤及内外掌突均较显著。后肢长，胫跗关节前达眼或略超过，左右跟部明显重叠，胫长超过体长之半，足与胫等长或略长；趾端钝圆；趾细长，第4趾最长，蹼发达，外侧跖间具蹼而不发达；关节下瘤小而明显，内跖突窄长，外跖突小而圆。皮肤上多细小痣粒，口角后端颌腺明显，背侧褶在颞部不平直而成曲折状，在鼓膜上方侧褶略斜向外侧，随即又折向中线，再向后延伸至胯部；两侧褶间有少数分散的疣粒，在肩部有排成"人"形者；腹面皮肤光滑。跖褶2。两眼间深色横纹及鼓膜处三角斑清晰，背面与体侧有分散的黑斑点，一般都在疣粒上；四肢横斑清晰；腹面灰色斑点颇多。雄蛙前肢较粗壮，第1指上灰色婚垫极发达；有一对咽侧声囊。

采收加工

采制干燥而得。

性味归经

甘、咸，平。归肺、肾经。

功效主治

补肾益精，养阴润肺。主治病后体弱，神疲乏力，心悸失眠，盗汗，痨嗽咳血。

用量用法 5～15克，用水浸泡，炖服，或作丸剂服。

精选验方 ①肺痨吐血：哈蟆油、白木耳各适量。蒸服。②神经衰弱：哈蟆油、土燕窝各适量。蒸服。③病后失调和盗汗不止：哈士蟆油、党参、阿胶、白术、黄芪各适量。为丸服。

使用注意 外感初起及纳少便溏者慎用。

海金沙

别名 铁蜈蚣、金砂截、罗网藤、铁线藤、蛤唤藤、左转藤。

来源 本品为海金沙科植物海金沙*Lygodium japonicum*（*Thunb.*）Sw.的干燥成熟孢子。

生境分布 生长于阴湿山坡灌木丛中或路边林缘。分布于广东、浙江等地。

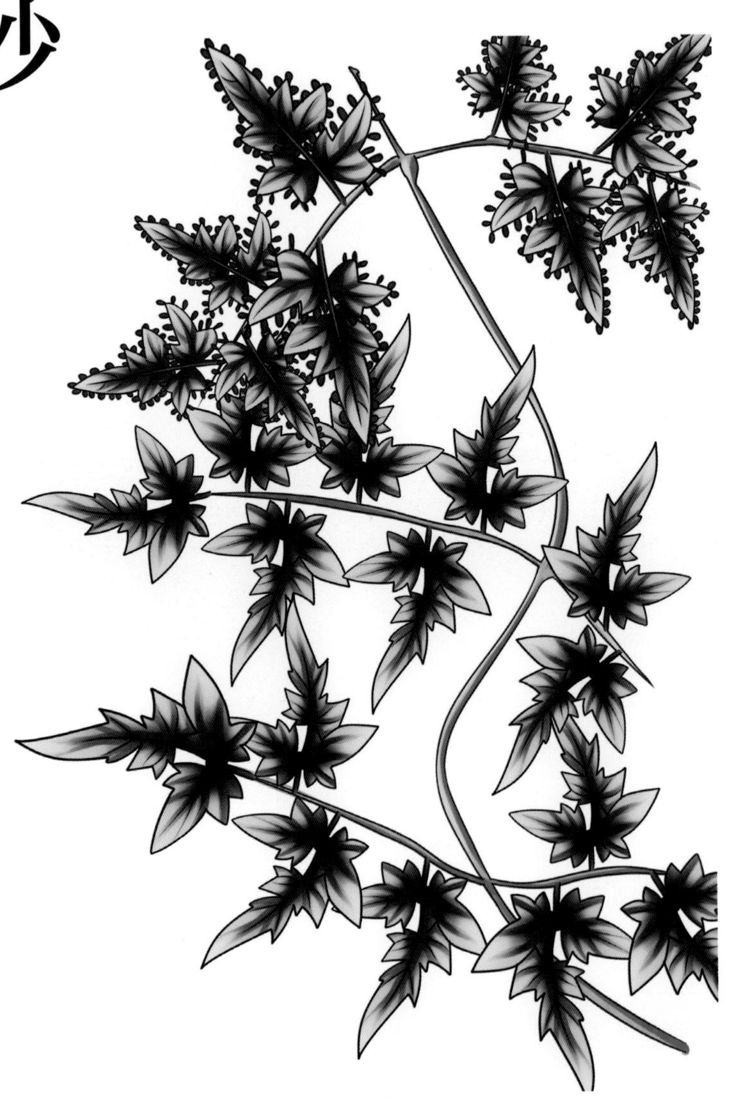

识别特征 多年生攀缘草本。根茎细长，横走，黑褐色或栗褐色，密生有节的毛。茎无限生长；海金沙叶多数生于短枝两侧，短枝长3～8毫米，顶端有被毛茸的休眠小芽。叶2型，纸质，营养叶尖三角形，2回羽状，小羽片宽3～8毫米，边缘有浅钝齿；孢子叶卵状三角形，羽片边缘有流苏状孢子囊穗。孢子囊梨形，环带位于小头。孢子期5～11月。

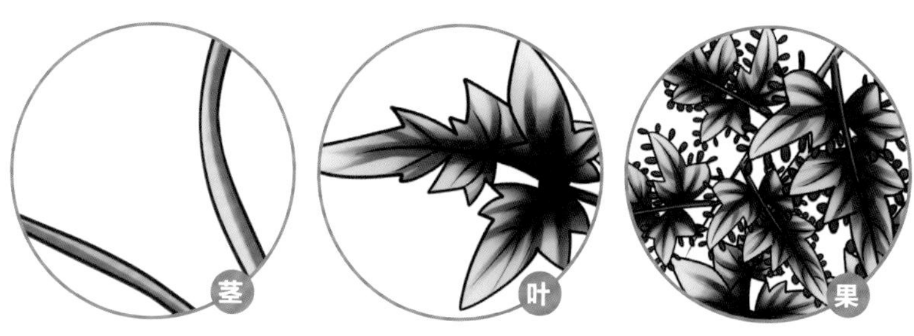

采收加工

秋季末脱落时采割藤叶，晒干，揉搓或打下孢子，除去藤叶。

性味归经

甘、咸，寒。归膀胱、小肠经。

功效主治

清利湿热，通淋止痛。主治热淋，石淋，血淋，膏淋，尿道涩痛。

用量用法 6～15克，包煎。

精选验方 ①小便不通、脐下满闷：海金沙50克，腊面茶15克。捣研令细，生姜、甘草汤调下15克。②热淋急痛：海金沙适量。研为末，生甘草汤冲服。③膏淋：海金沙、滑石各50克，甘草7.5克。研为末，饭前，麦门冬汤调服10克，灯心汤也可。④尿酸结石症：海金沙、滑石共各适量。共研为末，车前子、麦冬、木通煎水调药末，并加蜜少许，温服。

使用注意 无。

海藻

别名 海草、大叶藻、大蒿子、海根菜。

来源 本品为马尾藻科植物海蒿子*Sargassum pallidum*（*Turn.*）C. Ag.的干燥藻体。

生境分布 生长于低潮线以下的浅海区域即海洋与陆地交接的地方。分布于福建、浙江、广东等地。

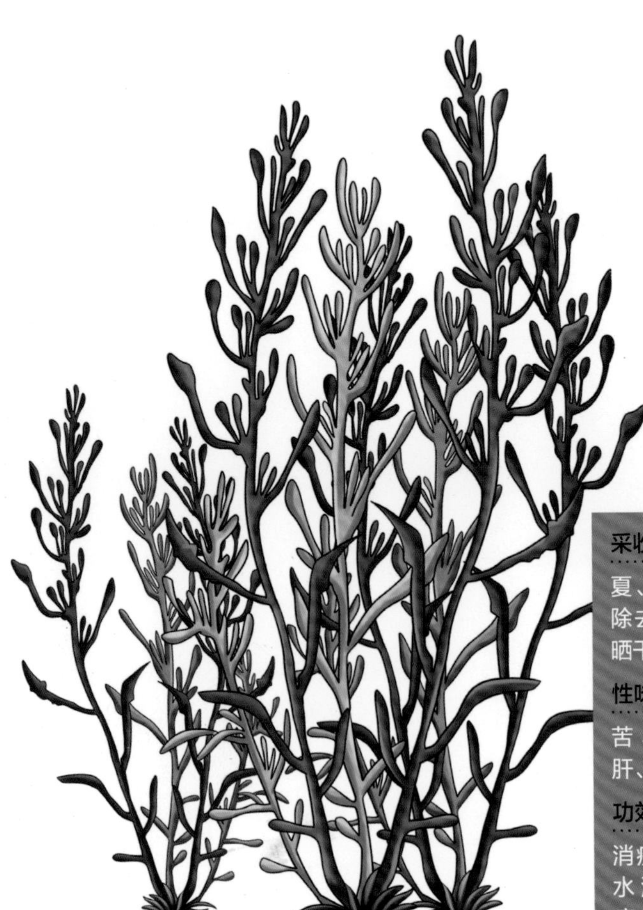

采收加工

夏、秋两季采捞，除去杂质，洗净，晒干。

性味归经

苦、咸，寒。归肝、胃、肾经。

功效主治

消痰软坚散结，利水消肿。主治瘿瘤，瘰疬，睾丸肿痛，痰饮水肿。

识别特征 多年生褐藻，暗褐色，高30～100厘米。固着器扁平盘状或短圆锥形，直径可达2厘米；主轴圆柱形，幼时短，但逐年增长，两侧有呈钝角或直角的羽状分枝及腋生小枝，幼时其上均有许多短小的刺状凸起；叶状凸起的形状，大小差异很大，披针形、倒披针形、倒卵形和线形均有，长者约25厘米，短者约2厘米，宽者约2.5厘米，有不明显的中脉状凸起，并有明显的毛窠斑点，狭者约1毫米，无中脉状凸起，也无斑点，全缘或有锯齿。在线形叶状凸起的腋部，长出多数具有丝状凸起的小枝，生殖托或生殖枝从丝状凸起的腋间生出。气囊生于最终分枝上，有柄，成熟时球形或近于球形，顶端圆或有细尖状凸起，表面有稀疏的毛窠斑点。生殖托单生或总状排列于生殖小枝上，圆柱形，长3～15毫米或更长，直径约1毫米。

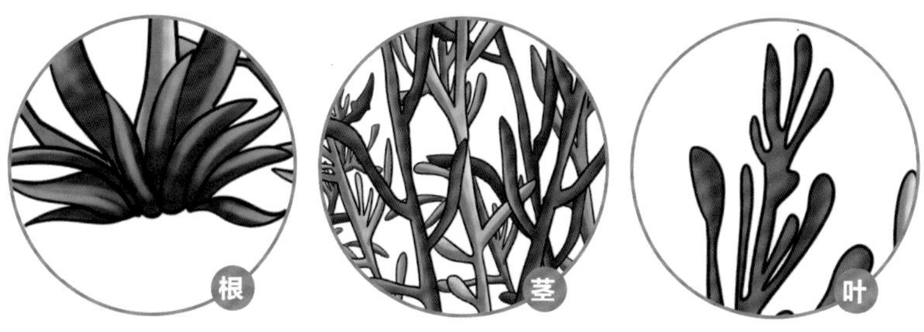

用量用法 6～12克。

精选验方 ①甲状腺肿：海藻15克，黄药子、柴胡各10克，夏枯草18克，瓦楞子30克。水煎服，每日1剂，每日2次。②颌下瘰疬如梅李：海藻300克，酒2000毫升。渍数日，稍稍饮之。③蛇盘瘰疬、头项交接者：海藻菜（以荞面炒过）、白僵蚕（炒）各等份。为末，以白梅泡汤，和丸，梧子大，每服六十丸，米饮下，必泄出毒气。

使用注意 不宜与甘草同用。

猪苓

别名 猪茯苓、野猪食、地乌桃、猪屎苓。

来源 本品为多孔菌科真菌猪苓*Polyporus umbellatus*（*Pers.*）Fries的干燥菌核。

生境分布 生长于向阳山地、林下富含腐殖质的土壤中。分布于陕西、云南等地；河南、甘肃、山西、吉林、四川等地也产。

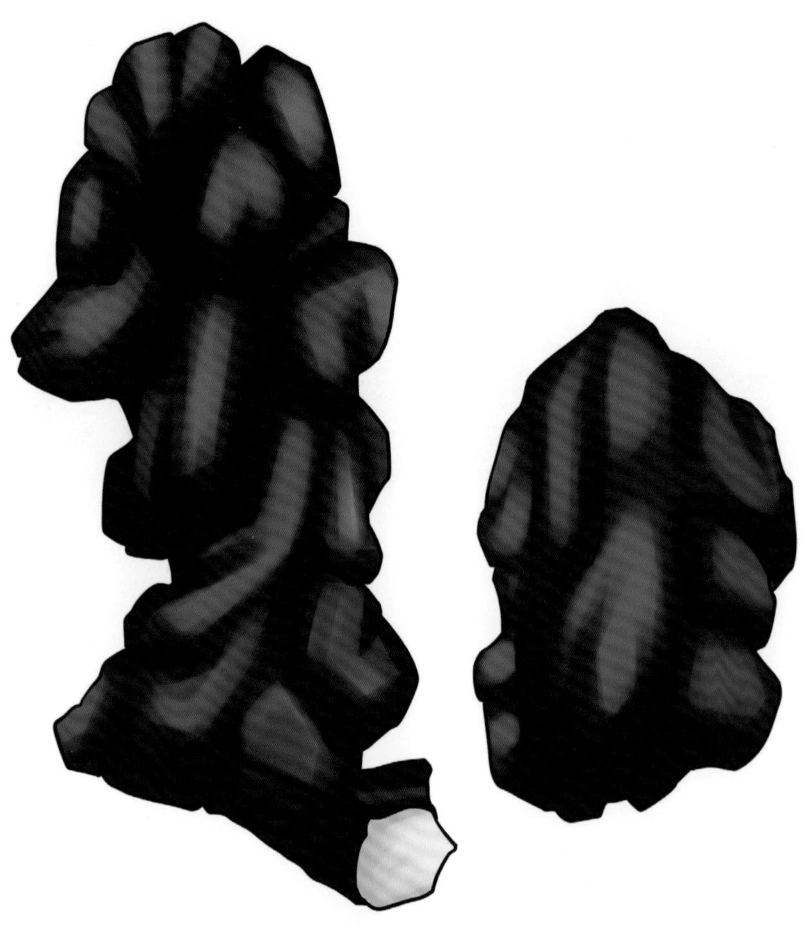

识别特征 菌核体呈长形块或不规则块状，表面凹凸不平，有皱纹及瘤状凸起，棕黑色或黑褐色，断面呈白色或淡褐色。子实体自地下菌核内生出，常多数合生；菌柄基部相连或多分枝，形成一丛菌盖，伞形或伞半状半圆形，总直径达15厘米以上。每一菌盖为圆形，直径1～3厘米，中央凹陷呈脐状，表面浅褐色至茶褐色。菌肉薄与菌管皆为白色；管口微小，呈多角形。

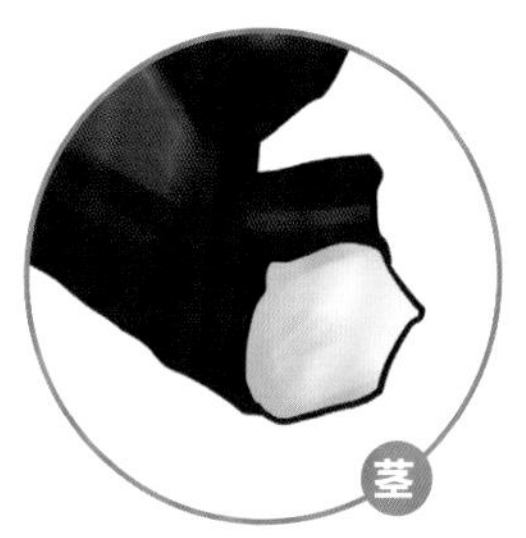

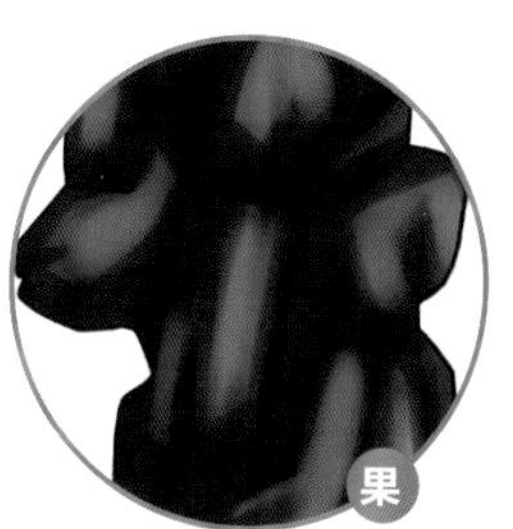

采收加工

春、秋两季采挖，去泥沙，晒干。

性味归经

甘、淡，平。归肾、膀胱经。

功效主治

利水渗湿。主治小便不利，水肿，泄泻，淋浊，带下。

用量用法 6～12克。

精选验方 ①妊娠从脚上至腹肿、小便不利、微渴引饮：猪苓250克。研末，热水服2克，每日3次。②痃疟不分新久：猪苓50克，茯苓25克，柴胡20克，半夏15克，甘草5克，生姜3片，大枣2枚。水3碗煎1碗，未发前服，渣再煎，发后服。③呕吐而病在膈上、思水者：猪苓、茯苓、白术各等份。上三味，杵为散，饮服方寸匕，每日3服。

使用注意 利水渗湿力强，易于伤阴，无水湿者忌服。

稻芽

别名 蘖米、谷蘖、稻蘖、谷芽。

来源 本品为禾本科植物稻*Oryza sativa* L.的成熟果实经发芽干燥的炮制加工品。

生境分布 生长于温湿、多水的环境。分布于湖南、湖北、贵州、四川等地。

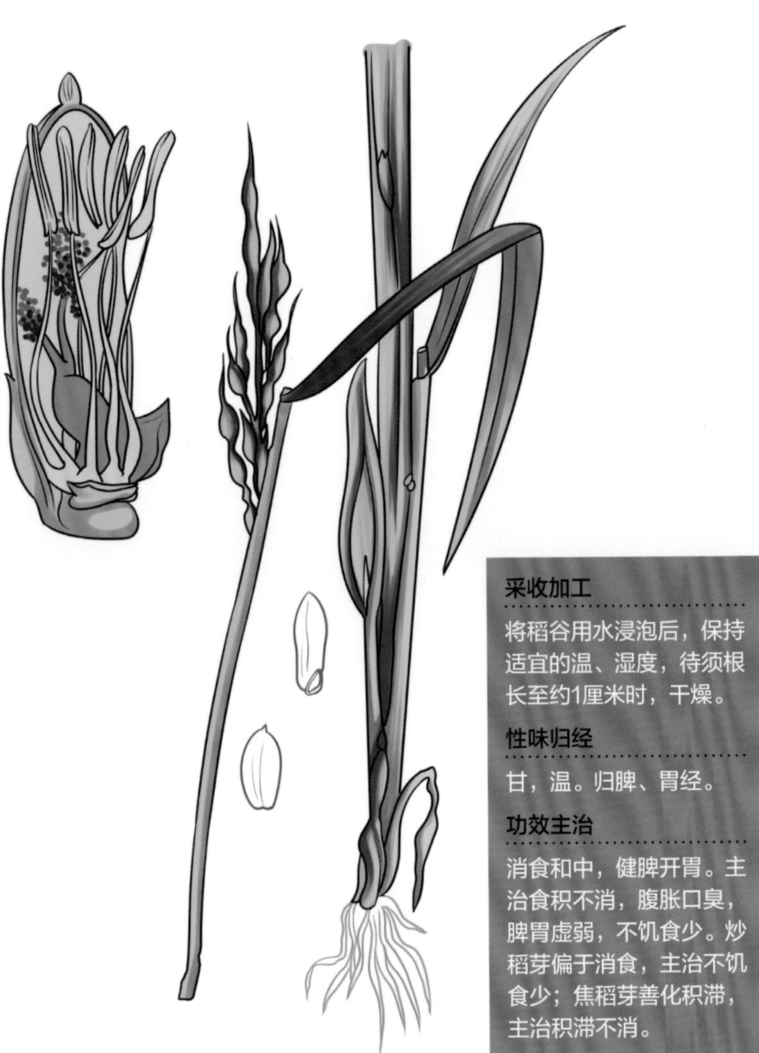

采收加工

将稻谷用水浸泡后，保持适宜的温、湿度，待须根长至约1厘米时，干燥。

性味归经

甘，温。归脾、胃经。

功效主治

消食和中，健脾开胃。主治食积不消，腹胀口臭，脾胃虚弱，不饥食少。炒稻芽偏于消食，主治不饥食少；焦稻芽善化积滞，主治积滞不消。

识别特征 一年生草本。秆高50~120厘米，直立，丛生。叶鞘无毛，叶耳新月形，外侧边缘有纤毛；叶舌硬膜质，披针形，长8~25毫米；叶片线形或线状披针形，扁平，长20~60厘米，宽6~20毫米，表面粗糙，叶脉明显，背面无毛。圆锥花序疏松，成熟时下垂，长15~25厘米，分枝具棱角，常粗糙；小穗含1两性花，颖上脱节；颖极退化，微小，半月形；退化外稃锥状，长2~3毫米，无毛；两性花长圆形或椭圆状长圆形；外稃硬纸质，顶端具喙或芒，散生短糙毛，具5脉；内稃硬纸质，顶端具短喙，3脉；鳞被2，卵圆形；雄蕊6，花药丁字着生；子房长圆形，花柱2，柱头帚刷状。颖果长圆形，具线形种脐，与稃合称谷粒。花期7~8月，果期8~9月。

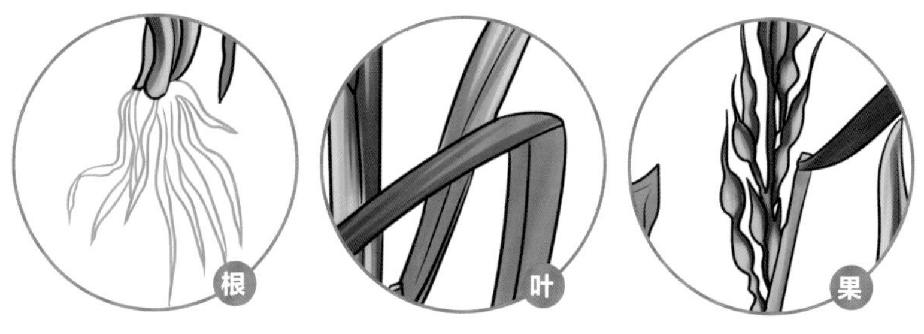

用量用法 9~15克。

精选验方 启脾进食：稻芽120克，炙甘草、砂仁、白术（麸炒）各30克。捣为末，入姜汁、盐少许和作饼，焙干，加入炙甘草、砂仁、白术（麸炒），捣为末，白汤点服之；或为丸服。

使用注意 无。

檀香

别名 旃檀、真檀、白檀、檀香木。

来源 本品为檀香科植物檀香*Santalum album* L.树干的干燥心材。

生境分布 野生或栽培。主产广东、云南、台湾。国外分布于印度、印度尼西亚。

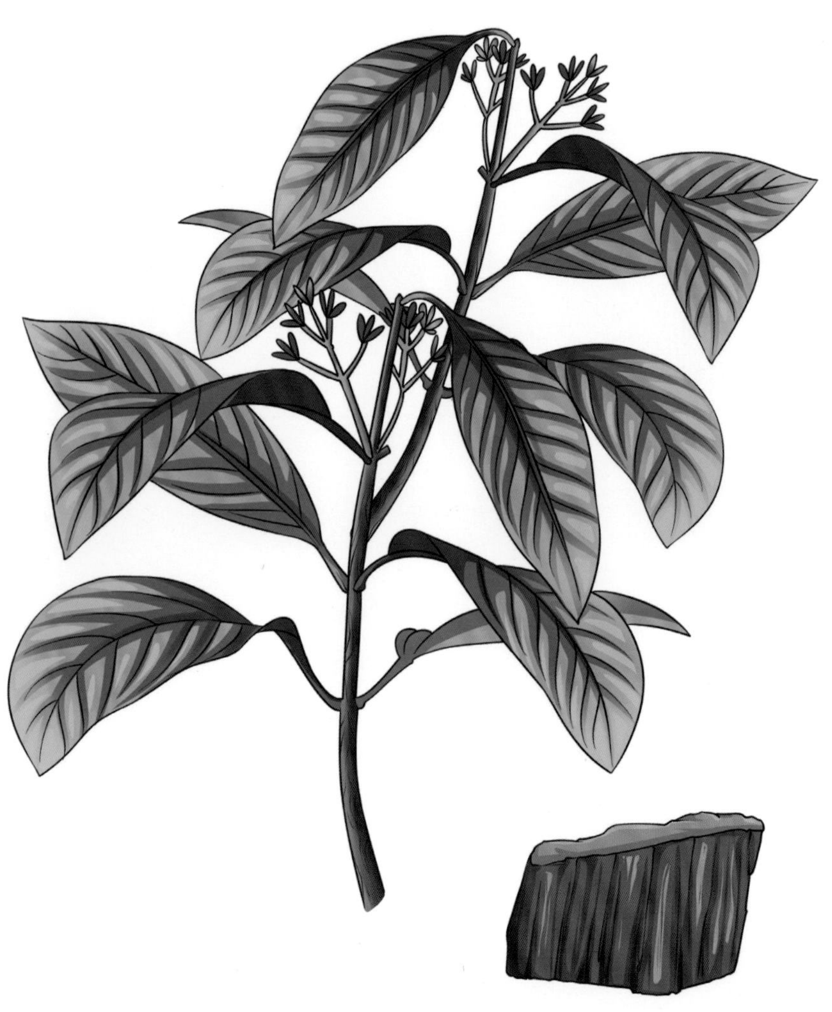

识别特征 常绿小乔木，高6～9米。具寄生根。树皮褐色，粗糙或有纵裂；多分枝，幼枝光滑无毛。叶对生，革质，叶片椭圆状卵形或卵状披针形，长3.5～5厘米，宽2～2.5厘米，先端急尖或近急尖，基部楔形，全缘，上面绿色，下面苍白色，无毛；叶柄长0.7～1厘米，光滑无毛。花腋生和顶生，为三歧式的聚伞状圆锥花序；花梗对生，长约与花被管相等；花多数，小形，最初为淡黄色，后变为深锈紫色。核果球形，大小似樱桃核，成熟时黑色，肉质多汁，内果皮坚硬，具3短棱。种子圆形，光滑无毛。

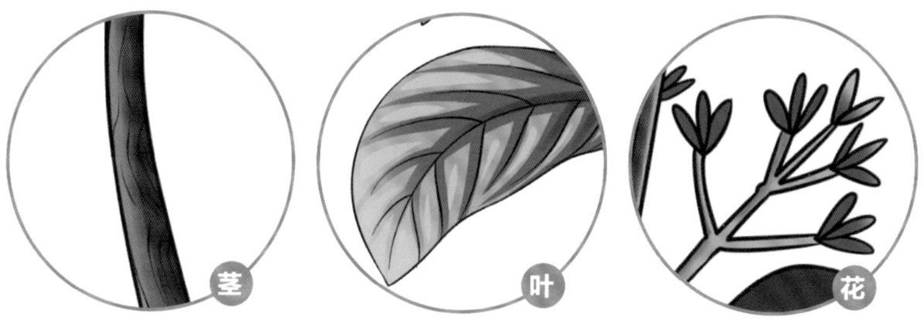

用量用法 2～5克。

精选验方 ①冠心病、胸中闷痛：檀香1.5～3克。水煎服，多入丸、散服用。②心绞痛：檀香、高良姜各1.6克，细辛0.55克，荜茇（5粒量）3.2克。提取挥发油，加冰片0.85克，制成滴丸，对照组为硝酸甘油滴丸。③卒毒肿起、急痛：紫檀适量。以醋磨敷上。④金疮、止痛止血生肌：紫檀末适量。敷。

使用注意 阴虚火旺、气热吐衄者慎服。

采收加工

四季可采，夏采为好。取出心材，切成小段。

性味归经

辛，温。归脾、胃、心、肺经。

功效主治

行气温中，开胃止痛。主治寒凝气滞，胸膈不舒，胸痹心痛，脘腹疼痛，呕吐食少。

血余炭

别名 乱发炭、头发炭、人发炭、人发灰。

来源 本品为人头发制成的炭化物。

用量用法 5～10克。

精选验方 ①咳嗽有血：血余炭灰适量。入麝香少许，酒下。②鼻衄、眩晕欲死：血余炭适量。烧研细，水服方寸匕，须臾更吹鼻中。③诸窍出血：血余炭、败棕、陈莲蓬（并烧灰）各等份。每服9克，木香汤下。④齿缝出血：血余炭适量。入铫内炒存性，研，掺之。⑤肌衄、血从毛孔而出：血余炭适量。烧灰调敷。

使用注意 胃虚者用之，多有吐泻之弊。

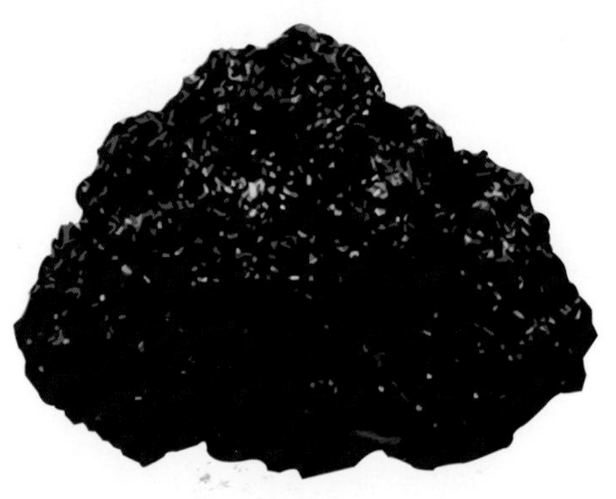

采收加工

取头发，除去杂质，碱水洗去油垢，清水漂净，晒干，焖煅成炭，放凉。

性味归经

苦，平。归肝、胃经。

功效主治

收敛止血，化瘀，利尿。主治吐血，咯血，衄血，血淋，尿血，便血，崩漏，外伤出血，小便不利。

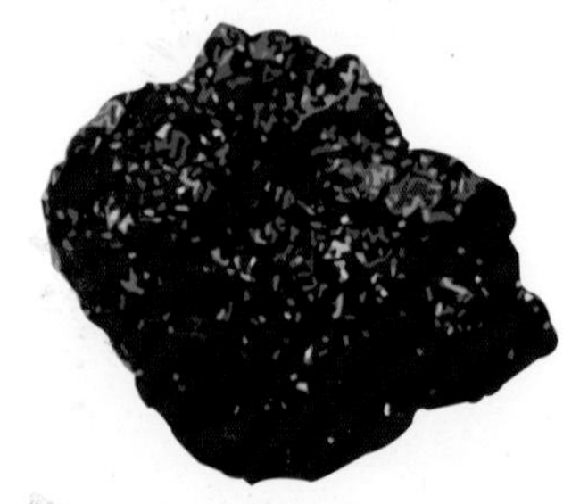

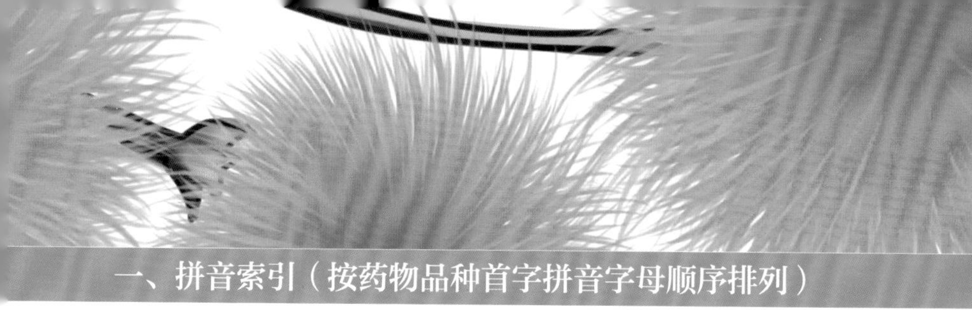

一、拼音索引（按药物品种首字拼音字母顺序排列）

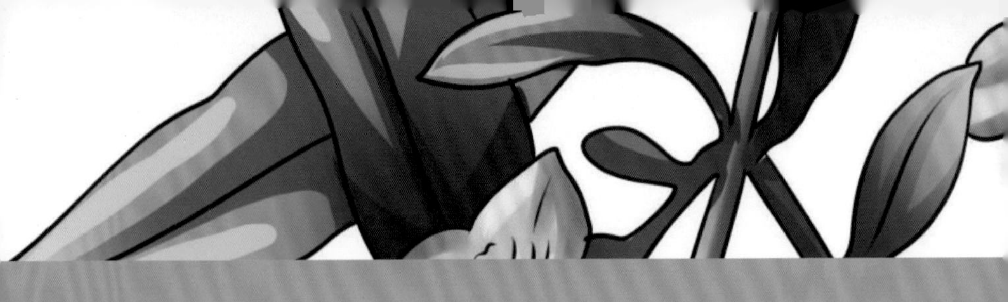

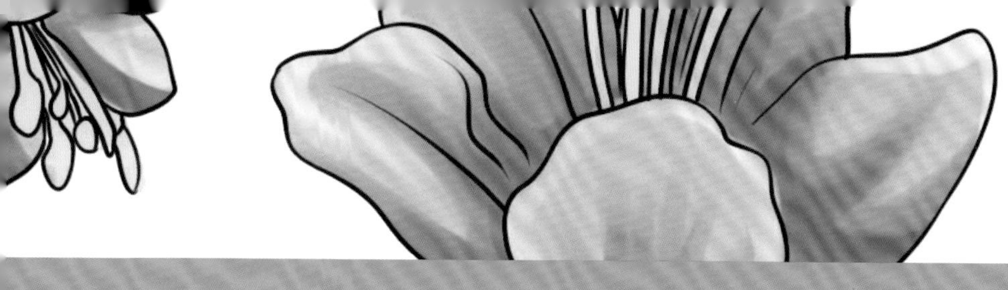

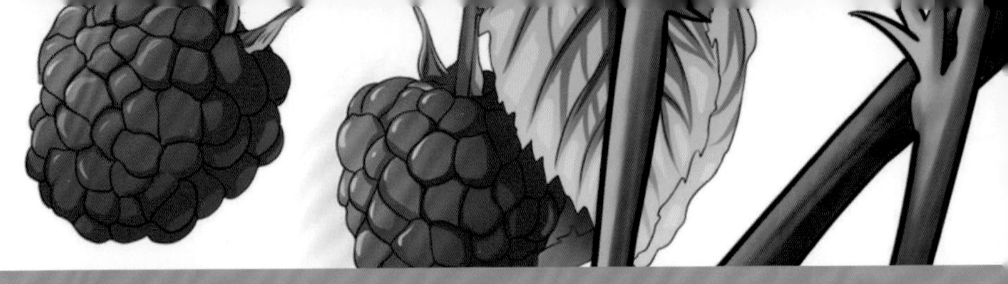

T

W

X

Y

Z

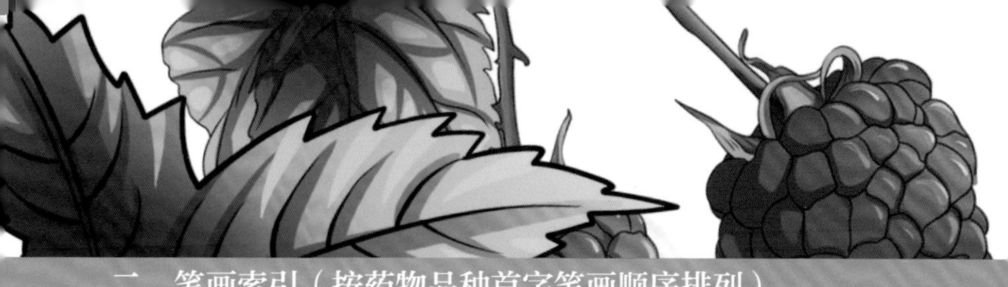

二、笔画索引（按药物品种首字笔画顺序排列）

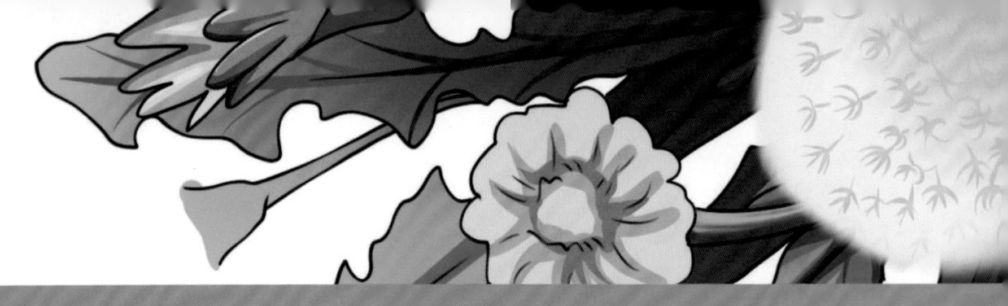

六画

七画

八画

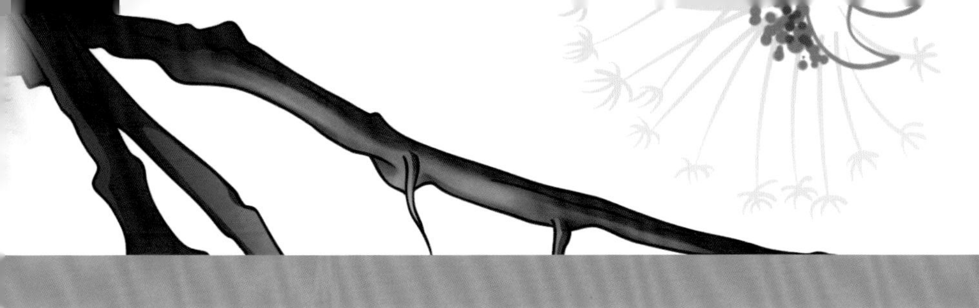

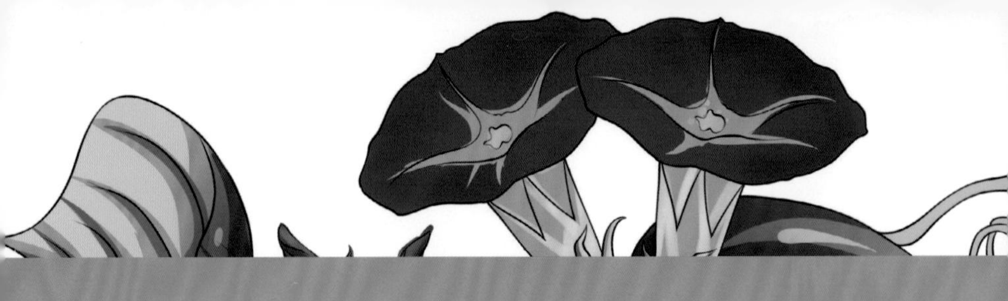